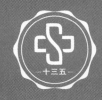

全国高等卫生职业教育临床医学专业
（3+2）"十三五"规划教材

供临床医学、全科医学、康复治疗技术、中医学、医学影像技术等专业使用

附数字资源增值服务

内科学

主　编　杨立明　李秀霞　汤之明
副主编　邓雪松　张朝霞　王丽红　王　萍
编　委　（按姓氏笔画排序）

于　波	上海健康医学院
王　萍	重庆三峡医药高等专科学校
王丽红	漳州卫生职业学院
王澍琴	山西医科大学汾阳学院
邓雪松	重庆三峡医药高等专科学校
汤之明	肇庆医学高等专科学校
李　平	毕节医学高等专科学校
李　娜	商丘医学高等专科学校
李秀霞	邢台医学高等专科学校
杨立明	湖北职业技术学院
张朝霞	青海卫生职业技术学院
胡建刚	湖北职业技术学院
崔文君	首都医科大学燕京医学院
梁海斯	肇庆医学高等专科学校
熊国良	深圳市中医院

华中科技大学出版社
http://www.hustp.com
中国·武汉

内 容 简 介

本书是全国高等卫生职业教育临床医学专业(3+2)"十三五"规划教材。

本书内容包括绪论、呼吸系统疾病、循环系统疾病、消化系统疾病、泌尿系统疾病、血液系统疾病、内分泌和营养代谢疾病、风湿性疾病、理化因素所致疾病、神经系统疾病和精神疾病等，重点阐述内科常见病、多发病的病因和发病机制、病理、临床表现、辅助检查、诊断和鉴别诊断、防治等方面的基本理论、基础知识和基本技能。

本书可供临床医学、全科医学、康复治疗技术、中医学、医学影像技术等专业使用。

图书在版编目(CIP)数据

内科学/杨立明,李秀霞,汤之明主编. —武汉:华中科技大学出版社,2019.1(2024.1重印)
全国高等卫生职业教育临床医学专业(3+2)"十三五"规划教材
ISBN 978-7-5680-5003-6

Ⅰ.①内… Ⅱ.①杨… ②李… ③汤… Ⅲ.①内科学-高等职业教育-教材 Ⅳ.①R5

中国版本图书馆 CIP 数据核字(2019)第 015377 号

内科学　　　　　　　　　　　　　　　　　　　　杨立明　李秀霞　汤之明　主编
Neikexue

策划编辑：居　颖
责任编辑：余　琼　张　琳
封面设计：原色设计
责任校对：刘　竣
责任监印：周治超
出版发行：华中科技大学出版社(中国·武汉)　　电话：(027)81321913
　　　　　武汉市东湖新技术开发区华工科技园　　邮编：430223
录　　排：华中科技大学惠友文印中心
印　　刷：武汉市籍缘印刷厂
开　　本：889mm×1194mm　1/16
印　　张：42
字　　数：1320千字
版　　次：2024 年 1 月第 1 版第 5 次印刷
定　　价：89.90 元

本书若有印装质量问题，请向出版社营销中心调换
全国免费服务热线：400-6679-118　　竭诚为您服务
版权所有　侵权必究

全国高等卫生职业教育临床医学专业(3＋2)"十三五"规划教材

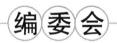

编委会

丛书学术顾问　文历阳

委员（按姓氏笔画排序）

马宁生	金华职业技术学院	王进文	内蒙古医科大学
白志峰	邢台医学高等专科学校	汤之明	肇庆医学高等专科学校
李海峰	太和医院	李朝鹏	邢台医学高等专科学校
杨立明	湖北职业技术学院	杨美玲	宁夏医科大学
肖文冲	铜仁职业技术学院	吴一玲	金华职业技术学院
张少华	肇庆医学高等专科学校	邵广宇	首都医科大学燕京医学院
武玉清	青海卫生职业技术学院	周建军	重庆三峡医药高等专科学校
周建林	泉州医学高等专科学校	秦啸龙	上海健康医学院
袁　宁	青海卫生职业技术学院	桑艳军	阜阳职业技术学院
黄　涛	黄河科技学院	谭　工	重庆三峡医药高等专科学校
黎逢保	岳阳职业技术学院	潘　翠	湘潭医卫职业技术学院

编写秘书　蔡秀芳　陆修文　居　颖　史燕丽

网络增值服务使用说明

欢迎使用华中科技大学出版社医学资源服务网 yixue.hustp.com

1. 教师使用流程

   （1）登录网址：http://yixue.hustp.com （注册时请选择教师用户）

   注册 → 登录 → 完善个人信息 → 等待审核

   （2）审核通过后，您可以在网站使用以下功能：

2. 学员使用流程

   建议学员在PC端完成注册、登录、完善个人信息的操作。

   （1）PC端学员操作步骤

   ①登录网址：http://yixue.hustp.com （注册时请选择普通用户）

   注册 → 登录 → 完善个人信息

   ②查看课程资源

   如有学习码，请在个人中心-学习码验证中先验证，再进行操作。

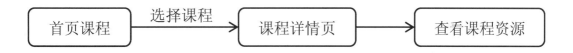

   （2）手机端扫码操作步骤

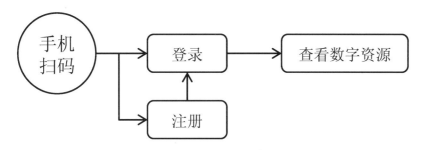

Introduction 总 序

2017年国务院办公厅印发《关于深化医教协同进一步推进医学教育改革与发展的意见》,就推动医学教育改革发展做出部署,明确了以"5+3"为主体、"3+2"(3年临床医学专科教育+2年助理全科医生培训)为补充的临床医学人才培养体系,对医学教育改革与发展提出了新的要求,提供了新的机遇。

为了进一步贯彻落实文件精神,适应临床医学高职教育改革发展的需要,服务"健康中国"对高素质创新技能型人才培养的需求,促进教育教学内容与临床技术技能同步更新,充分发挥教材建设在提高人才培养质量中的基础性作用,华中科技大学出版社经调研后,在教育部高职高专医学类专业教学指导委员会专家和部分高职高专示范院校领导的指导下,组织了全国近40所高职高专医药院校的近200位老师编写了这套全国高等卫生职业教育临床医学专业(3+2)"十三五"规划教材。

本套教材积极贯彻教育部《教育信息化"十三五"规划》要求,推进教材的信息化建设水平,打造具有时代特色的"融合教材",服务并推动教育信息化。此外,本套教材充分反映了各院校的教学改革成果和研究成果,教材编写体系和内容均有所创新,在编写过程中重点突出以下特点:

(1) 紧跟医学教育改革的发展趋势和"十三五"教材建设工作,具有鲜明的高等卫生职业教育特色。

(2) 紧密联系最新的教学大纲、助理医师执业资格考试的要求,整合和优化课程体系和内容,贴近岗位的实际需要。

(3) 突出体现"医教协同"的人才培养体系,以及医学教育教学改革的最新成果。

(4) 教材融传授知识、培养能力、提高技能、提高素质为一体,注重职业教育人才德能并重、知行合一和崇高职业精神的培养。

(5) 大量应用案例导入、探究教学等编写理念,以提高学生的学习兴趣和学习效果。

本套教材得到了专家和领导的大力支持与高度关注,我们衷心希望这套教材能在相关课程的教学中发挥积极作用,并得到读者的青睐。我们也相信这套教材在使用过程中,通过教学实践的检验和实际问题的解决,能不断得到改进、完善和提高。

全国高等卫生职业教育临床医学专业(3+2)
"十三五"规划教材编写委员会

前言

为适应《"健康中国2030"规划纲要》《关于深化医教协同进一步推进医学教育改革与发展的意见》和"十三五"卫生改革与发展相关规划精神以及医师资格考试工作改革要求，培养适应农村和基层社区需要的卫生人才，在全国卫生行业教学指导委员会的指导下，在华中科技大学出版社的组织下，我们联合全国12所相关单位临床和教学一线专家，编写了全国高等卫生职业教育临床医学专业(3+2)"十三五"规划教材《内科学》。

本教材结合国家卫生健康委员会医师资格考试委员会最新颁布的《临床执业助理医师资格考试大纲》的特定要求，紧紧围绕培养面向农村、基层社区的执业助理医师这一特定的目标，坚持以国家执业助理医师准入基本要求为指导，以岗位胜任力为导向，突出重点，对教学内容进行了精心组织。教材的主要内容包括呼吸、循环、消化、泌尿、血液、内分泌系统和代谢、风湿性疾病、理化因素所致疾病、神经系统及精神疾病等部分，重点阐述内科常见病、多发病的病因和发病机制、病理、临床表现、辅助检查、诊断和鉴别诊断、防治等方面的基本理论、基础知识和基本技能。

本教材在编写过程中，着力体现以下特点：一是突出实用性，注重能力培养，实现学科知识向知识应用能力转变，强化临床思维能力培养；二是相互衔接，体现执业标准，确保课程目标服务于国家执业助理医师准入基本要求；三是创新体例，促进自主学习，本教材设置有"学习目标""导学案例""知识链接""章末小结""知识检测"及二维码延伸学习等，方便学生自主学习。

来自全国12所单位的编写人员本着高度负责的态度和严谨求实的精神，不辞辛劳，得到所在单位的大力支持，在此一并表示感谢！

本教材各篇负责人为：绪论(杨立明)、第一篇(汤之明、熊国良、李平)、第二篇(杨立明、王萍)、第三篇(邓雪松、王澍琴)、第四篇(崔文君)、第五篇(梁海斯)、第六篇(张朝霞、王丽红)、第七篇和第八篇(胡建刚)、第九篇(李秀霞)、第十篇(李娜、于波)。

由于编写时间紧、任务重，书中难免存在缺点或不足，敬请各位专家、同行批评指正！

杨立明　李秀霞　汤之明

目录

绪论 /1

第一篇 呼吸系统疾病

第一章 呼吸系统总论 /6
第一节 呼吸系统的结构和功能特点 /6
第二节 呼吸系统疾病的常见病因 /7
第三节 呼吸系统疾病的常见临床表现 /7
第四节 呼吸系统疾病的诊断 /8
第五节 呼吸系统疾病的防治 /9

第二章 急性上呼吸道感染和急性气管-支气管炎 /11
第一节 急性上呼吸道感染 /11
第二节 急性气管-支气管炎 /13

第三章 慢性支气管炎、慢性阻塞性肺疾病和慢性肺源性心脏病 /16
第一节 慢性支气管炎 /16
第二节 慢性阻塞性肺疾病 /18
第三节 慢性肺源性心脏病 /21

第四章 支气管哮喘 /26

第五章 支气管扩张 /33

第六章 肺部感染性疾病 /37
第一节 肺炎概述 /37

第二节　细菌性肺炎　　　　　　　　　　　　　　　　　　　　　　/40
　　第三节　其他病原体所致肺炎　　　　　　　　　　　　　　　　　　/43
　　第四节　肺脓肿　　　　　　　　　　　　　　　　　　　　　　　　/50

第七章　肺结核　　　　　　　　　　　　　　　　　　　　　　　　　/54

第八章　原发性支气管肺癌　　　　　　　　　　　　　　　　　　　　/63

第九章　间质性肺疾病　　　　　　　　　　　　　　　　　　　　　　/72
　　第一节　概述　　　　　　　　　　　　　　　　　　　　　　　　　/72
　　第二节　特发性肺纤维化　　　　　　　　　　　　　　　　　　　　/73

第十章　肺血栓栓塞症　　　　　　　　　　　　　　　　　　　　　　/76

第十一章　胸膜疾病　　　　　　　　　　　　　　　　　　　　　　　/81
　　第一节　胸腔积液　　　　　　　　　　　　　　　　　　　　　　　/81
　　第二节　气胸　　　　　　　　　　　　　　　　　　　　　　　　　/84

第十二章　睡眠呼吸暂停低通气综合征　　　　　　　　　　　　　　　/89

第十三章　呼吸衰竭　　　　　　　　　　　　　　　　　　　　　　　/93
　　第一节　急性呼吸衰竭　　　　　　　　　　　　　　　　　　　　　/96
　　第二节　慢性呼吸衰竭　　　　　　　　　　　　　　　　　　　　　/98
　　第三节　急性呼吸窘迫综合征　　　　　　　　　　　　　　　　　　/99

第二篇　循环系统疾病

第十四章　循环系统疾病总论　　　　　　　　　　　　　　　　　　　/104
　　第一节　循环系统的结构和功能特点　　　　　　　　　　　　　　　/104
　　第二节　循环系统疾病的诊断　　　　　　　　　　　　　　　　　　/105
　　第三节　循环系统疾病防治　　　　　　　　　　　　　　　　　　　/107

第十五章 心力衰竭 /109
- 第一节 慢性心力衰竭 /112
- 第二节 急性心力衰竭 /117

第十六章 心律失常 /120
- 第一节 概述 /120
- 第二节 窦性心律失常 /129
- 第三节 房性心律失常 /131
- 第四节 房室交界区性心律失常 /136
- 第五节 室性心律失常 /139
- 第六节 心脏传导阻滞 /143

第十七章 原发性高血压 /148

第十八章 冠状动脉粥样硬化性心脏病 /157
- 第一节 概述 /157
- 第二节 稳定型心绞痛 /159
- 第三节 不稳定型心绞痛和非ST段抬高型心肌梗死 /162
- 第四节 急性ST段抬高型心肌梗死 /164
- 第五节 其他类型的冠状动脉粥样硬化性心脏病 /172

第十九章 心脏瓣膜病 /174
- 第一节 二尖瓣狭窄 /174
- 第二节 二尖瓣关闭不全 /177
- 第三节 主动脉瓣狭窄 /180
- 第四节 主动脉瓣关闭不全 /182
- 第五节 多瓣膜病 /185

第二十章 感染性心内膜炎 /187
- 第一节 自体瓣膜心内膜炎 /187
- 第二节 人工瓣膜和静脉药瘾者心内膜炎 /191

第二十一章 心肌疾病 /193
- 第一节 扩张型心肌病 /193
- 第二节 肥厚型心肌病 /195
- 第三节 病毒性心肌炎 /196

第二十二章 心包炎 /198
- 第一节 急性心包炎 /198
- 第二节 缩窄性心包炎 /200

第二十三章 主动脉和周围血管病 /202
- 第一节 主动脉夹层 /202
- 第二节 闭塞性周围动脉粥样硬化 /205
- 第三节 静脉血栓症 /207

第二十四章 心脏骤停与心脏性猝死 /210

第三篇 消化系统疾病

第二十五章 消化系统疾病总论 /218
- 第一节 消化系统的结构和功能特点 /218
- 第二节 消化系统疾病的常见临床表现 /218
- 第三节 消化系统疾病的诊断 /219
- 第四节 消化系统疾病的防治 /221

第二十六章 胃食管反流病 /223

第二十七章 胃炎 /227
- 第一节 急性胃炎 /227
- 第二节 慢性胃炎 /228

第二十八章 消化性溃疡 /231

第二十九章 胃癌 /236

第三十章 炎症性肠病 /240
- 第一节 溃疡性结肠炎 /241
- 第二节 克罗恩病 /245

第三十一章 功能性胃肠病 /249

第一节 功能性消化不良 /249
第二节 肠易激综合征 /251

第三十二章 肠结核和结核性腹膜炎 /254

第一节 肠结核 /254
第二节 结核性腹膜炎 /257

第三十三章 肝硬化 /260

第三十四章 肝性脑病 /269

第三十五章 原发性肝癌 /275

第三十六章 急性胰腺炎 /280

第三十七章 上消化道出血 /286

第四篇 泌尿系统疾病

第三十八章 泌尿系统疾病总论 /292

第一节 肾的结构和生理功能 /292
第二节 泌尿系统疾病的常见临床表现 /295
第三节 泌尿系统疾病的诊断 /297
第四节 泌尿系统疾病的防治 /298

第三十九章 肾小球疾病 /300

第一节 概述 /300
第二节 急性肾小球肾炎 /301
第三节 急进性肾小球肾炎 /305
第四节 慢性肾小球肾炎 /307
第五节 无症状性血尿或(和)蛋白尿 /309
第六节 肾病综合征 /310

第四十章 肾小管-间质疾病 /319
　　第一节　肾小管性酸中毒 /319
　　第二节　急性间质性肾炎 /321
　　第三节　慢性间质性肾炎 /322

第四十一章 尿路感染 /324

第四十二章 慢性肾衰竭 /331

第五篇　血液系统疾病

第四十三章 血液系统疾病总论 /340
　　第一节　血细胞的生成和造血 /340
　　第二节　血液系统疾病的分类 /341
　　第三节　血液系统疾病的诊断 /342
　　第四节　血液系统疾病的治疗 /342

第四十四章 贫血 /344
　　第一节　概述 /344
　　第二节　缺铁性贫血 /347
　　第三节　巨幼细胞贫血 /350
　　第四节　再生障碍性贫血 /352
　　第五节　溶血性贫血 /355

第四十五章 白细胞减少症和粒细胞缺乏症 /359

第四十六章 白血病 /362
　　第一节　概述 /362
　　第二节　急性白血病 /364
　　第三节　慢性髓系白血病 /369
　　第四节　慢性淋巴细胞白血病 /371

第四十七章 骨髓增生异常综合征 /374

第四十八章　淋巴瘤　　/377
　　第一节　霍奇金淋巴瘤　　/377
　　第二节　非霍奇金淋巴瘤　　/379

第四十九章　多发性骨髓瘤　　/384

第五十章　出血性疾病　　/388
　　第一节　概述　　/388
　　第二节　过敏性紫癜　　/391
　　第三节　特发性血小板减少性紫癜　　/393
　　第四节　弥散性血管内凝血　　/395

第六篇　内分泌系统和营养代谢性疾病

第五十一章　内分泌系统和营养代谢性疾病总论　　/400
　　第一节　内分泌系统疾病　　/400
　　第二节　营养代谢性疾病　　/404

第五十二章　腺垂体功能减退症　　/408

第五十三章　甲状腺肿　　/411

第五十四章　甲状腺功能亢进症　　/414

第五十五章　甲状腺功能减退症　　/420

第五十六章　甲状腺炎　　/423
　　第一节　亚急性甲状腺炎　　/423
　　第二节　自身免疫性甲状腺炎　　/424

第五十七章　库欣综合征　　/426

第五十八章　原发性醛固酮增多症 /430

第五十九章　原发性慢性肾上腺皮质功能减退症 /434

第六十章　嗜铬细胞瘤 /438

第六十一章　糖尿病 /441
第一节　糖尿病 /441
第二节　糖尿病酮症酸中毒 /452
第三节　高渗高血糖综合征 /454

第六十二章　血脂异常和脂蛋白异常症 /456

第六十三章　痛风 /462

第六十四章　肥胖症 /466

第七篇　风湿性疾病

第六十五章　风湿性疾病总论 /472
第一节　风湿性疾病的分类和特点 /472
第二节　风湿性疾病的诊断 /473
第三节　风湿性疾病的防治 /475

第六十六章　类风湿关节炎 /477

第六十七章　系统性红斑狼疮 /484

第六十八章　骨质疏松症 /491

第八篇 理化因素所致疾病

第六十九章 理化因素所致疾病总论 /498

第七十章 中毒 /501
第一节 概述 /501
第二节 农药中毒 /508
第三节 急性乙醇中毒 /516
第四节 急性一氧化碳中毒 /520
第五节 镇静催眠药中毒 /522
第六节 急性毒品中毒 /526
第七节 毒蛇咬伤中毒 /530

第七十一章 中暑 /533

第七十二章 电击 /537

第七十三章 淹溺 /540

第九篇 神经系统疾病

第七十四章 神经系统疾病总论 /544
第一节 神经系统功能障碍和特点 /544
第二节 神经系统疾病的诊断 /546
第三节 神经系统疾病的防治 /548

第七十五章 周围神经病 /550
第一节 三叉神经痛 /550
第二节 特发性面神经麻痹 /552
第三节 坐骨神经痛 /553
第四节 多发性神经病 /554
第五节 急性炎症性脱髓鞘性多发性神经病 /555

第七十六章 脊髓疾病 /558
第一节 急性脊髓炎 /558
第二节 脊髓压迫症 /560

第七十七章 脑血管疾病 /563
第一节 短暂性脑缺血发作 /565
第二节 脑梗死 /567
第三节 脑出血 /574
第四节 蛛网膜下腔出血 /578

第七十八章 癫痫 /581

第七十九章 帕金森病 /586

第八十章 偏头痛 /590

第八十一章 神经肌肉接头和肌肉疾病 /593
第一节 重症肌无力 /593
第二节 周期性瘫痪 /596

第十篇 精神疾病

第八十二章 精神疾病总论 /600
第一节 精神障碍及其表现 /600
第二节 精神疾病的诊断 /607
第三节 精神疾病的治疗 /608

第八十三章 器质性精神障碍 /609
第一节 阿尔茨海默病 /609
第二节 血管性痴呆 /614

第八十四章 精神活性物质所致精神障碍 /617
第一节 概述 /617

　　　　第二节　阿片类药物依赖　　　　　　　　　　　　　／618
　　　　第三节　乙醇所致精神障碍　　　　　　　　　　　　／619

第八十五章　心境障碍　　　　　　　　　　　　　　　　／624

第八十六章　神经症性障碍　　　　　　　　　　　　　　／629
　　　　第一节　恐惧症　　　　　　　　　　　　　　　　／629
　　　　第二节　焦虑症　　　　　　　　　　　　　　　　／631
　　　　第三节　强迫症　　　　　　　　　　　　　　　　／633
　　　　第四节　神经衰弱　　　　　　　　　　　　　　　／634
　　　　第五节　分离（转换）性障碍　　　　　　　　　　／635

第八十七章　心理因素相关生理障碍　　　　　　　　　　／638

第八十八章　精神分裂症　　　　　　　　　　　　　　　／641

第八十九章　精神障碍的治疗　　　　　　　　　　　　　／645
　　　　第一节　概述　　　　　　　　　　　　　　　　　／645
　　　　第二节　药物治疗　　　　　　　　　　　　　　　／645
　　　　第三节　非药物治疗　　　　　　　　　　　　　　／648

主要参考文献　　　　　　　　　　　　　　　　　　　／650

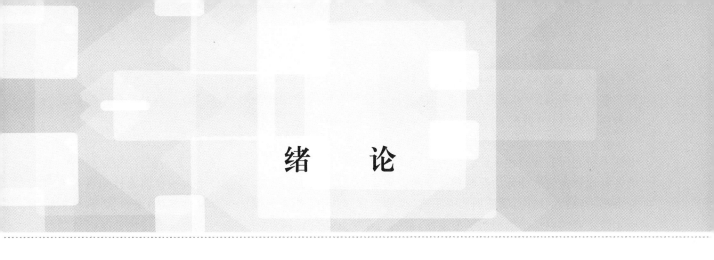

绪 论

【内科学在临床医学中的重要性】

现代医学发展过程中逐步形成了临床医学、基础医学和预防医学三大分支。其中,临床医学是研究人体各系统疾病的病因、发病机制、诊断、治疗及预后的学科。临床医学进一步按医疗服务的对象、疾病的特性、治疗手段的不同而划分为内科、外科、儿科、妇产科、五官科等。随着临床医学的发展,分科也越来越细。其中,内科学是临床医学的重要组成部分,也是临床医学重要的基础学科。

医生用什么手段或方法治疗患者,其先决条件是做出正确的诊断,而正确的诊断起始于医生对患者的问诊、细致的体格检查、有的放矢的辅助检查等,其中的每一个环节都贯穿医生严谨的逻辑思维和缜密的分析论证,这是内科医生的基本功,其所运用的有关疾病诊断基本知识、基本技能和临床思维方法,不仅是内科医生也是涉及临床学科的所有医生都应学习和掌握的。因此,学好内科学是学好临床医学的关键。

【内科学的主要内容】

内科学整体性强,涉及面广,涉及人体多个系统疾病的发生发展、诊断与防治。本教材结合国家卫生健康委员会医师资格考试委员会最新颁布的《临床执业助理医师资格考试大纲》的特定要求,紧密围绕培养面向农村、基层社区的执业助理医师这一特定的目标定位,对教学内容进行了精心组织。教材的主要内容包括呼吸系统疾病、循环系统疾病、消化系统疾病、泌尿系统疾病、血液系统疾病、内分泌和营养代谢疾病、风湿性疾病、理化因素所致疾病、神经系统疾病及精神疾病等部分,重点阐述内科常见病、多发病的病因和发病机制、病理、临床表现、辅助检查、诊断和鉴别诊断、防治等方面的基本理论、基础知识和基本技能。

【内科学的进展】

(一)医学模式的转变

早期人类对健康及疾病的认识主要从纯生物学的角度去分析,强调生物学因素及人体病理生理过程,着重躯体疾病的防治,被称为生物医学模式。随着社会进步和科学技术的发展,人们逐渐认识到心理因素、社会因素是决定人体健康的重要因素。1948年,世界卫生组织提出健康新观念,从生物、心理和社会三个方面考查健康现象。美国罗彻斯特大学医学院精神病学教授于1977年在《科学》上发表"需要新的医学模式:对生物医学的挑战"一文,在批判生物医学模式局限性的基础上,正式从理论上提出了生物-心理-社会医学模式。新的医学模式强调了卫生服务的整体观,从原有的医学范畴扩展到社会医学、心理学这个广阔领域。在治疗上要采取多样化综合治疗,从局部治疗到整个人体治疗,从医病到医人,从个体医疗到面向群体医疗保健,从医院扩展到社会,从单纯治疗到预防和治疗相结合,从防病治病扩展到对人群的健康监护以及提高人的身心素质。医学模式的转变,对临床医师的知识结构提出了更高、更新的要求,要求临床医师要主动学习一些医学心理学和医学社会学等方面的知识,以适应这一模式的转变。

(二)循证医学的发展

传统的临床思维模式基于专家经验和理论之上,称为经验医学。随着医学科学、临床流行病学的发展,人们发现很多问题是经验医学所不可能解决的。例如,高血压患者可能发生脑出血,应该重视血压的控制,但是血压降到多少最为恰当?如何确定?又如,随着近年来临床药物学的迅速发展,不断有各种各样的新药问世,对新药疗效的如何评价?仅凭有限的临床经验显然不可取。针对经验医学模式的这种固有缺陷,19世纪80年代循证医学的概念应运而生。

循证医学重点是在临床研究中采用前瞻性随机双盲对照及多中心研究的方法,以系统地收集、整理大样本研究所获得的客观证据作为医疗决策的基础。目前国内外对较多的常见病制订的诊疗指南,其中各种诊疗措施的推荐均标明其级别和证据水平。某一诊疗措施,若有多个大规模前瞻性双盲对照研究得出一致性的结论,则证据水平最高,常列为强烈推荐;若尚无循证医学证据,仅为逻辑推理,已被临床实践接受的则证据级别水平为最低,常列为专家共识或临床诊治参考。应该强调指出的是循证医学并非要取代临床技能、临床经验、临床资料和医学专业知识,它只是强调任何医疗决策应建立在最佳科学研究证据基础上,更不能因此忽视临床医生对于每一个具体患者认真的个体化分析。

(三)内科学专业进展

近年来,内科学专业领域无论在疾病的病因和发病机制、检查和诊断技术方面,还是在预防和治疗方面都取得了很大进展。

1. 病因和发病机制方面 近年来,由于遗传学、免疫学、病理生理学、内分泌和物质代谢研究等方面的进展,许多疾病的病因和发病机制得以进一步明确,目前已深入细胞生物学和分子生物学水平进行发病机制的研究。关于心力衰竭发病机制,研究者们认识到心室重塑是引起心力衰竭发生、发展的基本机制;近年来从染色体基因内DNA的分析来认识海洋性贫血和白血病的发病机制,研究者们发现了575种以上人类异常血红蛋白,并从胎儿绒毛膜或羊水细胞的DNA分析做出胎儿海洋性贫血遗传类型和血友病的产前诊断。

2. 检查和诊断技术方面 临床生化分析已向自动化、高速、高效和超微量发展,多道生化分析仪已在临床广泛应用。高效液相层析、酶联免疫吸附测定、细胞和血中病毒及细菌的DNA和RNA测定、分子遗传学分析、单克隆抗体的制备、聚合酶链反应和酶学检查技术均为临床诊断提供了重要信息。各种内镜如消化道、呼吸道、泌尿道、腹腔、血管内镜,可通过直接观察、电视、照相、采取脱落细胞和活体组织检查及内镜下止血、取石、切除等,大大提高了相关疾病的早期诊断和确诊率,并开辟了新的治疗途径。各种监护系统如心、肺、脑的电子监护系统能连续监测病情,提高了抢救危重患者的成功率。超声诊断已发展到实时三维成像;血管内超声显像及血管镜检查弥补了血管造影的不足,对血管病变尤其对冠状动脉粥样硬化病变的诊断具有重要的意义。数字减影法心血管造影、放射性核素检查及正电子发射计算机体层显像等各种新技术,对提高内科疾病的诊断水平起着重要的作用。

3. 预防和治疗 对于新的急性传染性呼吸系统疾病传染性非典型肺炎(SARS)和人禽流感的流行,人们在较短的时间内确定了病原及传播途径,制订了有效的防治措施并将其及时控制。心血管疾病的诊治方面介入治疗技术日益成熟并得到推广,如冠心病的球囊扩张加支架植入、心律失常的消融治疗、先天性心脏病的封堵治疗等均取得了良好的效果。应用针对幽门螺杆菌的抗菌治疗,从根本上改变了消化性溃疡的总体预后;炎症性肠病的免疫调节治疗的进展,提高了对该病的疗效。新型免疫抑制剂的应用大大降低了肾移植术后的排斥反应,并提高了对狼疮肾炎的治疗效果,适时透析和一体化治疗的概念,提高了终末期肾病患者的存活率和生活质量。随着干细胞的研究,组织器官工程学或再生医学初步形成。应用基因重组技术已能人工合成人胰岛素和人生长激素等,并已应用于临床治疗某些内分泌疾病。生物制剂靶向性治疗,可以特异性阻断发病过程中的某一个环节,达到治疗疾病的目的,显著地提高了风湿病的治疗效果等。

【内科学学习的方法和要求】

(一)坚持理论与实践并重

学好内科学首先要掌握内科学的基本理论、基础知识、基本技能。重点掌握每个疾病的临床表现、诊断方法和防治原则与措施,同时还要了解疾病的病因、发病机制、病理解剖和病理生理等方面的知识,从整体上达到对疾病的全面认识。在学习过程中,还要经常复习和密切联系有关基础医学知识,以促进对疾病临床知识的理解和掌握。

掌握好内科学的基本理论、基础知识固然十分重要,其目的在于指导临床实践,只有通过反复的临床实践活动,才能使基本理论、基础知识得到巩固、应用和提高,基本技能得到提升,并不断内化为临床工作能力。本课程的学习分为课堂理论教学、临床见习和毕业实习等环节。临床见习和毕业实习是参加临床实践的开端,是走上工作岗位的关键阶段,一定要高度重视、认真对待。

(二)培养临床辩证思维能力

广义的临床思维能力的培养应以循证医学理念为指导,狭义上讲是指医生运用已掌握理论知识和临床经验,结合患者的具体情况,进行科学地综合分析和逻辑推理,形成正确的诊断和解决方案的思维过程。人类生命现象的复杂性和认识的局限性,决定了临床工作固有的挑战性,同时也决定了临床医生必须用科学的临床思维方法面对千变万化的病情。养成科学的临床思维,应遵循以下基本原则。

1. 正确处理主观与客观的关系 在临床工作中,有时自觉或不自觉地犯两种错误,一种是主观臆断,表现为对待具体的病情上,不能客观分析,凭已有的经验想当然;一种是过分依赖辅助检查,表现为面对具体患者,不重视详细的病史采集和体格检查等基本技术,无的放矢,盲目或过度检查,造成患者不必要的经济负担,甚至延误诊断,丧失治疗时机。不可否认,日益发展的检查技术在医学领域的应用为临床医生的诊断提供了极其重要的依据,重要的是这些检查一定要建立在医生问诊和体格检查基础上做出的科学判断和合理选择。因此,临床工作中必须正确处理主观与客观的关系。

2. 正确处理整体与局部的关系 人是一个生命的有机整体,各脏器之间存在着紧密的联系,这是人作为一个生命的有机整体的基本特征。认识疾病必须把握这一基本特征。全身性疾病可能突出表现在某一局部的器官或组织,局部的病变既可以影响到全身,也可能表现为其他器官或组织病变的症状。例如,心房颤动不一定全是心脏病所致,也可能是由于甲状腺功能亢进引起。因此,临床诊断时,应避免根据某一局部临床征象立即做出某一诊断,否则容易"头痛医头,脚痛医脚"的错误。

3. 正确处理共性与个性的关系 一方面,关于某一疾病的基本理论知识是人类在与疾病的长期斗争中积累形成的关于该疾病带有共性的认识,这无疑是临床工作者开展疾病诊断与治疗的基础,另一方面,疾病又是具体的,由于个体的差异,疾病在每位患者身上表现有所不同,譬如上呼吸道感染(俗称"普通感冒"),可以出现头痛、发热、鼻塞、流鼻涕、咳嗽等系列症状,但在某个具体患者身上,有的患者可能以"头痛"为主,有的患者可能以"鼻塞、流鼻涕"为主。如果按照"本本主义"去诊断某个具体患者所患疾病时,可能会出现漏诊或误诊。

因此,临床诊治疾病过程中,必须坚持辩证思维,正确处理好主观与客观、整体与局部、共性与个性之间的关系,才会做出正确的诊治。

(三)树立良好的医德医风

医生是神圣的职业,不仅要具备精湛的业务知识,掌握为患者解除疾病痛苦的专业本领,更应该具备高尚的医德,养成良好的医风。当前,我国正处在社会转轨时期,医德医风成为社会关注的焦点,树立良好的医德医风更是时代的呼唤。作为医学生,从选择这个职业的那天起,就应该将培养良好的医德医风作为自己职业生涯的不懈追求,必须以高度的责任感、同情心,满腔热情地对待患者,要想患者之所想、急患者之所急、痛患者之所痛,牢固树立全心全意为患者服务的思想。

(杨立明)

第一篇 呼吸系统疾病

HUXIXITONGJIBING

第一章　呼吸系统总论

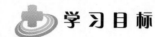

学习目标

1. 掌握：常见呼吸系统疾病的处理原则和常见呼吸急症的急救治疗。
2. 熟悉：呼吸系统疾病常见病因。
3. 了解：呼吸系统解剖和生理特点，认识呼吸系统疾病发生发展及疾病对其影响。
4. 应用：认识和解释呼吸系统疾病的常见症状和体征，建立可能的诊断和鉴别诊断；知道如何运用呼吸系统检查技术解决临床问题。

呼吸系统疾病是我国广大人民群众最常见疾病，调查结果表明：居民两周患病率、两周就诊率、住院人数构成居第1位，死亡率居死因第1~4位，疾病负担居第3位。慢性呼吸系统疾病是WHO定义的"四大慢性疾病"之一，新发、突发呼吸道传染病成为影响我国社会的重大公共卫生事件；肺癌为我国排名第一位的恶性肿瘤，肺结核为我国排名第一的传染病，尘肺占职业病的90%。呼吸系统疾病的发病率、患病率、死亡率、病死率和疾病负担巨大，对我国人民健康构成严重威胁。

第一节　呼吸系统的结构和功能特点

（一）防御系统

呼吸系统直接与外界环境直接接触，且接触面积大。成人在静息状态下，每天约有10000 L的气体进出呼吸道。成人肺的总呼吸面积约有100 m²（3亿~7.5亿个肺泡），在呼吸过程中，外界环境中的有机或无机粉尘、各种微生物、蛋白变应原、有害气体等，皆可进入呼吸道及肺引起各种疾病。当各种原因引起呼吸系统防御功能下降（如会厌功能障碍引起误吸、中枢神经系统疾病引起咳嗽反射消失、长期吸烟引起气道纤毛黏液运输系统破坏、后天免疫功能低下引起的免疫功能障碍等）或外界的刺激过强（各种微生物感染、吸入特殊变应原、生产性粉尘、高水溶性气体如二氧化硫、氨、氯等及低水溶性气体如氮氧化物、光气、硫酸二甲酯及高温气体等）时，均可引起呼吸系统的损伤及病变。

（二）肺循环

肺有两组血管供血，肺循环的动静脉为气体交换的功能血管，体循环的支气管动静脉为气道和脏层胸膜的营养血管。与体循环相比，肺循环具有低压（肺循环血压仅为体循环的1/10）、低阻及高容的特点。肺与全身各器官的血液及淋巴循环相通，所以皮肤软组织疖痈的菌栓、深静脉血栓形成的血栓、癌肿的癌栓，都可以到达肺，分别引起继发性肺脓肿、肺血栓栓塞症和转移性肺癌。同样，肺的疾病也能引起肺外病变。

第二节 呼吸系统疾病的常见病因

引起呼吸系统疾病的病因很多,可归纳为以下几类。

1. 感染 在呼吸系统疾病的病因中,以感染最为常见。其病原体有细菌、病毒、立克次体、衣原体、支原体、真菌等。由于至今尚未有防治病毒的特效方法,病毒感染性疾病的发病率未有明显降低;自抗生素广泛应用以来,肺炎预后有明显改善,但近年来肺炎总的病死率又有所上升,主要与病原体变迁、病原学诊断困难、易感人群结构变化,如社会人口老龄化、吸烟人群的低龄化、医院获得性肺炎发病率增高、不合理应用抗生素引起细菌耐药性增高、部分人群贫困化加剧等有关。

2. 过敏因素 呼吸系统的很多疾病都与过敏有关。最常见的是支气管哮喘,其次是过敏性肺炎(如外源性变应性肺泡炎,肺嗜酸性粒细胞增多性综合征等)。有机粉尘如鸟类曲菌孢子等,皆可对致敏者引起肺炎。随着我国工业化的发展,可引起变应性疾病的变应原的种类和数量增多,如地毯、窗帘的广泛应用使室内尘螨数量增多,家庭饲养宠物导致动物毛变应原增多,还有空调机的真菌、城市绿化的某些花粉孢子、有机或无机化工原料、药物及食物添加剂等;某些促发因子的存在,如吸烟、汽车排出的氮氧化物、燃煤产生的二氧化硫、细菌及病毒感染等,均是哮喘患病率增加的因素。

3. 大气污染和吸烟 流行病学调查证实,呼吸系统疾病的增加与空气污染和吸烟密切相关,当空气中二氧化硫浓度超过 1000 mg/m³ 时,慢性支气管炎急性发作明显增多,二氧化硅、煤尘等可刺激呼吸系统引起各种尘肺,工业废气中致癌物质污染大气,是肺癌发病率增高的重要原因。吸烟者慢性支气管炎的发病率较非吸烟者高 2 倍以上,肺癌发病率高 4 倍以上。目前我国青年人吸烟人数增多,是慢性阻塞性肺疾病居高不下的重要因素。

4. 自身免疫因素 主要见于风湿性肺炎、间质性肺疾病和免疫损害导致的肺炎。

5. 肺血管因素 主要见于特发性肺动脉扩张、原发性肺动脉高压和肺动脉栓塞。

6. 病因未明 此外有一些疾病病因未明,如肺泡微石症、肺泡蛋白沉着症等。

第三节 呼吸系统疾病的常见临床表现

呼吸系统常见临床表现主要是咳嗽、咳痰、咯血、胸痛、呼吸困难等。

1. 咳嗽 咳嗽按病程可分为三类,即急性、亚急性和慢性咳嗽。急性咳嗽病程<3 周,亚急性咳嗽病程 3~8 周,慢性咳嗽病程≥8 周。急性发作的咳嗽伴发热声嘶常见于急性喉、气管、支气管炎;常年咳嗽,冬季加重提示慢性支气管炎;肺脓肿、支气管扩张多在晨起体位变化时咳嗽加重;支气管肺癌多为高亢的干咳伴呼吸困难,慢性咳嗽除呼吸道炎症外应考虑到感冒后咳嗽、鼻后滴流综合征、咳嗽变异性哮喘、嗜酸性粒细胞支气管炎等。

2. 咳痰 痰的颜色、量及气味对诊断具有重要的价值。痰由白色黏液或泡沫状转为脓性多为细菌感染,大量黄脓痰常见于肺脓肿、支气管扩张。慢性支气管炎多为白色黏液或泡沫状痰;肺炎链球菌咳铁锈色痰;肺炎克雷伯杆菌感染咳砖红色胶冻状痰;肺阿米巴病咳咖啡状痰;肺吸虫病咳果酱状痰;伴厌氧菌感染时咳恶臭脓痰;肺水肿时咳粉红色稀薄泡沫状痰。痰量的增减,提示感染的加剧或炎症的缓解,若痰量突然减少,且出现体温升高,可能与支气管引流不畅有关。

3. 咯血 咯血是内科急症的一种常见症状,大量咯血(每日咯血量在 500 mL 以上或一次咯血 300 mL 以上为大量)可导致窒息而死亡。大咯血常见于空洞型肺结核、支气管扩张和慢性肺脓肿;痰中带血是肺癌、肺结核的常见症状;咯鲜血多见于支气管扩张;此外,急性支气管炎、肺炎、肺血栓栓塞症等均可引起不同程度的咯血。

4. 胸痛 肺和脏层胸膜对痛觉不敏感,肺炎、肺结核、肺血栓栓塞症、肺脓肿等病变累及壁层胸膜时,方可出现胸痛。胸痛的程度并不一定与病情的轻重完全一致。胸痛伴高热,考虑肺炎;胸部呈隐痛、持续加剧乃至刀割样痛,考虑肺癌侵及壁层胸膜或骨;突发性胸痛伴咯血和(或)呼吸困难,应考虑肺血栓栓塞症;自发性气胸可在剧咳或屏气时突然发生剧痛;胸膜炎常表现在胸廓活动较大的单(双)侧下胸痛,与咳嗽、呼吸有关。此外,应与心绞痛及纵隔、食管、膈和胸腔病变等引起的非呼吸系统疾病相鉴别。

5. 呼吸困难 呼吸困难是指患者感到空气不足而用力呼吸,表现为呼吸频率、深度及节律的改变。按其发生的快慢可分为急性、慢性和反复发作性呼吸困难。突发胸痛后出现气促应考虑自发性气胸,若再有咯血则要警惕肺梗死,夜间发作性呼吸困难提示左心功能衰竭或支气管哮喘发作。数日或数周内出现渐进性呼吸困难且伴有一侧胸闷,应注意大量胸腔积液。慢性进行性气促见于慢性阻塞性肺疾病和弥散性肺纤维化。反复发作性呼吸困难主要见于支气管哮喘。呼吸困难分为吸气性、呼气性和混合性呼吸困难。吸气性呼吸困难可见于喉头水肿、喉-气管炎症、肿瘤及异物引起的上气道狭窄;呼气性呼吸困难见于支气管哮喘、慢性支气管炎和肺气肿等;混合性呼吸困难见于大量胸腔积液气胸及重症肺炎、重症肺结核等。

第四节 呼吸系统疾病的诊断

病史采集和体格检查是诊断呼吸系统疾病的基础,同时应结合普通 X 线、电子计算机 X 线体层显像(CT)胸部检查、常规化验及其他特殊检查结果,进行全面、综合分析,力求做出病因、解剖、病理和功能的诊断。

(一) 病史采集

详细询问病史,明确咳嗽的性质、时间长短及伴随症状,痰量、痰的颜色及有无异味,咯血的量及颜色等;了解是否有肺部毒物的接触史,如各种有机或无机粉尘、发霉的干草等接触史;询问吸烟史,有无生食溪蟹、蝲蛄等可能引起肺部寄生虫的饮食史;有无使用可导致肺部病变的药物史,如博莱霉素、胺碘酮可引起肺纤维化,血管紧张素转换酶抑制剂可引起顽固性咳嗽,β受体阻滞剂可引起支气管痉挛等;了解有无与肺部传染性疾病患者的密切接触史;有无特殊疾病的家族史,如支气管哮喘、特发性肺纤维化、囊性纤维化和肺泡微结石症可有家族史。

(二) 体格检查

通过对患者进行全面系统的体格检查,可以了解病变的部位、性质及范围。虽然各种先进的科学仪器不断地应用于临床,大大地提高了呼吸系统疾病的诊断水平,但仍不能完全代替体格检查。由于病变性质、范围不同,胸部疾病的体征可完全正常或出现明显异常。气管、支气管病变以干、湿啰音为主,肺部炎症有呼吸音的改变,如肺炎出现吸气相小水泡音为大片炎性实变体征;特发性肺纤维化可在双肺出现吸气相高调爆裂音(Velcro 啰音);胸腔积液、肺不张、气胸可出现相应的体征,伴气管移位。

(三) 辅助检查

1. 血液检查 细菌感染时,血中白细胞和中性粒细胞增多,严重感染可伴核左移;嗜酸性粒细胞增加提示过敏因素或寄生虫感染。动脉血气分析可用于测定和评价患者的氧合、通气和酸碱平衡状况。

2. 痰液检查 包括涂片染色、细菌培养和脱落细胞学检查。痰涂片抗酸染色可确定肺结核,痰培养及药敏试验对肺部感染性疾病的病因学诊断和选择有效药物具有决定作用。正确的留痰方法为:患者在咳痰之前拿掉义齿,以无菌生理盐水漱口 2~3 次,吐出口咽部唾液及分泌物,做深呼吸或给予拍背使深部的痰咳出。痰涂片在低倍镜视野里上皮细胞<10 个,白细胞>25 个为相对污染少的痰标本,定量培养菌量≥10^7 cfu/mL 可判定为致病菌。若经环甲膜穿刺气管吸引或经纤维支气管镜(简称纤支镜)防污染双套管毛刷采样,可防止咽喉部寄植菌的污染,此时培养菌量≥10^3 cfu/mL 即有诊断学意义。做脱落细胞检查时应选用痰液中坏死组织、带血丝部分、透明而高度黏稠部分,反复做痰脱落细胞学检查有助于肺癌的诊断。

3. 肺功能检查 对于早期检出肺、气道病变,评估疾病的病情严重程度及预后,评定药物或其他治疗方法的疗效,鉴别呼吸困难的原因,诊断病变部位、评估肺功能对手术的耐受力或劳动强度耐受力及对危重患者的监护等方面有重要的指导意义。

(1) 肺通气功能测定:通气功能又称动态肺容积,是指单位时间内随呼吸运动进出肺的气量和流量。其包括分钟通气量(VE)、最大自主通气量(MVV)、用力肺活量(FVC)、最大呼气中段流量(MMEF)等。如慢性阻塞性肺疾病表现为阻塞性通气功能障碍,而肺纤维化、胸廓畸形、胸腔积液、胸膜增厚或肺叶切除术后均可显示限制性通气功能障碍。

(2) 肺换气功能测定:有效的气体交换除与通气量、血流量及其二者的比例有关,还与气体的弥散有关,临床多用弥散量为判断指标,如小于80%预计值则提示弥散功能障碍。

(3) 小气道功能检查:小气道是指吸气状态下内径≤2 mm 的细支气管,慢性阻塞性肺疾病早期易累及小气道,临床上常用最大呼气流量-容积曲线(MEFV)中的 VC50% 和 VC25% 瞬时流量作为检测小气道阻塞的指标。如实测值/预计值<70%,则认为小气道功能障碍。

4. 过敏原皮肤试验 过敏原皮肤试验有助于变应原的确定和用抗原作脱敏治疗。对结核分枝杆菌或真菌呈阳性的皮肤反应仅说明已受感染,并不能肯定患病。

5. 胸腔积液检查和胸膜活检 常规胸腔积液检查用来确定渗出液和漏出液。乳酸脱氢酶、溶菌酶、腺苷脱氨酶、癌胚抗原测定及染色体分析有助于结核性与恶性胸腔积液的鉴别。胸膜活检和脱落细胞对明确肿瘤或结核分枝杆菌有重要价值。

6. 胸部影像学检查 胸部 X 线透视配合正侧位胸片,可显示心脏、肺门和纵隔病变。高压体层摄片和 CT 能进一步明确病变部位、性质以及有关气管、支气管通畅程度。磁共振(MRI)对纵隔疾病和肺血栓栓塞症的诊断有较大帮助,肺血管造影用于肺血栓栓塞症和各种先天性或获得性血管病变的诊断。支气管动脉造影和栓塞术对咯血有较好的诊治价值。

7. 支气管镜和胸腔镜 硬质支气管镜仅于必要时用作气管内肿瘤或异物的摘除手术。纤支镜能深入到亚段支气管,直接检测黏膜情况,做黏膜刷检或钳检,进行组织学检查。经支气管肺活检和肺泡灌洗有助于病因和病理学诊断,经纤维支气管镜高频电刀、激光、微波及药物可治疗良、恶性肿瘤。胸腔镜已广泛用于胸膜活检、肺活检。

8. 肺活组织检查 经纤支镜做支气管内和肺组织病变活检,对靠近胸壁的病灶,在胸部 X 线透视、B 超或 CT 下定位做经胸壁穿刺肺活检,进行微生物和病理检查。对于纵隔部位的肿物和肿大的淋巴结,亦可通过纤支镜,在 CT 引导下对病变进行穿刺取材,必要时开胸肺活检。

第五节　呼吸系统疾病的防治

(一) 呼吸系统疾病的主要治疗方法

1. 抗感染 感染是呼吸系统疾病的重要病因,抗感染治疗是呼吸系统疾病的重要治疗方法。青壮年和无基础疾病的社区获得性肺炎患者,常用青霉素类、第一代头孢菌素类等;老年人、有基础疾病或需要住院的社区获得性肺炎患者,常用喹诺酮类、第二或第三代头孢菌素类、β-内酰胺类或β-内酰胺酶抑制剂,可联合大环内酯类。在医院获得性肺部感染中,革兰阴性菌占优势,可用喹诺酮类或氨基糖苷类联合抗假单胞菌的β-内酰胺类、广谱青霉素或β-内酰胺酶抑制剂、碳青霉烯类中的任何一种,必要时可联合万古霉素、替考拉宁或利奈唑胺。

2. 氧气治疗 氧气治疗是呼吸系统疾病治疗的重要方法,它的直接作用是提高动脉氧分压,改善因血氧分压下降造成的组织缺氧,使脑、心、肾等重要脏器功能得以维持;也可减轻缺氧时心率、呼吸加快所增加的心肺工作负担。

(1) 鼻导管或鼻塞给氧　氧流量成人为 1~3 L/min,婴幼儿 0.5~1 L/min,吸入氧浓度可达 30%~40%。此法只适用于血氧分压中度下降患者,鼻堵塞、张口呼吸者效果不好。

（2）面罩给氧　适用于缺氧严重而无CO_2潴留的患者。缺点是影响患者饮水进食和咳嗽咳痰,优点是能给予较高的氧浓度。

（3）高压氧　在2～3个绝对大气压下于特殊加压舱内给患者供氧,主要用于一氧化碳中毒及减压病患者。

3. 雾化治疗　主要指气溶胶吸入疗法。气溶胶是指悬浮于空气中微小的固体或液体微粒。因此雾化吸入疗法是用雾化的装置将药物(溶液或粉末)分散成微小的雾滴或微粒,使其悬浮于气体中,并进入呼吸道及肺内,达到湿化气道、祛痰、解痉、抗感染治疗的目的。

4. 祛痰镇咳　镇咳药能使严重的咳嗽减轻或缓解。由于很多有咳嗽症状的患者都伴有黏痰,单独使用镇咳药会抑制咳嗽使痰液不能从呼吸道排出,有可能造成气道的阻塞和呼吸困难,从而加重病情。祛痰药可稀释痰液,利于排出,临床上常用的祛痰药有盐酸氨溴索、复方甘草合剂、复方氯化铵合剂等。

5. 解痉平喘　临床上常见的平喘药物共有六类：选择性β_2受体激动剂、抗胆碱能药物、茶碱类药物、糖皮质激素、抗过敏平喘药物和其他平喘药物。前三种药物因有直接舒张支气管作用故也称为支气管舒张剂；后三种药物是抗炎药物,其中激素是目前最有效的抗炎药物,但全身应用副作用大,故目前缓解期多局部给药。

6. 机械通气　机械通气是借助呼吸机建立气道口与肺泡间的压力差,给呼吸功能不全的患者以呼吸支持,即利用机械装置来代替、控制或改变自主呼吸运动的一种通气方式。根据是否建立人工气道分为有创通气和无创通气。通过机械通气可以改善肺的气体交换,纠正低氧血症,减少呼吸肌做功,防止呼吸肌疲劳,改善肺的通气状态等,在抢救危重症患者中起到了非常重要的作用。

(二) 呼吸系统疾病的防治研究及展望

减少呼吸系统疾病的发病率重在预防。首先应注意环境保护,使空气、水源符合绿色标准。全民素质的提高是预防呼吸系统疾病的重要环节,要教育全体公民严格遵守公共道德,宣传戒烟、改变不良生活习惯、注意个人卫生和环境卫生,定期进行身体检查,做到防患于未然。目前有很多检查手段有助于呼吸系统疾病的早期诊断,例如,定期进行胸部X线摄片,对某些早期肺癌特别是周围型肺癌的发现是有价值的。高分辨CT和MRI,能发现和诊断肺部小病灶。CT肺动脉造影已成为肺血栓栓塞症的一线诊断方法。定期进行肺功能检查有助于诊断早期慢性阻塞性肺疾病等。

近年来,随着医学科学的发展,呼吸内科学领域进展迅猛,尤其是在临床诊断技术、治疗药物、疾病的防治和研究方面有很大进展。前瞻性多中心研究不断提供的证据和国内外近年来不断推荐的各种呼吸疾病的诊治指南、新的诊断思路、检测技术(如聚合酶链反应技术、分子遗传学分析、高分辨率螺旋CT、磁共振显像、正电子发射计算机体层扫描等)对呼吸系统疾病的诊断与鉴别诊断具有很高的价值。分子生物学技术的发展,如缺失基因的补充、基因转染、人重组抗体、反义寡核苷酸(或核酸)技术抑制原癌基因、致炎因子的合成及其活性、增强抑癌基因、抑炎因子的活性或加速细胞凋亡等,为呼吸系统疾病的治疗提供了广阔的前景。

此外,由于呼吸生理和重症监护医学包括仪器设备的创新,以及重症监护病房组织及管理系统的建立,特别是呼吸支持技术的发展与完善,极大地丰富了重症患者呼吸衰竭抢救的理论与实践,降低了病死率。对睡眠状态的全套临床生理学监测和无创正压通气为睡眠呼吸障碍的诊断和治疗提供了全面的技术手段。各种新型抗菌药物的问世对呼吸系统感染将有更强的治疗作用。

微创技术(如胸腔镜)的使用可对一些肺功能差的患者施行肺部手术,各种通气模式的改进可对不同的病因引起的呼吸衰竭进行针对性的治疗。非创伤性面(鼻)罩通气的推广,将能预防一些患者(如慢性阻塞性肺疾病、神经肌肉疾病)发展为呼吸衰竭,并使部分患者避免气管插管或切开。而肺移植的开展,将成为失代偿呼吸功能不全的重要治疗手段。

（汤之明　熊国良）

第二章 急性上呼吸道感染和急性气管-支气管炎

第一节 急性上呼吸道感染

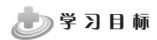
学习目标

1. 掌握：急性上呼吸道感染、急性气管-支气管炎的定义、临床表现、诊断和鉴别诊断、治疗。
2. 熟悉：急性上呼吸道感染、急性气管-支气管炎的病因。
3. 了解：急性上呼吸道感染的流行病学，急性上呼吸道感染、急性气管-支气管炎的发病机制、病理表现。
4. 应用：能够对急性上呼吸道感染、急性气管-支气管炎患者进行诊断、治疗、预防。

导学案例

患者，男，18岁。主诉：咽痛、畏寒、发热，体温39℃。体检：咽部充血，扁桃体充血、肿大，有黄色点状渗出物，颌下淋巴结肿大，有压痛。血常规检查：WBC 12.0×10^9/L，N 80%。
请问：患者目前最可能的诊断是什么？有何依据？应该如何治疗？

急性上呼吸道感染(acute upper respiratory tract infection)简称上感，为外鼻孔至环状软骨下缘包括鼻腔、咽或喉部急性炎症的总称。主要病原体是病毒，少数是细菌。免疫功能低下者易感。通常病情较轻、病程短、可自愈，预后良好。但由于发病率高，不仅影响工作和生活，有时还可伴有严重并发症，并具有一定的传染性，应积极防治。

【流行病学】

上感多为散发，且可在气候突变时小规模流行，好发于冬春季节，是人类最常见的传染病之一。主要通过患者喷嚏和含有病毒的飞沫经空气传播，或经污染的手和用具接触传播。上感的病原体大多为自然界中广泛存在的多种类型病毒，同时健康人群亦可携带，且人体对其感染后产生的免疫力短暂、较弱，病毒间无交叉免疫，故可反复发病。

【病因和发病机制】

急性上感有70%～80%由病毒引起，主要由鼻病毒、冠状病毒、腺病毒、流感和副流感病毒以及呼吸道合胞病毒、埃可病毒和柯萨奇病毒等引起。另有20%～30%的上感为细菌引起，以口腔定植菌溶血性链球菌为多见，其次为流感嗜血杆菌、肺炎链球菌和葡萄球菌等，偶见革兰阴性杆菌，可单纯发生或继发于病毒感染之后发生。接触病原体后是否发病，取决于传播途径和人群易感性。淋雨、受凉、气候突变、过度劳累等可降低呼吸道局部防御功能，致使原存的病毒或细菌迅速繁殖，或者直接接触含有病原体的患者喷嚏、空气及污染的手和用具诱发本病。年老体弱、儿童、免疫功能低下或有慢性呼吸道疾病如鼻窦炎、扁桃体炎者更易发病。

【病理】

组织学上可无明显病理改变，也可出现上皮细胞的破坏。可有炎症因子参与发病，使上呼吸道黏膜血管充血和分泌物增多，伴单核细胞浸润，浆液性及黏液性炎性渗出。继发细菌感染者可有中性粒细胞浸润及脓性分泌物。

【临床表现】

临床表现可表现为以下类型。

(一) 普通感冒

由病毒感染引起，又称急性鼻炎或上呼吸道卡他，俗称"伤风"。起病较急，一般经5～7天痊愈，伴并发症者可致病程迁延。主要表现为鼻部症状，如打喷嚏、鼻塞、流清水样鼻涕、咳嗽、咽干、咽痒或烧灼感、鼻后滴漏感。咽干、咳嗽和鼻后滴漏与病毒诱发的炎症介质导致的上呼吸道传入神经高敏状态有关。2～3天后鼻涕变稠，可伴咽痛、头痛、流泪、味觉迟钝、呼吸不畅、声嘶等，有时由于咽鼓管炎致听力减退。严重者有发热、轻度畏寒和头痛等。查体可见鼻腔黏膜充血、水肿、有分泌物，咽部可为轻度充血。

(二) 急性病毒性咽炎和喉炎

急性病毒性咽炎由鼻病毒、腺病毒、流感病毒、副流感病毒以及肠病毒、呼吸道合胞病毒等引起，表现为咽痒和灼热感，咽痛不明显。咳嗽少见。急性喉炎多由流感病毒、副流感病毒及腺病毒等引起，临床表现为明显声嘶、讲话困难，可有发热、咽痛或咳嗽，咳嗽时咽痛加重。查体可见喉部充血、水肿，局部淋巴结轻度肿大和触痛，可闻及喉部的喘息声。

(三) 急性疱疹性咽峡炎

多由柯萨奇病毒A引起，多见于儿童，偶见于成人，好发于夏季。病程约为1周，表现为明显咽痛、发热。查体可见咽部充血，软腭、腭垂、咽及扁桃体表面有灰白色疱疹及浅表溃疡，周围伴红晕。

(四) 急性咽结膜炎

主要由腺病毒、柯萨奇病毒等引起。病程4～6天，表现为发热、咽痛、畏光、流泪、咽及结膜明显充血。由游泳传播，儿童多见，多发于夏季。

(五) 急性咽扁桃体炎

多由溶血性链球菌引起，其次为流感嗜血杆菌、肺炎链球菌、葡萄球菌等。起病急，咽痛明显、伴发热、畏寒，体温可达39℃以上。查体可见咽部明显充血，扁桃体肿大、充血，表面有黄色脓性分泌物。可伴有颌下淋巴结肿大、压痛，而肺部查体无异常体征。

【辅助检查】

1. 血液检查　因多为病毒性感染，白细胞计数常正常或偏低，伴淋巴细胞比例升高。细菌感染者可有白细胞计数与中性粒细胞增多和核左移现象。

2. 病原学检查　可用免疫荧光法、酶联免疫吸附法、血清学诊断或病毒分离鉴定等方法确定病毒的类型。细菌培养可判断细菌类型并做药物敏感试验以指导临床用药。

【并发症】

以咽炎为表现的上呼吸道感染，部分患者可继发溶血性链球菌引起的风湿热、肾小球肾炎、病毒性心肌炎等，少数患者可并发急性鼻窦炎、中耳炎、气管-支气管炎。

【诊断与鉴别诊断】

(一) 诊断

根据鼻咽部的症状和体征，结合血常规和阴性胸部X线检查可做出临床诊断。一般无须病因诊断，特殊情况下可进行细菌培养和病毒分离，或病毒血清学检查等确定病原体。

(二) 鉴别诊断

注意与初期表现为感冒样症状的其他疾病鉴别。

1. 急性气管、支气管炎 表现为咳嗽、咳痰,鼻部症状较轻,血白细胞可升高,X线胸片常可见肺纹理增强。

2. 流行性感冒 流感病毒引起,可为散发,时有小规模流行,病毒发生变异时可大规模暴发。起病急,鼻咽部症状较轻,但全身症状如高热、全身酸痛和眼结膜炎等较重。取患者鼻洗液中黏膜上皮细胞涂片,免疫荧光标记的流感病毒免疫血清染色,置荧光显微镜下检查,快速血清PCR方法有助于诊断。

3. 过敏性鼻炎 多由过敏因素如螨虫、灰尘、动物毛皮、低温等刺激引起。起病急骤,无发热,咳嗽较少。常表现为突发的连续打喷嚏、鼻痒、鼻塞、大量清涕。检查可见鼻黏膜苍白、水肿,鼻分泌物涂片可见嗜酸性粒细胞增多,皮肤过敏试验可明确过敏原。若脱离过敏原,症状数分钟甚至2 h内即消失。

4. 急性传染病前驱症状 很多病毒感染性疾病如麻疹、脊髓灰质炎、脑炎、肝炎、心肌炎等疾病,患病初期可有鼻塞、头痛等类似上呼吸道感染的症状,应予重视。如果在1周内,呼吸道症状减轻但出现新的症状,需进行必要的实验室检查,以免误诊。

【治疗】

目前尚无特效抗病毒药物,以对症处理为主,同时注意休息、多饮水、戒烟、保持室内空气流通和防治继发细菌感染。

(一) 对症治疗

对有急性咳嗽、咽干和鼻后滴漏的患者可给予伪麻黄碱治疗以减轻鼻部充血,亦可局部滴鼻应用。必要时加用解热镇痛类药物。

(二) 抗菌药物治疗

普通感冒无须使用抗菌药物。有咳黄痰、流鼻涕、咽部脓苔、白细胞数升高等细菌感染证据,可根据当地流行病学史和经验,口服青霉素、第一代头孢菌素、大环内酯类或喹诺酮类药物。极少需要根据病原菌选用敏感的抗菌药物。

(三) 抗病毒药物治疗

无发热,免疫功能正常,发病不超过2天的患者一般无须应用抗病毒药物。对于免疫缺陷患者,可早期常规使用。利巴韦林和奥司他韦有较广的抗病毒谱,对流感病毒、副流感病毒和呼吸道合胞病毒等有较强的抑制作用,可缩短病程。

(四) 中药治疗

亦可选用具有清热解毒、辛温解表和抗病毒作用的中药,以改善症状,缩短病程。

【预防】

重在预防,隔离传染源有助于避免传染。生活饮食规律、改善营养、加强锻炼、增强体质。避免受凉和过度劳累,有助于降低易感性,是预防上呼吸道感染最好的方法。年老体弱易感者应注意防护,上呼吸道感染流行时应戴口罩,避免在人多的公共场合出入。

知识链接 2-1

第二节 急性气管-支气管炎

急性气管-支气管炎(acute tracheobronchitis)是由生物、理化因素刺激或过敏等因素引起的急性气管-支气管黏膜炎症。年老体弱者易感,多为散发,无流行倾向。主要表现为咳嗽和咳痰。可由急性上呼吸道感染迁延不愈所致。常发生于寒冷季节或气候突变时。

【病因和发病机制】

1. 微生物 病原体与上呼吸道感染类似。在病毒感染的基础上继发细菌感染较多见。常见病毒为腺病毒、流感病毒(甲、乙)、冠状病毒、鼻病毒、单纯疱疹病毒、呼吸道合胞病毒和副流感病毒。常见细菌为流感嗜血杆菌、肺炎链球菌、卡他莫拉菌等,近年来衣原体和支原体感染明显增加。

2. 物理、化学因素 吸入冷空气、粉尘、刺激性气体或烟雾(如二氧化硫、氨气、二氧化氮、氯气等),

均可刺激气管-支气管黏膜引起急性损伤和炎症反应。

3. 过敏反应 常见的吸入致敏原包括花粉、动物毛皮及排泄物、有机粉尘、真菌孢子;或对细菌蛋白质过敏;钩虫、蛔虫的幼虫在肺内的移行均可引起气管-支气管急性炎症反应。

【病理】

气管、支气管黏膜充血水肿,淋巴细胞和中性粒细胞浸润;可伴纤毛上皮细胞损伤,脱落;黏液腺体肥大增生。合并细菌感染时,分泌物呈脓性。

【临床表现】

(一) 症状

通常起病较急,全身症状较轻,可有发热。初为干咳或少量黏液痰,随后痰量增多,咳嗽加剧,偶伴痰中带血。咳嗽、咳痰可延续2～3周,如迁延不愈,可演变成慢性支气管炎。伴支气管痉挛时,可出现不同程度的胸闷气促。

(二) 体征

可无明显阳性表现,也可以在两肺听到散在干、湿啰音,咳嗽后可减少或消失。

【辅助检查】

1. 血液检查 周围血白细胞计数可正常。由细菌感染引起者,可伴白细胞总数和中性粒细胞百分比升高,血沉加快。

2. 痰培养 可发现致病菌。

3. X线检查 少数无异常发现,大多为肺纹理增强。

【诊断与鉴别诊断】

(一) 诊断

根据病史、咳嗽和咳痰等呼吸道症状,两肺散在干、湿啰音等体征,结合血常规和X线胸片,可做出临床诊断。痰培养检查有助于病因诊断。

(二) 鉴别诊断

1. 流行性感冒 起病急骤,发热较高,呼吸道局部症状较轻,全身酸痛、头痛、乏力等全身中毒症状明显。流行病史、血清学检查和分泌物病毒分离有助于鉴别。

2. 急性上呼吸道感染 鼻咽部症状明显,咳嗽轻微,一般无痰。肺部无异常体征。胸部X线正常。

3. 其他 有类似咳嗽、咳痰表现的其他肺部疾病如支气管肺炎、肺结核、肺癌、肺脓肿、麻疹、百日咳等多种疾病,应详细检查以帮助鉴别。

【治疗】

(一) 对症治疗

发热可用解热镇痛药对症处理。咳嗽无痰或少痰,可用右美沙芬、喷托维林(咳必清)镇咳。咳嗽有痰而不易咳出,可选用盐酸氨溴索、溴己新(必嗽平)、桃金娘油提取物化痰,也可雾化祛痰。较为常用的为兼顾止咳和化痰的复方甘草合剂,也可选用中成药止咳祛痰。发生支气管痉挛时可用平喘药如茶碱类、β_2受体激动剂、胆碱受体阻断药等。

(二) 抗菌药物治疗

有细菌感染证据时使用,可首选新大环内酯类、青霉素类,亦可选用头孢菌素类或喹诺酮类等药物。少数患者需要根据病原体培养结果指导用药。多口服抗菌药物即可,症状较重者可经肌内注射或静脉滴注给药。

(三) 一般治疗

多休息,避免劳累,多饮水。

【预后】

多数患者预后良好,少数体质弱者可迁延不愈。

【预防】

避免劳累,增强体质,防止感冒。清除鼻、咽、喉等部位的病灶。改善生活卫生环境,防止空气污染。

小 结

急性上呼吸道感染为外鼻孔至环状软骨下缘包括鼻腔、咽或喉部急性炎症的总称。主要病原体是病毒,少数是细菌。不同类型临床表现不一样,以对症处理为主。急性气管-支气管炎是由生物、理化因素刺激或过敏等因素引起的急性气管-支气管黏膜炎症。主要表现为咳嗽和咳痰,两肺散在干、湿啰音。X线检查少数无异常发现,大多为肺纹理增强。可首选新大环内酯类、青霉素类,亦可选用头孢菌素类或喹诺酮类等药物治疗。

(李 平)

知识检测1

第三章 慢性支气管炎、慢性阻塞性肺疾病和慢性肺源性心脏病

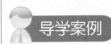

1. 掌握：慢性支气管炎、慢性阻塞性肺疾病与慢性肺源性心脏病的临床表现、诊断和鉴别诊断、治疗原则。
2. 熟悉：慢性支气管炎、慢性阻塞性肺疾病与慢性肺源性心脏病的定义、常见病因。
3. 了解：慢性支气管炎、慢性阻塞性肺疾病与慢性肺源性心脏病的发病机制、病理改变。
4. 应用：能够对慢性支气管炎、慢性阻塞性肺疾病与慢性肺源性心脏病患者进行诊断、治疗，对患者和高危人群进行健康指导。

患者，男，75岁，农民。因反复咳嗽、咳痰伴喘息10余年，加重伴双下肢水肿10天入院。患者有吸烟史50余年，每天约20支。60岁左右开始缓慢起病，经常咳嗽、咳痰，常伴喘息，常在受凉或气候变化时发作较多。10余天前因受凉上述症状加重，咳痰黄稠，量较多，无咯血及胸痛等，也无发热，伴有下肢水肿，小便较少。体检：脉搏102次/分，呼吸26次/分，血压126/64 mmHg，神清，桶状胸，双肺叩诊呈过清音，听诊呼吸音低，可闻及双肺较多干湿性啰音，剑突下可见收缩期搏动，心率102次/分，律齐；腹平软，双下肢膝以下明显压陷性水肿；神经系统检查无异常。

请问：1. 患者可能的诊断有哪些？诊断依据是什么？
2. 为进一步明确诊断，你会建议患者做哪些辅助检查？

第一节 慢性支气管炎

慢性支气管炎（chronic bronchitis）简称慢支，是气管、支气管黏膜及其周围组织的慢性非特异性炎症。临床上以咳嗽、咳痰或伴有喘息及反复发作的慢性过程为特征。长期反复发作可发展成阻塞性肺气肿和肺源性心脏病，严重危害人民健康及生存质量。该病多发生于中、老年人，并随年龄增长患病率增加。

【病因和发病机制】

慢支的病因比较复杂，迄今未完全明了。目前认为与下列因素有关。

1. 吸烟 吸烟与慢支的发生密切相关。长期大量吸烟可致支气管黏膜鳞状上皮化生，纤毛变短而不规则，支气管杯状细胞增生及黏液腺体增生、肥大，黏液分泌增多，纤毛运动障碍；支气管黏膜充血、水肿及黏液积聚，肺泡中吞噬细胞活力下降，吸烟还可使支气管痉挛。这些均有利于细菌移植到支气管。

2. 大气污染 大气中的有害气体如二氧化硫、二氧化氮、氯气、刺激性烟雾粉尘等对呼吸道黏膜造

成损伤,纤毛清除功能减弱,分泌增加,为致病菌入侵提供了条件。

3. 感染　感染是慢支发生、发展的重要因素。慢支患者痰中分离出的常见病毒为流感病毒、鼻病毒、腺病毒、呼吸道合胞病毒等;常见细菌为肺炎球菌、流感嗜血杆菌、甲型链球菌、奈瑟球菌等。感染虽与慢支的发生、发展有密切关系,但尚无证据说明感染就是慢支的首发病因,而多认为感染是慢支加剧病变发展的重要因素。

4. 过敏因素　喘息型慢支患者往往有过敏史,对多种抗原激发的皮肤试验阳性率高于对照组,患者痰液中嗜酸性粒细胞数量与组胺含量都有增高。过敏反应可使支气管收缩或痉挛、组织损害和炎症反应,继而发生慢支。

5. 其他　除上述主要因素外,尚有机体内在因素参与慢支的发生。

(1) 呼吸道局部及机体免疫功能低下:全身或呼吸道局部防御及免疫功能减弱时,呼吸道净化作用、吞噬功能、分泌型IgA及咳嗽反射等功能均下降,为慢支发病最重要的内在条件。

(2) 自主神经功能失调:据调查显示40%～60%慢支患者有自主神经功能失调,多表现为副迷走神经功能亢进,气道反应性比正常人高,对正常人不起作用的微弱刺激可引起支气管平滑肌痉挛、分泌物增多,而产生咳嗽、咳痰、气喘等症状。

(3) 遗传因素:遗传因素可能是慢支的易患因素,但其机制尚不清楚。

总之,在免疫功能低下、自主神经功能失调等内在条件下,受到寒冷、吸烟、有害气体及抗原物质、感染等外因作用,致使呼吸道受到长期反复损害而发生慢支。

【病理】

早期气道上皮细胞的纤毛发生粘连、倒伏、脱失,上皮细胞发生空泡样变性、坏死、增生、鳞化;黏膜及黏膜下炎症细胞浸润,毛细血管充血、水肿,黏液腺和杯状细胞增生、肥大,分泌亢进,大量黏液存留。随着病情进展,炎症向周围扩散,黏膜下层平滑肌萎缩、断裂,支气管的软骨组织变性萎缩,周围纤维组织增生,导致管壁僵硬、塌陷,肺泡弹性纤维断裂,进一步发展成阻塞性肺气肿。

【临床表现】

(一) 症状

起病缓慢,病程长,反复发作,逐渐加重。

1. 慢性咳嗽、咳痰　一般以晨起后和入睡前咳嗽、咳痰较为明显,与体位改变致痰液流动刺激气道黏膜有关,痰液咳出后,咳嗽减轻。多为白色黏痰或泡沫痰,偶可带有血丝,急性加重期可为黏液脓痰或脓痰。

2. 喘息或气急　喘息明显者称喘息型慢支,部分患者可能同时合并支气管哮喘。若出现活动后气促,可能已并发阻塞性肺气肿。

(二) 体征

早期常无异常体征。急性发作期可有呼吸音增粗,可闻及散在干、湿啰音,咳嗽后易改变或消失。喘息性慢支可闻及哮鸣音和呼气相延长。并发肺气肿时,可有相应体征。

【辅助检查】

1. 血液检查　细菌感染时可有白细胞总数及中性粒细胞比例增高,缓解期多无明显变化。

2. 痰液检查　可培养出致病菌,同时做药物敏感试验,以指导临床合理应用抗生素。

3. 胸部X线检查　早期可无异常,反复发作者可见两肺纹理增粗、紊乱,以双下肺野较明显(图3-1)。

4. 肺功能检查　早期可无异常。若发生小气道阻塞,最大呼气流速-容量曲线在75%和50%肺容量时,流速明显

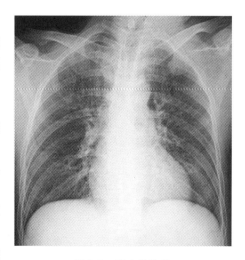

图3-1　慢支的胸片

降低。

【诊断与鉴别诊断】

一、诊断

(一) 诊断标准

根据以咳嗽、咳痰为主要症状,或有喘息,每年发病持续 3 个月或更长时间,连续 2 年或 2 年以上,并排除具有咳嗽、咳痰、喘息症状的其他疾病,可做出诊断。如上述症状每年持续不足 3 个月,有明确的客观检查依据者也可诊断。

(二) 临床分型

慢支分为单纯型和喘息型。临床表现仅有咳嗽、咳痰者为单纯型慢支;咳嗽、咳痰伴有喘息者为喘息型慢支。

(三) 临床分期

1. 急性发作期　指咳、痰、喘中一项明显加重或伴有发热等炎症表现者。

2. 慢性迁延期　咳、痰、喘其中一项迁延 1 个月以上者。

3. 临床缓解期　症状基本消失,或仅有轻咳、少量痰,持续 2 个月以上者。

二、鉴别诊断

1. 肺结核　常有低热、盗汗、乏力、消瘦等结核中毒症状。胸部 X 线检查可发现可疑病灶,痰液找到抗酸杆菌可以鉴别。

2. 咳嗽变异型哮喘　常有个人或家族过敏史。冷空气、油烟、灰尘等的吸入易诱发咳嗽,以刺激性咳嗽为特征,抗生素治疗无效,支气管激发试验阳性可鉴别。

3. 支气管扩张　慢性咳嗽、大量脓痰、反复咯血和肺部固定的局限性湿啰音为其典型表现,常有诱发支气管扩张的慢性呼吸道感染病史,高分辨率 CT 检查有助诊断。

4. 支气管肺癌　多见于 40 岁以上的男性吸烟者,若出现刺激性咳嗽或近期咳嗽性质发生改变,或出现痰中带血时应警惕该病的可能。也有不少患者无临床症状,仅于体检时发现,胸部 X 线、CT、纤维支气管镜及痰细胞学检查可助鉴别。

【治疗】

治疗原则是去除病因、控制感染、对症治疗、减少复发。

(一) 急性加重期

1. 控制感染　感染是慢支急性发作最主要的原因,控制感染是急性加重期治疗的关键。抗菌药物可选用青霉素类、喹诺酮类、大环类酯类、头孢菌素类等,如:阿莫西林 0.5 g,3~4 次/天;左氧氟沙星 0.4 g,1 次/天;罗红霉素 0.3 g,2 次/天;头孢呋辛 0.5 g,2 次/天。病情严重时可静脉给药。若能培养出致病菌,可按药敏试验选用抗菌药物。

2. 对症治疗　咳嗽伴痰液黏稠不易咳出者可用祛痰药,如:溴己新 8~16 mg,3 次/天;复方氯化铵合剂 10 mL,3 次/天;或盐酸氨溴索 30 mg,3 次/天;复方甘草合剂 10 mL,3 次/天。也可雾化吸入帮助祛痰。干咳为主时,可用喷托维林(咳必清)、右美沙芬镇咳。若有支气管痉挛,可用平喘药,氨茶碱 0.1 g,3 次/天,或 β_2 受体激动剂吸入等(详见支气管哮喘)。

(二) 缓解期

加强锻炼,增强机体抗病能力,避免诱发因素,在无急性感染的情况下,无须预防性抗感染治疗。

第二节　慢性阻塞性肺疾病

慢性阻塞性肺疾病(chronic obstructive pulmonary disease,COPD),简称慢阻肺,是一种常见的、可

以预防和治疗的疾病,其特征是持续存在的呼吸系统症状和气流受限,通常与显著暴露于有害颗粒或气体引起的气道和(或)肺泡异常有关。

值得指出的是,慢阻肺与慢性支气管炎和肺气肿(emphysema)有密切关系。慢性支气管炎是指在除外慢性咳嗽的其他已知原因后,患者每年咳嗽、咳痰3个月以上并连续2年者。肺气肿是指肺部终末细支气管远端气腔出现异常持久的扩张,并伴有肺泡和细支气管的破坏,而无明显的肺纤维化。当慢性支气管炎、肺气肿患者肺功能检查出现持续气流受限时,则能诊断为慢阻肺;若患者只有慢性支气管炎和(或)肺气肿,而无持续气流受限,则不能诊断为慢阻肺。

【病因和发病机制】

(一)病因

本病的病因与慢性支气管炎相似。

(二)发病机制

尚未完全清楚,目前大多认为炎症反应、蛋白酶-抗蛋白酶失衡、氧化应激等机制共同参与COPD的发病。

1. 炎症反应 气道、肺实质、肺血管的慢性炎症是COPD的特征性改变。上述有害因素通过炎症反应导致气道管腔狭窄和阻塞,吸气时胸廓扩张,胸腔内负压可使管腔扩张,呼气时胸廓回缩,压迫气道,管腔缩窄,形成吸气容易呼气难的单向活瓣,使肺泡内残气量增加、肺过度充气、肺泡扩张,形成肺气肿。炎症继续波及气道壁的弹性纤维及软骨,导致支架结构破坏,周围纤维组织增生,使管壁僵硬、管腔塌陷,加重了气道阻塞。炎症侵犯肺泡壁及其周围血管,致血管腔变窄、闭塞,血供障碍,肺组织弹性下降,形成了COPD的病理基础。

2. 蛋白酶-抗蛋白酶失衡 蛋白酶对肺组织有损伤、破坏作用,抗蛋白酶可抑制蛋白酶的作用,正常情况下二者处于平衡状态。炎症以及吸烟等因素促使肺内蛋白水解酶,特别是弹性蛋白酶增加,而抗蛋白酶系统的活性受到抑制,使肺组织损伤,产生肺气肿。先天性 α_1 抗胰蛋白酶缺乏者,更易罹患COPD。

3. 氧化应激 有许多研究表明COPD患者的氧化应激增加,氧化应激可直接或间接导致肺组织的损伤和破坏,参与COPD的发生、发展。

4. 其他机制 如自主神经功能失调、营养不良、气温变化等都有可能参与COPD的发生、发展。

上述机制共同作用,机体发生如下变化:①小气道病变,包括小气道炎症、小气道纤维组织形成、小气道管腔黏液栓等,使小气道阻力升高。②肺气肿病变,使肺泡对小气道正常拉力减小,小气道易塌陷;同时肺气肿使肺泡弹性回缩力明显降低。小气道病变与肺气肿病变共同作用,致持续性气流受限。

【病理和病理生理】

病程早期主要的病理改变是慢支的病理变化,炎症导致气道壁的损伤与修复过程反复发生,进而引起气道的管壁僵硬、塌陷,形成吸气容易呼气难的单向活瓣,使肺泡内残气量增加、肺过度充气、肺泡扩张,逐渐形成肺气肿。肺气肿的病理改变表现如下:镜检可见肺泡壁薄、腔大、破裂或形成肺大疱,肺毛细血管床破坏,血供减少,弹性纤维网破坏;肉眼观肺显著膨大,弹性减退,外观苍白,表面可见多个大小不一的大疱。

COPD特征性的病理生理变化是持续气流受限致肺通气功能障碍。此外,肺气肿还可引起残气量、肺总量及功能残气量的增加。肺毛细血管床受压、破坏,血供减少,此时肺泡虽有通气,但无血流灌注,致生理无效腔增大;也有部分区域虽有正常血流灌注,但肺泡通气不良,导致功能性动-静脉分流。上述改变均可致通气/血流比例失调,同时肺泡和毛细血管的破坏,致弥散面积减少,均可影响肺换气功能。通气和换气功能障碍进而引起缺氧和二氧化碳潴留,最终可致呼吸衰竭。

【临床表现】

(一)症状

常用气短来描述COPD患者的呼吸困难,逐渐加重的气短是COPD的标志性症状。在慢性咳嗽、咳痰或伴喘息的基础上出现气短,最初在劳动、上楼及快步行走时出现气短,逐渐加重,以至日常活动甚至静息状态也感气短。

（二）体征

早期无异常体征，随着病情进展出现肺气肿体征。视诊胸廓呈桶状，肋间隙增宽。部分患者呼吸变浅，频率增快，严重者可有缩唇呼吸等。触诊双侧语颤减弱。叩诊肺部呈过清音，心浊音界缩小，肺下界和肝浊音界下降。听诊两肺呼吸音减弱，呼气延长，部分患者可闻及湿啰音和（或）干啰音。

【并发症】

1. 自发性气胸　阻塞性肺气肿易并发自发性气胸。若出现突然加剧的呼吸困难，并伴有明显的胸痛、发绀，听诊时患侧肺呼吸音减弱或消失，叩诊为鼓音，应考虑气胸存在，及时做 X 线检查可确诊。

2. 呼吸衰竭　阻塞性肺气肿进展形成 COPD 后，在肺功能严重损害基础上，可以由于呼吸道感染、过量使用镇静剂、痰液引流不畅、不合理氧疗等因素影响下，致通气和换气功能障碍进一步加重，诱发呼吸衰竭。

3. 慢性肺源性心脏病　详见本章第三节。

【辅助检查】

1. 肺功能检查　判断气流受限主要的客观指标，对 COPD 的诊断、严重程度分级、判断预后及观察疗效均有重要意义。第一秒用力呼气容积占用力肺活量的百分比（FEV_1/FVC）是评价气流受限的敏感指标。第一秒用力呼气容积占预计值的百分比（FEV_1%预计值）是评价 COPD 严重程度的良好指标。吸入支气管舒张药后 $FEV_1/FVC<70\%$ 及 $FEV_1<80\%$ 预计值，可确定为不完全可逆的气流受限。残气量（RV）、功能残气量（FRC）、肺总量（TLC）增高，肺活量（VC）减低，提示肺过度充气。

2. 胸部影像学检查　胸部 X 线检查对 COPD 诊断特异性不高，但对确定有无肺部并发症及与其他疾病的鉴别有重要价值。胸部 X 线检查早期无明显异常，逐渐出现肺纹理增粗、紊乱；出现肺气肿时，胸廓前后径增大，肋间隙增宽，肋骨

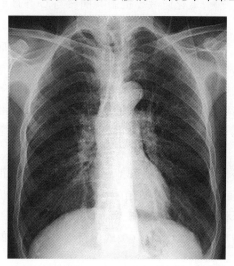

图 3-2　肺气肿胸片

平直，双膈低平，双肺透亮度增加，肺纹理纤细、稀疏，心影狭长（图 3-2）。胸部 CT 不作为 COPD 的常规检查，对其他肺部可疑疾病的鉴别有一定意义。

3. 血气分析　对确定有无低氧血症、高碳酸血症、酸碱平衡失调及呼吸衰竭的类型均有重要价值。

4. 其他　长期缺氧致红细胞计数和血红蛋白增多，血细胞比容＞55% 则诊断红细胞增多症；合并感染时，白细胞总数和中性粒细胞增多，痰培养可检出各种病原体。

【诊断与鉴别诊断】

一、诊断

1. 诊断依据　根据吸烟等高危因素史、临床症状和体征等资料，临床可以怀疑 COPD。肺功能检查确定持续气流受限是 COPD 诊断的必备条件，吸入支气管扩张剂后，$FEV_1/FVC<70\%$ 为确定存在持续气流受限的界限，排除其他气流受限疾病，则可明确诊断为 COPD。

2. 严重程度分级　根据临床症状及肺功能检查对 COPD 的严重程度进行分级（表 3-1）。

表 3-1　COPD 的严重程度分级

分级	分级标准
Ⅰ级（轻度）	$FEV_1/FVC<70\%$ 及 $FEV_1>80\%$ 预计值，有或无慢性咳嗽、咳痰症状
Ⅱ级（中度）	$FEV_1/FVC<70\%$ 及 $50\%\leq FEV_1<80\%$ 预计值，有或无慢性咳嗽、咳痰症状
Ⅲ级（中度）	$FEV_1/FVC<70\%$ 及 $30\%\leq FEV_1<50\%$ 预计值，有或无慢性咳嗽、咳痰症状
Ⅳ级（极重度）	$FEV_1/FVC<70\%$ 及 $FEV_1<30\%$ 预计值或 $FEV_1<50\%$ 预计值，伴慢性呼衰

3. 病程分期 分为急性加重期和稳定期两期。急性加重期是指短期内咳嗽、咳痰、气短或伴喘息加重,痰量增多,呈黏液脓痰或脓痰,可伴发热等全身症状;稳定期指咳嗽、咳痰、气短等症状轻微或稳定。

(二) 鉴别诊断

1. 支气管哮喘 多在儿童或青少年期起病,以发作性喘息为特征,发作时两肺布满哮鸣音,常有家庭或个人过敏史,症状经治疗后可缓解或自行缓解。哮喘的气流受限多为可逆性,其支气管舒张试验阳性。某些患者可能存在慢性支气管炎合并支气管哮喘,在这种情况下,表现为气流受限不完全可逆,从而使两种疾病难以区分。

2. 支气管扩张 慢性咳嗽、大量脓痰、反复咯血和肺部固定的局限性湿啰音为其典型表现,常有诱发支气管扩张的慢性呼吸道感染病史,高分辨率CT检查有助诊断。

3. 肺结核 常有低热、盗汗、乏力、消瘦等结核中毒症状。胸部X线检查可发现可疑病灶,痰液找到抗酸杆菌可以鉴别。

【治疗】

治疗目的是缓解症状,减小急性加重的频度及程度,改善呼吸功能,提高活动耐力和生活质量,延缓病情发展。

1. 一般治疗 吸烟者劝导其戒烟,避免刺激性气体、职业或环境粉尘等的不良刺激。注意保暖,避免受凉。病情较轻者可适当活动,气短明显者应减少活动。饮食应营养均衡,提倡少量多餐,避免饱食。

2. 对症治疗 气短明显者,可给予支气管舒张药,包括 $β_2$ 受体激动剂、茶碱类、抗胆碱药(详见支气管哮喘),根据病情可选择吸入、口服或静脉给药。痰液黏稠不易咳出者,可用祛痰药,常用的药物有氨溴索 30 mg,3 次/天,或复方甘草合剂 10 mL,3 次/天,或 N-乙酰半胱氨酸 0.2 g,3 次/天。

3. 控制感染 COPD急性加重多由细菌感染所诱发,抗生素的选择是决定治疗成败的关键,故急性加重应及时选择有效抗生素,可根据患者所在地近期常见病原菌类型经验性选择抗生素,疗效不佳者,根据药敏试验及时调整抗生素。常用药物有 β-内酰胺类/β-内胺酶抑制剂、喹诺酮类、大环类酯类、头孢菌素类等。

4. 糖皮质激素 对于需住院治疗的急性加重期患者,短期全身应用糖皮质激素可缩短疗程,如口服泼尼松 30~40 mg/d,或静脉给药 40~80 mg,1 次/天,连续 5~7 天。对于Ⅲ、Ⅳ级的稳定期患者,长期吸入 $β_2$ 受体激动剂与糖皮质激素的联合制剂,可减少急性加重的发生次数,提高活动耐力和生活质量,常用的药物有福莫特罗布地奈德吸入剂、沙美特罗氟替卡松吸入剂等。

5. 氧疗 对于COPD慢性呼吸衰竭患者,持续低流量吸氧,1~2 L/min,每天 15 h 以上,能改善生活质量,提高生存率。可用鼻导管或面罩吸氧,以使静息状态下,达到 $PaO_2 \geq 60$ mmHg,或 $SaO_2 \geq 88\%$。

6. 其他治疗 注意维持水、电解质平衡。对于进食少或不能进食者,应给予静脉营养治疗。对患红细胞增多症且卧床的患者,应考虑肝素或低分子量肝素抗凝治疗。及早识别并治疗并发症。

7. 呼吸训练 指导患者采用有效的呼吸技术,改变浅而快的呼吸为深而慢的有效呼吸。①缩唇呼气:可延缓呼气流速,增加气道内压力,防止小气道过早闭合。方法:闭口经鼻吸气,然后经缩唇(吹口哨样)缓慢呼气,尽量深吸慢呼,吸气与呼气时间 1∶2 或 1∶3,10~20 分/次,2~3 次/天。②腹式呼吸:深而慢的腹式呼吸有利于锻炼膈肌,改善呼吸功能,增加肺泡通气量,10~20 分/次,2~3 次/天。

第三节 慢性肺源性心脏病

肺源性心脏病(corpulmonale)简称肺心病,是指由支气管-肺组织、胸廓或肺血管病变致肺血管阻力增加,产生肺动脉高压,继而右心室结构或(和)功能改变的疾病。根据起病缓急和病程长短,可分为急性肺心病和慢性肺心病两类。急性肺心病常见于急性大面积肺栓塞。本节重点论述慢性肺心病。慢性肺心病的患病率存在地区差异,北方地区患病率高于南方地区,农村患病率高于城市,并随年龄增长而增加。吸烟者比不吸烟者患病率明显增多,男女无明显差异。冬、春季和气候骤然变化时,易出现急性发作。

【病因和发病机制】

一、病因

1. 支气管、肺疾病　以COPD最多见,占80%~90%,其次为支气管哮喘、支气管扩张、重症肺结核、尘肺、特发性肺间质纤维化等。

2. 胸廓运动障碍性疾病　较少见,可见于先天性、风湿性疾病、结核、外伤、胸膜广泛粘连等因素所致的严重脊柱或胸廓畸形,以及神经肌肉疾病(如脊髓灰质炎等)。

3. 肺血管疾病　原发性肺动脉高压、肺小动脉炎、广泛的肺小动脉栓塞等均可发展成慢性肺心病。

4. 其他　原发性肺泡通气不足、睡眠呼吸暂停低通气综合征及先天性口咽畸形等均可引起缺氧,肺动脉高压,发展成慢性肺心病。

二、发病机制

上述病因均需通过肺动脉高压的形成,致右心室负荷增大,右心肥厚和(或)扩大,最终发展成慢性肺心病。

(一) 肺动脉高压的形成

1. 肺血管阻力增加的功能性因素　缺氧、高碳酸血症可使肺血管收缩,其中缺氧是最重要的因素,缺氧可直接引起肺血管平滑肌收缩,也可使缩血管物质(如白三烯、5-羟色胺、血管紧张素Ⅱ等)生成增多,血管阻力增加。

2. 肺血管阻力增加的解剖学因素　支气管、肺组织的慢性炎症累及邻近小动脉,引起血管炎,使管壁增厚、管腔狭窄甚至闭塞;肺气肿时,增大的肺泡压迫肺泡壁周围血管,致管腔狭窄、闭塞,也可随肺泡壁的破坏而毁损,这些因素均可使肺循环阻力增大。在肺动脉高压的形成中,功能性因素较解剖学因素更为重要。

3. 血容量增多和血液黏稠度增加　缺氧可使肾血管收缩,肾小球滤过率下降;加之缺氧可致醛固酮生成增多,加重水钠潴留,血容量进一步增多。长期缺氧可使骨髓代偿性生成红细胞增多,血液黏稠度增加,血流阻力随之增高,导致肺动脉压增高。

(二) 心脏病变和心力衰竭

肺循环阻力增加时,右心发挥其代偿功能,以克服肺动脉压升高的阻力而发生右心室肥厚。肺动脉高压早期,右心室尚能代偿,舒张末期压仍正常。随着病情的进展,特别是急性加重期,肺动脉压持续升高,超过右心室的代偿能力,右心失代偿,右心排血量下降,右心室收缩末期残留血量增加,舒张末压增高,促使右心室扩大和右心室功能衰竭。慢性肺心病除发现右心室改变外,也有少数可见左心室肥厚。由于缺氧、高碳酸血症、酸中毒、相对血流量增多等因素,使左心负荷加重。如病情进展,则可发生左心室肥厚,甚至导致左心衰竭。

(三) 多脏器损害

缺氧和高碳酸血症除影响心脏外,尚可导致其他重要器官如脑、肝、肾、胃肠及内分泌系统、血液系统等发生病理改变,引起多器官的功能损害。

【临床表现】

(一) 肺心功能代偿期

1. 原发病的表现　如咳嗽、咳痰和呼吸困难等症状,肺部干、湿啰音及肺气肿等体征。并发肺心病时呼吸困难程度比单纯肺气肿更重,并可有乏力和劳动耐力下降。

2. 肺动脉高压和右心室肥大的体征　①$P_2>A_2$;②剑突下心脏搏动(由于右心室增大,心脏向前向下转位所致);③三尖瓣区闻及收缩期杂音(右心室扩张致三尖瓣相对关闭不全)。

(二)肺心功能失代偿期(临床加重期)

主要表现为呼吸衰竭和右心衰竭,一般以呼吸衰竭为主。

1. 呼吸衰竭 主要表现为呼吸困难加重,严重者甚至出现嗜睡、谵妄等肺性脑病的表现。体检有发绀、球结膜充血水肿、腱反射减弱或消失,可出现病理反射,还可有皮肤潮红、多汗等周围血管扩张的表现(详见第十章呼吸衰竭相关内容)。

2. 右心衰竭 主要表现为心悸、气短、食欲减退、恶心、呕吐、腹胀等。体检可见颈静脉怒张、肝大并有压痛、肝-颈静脉反流征阳性、下肢水肿,重者可有腹腔积液,心率增快,也可出现心律失常。少数患者可出现肺水肿等左心衰竭的体征。

3. 其他 肺心功能失代偿期病情变化快,可出现酸碱失衡、电解质紊乱、心律失常、消化道出血、休克、弥散性血管内凝血、肺性脑病等并发症,其中肺性脑病是慢性肺心病死亡的首要原因。

【辅助检查】

1. 胸部 X 线检查 除原有胸、肺疾病的征象外,主要为肺动脉高压及右心室肥大的表现:①右下肺动脉干扩张,其横径≥15 mm 或其横径与气管横径比值≥1.07;②肺动脉段明显突出或其高度≥3 mm;③中央动脉扩张,外周血管纤细,形成"残根"征;④右心室增大(图 3-3)。

2. 心电图检查 主要为右心室肥大的表现,如肺型 P 波、电轴右偏、重度顺钟向转位、$RV_1 + SV_5 \geq 1.05$ mV,也可出现右束支传导阻滞及低电压表现。

3. 超声心动图 右心室内径≥20 mm,右心室流出道内径≥30 mm,左、右心室内径比<2,右心室前壁厚度、右肺动脉内径、肺动脉干及右心房增大,根据上述指标可诊断慢性肺心病。

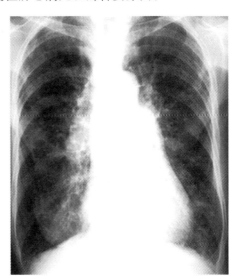

图 3-3 肺心病胸片

4. 动脉血气分析 是用于判断有无呼吸衰竭、酸碱失衡及其类型的必要的客观检查依据,当 $PaO_2 < 60$ mmHg 伴或不伴 $PaCO_2 > 50$ mmHg 时,表明已有呼吸衰竭。

5. 血液检查 可有红细胞及血红蛋白浓度升高,合并感染时白细胞总数增高,中性粒细胞比例增加。部分患者可有肝、肾功能的改变及电解质紊乱。

6. 其他 痰细菌学检查、肺血管造影、肺功能检查等有助诊断。

【诊断与鉴别诊断】

(一)诊断

根据慢阻肺或慢性支气管炎、肺气肿病史,或其他胸肺疾病病史,并出现肺动脉压增高、右心室增大或右心功能不全征象,如颈静脉怒张、$P_2 > A_2$、剑突下心脏搏动增强、肝大压痛、肝-颈静脉反流征阳性、下肢水肿等,心电图、X 线胸片、超声心动图有肺动脉增宽和右心增大、肥厚的征象,可做出诊断。

(二)鉴别诊断

1. 冠状动脉粥样硬化性心脏病(冠心病) 该病与慢性肺心病均好发于中、老年人,均可致心脏增大、心律失常及心力衰竭,且二者常可共存,应注意鉴别。冠心病常有高血压、高血脂、高血糖等易患因素,多有心绞痛或心肌梗死病史,而无慢性咳嗽、咳痰、喘息病史,晚期以左心室增大、左心衰竭为主,胸部 X 线及心电图可见左心室肥大的表现,心电图还可出现心肌缺血或心肌梗死的表现。

2. 风湿性心脏病 慢性肺心病右心室肥大致三尖瓣相对关闭不全,可于三尖瓣听诊区闻及收缩期杂音,应与风湿性心脏病的三尖瓣病变相鉴别。风湿性心脏病常累及二尖瓣或主动脉瓣,很少单独累及三尖瓣,且该病往往有风湿性关节炎或心肌炎病史,超声心动图可助鉴别。

3. 缩窄性心包炎 缩窄性心包炎致静脉回流受阻,可出现颜面水肿、颈静脉怒张、肝大压痛、肝-颈静脉反流征阳性、下肢水肿、呼吸困难等,易与肺心病所致右心衰竭相混,可结合病史、胸部X线、心电图及超声心动图进行鉴别。

4. 原发性扩张型心肌病 本病也可致心脏增大、心律失常、心力衰竭,应与之鉴别。本病以心腔扩张为主,室壁变薄,心肌收缩功能减退,故超声心动图证实有心腔扩大、室壁变薄及心肌弥漫性搏动减弱可资鉴别。

【治疗】

(一)肺、心功能代偿期

可采用综合治疗措施,延缓基础支气管、肺疾病的进展,增强患者的免疫功能,预防感染,减少或避免急性加重,加强康复锻炼和营养,需要时进行长期家庭氧疗或家庭无创呼吸机治疗等,以改善患者生活质量。继发于慢阻肺者,具体方法参阅本章第二节。

(二)肺心功能失代偿期

积极控制感染,通畅呼吸道,纠正缺氧和二氧化碳潴留,控制心力衰竭,防治并发症。

1. 控制感染 急性加重常由细菌感染所诱发,积极控制感染是治疗的关键。可根据感染环境选择抗生素,社区获得性感染以革兰阳性菌为主,医院内感染则以革兰阴性菌为主,或选二者兼顾的抗生素,但应警惕继发真菌感染,疗效不佳者可根据痰菌培养和药敏试验更换抗生素。常用青霉素类、氨基糖苷类、喹诺酮类及头孢菌素类等抗生素。

2. 呼吸衰竭的治疗 采用综合措施,通畅呼吸道,增加通气量,纠正缺氧和二氧化碳潴留,维持水、电解质及酸碱平衡(详见第十章呼吸衰竭相关内容)。

3. 控制心力衰竭 慢性肺心病在积极控制感染,改善呼吸功能后,心力衰竭常可得到改善。如仍有心力衰竭症状者,需用利尿剂、强心剂和(或)血管扩张剂治疗。

(1)利尿剂:原则上小剂量开始,选择作用轻的利尿剂,间歇用药,可将保钾利尿剂与排钾利尿剂联合使用。如氢氯噻嗪25 mg,1~3次/天与氨苯蝶啶50~100 mg,1~3次/天,口服;利尿效果不佳者,可用呋塞米(速尿)20 mg,口服或肌内注射或静脉给药,同时应注意补钾。经利尿治疗后,可消除水肿,减少血容量,减轻心脏负荷,心力衰竭症状多能缓解。

(2)正性肌力药:由于慢性缺氧及感染,慢性肺心病患者对洋地黄类药物的耐受性低,易致中毒,如心律失常。应用指征有:①感染已控制,呼吸功能已改善,利尿治疗后右心功能无改善者;②以右心衰竭为主要表现而无明显感染的患者;③合并室上性快速性心律失常,如室上性心动过速、心房颤动(心室率>100次/分)者;④合并急性左心衰竭的患者。原则上选用作用快、排泄快的洋地黄类药物,小剂量(常规剂量的1/2或2/3)静脉给药,常用毒毛花苷K 0.125~0.25 mg,或毛花苷C 0.2~0.4 mg加入10%葡萄糖液内缓慢静脉注射。用药前应注意纠正缺氧,防治低钾血症,以免发生药物毒性反应。低氧血症、感染等均可导致心率增快,故不宜以心率作为衡量洋地黄类药物的应用和疗效考核指征。

(3)血管扩张剂:可减轻心脏前、后负荷,降低心肌耗氧量,增加心肌收缩力,对部分顽固性心力衰竭有一定效果,但由于血管扩张可出现血压下降,反射性引起心率增快等不良反应,故临床应用受到限制。

4. 防治并发症

(1)肺性脑病:由于呼吸衰竭所致缺氧、二氧化碳潴留而引起的神经精神障碍综合征,常继发于慢阻肺。诊断肺性脑病必须排除脑血管疾病、感染中毒性脑病、严重电解质紊乱等。

(2)酸碱失衡及电解质紊乱:慢性肺心病失代偿期常合并各种类型的酸碱失衡及电解质紊乱。呼吸性酸中毒以通畅气道纠正缺氧和解除二氧化碳潴留为主。呼吸性酸中毒合并代谢性酸中毒通常需要补碱治疗,尤其当pH值<7.2时,先补充5%碳酸氢钠100 mL,然后根据血气分析结果酌情处理。呼吸性酸中毒合并代谢性碱中毒常合并低钠、低钾、低氯等电解质紊乱,应根据具体情况进行补充。

(3)心律失常:多表现为房性期前收缩及阵发性室上性心动过速,其中以紊乱性房性心动过速最具特征性,也可有心房扑动及心房颤动。一般的心律失常经过控制感染、纠正缺氧、酸碱失衡和电解质紊乱后可自行消失。如持续存在,可根据心律失常的类型选用药物。

(4) 休克:合并休克不多见,一旦发生则预后不良。发生原因有严重感染、失血(多由上消化道出血所致)和严重心力衰竭或心律失常。

(5) 消化道出血:慢性肺心病由于感染、呼吸衰竭、心力衰竭致胃肠道淤血,以及应用糖皮质激素等,常常并发消化道出血,需要预防治疗,一旦发生需要积极处理。

(6) 深静脉血栓形成:低剂量普通肝素或低分子量肝素可用于预防。

【预后】

慢性肺心病常反复急性加重,随肺功能的损害病情逐渐加重,多数预后不良,病死率在10%~15%,但经积极治疗可以延长寿命,提高患者生活质量。

(汤之明 熊国良)

知识检测2

第四章 支气管哮喘

学习目标

1. 掌握:支气管哮喘临床表现和程度分级标准、诊断和鉴别诊断、治疗原则。
2. 熟悉:支气管哮喘常见病因、预防措施、危重哮喘患者的急症处理。
3. 了解:支气管哮喘的发病机制、病理改变。
4. 应用:能够对支气管哮喘急性发作患者进行诊断、治疗,对慢性哮喘患者进行健康指导。

导学案例

患者,女,30岁,镇政府公务员。因入山林考察工作,突发气喘、咳嗽3h急入院。既往于儿童时期起病,每次接触鲜花等即有类似发作症状,在当地医院诊断为"哮喘"。PE:T 37 ℃,P 118次/分,R 32次/分,BP 106/66 mmHg,端坐位,神情烦躁不安,语言短促(每次只能对答3~5个字)。嘴唇及四肢末端发绀,桶状胸,双肺叩诊过清音,双肺布满哮鸣音,心尖搏动不明显,心率118次/分,律齐,心音遥远。腹平软,双下肢无水肿。神经系统检查无异常。

请问:1. 该患者最可能的诊断是什么?诊断依据有哪些?
2. 你认为应该怎样进行急诊处理?

支气管哮喘(bronchial asthma)简称哮喘,是一种以慢性气道炎症和气道高反应性为特征的异质性疾病。主要特征包括气道慢性炎症,气道对多种刺激因素呈现的高反应性,多变的可逆性气流受限,以及随病程延长而导致的一系列气道结构的改变,即气道重构。临床表现为反复发作的喘息、气急、胸闷或咳嗽等症状,常在夜间及凌晨发作或加重,多数患者可自行缓解或经治疗后缓解。根据全球和我国哮喘防治指南提供的资料,经过长期规范化治疗和管理,80%以上的患者可以达到哮喘的临床控制。哮喘是世界上最常见的慢性疾病之一,全球约有3亿,我国约有3000万哮喘患者。我国成人哮喘的患病率为1.24%,呈逐年上升趋势。发达国家哮喘患病率高于发展中国家,城市高于农村。哮喘病死率在(1.6~36.7)/10万,多与哮喘长期控制不佳、最后一次发作时治疗不及时有关。我国为全球哮喘病死率较高的国家之一。

【病因和发病机制】

(一)病因

本病的确切病因不清,目前认为哮喘与多基因遗传有关,受遗传和环境双重因素影响。

1. 遗传因素 哮喘发病具有明显的家族聚集现象,许多调查资料显示,哮喘患者的亲属患病率高于群体患病率,且亲缘关系越近,病情越重,其亲属患病率也越高。

2. 环境因素

(1) 吸入性变应原 如尘螨、动物毛屑、花粉、真菌、二氧化硫、氨气等各种吸入物。

(2) 感染 如病毒、细菌、寄生虫感染等。

(3) 食物　如蛋类、奶类、鱼、虾、蟹等。

(4) 药物　如阿司匹林、普萘洛尔（心得安）等。

(5) 其他　运动、妊娠、气候改变等都可能是哮喘的激发因素。

(二) 发病机制

哮喘的发病机制不完全清楚，可概括为免疫-炎症反应、神经机制和气道高反应性及其相互作用。

1. 免疫炎症反应　目前多认为哮喘主要由接触变应原引起或加重，公认哮喘发病与Ⅰ型变态反应有关。当变应原初次进入人体后，刺激B细胞产生IgE抗体，并与肥大细胞、嗜碱性粒细胞表面的相应受体结合，使机体致敏，当同种变应原再次进入机体时，与IgE桥联结合，合成并释放多种活性介质，引起支气管平滑肌痉挛、黏液分泌增多、血管通透性增加及炎症细胞浸润。炎症细胞在介质的作用下又可分泌多种炎症介质和细胞因子，使气道病变加重，炎症浸润增加，产生哮喘的临床症状。根据变应原吸入后哮喘发病的时间，可分为速发型、迟发型和双相型。

2. 神经机制　神经因素也被认为是哮喘发病的重要环节。支气管除受胆碱能神经、肾上腺素能神经支配外，还受非肾上腺素能非胆碱能神经系统支配。支气管哮喘与β受体功能低下和迷走神经张力亢进有关，并可能存在有α肾上腺素能神经的反应性增加。非肾上腺素能非胆碱能神经系统能释放舒张支气管平滑肌的神经介质如血管活性肠肽、一氧化氮及收缩支气管平滑肌的介质如P物质、神经激肽，两者平衡失调则可引起支气管平滑肌收缩。

3. 气道高反应性（airway hyperresponsiveness, AHR）　表现为气道对各种刺激因子出现过强或过早的收缩反应，是哮喘患者发生发展的另一个重要因素。目前普遍认为气道炎症是导致气道高反应性的重要机制之一。气道高反应性常有家族倾向，受遗传因素的影响。气道高反应性为支气管哮喘患者的共同病理生理特征，然而出现气道高反应性者并非都是支气管哮喘，如长期吸烟、接触臭氧、病毒性上呼吸道感染、慢性阻塞性肺疾病等也可出现气道高反应性。

【病理】

早期表现为支气管黏膜肿胀、充血、分泌物增多、气道内炎症细胞浸润、气道平滑肌痉挛等可逆性病理改变。当哮喘反复发作后，表现为支气管平滑肌肌层肥厚，气道上皮细胞下纤维化、基底膜增厚等，导致气道重构和周围肺组织对气道的支持作用消失。

【临床表现】

(一) 症状

典型表现为反复发作性呼气性呼吸困难、胸闷、咳嗽，伴有哮鸣音。可为干咳或咳白色泡沫痰，可用支气管舒张药或自行缓解。大多有季节性，与接触过敏原有关，常于清晨或夜间加重。部分患者仅以咳嗽为唯一症状，称为咳嗽变异型哮喘。部分患者在运动时出现胸闷、咳嗽、呼吸困难，称为运动性哮喘，多见于青少年。某些药物也可引起或诱发哮喘，如阿司匹林、β受体阻滞剂、局麻药等，称为药物性哮喘。

(二) 体征

发作时因肺部过度充气可见肺气肿体征，双肺可闻及广泛的哮喘音，呼气时间延长。但在轻度哮喘或极重度哮喘时，可无哮鸣音。严重者可有明显发绀、大汗淋漓、端坐呼吸、心率增快、奇脉、胸腹反常运动等。非发作期可无异常体征。

【并发症】

急性发作时可并发气胸、纵隔气肿、肺不张；长期反复发作和感染可并发COPD、支气管扩张和慢性肺心病等。

【辅助检查】

1. 肺功能检查

(1) 通气功能检测：发作时呈阻塞性通气功能障碍，呼气流速指标显著下降，FEV_1、FEV_1/FVC、呼气峰值流速（PEF）、最大呼气中期流速（MMEF）均减小。缓解期上述通气功能指标逐渐恢复。长期反复发作者,通气功能可逐渐下降。

(2) 支气管激发试验:用于测定气道反应性。常用的吸入性激发剂为组胺、乙酰甲胆碱。在设定的激发剂量范围内,如 FEV_1 下降 ≥20%,可诊断为激发试验阳性。激发试验只适用于 FEV_1 在正常预计值的 70% 以上的患者。

(3) 支气管舒张试验:用以测定气流受阻的可逆性。常用的吸入型支气管舒张药有沙丁胺醇、特布他林等,如 FEV_1 较用药前增加 ≥15%,且其绝对值增加 ≥200 mL,可判断舒张试验阳性。

(4) PEF 及其变异率测定:PEF 可反映气道通气功能的变化。哮喘发作时 PEF 下降。昼夜 PEF 变异率 ≥20%,则符合气流受阻可逆性改变的特点。

2. 血气分析 严重发作时可有 PaO_2 降低。由于过度通气可使 $PaCO_2$ 下降,pH 值可正常或增高,表现为呼吸性碱中毒。如气道阻塞严重时,可出现 CO_2 潴留,$PaCO_2$ 上升,表现呼吸性酸中毒。缺氧明显,可合并代谢性酸中毒。

3. 胸部 X 线检查 哮喘发作时呈过度充气状态,X 线检查双肺透亮度增高。如同时合并呼吸系统感染时,可见肺纹理增粗或肺部炎性浸润阴影。

4. 特异性变应原的检测 分体外检测和在体试验。测定变应原指标结合病史有助于哮喘病因的诊断,从而避免或减少对该致敏因素的接触。

5. 痰液检查 痰涂片可见嗜酸性粒细胞增多。

【诊断与鉴别诊断】

一、诊断

(一) 诊断依据

1. 典型哮喘的诊断 根据反复发作的喘息、气急、胸闷或咳嗽,多与接触变应原等刺激或上感、运动等有关;发作时在双肺有广泛的哮鸣音,呼气相延长;上述症状可经治疗或自行缓解;并除外其他疾病所引起的喘息、气急、胸闷或咳嗽即可诊断。

2. 不典型哮喘的诊断 若无明显的哮喘症状或体征,至少应有下列三项中的一项,并排除其他疾病所引起的喘息、气急、胸闷或咳嗽则可诊断:①支气管激发试验或运动试验阳性;②支气管舒张试验阳性;③昼夜 PEF 变异率 ≥20%。

(二) 临床分期

1. 急性发作期 喘息、气急、胸闷、咳嗽等症状突然发生或加重,常有呼吸困难,多由接触变应原等刺激物或呼吸道感染所诱发。

2. 慢性持续期 每周均有不同程度、不同频度地出现哮喘症状(喘息、气急、胸闷、咳嗽)。

3. 临床缓解期 经过或未经治疗症状、体征消失,肺功能恢复到急性发作前水平,并维持 4 周以上。

(三) 病情严重程度分级

哮喘急性发作期病情严重程度分级见表 4-1、表 4-2。

表 4-1 哮喘急性发作期病情严重程度分级

临床特点	轻度	中度	重度	危重
症状	步行或上楼时有气短,可平卧,说话可连续成句,可安静或有焦虑	稍事活动即感气短,喜坐位,讲话常有中断,时有焦虑或烦躁	休息时仍感气短,端坐呼吸,大汗淋漓,只能单字讲话,常有焦虑或烦躁	不能讲话,出现嗜睡、意识模糊
体征	呼吸频率轻度增加,呼吸末期散在哮鸣音。脉率 <100 次/分	呼吸频率增加,哮鸣音响亮而弥漫。脉率 100~120 次/分	呼吸频率 >30 次/分,哮鸣音响亮而弥漫。脉率 >120 次/分	哮鸣音明显减弱或消失,脉率变慢或不规则

续表

临床特点	轻度	中度	重度	危重
血气分析	PaO_2 正常 $PaCO_2 < 45$ mmHg $SaO_2 > 95\%$	PaO_2 60~80 mmHg $PaCO_2 \leq 45$ mmHg SaO_2 91%~95%	$PaO_2 < 60$ mmHg $PaCO_2 > 45$ mmHg $SaO_2 \leq 90\%$	$PaO_2 < 60$ mmHg $PaCO_2 > 45$ mmHg $SaO_2 < 90\%$
支气管舒张剂疗效	能被控制	仅有部分缓解	无效	无效

表 4-2 哮喘慢性持续期病情严重程度分级

分级	临床表现	肺功能改变
间歇（第一级）	症状<1次/周，短暂发作，夜间哮喘症状≤2次/月	$FEV_1 \geq 80\%$ 预计值或 PEF≥80% 个人最佳值，PEF 或 FEV_1 变异率<20%
轻度持续（第二级）	症状≥1次/周，但<1次/天，可能影响活动和睡眠，夜间哮喘症状>2次/月，但<1次/周	$FEV_1 \geq 80\%$ 预计值或 PEF≥80% 个人最佳值，PEF 或 FEV_1 变异率 20%~30%
中度持续（第三级）	每天有症状，影响活动和睡眠，夜间哮喘症状≥1次/周	FEV_1 为 60%~79% 预计值或 PEF 为 60%~79% 个人最佳值，PEF 或 FEV_1 变异率>30%
严重持续（第四级）	每天有症状，频繁发作，经常出现夜间哮喘症状，体力活动受限	$FEV_1 < 60\%$ 预计值或 PEF<60% 个人最佳值，PEF 或 FEV_1 变异率>30%

（四）哮喘控制水平分级

长期评估哮喘控制水平对哮喘的严重性评估和治疗具有指导意义，分为控制、部分控制、未控制三级，详见表 4-3。

表 4-3 哮喘控制水平分级

临床特点	控制（满足以下所有条件）	部分控制（任何1周内出现以下1种表现）	未控制
日间症状	无或≤2次/周	>2次/周	任何1周内出现部分控制表现≥3项
活动受限	无	有	
夜间症状或憋醒	无	有	
对缓解药的需求	无或≤2次/周	>2次/周	
肺功能（PEF、FEV_1）	≥正常值或个人最佳值的80%	<正常值或个人最佳值的80%	
急性发作	无	≥1次/年	任何1周出现1次

二、鉴别诊断

1. 急性左心衰竭 发作时症状与哮喘颇相似，旧称心源性哮喘。患者多有高血压、冠心病、风湿性心脏病等病史。发作时咳嗽，咳粉红色泡沫样痰，双肺可闻及广泛的哮鸣音和湿啰音，心界向左扩大，心尖部可闻及奔马律。胸部 X 线可见心脏增大和肺淤血征，有助于鉴别。病情紧急难以鉴别时，可先雾化吸入 β_2 受体激动剂或氨茶碱静脉滴注，待症状缓解后，进一步检查，忌用肾上腺素。

2. 慢性阻塞性肺疾病 该病好发于中、老年人，多有长期吸烟或有害气体接触史，有慢性咳嗽、咳痰史，喘息长年存在，寒冷季节加重，有肺气肿体征，两肺可闻及湿啰音。支气管哮喘起病年龄较小，儿童患病率高，夏秋季明显，多有过敏史和（或）家族史，支气管舒张剂和糖皮质激素治疗有效。支气管哮喘长期反复发作和感染也可并发慢性阻塞性肺疾病。

3. 上气道阻塞 中央型支气管肺癌、气管内异物吸入、气管支气管结核等致上气道阻塞时，可出现喘鸣,应注意鉴别。一般根据临床病史、呼吸困难的特点(吸气性呼吸困难),结合胸部 X 线、CT 或 MRI 检查、纤维支气管镜检查等,常可明确诊断。

4. 变态反应性肺浸润 致病源多为花粉、职业粉尘、化学药品、寄生虫等,多有上述致病源接触史,常伴发热,胸部 X 线检查可见多发性、此起彼伏的淡薄斑片浸润阴影,可自行消失或再发,肺组织活检有助于鉴别。多见于热带嗜酸性粒细胞增多症、肺嗜酸性粒细胞增多性浸润、多源性变态反应性肺泡炎等。

【治疗】

目前尚无特效治疗方法,但长期坚持规范治疗不仅可控制哮喘症状,还可减少或避免哮喘复发,保持肺功能正常,使患者活动不受限制,能正常生活、工作和学习。

一、脱离变应原

若已明确引起哮喘的变应原,脱离变应原是防治哮喘最有效的方法。

二、药物治疗

分为两类,第一类为支气管舒张药,可缓解哮喘发作,可按需使用;第二类为抗炎药,主要治疗哮喘的气道炎症,可控制哮喘发作,需长期使用。

(一) 支气管舒张药

1. β_2 受体激动剂 β_2 受体激动剂是缓解哮喘急性发作的首选药物。主要通过兴奋呼吸道的 β_2 受体,舒张支气管平滑肌。常用的短效 β_2 受体激动剂有沙丁胺醇、特布他林和非诺特罗等,作用时间为 4~6 h。长效 β_2 受体激动剂有福莫特罗、沙美特罗及丙卡特罗等,作用时间为 10~12 h,且有一定抗炎作用,近年推荐长效 β_2 受体激动剂和糖皮质激素联合吸入,具有协同的抗炎和平喘作用。用药方式有定量气雾剂吸入、干粉吸入、持续雾化吸入等,也可口服或静脉注射。首选吸入法,因呼吸道局部用药浓度高、所用剂量小、起效快、全身不良反应少,如沙丁胺醇或特布他林气雾剂,每次 1~2 喷,3~4 次/天。干粉吸入方便,较易掌握,如福莫特罗每次 1~2 吸,2 次/天。持续雾化吸入多用于重症和儿童患者,方法简单,易于配合。口服或静脉给药易引起心悸、骨骼肌震颤等不良反应,如沙丁胺醇或特布他林口服 2.4~2.5 mg,3 次/天;静脉给药用于严重哮喘,如沙丁胺醇一般每次用量为 0.4 mg,用 5% 葡萄糖注射液 100 mL 稀释后静脉滴注。

2. 茶碱类 仍为目前治疗哮喘的有效药物。该药可通过抑制磷酸二酯酶,提高平滑肌细胞内的 cAMP 浓度,舒张支气管平滑肌,还有增强气道纤毛清除功能和抗炎作用,与激素、抗胆碱药联合应用具有协同作用,但与 β_2 受体激动剂联合应用易引起心率增快、心律失常。口服氨茶碱一般剂量 6~10 mg/(kg·d),用于轻、中度哮喘。控(缓)释茶碱制剂,因其血药浓度稳定,平喘作用可维持 12~24 h,且不良反应少,可用于夜间哮喘。静脉给药常用于重度及危重哮喘,静脉滴注首次剂量 4~6 mg/kg,注射速度不超过 0.25 mg/(kg·min),静脉滴注维持剂量为 0.6~0.8 mg/(kg·h),注射量一般不超过 1.0 g/d。

3. 抗胆碱药 抑制支气管平滑肌表面的 M_3 受体,有舒张支气管及减少痰液的作用,尤其适用于夜间哮喘及多痰的患者,与 β_2 受体激动剂相比,作用较弱,二者联合使用有协同作用。常用异丙托溴铵吸入或雾化吸入,约 10 min 起效,维持 4~6 h。长效抗胆碱药噻托溴铵作用维持时间可达 24 h。

(二) 抗炎药

1. 糖皮质激素 糖皮质激素是当前控制哮喘发作最有效的药物。可通过多个环节抑制气道炎症,还可增强支气管平滑肌细胞 β_2 受体的反应性。可分为吸入、口服和静脉用药。吸入型糖皮质激素(ICS)由于其局部抗炎作用强、全身不良反应少,已成为目前哮喘长期治疗首选药。常用的有倍氯米松(beclomethasone)、布地奈德(budesonide)、氟替卡松(fluticasone)、环索奈德(ciclesonide)、莫米松(mometasone)等。通常需规律吸入 1~2 周或以上方能起效。根据哮喘病情选择吸入不同 ICS 剂量。少数患者可出现口咽念珠菌感染、声嘶,吸入药后用清水漱口可减轻局部反应和胃肠吸收。长期吸入较大剂量 ICS(>1000 μg/d)者应注意预防全身性不良反应。为减少吸入大剂量的不良反应,可采用低、中剂量 ICS 与长效 β_2 受体激动剂、白三烯调节剂或缓释茶碱联合使用。布地奈德、倍氯米松还有雾化用混悬液制剂,经以压缩空气为动力的射流装置雾化吸入,起效快,在应用短效支气管舒张剂的基础上,可用于轻、中度哮喘急性发作的治疗。

2. 白三烯拮抗剂 具有抗炎和舒张支气管平滑肌的作用。常用药物如扎鲁司特 20 mg,2 次/天,或孟鲁司特 10 mg,1 次/天,口服。

3. 其他 色苷酸钠是非糖皮质激素类抗炎药物,对运动或阿司匹林诱发的哮喘有一定预防作用。酮替芬和新一代组胺 H_1 受体拮抗剂如阿司咪唑等对轻症哮喘和季节性哮喘有一定效果。

三、急性发作期的治疗

急性发作的治疗目的是尽快解除气道阻塞,纠正低氧血症,恢复肺功能,预防进一步恶化或再次发作,防止并发症。一般根据病情的分度进行综合性治疗。

1. 轻度 每日定时吸入倍氯米松 200～500 μg,出现症状时吸入短效 β_2 受体激动剂,可间断吸入。效果不佳时可加用口服 β_2 受体激动剂控释片或小剂量茶碱控释片(200 mg/d),或加用抗胆碱药如异丙托溴铵气雾剂吸入。

2. 中度 吸入剂量一般为倍氯米松 500～1000 μg/d;规则吸入 β_2 激动剂或联合抗胆碱药吸入或口服长效 β_2 受体激动剂。亦可加用口服白三烯拮抗剂,若不能缓解,可持续雾化吸入 β_2 受体激动剂(或联合用抗胆碱药吸入),或口服糖皮质激素(<60 mg/d)。必要时可用氨茶碱静脉注射。

3. 重度至危重度 持续雾化吸入 β_2 受体激动剂,或合并抗胆碱药,或静脉滴注氨茶碱或沙丁胺醇。加用口服白三烯拮抗剂。静脉滴注糖皮质激素如琥珀酸氢化可的松或甲泼尼龙或地塞米松。待病情得到控制和缓解后(一般 3～5 天),改为口服给药。注意维持水、电解质平衡,纠正酸碱失衡,当 pH 值<7.20 时,且合并代谢性酸中毒时,应适当补碱;可给予氧疗,如病情恶化缺氧不能纠正时,进行无创通气或插管机械通气。若并发气胸,在胸腔引流气体下仍可机械通气。此外应预防下呼吸道感染等。

四、哮喘的长期治疗

以病情严重程度为基础,并根据病情变化和控制水平及时进行调整。若目前治疗方案不能使哮喘得到控制,则治疗方案应升级;当哮喘控制维持达 3 个月时,可以降级;若使用最小剂量控制药物使哮喘控制,不再发作达 1 年,可考虑停药。

1. 间歇至轻度持续 定时吸入低剂量糖皮质激素(倍氯米松≤500 μg/d);或吸入 β_2 受体激动剂或口服 β_2 受体激动剂;或缓释/控释茶碱;或色苷酸钠;或白三烯拮抗剂。

2. 中度持续 每日吸入低、中剂量糖皮质激素(倍氯米松 500～1000 μg/d)和长效 β_2 受体激动剂;或吸入中剂量糖皮质激素和口服控(缓)释茶碱;或吸入中剂量糖皮质激素和口服长效 β_2 受体激动剂;或吸入高剂量糖皮质激素。

3. 重度持续 每日吸入大剂量糖皮质激素(倍氯米松>1000 μg/d)和长效 β_2 受体激动剂,根据病情加用口服长效 β_2 受体激动剂、控(缓)释茶碱、白三烯拮抗剂、口服糖皮质激素。

五、免疫疗法

免疫疗法分为特异性和非特异性疗法两种,前者又称脱敏疗法(或称减敏疗法)。由于有 60% 的哮喘发病与特异性变应原有关,采用特异性变应原(如螨、花粉、猫毛等)做定期反复皮下注射,剂量由低至高,以产生免疫耐受性,使患者脱(减)敏。脱敏治疗的局部反应发生率为 5%～30%(皮肤红肿、风团、瘙痒等),全身反应包括荨麻疹、结膜炎/鼻炎、喉头水肿、支气管痉挛以及过敏性休克等,有个别报道死亡者(死亡率 1/10 万以下),因而脱敏治疗需要在有抢救措施的医院进行。

非特异性疗法,如注射卡介苗、转移因子、疫苗等生物制品抑制变应原反应的过程,有一定辅助的疗效。目前采用基因工程制备的人工重组抗 IgE 单克隆抗体治疗中、重度变应性哮喘,已取得较好效果。

【哮喘的教育与管理】

哮喘患者的教育与管理是提高疗效、减少复发、提高患者生活质量的重要措施。在医生指导下患者要学会自我管理、学会控制病情。应为每个初诊哮喘患者制订防治计划,应使患者了解或掌握以下内容:①相信通过长期、适当、充分的治疗,完全可以有效地控制哮喘发作;②了解哮喘的激发因素,结合每个人具体情况,找出各自的激发因素,以及避免诱因的方法;③简单了解哮喘的本质和发病机制;④熟悉哮喘发作先兆表现及相应处理办法;⑤学会在家中自行监测病情变化,并进行评定,重点掌握峰流速仪的使用方法,有条件的应记录哮喘日记;⑥学会哮喘发作时进行简单的紧急自我处理方法;⑦了解常用平喘药物的作用、正确用量、用法、不良反应;⑧掌握正确的吸入技术;⑨知道什么情况下应去医院就诊;⑩与医生共同制订防止复发、保持长期稳定的方案。

在此基础上采取一切必要措施对患者进行长期系统管理,包括鼓励哮喘患者与医护人员建立伙伴关系,通过规律的肺功能监测(包括PEF)客观地评价哮喘发作的程度,避免和控制哮喘激发因素,减少复发,制定哮喘长期管理的用药计划,制订发作期处理方案和长期定期随访保健,改善患者的依从性,并根据患者病情变化及时修订防治计划。

【预后】

哮喘的转归和预后因人而异,与正确的治疗方案关系密切。儿童哮喘通过积极而规范的治疗,临床控制率可达95%。轻症容易恢复,病情重、气道反应性增高明显或伴有其他过敏性疾病者不易控制。若长期发作且并发COPD、肺源性心脏病者,预后不良。

(汤之明　熊国良)

知识检测3

第五章 支气管扩张

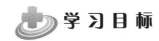

学习目标

1. 掌握：支气管扩张症定义、临床表现、诊断和鉴别诊断、治疗。
2. 熟悉：支气管扩张症病因、发病机制。
3. 了解：支气管扩张症的预防、预后。
4. 应用：能够对支气管扩张症患者进行诊断、治疗、健康指导。

导学案例

患者，男，23岁，咳嗽、咳大量脓痰、反复咯血8年。近2天因受凉后出现发热，咳嗽加剧，痰液增多，混有少量血液，有恶臭味。PE：T 39.5 ℃，P 102 次/分，R 32 次/分，BP 100/70 mmHg，消瘦，表情紧张不安，呼吸急促；WBC 12×10^9/L，N 85%；X线检查：左下肺野纹理紊乱呈蜂窝状改变，可见小的液平面。

请问：1. 该患者初步诊断是什么？
2. 为进一步明确诊断需完善哪些检查？
3. 治疗要点是什么？

支气管扩张（bronchiectasis）大多继发于急、慢性呼吸道感染和支气管阻塞后，反复发生支气管炎症，致使支气管壁结构破坏，引起支气管异常和持久性扩张。临床表现主要为慢性咳嗽、咳大量脓痰和（或）反复咯血，多见于儿童和青年。近年来随着急、慢性呼吸道感染的恰当治疗，其发病率有减少趋势。

【病因和发病机制】

支气管扩张的主要病因是支气管-肺组织感染和支气管阻塞。两者相互影响，促使支气管扩张的发生和发展。支气管扩张也可能是先天发育障碍及遗传因素引起，但较少见。另有约30%支气管扩张患者病因未明，但通常弥漫性的支气管扩张发生于存在遗传、免疫或解剖缺陷的患者，如囊性纤维化、纤毛运动障碍和严重的 $α_1$ 抗胰蛋白酶缺乏。低免疫球蛋白血症、免疫缺陷和罕见的气道结构异常也可引起弥漫性疾病，如气管支气管扩张、软骨缺陷，以及变应性支气管肺曲菌病等常见疾病的少见并发症。局灶性支气管扩张可源自未进行治疗的肺炎或气道阻塞，例如异物或肿瘤，外源性压迫或肺叶切除后解剖移位。

所有这些疾病损伤了宿主气道清除机制和防御功能，使其清除分泌物的能力下降，易于发生感染和炎症。细菌反复感染可使充满炎性介质和病原菌黏稠液体的气道逐渐扩大，形成瘢痕和扭曲。支气管壁由于水肿、炎症和新血管形成而变厚。周围间质组织和肺泡的破坏导致了纤维化、肺气肿，或二者兼有。

【病理】

支气管扩张常常是位于段或亚段支气管管壁的破坏和炎性改变，受累管壁的结构，包括软骨、肌肉和弹性组织破坏被纤维组织替代。扩张的支气管内可积聚稠厚脓性分泌物，其外周气道也往往被分泌物阻塞或被纤维组织所替代。扩张的支气管包括三种不同类型。①柱状扩张:支气管呈均一管形扩张且突然在一处变细,远处的小气道往往被分泌物阻塞。②囊状扩张:扩张的支气管腔呈囊状改变,支气管末端的盲端也呈无法辨认的囊状结构。③不规则扩张:病变支气管腔呈不规则改变或呈串珠样改变。显微镜下可见支气管炎症及纤维化、支气管壁溃疡、鳞状上皮化生和黏液腺增生。病变支气管相邻的肺实质也可存在纤维化、肺气肿、支气管肺炎和肺萎陷。炎症可致支气管壁血管增多,并伴有相应支气管动脉扩张及支气管动脉和肺动脉吻合。

【临床表现】

(一) 症状

1. 慢性咳嗽、大量脓痰 痰量与体位改变有关,这是由于改变体位时分泌物刺激支气管黏膜引起咳嗽和排痰。痰液收集于玻璃瓶中静置后分为三层:上层为泡沫,中层为黏液或脓性黏液,下层为坏死组织沉淀物。引起感染的常见病原体为铜绿假单胞菌、金黄色葡萄球菌、流感嗜血杆菌、肺炎链球菌和卡他莫拉菌。

2. 反复咯血 50%~70%的患者有程度不等的咯血,从痰中带血至大量咯血,咯血量与病情严重程度、病变范围有时不一致。部分患者以反复咯血为唯一症状,临床上称为"干性支气管扩张",其病变多位于引流良好的上叶支气管。

3. 反复肺部感染 其特点是同一肺段反复发生肺炎并迁延不愈。主要是由于扩张的支气管清除分泌物的功能丧失,引流差所致。

4. 慢性感染中毒症状 如发热、乏力、食欲减退、消瘦、贫血等,儿童可影响生长发育。

(二) 体征

早期或干性支气管扩张可无异常肺部体征,典型者可在下胸部、背部可闻及固定而持久的局限性湿啰音,有时可闻及哮鸣音,部分患者伴有杵状指(趾)。出现肺气肿、肺心病等并发症时有相应体征。

【辅助检查】

1. 实验室检查 急性感染时白细胞总数及中性粒细胞计数可增高。贫血者血红蛋白减少,血沉可增快。

2. X 线检查 胸部 X 线检查可见肺纹理粗重紊乱,出现多个不规则环形透光阴影或蜂窝、卷发状阴影。囊状支气管扩张的气道表现为显著的囊腔,腔内可存在气液平面。但是这一检查对判断有无支气管扩张缺乏特异性,病变轻时影像学检查可正常。

确诊支气管扩张诊断的影像学检查为支气管碘脂质造影,因其为创伤性检查,现已被高分辨率CT(HRCT)所取代,HRCT 可在横断面上清楚的显示扩张的支气管。由于其无创、易重复、易被患者接受,现已成为支气管扩张的主要诊断方法。

其他检查有助于支气管扩张的直观或病因诊断。纤维支气管镜检查支气管扩张呈局灶性且位于段支气管以上时,可发现弹坑样改变。痰涂片染色及痰细菌培养结果可指导抗生素治疗。肺功能测定可证实由弥漫性支气管扩张或相关的阻塞性肺病导致的气流受限。

知识链接

5-1

【诊断和鉴别诊断】

(一) 诊断

根据慢性咳嗽、大量脓痰、反复咯血;肺部固定性局限性湿啰音和既往有诱发支气管扩张的呼吸道感染病史,HRCT 显示支气管扩张的异常影像学改变,即可明确诊断为支气管扩张。纤支镜检查或局部支气管造影,可明确出血、扩张或阻塞的部位。

(二) 鉴别诊断

1. 慢性支气管炎 多发生于中、老年人,在气候多变的冬、春季咳嗽、咳痰明显,多为白色黏液痰,感染急性发作时可出现脓性痰,但无反复咯血史。听诊双肺可闻及散在干、湿啰音。

2. 肺脓肿 起病急,有高热、咳嗽、大量脓臭痰;X 线检查可见局部浓密炎症阴影,内有空腔液平。

3. 肺结核 常有低热、盗汗、乏力、消瘦等结核毒性症状,干、湿啰音多局限于上肺,X 线胸片和痰结核分枝杆菌检查可做出诊断。

4. 先天性肺囊肿 先天性肺囊肿是先天性疾病,若未合并感染可无明显症状。X线检查可见多个边界纤细的圆形或椭圆阴影,壁较薄,周围组织无炎症浸润。胸部CT检查和支气管造影可助诊断。

5. 弥漫性泛细支气管炎 有慢性咳嗽、咳痰、活动时呼吸困难,常伴有慢性鼻窦炎,胸片和胸部CT检查有弥漫分布的边界不太清楚的小结节影,大环内酯类抗生素治疗有效。

【治疗】

支气管扩张症的治疗原则是控制感染,促进痰液引流,必要时手术治疗。

(一)治疗基础疾病

对活动性肺结核伴支气管扩张应积极抗结核治疗,低免疫球蛋白血症可用免疫球蛋白替代治疗。

(二)控制感染

控制感染是急性感染期主要的治疗措施,出现痰量及其脓性成分增加等急性感染征象时需应用抗生素。可依据痰革兰染色和痰培养指导抗生素应用,但在开始时常需给予经验治疗。病情轻者选用氨苄西林或阿莫西林 0.5 g,一日 4 次,或用第一、二代头孢菌素;也可选用氟喹诺酮类药物。重症者需联合用药,如三代头孢菌素加氨基糖苷类药物。铜绿假单胞菌感染时,可选用头孢他啶、头孢吡肟和亚胺培南等。如有厌氧菌感染,可加用甲硝唑 0.5 g 静脉滴注,一日 2~3 次,或替硝唑 0.4~0.8 g 静脉滴注,一日 2 次。其他抗生素如大环内酯类可酌情应用。经治疗后如体温正常,脓痰明显减少,则 1 周左右考虑停药。对于慢性咯脓痰患者,还可考虑使用疗程更长的抗生素,如口服阿莫西林或吸入氨基糖苷类药物,或间断并规则使用单一抗生素及轮换使用抗生素。

(三)改善气流受限

支气管舒张剂可改善气流受限并帮助清除分泌物,伴有气道高反应及可逆性气流受限的患者常有明显疗效。可口服氨茶碱 0.1~0.2 g,一日 3~4 次或其他扩张气道的药物,也可加用 β_2 受体激动剂或异丙托溴铵吸入。

(四)清除气道分泌物

(1)振动、拍背。

(2)祛痰剂:口服氯化铵 0.3~0.6 g 或溴己新 8~16 mg,一日 3 次。

(3)体位引流:根据病变部位采取不同体位,原则上使患处位于高位,引流支气管的开口朝下,以利于痰液排入大气道而咳出,对于痰量多不易咳出者尤其重要。每日 2~4 次,每次 15~30 min。引流前可用氨溴索雾化吸入,以稀释痰液,引流时轻拍病变部位可提高引流效果。体质衰弱及大咯血者禁忌。

(4)支气管镜吸痰:若体位引流痰液难以排出,可行支气管镜吸痰,清除阻塞。用生理盐水冲洗稀释痰液,并局部用抗生素治疗,效果明显。

(五)咯血

对反复咯血的患者,如果咯血量少,可以对症治疗或口服卡巴克洛(安络血)、云南白药。若出血量中等,可静脉给予垂体后叶素或酚妥拉明;若出血量大,经内科治疗无效,可考虑介入栓塞治疗或手术治疗。

(六)外科治疗

适用于反复呼吸道感染、大量咯血、内科久治无效、病变范围不超过两叶、心肺功能良好者。当大咯血危及患者生命时,需紧急手术抢救。

【预防和预后】

积极防治婴幼儿麻疹、百日咳、支气管肺炎及肺结核等急慢性呼吸道疾病。支气管扩张的患者应积极预防呼吸道感染,增强体质,提高机体免疫及抗病能力,坚持体位引流及戒烟,避免尘埃吸入等。

预后取决于支气管扩张的范围和有无并发症。范围局限者,积极治疗可改善生活质量和延长寿命;范围广泛者易损害肺功能,甚至发展至呼吸衰竭而引起死亡。

小 结

支气管扩张是因幼时反复支气管-肺组织感染、阻塞导致的不可逆的慢性化脓性疾病,临床以咳嗽、咳大量脓痰及反复咯血为特征。治疗重点是抗感染、清除痰液及对症治疗,大咯血时需要急救。预防要点是防治上呼吸道感染。

(李 平)

知识检测4

第六章 肺部感染性疾病

学习目标

1. 掌握：肺炎链球菌肺炎、葡萄球菌肺炎、支原体肺炎及肺脓肿的病因、临床表现、诊断依据及治疗。
2. 熟悉：革兰阴性杆菌肺炎、病毒性肺炎、传染性非典型肺炎、高致病性人禽流感病毒性肺炎及肺真菌病的病因及临床表现、诊断依据及治疗。
3. 了解：肺炎和肺脓肿的分类；肺炎的诊断程序。
4. 应用：能够对肺部感染性疾病患者进行诊断、治疗，对患者和高危人群进行健康指导。

导学案例

患者，男，22岁，2天前淋雨后寒战，高热达40℃，伴咳嗽、胸痛，咳铁锈色痰。担心本病预后不好。PE：神志清楚，呈急性病容，面色潮红，呼吸急促，T 39.7℃，P 102次/分，R 32次/分，BP 100/70 mmHg，右下肺部闻及管状呼吸音；X线示右下肺大片状阴影，呈肺段分布；痰涂片可见肺炎链球菌。

请问：1. 该患者目前诊断最可能是什么？主要依据有哪些？
2. 应进一步完善哪些检查？

第一节 肺炎概述

肺炎（pneumonia）是指终末气道、肺泡和肺间质发生的炎症，可由病原微生物、理化因素、免疫损伤、过敏及药物所致。细菌性肺炎最为常见。近年来由于病原体变迁、耐药菌产生等因素的影响，肺炎的病死率有所上升。

【分类】

（一）按病因分类

1. 细菌性肺炎 病原体有肺炎链球菌、金黄色葡萄球菌、甲型溶血性链球菌，肺炎克雷伯杆菌、流感嗜血杆菌、鲍曼不动杆菌、铜绿假单胞菌等。

2. 病毒性肺炎 病原体有冠状病毒、腺病毒、呼吸道合胞病毒、流感病毒、单纯疱疹病毒、麻疹病毒、巨细胞病毒等。

3. 非典型病原体所致肺炎 病原体有军团菌、支原体、衣原体等。

4. 肺真菌病 病原体有念珠菌、隐球菌、肺孢子菌、曲霉、毛霉等。

5. 其他病原体所致肺炎 病原体有立克次体、寄生虫（如肺血吸虫、肺包虫）等。

6. 理化因素（非感染因素）所致肺炎　如放射性治疗引起的放射性肺炎、吸入刺激性气体或液体所致化学性肺炎、对吸入或内源性脂类物质产生炎症反应的类脂性肺炎等。

（二）按解剖分类

1. 大叶性肺炎（肺泡性肺炎）　病原体先在肺泡引起炎症，经肺泡间孔（Cohn孔）向其他肺泡扩散，使部分肺段甚至整个肺段、肺叶发生炎症，通常不累及支气管。

2. 小叶性肺炎（支气管性肺炎）　病原体经支气管入侵，引起细支气管、终末细支气管及肺泡的炎症。常继发于上呼吸道病毒感染、支气管炎、支气管扩张及长期卧床的危重患者。

3. 间质性肺炎　以肺间质为主的炎症，累及支气管壁及支气管周围组织等肺间质，有肺泡壁增生和间质水肿。

（三）按患病环境分类

1. 社区获得性肺炎（community acquired pneumonia，CAP）　指在医院外罹患的感染性肺实质性炎症，包括具有明确潜伏期的病原体感染而在入院后平均潜伏期内发生的肺炎。常见病原体包括肺炎链球菌、支原体、衣原体、流感嗜血杆菌、呼吸道病毒等。

2. 医院获得性肺炎（hospital acquired pneumonia，HAP）　指患者入院时不存在，也不处于潜伏期，而于入院48 h后在医院（包括老年护理院、康复院）内发生的肺炎，又称医院内肺炎。无感染高危因素患者的常见病原体为肺炎链球菌、流感嗜血杆菌、金黄色葡萄球菌、大肠杆菌、肺炎克雷伯杆菌等。有感染高危因素患者的常见病原体为金黄色葡萄球菌、铜绿假单胞菌、肠杆菌属等。

【诊断与鉴别诊断】

一、诊断

（一）确定肺炎的诊断

首先必须将肺炎与呼吸道感染区别开来，呼吸道感染虽然也有咳嗽、咳痰和发热等症状，但无肺实质浸润，胸部X线检查可鉴别。其次应把肺炎与其他类似肺炎的疾病（如肺结核、肺癌、肺血栓栓塞症、非感染性肺部浸润等）区别开来。

（二）病情严重程度评估

确诊肺炎后，还应对其严重程度做出判断，以便决定在门诊或入院治疗或ICU治疗。肺炎的严重性决定于三个主要因素：肺部局部炎症程度，肺部炎症的播散和全身炎症反应程度。重症肺炎目前还没有普遍认同的诊断标准，如果肺炎患者需要通气支持、循环支持和需要加强监护与治疗即可评估为重症肺炎。

2007年发表的成人CAP处理共识指南，其重症肺炎的诊断标准如下。主要标准：①需要有创机械通气；②感染性休克需要血管收缩剂治疗。次要标准：①呼吸频率≥30次/分；②氧合指数（PaO_2/FiO_2）≤250；③多肺叶浸润；④意识障碍/定向障碍；⑤氮质血症（BUN≥7 mmol/L）；⑥白细胞减少（WBC<$4.0×10^9$/L）；⑦血小板减少（PLT<$100×10^9$/L）；⑧低体温（T<36 ℃）；⑨低血压，需要强力的液体复苏。符合1项主要标准或3项次要标准以上者可诊断为重症肺炎，考虑收入ICU治疗。

（三）病原学诊断

病原学诊断对肺炎的治疗具有指导意义，在采集呼吸道标本进行细菌培养时尽可能在抗生素应用前采集，避免污染，及时送检。常用方法如下。

1. 痰　采集方便，是最常用的下呼吸道病原学标本，但检测结果易受上呼吸道寄生菌的污染而受到影响。留痰要求：清晨充分漱口，咳出深部痰液，室温下2 h内送检。

2. 人工气道吸引　对于行气管插管或气管切开的患者，可经人工气道插入无菌导管吸引下呼吸道分泌物，采集的标本受口咽部细菌污染的机会较少。

3. 纤维支气管镜技术　可直接吸引感染部位的呼吸道分泌物，也可使用防污染毛刷或支气管肺泡灌洗获取标本。

4. 经皮细针吸检和开胸肺活检 敏感性和特异性好,但属于创伤性检查,容易引起气胸、出血等并发症,临床一般用于对抗生素经验性治疗无效或其他检查不能确诊者。

5. 其他 包括血和胸腔积液培养、血清学检查、尿抗原试验等。

二、鉴别诊断

1. 肺结核 多有午后低热、盗汗、乏力、体重减轻等全身中毒症状。X线胸片显示病变多在肺尖或锁骨上下,密度不匀,消散缓慢,可形成空洞或肺内播散。痰中可查及结核分枝杆菌。一般抗菌药物治疗无效。

2. 肺癌 有时痰中带血丝,无急性感染中毒症状。血白细胞计数不高。若痰中发现癌细胞可确诊。肺癌伴发阻塞性肺炎,经抗菌药物治疗后炎症可消退,但肿瘤阴影渐趋明显,可见肺门淋巴结肿大或出现肺不张。对经抗生素治疗后肺部炎症不消散,或消散后于同一部位再次出现,应密切随访,必要时进一步做CT、MRI、纤维支气管镜和痰脱落细胞等检查确诊。

3. 急性肺脓肿 早期肺脓肿临床表现与细菌性肺炎相似,但随着病程发展,咳出大量脓臭痰,胸部X线显示空洞及气液平面。

4. 肺血栓栓塞症 通常有血栓性静脉炎、心肺疾病、创伤、手术、肿瘤等静脉血栓的危险因素,可出现咯血、晕厥,明显呼吸困难。X线胸片示区域性肺血管纹理减少,可见尖端指向肺门的楔形阴影,动脉血气分析提示低氧血症及低碳酸血症。D-二聚体、CT肺动脉造影、放射性核素肺通气/灌注扫描和MRI等检查可帮助诊断。

5. 非感染性肺部浸润 需与肺间质纤维化、肺水肿、肺不张、肺嗜酸性粒细胞增多症和肺血管炎等鉴别。

6. 其他 下叶肺炎累及膈胸膜,可表现剧烈上腹痛,需与急腹症鉴别。以胸痛为主的不典型肺炎需与急性心肌梗死鉴别。急性心肌梗死常有心电图的改变,肌钙蛋白增高。

【治疗】

抗感染治疗是肺炎治疗的关键环节,包括经验性治疗和抗病原体治疗。前者主要根据本地区、本单位的肺炎病原体流行病学资料,选择可能覆盖病原体的抗菌药物;后者则根据病原体培养或肺组织标本的培养或病理结果以及药物敏感试验结果,选择敏感的抗生素。此外,还应该根据患者的年龄、有无基础疾病、是否有误吸、肺炎的严重程度等,选择抗生素和给药途径。

1. 青壮年和无基础疾病的CAP患者 常用青霉素类、第一代头孢菌素等,对耐药肺炎链球菌可使用氟喹诺酮类(莫西沙星和左氧氟沙星)等。

2. 老年人、有基础疾病者及需要住院的CAP患者 常用喹诺酮类及第二、三代头孢菌素、β-内酰胺类/β-内酰胺酶抑制剂或厄他培南,可联合大环内酯类。

3. HAP患者 常用第二、三代头孢菌素及β-内酰胺类/β-内酰胺酶抑制剂、氟喹诺酮类或碳青霉烯类药物。

4. 重症肺炎治疗 首选广谱的强力抗生素,应足量、联合用药。重症CAP常用β-内酰胺类联合大环内酯类或氟喹诺酮类;青霉素过敏者用氟喹诺酮类和氨曲南。重症HAP可用β-内酰胺类、广谱青霉素/β-内酰胺酶抑制剂、碳青霉烯类的任何一种联合氟喹诺酮类或氨基糖苷类。若怀疑MDR感染时可联合万古霉素、替考拉宁、利奈唑胺等。

5. 支原体、衣原体肺炎 首选大环内酯类抗生素。

抗生素治疗应尽早,一旦怀疑为肺炎立即进行抗生素治疗。抗生素疗程7~10天或更长,如体温正常48~72 h,肺炎临床稳定可停用抗菌药物。肺炎临床稳定标准如下:①T≤37.8 ℃。②P≤100次/分。③R≤24次/分。④BP:收缩压≥90 mmHg。⑤呼吸室内空气条件下SaO_2≥90%或PaO_2≥60 mmHg;⑥能够口服进食;⑦精神状态正常。任何一项未达到则继续使用。

第二节 细菌性肺炎

肺炎球菌性肺炎

肺炎链球菌肺炎是由肺炎链球菌（streptococcus pneumoniae，SP）或称肺炎球菌（pneumococcal pneumoniae）所引起的肺炎，约占社区获得性肺炎的半数。通常起病急，主要表现为高热、寒战、咳嗽、血痰及胸痛。X线胸片呈肺段或肺叶急性炎性实变。

【病因和发病机制】

SP多成对或短链排列，为革兰染色阳性球菌，机体免疫力正常时，SP是寄居在口腔及鼻咽部的正常菌群；机体免疫功能受损时，有毒力的SP侵入人体而致病。SP不产生毒素，不引起组织坏死或形成空洞，其致病力是由于荚膜对组织的侵袭作用，其毒力大小与荚膜中的多糖结构及含量有关。病变可累及几个肺段甚至整个肺叶，也可累及胸膜，引起渗出性胸膜炎。

【病理】

典型的病理改变包括充血期、红色肝样变期、灰色肝样变期及消散期。①充血期：肺组织充血水肿。②红色肝样变期：病变肺叶或肺段实变呈暗红色，肺泡内浆液渗出，充满大量红细胞及纤维蛋白。③灰色肝样变期：肺组织实变更为明显，由红色转为灰色，肺泡内充满大量白细胞及纤维蛋白。④消散期：肺泡内纤维蛋白被中性粒细胞释放的纤维蛋白酶溶解，巨噬细胞吞噬细菌和细胞碎片，肺泡重新充气。病变消散后肺组织结构多无损坏，极个别患者肺泡内纤维蛋白吸收不完全，甚至有成纤维细胞形成，导致机化性肺炎。少数患者可并发脓胸、脑膜炎、心包炎、心内膜炎、关节炎和中耳炎等肺外感染。

【临床表现】

（一）症状

发病前常有受凉、淋雨、疲劳、病毒感染史，多有上呼吸道感染的前驱症状。起病急骤，高热、寒战，体温可在数小时内升至39～40℃，可呈稽留热，全身肌肉酸痛。咳嗽，咳痰，痰少，可带血或呈铁锈色。可有患侧侧胸痛，随咳嗽或深呼吸加剧。偶有恶心、呕吐、腹痛或腹泻，易被误诊为急腹症。

（二）体征

患者多呈急性热病容，面颊绯红，鼻翼扇动，皮肤灼热、干燥，口角及鼻周常有单纯疱疹，病变广泛时可出现发绀。有脓毒血症者，可有皮肤、黏膜出血点及巩膜黄染。早期肺部体征不明显，仅有叩诊稍浊，听诊可有呼吸音减低及胸膜摩擦音。肺实变时：叩诊浊音、触诊语颤增强，可闻及支气管呼吸音。消散期可闻及湿啰音。心率增快，有时心律不齐。炎症累及膈胸膜可出现上腹部压痛，重者可以出现肠胀气。重度感染时可伴休克、急性呼吸窘迫综合征及神经精神症状。

本病自然病程通常为1～2周；使用有效的抗菌药物后可使体温在1～3天恢复正常，其他症状与体征也随之消失。

【并发症】

严重脓毒症或毒血症患者易发生感染性休克，尤其是老年人，表现为血压降低、四肢厥冷、多汗、心动过速等。其他还有胸膜炎、脓胸、脑膜炎和心包炎等。

【辅助检查】

1. 血常规 白细胞计数增多，中性粒细胞多在80%以上，核左移。年老体弱、酗酒、免疫功能低下者的白细胞计数可不增高，但中性粒细胞比例增高。

2. 痰液检查 痰直接涂片做革兰染色及荚膜染色镜检，可发现肺炎球菌；痰培养24～48h可分离出病原体。

3. 血及胸腔积液培养 10%～20%患者合并菌血症，故重症肺炎应做血培养。若合并胸腔积液，应抽取积液进行细菌培养。

4. X线检查　早期仅有肺纹理增粗或受累的肺段、肺叶稍模糊。随病情进展表现为大片炎症浸润影或实变影,实变阴影中可见支气管充气征,少数患者可有少量胸腔积液(肋膈角变钝)。消散期,炎性浸润影逐渐吸收,可有片状区域因吸收较快呈现"假空洞"征,多数病例在起病3~4周后完全吸收。老年患者肺炎病灶消散较慢,易吸收不完全而成为机化性肺炎。

【诊断和鉴别诊断】

根据病史、典型症状与体征,结合胸部X线检查,可做出初步诊断。病原菌检测是确诊的主要依据。继发于其他疾病、年老体衰者临床表现常不典型,需注意鉴别。

【治疗】

(一)抗生素治疗

临床首选青霉素G,用药途径及剂量视病情轻重及有无并发症而定:①成年轻症患者:可用每日240万U,分3次肌内注射,或用普鲁卡因青霉素每12 h肌内注射60万U。②病情稍重者:可用青霉素G每日240万~480万U,分次静脉滴注,每6~8 h 1次。③重症及并发脑膜炎者:增至每日1000万~3000万U,分4次静脉滴注。④对青霉素过敏者及感染耐青霉素菌株者:可用氟喹诺酮类、头孢噻肟或头孢曲松等药物,多重耐药菌株感染者可用万古霉素、替考拉宁或利奈唑胺等。

(二)支持治疗

患者卧床休息,补充足够蛋白质、热量及维生素,密切监测病情变化,防止休克。鼓励患者多饮水,每日1~2 L,脱水者可输液。有发绀或$PaO_2 < 60$ mmHg者给予氧疗。剧烈胸痛者,酌情给予少量镇痛药。不用解热药,以免过度出汗、脱水及干扰真实热型。烦躁不安、谵妄、失眠者酌用镇静剂,禁用抑制呼吸的镇静药。

(三)并发症的处理

经抗生素治疗后,高热常在24 h内消退,或数日内逐渐下降。若体温降而复升或3天后仍不降者,应考虑SP肺外感染,如脓胸、心包炎或关节炎等。持续发热的其他原因还包括耐青霉素的肺炎链球菌或混合细菌感染、药物热或并存其他疾病。伴发胸腔积液,应酌情取胸腔积液检查及培养以确定其性质。并发脓胸,应积极排脓引流。

知识链接 6-2

葡萄球菌肺炎

葡萄球菌肺炎(staphylococcal pneumonia)是由葡萄球菌引起的急性肺化脓性炎症。常发生于有基础疾病如糖尿病、肝病、艾滋病、血液病、营养不良、静脉吸毒或原有支气管肺疾病者。病毒性肺炎后、流感后或儿童麻疹时也易罹患。若不及时治疗或不当,病死率高。

【病因和发病机制】

引起葡萄球菌肺炎的葡萄球菌为革兰染色阳性球菌,分为凝固酶阴性的葡萄球菌(如表皮葡萄球菌和腐生葡萄球菌等)及凝固酶阳性的葡萄球菌(主要是金黄色葡萄球菌,简称金葡菌)。其致病物质主要是毒素和酶,血浆凝固酶阳性者致病力较强。金葡菌是化脓性感染的主要原因。HAP中葡萄球菌感染占11%~25%。

【病理】

葡萄球菌经呼吸道吸入引起的肺炎常呈大叶性分布或呈广泛的、融合性的支气管肺炎。当坏死组织或脓液阻塞细支气管,形成单向活瓣作用,产生张力性肺气囊肿。浅表的肺气囊肿若张力过高可溃破形成气胸或脓气胸,并可形成支气管胸膜瘘。偶可伴发化脓性心包炎、脑膜炎等。

经血液循环抵达肺部如皮肤感染灶(疖、痈、蜂窝织炎、伤口感染)中的葡萄球菌可引起多处肺实变、化脓及组织破坏,形成单个或多发性肺脓肿。

【临床表现】

(一)症状

起病多急骤,高热,寒战,胸痛,咳嗽,咳脓性痰,量多,带血丝或呈脓血状。全身肌肉、关节酸痛,精神萎靡等毒血症状明显,重者早期可出现周围循环衰竭。血源性感染者常有皮肤伤口、疖、痈等,或静脉吸毒史,咳脓性痰较少见。老年人症状可不典型,院内感染者起病较隐袭。

(二) 体征

早期可无体征,之后可出现两肺散在性湿啰音,常与严重的中毒症状和呼吸道症状不平行。病变较大或融合时可出现肺实变体征,气胸或脓气胸则有相应体征。血源性葡萄球菌肺炎有肺外病灶。

【辅助检查】

1. 血常规 血白细胞计数明显升高,中性粒细胞比例增加,核左移。

2. 病原学检查 痰和血培养可检出葡萄球菌。

3. 胸部X线检查 显示肺段或肺叶实变,或呈小叶状浸润,可形成空洞,其中有单个或多发的液气囊腔。X线阴影有易变性,表现为一处炎性浸润消失而在另一处出现新的病灶,或很小的单一病灶发展为大片阴影。

【诊断】

根据全身毒血症状重,咳嗽,咳脓性痰,白细胞计数增高、中性粒细胞比例增加、核左移和胸部X线表现,可做出初步诊断。确诊需靠细菌学检查。

【治疗】

治疗的关键是早期清除、引流原发病灶,选用敏感的抗菌药物。金黄色葡萄球菌对青霉素G的耐药率高,因此应选用耐青霉素酶的半合成青霉素或头孢菌素,如苯唑西林钠、头孢呋辛钠等,联合氨基糖苷类如阿米卡星等,可有较好疗效。阿莫西林、氨苄西林与酶抑制剂组成的复方制剂对产酶金黄色葡萄球菌也有效。若是MRSA,则应选用万古霉素、替考拉宁等。临床选择抗菌药物时可参考细菌培养的药物敏感试验。

革兰阴性杆菌肺炎

革兰阴性杆菌肺炎是指由克雷伯杆菌、大肠杆菌、变形杆菌、流感嗜血杆菌或铜绿假单胞菌等革兰阴性杆菌感染所致的肺炎,多为继发性。主要感染途径为口腔吸入,亦可通过使用器械(呼吸机、雾化器等)引起感染。多见于年老体弱或原有慢性支气管-肺疾病患者,革兰阴性杆菌肺炎是HAP的主要原因,近年来耐药菌株不断增加。

【病因和发病机制】

引起革兰阴性杆菌肺炎的革兰阴性杆菌多为条件致病菌,在患者有慢性肺疾病、肾病、糖尿病或长期使用糖皮质激素、免疫抑制剂导致免疫功能低下的情况下易发病。

【病理】

本病多见于肺下叶,50%以上为双侧性。主要病理改变为肺叶实变或支气管肺炎的融合性实变,导致组织坏死甚至多发性空洞,累及胸膜时可出现胸腔积液,甚至脓胸。

【临床表现】

革兰阴性杆菌肺炎多见于老年人及原有慢性疾病者。

(一) 症状

一般发病急,高热、寒战,重者出现周围循环衰竭和呼吸衰竭。呼吸道症状常有胸痛,咳嗽,咳痰,痰多黏稠,不易咳出。因致病菌不同痰的性状有不同特点:克雷伯杆菌肺炎多为砖红色胶冻样痰;铜绿假单胞菌肺炎多数咳黄绿色脓痰,少数患者咳典型的翠绿色脓痰。

(二) 体征

多呈急性重病面容,有肺实变体征、呼吸音减低或闻及湿啰音。部分患者可有血压下降。

【实验室和其他检查】

1. 血常规 血白细胞计数可增高、正常或减低,但中性粒细胞比例一般增高。

2. 病原学检查 痰和血培养可有革兰阴性杆菌生长,痰涂片可见革兰阴性的杆菌。

3. 胸部 X 线检查 可见小叶浸润影、肺段或肺叶实变影、浓密片状影或空洞形成及胸腔积液现象。累及胸膜者可出现胸腔积液或液气胸。

【诊断】

诊断要点：①患者多为有基础慢性疾病、长期住院者，长期使用多种大量抗生素或激素者，曾使用机械通气、雾化器及各种导管治疗者，年老体弱者；②临床表现为发热、咳嗽、咳脓痰，肺部可闻及水泡音；③X 线胸片有炎性浸润影，痰涂片、痰或血培养找到致病菌可确诊。

【治疗】

治疗的关键是选择有效的抗菌药物，之前应做细菌药物敏感试验。对于明确致病菌的药物选择应参照细菌药物敏感试验结果。院内感染的重症肺炎在未明确致病菌之前，可给予氨基糖苷类、半合成青霉素或第二、三代头孢菌素。亦可选用喹诺酮类。治疗宜大剂量、长疗程、联合用药，静脉滴注为主，雾化吸入为辅。疗程至少 2～3 周。此外，尚需注意营养支持、补充水分及充分引流痰液。

第三节　其他病原体所致肺炎

肺炎支原体肺炎

肺炎支原体肺炎（mycoplasmal pneumonia）是由肺炎支原体（mycoplasma pneumoniae，MP）引起的呼吸道和肺部的急性炎症改变，常同时有咽炎、支气管炎和肺炎。肺炎支原体肺炎约占肺炎的 10%，占非细菌性肺炎的 1/3 以上，秋冬季节发病较多，以儿童和青年人居多。

【病因和发病机制】

肺炎支原体是兼性厌氧、能独立生活的介于细菌和病毒之间最小微生物。主要通过呼吸道传播。MP 通常存在于纤毛上皮之间，吸附于宿主呼吸道上皮细胞表面，抑制纤毛活动并破坏上皮细胞，不侵入肺实质，其致病性可能与患者对病原体或其代谢产物的过敏反应有关。

【病理】

肺部病变为支气管肺炎、间质性肺炎和细支气管炎，支气管黏膜充血，上皮细胞肿胀，胞质空泡形成，有坏死、脱落。肺泡内可有少量渗出液，并可出现局灶性肺不张。肺泡壁及间隔内有中性粒细胞、单核细胞、浆细胞浸润。胸腔可有少量渗出液及少量纤维蛋白渗出。

【临床表现】

（一）症状

潜伏期为 2～3 周，起病较缓慢。症状主要为阵发性刺激性呛咳，咳少量黏液。伴乏力、咽痛、头痛、咳嗽、发热、食欲减退、腹泻、肌痛、耳痛等。发热可持续 2～3 周。偶有胸骨后疼痛。肺外表现如皮炎（斑丘疹、多形红斑）等更为常见。

（二）体征

可见咽部充血，颈淋巴结肿大，儿童偶可并发鼓膜炎或中耳炎。胸部体格检查与肺部病变程度常不相称，可无明显体征。

【辅助检查】

1. 血常规检查　白细胞总数正常或略增高，以中性粒细胞为主。

2. 病原学检查　约 2/3 的患者起病 2 周后，冷凝集试验阳性（滴度≥1∶32）。血清支原体 IgM 抗体滴度≥1∶64，或恢复期抗体滴度有 4 倍增高，可进一步确诊。直接检测标本中肺炎支原体抗原，可用于临床早期快速诊断。单克隆抗体免疫印迹法、核酸杂交技术及 PCR 术等具有高效、特异而敏感等优点。

3. 胸部 X 线检查　显示肺部多种形态的浸润影，以肺下野多见，呈节段性分布，有的从肺门附近向外伸展。部分患者出现少量胸腔积液。

【诊断】

结合临床表现、X线表现、病原学检查诊断。

【治疗】

本病有自限性,多数病例可自愈。治疗首选大环内酯类抗菌药物,如红霉素、阿奇霉素等。对大环内酯类不敏感者可选用氟喹诺酮类如左氧氟沙星、莫西沙星等。疗程一般为2~3周。对剧烈呛咳者,应适当给予镇咳药。若合并细菌感染,可根据病原学检查,选用敏感抗菌药物治疗。

病毒性肺炎

病毒性肺炎(viral pneumonia)是由上呼吸道病毒感染向下蔓延所致的肺部炎症,与病毒密切接触的人群或有心肺疾病者容易罹患。婴幼儿、老人、原有慢性心肺疾病者或妊娠妇女,病情较重,甚至导致死亡。大多发生于冬、春季,暴发或散发流行。近年来,新的变异病毒如SARS冠状病毒、H5N1及H1N1病毒等不断出现,产生暴发流行。

【病因和发病机制】

常见病毒为甲、乙型流感病毒及腺病毒、副流感病毒、呼吸道合胞病毒和冠状病毒等,为吸入性感染。患者可同时受一种以上病毒感染,并常继发细菌感染如金葡菌感染,免疫抑制宿主还常继发真菌感染。呼吸道病毒可通过飞沫与直接接触传播,且传播迅速、传播面广。

【病理】

病毒侵入细支气管上皮引起细支气管炎,气道上皮广泛受损,黏膜发生溃疡,其上覆盖纤维蛋白被膜。感染波及肺间质与肺泡,肺泡间隔有大量单核细胞浸润。肺泡水肿,被覆含蛋白及纤维蛋白的透明膜,使肺泡弥散距离加宽。肺炎可为局灶性或弥漫性,偶呈实变。肺泡细胞及巨噬细胞内可见病毒包涵体。炎性介质释出,直接作用于支气管平滑肌,致使支气管痉挛。病变吸收后可留有肺纤维化。

【临床表现】

好发于病毒疾病流行季节,症状通常较轻。

1. 症状 起病较急,咳嗽、少痰,或白色黏液痰、咽痛伴发热、头痛、全身酸痛、倦怠等较突出的全身症状。小儿或老年人易发生重症肺炎,表现为呼吸困难、发绀、嗜睡、精神萎靡,甚至发生休克、心力衰竭和呼吸衰竭或ARDS等并发症。

2. 体征 胸部体征不显著,重者出现发绀、呼吸浅速及肺部干、湿啰音,心率增快。

【辅助检查】

1. 血液检查 白细胞计数正常、稍高或偏低,血沉通常在正常范围。

2. 痰液检查 痰涂片所见的白细胞以单核细胞居多,痰培养常无致病细菌生长。

3. 胸部X线检查 可见肺纹理增多,磨玻璃状阴影,小片状浸润或广泛浸润、实变,重者显示双肺弥漫性结节性浸润。病毒性肺炎的致病源不同,其X线征象亦有不同的特征。

【诊断】

结合临床症状及X线征象改变,并排除由其他病原体引起的肺炎即可诊断。确诊则有赖于病原学检查,包括病毒分离、血清学检查以及病毒抗原的检测。检测特异性IgG抗体,如补体结合试验、血凝抑制试验、中和试验等血清学检查常用作回顾性诊断。

【治疗】

以对症为主,卧床休息,居室保持空气流通,注意隔离消毒,预防交叉感染。

1. 一般治疗 给予足量维生素及蛋白质,多饮水及少量多次进软食,酌情静脉输液及吸氧。保持呼吸道通畅,及时消除上呼吸道分泌物等。

2. 抗病毒治疗 利巴韦林,具有广谱抗病毒活性,0.8~1.0 g/d,分3~4次服用;静脉滴注或肌内注射每日10~15 mg/kg,分2次。其他如阿昔洛韦、更昔洛韦、奥司他韦、阿糖腺苷、金刚烷胺等。

3. 其他 原则上不宜应用抗生素预防继发性细菌感染,一旦明确已合并细菌感染,应及时选用敏感的抗生素。同的病毒性肺炎对糖皮质激素的反应可能存在差异,应酌情使用。

传染性非典型肺炎

传染性非典型肺炎(atypical pneumonia)是由SARS冠状病毒引起的一种可累及多个器官系统,有明显传染性的特殊肺炎,又称严重急性呼吸综合征(severe acute respiratory syndrome,SARS),其主要临床特征为急性起病、发热、干咳、呼吸困难,白细胞不高或降低、肺部浸润和抗生素治疗无效。2002年首次暴发流行。人群普遍易感,多见于青壮年,儿童感染率较低,家庭和医院聚集性发病。

【病原体】

为SARS冠状病毒(SARS-CoV),简称SARS病毒,是一种全新的冠状病毒,被归为第四群冠状病毒。SARS病毒在环境中较其他已知的人类冠状病毒稳定,在痰液中和腹泻患者的粪便中能存活5天以上,室温24℃下病毒在尿液里至少可存活10天,在血液中可存活15天。但病毒暴露在常用的消毒剂和固定剂中即可失去感染性,56℃以上90min可灭活病毒。

【发病机制】

SARS病毒通过短距离飞沫、气溶胶或接触污染的物品传播。发病机制未明,推测SARS病毒通过其表面蛋白与肺泡上皮等细胞上的相应受体结合,导致肺炎的发生。

【病理】

主要是弥漫性肺泡损伤和炎症细胞浸润,早期的特征是肺水肿、纤维素渗出、透明膜形成、脱屑性肺炎以及灶性肺出血等病变;机化期可见到肺泡内含细胞性的纤维黏液样渗出物及肺泡间隔的成纤维细胞增生,只有部分病例出现明显的纤维增生,导致肺纤维化甚至硬化。

【临床表现】

(一)症状

潜伏期2～10天。起病急骤,多以发热为首发症状,体温高于38℃,可有寒战、咳嗽、少痰,偶有血丝痰、心悸、呼吸困难甚至呼吸窘迫。伴有肌肉关节酸痛、头痛、乏力和腹泻。患者多无上呼吸道卡他症状。

(二)体征

肺部体征不明显,部分患者可闻及少许湿啰音,或有肺实变体征。

【辅助检查】

1. 血液检查 外周血白细胞一般不升高,或降低,常有淋巴细胞减少,可有血小板降低。部分患者血清转氨酶、乳酸脱氢酶等水平升高。

2. 胸部X线检查 典型的改变为磨玻璃影及肺实变影,波及一侧肺野或双肺。病灶多位于中下叶,分布于外周。少数出现气胸和纵隔气肿。CT还可见小叶内间隔和小叶间隔增厚(碎石路样改变)、细支气管扩张和少量胸腔积液。病变后期部分患者有肺纤维化改变。

3. 病原诊断 早期可用鼻咽部冲洗/吸引物、血液、尿液、粪便等标本行病毒分离和聚合酶链反应(PCR)。常用免疫荧光抗体法(IFA)和酶联免疫吸附法(ELISA)检测进展期和恢复期双份血清SARS病毒特异性IgM、IgG抗体,抗体转阳或出现4倍及以上升高,有助于诊断和鉴别诊断。

【诊断与鉴别诊断】

(一)诊断

结合SARS患者接触或传染给他人的病史,起病急、高热、有呼吸道和全身症状,血白细胞数正常或降低,有胸部影像学变化,根据SARS病原学检测阳性,排除其他表现类似的疾病可诊断。

(二)鉴别诊断

除和其他感染性和非感染性肺部病变鉴别外,尤其注意与流感鉴别。

【治疗】

一般性治疗和抗病毒治疗同病毒性肺炎。重症患者可酌情使用糖皮质激素,具体剂量及疗程应根据病情而定。对出现低氧血症的患者,可使用无创机械通气,应持续使用直至病情缓解,如效果不佳或出现 ARDS,应及时进行有创机械通气治疗。加强器官功能的支持治疗,一旦出现休克或多器官功能障碍综合征,应予相应治疗。

高致病性人禽流感病毒性肺炎

人禽流行性感冒是由甲型流感病毒某些亚型中的一些毒株引起的急性呼吸道传染病,可引起肺炎和多器官功能障碍。1997年以来,高致病性禽流感病毒(H5N1)跨越物种屏障,引起许多人致病和死亡。其他 H9N2、H7N2、H7N3 亚型禽流感病毒也可感染人类。

【病原体】

禽流感病毒属正黏病毒科甲型流感病毒属。可分为 16 个 HA 亚型和 9 个 NA 亚型。感染人的禽流感病毒亚型为 H5N1、H9N2、H7N7、H7N2、H7N3 等,被 H5N1 感染的患者病情重,病死率高,故称为高致病性禽流感病毒。近年来发现野生水禽是甲型流感病毒巨大的天然储存库。

禽流感病毒对乙醚、氯仿、丙酮等有机溶剂均敏感。对热也比较敏感,65 ℃加热 30 min 或煮沸(100 ℃)2 min 以上可被灭活。裸露的病毒在直射阳光下 40~48 h 即可灭活,如果用紫外线直接照射,可迅速破坏其活性。病毒在较低温度粪便中可存活 1 周,在 4 ℃水中可存活 1 个月,对酸性环境有一定抵抗力。感染 H5N1 的患者都可在鼻咽部分离物中检出病毒。大多数患者的血清和粪便及少数患者的脑脊液都可检出病毒 RNA。

【发病机制】

人类广泛暴露于感染的家禽,但阻碍获得禽流感病毒的物种屏障是牢固的,故 H5N1 的发病率相对较低,人感染 H5N1 可通过禽—人传播、环境—人传播、人—人传播。家族成员聚集发病可能是共同暴露所致。

【病理】

严重肺损伤伴弥漫性肺泡损害,包括肺泡腔充满纤维蛋白性渗出物和红细胞、透明膜形成、血管充血、肺间质淋巴细胞浸润和反应性成纤维细胞增生。

【临床表现】

潜伏期大多数在 2~4 天。主要症状为发热,体温大多持续在 39 ℃以上,可伴有鼻塞、流涕、咳嗽、头痛、咽痛、肌肉酸痛和全身不适。部分患者可有腹痛、恶心、腹泻、稀水样便等消化道症状。

重症患者可高热不退,几乎所有患者都有明显的肺炎表现,可出现急性肺损伤、肺出血、ARDS、胸腔积液、全血细胞减少、多脏器衰竭、休克及瑞氏综合征等。继发细菌感染时可发生脓毒症。

【辅助检查】

1. 血液检查 血白细胞数不高或减少,淋巴细胞减少,血小板减少。

2. 病毒抗原及基因检测 可检测甲型流感病毒核蛋白抗原(NP)或基质蛋白(M1)、禽流感病毒 H 亚型抗原,还可用 RT-PCR 法检测禽流感病毒亚型特异性 H 抗原基因。

3. 病毒分离 从患者呼吸道标本中(如鼻咽分泌物、口腔含漱液、气管吸出物或呼吸道上皮细胞)可分离出禽流感病毒。

4. 特异性抗体测定 发病初期和恢复期双份血清禽流感病毒亚型毒株抗体滴度 4 倍或以上升高,有助于回顾性诊断。

5. 胸部影像学检查 可表现为肺内片状影,重者呈大片状磨玻璃影或肺实变影,后期为双肺弥漫性实变影,可合并胸腔积液。

【治疗】

凡疑诊或确诊 H5N1 感染的患者都要住院隔离,进行临床观察。

1. 抗病毒治疗 尽早口服奥司他韦,成人 75 mg,每天 2 次,连续 5 天,年龄超过 1 岁的儿童按照体重调整每日剂量,分 2 次口服;严重感染者可适当加大的剂量,疗程 7~10 天。

2. 对症治疗 略。

肺真菌病

肺真菌病是最常见的深部真菌病。由于广谱抗生素、糖皮质激素、细胞毒药物及免疫抑制剂的广泛使用,免疫缺陷病如艾滋病的增多及器官移植的开展等,肺真菌病有增多的趋势。

外源性肺真菌病是吸入飞扬于空气中的孢子引起。有些真菌为寄生菌,当机体免疫力下降时可引起感染。继发性肺真菌病为体内其他部位真菌经淋巴或血液到肺部引起。

病理改变有过敏、化脓性炎症或形成慢性肉芽肿。临床表现无特异性。X线影像表现无特征性,可为支气管肺炎、大叶性肺炎、单发或多发结节,甚至肿块状阴影和空洞。诊断必须综合考虑宿主因素、临床特征、微生物学检查和组织病理学资料,其中病理学检查仍是肺真菌病诊断的金标准。

肺念珠菌病

【病因、发病机制】

肺念珠菌病(pulmonary candidiasis)又称支气管肺念珠菌病,是由白念珠菌或其他念珠菌所引起的急性、亚急性或慢性下呼吸道真菌病。念珠菌被吞噬后,在巨噬细胞内仍可长出芽管,穿破细胞膜并损伤巨噬细胞,还可产生致病性强的水溶性毒素,引起休克。近年由于抗真菌药广泛应用,非白念珠菌(如热带念珠菌、光滑念珠菌、克柔念珠菌等)感染率有升高的趋势。

【临床表现】

肺念珠菌病临床可分为两种类型,亦是病程发展中的两个阶段。

1. 支气管炎型 表现为阵发性刺激性咳嗽,咳大量似白泡沫塑料状稀痰,偶带血丝,随病情进展,痰稠如糨糊状。憋喘、气短,尤以夜间为甚。乏力、盗汗,多无发热。X线影像仅示两肺中下野纹理增粗。

2. 肺炎型 表现为高热、畏寒,咳白色泡沫黏痰,痰或呈胶冻状,有酵臭味,可有咯血。

【辅助检查】

胸部X线检查多为双肺或多肺叶病变,但肺尖较少受累。偶可并发胸膜炎。表现为双下肺纹理增多,有纤维条索影,伴散在的大小不等、形状不一的结节状阴影,呈支气管肺炎表现;或融合的均匀大片浸润,自肺门向周边扩展,可形成空洞。

【诊断】

痰或支气管分泌物标本2次显微镜检酵母假菌丝或菌丝阳性以及真菌培养有念珠菌生长且2次培养为同一菌种(血行播散者除外)可诊断。另外,血清1,3-β-D-葡聚糖抗原检测(G试验)连续2次阳性。组织病理学检查为确诊依据。

【治疗】

(1) 消除诱因。

(2) 抗真菌药物治疗:如氟康唑、伊曲康唑、伏立康唑和泊沙康唑等,棘白菌素类抗真菌药如卡泊芬净、米卡芬净等对念珠菌也有效。临床上应根据患者的状态和真菌药敏结果选用。氟康唑每日200 mg,首剂加倍,病情重者可用400 mg/d,甚或更高剂量,6~12 mg/(kg·d)。两性霉素B 0.5~1.0 mg/(kg·d),但毒性反应较大。

肺曲霉病

【病因】

肺曲霉病(pulmonary aspergillosis)可由多种曲霉引起,曲霉属广泛存在于自然界,空气中到处有其孢子,在秋冬及阴雨季节,储藏的谷草发热霉变时更多。烟曲霉为主要致病源。

【发病机制】

该霉常定植在上呼吸道,免疫力正常,可发生变应性支气管肺曲霉病和曲霉相关的过敏性肺炎,免疫力极度低下时,可致侵袭性肺曲霉病。曲霉的内毒素使组织坏死,病灶可为浸润性、实变、空洞、支气管炎或粟粒状弥漫性病变。

【临床表现】

临床上肺曲霉病可分五种类型。

1. 侵袭性肺曲霉病 最常见的类型。侵袭性肺曲霉病多为局限性肉芽肿或广泛化脓性肺炎,伴脓肿形成。病灶呈急性凝固性坏死,伴坏死性血管炎、血栓及霉栓,甚至累及胸膜。症状以干咳、胸痛常见,可有咯血,病变广泛时出现气急和呼吸困难,甚至呼吸衰竭。影像学特征性表现为X线胸片示以胸膜为基底的多发的楔形、结节、肿块阴影或空洞;典型的胸部CT表现早期为晕轮征,即肺结节影(水肿或出血)周围环绕有低密度影(缺血),后期为新月体征。部分患者可有中枢神经系统感染,出现中枢神经系统的症状和体征。

2. 气管支气管曲霉病 病变主要局限于大气道,支气管镜检查可见气道壁假膜、溃疡、结节等。常见症状为频繁咳嗽、胸痛、发热和咯血。需经支气管镜确诊。

3. 慢性坏死性肺曲霉病 亦称半侵袭性肺曲霉病,曲霉直接侵袭肺实质,是一种亚急性或非血管侵袭性病变。患者表现为肺部空洞性病变,长期呼吸道症状和血清抗曲霉属抗体阳性。未治疗患者1年生存率仅50%。

4. 曲霉肿 又称曲菌球,常继发于支气管囊肿、支气管扩张、肺脓肿和肺结核空洞。曲霉在慢性肺部疾病原有的空腔内繁殖、蓄积,与纤维蛋白、黏液及细胞碎屑凝聚成曲霉肿。曲霉肿一般不侵犯组织,但可发展成侵袭性肺曲霉病。可有刺激性咳嗽,常反复咯血。因为曲霉肿和支气管多不相通,故痰量不多,痰中亦难以发现曲霉。X线胸片或CT片显示在原有的慢性空洞内有一团球影,可随体位改变而在空腔内移动。

5. 变应性支气管肺曲霉病 多为烟曲霉引起的气道高反应性疾病。对曲霉过敏者吸入大量孢子后,阻塞小支气管,引起短暂的肺不张和喘息的发作,亦可引起肺部反复游走性浸润。患者喘息、畏寒、发热、乏力、刺激性咳嗽、咳棕黄色脓痰,偶带血。痰中有大量嗜酸性粒细胞及曲霉丝,烟曲霉培养阳性。哮喘发作为其突出的临床表现,一般解痉平喘药难以奏效。外周血嗜酸性粒细胞增多,血清IgE>1000 IU/mL,曲霉速发性皮肤反应阳性,血清烟曲霉IgG抗体阳性,血清曲霉特异性IgE阳性。胸片或CT显示中央性支气管扩张(肺野内侧2/3的支气管)和一过性肺浸润,表现为上叶一过性实变或不张,磨玻璃阴影伴马赛克征,黏液嵌塞,可发生于双侧。

【诊断】

肺曲霉病的确诊有赖于组织培养(病变器官活检标本)及组织病理学检查,镜检可见锐角分支分隔无色素沉着的菌丝,直径为2~4 μm;无菌组织或体液培养有曲霉属生长。或肺、脑、鼻窦CT或X线检查有特征性改变,患者为免疫抑制宿主应怀疑曲霉病。血液、尿液、脑脊液及肺泡灌洗液曲霉半乳甘露聚糖测定(GM试验)和PCR测定血中曲霉DNA对本病诊断亦有帮助。

【治疗】

侵袭性肺曲霉病、气管支气管曲霉病和慢性坏死性肺曲霉病的治疗首选伏立康唑,首日剂量6 mg/kg,随后4 mg/kg,每12 h 1次;病情好转后可转为口服,200 mg每12 h 1次。疗程至少6~12周。两性霉素B每日0.1 mg/kg溶于5%葡萄糖溶液中缓慢避光静滴,逐日增加5~10 mg,尽快尽可能给予最大耐受剂量(1~1.5 mg/(kg·d)),然后维持治疗。主要不良反应为畏寒、发热、心慌、腰痛及肝肾功能损害等。两性霉素B脂质复合体,其肾毒性较小,主要适合已有肾功能损害或用两性霉素B后出现肾毒性的患者,剂量5 mg/(kg·d)。还可选用卡泊芬净和米卡芬净等棘白菌素类药物。

曲霉肿大咯血者,可行手术治疗或支气管动脉栓塞。支气管内和脓腔内注入抗真菌药或口服伊曲康唑。

急性ABPA的治疗首选糖皮质激素,开始可用泼尼松0.5 mg/(kg·d),2周后改为隔日1次。慢性ABPA糖皮质激素剂量7.5~10 mg/d。疗程根据情况决定,一般需3个月或更长。抗真菌治疗可选用伊曲康唑,200 mg/d,口服,疗程大于16周。伏立康唑和泊沙康唑也有效。

肺隐球菌病

【病因】

肺隐球菌病(pulmonary cryptococcosis)由吸入环境中的新生隐球菌引起,多发于免疫抑制宿主,如艾滋病患者。新生隐球菌属于酵母菌,广泛存在于自然界。根据荚膜多糖的抗原性,可分成A、B、C、D四个血清型,不同血清型所致感染呈现一定的地域性差异,我国以A型居多。

【发病机制】

感染途径为呼吸道吸入,新生隐球菌随气溶胶吸入肺部后可被中性粒细胞、自然杀伤细胞和肺泡巨噬细胞清除。如吸入菌量大,超过机体的防御功能可发病,在肺组织内形成肉芽肿结节或肿块,可为单个或多个,直径为1~8 cm,多数在胸膜下。镜下可见肉芽肿内有隐球菌和巨噬细胞。有时巨噬细胞排列在病灶周围甚似结核结节。

【临床表现】

轻者可有发热,干咳,偶有少量咯血,乏力,体重减轻。重症患者有气急和低氧血症。

【辅助检查】

影像学特征为胸膜下结节或团块,单发或多发,边缘光整,常有空洞形成,洞壁较光滑。

【诊断】

诊断需要组织学和微生物学证据,如经皮肺活检。合并脑膜炎者脑脊液墨汁染色涂片镜检发现隐球菌有助于诊断。血清、脑脊液、肺泡灌洗液和胸腔积液的隐球菌抗原检测对诊断也有帮助。

【治疗】

治疗上可选用氟康唑、伊曲康唑或两性霉素B。无症状者,疗程3~6个月;有症状的患者疗程6~12个月,重症患者尤其是合并隐球菌脑膜炎者可联合两种抗真菌药物治疗,如两性霉素B联合5-氟胞嘧啶治疗。

肺孢子菌肺炎

【病因】

肺孢子菌肺炎(pneumocystis pneumonia,PCP)是免疫功能低下患者最常见、最严重的机会性感染疾病。由肺孢子(PC)菌引起。肺孢子菌是在哺乳动物和人的呼吸道发现的单细胞真菌属,以往称为卡氏肺囊虫,又称伊氏肺孢子菌。它广泛分布于自然界,如土壤、水等。PC的不同株型存在宿主特异性,伊氏肺孢子菌是感染人类特异的病原体。

【发病机制】

PCP的感染途径为空气传播和体内潜伏状态肺孢子菌的激活。在肺内繁殖并逐渐充满整个肺泡腔,并引起肺泡上皮细胞空泡化,脱落。肺间质充血水肿、肺泡间隔增宽。间质中淋巴细胞、巨噬细胞和浆细胞浸润,亦可见中性粒细胞和嗜酸性粒细胞。

【临床表现】

PCP潜伏期一般为2周。在不同个体及不同的病程阶段,临床表现差异甚大。发病无性别和季节差异。PCP患者常表现症状和体征分离现象,即症状虽重,体征常缺如。

1. 流行型或经典型 病程一般持续3~8周,主要见于早产儿、营养不良儿,年龄多在2~6个月之间,可在育婴机构内流行。起病常隐匿,进展缓慢。初期大多有食欲下降、腹泻、拒睡、低热、体重减轻,逐渐出现进行性加重的干咳、气急,发生呼吸困难、鼻翼扇动和发绀。有时可发生脾大。若不及时治疗,可死于呼吸衰竭。

2. 散发型或现代型 多见于免疫缺陷者。初期表现有食欲不振、体重减轻。继而出现干咳、发热、发绀、呼吸困难,很快发生呼吸窘迫,未及时发现和治疗的患者其病死率高达70%~100%。

【辅助检查】

1. 血液检查 外周血白细胞数升高,部分患者减少,嗜酸性粒细胞增加,淋巴细胞绝对值减少。乳酸脱氢酶水平明显升高。

2. 动脉血气分析 提示低氧血症和呼吸性碱中毒。

3. 肺功能测定 潮气量、肺总量和弥散量降低。

4. 胸部X线检查 早期典型改变为弥漫性肺泡和间质浸润性阴影,双侧肺门周围弥漫性渗出,呈网状和小结节状影,然后迅速进展成双侧肺门的蝶状影,呈肺实变,可见支气管充气征。

5. 病原学检查 可用痰或诱导痰标本，经支气管镜刷检、肺活检和肺泡灌洗，经皮肺穿刺和开胸肺活检等标本染色观察包囊壁、子孢子。

【治疗】

（1）基础病治疗。

（2）对症治疗。

（3）病原治疗：首选复方磺胺甲噁唑（TMP-SMZ），TMP 15～20 mg/(kg·d)或SMZ 75～100 mg/(kg·d)，分3～4次口服或静脉滴注，疗程2～3周；如对TMP-SMZ耐药或不耐受，也可选用氨苯砜、克林霉素＋伯氨喹、甲氧苄啶＋氨苯砜、阿托伐醌、棘白菌素类抗真菌药如卡泊芬净等。此外，糖皮质激素可抑制PCP的炎症反应，降低病死率，对于$PaO_2 \leqslant 70$ mmHg者，应尽早使用泼尼松40 mg，每日2次口服，连续5天，逐渐减量停药。临床对高危人群可行预防性化学治疗。

第四节 肺 脓 肿

肺脓肿（lung abscess）是肺组织坏死形成的脓腔，临床特征为高热、咳嗽、咳大量脓臭痰。可由多种病原体如化脓性细菌、真菌、寄生虫等所引起。X线显示肺部一个或多发的含气液平面的空洞，若有多个直径小于2 cm的空洞则称为坏死性肺炎。本病男多于女。自抗菌药物广泛使用以来，发病率明显降低。

【病因和发病机制】

病原体常为上呼吸道、口腔的定植菌，包括需氧、厌氧和兼性厌氧菌。90%肺脓肿患者合并有厌氧菌感染。发生肺脓肿取决于两个基本因素，机体防御功能减退和病原体侵入。根据感染途径不同，肺脓肿可分以下三种。

1. 吸入性肺脓肿 最常见，脓肿常为单发，病原体多为厌氧菌，经口、鼻、咽腔吸入而致病。正常情况下，吸入物经气道黏液-纤毛运载系统、咳嗽反射和肺巨噬细胞可迅速清除。但当有意识障碍时（如麻醉、醉酒、癫痫、脑血管意外时等），或由于受寒、极度疲劳等诱因，机体免疫力及气道防御清除功能降低，吸入的病原菌可致病。其他，还可因鼻窦炎、牙槽脓肿等脓性分泌物吸入致病。

2. 血源性肺脓肿 多发生于两肺，致病菌以金黄色葡萄球菌、表皮葡萄球菌及链球菌为常见。常有皮肤外伤感染、疖、痈、中耳炎或骨髓炎等原发病灶，菌栓经血行播散到肺，引起小血管栓塞、炎症和坏死而形成肺脓肿。静脉吸毒者若有右心细菌性心内膜炎，三尖瓣赘生物脱落阻塞肺小血管，可形成两肺外野的多发性脓肿。

3. 继发性肺脓肿 继发于其他疾病的肺脓肿：①某些细菌性肺炎、支气管扩张、支气管囊肿、支气管肺癌、肺结核空洞等继发化脓性感染；②支气管异物阻塞也可形成肺脓肿，这也是小儿肺脓肿的重要因素；③肺邻近器官的化脓性病变（如膈下脓肿、肾周围脓肿、脊柱脓肿或食管穿孔等）也可形成肺脓肿。

【病理】

感染物阻塞细支气管，小血管炎性栓塞，致病菌繁殖可引起肺组织化脓性炎症、坏死，形成肺脓肿；坏死组织液化破溃到支气管，脓液部分排出，形成脓腔，空气进入脓腔而出现气液平面；空洞壁表面常见残留坏死组织。病变可向周围扩展，甚至超越叶间裂波及邻接的肺段。若脓肿靠近胸膜，可发生局限性纤维蛋白性胸膜炎，引起胸膜粘连；若为张力性脓肿，可破溃入胸膜腔形成脓胸、脓气胸或支气管胸膜瘘。急性肺脓肿经有效治疗，病变愈合或仅留少量纤维瘢痕。

急性肺脓肿若治疗不彻底，或支气管引流不畅，大量坏死组织残留脓腔，炎症迁延3个月以上则称为慢性肺脓肿。脓腔壁成纤维细胞增生，肉芽组织使脓腔壁增厚，并可累及周围细支气管，使其变形或扩张。

【临床表现】

（一）症状

1. 吸入性肺脓肿 患者多有口、齿、咽喉的感染灶，或有劳累、受凉、醉酒、手术、和脑血管病等病史。急性起病,畏寒、高热,体温达 39～40 ℃,呈弛张热,伴有咳嗽、咳黏液痰或黏液脓性痰。炎症累及壁层胸膜可引起与呼吸有关的胸痛。病变范围大可出现气促,还可出现精神不振、乏力、食欲减退等全身中毒症状,重者出现头痛、谵妄、意识障碍等神经系统症状。痰液静置后可分 3 层:上层为泡沫,中层为混浊黏液,下层为化脓坏死物。约 1/3 患者有不同程度的咯血。肺脓肿若破溃到胸膜腔,可出现突发性胸痛、气急,出现脓气胸。部分患者缓慢发病,仅有一般的呼吸道感染症状。

2. 血源性肺脓肿 先有原发病灶引起的畏寒、高热等全身脓毒症的表现,经数日或数周后才出现咳嗽、咳痰,痰量不多,极少咯血。

3. 慢性肺脓肿 患者常有咳嗽、咳脓痰、反复发热和咯血,持续数周甚至数月,可伴贫血、消瘦等慢性中毒症状。

二、体征

肺脓肿的大小和部位有关:初期肺部可无阳性体征,或患侧可闻及湿啰音;随着病变发展,可出现肺实变体征,闻及支气管呼吸音;脓腔增大时,可有空瓮音;病变累及胸膜可闻及胸膜摩擦音或呈胸腔积液体征。血源性肺脓肿大多无阳性体征。慢性肺脓肿常有杵状指(趾)。

【辅助检查】

1. 血常规 急性期白细胞计数达 $(20～30)×10^9/L$,中性粒细胞 90% 以上,核左移明显,常有毒性颗粒。慢性患者的血白细胞可稍升高或正常,可有红细胞和血红蛋白减少。

2. 细菌学检查 痰涂片革兰染色,痰、胸腔积液和血培养(包括需氧和厌氧培养),以及抗菌药物敏感试验,有助于确定病原体和选择有效的抗菌药物。特别是胸腔积液和血培养结果阳性时对病原体的诊断价值更大。

3. X 线检查 早期的 X 线表现为大片浓密模糊浸润阴影,边界不清,或呈团片状浓密阴影,分布在一个或多个肺段。肺组织坏死、肺脓肿形成后,脓液经支气管排出,脓腔出现圆形透亮区及气液平面,其四周被浓密炎症浸润所环绕。脓腔内壁光整或略有不规则。经脓液引流和抗菌药物治疗后,肺脓肿周围炎症先吸收,脓腔逐渐缩小至消失,最后仅残留纤维条索影。

慢性肺脓肿脓腔壁增厚,内壁不规则,可呈多房性,周围有纤维组织增生、邻近胸膜增厚、肺叶收缩,纵隔可向患侧移位。合并脓胸时,患侧胸部呈大片浓密阴影。若伴气胸可见气液平面。结合侧位 X 线检查可明确肺脓肿的部位及范围大小。

血源性肺脓肿,病灶分布在一侧或两侧,呈散在局限炎症,或边缘整齐的球形病灶,中央有小脓腔和气液平面。炎症吸收后,也可能有局灶性纤维化或小气囊后遗阴影。

CT 能更准确定位及区别肺脓肿和有气液平的局限性脓胸,发现体积较小的脓肿和葡萄球菌肺炎引起的肺气囊,并有助于做体位引流和外科手术治疗。

4. 纤维支气管镜检查 有助于明确病因和病原学诊断,也可用于治疗。如有气道内异物,可取出异物。疑为肿瘤阻塞,可取病理标本。还可取痰液标本行细菌培养。可经纤维支气管镜插入导管,吸引脓液、冲洗支气管及注入抗菌药物,以提高疗效和缩短病程。

【诊断与鉴别诊断】

(一)诊断

1. 急性肺脓肿 对有口腔手术、昏迷、呕吐或异物吸入后,起病急骤、畏寒、高热、咳嗽和咳大量脓臭痰的患者,结合血白细胞总数及中性粒细胞数显著增高,胸部 X 线示浓密的炎性阴影中有空腔、气液平面可做出诊断。

2. 血源性肺脓肿 有皮肤创伤感染、疖、痈等化脓性病灶,或静脉吸毒者患有心内膜炎,出现发热不退、咳嗽、咳痰等症状结合胸部 X 线示两肺多发性肺脓肿可诊断。

(二)鉴别诊断

1. 细菌性肺炎 常见的肺炎链球菌肺炎多伴有口唇疱疹、咳铁锈色痰而无大量脓臭痰,X 线胸片示肺叶或肺段实变或呈片状淡薄炎症病变,边缘模糊不清,没有空洞形成。而肺脓肿,胸部 X 线显示空洞和液平面,经治疗短期不会吸收。当肺炎用抗菌药物治疗后仍高热不退,咳嗽、咳痰并咳出大量脓痰时应考虑为肺脓肿。

2. 空洞性肺结核继发感染 空洞性肺结核病程长,起病缓慢,可有长期咳嗽、午后低热、乏力、盗汗、食欲减退或有反复咯血等症状。X线胸片显示空洞壁较厚,一般无气液平面,空洞周围炎性病变较少,常伴有条索、斑点及结节状病灶,或有肺内其他部位的结核播散灶,痰中可找到结核分枝杆菌。若合并肺部感染时,可出现急性感染症状和咳大量脓痰,由于化脓性细菌大量繁殖,痰中难以找到结核分枝杆菌。若一时不能鉴别,应按急性肺脓肿治疗,待急性感染控制后,胸片可显示纤维空洞及周围多形性的结核病变,反复查痰可找到抗酸杆菌。

3. 肺囊肿继发感染 肺囊肿继发感染时,囊肿内可见气液平,但囊肿周围炎症反应轻,无明显脓痰和中毒症状。与以往的X线胸片做对比,更容易鉴别。

4. 支气管肺癌 气管肺癌阻塞支气管常导致远端肺化脓性感染,因为形成脓肿的病程相对较长,是一个逐渐阻塞的过程,所以毒性症状多不明显且脓痰量较少。阻塞性感染由于支气管引流不畅,抗菌药物效果不佳。因此对40岁以上反复出现肺同一部位感染,且抗菌药物疗效差的患者,要考虑支气管肺癌引起阻塞性肺炎的可能,可行纤维支气管镜检查明确诊断。肺鳞癌可发生坏死液化,形成空洞,但一般无毒性或急性感染症状,X线胸片示空洞壁较厚,多呈偏心空洞,内壁凹凸不平,空洞周围有少许炎症浸润,肺门淋巴结可有肿大,易与肺脓肿区分。

【治疗】

治疗原则是抗菌药物治疗和脓液引流。

(一)抗菌药物治疗

抗菌药物疗程6~8周,或直至X线胸片显示脓腔和炎症消失,仅有少量的纤维化残留。

(1)吸入性肺脓肿多合并厌氧菌感染,通常对青霉素敏感,仅脆弱类杆菌对青霉素不敏感,对林可霉素、克林霉素和甲硝唑敏感。应根据病情严重程度决定青霉素剂量,轻者120万~240万U/d,严重者可用1000万U/d分次静脉滴注,以提高坏死组织中的药物浓度。体温一般在治疗3~10天降至正常,之后可改为肌内注射。若青霉素疗效不佳或青霉素过敏者,可用克林霉素0.6~1.8 g/d,或甲硝唑0.4 g,每日3次口服或静脉滴注。也可选用其他抗生素如碳青霉烯类或β-内酰胺类/β-内酰胺酶抑制剂。

(2)血源性肺脓肿多为葡萄球菌和链球菌感染,可选用耐β-内酰胺酶的青霉素或头孢菌素。耐甲氧西林的葡萄球菌(MRSA)感染,选用万古霉素或替考拉宁或利奈唑胺。

(3)阿米巴原虫感染,选用甲硝唑治疗;革兰阴性杆菌感染,选用第二代或第三代头孢菌素、氟喹诺酮类,可联用氨基糖苷类抗菌药物。

(二)脓液引流

提高疗效的有效措施。身体状况较好者可采取体位引流,引流的体位应使脓肿处于最高位,每日2~3次,每次10~15 min。痰黏稠不易咳出者可用祛痰药或支气管舒张剂以利于痰液引流。经纤维支气管镜冲洗及吸引也是有效的方法。血源性肺脓肿要及时处理原发病灶。

(三)一般治疗

急性期中毒症状明显者应卧床休息,支持疗法,供给足够热量和维生素、必需氨基酸等,注意补充水分,维持电解质平衡,必要时吸氧。对症治疗包括解热、祛痰等。

(四)外科治疗

手术治疗适应证:①病程超过3个月,经内科治疗脓腔不缩小,或脓腔过大(5 cm以上)估计不易闭合者;②大咯血经内科治疗无效或危及生命者;③伴有支气管胸膜瘘或脓胸经抽吸、引流和冲洗疗效不佳者;④支气管阻塞限制气道引流,如肺癌。术前应评价患者一般情况和肺功能。对病情重不能耐受手术者,可经胸壁插入导管到脓腔行引流术。

【预防】

要重视口腔、上呼吸道慢性感染病灶的治疗。口腔和胸腹手术前应注意保持口腔清洁,手术中注意清除口腔和上呼吸道血块和分泌物,鼓励患者咳嗽,及时取出呼吸道异物,保持呼吸道引流通畅。昏迷患者更要注意口腔清洁。

小 结

肺炎是指终末气道、肺泡和肺间质的炎症,可由病原微生物、理化因素、免疫损伤、过敏及药物所致。细菌性肺炎是最常见的肺炎。不同病原菌所致的肺炎临床表现各不相同。肺炎诊断程序是根据病史、临床表现结合 X 线胸片、血常规等检查先确定肺炎的诊断,然后根据病原学检查结果确定病原学诊断,此外还要对患者的病情轻重程度做出评估,以便选择合适的抗菌药物及给药途径。确定肺炎的诊断时要注意肺炎与肺结核、肺脓肿、肺癌等疾病的鉴别。肺炎治疗的最主要环节是抗感染治疗。肺脓肿是由多种病原体所致的肺组织化脓性感染,肺脓肿根据感染程度不同分三种,要注意这三种肺脓肿在影像学、临床表现上的共性和区别。结合患者病史、临床表现和 X 线影像不难做出肺脓肿诊断,但需要与肺囊肿、细菌性肺炎等疾病相鉴别。肺脓肿的治疗原则是抗菌药物治疗和脓液引流,此外还应该注意支持治疗。

(李 平)

知识检测 5

第七章 肺 结 核

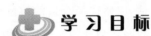

学习目标

1. 掌握：肺结核病因、临床表现、诊断分型和鉴别诊断、治疗原则与措施。
2. 熟悉：肺结核流行病学特点、预防措施。
3. 了解：肺结核的发病机制、病理改变。
4. 应用：能够对肺结核患者进行诊断、治疗，对患者和高危人群进行健康指导。

导学案例

患者，女，20岁，大学生。因咳嗽、低热、消瘦1个月余入院。1个月前无明显诱因下出现咳嗽，无痰，无胸痛、气促或咯血等，伴有发热、乏力，自测体温38℃左右，在校医室就诊，予口服"感冒药"（具体不详）3天，无明显效果。发病以来患者体重下降约4 kg。同寝室亦有2位同学先后出现类似症状，遂于今天就诊。PE：身高163 cm，体重52 kg，T 37.8 ℃，P 86次/分，R 22次/分，BP 96/64 mmHg，神清。双肺呼吸音正常，未闻及干湿性啰音及胸膜摩擦音。HR 86次/分，律齐。腹平软，双下肢无水肿。神经系统检查无异常。

请问：1. 该患者最可能的诊断是什么？主要依据有哪些？
2. 为进一步明确诊断需完善哪些检查？

肺结核（pulmonary tuberculosis）是全球关注的公共卫生和社会问题，也是我国重点控制的主要呼吸道传染性疾病之一。自20世纪80年代以来，结核病疫情均出现明显回升并呈现全球性恶化的趋势。世界卫生组织（WHO）于1993年宣布结核病处于"全球紧急状态"，要求各国政府大力加强结核病的控制工作以遏制这次结核病危机，同时将积极推行全程督导短程化学治疗策略（directly observed treatment short-course，DOTS）。当前结核病疫情虽出现缓慢下降，但由于耐多药结核病（multidrug-resistant tuberculosis，MDR-TB）增多等原因，结核病仍是危害人类健康的公共卫生问题。

【流行病学】

全球有1/3的人（约20亿）曾受到结核分枝杆菌的感染。结核病的流行状况与经济水平大致相关。据WHO估计，2015年全球新发结核病数量约为1040万例，其中120万新发结核病病例为艾滋病病毒感染者（占11%）。约140万人死于结核病，还有40万艾滋病病毒感染者死于结核病。虽然从2000年到2015年结核病死亡数量下降了22%，但结核病仍然是2015年全世界十大死因之一。印度、印度尼西亚、中国、尼日利亚、巴基斯坦和南非这六个国家的病例数占新发病例数的60%。据2010年我国第五次结核病流行病学抽样调查估计：结核病年发病例100万，发病率78/10万；全国现有活动性肺结核患者499万，患病率459/10万；涂阳肺结核患者72万，患病率66/10万；菌阳肺结核患者129万，患病率119/10万；结核病年死亡人数5.4万，死亡率4.1/10万；TB/HIV双重感染患者约2万；每年新发MDR-TB约10万人。通过加强结核病控制措施，十余年来我国的结核病疫情呈下降趋势。由于我国原结核病疫情比较严重，地区差异大，西部地区肺结核患病率明显高于全国平均水平。结核病防控工作任重而道远,必须坚持不懈地加强结核病防控工作。

【病因和发病机制】

(一) 结核分枝杆菌

结核病的病原菌为结核分枝杆菌复合群,包括结核分枝杆菌、牛分枝杆菌、非洲分枝杆菌和田鼠分枝杆菌。人肺结核的致病菌90%以上为结核分枝杆菌。典型的结核分枝杆菌是细长、稍弯曲、两端圆形的杆菌,痰标本中的结核分枝杆菌可呈现为T、V、Y字形以及丝状、球状、棒状等多种形态。结核分枝杆菌抗酸染色呈红色,可抵抗盐酸酒精的脱色作用,故称抗酸杆菌。结核分枝杆菌对干燥、冷、酸、碱等抵抗力强。在干燥的环境中可存活数个月或数年。在室内阴暗潮湿处,结核分枝杆菌能数个月不死。结核分枝杆菌对紫外线比较敏感,太阳光直射下痰中结核分枝杆菌经2～7 h可被杀死,实验室或病房常用紫外线灯消毒,10 W紫外线灯距照射物0.5～1 m,照射30 min具有明显杀菌作用。

结核分枝杆菌的增代时间为14～20 h,培养时间一般为2～8周。结核分枝杆菌菌体成分复杂,主要是类脂质、蛋白质和多糖类。类脂质占总量的50%～60%,其中蜡质约占50%,与结核病的组织坏死、干酪液化、空洞发生及结核变态反应有关。菌体蛋白质以结合形式存在,是结核菌素的主要成分,诱发皮肤变态反应。多糖类与血清反应等免疫应答有关。

(二) 结核病在人群中的传播

1. 传染源 结核病的传染源主要是肺结核患者。痰中有结核分枝杆菌的患者才有传染性,才是传染源。传染性的大小取决于痰内菌量的多少。

2. 传播途径 结核分枝杆菌主要通过咳嗽、打喷嚏、大笑、大声谈话等方式把含有结核分枝杆菌的微滴排到空气中而传播。飞沫传播是肺结核最重要的传播途径。经消化道、皮肤、泌尿生殖系统等其他途径传播现已少见。

3. 易感人群 婴幼儿细胞免疫系统不完善,老年人、HIV感染者、免疫抑制剂使用者、慢性疾病患者等免疫力低下,都是结核病的易感人群。生活贫困、居住环境拥挤、营养不良等也是结核病易感的社会因素。

(三) 结核病的发生与发展

1. 原发感染 当人体首次吸入含结核分枝杆菌的微滴后,是否感染取决于结核分枝杆菌的毒力和肺泡内巨噬细胞固有的吞噬杀菌能力。结核分枝杆菌的类脂质等成分能抵抗溶酶体酶类的破坏作用,如果结核分枝杆菌能够存活下来,并在肺泡巨噬细胞内外生长繁殖,这部分肺组织即出现炎性病变,称为原发病灶。原发病灶中的结核分枝杆菌沿着肺内引流淋巴管到达肺门淋巴结,引起淋巴结肿大。原发病灶继续扩大,可直接或经血流播散到邻近组织器官,发生结核病。

当结核分枝杆菌首次侵入人体开始繁殖时,人体通过细胞介导的免疫系统对结核分枝杆菌产生特异性免疫,使原发病灶、肺门淋巴结和播散到全身各器官的结核分枝杆菌停止繁殖,原发病灶炎症迅速吸收或留下少量钙化灶,肿大的肺门淋巴结逐渐缩小、纤维化或钙化,播散到全身各器官的结核分枝杆菌大部分被消灭,但仍然有少量结核分枝杆菌没有被消灭,长期处于休眠期,成为继发性结核的潜在来源。

2. 结核病免疫和迟发性变态反应 肺结核病主要的免疫保护机制是细胞免疫,体液免疫对控制结核分枝杆菌感染的作用不甚重要。人体受结核分枝杆菌感染后,结核分枝杆菌被吞噬细胞吞噬,使T细胞致敏。当致敏的T细胞再次接触结核分枝杆菌时,则释放出多种淋巴因子,使巨噬细胞聚集在细菌周围,吞噬并杀灭细菌,成为类上皮细胞和朗格汉斯(Langhans)巨细胞,最后形成结节使病变局限。结核病免疫保护机制十分复杂,一些确切机制尚需进一步研究。

1890年Koch观察到,将结核分枝杆菌皮下注射到未感染的豚鼠,10～14天后局部皮肤红肿、溃烂,形成深的溃疡,不愈合,最后豚鼠因结核分枝杆菌播散到全身而死亡。而对3～6周前受少量结核分枝杆菌感染和结核菌素皮肤试验阳转的动物,给予同等剂量的结核分枝杆菌皮下注射,2～3天后局部出现红肿,形成表浅溃烂,继之较快愈合,无淋巴结肿大,无播散和死亡。这种机体对结核分枝杆菌再感染和初感染所表现出不同反应的现象称为Koch现象。较快的局部红肿和表浅溃烂是由结核菌素诱导的迟发性变态反应的表现；结核分枝杆菌无播散,引流淋巴结无肿大及溃疡较快愈合是免疫力的反映。免疫力与迟发性变态反应之间关系相当复杂,尚不十分清楚。

3. 继发性结核病 继发性结核病的发病,目前认为有两种方式：原发性结核感染时期遗留下来的潜在病灶中的结核分枝杆菌重新活动而发生的结核病,此为内源性复发；另一种方式是由于受到结核分枝杆菌的再感染而发病,称为外源性重染。继发性结核病与原发性结核病有明显的差异。继发性结核病有明显的临床症状,容易出现空洞和排菌,有传染性,所以,继发性结核病具有重要临床和流行病学意义,是防治工作的重点。

【病理】

(一) 基本病理变化

结核病的基本病理变化为渗出、增生和干酪样坏死。

1. 渗出性病变 主要表现为充血、水肿与白细胞浸润。早期渗出性病变中有中性粒细胞浸润,以后逐渐被巨噬细胞所代替。渗出性病变通常出现在结核炎症的早期或病灶恶化时,亦可见于浆膜结核。当病情好转时,渗出性病变可完全消散吸收。

2. 增生性病变 增生为主的病变发生在机体抵抗力较强、病变恢复阶段。增生性病变表现为典型的结核结节,直径约为0.1 mm,数个融合后肉眼能见到,由淋巴细胞、上皮样细胞、朗格汉斯巨细胞以及成纤维细胞组成。结核结节的中间可出现干酪样坏死。大量上皮样细胞互相聚集融合形成多核巨细胞称为朗格汉斯巨细胞。

3. 干酪样坏死 多发生在结核分枝杆菌毒力强、感染菌量多、机体超敏反应增强、抵抗力低下的情况。干酪坏死病变镜检为红染无结构的颗粒状物,含脂质多,肉眼观察呈淡黄色,状似奶酪,故称干酪样坏死。

结核病的病理过程特点是破坏与修复常同时进行,故上述三种病理变化多同时存在,也可以某一种变化为主,而且可相互转化。

(二) 病变的转归

结核病变的转归是由人体的抵抗力、变态反应强弱及细菌毒力三者综合作用的结果。当人体抵抗力强、细菌量少时,病变可完全吸收消散、纤维化、钙化；当变态反应强烈、菌量多时,病灶可增多或增生性病变恶化为渗出性病变,进而发生干酪样坏死、液化、空洞形成以致播散。

【临床表现】

各型肺结核的临床表现不尽相同,但有共同之处。

一、症状

(一) 呼吸系统症状

1. 咳嗽、咳痰 肺结核最常见症状。咳嗽较轻,干咳或少量黏液痰。有空洞形成时,痰量增多,若合并其他感染,痰可呈脓性。若合并支气管结核,表现为刺激性干咳。

2. 咯血 1/3～1/2的患者有咯血。咯血量多少不定,多数患者为少量咯血。

3. 胸痛 部位不定的隐痛常由神经反射作用而引起；结核累及胸膜时可表现胸痛,为胸膜性胸痛,随呼吸运动和咳嗽加重。

4. 呼吸困难 多见于干酪性肺炎和大量胸腔积液患者。

(二) 全身症状

发热为最常见症状,一般为低热,多为长期午后潮热,即下午或傍晚开始升高,次晨降至正常。部分患者有倦怠乏力、盗汗、食欲减退和体重减轻等。育龄女性患者可出现月经不调。

二、体征

取决于病变性质和范围。病变范围较小时,可以没有任何体征；渗出性病变范围较大或干酪样坏死时,则可以有肺实变体征,如触觉语颤增强、叩诊浊音、听诊闻及支气管呼吸音和细湿啰音。较大的空洞性病变听诊也可以闻及支气管呼吸音。当有较大范围的纤维条索形成时,气管向患侧移位,患侧胸廓塌陷、叩诊浊音、听诊呼吸音减弱,可闻及湿啰音。结核性胸膜炎时有胸腔积液体征。支气管结核可有局限性哮鸣音。

少数患者可以有类似风湿热样表现,称为结核性风湿症,多见于青少年女性。常累及四肢大关节,在受累关节附近可见结节性红斑或环形红斑,间歇出现,但水杨酸制剂治疗无效。另有一种无反应性结核,也称结核性败血症,为一种严重的网状内皮系统结核病,见于极度免疫抑制患者。临床表现为持续高热、骨髓抑制或呈类白血病反应。肝、脾、淋巴结、肺、肾、髓有严重干酪性坏死病变,内含大量结核分枝杆菌,结核结节不多见或很少。X线胸片可表现为急性粟粒型肺结核或不典型。

【辅助检查】

1. 痰结核分枝杆菌检查 痰液中找到结核分枝杆菌是确诊肺结核最可靠的方法。痰菌阳性说明病灶是开放性的,也是判断肺结核患者有无传染性的主要依据。检验方法主要有直接涂片法和培养法。

痰涂片抗酸染色镜检快速简便,在我国非典型分枝杆菌尚属少见,故抗酸杆菌阳性,肺结核诊断基本即可成立。直接厚涂片阳性率优于薄涂片,为目前普遍采用。

培养法更为精确,除能了解结核分枝杆菌有无生长繁殖能力外,且可作药物敏感试验与菌种鉴定。但结核分枝杆菌生长缓慢,通常需2~6周才能出报告,培养至8周仍未生长者报告阴性。

2. 影像学检查 胸部X线检查不但可早期发现肺结核,而且可对病灶部位、范围、性质、发展情况和治疗效果做出判断,对决定治疗方案很有帮助。肺结核病影像特点是病变多发生在上叶的尖后段和下叶的背段,密度不均匀、边缘较清楚和变化较慢,易形成空洞和播散病灶。肺部CT易发现隐蔽的病变而减少微小病变的漏诊;能准确显示纵隔淋巴结有无肿大。常用于对肺结核的诊断及与其他胸部疾病的鉴别诊断。

3. 结核菌素试验 广泛应用于检出结核分枝杆菌的感染,而非检出结核病。结核菌素试验阳性不能区分是结核分枝杆菌的自然感染还是卡介苗接种的免疫反应。目前世界卫生组织和国际防痨和肺病联合会推荐使用的结核菌素为纯蛋白衍化物(purified protein derivative,PPD)PPD-RT23,以便于国际间结核感染率的比较。

结核菌素试验选择左侧前臂曲侧中上部1/3处,0.1 mL(5 U)皮内注射,试验后48~96 h观察和记录结果,手指轻摸硬结边缘,测量硬结的横径和纵径,得出平均直径=(横径+纵径)/2,而不是测量红晕直径。硬结直径≤5 mm为阴性,5~9 mm为弱阳性,10~19 mm为阳性,≥20或虽<20 mm但局部出现水疱和淋巴管炎为强阳性反应。

结核菌素试验反应愈强,对结核病的诊断,特别是对婴幼儿的结核病诊断愈重要。凡是阴性反应结果的儿童,一般来说,表明没有受过结核分枝杆菌的感染,可以排除结核病。但在某些情况下,也不能完全排除结核病,因为结核菌素试验可受许多因素影响,结核分枝杆菌感染后需4~8周才建立充分变态反应,在此之前,结核菌素试验可呈阴性;营养不良、HIV感染、麻疹、水痘、癌症、严重的细菌感染包括重症结核病如粟粒型结核病和结核性脑膜炎等,结核菌素试验结果则多为阴性和弱阳性。

4. 其他检查

(1) 血常规检查:结核病患者血常规一般无异常。严重病例可有继发性贫血。急性粟粒型肺结核可有白细胞总数减低或类白血病反应。

(2) 血沉:活动性肺结核的血沉可增快,但对诊断无特异性价值,血沉正常也不能排除活动性肺结核。

(3) 纤维支气管镜:对于发现支气管结核和淋巴结支气管瘘、吸取分泌物、解除阻塞或做细菌和脱落细胞检查,以及摘取活组织做病理检查等,均有重要诊断价值。

【肺结核的诊断】

一、诊断依据

诊断依据包括临床表现、痰结核分枝杆菌检查和X线检查。痰结核分枝杆菌检查不仅是确诊肺结核的主要依据,也是考核疗效、随访病情的重要指标。X 线健康检查是发现早期肺结核的主要方法,此时虽然无明显症状,但结合其他资料(如痰菌检查、结核菌素试验等)可以明确诊断。因病就诊者多有肺结核的某些临床症状和体征。

二、肺结核的诊断程序

1. 可疑症状患者的筛选 约 86% 活动性肺结核患者和 95% 痰涂片阳性肺结核患者有可疑症状。主要可疑症状为咳嗽、咳痰持续 2 周以上和咯血,其次是午后低热、乏力、盗汗、月经不调或闭经,有肺结核接触史或肺外结核。上述情况应考虑到肺结核病的可能性,要进行痰抗酸杆菌和胸部 X 线检查。

2. 是否为肺结核 凡 X 线检查肺部发现有异常阴影者,必须通过系统检查确定病变性质是结核性或其他性质。若一时难以确定,可经 2 周左右观察后复查,大部分炎症病变会有所变化,肺结核则变化不大。

3. 有无活动性 如果诊断为肺结核,应进一步明确有无活动性,因为结核活动性病变必须给予治疗。活动性病变在胸片上通常表现为边缘模糊不清的斑片状阴影,可有中心溶解或空洞,或出现播散病灶。胸片表现为钙化、硬结或纤维化,痰检查不排菌,无任何症状,为无活动性肺结核。

4. 是否排菌 确定活动性后还要明确是否排菌,是确定传染源的唯一方法。

5. 是否耐药 通过药物敏感试验确定是否耐药。

6. 明确初、复治 病史询问明确初、复治患者,两者治疗方案迥然不同。

三、结核病分类标准

我国实施的结核病分类标准(WS196—2017)突出对痰结核分枝杆菌检查和化疗史的描述,取消按活动性程度及转归分期分类,更符合现代结核病控制的概念和实用性。

(一)结核病分类和诊断要点

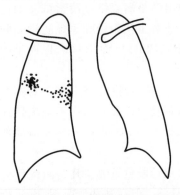

图 7-1 原发综合征示意图

1. 原发型肺结核 含原发综合征及胸内淋巴结结核。多见于少年儿童,无症状或症状轻微,多有结核病家庭接触史,结核菌素试验多为强阳性,X 线胸片表现为哑铃形阴影,即原发病灶、引流淋巴管炎和肿大的肺门淋巴结,形成典型的原发综合征(图 7-1)。原发病灶一般吸收较快,可不留任何痕迹。若 X 线胸片只有肺门淋巴结肿大,则诊断为胸内淋巴结结核。肺门淋巴结结核可呈团块状、边缘清晰和密度高的肿瘤型或边缘不清、伴有炎性浸润的炎症型。

2. 血行播散型肺结核 含急性血行播散型肺结核(急性粟粒型肺结核)及亚急性、慢性血行播散型肺结核。急性粟粒型肺结核多见于婴幼儿和青少年,特别是营养不良、患传染病和长期应用免疫抑制剂导致抵抗力明显下降的小儿,多同时伴有原发型肺结核。成人也可发生急性粟粒型肺结核,起病急,持续高热,中毒症状严重。身体浅表淋巴结肿大,肝和脾大,有时可发现皮肤淡红色粟粒疹,可出现颈项强直等脑膜刺激征,眼底检查约 1/3 的患者可发现脉络膜结核结节。X 线胸片和 CT 检查开始为肺纹理重,在症状出现 2 周左右可发现由肺尖至肺底呈大小、密度和分布三均匀的粟粒状结节阴影,结节直径 2 mm 左右。亚急性、慢性血行播散型肺结核起病较缓,症状较轻,X 线胸片呈双上、中肺野为主的大小不等、密度不同和分布不均的粟粒状或结节状阴影,新鲜渗出与陈旧硬结和钙化病灶共存。

3. 继发型肺结核 继发型肺结核包括浸润性肺结核、空洞性肺结核和干酪样肺炎等,临床特点如下。

(1)浸润性肺结核:浸润渗出性结核病变和纤维干酪增殖病变多发生在肺尖和锁骨下,影像学检查表现为小片状或斑点状阴影,可融合和形成空洞。渗出性病变易吸收,而纤维干酪增殖病变吸收很慢,可长期无改变。

（2）空洞性肺结核：空洞形态不一，多由干酪渗出病变溶解形成洞壁不明显的、多个空腔的虫蚀样空洞；伴有周围浸润病变的新鲜的薄壁空洞，当引流支气管壁出现炎症半堵塞时，因活瓣形成，而出现壁薄的、可迅速扩大和缩小的张力性空洞以及肺结核球干酪样坏死物质排出后形成的干酪溶解性空洞。空洞性肺结核多有支气管播散病变，临床症状较多，发热、咳嗽、咳痰和咯血等，空洞性肺结核患者痰中经常排菌。应用有效的化学治疗后，出现空洞不闭合，但长期多次查痰阴性，空洞壁由纤维组织或上皮细胞覆盖，诊断为"净化空洞"。但有些患者空洞还残留一些干酪组织，长期多次查痰阴性，临床上诊断为"开放菌阴综合征"，仍须随访。

（3）结核球：多由干酪样病变吸收和周边纤维膜包裹或干酪空洞阻塞性愈合而形成。结核球内有钙化灶或液化坏死形成空洞，同时80%以上的结核球有卫星灶，可作为诊断和鉴别诊断的参考。直径2~4 cm，多小于3 cm。

（4）干酪样肺炎：多发生在机体免疫力和体质衰弱，又受到大量结核分枝杆菌感染的患者，或有淋巴结支气管瘘，淋巴结中的大量干酪样物质经支气管进入肺内而发生。大叶性干酪样肺炎X线影像呈大叶性密度均匀磨玻璃状阴影，逐渐出现溶解区，呈虫蚀样空洞，可出现播散病灶，痰中能查出结核分枝杆菌。小叶性干酪样肺炎的症状和体征都比大叶性干酪样肺炎轻，X线影像呈小叶斑片播散病灶，多发生在双肺中下部。

（5）纤维空洞性肺结核：纤维空洞性肺结核的特点是病程长，反复进展恶化，肺组织破坏重，肺功能严重受损，双侧或单侧出现纤维厚壁空洞和广泛的纤维增生，造成肺门抬高和肺纹理呈垂柳样，患侧肺组织收缩，纵隔向患侧移位，常见胸膜粘连和代偿性肺气肿（图7-2）。结核分枝杆菌长期检查阳性且常耐药。在结核病控制和临床上均为老大难问题，关键在最初治疗中给予合理化学治疗，以预防纤维空洞性肺结核的发生。

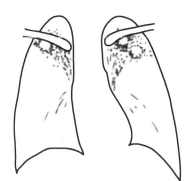

图7-2 慢性纤维空洞性肺结核示意图

4. 结核性胸膜炎 含结核性干性胸膜炎、结核性渗出性胸膜炎、结核性脓胸。

5. 其他肺外结核 按部位和脏器命名，如骨关节结核、肾结核、肠结核等。

6. 菌阴肺结核 菌阴肺结核为三次痰涂片及一次培养均阴性的肺结核，其诊断标准如下：①典型肺结核临床症状和胸部X线表现；②抗结核治疗有效；③临床可排除其他非结核性肺部疾病；④PPD（5IU）强阳性，血清抗结核抗体阳性；⑤痰结核分枝杆菌PCR和探针检测呈阳性；⑥肺外组织病理证实结核病变；⑦支气管肺泡灌洗（BAL）液中检出抗酸分枝杆菌；⑧支气管或肺部组织病理证实结核病变。具备①~⑥中3项或⑦~⑧中任何1项可确诊。

（二）痰菌检查记录格式

以"涂（+）""涂（-）""培（+）""培（-）"表示。当患者无痰或未查痰时，则注明"无痰"或"未查"。

（三）治疗状况记录

1. 初治 有下列情况之一者为初治：①尚未开始抗结核治疗的患者；②正进行标准化疗方案用药而未满疗程的患者；③不规则化疗未满1个月的患者。

2. 复治 有下列情况之一者为复治：①初治失败的患者；②规则用药满疗程后痰菌又复阳的患者；③不规则化疗超过1个月的患者；④慢性排菌患者。

四、肺结核的记录方式

按结核病分类、病变部位、范围、痰菌情况、化疗史程序书写。如：原发型肺结核右中涂（-），初治。继发型肺结核双上涂（+），复治。血行播散型肺结核可注明"急性"或"慢性"；继发型肺结核可注明"浸润性""纤维空洞性"等。并发症如"自发性气胸、肺不张等"、合并症如"硅沉着病、糖尿病等"、手术如"肺切除术后、胸廓成形术后等"可在化疗史后按并发症、合并症、手术等顺序书写。

【鉴别诊断】

1. 肺炎　主要与继发型肺结核鉴别。肺炎大都起病急伴有发热，咳嗽、咳痰明显。胸片表现密度较淡且较均匀的片状或斑片状阴影，抗菌治疗后体温迅速下降，1～2周阴影有明显吸收。痰中查不到抗酸杆菌。

2. 支气管扩张　慢性反复咳嗽、咳痰，多有大量脓痰，常反复咯血。轻者X线胸片无异常或仅见肺纹理增粗，典型者可见卷发样改变，CT检查能发现支气管腔扩大，可确诊。

3. 肺癌　肺癌多有长期吸烟史，表现为刺激性咳嗽，痰中带血、胸痛和消瘦等症状。胸部X线表现肺癌肿块常呈分叶状，有毛刺、切迹。癌组织坏死液化后，可以形成偏心厚壁空洞。多次痰脱落细胞和结核分枝杆菌检查和病灶活体组织检查是鉴别的重要方法。

4. 肺脓肿　多有高热、咳大量脓臭痰，胸片表现为带有液平面的空洞伴周围浓密的炎性阴影。血白细胞和中性粒细胞增高。

5. 纵隔和肺门疾病　原发型肺结核应与纵隔和肺门疾病相鉴别。小儿胸腺在婴幼儿时期多见；胸内甲状腺多发生于右上纵隔；淋巴系统肿瘤多位于中纵隔，多见于青年人，症状多，结核菌素试验可呈阴性或弱阳性。皮样囊肿和畸胎瘤多呈边缘清晰的囊状阴影，多发生于前纵隔。

6. 其他疾病　肺结核常有不同类型的发热，需与伤寒、败血症、白血病等发热性疾病鉴别。

【治疗】

一、结核病的化学治疗

（一）化学治疗的原则

肺结核化学治疗的原则是早期、规律、全程、适量、联合。整个治疗方案分强化和巩固两个阶段。

（二）化学治疗的主要作用

1. 杀菌作用　迅速地杀死病灶中大量繁殖的结核分枝杆菌，使患者由具有传染性转为不具有传染性，减轻组织破坏，缩短治疗时间，可早日恢复工作，临床上表现为痰菌迅速转阴。

2. 防止耐药菌产生　防止获得性耐药变异菌的出现是保证治疗成功的重要措施，耐药变异菌的发生不仅会造成治疗失败和复发，而且会造成耐药菌的传播。

3. 灭菌　彻底杀灭结核病变中半静止或代谢缓慢的结核分枝杆菌是化学治疗的最终目的，使完成规定疗程治疗后无复发或复发率很低。

（三）化学治疗的生物学机制

1. 药物对不同代谢状态和不同部位的结核分枝杆菌群的作用　结核分枝杆菌根据其代谢状态分为A、B、C、D 4个菌群。A菌群：快速繁殖，大量A菌群多位于巨噬细胞外和肺空洞干酪液化部分，占结核分枝杆菌群绝大部分。由于细菌数量大，易产生耐药变异菌。B菌群：处于半静止状态，多位于巨噬细胞内酸性环境和空洞壁坏死组织中。C菌群：处于半静止状态，可有突然间歇性短暂的生长繁殖，许多生物学特点尚不十分清楚。D菌群：处于休眠状态，不繁殖，数量很少。抗结核药物对不同菌群的作用各异。抗结核药物对A菌群作用强弱依次为异烟肼＞链霉素＞利福平＞乙胺丁醇；对B菌群依次为吡嗪酰胺＞利福平＞异烟肼；对C菌群依次为利福平＞异烟肼。随着药物治疗作用的发挥和病变变化，各菌群之间也互相变化。通常大多数抗结核药物可以作用于A菌群，异烟肼和利福平具有早期杀菌作用，即在治疗48h内迅速杀菌，使菌群数量明显减少，传染性减少或消失，痰菌转阴。这显然对防止获得性耐药的产生有重要作用。B和C菌群由于处于半静止状态，抗结核药物的作用相对较差，有"顽固菌"之称。杀灭B和C菌群可以防止复发。抗结核药物对D菌群无作用。

2. 耐药性　耐药性是基因突变引起的药物对突变菌的效力降低。治疗过程中若单用一种敏感药，菌群中大量敏感菌被杀死，但少量的自然耐药变异菌仍存活并不断繁殖，最后逐渐完全替代敏感菌而成为优势菌群。结核病变中结核分枝杆菌菌群数量愈大，则存在的自然耐药变异菌也愈多。现代化学治疗多采用联合用药，通过交叉杀菌作用防止耐药性产生。联合用药后中断治疗或不规律用药仍可产生耐药性。其产生机制是各种药物开始早期杀菌作用速度的差异,某些菌群只有一种药物起灭菌作用,而在菌群再生长期间和菌群延缓生长期药物抑菌浓度存在差异所造成的结果。因此,强调在联合用药的条件下也不能中断治疗,短程疗法最好应用全程督导化疗。

3. 间歇化学治疗 间歇化学治疗的主要理论基础是结核分枝杆菌的延缓生长期。结核分枝杆菌接触不同的抗结核药物后产生不同时间的延缓生长期。例如,接触异烟肼和利福平 24 h 后分别可有 6～9 日和 2～3 日的延缓生长期。药物使结核分枝杆菌产生延缓生长期,就有间歇用药的可能性,而氨硫脲没有延缓生长期,就不适于间歇应用。

4. 顿服 每日剂量一次顿服要比一日 2 次或 3 次分服所产生的高峰血药浓度高 3 倍左右。临床研究已经证实顿服的效果优于分次口服。

(四) 常用抗结核病药物

1. 异烟肼(isoniazid,INH,H) 异烟肼问世已 50 余年,但迄今仍然是单一抗结核药物中杀菌力最强者。该药抑制结核分枝杆菌 DNA 的合成,对细胞内、外结核分枝杆菌都有杀灭作用。成人剂量每日 300 mg,顿服;儿童为每日 5～10 mg/kg,最大剂量每日不超过 300 mg。结核性脑膜炎和血行播散型肺结核的用药剂量可加大,儿童 20～30 mg/kg,成人 10～20 mg/kg。偶可发生药物性肝炎,肝功能异常者慎用,需注意观察。如果发生周围神经炎可服用维生素 B_6。

2. 利福平(rifampicin,RFP,R) 与菌体 RNA 聚合酶结合,干扰 DNA 和蛋白质合成,对细胞内、外代谢旺盛和繁殖的结核分枝杆菌均有杀菌作用。利福平及其代谢物为橘红色,服后大小便、眼泪等为橘红色。成人剂量为每日 450～600 mg,顿服。儿童每日 10～20 mg/kg。间歇用药剂量为 600～900 mg,每周 2 次或 3 次。用药后如出现一过性转氨酶上升可继续用药,加保肝治疗观察,如出现黄疸应立即停药。

3. 吡嗪酰胺(pyrazinamide,PZA,Z) 吡嗪酰胺具有独特的杀灭菌作用,主要是杀灭巨噬细胞内、酸性环境中的静止菌。在 6 个月标准短程化疗中,PZA 与 INH 和 RFP 联合用药是第三个不可缺的重要药物。成人用药为 1.5 g/d,分 3 次服。每周 3 次用药为 1.5～2.0 g/d,儿童每日为 30～40 mg/kg。常见不良反应为高尿酸血症、肝损害、食欲不振、关节痛和恶心。

4. 链霉素(streptomycin,SM,S) 干扰细菌蛋白质合成,链霉素对巨噬细胞外、碱性环境中的结核分枝杆菌有杀菌作用。肌内注射,每次 0.75 g,每天 1 次;间歇用药每次为 0.75～1.0 g,每周 2～3 次。不良反应主要为耳毒性、前庭功能损害和肾毒性等,严格掌握使用剂量,儿童、老人、孕妇、听力障碍和肾功能不良等要慎用或不用。

5. 乙胺丁醇(ethambutol,EMB,E) 抑制 RNA 合成,与其他抗结核药无交叉耐药性,能防止耐药菌产生。成人剂量为 0.75～1.0 g/d,每天 1 次。每周 3 次用药为 1.0～1.25 g/d。不良反应为视神经炎,治疗中密切观察,提醒患者发现视力异常应及时就医。鉴于儿童无症状判断能力,故不用。

6. 抗结核药品固定剂量复合制剂的应用 抗结核药品固定剂量复合制剂(fixed-dose combination,FDC)由多种抗结核药品按照一定的剂量比例合理组成,由于 FDC 能够有效防止患者漏服某一药品,而且每次服药片数明显减少,对提高患者依从性,发挥联合用药的优势具有重要意义,成为预防耐药结核病发生的重要手段。目前 FDC 的主要使用对象为初治活动性肺结核患者。复治肺结核患者、结核性胸膜炎及其他肺外结核也可以用 FDC 组成治疗方案。

(五) 标准化学治疗方案

1. 初治活动性肺结核(含涂阳和涂阴)治疗方案
(1) 每日用药方案:①强化期:异烟肼、利福平、吡嗪酰胺和乙胺丁醇,顿服,2 个月。②巩固期:异烟肼、利福平,顿服,4 个月。简写为:2HRZE/4HR。

(2) 间歇用药方案:①强化期:异烟肼、利福平、吡嗪酰胺和乙胺丁醇,隔日一次或每周 3 次,2 个月。②巩固期:异烟肼、利福平,隔日一次或每周 3 次,4 个月。简写为:$2H_3R_3Z_3E_3/4H_3R_3$。

2. 复治涂阳肺结核治疗方案 复治涂阳肺结核患者强烈推荐进行药物敏感试验,敏感患者按下列方案治疗,耐药者纳入耐药方案治疗。

(1) 复治涂阳敏感用药方案：①强化期：异烟肼、利福平、吡嗪酰胺、链霉素和乙胺丁醇，每日一次，2个月。②巩固期：异烟肼、利福平和乙胺丁醇，每日一次，6～10个月。巩固期治疗4个月时，痰菌未阴转，可继续延长治疗期6～10个月。简写为：2HRZSE/6-10HRE。

(2) 间歇用药方案：①强化期：异烟肼、利福平、吡嗪酰胺、链霉素和乙胺丁醇，隔日一次或每周3次，2个月。②巩固期：异烟肼、利福平和乙胺丁醇，隔日一次或每周3次，6个月。简写为：$2H_3R_3Z_3S_3E_3/6-10H_3R_3E_3$。

上述间歇方案为我国结核病规划所采用，但必须采用全程督导化疗管理，以保证患者不间断的规律用药。

（六）耐多药肺结核的化学治疗

耐药结核病，特别是MDR-TB（至少耐异烟肼和利福平）和当今出现的广泛耐多药结核病（extensive drug resistant，XDR-TB）（除耐异烟肼和利福平外，还有耐二线抗结核药物）对全球结核病控制构成严峻挑战。制订MDR-TB治疗方案的通则是：详细了解患者用药史，该地区常用抗结核药物和耐药流行情况；尽量做药敏试验；严格避免只选用一种新药加到原失败方案；WHO推荐尽可能采用新一代的氟喹诺酮类药物；不使用交叉耐药的药物；治疗方案至少含4种二线的敏感药物；至少包括吡嗪酰胺、氟喹诺酮类、注射用卡那霉素或阿米卡星、乙硫或丙硫异烟肼和PAS或环丝氨酸；药物剂量依体重决定；加强期应为9～12个月，总治疗期为20个月或更长，以治疗效果决定。监测治疗效果最好以痰培养为准。

二、其他治疗

1. 对症治疗 肺结核的一般症状在合理化疗下很快减轻或消失，无须特殊处理。

咯血是肺结核的常见症状。咯血处置要注意镇静、止血，患侧卧位，预防和抢救因咯血所致的窒息并防止肺结核播散。少量咯血多以安慰患者、消除紧张、卧床休息为主，可用氨基己酸、氨甲苯酸（止血芳酸）、酚磺乙胺（止血敏）、安络血等药物止血。

大咯血时先用垂体后叶素5～10 U加入25%葡萄糖液40 mL中缓慢静脉注射，一般为15～20 min，然后将垂体后叶素加入5%葡萄糖液按0.1 U/(kg·h)速度静脉滴注。垂体后叶素收缩小动脉，使肺循环血量减少而达到较好止血效果。高血压、冠状动脉粥样硬化性心脏病、心力衰竭患者和孕妇禁用。对支气管动脉破坏造成的大咯血可采用支气管动脉栓塞法。

在大咯血时，患者突然停止咯血，并出现呼吸急促、面色苍白、口唇发绀、烦躁不安等症状时，常为咯血窒息，应及时抢救。置患者头低足高45°的俯卧位，同时拍击健侧背部，保持充分体位引流，尽快使积血和血块由气管排出，或直接刺激咽部以咳出血块。有条件时可进行气管插管或硬质支气管镜吸引或气管切开。

2. 糖皮质激素 糖皮质激素在结核病的应用主要是利用其抗炎、抗毒作用，仅用于结核毒性症状严重者，必须确保在有效抗结核药物治疗的情况下使用。一般用泼尼松口服20 mg/d，顿服，1～2周以后每周递减5 mg，用药时间为4～8周。

3. 外科手术治疗 当前肺结核外科手术治疗的主要适应证是：经合理化学治疗后无效、多重耐药的厚壁空洞、大块干酪灶、结核性脓胸、支气管胸膜瘘和大咯血保守治疗无效者。

（汤之明）

知识检测6

第八章 原发性支气管肺癌

学习目标

1. 掌握：原发性支气管肺癌定义、临床表现、诊断和鉴别诊断、治疗。
2. 熟悉：原发性支气管肺癌的分类、分期。
3. 了解：原发性支气管肺癌病因、病理表现。
4. 应用：能够对原发性支气管肺癌者进行诊断、治疗，对患者和高危人群进行健康指导。

导学案例

患者，男，64岁，吸烟30年。近数月来人较消瘦，且有刺激性呛咳，剧咳时感胸痛，咳白色泡沫痰，有时带少量血丝，经抗感染治疗无明显效果。患者表情紧张，彻夜不眠。PE：T 36.6 ℃，P 91次/分，R 21次/分，BP 101/75 mmHg，听诊右肺中部有局限性哮鸣音。X线检查见右肺肺门附近有不规则肿块阴影，无邻近转移现象。

请问：1. 该患者最可能的诊断是什么？主要依据有哪些？
　　　2. 为进一步明确诊断需完善哪些检查？

原发性支气管肺癌（primary bronchogenic carcinoma）简称肺癌（lung cancer），为起源于支气管黏膜或腺体的恶性肿瘤。肺癌发病率为肿瘤的首位，由于早期诊断不足致使预后差。随着诊断方法进步、新化疗药物以及靶向治疗药物的出现，规范有序的诊断、分期以及根据肺癌生物学行为进行多学科治疗的进步，生存率有所提高。

【流行病学】

肺癌是严重危害人类健康的疾病，在我国，肺癌已成为癌症死亡的首要病因，过去30年登记的肺癌死亡率已增加了464.8%，且发病率及死亡率还在增长。根据世界卫生组织（WHO）2012年公布的资料显示，肺癌无论是年发患者数（182.5万）还是年死亡人数（159.0万），均居全球癌症首位。

【病因和发病机制】

未明，但通常认为与下列因素有关。

1. 吸烟 烟雾中的尼古丁、苯并芘、亚硝胺和少量放射性元素钋等均有致癌作用，尤其易致鳞状上皮细胞癌和未分化小细胞癌。吸烟是肺癌死亡率进行性增加的首要原因。与不吸烟者比较，吸烟者发生肺癌的危险性平均高9～10倍。吸烟量与肺癌之间存在着明显的量-效关系，开始吸烟的年龄越小，吸烟累积量越大，肺癌发病率越高。被动吸烟或环境吸烟也是肺癌的病因之一。

2. 职业致癌因子 人类肺癌的职业因素包括石棉、砷、铬、镍、铍、煤焦油、芥子气、三氯甲醚、氯甲醚、烟草的加热产物以及铀、镭等放射性物质衰变时产生的氡和氡子气，电离辐射和微波辐射等。这些因素可使肺癌发生危险性增加3～30倍。

3. 空气污染 包括室内小环境和室外大环境污染。室内小环境污染包括室内被动吸烟、燃烧燃料和烹调过程中产生的致癌物。室外大环境污染包括存在大气中3,4-苯并芘、氧化亚砷、放射性物质、镍、铬化合物以及不燃的脂肪族碳氢化合物等致癌物质。大气中苯并芘含量每增加 $1\sim6.2\ \mu g/m^3$，肺癌的死亡率可增加 $1\%\sim15\%$。

4. 电离辐射 大剂量电离辐射可引起肺癌，不同射线产生的效应也不同，一般人群中电离辐射部分来源于自然界，部分为医疗照射，部分为 X 线诊断的电离辐射。

5. 饮食与营养 较少食用含 β 胡萝卜素的蔬菜和水果，肺癌发生的危险性升高。

6. 其他诱发因素 有结核病者患肺癌的危险性是正常人群的 10 倍。其主要组织学类型是腺癌。此外，病毒感染、真菌毒素（黄曲霉）等，对肺癌的发生可能也起一定作用。

7. 遗传和基因改变 肺癌可能是一种外因通过内因发病的疾病。上述的外因可诱发细胞的恶性转化和不可逆的基因改变，包括原癌基因的活化、抑癌基因的失活、自反馈分泌环的活化和细胞凋亡的抑制，从而导致细胞生长的失控。

【病理和分类】

（一）按解剖学部位分类

1. 中央型肺癌 发生在段支气管至主支气管的肺癌称为中央型肺癌，约占 3/4，较多见鳞状上皮细胞癌和小细胞肺癌（small cell lung cancer，SCLC）。

2. 周围型肺癌 发生在段支气管以下的肺癌称为周围型肺癌，约占 1/4，多见腺癌。

（二）按组织病理学分类

肺癌的组织病理学分类可分为两大类。

1. 非小细胞肺癌（non-small cell lung cancer，NSCLC）

（1）鳞状上皮细胞癌（简称鳞癌）：典型的鳞癌显示细胞角化、角化珠形成和（或）细胞间桥。以中央型肺癌多见，并有向管腔内生长的倾向，早期常引起支气管狭窄导致肺不张或阻塞性肺炎。癌组织易变性、坏死，形成空洞或癌性肺脓肿。

（2）腺癌：典型的腺癌呈腺管或乳头状结构，细胞大小比较一致，圆形或椭圆形，胞质丰富，常含有黏液，核大，染色深，常有核仁，核膜比较清楚。腺癌倾向于管外生长，但也可循泡壁蔓延，常在肺边缘部形成直径 $2\sim4$ cm 的肿块。腺癌早期即可侵犯血管、淋巴管，常在原发瘤引起症状前即已转移。

（3）大细胞癌：大细胞癌是一种未分化细胞癌，大细胞癌癌细胞较大，但大小不一，常呈多角形或不规则形，呈实性巢状排列，常见大片出血性坏死；典型的大细胞癌癌细胞核大，核仁明显，胞质量中等，核分裂象常见。可发生在肺门附近或肺边缘的支气管。大细胞癌的转移较小细胞未分化癌晚，手术切除机会较大。

（4）其他：腺鳞癌、类癌、肉瘤样癌、唾液腺型癌（腺样囊性癌、黏液表皮样癌）等。

2. 小细胞肺癌（small cell lung cancer，SCLC） 包括燕麦细胞型、中间细胞型、复合燕麦细胞型。典型的小细胞肺癌癌细胞小，圆形或卵圆形，类似于淋巴细胞。核呈细颗粒状或深染，核仁不明显，分裂象常见。典型小细胞肺癌位于肺中心部，偶尔见于周边部，在其发生发展早期多已转移到肺门和纵隔淋巴结，并由于其易侵犯血管，在诊断时大多已有肺外转移。

【肺癌临床分期】

2009 年国际肺癌研究学会（IASLC）公布了第 7 版肺癌 TNM 分期系统，详见表 8-1、表 8-2。

表 8-1 肺癌的 TNM 分期

原发肿瘤（T）	
T_x	原发肿瘤大小无法测量或痰脱落细胞或支气管冲洗液找到癌细胞，但影像学或支气管镜没有可视肿瘤
T_0	没有原发肿瘤的证据
Tis	原位癌
T_{1a}	原发肿瘤最大径 <2 cm，局限于肺和脏层胸膜内，镜下肿瘤没有累及叶支气管以上（即没有累及主支气管）；或局限于气管壁的肿瘤，无论大小，无论是否累及主支气管

T_{1b}	2 cm<肿瘤最大径≤3 cm	
T_{2a}	肿瘤大小或范围符合以下任何一点 3 cm<肿瘤最大径≤5 cm 累及主支气管,但距隆突≥2 cm 累及脏层胸膜 扩展到肺门的肺不张或阻塞性肺炎,但未累及全肺	
T_{2b}	5 cm<肿瘤最大直径≤7 cm	
T_3	任何大小的肿瘤已直接侵犯下述结构之一者:原发肿瘤最大径>7 cm,累及胸壁(上沟癌)、膈肌、纵隔胸膜或心包,肿瘤位于距隆突 2 cm 以内的主支气管但尚未累及隆突;全肺的肺不张或阻塞性炎症;原发肿瘤同一肺叶出现卫星结节	
T_4	任何大小的肿瘤已直接侵犯下述结构之一者:纵隔、心脏、大血管、气管、食管、椎体、隆突;原发肿瘤同侧不同肺叶出现卫星结节	
区域淋巴结(N)		
N_X	区域淋巴结转移不能评价	
N_0	没有区域淋巴结转移	
N_1	转移至同侧支气管周围淋巴结和(或)同侧肺门淋巴结,和原发肿瘤直接侵及肺内淋巴结	
N_2	转移至同侧纵隔和(或)隆突下淋巴结	
N_3	转移至对侧纵隔和(或)对侧肺门淋巴结和(或)同侧或对侧斜角肌或锁骨上淋巴结	
远处转移(M)		
M_X	远处转移不能评价	
M_0	无远处转移	
M_{1a}	原发肿瘤对侧肺叶出现卫星结节;胸膜播散(恶性胸腔积液、心包积液或胸膜结节)	
M_{1b}	有远处转移(肺/胸膜除外)	

注:大部分肺癌患者的胸腔积液是由肿瘤所引起的,但如果胸腔积液的多次细胞学检查未能找到癌细胞,胸腔积液又是非血性和非渗出性的,临床判断该胸腔积液与肿瘤无关,这种类型的胸腔积液不影响分期。

表 8-2 TNM 与临床分期的关系

临床分期	TNM 分期
隐性癌	$T_X N_0 M_0$
0 期	$T_{is} N_0 M_0$
Ⅰ$_a$ 期	$T_1 N_0 M_0$
Ⅰ$_b$ 期	$T_{2a} N_0 M_0$
Ⅱ$_a$	$T_1 N_1 M_0$;$T_{2b} N_0 M_0$;$T_{2a} N_1 M_0$
Ⅱ$_b$	$T_{2b} N_1 M_0$;$T_3 N_0 M_0$
Ⅲ$_a$	$T_{1\sim3} N_2 M_0$;$T_3 N_{1\sim2} M_0$;$T_4 N_{0\sim1} M_0$
Ⅲ$_b$	$T_{1\sim4} N_3 M_0$;$T_4 N_{2\sim3} M_0$
Ⅳ 期	$T_{1\sim4} N_{0\sim3} M_1$

【临床表现】

与肿瘤大小、类型、发展阶段、所在部位、有无并发症或转移有密切关系,可无症状,或表现与肺癌有关的症状与体征,按部位可分为原发肿瘤、肺外胸内扩展、胸外转移和胸外表现四个方面。

(一) 原发肿瘤引起的症状和体征

1. 咳嗽 为早期症状,常为无痰或少痰的刺激性干咳,多为持续性,呈高调金属音性咳嗽或刺激性呛咳。肺泡细胞癌可有大量黏液痰。伴有继发感染时，痰量增多且呈黏液脓性。

2. 痰血或咯血 多见于中央型肺癌。肿瘤向管腔内生长者可有间歇或持续性痰中带血，表面糜烂严重侵蚀大血管，则可引起大咯血。

3. 气短或喘鸣 肿瘤向支气管内生长，或转移到肺门淋巴结使肿大的淋巴结压迫主支气管或隆突或导致部分气道阻塞时，可有呼吸困难、气短、喘息，偶尔表现为喘鸣，闻及局限或单侧闻及哮鸣音。

4. 发热 多数发热的原因是由于肿瘤引起的阻塞性肺炎所致，抗生素治疗效果不佳。

5. 体重下降 到晚期，由于肿瘤毒素和消耗以及感染、疼痛所致食欲减退，可表现消瘦或恶病质。

（二）肺外胸内扩展引起的症状和体征

1. 胸痛 由于肿瘤细胞侵犯或阻塞性炎症波及部分胸膜或胸壁，近半数患者可有胸部钝痛。在呼吸、咳嗽时加重。肋骨、脊柱受侵犯时相应部位可有压痛点。肿瘤压迫肋间神经，胸痛可累及其分布区。

2. 声音嘶哑 由癌肿直接压迫或转移致纵隔淋巴结压迫喉返神经（多见左侧）引起。

3. 咽下困难 癌肿侵犯或压迫食管，可引起咽下困难，还可引起气管-食管瘘，导致肺部感染。

4. 胸腔积液 当肿瘤转移累及胸膜或肺淋巴回流受阻时，约10%的患者有不同程度胸腔积液。

5. 上腔静脉阻塞综合征 表现为头面部和上半身淤血水肿，颈部肿胀，颈静脉扩张，患者常主诉领口进行性变紧，可在前胸壁见到扩张的静脉侧支循环。其是由于上腔静脉被转移性淋巴结压迫或右上肺原发性肺癌侵犯，或腔静脉内癌栓阻塞静脉回流引起。

6. Horner综合征 表现为患侧眼睑下垂、瞳孔缩小、眼球内陷，同侧额部与胸壁少汗或无汗。由肺尖部肺癌又称肺上沟瘤（Pancoast瘤）压迫颈部交感神经所致。肿瘤压迫臂丛神经，可造成以腋下为主、向上肢内侧放射的火灼样疼痛，夜间尤甚。

（三）胸外转移引起的症状和体征

胸腔外转移的症状、体征以小细胞肺癌居多，其次为未分化大细胞肺癌、腺癌、鳞癌。

1. 转移至中枢神经系统 可引起头疼、恶心、呕吐、精神状态异常等颅内高压表现。少见的为癫痫发作、偏瘫、小脑功能障碍、语言和定向力障碍、小脑皮质变性、外周神经病变、肌无力等。

2. 转移至骨骼 可引起骨痛和病理性骨折。转移至脊柱后可压迫椎管引起局部压迫和受阻症状。此外，转移至股骨、肱骨和关节可引起关节腔积液。

3. 转移至腹部 部分小细胞肺癌可转移到胰腺，表现为胰腺炎症状或阻塞性黄疸。其他细胞类型的肺癌可转移到胃肠道、腹膜后淋巴结和肾上腺，多无临床症状，依靠CT、MRI或PET做出诊断。

4. 转移至淋巴结 锁骨上淋巴结是肺癌转移的常见部位，典型者多位于前斜角肌区，固定且坚硬，逐渐增大、增多，可以融合，多无痛感，可无任何症状。

（四）胸外表现

肺癌非转移性胸外表现，称之为副癌综合征，主要有以下几个方面表现。

1. 肥大性肺性骨关节病 多侵犯上、下肢长骨远端，发生杵状指（趾）和肥大性骨关节病。

2. 异位促性腺激素 大部分是大细胞肺癌，主要为男性轻度乳房发育和增生性骨关节病。

3. 分泌促肾上腺皮质激素样物 最常见的是小细胞肺癌或支气管类癌。很多在瘤组织中甚至血中可测到促肾上腺皮质激素（ACTH）增高。

4. 分泌抗利尿激素 可引起厌食、恶心、呕吐等水中毒症状，可伴有逐渐加重的神经并发症。其特征是低钠（血清钠<135 mmol/L），低渗（血浆渗透压<280 mOsm/kg）。

5. 神经肌肉综合征 可发生于各型肺癌，但多见于小细胞未分化癌。包括小脑皮质变性、脊髓小脑变性、周围神经病变、重症肌无力和肌病等。

6. 高钙血症 表现为嗜睡、厌食、恶心、呕吐和体重减轻及精神变化。可由骨转移或肿瘤分泌过多甲状旁腺素相关蛋白引起，常见于鳞癌。

7. 类癌综合征 主要表现为面部、上肢躯干潮红或水肿，胃肠蠕动增强，腹泻，心动过速，喘息，瘙痒和感觉异常。类癌综合征的典型特征是皮肤、心血管、胃肠道和呼吸功能异常。与肿瘤释放不同血管活性物质 5-羟色胺、缓激肽、血管舒缓素和儿茶酚胺有关。

其他，还可有黑色棘皮症及皮肌炎、掌跖皮肤过度角化症、硬皮症以及栓塞性静脉炎、非细菌性栓塞性心内膜炎、血小板减少性紫癜、毛细血管病性渗血性贫血等肺外表现。

【辅助检查】

(一) 胸部 X 线影像学检查

胸部 X 线影像学检查是发现肿瘤最重要的方法之一，可通过透视或正侧位 X 线胸片和 CT 发现肺部阴影。

1. 中央型肺癌 向管腔内生长可引起支气管阻塞征象。阻塞不完全时呈现段、叶局限性气肿。完全阻塞时，表现为段、叶不张。肺不张伴有肺门淋巴结肿大时，下缘可表现为倒 S 状影像（图 8-1），若肿瘤向管腔外生长，可产生单侧、不规则的肺门肿块。肿块亦可能由支气管肺癌与转移性肺门或纵隔淋巴结融合而成。CT 支气管三维重建技术还可发现段支气管以上管腔内的肿瘤或狭窄。

2. 周围型肺癌 早期多呈局限性小斑片状阴影，边缘不清，密度较淡。随着肿瘤增大，阴影渐增大，密度增高，呈圆形或类圆形，边缘常呈分叶状，伴有脐凹或细毛刺。高分辨 CT 可清晰地显示肿瘤分叶、边缘毛刺、胸膜凹陷征、支气管充气征和空泡征，甚至钙质分布类型。肿瘤向肺门淋巴结蔓延，可见其间引流淋巴管增粗形成条索状阴影伴肺门淋巴结增大。癌组织坏死与支气管相通后，表现为厚壁、偏心、内缘凹凸不平的癌性空洞（图 8-2）。

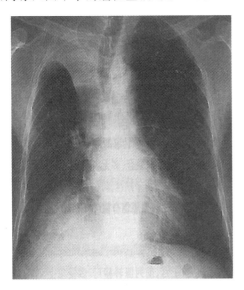

图 8-1 肺癌倒 S 状阴影

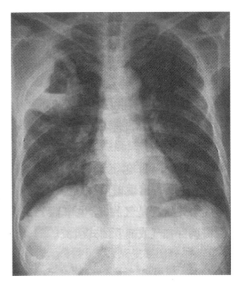

图 8-2 癌性空洞

3. 肺泡细胞癌 有结节型与弥漫型两种表现。结节型与周围型肺癌圆形病灶的影像学表现不易区别。弥漫型为两肺大小不等的结节状播散病灶，边界清楚，密度较高，随病情发展逐渐增多、增大，甚至融合成肺炎样片状阴影（图 8-3）。病灶间常有增深的网状阴影，有时可见支气管充气征。

(二) 磁共振显像

磁共振显像（MRI）与 CT 相比，在明确肿瘤与大血管之间的关系上有优越性，而在发现小病灶（直径<5 mm）方面则不如 CT 敏感。

(三) 单光子发射计算机断层显像（SPECT）

利用肿瘤细胞摄取放射性核素与正常细胞之间的差异，进行肿瘤定位、定性和骨转移诊断。常用方法为放射性核素肿瘤阳性显像和放射免疫肿瘤显像。

(四) 正电子发射计算机体层显像（PET）

PET 扫描对肺癌的敏感性可达 95%，特异性可达 90%，对发现转移病灶也很敏感，但对肺泡细胞癌的敏感性较差。

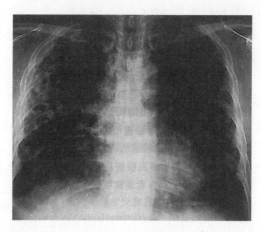

图 8-3 肺泡细胞癌

（五）痰脱落细胞检查

如果痰标本收集方法得当，3 次以上的系列痰标本可使中央型肺癌诊断率提高到 80％，周围型肺癌诊断率达 50％。

（六）支气管镜检查

对诊断、确定病变范围、明确手术指征与方式有帮助。可见的支气管内病变，其刷检诊断率可达 92％，活检诊断率可达 93％。支气管镜检查并发症很少，但可出现喉痉挛、气胸、低氧血症和出血。有肺动脉高压、低氧血症伴二氧化碳潴留和出血体质者，应列为肺活检的禁忌证。

（七）针吸细胞学检查

可经皮或经支气管镜进行针吸细胞学检查，还可在超声波、X 线或 CT 引导下进行。目前常用的主要为浅表淋巴结和经超声波引导针吸细胞学检查。

（八）纵隔镜检查

纵隔镜检查是一种对纵隔转移淋巴结进行评价和取活检的创伤性手术。该检查有利于肿瘤的诊断及 TNM 分期。

（九）胸腔镜检查

主要用于确定胸腔积液或胸膜肿块的性质。

（十）其他细胞或病理检查

如胸腔积液细胞学检查，胸膜、淋巴结、肝或骨髓活检。

（十一）开胸肺活检

若经痰细胞学检查、支气管镜检查和针刺活检等项检查均未能确立细胞学诊断，则考虑开胸肺活检。

（十二）肿瘤标记物检查

癌胚抗原（CEA）、神经特异性烯醇酶（NSE）、cyfra21-1（细胞角蛋白 19 片段）和胃泌素释放肽前体（ProGRP）联合检查时，对肺癌的诊断和对某些肺癌的病情监测有一定参考价值。

【诊断与鉴别诊断】

一、诊断

肺癌的远期生存率与早期诊断密切相关，为做到肺癌早期诊断，应该注意加强以下工作：①普及肺癌防治知识，40 岁以上长期重度吸烟者或有危险因素接触史者应该每年体检，特别是低剂量 CT 筛查。②对有任何可疑肺癌症状的患者及时进行排除检查，应重点排查有高危因素的人群或有下列可疑征象者：无明显诱因的刺激性咳嗽持续 2～3 周，治疗无效；原有慢性呼吸道疾病，咳嗽性质改变；短期内持续或反复痰中带血或咯血且无其他原因可解释;反复发作的同一部位肺炎,特别是肺段肺炎;原因不明的肺脓肿,无中毒症状,无大量脓痰,无异物吸入史,抗炎治疗效果不显著;原因不明的四肢关节疼痛及杵状指(趾);影像学提示局限性肺气肿或段、叶性肺不张;孤立性圆形病灶和单侧性肺门阴影增大;原有肺结核病灶已稳定而形态或性质发生改变;无中毒症状的胸腔积液,尤其是呈血性、进行性增加者。有上述表现之一,需进行必要的辅助检查,包括影像学检查,尤其是低剂量 CT 是目前筛查肺癌有价值的方法。③发展新的早期诊断方法,如早期诊断的组合标志物等,但是细胞学和病理学检查仍是确诊肺癌的必要手段。

二、鉴别诊断

肺癌常与某些肺部疾病共存,或其影像学形态表现与某些疾病相类似,易误诊或漏诊,必须及时进行鉴别。

(一)肺结核

1. 肺结核球 好发于肺上叶尖后段和下叶背段。一般无症状,病灶边界清楚,密度高,可有包膜。有时含钙化点,周围有纤维结节状病灶。多见于年轻患者。

2. 肺门淋巴结结核 易与中央型肺癌相混淆,多有发热、盗汗等结核中毒症状。好发于儿童、青年,结核菌素试验常阳性,抗结核治疗有效。肺癌多见于中年以上成人,病灶发展快,呼吸道症状比较明显,抗结核药物治疗无效。

3. 急性粟粒型肺结核 应与弥漫性肺泡细胞癌鉴别。粟粒型肺结核患者有发热、盗汗等全身中毒症状,年龄较轻。X 线影像表现为细小、分布均匀、密度较淡的粟粒样结节病灶。而肺泡细胞癌有进行性呼吸困难,两肺多有大小不等的结节状播散病灶,边界清楚,密度较高,进行性发展和增大。

(二)肺炎

若无毒性症状,抗生素治疗后肺部阴影吸收缓慢,或同一部位反复发生肺炎时,应考虑到肺癌可能。肺部慢性炎症机化,形成团块状的炎性假瘤,也易与肺癌相混淆。但炎性假瘤往往形态不整,边缘不齐,核心密度较高,易伴有胸膜增厚,病灶长期无明显变化。

(三)肺脓肿

起病急。中毒症状严重,多有寒战、高热、咳嗽、咳大量脓臭痰等症状。影像学可见均匀大片状炎性阴影,空洞内常见较深液平。血常规检查可发现白细胞和中性粒细胞增多。癌性空洞继发感染,常为刺激性咳嗽、反复痰中带血,随后出现感染、咳嗽加剧。胸片可见癌肿块影有偏心空洞,壁厚,内壁凹凸不平。结合纤支镜检查和痰脱落细胞检查可以鉴别。

(四)纵隔淋巴瘤

颇似中央型肺癌,常为双侧性,可有发热等全身症状,但支气管刺激症状不明显,痰脱落细胞检查阴性。

(五)肺部良性肿瘤

许多良性肿瘤如支气管腺瘤、错构瘤在影像学上与恶性肿瘤相似,应注意鉴别。

(六)结核性渗出性胸膜炎

应与癌性胸腔积液相鉴别。

【治疗】

主要根据肿瘤的组织学决定治疗方案。通常 SCLC 主要依赖化疗或放化疗综合治疗。相反,NSCLC 因其局限性,外科手术或放疗可根治,但对化疗的反应较 SCLC 差。

(一)NSCLC

1. 局限性病变

(1)手术:对于可耐受手术的 I_a、I_b、II_a 和 II_b 期 NSCLC,首选手术。对于 III_a 期,若患者的年龄、

心肺功能和解剖位置合适,也可考虑手术。术前化疗可使许多原先不能手术者降期而可以手术,胸腔镜电视辅助胸部手术(VATS)主要适用于Ⅰ期肺癌患者,也可用于肺功能欠佳的周围型病变的患者。

(2) 根治性放疗:Ⅲ期患者及拒绝或不能耐受手术的Ⅰ、Ⅱ期患者均可考虑根治性放疗。已有远处转移、恶性胸腔积液或累及心脏者一般不考虑根治性放疗。

(3) 根治性综合治疗:对伴 Horner 综合征的肺上沟瘤可采用放疗和手术联合治疗。对于Ⅲ$_a$期患者,N$_2$期病变可选择手术加术后放化疗,新辅助化疗加手术或新辅助放化疗加手术。对Ⅲ$_b$期和肿瘤体积大的Ⅲ$_a$期病变,与单纯放疗相比,新辅助化疗(含顺铂的方案2~3个周期)加放疗中位生存期可从10个月提高至14个月,5年生存率可从7%提高至17%。

2. 播散性病变 可根据行动状态评分为0(无症状)、1(有症状,完全能走动)、2(<50%的时间卧床)、3(>50%时间卧床)和4(卧床不起)选择适当应用化疗和放疗,或支持治疗。

(1) 化疗:联合化疗可增加生存率、缓解症状以及提高生活质量,若患者行为状态评分≤2分,且主要器官功能可耐受,可给予化疗。常见的药物有顺铂、卡铂、长春瑞滨、吉西他滨、紫杉醇、多西他赛和培美曲塞等。

(2) 放疗:如果患者的原发瘤阻塞支气管引起阻塞性肺炎、上呼吸道或上腔静脉阻塞等症状,应考虑放疗。也可对无症状的患者给予预防性治疗,防止胸内病变进展。对于颅脑转移和脊髓压迫者,可给予地塞米松(25~75 mg/d,分4次)并迅速减至缓解症状所需的最低剂量。

(3) 靶向治疗:分子靶向治疗是以肿瘤细胞具有的特异性(或相对特异)的分子为靶点,应用分子靶向药物特异性阻断该靶点的生物学功能,从分子水平来逆转肿瘤细胞的恶性生物学行为,从而达到抑制肿瘤生长甚至使肿瘤消退的目的。代表药物为表皮生长因子受体-酪氨酸激酶抑制剂和单克隆抗体。

(4) 转移灶治疗:伴颅脑转移时可考虑放疗。术后或放疗后出现的气管内肿瘤复发,经纤维支气管镜给予激光治疗。胸腔转移恶性胸腔积液治疗见第十一章相关内容。

(二) SCLC

推荐以化疗为主的综合治疗以延长患者生存期。

1. 化疗 许多化疗药物对未经治疗或复发的 SCLC 均有较好的疗效。一线治疗可以应用的化疗药物包括依托泊苷、伊立替康、顺铂、卡铂等。常使用的联合方案是依托泊苷加顺铂或卡铂,3周一次,共4~6个周期。治疗后进展或无反应的患者应该调换新的化疗药物。复发 SCLC 可以应用的化疗药物包括紫杉醇、多西他赛、托泊替康、伊立替康、异环磷酰胺、环磷酰胺、多柔比星等。

2. 放疗 对明确有颅脑转移者应给予全脑高剂量放疗。对完全缓解的患者亦推荐预防性颅脑放射(PCI),能显著地减少脑转移。

3. 综合治疗 大多数局限期的 SCLC 可考虑给予依托泊苷加铂类药物化疗以及同步放疗的综合治疗,能降低局部治疗失败率并提高生存期。

对于广泛期病变,情况良好的患者可在化疗基础上增加放疗。

尽管常规不推荐 SCLC 手术治疗,偶尔也有患者符合切除术的要求(纵隔淋巴结阴性且无转移者)。

(三) 生物反应调节剂(BRM)

如小剂量干扰素、转移因子、左旋咪唑、集落刺激因子(CSF)在肺癌的治疗中都能增加机体对化疗、放疗的耐受性,提高疗效。

(四) 中医药治疗

中医药治疗与西药治疗起协同作用,减少患者对放疗、化疗的反应,提高机体的抗病能力,在巩固疗效,促进、恢复机体功能中起到辅助作用。

【预防】

避免接触与肺癌发病有关的吸烟和大气污染因素等,加强职业接触中的劳动保护,可减少肺癌发病危险。不吸烟和及早戒烟是预防肺癌最有效方法。

【预后】

肺癌的预后取决于早发现、早诊断、早治疗。规范有序的诊断、分期以及根据肺癌临床行为制订多学科治疗(综合治疗)方案可为患者提供可能治愈或有效缓解的最好的治疗方法。近30年肺癌因手术、化疗、靶向治疗和放疗为基础的综合治疗进展,总体5年生存率几乎翻了一倍。

小 结

肺癌为起源于支气管黏膜或腺体的恶性肿瘤。吸烟是肺癌死亡率进行性增加的首要原因。按解剖学部位分为:中央型肺癌(SCLC);周围型肺癌。按组织病理学分为非小细胞肺癌(NSCLC);小细胞肺癌(SCLC)。临床表现按部位可分为原发肿瘤、肺外胸内扩展、胸外转移和胸外表现四类。可通过透视或正侧位X线胸片和CT发现肺部阴影。磁共振显像(MRI)在明确肿瘤与大血管之间的关系上有优越性,及时进行细胞学及纤支镜等检查,可使80%~90%的肺癌患者得到确诊。主要根据肿瘤的组织学决定治疗方案。通常SCLC主要依赖化疗或放化疗综合治疗。相反,NSCLC因其局限性,外科手术或放疗可根治,但对化疗的反应较SCLC差。

(李 平)

知识检测7

第九章 间质性肺疾病

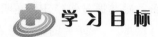

1. 熟悉:特发性肺纤维化的临床表现与诊断。
2. 了解:间质性肺疾病临床分类;特发性肺纤维化的治疗原则。
3. 应用:能够对特发性肺纤维化患者进行诊断、治疗,对患者进行健康指导。

第一节 概 述

间质性肺疾病(interstitial lung diseases,ILD)又称为弥漫性实质性肺疾病(diffuse parenchymal lung disease,DPLD),是一组主要累及肺间质和肺泡腔,导致肺泡-毛细血管功能单位丧失的弥漫性肺疾病。临床主要表现为进行性加重的呼吸困难、限制性通气功能障碍伴弥散功能降低、低氧血症及影像学上的双肺弥漫性病变,ILD可最终发展为弥漫性肺纤维化和蜂窝肺,导致呼吸衰竭而死亡。

【分类】

ILD包括200多种急性和慢性肺部疾病,既有临床常见病,也有临床少见病,其中大多数疾病的病因还不明确。根据病因、临床和病理特点,2002年美国胸科学会(ATS)和欧洲呼吸学会(ERS)将ILD按以下分类:①已知原因的ILD;②特发性间质性肺炎(idiopathic interstitial pneumonias,IIPs);③肉芽肿性ILD;④其他罕见ILD。其中特发性间质性肺炎是一组病因不明的间质性肺炎。2013年ATS/ERS将其分为三大类:①主要的特发性间质性肺炎;②少见的特发性间质性肺炎;③未能分类的特发性间质性肺炎。

【诊断】

临床诊断某一种ILD是一个动态的过程,需要临床、放射和病理科医生的密切合作,根据所获得的完整资料对先前的诊断进行验证或修订。

(一)临床表现

1. 症状不同ILD 其临床表现不完全一样,多数隐匿起病。呼吸困难是最常见的症状,疾病早期仅在活动时出现,随着疾病进展呈进行性加重。其次是咳嗽,多为持续性干咳,少有咯血、胸痛和喘鸣。如果患者还有全身症状如发热、盗汗、乏力、消瘦、皮疹、肌肉关节疼痛、肿胀、口干、眼干等,通常提示可能存在结缔组织病等。

2. 相关病史 重要的既往史包括心脏病、结缔组织病、肿瘤、脏器移植等;药物应用史,尤其一些可以诱发肺纤维化的药物,如胺碘酮、氨甲蝶呤等;家族史;吸烟史包括每天吸烟支数、烟龄及戒烟时间;职业或家居环境暴露史,宠物嗜好或接触史。这些病史的详细了解对于明确ILD的病因具有重要作用。

3. 体征

(1) 爆裂音或 Velcro 啰音：两肺底闻及的吸气末细小的干性爆裂音或 Velcro 啰音是 ILD 的常见体征，尤其是 IPF，可能是常见早期体征。

(2) 杵状指：ILD 患者一个比较常见的晚期征象，通常提示严重的肺结构破坏和肺功能受损，多见于 IPF。

(3) 肺动脉高压和肺心病的体征：ILD 进展到晚期，可以出现肺动脉高压和肺心病，进而表现发绀，呼吸急促，P_2亢进，下肢水肿等征象。

(4) 系统疾病体征：皮疹、关节肿胀、变形等可能提示结缔组织病等。

(二) 影像学评价

绝大多数 ILD 患者 X 线胸片显示弥漫性浸润性阴影，但胸片正常也不能除外 ILD。胸部高分辨率 CT（HRCT）更能细致地显示肺实质异常的程度和性质，能发现 X 线胸片不能显示的病变，是诊断 ILD 的重要工具。ILD 的 HRCT 表现包括弥漫性结节影、磨玻璃样变、肺泡实变、小叶间隔增厚、胸膜下线、网格影伴囊腔形成或蜂窝状改变，常伴牵拉性支气管扩张或肺结构改变。

(三) 肺功能

ILD 患者以限制性通气功能障碍和气体交换障碍为特征，限制性通气功能障碍表现为肺容量包括肺总量（TLC）、肺活量（VC）和残气量（RV）均减少，肺顺应性降低。第一秒用力呼气容积/用力肺活量（FEV_1/FVC）正常或增加。气体交换障碍表现为一氧化碳弥散量（DLCO）减少，（静息时或运动时）肺泡-动脉氧分压差（$P_{(A-a)}O_2$）增加和低氧血症。

(四) 实验室检查

常规进行全血细胞学、尿液分析、生物化学及肝肾功能、红细胞沉降率（ESR，又称血沉）检查，结缔组织病相关的自身抗体如抗核抗体（ANA）、类风湿因子（RF）等及抗中性粒细胞胞质抗体（ANCA）检查。酌情进行巨细胞病毒（CMV）或肺孢子菌（机会性感染）、肿瘤细胞（怀疑肿瘤）等检查，这些检查对 ILD 的病因或伴随疾病具有提示作用。

(五) 支气管镜检查

纤维支气管镜检查并进行支气管肺泡灌洗（bronchoalveolar lavage，BAL）和（或）经支气管肺活检（transbronchial lung biopsy，TBLB）对于了解弥漫性肺部渗出性病变的性质，鉴别 ILD 具有一定的帮助。正常支气管肺泡灌洗液（BALF）细胞学分类为巨噬细胞＞85％，淋巴细胞 10％～15％，中性粒细胞 3％，嗜酸性粒细胞 1％。如果 BALF 细胞学分析显示淋巴细胞、嗜酸性粒细胞或中性粒细胞增加，各自具有特定的临床意义，能够帮助临床医生缩小鉴别诊断的范围。TBLB 取材太小，不足以诊断 ILD 的特殊类型。新近发展起来的经支气管冷冻肺活检可以取得较大块的肺组织，观察肺脏的结构变化，对 ILD 进行诊断分型，显示出较好的临床应用前景。

(六) 外科肺活检

外科肺活检包括开胸肺活检（open lung biopsy，OLB）和电视辅助胸腔镜肺活检（video assisted thoracoscopy，VATS），对于基于临床、胸部 HRCT 特征，甚至 BAL 和 TBLB 等不能明确诊断的 ILD，通常需要外科肺活检明确病理改变和确诊。

本章将主要介绍相对常见的特发性肺纤维化。

第二节　特发性肺纤维化

特发性肺纤维化（idiopathic pulmonary fibrosis，IPF）是一种慢性、进行性、纤维化性间质性肺炎，组织学和（或）胸部 HRCT 特征性表现为 UIP，病因不清，好发于老年人。

【流行病学】

IPF是临床最常见的一种特发性间质性肺炎,其发病率呈现上升趋势。美国IPF的患病率和年发病率分别是(14~42.7)/10万人口和(6.8~16.3)/10万人口。我国缺乏相应的流行病学资料,但临床实践中发现近年来IPF病例呈明显增多的趋势。

【病理改变】

普通型间质性肺炎(UIP)是IPF的特征性病理改变类型。UIP的组织学特征是病变呈斑片状分布,主要累及胸膜下外周肺泡或小叶。低倍镜下病变呈时相不一,表现纤维化、蜂窝状改变、间质性炎症和正常肺组织并存,致密的纤维瘢痕区伴散在的成纤维细胞灶。

【病因和发病机制】

IPF的病因不清楚。危险因素包括吸烟和环境暴露(如金属粉尘、木尘等),吸烟指数超过20包/年,患IPF的危险性明显增加。还有研究提示了IPF与病毒感染(如EB病毒)的关系,但是病毒感染在IPF的确切作用不明确。IPF常合并胃食管反流(gastroesophageal reflux,GER),提示胃食管反流致微小吸入可能与IPF发病有关,但是二者之间的因果关系还不十分清楚。家族性IPF病例的报道提示IPF存在一定的遗传易感性,但是还没有特定的遗传异常被证实。

目前认为IPF起源于肺泡上皮反复发生微小损伤后的异常修复。在已知或未知的遗传/环境因素的多重持续损伤下,受损的肺上皮细胞启动"重编程",导致细胞自噬降低,凋亡增加,上皮再生修复不足,残存细胞发生间充质样转化,呈现促纤维化表型,大量分泌促纤维化因子,形成促纤维化微环境,使成纤维细胞(fibroblasts)活化转变为肌成纤维细胞(myofibroblasts),产生过量的细胞外基质沉积,导致纤维瘢痕与蜂窝囊形成、肺结构破坏和功能丧失。

【临床表现】

多于50岁以后发病,呈隐匿起病,主要表现为活动性呼吸困难,渐进性加重,常伴干咳。全身症状不明显,可以有不适、乏力和体重减轻等,但很少发热。75%有吸烟史。

约半数患者可见杵状指,90%的患者可在双肺基底部闻及吸气末细小的Velcro啰音。在疾病晚期可出现明显发绀、肺动脉高压和右心功能不全征象。

【辅助检查】

1. **胸部X线** 通常显示双肺外带、胸膜下和基底部分布明显的网状或网结节模糊影,伴有蜂窝样变和下叶肺容积减低。

2. **胸部HRCT** 可以显示UIP的特征性改变,诊断UIP的准确性大于90%,因此HRCT已成为诊断IPF的重要方法,可以替代外科肺活检。HRCT的典型UIP表现如下:①病变呈网格改变,蜂窝改变伴或不伴牵拉支气管扩张;②病变以胸膜下、基底部分布为主。

3. **肺功能** 主要表现为限制性通气功能障碍、弥散量降低伴低氧血症或Ⅰ型呼吸衰竭。早期静息肺功能可以正常或接近正常,但运动肺功能表现$P_{(A-a)}O_2$增加和氧分压降低。

4. **血液化验** 血液涎液化糖链抗原(KL-6)增高,ESR、抗核抗体和类风湿因子可以轻度增高,但没有特异性。结缔组织病相关自身抗体检查有助于IPF的鉴别。

5. **BALF/TBLB** BALF细胞分析多表现为中性粒细胞和(或)嗜酸性粒细胞数增加。BAL或TBLB对于IPF无诊断意义。

6. **外科肺活检** 对于HRCT呈不典型UIP改变,诊断不清楚,没有手术禁忌证的患者应该考虑外科肺活检。IPF的组织病理类型是UIP,UIP的病理诊断标准:①明显纤维化/结构变形伴或不伴蜂窝肺,胸膜下、间质分布;②斑片肺实质纤维化;③成纤维细胞灶。

【诊断】

1. **IPF** 诊断遵循如下标准:①ILD,但排除了其他原因(如环境、药物和结缔组织病等);②HRCT表现为UIP型;③联合HRCT和外科肺活检病理表现诊断UIP。

2. **IPF** 急性加重(acute exacerbation of IPF):IPF患者出现新的弥漫性肺泡损伤导致急性或显著的呼吸困难恶化即为AE-IPF。诊断标准:①过去或现在诊断IPF;②1个月内发生显著的呼吸困难加重;③CT表现为UIP背景下出现新的双侧磨玻璃影伴或不伴实变影;④不能完全由心力衰竭或液体过载解释。

【鉴别诊断】

IPF的诊断需要排除其他原因的ILD。UIP是诊断IPF的金标准,但UIP也可见于慢性过敏性肺炎、石棉沉着病、CTD等。过敏性肺炎多有环境抗原暴露史(如饲养鸽子、鹦鹉等),BAL细胞分析显示淋巴细胞比例增加。石棉沉着病、硅沉着病或其他职业尘肺多有石棉、二氧化硅或其他粉尘接触史。CTD多有皮疹、关节炎、累及全身多系统症状和自身抗体阳性。

【治疗】

IPF不可能治愈,治疗目的是延缓疾病进展,改善生活质量,延长生存期。其包括抗纤维化药物治疗、非药物治疗、合并症治疗、姑息治疗、疾病的监测、患者教育和自我管理。

1. 抗纤维化药物治疗　循证医学证据证明吡非尼酮(pirfenidone)和尼达尼布(nintedanib)治疗可以减慢IPF肺功能下降,为IPF患者带来希望。两种药物作为抗纤维化药物,已开始在临床用于IPF的治疗。

2. 非药物治疗　IPF患者尽可能进行肺康复训练,静息状态下存在明显的低氧血症($PaO_2 < 55$ mmHg)患者还应该实行长程氧疗,但是一般不推荐使用机械通气治疗IPF所致的呼吸衰竭。

3. 肺移植　肺移植是目前IPF最有效的治疗方法,合适的患者应该积极向其推荐肺移植。

4. 合并症治疗　积极治疗合并存在的胃-食管反流及其他合并症,但是对IPF合并的肺动脉高压多不推荐给予波生坦等进行针对性治疗。

5. IPF急性加重的治疗　由于IPF急性加重病情严重,病死率高,虽然缺乏随机对照研究,临床上仍然推荐高剂量激素治疗。氧疗、防控感染、对症支持治疗是IPF急性加重患者的主要治疗手段。一般不推荐使用机械通气治疗IPF所致的呼吸衰竭,但酌情可以使用无创机械通气。

6. 对症治疗　减轻患者因咳嗽、呼吸困难、焦虑带来的痛苦,提高生活质量。

7. 加强患者教育与自我管理　建议吸烟者戒烟,预防流感和肺炎。

【预后】

IPF诊断后中位生存期为2～3年,但IPF自然病程及结局个体差异较大。大多数患者表现为缓慢、逐步、可预见的肺功能下降;少数患者在病程中反复出现急性加重;极少数患者呈快速进行性发展。影响IPF患者预后的因素包括呼吸困难、肺功能下降和HRCT纤维化及蜂窝样改变的程度,以及6 min步行试验(6MWT)的结果,尤其是这些参数的动态变化。基线状态下DLCO<40%预计值和6MWT $SpO_2 < 88\%$,12个月内FVC绝对值降低10%以上或DLCO绝对值降低15%以上都是预测死亡风险的可靠指标。

(汤之明)

第十章 肺血栓栓塞症

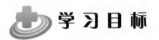

1. 掌握：肺血栓栓塞症定义、临床分型、诊断和鉴别诊断、治疗。
2. 熟悉：肺血栓栓塞症病因、危险因素。
3. 了解：肺血栓栓塞症的病理、病理生理。
4. 应用：能够对肺血栓栓塞症患者进行诊断、治疗，对患者和高危人群进行健康指导。

导学案例

患者，女，52岁。因"右侧胸痛、咳痰混血2周，呼吸困难1天"为主诉入院。30天前因右下肢骨折手术治疗。患者1周前无明显诱因出现右侧胸痛，伴阵发性咳嗽，时有咳痰混血，自行口服抗炎止咳药物，上述症状无缓解，且1天前出现气短、呼吸困难，活动后明显，故入院。PE：口唇发绀，颈静脉充盈，右肺呼吸音减弱，右肺底少量水泡音，HR 105次/分，律齐，P_2亢进。右下肢水肿。

请问：该患者目前的诊断最可能是什么？其诊断依据有哪些？该病的治疗原则？

肺栓塞（pulmonary embolism，PE）是各种栓子阻塞肺动脉或其分支为其发病原因的一组疾病或临床综合征的总称，包括肺血栓栓塞症、脂肪栓塞综合征、羊水栓塞、空气栓塞等。它是一种有潜在致命性、常见的肺疾病，发病率较高，病死率亦高。

肺血栓栓塞症（pulmonary thromboembolism，PTE）为来自静脉系统或右心的血栓阻塞肺动脉或其分支所致的疾病，以肺循环和呼吸功能障碍为其主要临床表现和病理生理特征。PTE 为 PE 最常见的类型，通常所称 PE 即指 PTE。肺动脉发生栓塞后，若其支配区域的肺组织因血流受阻或中断而发生坏死，称为肺梗死（pulmonary infarction，PI）。

【病因和危险因素】

PTE 的主要来源是深静脉血栓形成（deep venous thrombosis，DVT），其中下肢深静脉和盆腔静脉血栓形成占绝大多数。其他还有各种原因如充血性心力衰竭、房颤或感染等导致的右心房、右心室附壁血栓。PTE 的危险因素包括任何可以导致静脉血流淤滞、静脉系统内皮损伤和血液高凝状态的因素。DVT 与 PTE 在发病机制上相互关联，实质上为一种疾病过程在不同部位、不同阶段的表现，统称为静脉血栓栓塞症（venus thromboembolism，VTE）。

原发性危险因素多与遗传变异相关，常以反复静脉血栓形成和栓塞为主要临床表现。继发性危险因素是指后天获得的易发生 DVT 和 PTE 的多种病理和病理生理改变，包括严重创伤、骨折、恶性肿瘤、充血性心力衰竭、房颤、手术、口服避孕药、因各种原因的制动或长期卧床、长途航空或乘车旅行和高龄等。上述危险因素可以单独存在，也可同时存在，协同作用。年龄是独立的危险因素，随着年龄的增长，PTE 的发病率逐渐增高。

【病理和病理生理】

1. 血流动力学改变 PTE栓子的大小差异大,可单发或多发,一般多部位或双侧性的血栓栓塞更为常见。栓子阻塞肺动脉及其分支达一定程度后,通过机械阻塞、神经体液因素和缺氧引起肺动脉收缩,使肺循环阻力增加,肺动脉高压,继而引起右心室后负荷增加,右心室扩大与右心衰竭。右心室扩大使室间隔左移,左心室功能受损,导致心排血量下降,进而可引起体循环低血压甚至休克;主动脉内低血压和右心室压升高,使冠状动脉灌注压下降,心肌血流减少,特别是右心室内膜下心肌处于低灌注状态。

2. 气体交换障碍 因栓塞部位肺血流减少,肺泡无效腔量增大;肺内血流重新分布,通气/血流比例失调;神经体液因素引起支气管痉挛;肺泡表面活性物质分泌减少,肺泡萎陷,呼吸面积减小,肺顺应性下降等因素导致呼吸功能不全,出现低氧血症、代偿性过度通气(低碳酸血症)或相对性低肺泡通气。

3. 肺梗死 由于肺组织同时接受肺动脉、支气管动脉和肺泡内气体三重氧供,故肺动脉阻塞时较少出现肺梗死,一般只有在患有基础心肺疾病或病情严重影响到肺组织的多重氧供,才发生肺梗死。

【临床表现】

(一)症状

PTE的症状多种多样,但均缺乏特异性,可以从无症状到猝死。其严重程度取决于栓子的大小、数量,栓塞的范围,发作的急缓程度以及栓塞前的基础心肺状况。

1. 呼吸困难、气促 尤以活动后明显,是PTE最常见的症状。

2. 咯血 常为小量咯血,大咯血少见。

3. 胸痛、胸闷 若栓塞部位波及胸膜,可致胸膜炎性胸痛,常与呼吸有关。肺动脉高压和冠状动脉供血不足可致心绞痛样疼痛,表现为胸闷、胸骨后疼痛。

4. 晕厥 可为PTE的唯一或首发症状。

5. 其他 烦躁不安、惊恐、濒死感、咳嗽、心悸等,巨大栓塞可导致休克,甚至猝死。

当PTE引起肺梗死时,临床可表现出"肺梗死三联征",即胸痛、咯血、呼吸困难。

(二)体征

1. 呼吸系统 呼吸频率增快最为常见,发绀,肺部可闻及哮鸣音和(或)细湿啰音、胸膜摩擦音。合并胸腔积液时可有相应的体征。

2. 循环系统 心动过速,颈静脉充盈、异常搏动,肺动脉瓣区第二心音(P_2)亢进或分裂,三尖瓣区收缩期杂音。血压变化,严重时出现血压下降甚至休克。

3. 其他 发热,多为低热,少数患者可有中度(38 ℃以上)的发热。

(三)DVT的临床表现

DVT对该病的诊断具有重要的提示作用,在考虑PTE诊断的同时,必须注意是否存在DVT,特别是下肢DVT。其主要表现为患肢肿胀,行走后患肢易疲劳或肿胀加重,患肢周径增粗、疼痛或压痛、皮肤色素沉着。但半数DVT患者无症状,故双侧下肢周径相差1 cm以上即应进行有关检查。

【诊断】

PTE的临床表现多样,有时隐匿,缺乏特异性,确诊需特殊检查。诊断PTE的关键是提高诊断意识。诊断程序一般包括疑诊、确诊、求因三个步骤。

(一)疑诊

如患者出现上述临床症状、体征,特别是具有发病危险因素的患者出现不明原因的呼吸困难、胸痛、晕厥、休克,或伴有单侧或双侧不对称性下肢肿胀、疼痛等,应进行如下疑诊检查:

1. 动脉血气分析 可为低氧血症、低碳酸血症、肺泡-动脉血氧分压差增大,部分患者血气结果正常。

2. 血浆D-二聚体(D-dimer) D-dimer是交联纤维蛋白在纤溶系统作用下产生的可溶性降解产物,敏感性高而特异性差,在急性PTE时升高。其含量低于500 μg/L,可除外低度可疑的急性PTE。酶联免疫吸附法(ELISA)是较为可靠的检测方法。

3. 心电图 大多数患者表现为非特异性心电图异常,最常见的改变为窦性心动过速。其他 V_1~V_4 T 波倒置和 ST 段异常,完全或不完全右束支传导阻滞,肺型 P 波,电轴右偏,顺钟向转位、$S_I Q_{III} T_{III}$ 征(即 I 导联 S 波加深,III 导联出现 Q/q 波及 T 波倒置)。对心电图改变,需做动态观察,原有心电图正常,发病后出现以上心电图改变,即心电图的动态变化对诊断更有意义。

4. 胸部 X 线 缺乏特异性,常见表现如下:①肺动脉阻塞征:区域性肺纹理变细、稀疏或消失,肺野透亮度增加。②肺动脉高压及右心扩大征:右下肺动脉干增宽或伴截断征,肺动脉段膨隆以及右心室扩大。③肺组织继发改变:肺野局部片状阴影,尖端指向肺门的楔形阴影,肺不张或膨胀不全,肺不张侧可见横膈抬高。④有时合并少至中量胸腔积液等。

5. 超声心动图 在提示 PTE 诊断和除外其他心血管疾病方面具有重要价值。对于严重的 PTE 病例,可以发现右心房、右心室扩大,室间隔左移,右心室壁运动弥漫性减弱,三尖瓣反流速度增快,肺动脉血流频谱呈双峰形,估测肺动脉压增高等表现。

6. 下肢深静脉检查 下肢为 DVT 最多发部位,超声检查为诊断 DVT 最简便的方法,由于发现 DVT 对 PTE 有重要的提示价值,故应重视该项检查。其他方法有 CT 静脉造影、放射性核素下肢静脉显像、肢体阻抗容积图等。

(二)确诊

根据临床表现,结合上述检查结果提示 PTE 可疑,应进行以下确诊检查,包括以下 4 项,其中 1 项阳性即可明确诊断。

1. 螺旋 CT PTE 的一线确诊手段。采用特殊操作技术进行 CT 肺动脉造影(CTPA),能够发现段以上肺动脉内的栓子,还可显示胸部的其他疾病。直接征象为肺动脉内低密度充盈缺损;间接征象包括肺野楔形密度增高影,条带状高密度区或盘状肺不张,中心肺动脉扩张及远端血管分支减少或消失。

2. 放射性核素肺通气/血流灌注扫描(V/Q) 典型征象是呈肺段分布的肺血流灌注缺损,并与通气显像不匹配。

3. 磁共振显像(MRI)和磁共振肺动脉造影(MRPA) 对段以上肺动脉内的栓子敏感性和特异性均较高,可用于碘过敏的患者。

4. 肺动脉造影(PA) 诊断 PTE 的经典与参比方法。直接征象有肺动脉内造影剂充盈缺损,伴或不伴轨道征的血流阻断;间接征象有肺动脉造影剂流动缓慢、局部低灌注、静脉回流延迟或消失等。

(三)寻找 PTE 的成因或危险因素

只要疑诊 PTE,均应进行体检,并行下肢深静脉超声、CT 静脉造影(CTV)、MRI 静脉造影(MRV)、肢体阻抗容积图(IPG)等检查,以帮助明确是否存在 DVT 及栓子的来源。寻找发生 DVT 和 PTE 的诱发因素,如制动、创伤、肿瘤、长期口服避孕药等。同时要注意患者有无易栓倾向,尤其是对于 40 岁以下的患者,复发性 PTE 或有突出 VTE 家族史的患者,应考虑易栓症的可能性。对不明原因的 PTE 患者,应对隐源性肿瘤进行筛查(图 10-1)。

【临床分型】

(一)急性 PTE

1. 高危(大面积)PTE 指以休克和低血压为主要表现,即体循环动脉收缩压<90 mmHg,或较基础值下降幅度≥40 mmHg,持续 15 min 以上,须除外新发生的心律失常、低血容量或感染中毒症等其他原因所致的血压下降。此型患者预后差,病死率高。

2. 中危(次大面积)PTE 血流动力学稳定,但存在右心功能不全和(或)心肌损伤。超声心动图表现有右心室运动功能减弱(右心室前壁运动幅度<5 mm);心电图提示 ST-T 改变。此型患者易出现病情恶化,需密切监测。

3. 低危(非大面积)PTE 血流动力学稳定,无右心功能不全和心肌损伤。此型患者病死率低。

(二)慢性血栓栓塞性肺动脉高压(CTEPH)

多有慢性、进行性发展的肺动脉高压的相关临床表现,后期出现右心衰竭;影像学检查证实多部位、

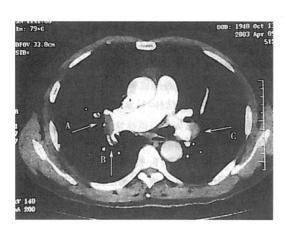

图 10-1 CTPA(右肺动脉层面)

注:A.右肺动脉远端血栓;B.延续到右肺下叶背段动脉内;C.左肺动脉远端外侧壁附壁血栓。

较广泛的肺动脉阻塞;右心导管检查示静息肺动脉平均压＞25 mmHg,超声心动图检查示右心室壁增厚符合慢性肺源性心脏病的诊断标准。

【治疗】

(一)一般处理与呼吸循环支持治疗

应密切监测生命体征、心电图及动脉血气的变化。卧床休息,保持大便通畅,避免用力,以免促进深静脉血栓脱落。有烦躁、胸痛、咳嗽等症状者可给予相应的镇静、止痛、镇咳等治疗。采用经鼻导管或面罩吸氧,积极纠正低氧血症。出现右心功能不全但血压下降者,可使用多巴酚丁胺、多巴胺和去甲肾上腺素等。因过大的液体负荷可能会加重右心室扩张并进而影响心排血量,一般所予负荷剂量限于 500 mL 之内。

(二)抗凝治疗

可有效地防止血栓再形成和复发,为机体发挥自身的纤溶机制溶解血栓创造条件,是 PTE 和 DVT 的基本治疗方法。常用抗凝药物有普通肝素、低分子量肝素、磺达肝癸钠和华法林,抗血小板药物的抗凝作用不能满足 PTE 或 DVT 的抗凝要求。

普通肝素的推荐用法为 80IU/kg 静脉注射,然后以 18 IU/(kg·h)持续静脉滴注。根据 APTT 调整剂量,尽快使 APTT 达到并维持于正常值的 1.5～2.5 倍。亦可应用低分子量肝素,不需监测 APTT 和调整剂量。肝素一般用至临床情况平稳,通常 7～10 天。在肝素开始应用后的第 1 天即可加用口服抗凝剂华法林,初始剂量为 3.0～5.0 mg。由于华法林数天才能全部发挥作用,故需与肝素至少重叠 4～5 天。当国际标准化比率(INR)在 2.0～3.0 之间,或凝血酶原时间(PT)延长至正常值的 1.5～2.5 倍时,持续至少 24 h,可停用肝素,单独服用华法林。此后调整华法林剂量,使 PT 维持于正常值的 1.5～2.5 倍,INR 在 2.0～3.0 之间,疗程 3～6 个月。对于危险因素不易去除者、复发 VTE,疗程延长至 12 个月或更长。抗凝治疗时应注意有无活动性出血、凝血功能障碍、血小板减少、未予控制的严重高血压等情况。华法林所致出血可用维生素 K 拮抗。其他新型抗凝药物包括直接凝血酶抑制剂阿加曲班、达吡加群酯以及直接 Ⅹ a 因子抑制剂利伐沙班、阿哌沙班等。

(三)溶栓治疗

可迅速溶解血栓,恢复肺组织再灌注,改善右心功能,降低死亡率。溶栓的时间窗一般为 14 天以内,主要适用于高危(大面积)PTE,对于中危(次大面积)PTE 的溶栓适应证有待确定。

溶栓的绝对禁忌证:活动性内出血;近期自发性颅内出血。相对禁忌证:2 周内的大手术、分娩、器官活检或不能以压迫止血部位的血管穿刺;3 个月内的缺血性脑卒中;10 天内的胃肠道出血;15 天内的严重创伤;1 个月内的神经外科或眼科手术;难于控制的重度高血压(收缩压＞180 mmHg,舒张压＞110 mmHg);创伤性心肺复苏;血小板计数低于 $100×10^9$/L;妊娠;细菌性心内膜炎;严重肝、肾功能不全;糖尿病出血性视网膜病变及出血性疾病等。

常用溶栓方案:①尿激酶 20000 IU/kg 加生理盐水 100 mL,持续静脉滴注 2 h;②负荷量尿激酶 4400 IU/kg 加生理盐水 20 mL 静脉注射 10 min,随后以尿激酶 2200IU/(kg·h)加生理盐水 250~500 mL。持续静脉滴注 12 h;③重组组织型纤溶酶原激活剂(rt-PA)50 mg 持续静脉滴注 2 h。溶栓治疗结束后,应每 2~4 h 测定一次活化部分凝血活酶时间(APTT),当其恢复至正常值的 2 倍以内,即应开始规范的低分子量肝素抗凝治疗。溶栓治疗的主要并发症为出血。

(四) DVT 的治疗

基础治疗手段为抗凝治疗(方法参照 PTE),对症治疗包括卧床、抬高患肢等。不推荐常规静脉溶栓治疗。

(五) 手术治疗

1. 肺动脉血栓摘除术 适用于高危(大面积)PTE,肺动脉主干或主要分支阻塞,经溶栓和其他积极的内科治疗无效;或有溶栓禁忌证。

2. 经静脉导管碎解和抽吸血栓 适用于肺动脉主干或主要分支阻塞的大面积 PTE,并存在以下情况:溶栓和抗凝治疗禁忌;经溶栓或积极的内科治疗无效;缺乏手术条件。

(六) CTEPH 的治疗

若阻塞部位处于手术可及的肺动脉近端,可考虑行肺动脉血栓内膜剥脱术。也可口服华法林 3~5 mg/d,根据烈 INR 调整剂量,使其保持在 2.0~3.0。下肢 DVT 血栓反复脱落者,可放置下腔静脉滤器。

【预防和预后】

消除 DVT 形成的条件,是预防本病发生的关键。存在发生 DVT-PTE 危险因素的病例,宜根据临床情况采用相应的预防措施。主要方法如下:①机械预防:如间歇充气压缩泵、梯度弹力加压袜等。②药物预防:皮下注射低分子量肝素或口服华法林。

肺栓塞的预后取决于栓塞部位、栓子的大小、栓子的多少以及原有心肺功能情况,治疗后总的转归:80%再溶解,10%肺梗死,5%进展为 CTEPH,5%死亡。

小 结

肺血栓栓塞症是各种栓子阻塞肺动脉或其分支为发病原因的一组疾病或临床综合征的总称,临床表现缺乏特异性。典型症状表现为胸痛、咯血及呼吸困难,对肺段以上病变予 CTPA 可进一步明确诊断。治疗包括及时吸氧、缓解肺血管痉挛、抗休克、抗心律失常、溶栓、抗凝及外科手术等。

(李 平)

知识检测 8

第十一章 胸膜疾病

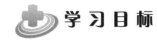

学习目标

1. **掌握**：胸腔积液的临床表现及渗出液、漏出液的鉴别；自发性气胸的临床类型、临床表现及影像学检查。
2. **熟悉**：胸腔积液的常见病因及发病机制；良性、恶性胸腔积液的鉴别；自发性气胸的诊断和治疗。
3. **了解**：结核性胸膜炎的治疗和预防；自发性气胸的病因及发病机制。
4. **应用**：能够对胸腔积液、自发性气胸患者进行诊断、治疗，对患者进行健康指导。能通过分析胸腔积液常规及生化判定胸腔积液为渗出液还是漏出液。

第一节 胸腔积液

导学案例

患者，女，21岁。因"右侧胸痛1月余，气短4天"为主诉入院。患者1个多月前无明显诱因出现右下胸痛，呈牵拉样，与呼吸明显相关，未予诊治，胸痛渐缓解，但4天前出现气短、呼吸困难，且呈渐进性加重，同时自觉发热，伴食欲下降、周身无力，故为系统诊治入院。PE：HR 90次/分，右侧胸廓饱满，右肺触觉语颤减弱，叩诊浊音，呼吸音明显减弱。辅助检查：X线胸片示右肋膈角消失，右下肺可见大片状均匀一致密度增高影，呈反抛物线状。

请问：1. 该患者目前诊断最可能是什么？主要依据有哪些？
2. 为进一步明确诊断需完善哪些检查？

胸膜腔是位于肺和胸壁之间的潜在腔隙。正常情况下脏层胸膜和壁层胸膜表面有一层很薄的液体（厚2～10μm），在呼吸运动时起润滑作用。腔内的液体并非处于静止状态，通过每一次呼吸周期中胸膜腔形状和压力变化来维持胸腔内液体持续滤出和吸收并处于动态平衡。任何因素使胸膜腔内液体形成过快或吸收过缓，即导致胸腔积液（pleural effusion）。

【病因和发病机制】

肺、胸膜和肺外疾病均可引起胸腔积液，其常见病因和发病机制如下。

1. 胸膜毛细血管内静水压增高 如充血性心力衰竭、血容量增加、缩窄性心包炎、上腔静脉或奇静脉受阻等，产生胸腔漏出液。

2. 胸膜毛细血管通透性增加 如胸膜炎症、风湿性疾病、胸膜肿瘤、肺梗死、膈下炎症等，产生胸腔渗出液。

3. 胸膜毛细血管内胶体渗透压降低 肝硬化、肾病综合征、低蛋白血症、急性肾小球肾炎、黏液性水肿等，产生胸腔漏出液。

4. 壁层胸膜淋巴引流障碍 癌性淋巴管阻塞、发育性淋巴管引流异常等,产生胸腔渗出液。

5. 损伤 主动脉瘤破裂、食管破裂、胸导管破裂等,产生血胸、脓胸、乳糜胸。

【临床表现】

(一)症状

最常见的症状是呼吸困难,可伴有胸痛和咳嗽。呼吸困难与胸廓顺应性下降、患侧膈肌受压、纵隔移位和肺容量下降等因素有关。症状也和积液量有关,积液量少于 0.5 L 时症状多不明显,大量胸腔积液可有明显的呼吸困难和心悸。其他还有原发病的症状。结核性胸膜炎多见于青年人,常有发热、干咳、盗汗和胸痛,随着积液量的增加胸痛可缓解,随之出现胸闷、气促;恶性肿瘤所致胸腔积液常见于中年以上患者,胸部隐痛,伴消瘦及原发肿瘤的症状,一般无发热;心力衰竭所致者有心功能不全的其他表现;肝脓肿所伴右侧胸膜腔积液者多有发热和肝区疼痛。

(二)体征

与积液量有关。少量积液时可无明显体征,或可触及胸膜摩擦感,闻及胸膜摩擦音等;中量或大量积液时,患侧胸廓饱满、肋间隙增宽、呼吸运动减弱、触觉语颤减弱或消失、叩诊呈浊音或实音、听诊呼吸音减弱或消失;大量积液时气管、纵隔向健侧移位。肺外疾病如胰腺炎和 RA 等,还有原发病的体征。

【辅助检查】

1. 诊断性胸腔穿刺和胸腔积液检查 是明确积液性质及病因诊断的重要方法。疑为渗出液必须做胸腔穿刺,如有漏出液病因则避免胸腔穿刺。不能确定时也应做胸腔穿刺抽液检查。漏出液和渗出液的鉴别如表 11-1 所示。

表 11-1 漏出液和渗出液的鉴别

鉴别要点	漏出液	渗出液
病因	充血性心力衰竭、肝硬化、局部静脉回流障碍、肾炎、肾病综合征、低蛋白血症	感染性疾病、结缔组织病、恶性肿瘤、肺梗死、变态反应性疾病等
外观	清,常呈淡黄色,为浆液性	混浊,可为草黄色、脓性、血性、乳糜性
凝固性	不易凝固	常自行凝固
比重	<1.018	>1.018
Rivalta 试验	阴性	阳性
蛋白含量	<25~30 g/L	>25~30 g/L
细胞数	常小于 100×10^6/L,以淋巴细胞、间皮细胞为主	常大于 500×10^6/L,急性炎症时以中性粒细胞为主,慢性炎症以淋巴细胞为主
葡萄糖	同血液含量	多正常,脓胸时明显降低
LDH	<200 U/L	>200 U/L
胸腔积液 LDH/血清 LDH	<0.6	>0.6
胸腔积液总蛋白/血清总蛋白	<0.5	>0.5
致病菌	无	可找到致病菌

2. 胸部 X 线检查 极少量的游离性胸腔积液,后前位胸部 X 线仅见肋膈角变钝。中等量积液时可见典型的外高内低,凹面向上的弧形均匀高密度阴影;肺 CT 表现后胸壁下弧形水样密度影(图 11-1)。大量胸腔积液时,患侧肺野大部呈均匀浓密阴影,可仅见肺尖透亮,气管和纵隔均向健侧移位。液气胸时可见气液平面。包裹性胸腔积液随包裹部位不同而形成不同形状密度增高的阴影,阴影的边缘与胸壁呈钝角。积液时常遮盖肺内原发病灶,故复查胸片应在抽液后,可发现肺部肿瘤或其他病变。CT 检查可显示少量胸腔积液、肺内病变、胸膜间皮瘤、胸内转移性肿瘤、纵隔和气管旁淋巴结等病变,有助于病因诊断。

3. 胸膜活检 经皮闭式针刺胸膜活检对胸腔积液病因诊断有重要意义,可发现肿瘤、结核和其他

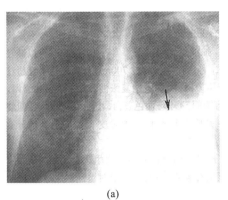 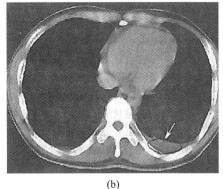

图 11-1 肺部检查

胸膜肉芽肿性病变。拟诊结核病时,活检标本除做病理检查外,还应做结核分枝杆菌培养。

4. 超声检查 探测胸腔积液的灵敏度高,定位准。能够估计积液的量和深度,特别是对于少量积液或包裹性积液,可提供较准确的穿刺部位。

5. 胸腔镜或开胸活检 对上述检查不能确诊者,该项检查有着积极的意义。

【诊断与鉴别诊断】

1. 确定有无胸腔积液 结合症状、体征、胸部 X 线检查、超声检查及 CT 检查等可明确。

2. 区别漏出液和渗出液 详见表 11-1。

3. 寻找病因 漏出液的常见病因是心力衰竭、肝硬化、肾病综合征和低蛋白血症等,渗出液最常见的病因是结核性胸膜炎和恶性肿瘤,后者最多见的是支气管肺癌,其次是乳腺癌,此外还有恶性胸膜间皮瘤、由其他部位转移至胸膜的肿瘤。两者的鉴别如表 11-2 所示。

表 11-2 结核性胸腔积液与恶性胸腔积液的鉴别

鉴别要点	结核性胸腔积液	恶性胸腔积液
年龄	青少年多见	中老年
中毒症状	有	无
胸腔积液量	多为少、中量	多为大量、生长快
胸腔积液外观	草黄色	多为血性胸腔积液
细胞类型	淋巴细胞为主,间皮细胞少于5%	肿瘤细胞或大量间皮细胞
胸腔积液腺苷脱氨酶	>45 U/L	<45 U/L
胸腔积液癌胚抗原	正常	升高或胸腔积液/血清 CEA>1
脱落细胞检查	阴性	可找到肿瘤细胞
沉渣找 TB 或 TB 培养	可阳性	阴性
胸膜活检	结核性肉芽肿	肿瘤组织

【治疗】

因胸腔积液为胸部疾病或全身疾病的一部分,应积极进行病因治疗。漏出液常在纠正病因如低蛋白血症时可自行吸收。在我国,最常见的渗出性胸腔积液是结核性胸膜炎。

(一)结核性胸膜炎

1. 一般治疗 包括休息、营养支持和对症治疗。

2. 穿刺抽液治疗 由于结核性胸腔积液的蛋白含量高,容易引起胸膜粘连,故应尽快抽尽胸腔内积液或肋间插细管引流。此外,针对大量胸腔积液患者,抽液后既可缓解患者呼吸困难,又可以减轻结核中毒症状。抽液原则:每周胸腔抽液 2~3 次,首次抽液不超过 700 mL,以后每次不宜超过 1000 mL,且要缓慢抽吸,过快、过多抽液可使胸腔压力骤降,易发生复张性肺水肿或循环衰竭。在抽液过程中应密切观察血压、脉搏等情况。若出现胸闷、心悸、面色苍白、出汗、脉搏细数、四肢发凉等表现,应考虑"胸膜反应",则立即停止抽液,并使患者平卧,必要时皮下注射 0.1% 的肾上腺素 0.5 mL,注意血压变化,防止休克。

一般情况下,抽液后不必行胸腔内注射抗结核药物。结核性脓胸可用生理盐水或 2% 碳酸氢钠溶液冲洗脓腔后注入异烟肼 400~600 mg 或链霉素 0.5~1 g。必要时可注射尿激酶 10~20 IU,防止胸膜粘连。

3. 抗结核药物治疗 见本篇第七章。

4. 糖皮质激素 一般不主张常规应用糖皮质激素。有全身毒性症状严重、大量胸腔积液者,在有效使用抗结核药物的基础上可加用泼尼松 30 mg/d,分 3 次口服。待体温正常、全身毒性症状减轻、胸腔积液量明显减少时,即应逐渐减量以至停用。一般疗程为 4~6 周。停药速度不宜过快,否则易出现反跳现象。

结核性胸膜炎在合理抗结核药物治疗后,应每年行 X 线检查一次,随访 4~5 年。

（二）类肺炎性胸腔积液和脓胸

1. 类肺炎性胸腔积液 有效的抗生素治疗后可吸收,积液多者应胸腔穿刺抽液,胸腔积液 pH 值 <7.2 应肋间插管引流。

2. 脓胸 治疗原则是控制感染、引流胸腔积液及促使肺复张,恢复肺功能。抗菌药物要足量,体温恢复正常后再持续用药 2 周以上,急性期联合抗厌氧菌的药物,全身及胸腔内给药。引流是脓胸最基本的治疗方法,反复抽脓或闭式引流。可用 2% 碳酸氢钠或生理盐水反复冲洗胸腔,然后注入适量抗生素及链激酶,使脓液变稀便于引流。少数脓胸可采用肋间插管闭式引流。对有支气管胸膜瘘者不宜冲洗胸腔,以免引起细菌播散。慢性脓胸可考虑外科胸膜剥脱术等治疗。其他应给予高能量、高蛋白及富含维生素的食物,纠正水电解质紊乱及维持酸碱平衡。

（三）恶性胸腔积液

其包括原发病和胸腔积液的治疗。恶性胸腔积液胸腔积液生长迅速,常需反复胸腔穿刺抽液。也可选择化学性胸膜固定术,在抽吸胸腔积液或胸腔插管引流后,胸腔内注入博来霉素、顺铂、丝裂霉素等抗肿瘤药物,或胸膜粘连剂,如滑石粉等,可减缓胸腔积液的产生,也可向胸腔内注入生物免疫调节剂,如短小棒状杆菌疫苗、白介素-2(IL-2)、干扰素、淋巴因子激活的杀伤细胞、肿瘤浸润性淋巴细胞等,可抑制恶性肿瘤细胞、增强淋巴细胞局部浸润及活性,并使胸膜粘连。此外,可胸腔内插管持续引流。对插管引流后胸腔积液持续或肺仍不复张者,可行胸-腹腔分流术或胸膜切除术。

【预后】

结核性胸膜炎患者需合理应用抗结核药物及糖皮质激素、及时穿刺抽液可使胸腔积液很快消失,预后良好。若治疗不当则可发生胸膜增厚、粘连,造成胸廓塌陷,严重者影响肺功能。

第二节 气 胸

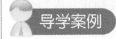

患者,女,20 岁。因"左侧胸痛伴气短 4 h"入院。患者 4 h 前运动后出现左侧胸痛,呈针刺样,与呼吸相关,继而出现气短、呼吸困难,同时伴阵发性干咳,因症状持续不缓解故急来医院就诊。PE：口唇无发绀,颈静脉无怒张,左侧胸廓饱满,左肺触觉语颤减弱,叩诊鼓音,呼吸音消失。

请问：1. 该患者最可能的诊断是什么？主要依据有哪些？

2. 为进一步明确诊断需完善哪些检查？

胸膜腔为脏、壁层胸膜之间密闭的潜在性腔隙,正常为负压,无气体存在。任何原因使气体进入胸膜腔造成积气状态称为气胸(pneumothorax)。发生气胸后,胸膜腔内压力升高,使肺脏受压萎缩,静脉回心血流受阻,产生不同程度的心、肺功能障碍。主要临床表现为突发胸痛、胸闷、呼吸困难,严重者可出现休克。根据气胸发生的原因不同将气胸分成自发性、外伤性和医源性三类。自发性气胸又可分成原发性和继发性,前者发生在无基础肺疾病的健康人,后者常发生在有基础肺疾病的患者,如慢性阻塞性肺疾病(COPD)。外伤性气胸系胸壁的直接或间接损伤引起,医源性气胸由诊断和治疗操作所致。本章重点介绍自发性气胸。

【病因和发病机制】

1. 特发性气胸(原发性气胸) 即肺部常规 X 线检查无明显病变的健康者发生的气胸,多见于瘦长体型的男性青壮年。病变常位于肺尖,发病多系胸膜下肺大疱、微小气肿泡破裂所致,并有反复发作的倾向。胸膜下气肿泡的形成可能和非特异性炎症瘢痕或弹性纤维先天发育不良有关。

2. 继发性气胸 常继发于基础肺部病变,如 COPD、肺结核、肺癌、肺化脓性疾病或弥漫性肺间质纤维化等,其中以继发于 COPD 和肺结核最常见。常见的诱因有抬举重物、剧咳、屏气、用力排便,甚至大笑等,但部分患者找不到明确的诱因。发病多系其引流的小气道炎性狭窄,肺泡内压急骤升高而导致肺大疱破裂所致,亦可由病变累及胸膜破溃至胸腔形成。胸膜上有异位的子宫内膜,在月经期可以破裂而发生气胸(月经性气胸)。航空、潜水作业而无适当防护措施时,从高压环境突然进入低压环境以及呼吸机使用不当、压力过高时,均可发生气胸。

【临床类型】

1. 闭合性气胸 也称单纯性气胸,胸膜裂口较小,随肺脏萎陷而闭合,胸腔测压视气体量多少可为正压也可为负压。

2. 交通性气胸 胸膜裂口较大,或因胸膜粘连带妨碍肺脏回缩使裂口持续开放,气体经裂口自由进出,胸膜腔测压为零,或随呼吸在零位上下波动。

3. 张力性气胸 胸膜裂口呈单向活瓣,呼吸时气体单向进入胸膜腔,胸膜腔内压力不断提高,使肺脏受压、纵隔向健侧偏移,甚至影响心脏血液回流。

【临床表现】

(一) 症状

气胸的症状与起病缓急、气量多少、临床类型、肺脏压缩程度和肺原发疾病等有关。常因咳嗽、屏气、持重物、剧烈运动等因素诱发,但也有在睡眠中发生气胸者。典型症状为突发患侧胸痛,伴胸闷、呼吸困难,并可有刺激性咳嗽。小量闭合性气胸者先出现气急,数小时后逐渐平稳;积气量较大或原来已有广泛肺部疾病者常不能平卧;张力性气胸由于胸腔内压骤然升高,肺被压缩,纵隔移位,呼吸循环障碍严重,表现为气促、窒息感、烦躁不安、发绀、出汗、脉速而弱、休克,甚至出现意识不清、昏迷。

(二) 体征

少量气胸体征不明显。肺压缩在 30% 以上时,患侧胸廓饱满、肋间隙增宽、气管向健侧偏移、呼吸运动减弱或消失、语颤减弱、叩诊呈鼓音、听诊呼吸音减弱或消失。右侧气胸时肝浊音界下降,左侧气胸时心界叩不清,气量少时则可在左心缘处听到与心脏跳动一致的"噼啪"音(Hamman征)。

按临床表现不一样又可将自发性气胸分为稳定型和不稳定型。符合以下条件者为稳定型,否则为不稳定型:呼吸频率<24 次/分,心率 60~120 次/分,血压正常,未吸氧时 SaO_2>90%,说话能成句。

【辅助检查】

1. X 线胸片检查 立位后前位 X 线胸片检查是诊断气胸的重要方法,可了解肺受压的程度、肺内病变情况及有无胸膜粘连、胸腔积液及纵隔移位等。必要时可摄侧位胸片。气胸的典型 X 线表现为外凸弧形的细线条形阴影,称为气胸线,线外透亮度增高,无肺纹理,线内为压缩的肺组织。大量气胸时,肺脏向肺门回缩,呈圆球形阴影。大量气胸或张力性气胸常显示纵隔及心脏移向健侧。合并纵隔气肿在纵隔旁和心缘旁可见透光带。胸膜多处粘连而发生气胸时,多呈局限性包裹。气胸合并胸腔积液时,可见典型的气液平面。肺部 CT 检查比 X 线检查更为准确和敏感(图 11-2)。

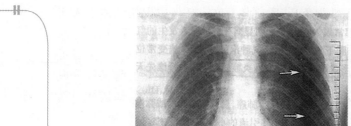
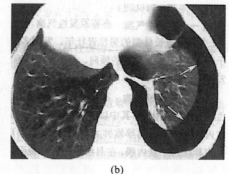

图 11-2 左侧气胸

注：(a) 胸部平片，左侧带状透明影(↑)，内无肺纹理，为气胸区；
(b) CT，外周无肺组织的极低密度区(↑)，为气胸区，左肺向内受压。

2. CT 主要表现为胸膜腔内出现极低密度的气体影，伴有肺组织不同程度的萎缩改变。

【诊断与鉴别诊断】

（一）诊断

根据临床表现和影像学检查，气胸的诊断不难。X 线或 CT 显示气胸线是确诊依据，如病情危重无法搬动患者进行 X 线检查，则应当机立断在患侧胸部体征最明显处进行试验穿刺，如抽出气体则可证实气胸的诊断。

（二）鉴别诊断

1. 支气管哮喘与阻塞性肺气肿 两者均有不同程度的呼吸困难及气促症状，胸廓饱满、肋间隙增宽、叩诊过清音、呼吸音减弱等体征，但支气管哮喘患者常有反复阵发性哮喘发作史，COPD 患者的呼吸困难多呈长期缓慢进行性加重，肺部体征双侧对称。当哮喘及肺气肿患者突发严重呼吸困难、冷汗、烦躁，支气管舒张剂、抗感染药物等治疗效果不好，且症状加剧，应考虑并发气胸的可能，可行 X 线检查相鉴别。

2. 急性心肌梗死 尽管患者亦有突发胸痛、胸闷，甚至呼吸困难、休克等临床表现与气胸相似，但常有高血压、冠状动脉粥样硬化性心脏病史，无气管移位，双肺呼吸音清晰，X 线检查无气胸的表现，心电图、血清酶学异常有助于鉴别。

3. 肺血栓栓塞症 患者有突发胸痛、呼吸困难及发绀等表现，似自发性气胸，但常有下肢或盆腔血栓性静脉炎、骨折、手术后、脑卒中、心房颤动等病史，或发生于长期卧床的老年患者，往往有咯血及低热，无气胸体征。X 线、CT、放射性核素通气/灌注扫描及 D-二聚体可助诊断。

4. 肺大疱 位于肺周边的肺大疱，尤其是巨型肺大疱在 X 线下易被误认为局限性气胸。通常起病缓慢，呼吸困难不严重，X 线检查腔内透光度增高，可见稀疏的肺纹理，其周边可见菲薄的线状气腔壁。若将肺大疱误诊为气胸进行抽气，易导致气胸。

5. 其他 胸膜炎、肺癌、消化性溃疡穿孔、膈疝等，偶可有急起的胸痛、气促及上腹痛等，亦应注意与自发性气胸鉴别。

【治疗】

自发性气胸的治疗目的是促进患侧肺复张、消除病因及减少复发。应根据气胸的类型与病因、发生频次、肺压缩程度、病情状态及有无并发症等适当选择具体治疗措施，包括保守治疗、胸腔减压、经胸腔镜手术或开胸手术等。

（一）保守治疗

主要适用于稳定型小量气胸，首次发生的症状较轻的闭合性气胸。应严格卧床休息，酌情予镇静、镇痛等药物。经鼻导管或面罩吸入 10 L/min 的氧，可加快胸腔内气体的吸收。治疗肺基础疾病。若明确因肺结核并发气胸，应予抗结核药物。COPD 合并气胸者应注意积极控制肺部感染，解除气道痉挛等。

（二）排气疗法

1. 胸腔穿刺抽气 适用于小量气胸（20%以下），呼吸困难较轻，心肺功能尚好的闭合性气胸患者。抽气可加速肺复张，迅速缓解症状。通常选择患侧胸部锁骨中线第2肋间为穿刺点，局限性气胸则要选择相应的穿刺部位。皮肤消毒后用气胸针或细导管直接穿刺入胸腔，随后连接于50 mL或100 mL注射器或气胸机抽气并测压。一次抽气量不宜超过1000 mL，每日或隔日抽气1次。张力性气胸病情危急，可用粗针头迅速刺入胸膜腔以达到暂时减压的目的。亦可用粗注射针头，在其尾部扎上橡皮指套，指套末端剪一小裂缝，插入胸腔做临时排气。

2. 胸腔闭式引流 适用于不稳定型气胸、呼吸困难明显、肺压缩程度较重、交通性或张力性气胸、反复发生气胸的患者。插管部位一般多取锁骨中线外侧第2肋间，或腋前线第4～5肋间，如为局限性气胸或需引流胸腔积液，则应根据X线胸片或在X线透视下选择适当部位进行插管排气引流。插管前，在选定部位局麻下沿肋骨上缘平行做1.5～2 cm皮肤切口，用套管针穿刺进入胸膜腔，拔去针芯，通过套管将灭菌胶管插入胸腔。亦可在切开皮肤后，经钝性分离肋间组织达胸膜，再穿破胸膜将导管直接送入胸膜腔。一般选用胸腔引流专用硅胶管。导管固定后，另端可连接Heimlich单向活瓣，或置于水封瓶的水面下1～2 cm（图11-3），使胸膜腔内压力保持在−2～−1 cmH$_2$O以下，插管成功则导管持续逸出气泡，呼吸困难迅速缓解，压缩的肺可在几小时甚至数天内复张。对肺压缩严重，时间较长的患者，插管后应夹住引流管分次引流，避免胸腔内压力骤降产生肺复张后肺水肿。若未见气泡溢出1～2天，患者气急症状消失，经透视或摄片见肺已全部复张时，可以拔除导管。有时虽未见气泡冒出水面，但患者症状缓解不明显，应考虑为导管不通畅，或部分滑出胸膜腔，需及时更换导管或做其他处理。

原发性自发性气胸经导管引流后，即可使肺完全复张；继发性者常因气胸分隔，单导管引流效果不佳，有时需在患侧胸腔插入多根导管。两侧同时发生气胸者，可在双侧胸腔做插管引流。若经水封瓶引流后未能使胸膜破口愈合，肺持久不能复张，可在引流管加用负压吸引装置（图11-4）。

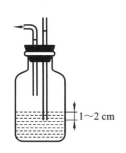

图11-3 水封瓶闭式引流装置

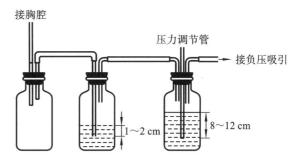

图11-4 负压吸引水瓶装置

闭式负压吸引宜连续，如经12 h后肺仍未复张应查找原因。如无气泡冒出，表示肺已复张，停止负压吸引，观察2～3天，经透视或胸片证实气胸未再复发后，即可拔除引流管，用凡士林纱布覆盖手术切口。水封瓶应放在低于患者胸部的地方（如患者床下），以免瓶内的水反流进入胸腔。应用各式插管引流排气过程中，应注意严格消毒，防止发生感染。

（三）化学性胸膜固定术

反复发生的气胸患者，为了预防复发，可于胸腔内注入硬化剂，产生无菌性胸膜炎症，使脏层和壁层胸膜粘连，从而消灭胸膜腔间隙。主要适用于不宜手术或拒绝手术的下列患者：持续性或复发性气胸、双侧气胸、合并肺大疱、肺功能不全而不能耐受手术者。常用硬化剂有多西环素、滑石粉等，用生理盐水60～100 mL稀释后经胸腔导管注入，夹管1～2 h后引流；或经胸腔镜直视下喷洒粉剂。胸腔注入硬化剂前，尽可能使肺完全复张。

（四）手术治疗

经内科治疗无效的气胸可为手术适应证，主要适用于长期气胸、血气胸、双侧气胸、复发性气胸、张力性气胸引流失败、胸膜增厚致肺膨胀不全或影像学有多发性肺大疱者。手术方法可采用胸腔镜或开胸手术。手术治疗成功率高,复发率低。

（五）并发症的治疗

1. 纵隔气肿和皮下气肿 由于肺泡破裂逸出的气体进入肺间质,形成间质性肺气肿。肺间质内的气体沿血管鞘可进入纵隔,甚至进入胸部或腹部皮下组织,导致皮下气肿。张力性气胸抽气或闭式引流后,亦可沿针孔或切口出现胸壁皮下气肿,或全身皮下气肿及纵隔气肿。此时患者可有颈部变粗,触诊有握雪感。严重的纵隔气肿因压迫大血管而有胸骨后疼痛、气短、发绀、低血压等。皮下气肿与纵隔气肿可随胸腔抽气减压而自行吸收,吸入浓度较高的氧可增加纵隔内氧浓度,有利于气肿消散。若纵隔气肿张力过高影响呼吸及循环,可做胸骨上窝切开排气。

2. 血气胸和脓气胸 血气胸多由胸膜粘连带中血管破裂所致,肺完全复张后,出血多能自行停止,若继续出血不止,除抽气排液及适当输血外,应考虑开胸结扎出血的血管。脓气胸除积极使用抗生素外,应插管引流,胸腔内生理盐水冲洗长期不愈形成慢性脓胸者应考虑手术。

【预防和预后】

积极治疗基础疾病,避免提重物、屏气、剧咳、用力过度等诱因。部分轻症者可经保守治疗治愈,但多数需做胸腔减压以助患肺复张,少数患者(10%～20%)需手术治疗。

小　结

胸膜疾病是临床呼吸科常见病、多发病,主要表现为胸腔积液和气胸,多以胸痛、呼吸困难为主要症状,既可以是原发病,也可以继发其他疾病或作为全身疾病的一部分。胸部 X 线检查是诊断的重要依据。治疗包括对因治疗和对症治疗,胸腔穿刺术是最常采用的治疗手段。

(李　平)

知识检测 9

第十二章 睡眠呼吸暂停低通气综合征

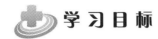

1. 掌握:睡眠呼吸暂停低通气综合征的概念、分型、临床表现。
2. 熟悉:睡眠呼吸暂停低通气综合征诊断标准、治疗原则。
3. 了解:睡眠呼吸暂停低通气综合征的病因、发病机制、病理生理。
4. 应用:能够对发生睡眠呼吸暂停低通气综合征的患者进行诊断、治疗,对患者进行健康指导。

导学案例

患者,女,35 岁,身高 1.71 m。体重 95 kg,2 年来睡眠时打鼾伴有呼吸暂停,时间为数十秒,个别长达 2 min 以上,多动不安,晨起感头痛,白天嗜睡,疲倦乏力,精力不集中。既往无高血压、心脏病史。查体:血压 150/95 mmHg,咽扁桃体肥大,双肺呼吸音清,未闻及干湿啰音,心率 88 次/分,律齐,腹(一),下肢无水肿。

请问:1. 该患者最可能的诊断是什么?主要依据有哪些?
2. 为进一步明确诊断需完善哪些检查?

睡眠呼吸暂停低通气综合征(sleep apnea hypopnea syndrome,SAHS)是指每夜 7 h 睡眠过程中呼吸暂停和(或)低通气反复发作在 30 次以上或睡眠呼吸暂停低通气发作(低通气指数)每小时 5 次以上。睡眠呼吸暂停是指睡眠时口和鼻通气均停止达 10 s 以上,而低通气是指睡眠时呼吸气流幅度较基础水平降低 50% 以上,并有 3% 以上的血氧饱和度降低。类型可分为:①中枢型(CSAS):指无上气道阻塞,呼吸气流及胸腹式呼吸运动均消失。②阻塞型(OSAS):指上气道完全阻塞,呼吸气流消失但胸腹式呼吸运动仍然存在。③混合型(MSAS):兼有两者特点。临床上以阻塞型最为常见。主要临床表现为睡眠打鼾伴呼吸暂停及日间嗜睡、疲乏等。病情逐渐发展可出现肺动脉高压、高血压、心律失常、脑血管意外等严重并发症。

【流行病学】

SAHS 的成人患病率国内为 3.5%~4.8%。男:女为(2~4):1,进入更年期后女性患病率明显升高。老年人睡眠时发生率增加,但 65 岁以上的重症患者减少。

【病因和发病机制】

1. 阻塞型睡眠呼吸暂停综合征(OSAHS) 本病是最常见的睡眠呼吸疾病。主要由于上呼吸道任何解剖部位的狭窄或堵塞阻碍空气的正常通过,引起睡眠时鼾声和呼吸暂停。其发病有家族聚集性和遗传倾向性,多数患者肥胖或超重。

2. 中枢型睡眠呼吸暂停综合征(CSAHS) 本病多为继发性,常见原因如各种中枢神经疾病、充血性心力衰竭、脑外伤、麻醉和药物中毒等。主要与呼吸中枢呼吸调控功能的不稳定性增强有关。

【病理生理】

吸气时气道产生负压,气道扩张肌及咽肌收缩,维持气道开放。任何原因引起保持咽腔开放的肌肉张力减弱或咽腔负压增加,机体无力克服吸气时所出现的咽腔压力低于大气压的状态,则会使咽壁软组织被动性塌陷,出现上呼吸道阻塞症状或呼吸暂停,每分通气量减少,持续及反复的呼吸暂停,会引起低氧血症及高碳酸血症,导致以下病理生理变化。

1. 呼吸系统　动脉血氧分压下降、二氧化碳分压上升及pH值下降,引起呼吸性酸中毒。

2. 心血管系统　呼吸暂停可使交感神经兴奋,血液回流增加,心排血量增多,引起肺循环及体循环压力上升,产生肺动脉甚至全身动脉压力周期性升高,从而可导致原发性高血压或肺源性心脏病。同时,低氧血症和高碳酸血症均可使肾上腺儿茶酚胺释放增加,引起血压升高,心率加快,甚至各种心律失常。在睡眠期间,若发生心搏停止,则可导致突然死亡。

3. 血液系统　血氧含量过低可刺激肾脏分泌促红细胞生成素,引起继发性红细胞增多症,导致血液黏度增加,影响血流速度与循环功能。

4. 神经系统　由于缺氧和循环障碍,可使神经系统特别是中枢神经系统受到损害,出现头胀、头痛、头晕、耳鸣等症状,引起智力减退、记忆力下降等。

5. 内分泌系统　夜间反复觉醒可导致非快速眼动睡眠期和快速眼动睡眠期明显减少,睡眠结构紊乱,睡眠有效率下降,腺垂体分泌的生长激素主要是在快速眼动睡眠期间释放。OSAHS患者,在睡眠期间生长激素的释放有不同程度的减少,这也是影响患者生长发育的因素之一。

6. 生殖系统　快速眼动睡眠期缩短可导致患者性器官末梢神经损害,导致性功能障碍。

【临床表现】

一、症状

(一) 白天临床表现

1. 嗜睡　最常见的症状,轻者表现为日间工作或学习时困倦、瞌睡,重者看电视、开会、坐车、开车、听课时不可抑制地进入睡眠。

2. 疲倦乏力　由于夜间反复呼吸暂停及低氧血症,睡眠连续性中断,醒觉次数增多,睡眠质量下降,常有轻重不同的头晕、疲倦及乏力等。

3. 认知行为功能障碍　注意力不集中,精细操作的能力下降,记忆力及判断力下降,老年人可表现为痴呆。

4. 晨起头晕、头痛　常有清晨头痛,隐痛多见,可持续1~2 h,有时需服止痛药才能缓解,与血压升高、颅内压、脑血流的变化有关。

5. 个性变化　烦躁、易激动及焦虑等,家庭和社会生活均受一定的影响,由于与家庭成员和朋友的情感逐渐疏远,故可出现抑郁症。

6. 性功能减退　约有10%的患者可出现性欲减低,甚至阳痿。

(二) 夜间临床表现

1. 打鼾　几乎所有的患者均有。声音不规则,高低不等,往往是鼾声-气流停止-喘气-鼾声交替出现。可出现明显的发绀。

2. 呼吸暂停　是主要症状。一般气流中断的时间为数十秒,个别长达2 min以上,多随着喘气、憋醒或响亮的鼾声而终止。有明显的胸腹矛盾运动。

3. 憋醒　呼吸暂停后患者突然憋醒,常伴有翻身、四肢不自主运动甚至抽搐,或突然坐起,感觉心慌、胸闷或心前区不适等。

4. 多动不安　患者夜间翻身、转动较为频繁,由低氧血症引起。

5. 夜尿增多　少数患者可出现遗尿,以老年人和重症者表现最为突出。

6. 睡眠行为异常　表现为恐惧、惊叫、呓语、夜游及幻听等。

(三) 其他表现

OSAHS患者由于反复发作的夜间间歇性缺氧和睡眠结构破坏,可引起一系列靶器官功能受损。

如鼻咽炎、鼻中隔偏曲、咽扁桃体肥大、软腭松弛,也可出现高血压、冠心病、脑血栓、糖尿病、继发性红细胞增多症和呼吸衰竭等病症。

二、体征

肥胖、短颈、下颌畸形、鼻甲肥大、鼻息肉、扁桃体肥大、软腭低垂、悬雍垂肥大、咽腔狭窄、舌体肥大等。

【辅助检查】

1. 血常规 血红细胞和血红蛋白可有不同程度的增加。

2. 血气分析 低氧血症、高碳酸血症和呼吸性酸中毒。

3. 多导睡眠图(PSG) 确诊 SAHA 的"金标准",并能确定其类型和程度。其病情轻重的分级标准为:①轻度:AHI(呼吸紊乱指数)5~15(次/小时),夜间最低 SaO_2(%)85~90。②中度:AHI>15~30,夜间最低 SaO_2(%)80~85。③重度:AHI>30,夜间最低 SaO_2(%)<80。

4. 肺功能检查 主要表现为限制性肺通气功能障碍,流速容量曲线的吸收部分平坦或凹陷。

【诊断和鉴别诊断】

(一)诊断

根据患者睡眠时打鼾伴呼吸暂停、白天嗜睡、身体肥胖、颈围粗等,可做出初步临床诊断。

(二)鉴别诊断

1. 原发性鼾症 有明显鼾声,PSG 检查无呼吸暂停和低通气,无气道阻力增加和低氧血症。

2. 发作性睡病 白天过度嗜睡,PSG 检查无呼吸暂停和低通气,多次检查睡眠潜伏时间小于 8 min,有家族史。

3. 夜间发作性癫痫 可借助脑电图鉴别。

【治疗】

(一)一般治疗

1. 减肥 包括饮食控制、药物或手术。

2. 戒酒和避免应用镇静、安眠剂、乙醇和镇静剂 可减弱上气道周围肌肉甚至颏舌肌运动而诱发睡眠呼吸暂停。

3. 合适的睡眠姿势 仰卧可使呼吸暂停明显加重。

4. 氧疗 对低氧血症患者,可应用低浓度氧疗,可提高动脉血氧分压和血氧饱和度,预防心动过缓、肺动脉高压和肺心病。

(二)药物治疗

目前尚无有效的药物治疗。

(三)经鼻持续气道内正压通气治疗(CPAP)

其机制是当通气气流流经气道时,可反射地使下坠的咽肌劈开,阻止咽肌塌陷,保持气道通畅。消除低氧血症和高碳酸血症,降低血压及肺动脉压,改善睡眠和白天嗜睡、头痛和记忆力减退等症状。CPAP 为中重度 OSAHS 患者的首选治疗措施,具有高效、无创、可携机回家长期治疗等优点。

1. 适应证 包括①AHI>15 次/分的患者;②AHI<15 次/分,但白天嗜睡等症状明显;③手术失败、复发或不能耐受其他治疗方法等。

2. 禁忌证 包括血压不稳定、气胸、咯血、昏迷及有肺大疱者。

(四)口腔矫治器或舌托

睡眠时戴用,可使下颌前移和(或)舌前移,使上气道扩大或增加其稳定性,扩大软腭悬雍垂尖水平的后气道间隙。

(五)手术治疗

气管切开对严重致命性低氧血症及心律失常是救命性措施,可获明显效果,气管套管内径应为 6

mm,以保证通气。悬雍垂腭咽整形术可使口咽面积扩大,打鼾消失。舌状软骨悬吊或切除术、下颌骨向前滑动术对后气道狭窄、舌根后坠、下颌骨发育畸形治疗有效。

小　结

睡眠呼吸暂停低通气综合征(SAHS)是指每夜 7 h 睡眠过程中呼吸暂停(和)或低通气反复发作在 30 次以上或睡眠呼吸暂停低通气发作每小时 5 次以上。根据患者睡眠时打鼾伴呼吸暂停、白天嗜睡、身体肥胖、颈围粗等,可做出睡眠呼吸暂停低通气综合征的初步临床诊断。经鼻持续气道内正压通气治疗(CPAP)为中重度 OSAHS 患者的首选治疗措施。

(李　平)

知识检测 10

第十三章 呼吸衰竭

学习目标

1. 掌握：呼吸衰竭的定义和分类方法，慢性呼吸衰竭的临床表现和处理原则。
2. 熟悉：熟悉急性呼吸窘迫综合征的概念，呼吸衰竭的病因。
3. 了解：呼吸衰竭的发病机制和病理生理改变，急性呼吸窘迫综合征的诊断标准和处理原则。
4. 应用：能够对发生呼吸衰竭的患者进行诊断；能够在疾病不同的时期选择合理的处理方法。能够针对原发病积极预防。

导学案例

患者，女，68岁，咳嗽、咳痰伴气喘15年，近2天来因受风寒，咳嗽加剧，痰呈黄色，不易咳出，夜间烦躁不眠，白昼嗜睡。体检：T 38 ℃，P 116次/分，R 32次/分，BP 150/85 mmHg，消瘦，半卧位，问话回答有时不切题，发绀，皮肤温暖。球结膜充血水肿，颈静脉怒张，桶状胸，呼吸浅而快，肺部叩诊呈过清音，两肺散在哮鸣音，肺底湿啰音。实验室检查：RBC 5.6×10^{12}/L，Hb160 g/L，WBC 14.5×10^9/L，动脉血 PaO$_2$ 43 mmHg，PaCO$_2$ 70 mmHg。

请问：该患者目前诊断最可能是什么？应进一步完善哪些检查？

呼吸衰竭(respiratory failure)是指各种原因引起的肺通气和(或)换气功能严重障碍，以致在静息状态下亦不能维持足够的气体交换，导致低氧血症伴(或不伴)CO$_2$潴留，进而引起一系列病理生理改变和相应临床表现的综合征。其临床表现缺乏特异性，主要表现为呼吸困难、发绀、神经精神症状等。明确诊断有赖于动脉血气分析：在海平面、静息状态、呼吸空气条件下，动脉血氧分压(PaO$_2$)<60 mmHg，伴或不伴二氧化碳分压(PaCO$_2$)>50 mmHg，并排除心内解剖分流和原发于心排血量降低等因素，可诊为呼吸衰竭。

【病因】

临床上常见的病因有：①气道阻塞性病变：气管-支气管的炎症、痉挛、肿瘤、异物、纤维化瘢痕等。②肺组织病变：各种累及肺泡和(或)肺间质的病变。③肺血管疾病：肺栓塞、肺血管炎等。④胸廓与胸膜病变。⑤神经肌肉疾病。

【分类】

在临床实践中，通常按动脉血气分析、发病急缓及发病机制进行分类。

一、按照动脉血气分析分类

1. Ⅰ型呼吸衰竭 又称缺氧性呼吸衰竭，缺氧而无二氧化碳潴留(PaO$_2$<60 mmHg，PaCO$_2$降低或正常)。主要见于肺换气功能障碍(通气/血流比例失调、弥散功能损害和肺动-静脉分流)疾病，如严重肺部感染性疾病、急性肺栓塞、间质性肺疾病等。

2. Ⅱ型呼吸衰竭 又称高碳酸性呼吸衰竭，缺氧伴二氧化碳潴留(PaO$_2$<60 mmHg，同时伴有

$PaCO_2 > 50$ mmHg）。由肺泡通气不足所致。单纯通气不足，低氧血症和高碳酸血症的程度是平行的，若伴有换气功能障碍，则低氧血症更为严重，如COPD。

二、按照发病急缓分类

1. 急性呼吸衰竭 如急性气道阻塞、严重肺疾患、创伤、休克、电击、溺水等突发的致病因素，使肺通气和（或）换气功能迅速出现严重障碍，在短时间内引起呼吸衰竭。

2. 慢性呼吸衰竭 指一些慢性疾病，如COPD、肺结核、间质性肺疾病、神经肌肉病变等，其中以COPD最常见，造成呼吸功能的损害逐渐加重，经过较长时间发展为呼吸衰竭。

三、按照发病机制分类

1. 泵衰竭 驱动或调控呼吸运动的中枢神经系统、外周神经系统、神经肌肉组织（包括神经-肌肉接头和呼吸肌）以及胸廓的呼吸泵功能障碍引起的呼吸衰竭。通常泵衰竭主要引起通气功能障碍，表现为Ⅱ型呼吸衰竭。

2. 肺衰竭 气道阻塞、肺组织和肺血管病变造成的呼吸衰竭称为肺衰竭。肺组织和肺血管病变常引起换气功能障碍，表现为Ⅰ型呼吸衰竭。严重的气道阻塞性疾病（如COPD）影响通气功能，造成Ⅱ型呼吸衰竭。

【发病机制和病理生理】

一、低氧血症和高碳酸血症的发生机制

各种病因通过引起肺泡通气不足、弥散障碍、肺泡通气/血流比例失调、肺内动-静脉解剖分流增加和耗氧量增加五个主要机制，使通气和（或）换气过程发生障碍，导致呼吸衰竭。临床上往往是多种机制并存或随着病情的发展先后参与发挥作用。

1. 肺通气不足 正常成人在静息状态下有效肺泡通气量约为 4 L/min，才能维持正常的肺泡氧分压（PaO_2）和二氧化碳分压（$PaCO_2$）。肺泡通气量减少会引起 PaO_2 下降和 $PaCO_2$ 上升，从而引起缺氧和 CO_2 潴留。

2. 弥散障碍 系指 O_2、CO_2 等气体通过肺泡膜进行交换的物理弥散过程发生障碍。气体弥散的速度取决于肺泡膜两侧气体分压差、气体弥散系数、肺泡膜的弥散面积、厚度和通透性，同时气体弥散量还受血液与肺泡接触时间以及心排血量、血红蛋白含量、通气/血流比例的影响。故在弥散障碍时，通常以低氧血症为主。

3. 通气/血流比例失调 正常成人静息状态下，通气/血流比值约为 0.8。肺泡通气/血流比值失调有下述两种主要形式：①部分肺泡通气不足：肺部病变如肺泡萎陷、肺炎、肺不张、肺水肿等引起病变部位的肺泡通气不足，通气/血流比值减小，部分未经氧合或未经充分氧合的静脉血（肺动脉血）通过肺泡的毛细血管或短路流入动脉血（肺静脉血）中，故又称肺动-静脉样分流或功能性分流。②部分肺泡血流不足：肺血管病变如肺栓塞引起栓塞部位血流减少，通气/血流比值增大，肺泡通气不能被充分利用，又称为无效腔样通气。通气/血流比例失调通常仅导致低氧血症，而无 CO_2 潴留。

4. 肺内动-静脉解剖分流增加 肺动脉内的静脉血未经氧合直接流入肺静脉，导致 PaO_2 降低，是通气/血流比例失调的特例。

5. 耗氧量增加 发热、寒战、呼吸困难、抽搐、严重哮喘等均增加耗氧量，导致肺泡氧分压下降，正常人借助增加通气量以防止缺氧。故耗氧量增加的患者，若同时伴有通气功能障碍，则会出现严重的低氧血症。

二、低氧血症和高碳酸血症对机体的影响

呼吸衰竭时发生的低氧血症和高碳酸血症，能够影响全身各系统器官的代谢、功能甚至使组织结构发生变化。通常先引起各系统脏器的功能和代谢发生一系列代偿性反应，以改善组织的供氧，调节酸碱

平衡和适应内环境的改变。当呼吸衰竭进入严重阶段时,则出现代偿不全,表现为各系统脏器严重的功能和代谢紊乱直至衰竭。

(一) 缺氧对机体的影响

1. 对中枢神经系统的影响

(1) 轻度缺氧:仅有注意力不集中、智力减退、定向障碍等。随着缺氧的加重可出现烦躁不安、神志恍惚、谵妄、昏迷。各部分脑组织缺氧的敏感性也不一样,以皮质神经元最为敏感,因此临床上缺氧的最早期表现是精神症状。

(2) 严重缺氧:可使血管通透性增加,引起脑间质和脑细胞水肿,颅内压急剧升高,加重脑组织缺氧,形成恶性循环。

2. 对呼吸的影响 轻度缺氧可通过颈动脉体和主动脉体化学感受器的反射作用刺激通气,但缺氧程度缓慢加重时,这种反射会变得迟钝。

3. 对心脏、循环的影响 缺氧可使患者心率增加,血压升高,冠状动脉血流量增加以维持心肌活动所必需的氧,心肌对缺氧是十分敏感的。

(1) 早期轻度缺氧:心电图即可有变化,急性严重缺氧可导致心室颤动或心搏骤停。

(2) 长期慢性缺氧:可致心肌纤维化、硬化。肺小动脉可因缺氧收缩而增加肺循环阻力,导致肺动脉高压、右心肥厚甚至衰竭,最终引起肺源性心脏病。

4. 对细胞代谢、酸碱平衡和电解质的影响 严重缺氧会使细胞能量代谢的中间过程受到抑制。产生大量乳酸和无机磷,引起代谢性酸中毒。由于能量不足,体内离子转运钠泵受到损害,使钾离子由细胞内转移到血液和组织间液,钠和氢离子进入细胞内,造成细胞内酸中毒及高钾血症。

5. 缺氧对肝、肾功能和造血系统的影响 缺氧会直接或间损害肝细胞,使丙氨酸氨基转移酶升高,但缺氧纠正后肝功能可恢复正常。缺氧可使肾血流量减少,肾功能受到抑制。慢性缺氧可引起继发性红细胞增多,在增加血液携氧量的同时,亦增加了血液黏稠度,严重时可加重肺循环阻力和右心负荷。

(二) 二氧化碳潴留对人体的影响

1. 对中枢神经的影响 轻度二氧化碳潴留,可间接兴奋皮质,引起失眠、精神兴奋、烦躁不安等兴奋症状,随着二氧化碳潴留的加重,皮质下层受到抑制,使中枢神经处于麻醉状态,又称 CO_2 麻醉,表现为嗜睡、昏睡甚至昏迷。另外二氧化碳潴留还可扩张脑血管,严重时引起脑水肿。通常把由缺氧、二氧化碳潴留导致的神经、精神障碍症候群称为肺性脑病。

2. 对心脏和循环的影响 二氧化碳潴留可使心率加快,心排血量增加。脑血管、冠状动脉、皮下浅表毛细血管及静脉扩张,而部分内脏血管收缩。早期可引起血压开高,严重时可致血压下降。

3. 对呼吸的影响 二氧化碳是强有力的呼吸中枢兴奋剂,随着吸入二氧化碳浓度的增加,通气量逐渐增加。但当其浓度持续升高至 12% 时则通气量不再增加,呼吸中枢处于抑制状态。临床上 Ⅱ 型呼吸衰竭的患者并无通气量增加,主要是由于存在气道阻力增高、肺组织严重损害及胸廓运动受限等多种因素。

4. 对酸碱平衡的影响 二氧化碳潴留可直接导致呼吸性酸中毒。由于血 pH 值取决于碳酸氢盐与碳酸的比值,慢性呼吸衰竭时二氧化碳潴留发展较慢,肾脏代偿性调节使 HCO_3^- 排除减少,血 pH 值维持正常,称为代偿性呼吸性酸中毒,急性呼吸衰竭或慢性呼吸衰竭的失代偿期,肾脏尚未发生代偿或代偿不完全,使 pH 值减小称为失代偿性呼吸性酸中毒。如同时有缺氧、摄入不足、感染性休克和肾功能不全等因素,使酸性代谢产物增加,血 pH 值减小,则与代谢性酸中毒并存,即呼吸性酸中毒合并代谢性酸中毒。在呼吸性酸中毒的基础上,如大量应用利尿剂、糖皮质激素等药物,而又未能及时补钾、补氯,则导致低钾低氯性碱中毒,即呼吸性酸中毒合并代谢性碱中毒。

5. 对肾脏的影响 轻度二氧化碳潴留可使肾血管扩张,肾血流量增加而使尿量增加。严重二氧化碳潴留时,由于 pH 值减小,肾血管痉挛,血流量减少,尿量也随之减少。

第一节 急性呼吸衰竭

【病因】

（1）呼吸系统疾病如严重呼吸系统感染、急性呼吸道阻塞性病变、重度或危重哮喘、各种原因引起的急性肺水肿、肺血管疾病、自发性气胸和急剧增加的胸腔积液、胸廓外伤或手术损伤，导致肺通气和（或）换气障碍。

（2）急性颅内感染、颅脑外伤、脑血管病变（脑出血、脑梗死）等直接或间接抑制呼吸中枢。

（3）脊髓灰质炎、重症肌无力、有机磷中毒及颈椎外伤等可损伤神经-肌肉传导系统，引起通气不足。

【临床表现】

急性呼吸衰竭的临床表现主要是低氧血症所致的呼吸困难和多器官功能障碍。

（一）呼吸困难

呼吸困难是呼吸衰竭最早出现的症状。多数患者有明显的呼吸困难，可表现为频率、节律和幅度的改变。较早表现为呼吸频率增快，病情加重时出现呼吸困难，辅助呼吸肌活动加强，如三凹征。中枢性疾病或中枢神经抑制性药物所致的呼吸衰竭，表现为呼吸节律改变，如潮式呼吸、比奥呼吸等。

（二）发绀

发绀是缺氧的典型表现。当动脉血氧饱和度低于90%时，可在口唇、指甲等处出现发绀；因发绀的程度与还原型血红蛋白含量相关，所以红细胞增多者发绀更明显，贫血者则不明显或不出现；严重休克等原因引起末梢循环障碍的患者，即使动脉血氧分压尚正常，也可出现发绀，称为外周性发绀。而真正由于动脉血氧饱和度降低引起的发绀，称为中心性发绀。

（三）精神神经症状

急性缺氧可出现精神错乱、躁狂、昏迷、抽搐等症状。如合并急性二氧化碳潴留，可出现嗜睡、淡漠、扑翼样震颤，以至呼吸骤停。

（四）循环系统表现

多数患者有心动过速；严重低氧血症、酸中毒可导致心肌损害，引起周围循环衰竭、血压下降、心律失常、心搏骤停。

（五）消化和泌尿系统表现

严重呼吸衰竭对肝、肾功能都有影响，部分病例可出现丙氨酸氨基转移酶与血浆尿素氮升高；个别病例尿中可出现蛋白、红细胞和管型。因胃肠道黏膜屏障功能损伤，导致胃肠道黏膜充血水肿、糜烂渗血或应激性溃疡，引起上消化道出血。

【辅助检查】

1. 动脉血气分析 对于判断呼吸衰竭和酸碱失衡的严重程度及指导治疗具有重要意义。pH 值可反映机体的代偿状况，有助于对急性或慢性呼吸衰竭加以鉴别。当 $PaCO_2$ 升高、pH 值正常时，称为代偿性呼吸性酸中毒；若 $PaCO_2$ 升高、pH 值<7.35，则称为失代偿性呼吸性酸中毒。

2. 肺功能检测 能判断通气功能障碍的性质（阻塞性、限制性或混合性）及是否合并有换气功能障碍，并对通气和换气功能障碍的严重程度进行判断。而呼吸肌功能测试能够提示呼吸肌无力的原因和严重程度。

3. 胸部影像学检查 包括普通 X 线胸片、胸部 CT 和放射性核素肺通气/灌注扫描、肺血管造影及超声检查等。

4. 纤维支气管镜检查 可明确气道疾病和取得病理学证据。

【诊断】

除原发疾病和低氧血症及CO_2潴留导致的临床表现外,呼吸衰竭的诊断主要依靠血气分析。结合肺功能、胸部影像学和纤维支气管镜等检查可明确呼吸衰竭的原因。

【治疗】

总的治疗原则:加强呼吸支持,包括保持呼吸道通畅、纠正缺氧和改善通气等;呼吸衰竭病因和诱发因素的治疗;加强一般支持治疗和对其他重要脏器功能的监测与支持。

(一)保持呼吸道通畅

对任何类型的呼吸衰竭,保持呼吸道通畅是最基本、最重要的治疗措施。保持气道通畅的主要方法如下:①若患者昏迷应使其处于仰卧位,头后仰,托起下颌并将口打开;②清除气道内分泌物及异物;③若以上方法不能奏效,必要时应建立人工气道。人工气道的建立一般有三种方法,即简便人工气道、气管插管及气管切开,后二者属气管内导管。简便人工气道主要有口咽通气道、鼻咽通气道和喉罩,是气管内导管的临时替代方式,在病情危重不具备插管条件时应用,待病情允许后再行气管插管或切开。气管内导管是重建呼吸通道最可靠的方法。

有支气管痉挛时积极使用支气管扩张药物,可选用$β_2$受体激动剂、抗胆碱药、糖皮质激素或茶碱类药物等。在急性呼吸衰竭时,主要经静脉给药。

(二)氧疗

1. 吸氧浓度 确定吸氧浓度的原则是保证PaO_2迅速提高到60 mmHg或脉搏容积血氧饱和度(SpO_2)达90%以上的前提下,尽量减低吸氧浓度。Ⅰ型呼吸衰竭因氧合功能障碍而通气功能基本正常,故较高浓度(>35%)给氧。对于伴有高碳酸血症的急性呼吸衰竭,往往需要低浓度给氧。

2. 吸氧装置 鼻导管或鼻塞简单、方便,吸入氧浓度(%)=21+4×氧流量(L/min)。面罩吸氧浓度相对稳定,可按需调节,对鼻黏膜刺激小。

(三)增加通气量、改善CO_2潴留

1. 呼吸兴奋剂 主要适用于以中枢抑制为主、通气量不足引起的呼吸衰竭,不宜用于以肺换气功能障碍为主所导致的呼吸衰竭患者。常用的药物有尼可刹米和洛贝林,用量过大可引起不良反应。呼吸兴奋剂的使用原则:必须保持气道通畅,否则会促发呼吸肌疲劳,进而加重CO_2潴留;脑缺氧、脑水肿未纠正而出现频繁抽搐者慎用;患者的呼吸肌功能基本正常;不可突然停药。

2. 机械通气 当机体出现严重的通气和(或)换气功能障碍时,以人工辅助通气装置(呼吸机)来改善通气和(或)换气功能,即为机械通气。急性呼吸衰竭患者昏迷逐渐加深,呼吸不规则或出现暂停,呼吸道分泌物增多,咳嗽和吞咽反射明显减弱甚至消失时,应行气管插管使用机械通气。呼吸衰竭时应用机械通气能维持必要的肺泡通气量,降低$PaCO_2$;改善肺的气体交换效能;使呼吸肌得以休息,有利于恢复呼吸肌功能。机械通气的主要并发症为通气过度,造成呼吸性碱中毒;通气不足,加重原有的呼吸性酸中毒和低氧血症;出现血压下降、心排血量下降、脉搏增快等循环功能障碍;气道压力过高或潮气量过大可致气压伤,如气胸、纵隔气肿或间质性肺气肿;人工气道长期存在可并发呼吸机相关肺炎(VAP)。经鼻/面罩行无创正压通气,无须建立有创人工气道,简便易行,与机械通气相关的严重并发症的发生率低。

(四)病因治疗

在解决呼吸衰竭本身造成危害的前提下,针对不同病因采取适当的治疗措施十分必要,也是治疗呼吸衰竭的根本所在。

(五)一般支持疗法

及时纠正电解质紊乱和酸碱平衡失调。加强液体管理,防止血容量不足和液体负荷过大,保证血细胞比容(Hct)在一定水平。保证充足的营养及热量供给。

(六)其他重要脏器功能的监测与支持

呼吸衰竭往往会累及其他重要脏器,加强对重要脏器功能的监测与支持,预防和治疗肺动脉高压、

知识链接
13-1

肺源性心脏病、肺性脑病、消化道功能障碍、肾功能不全和弥散性血管内凝血（DIC）等。特别要注意防治多器官功能障碍综合征（MODS）。

第二节　慢性呼吸衰竭

【病因】

慢性呼吸衰竭多由支气管-肺疾病引起，如 COPD、严重肺结核、肺间质纤维化、肺尘埃沉着症等。其他胸廓和神经肌肉及肺血管病变，如胸部广泛胸膜增厚、胸廓畸形、脊髓侧索硬化症等。

【临床表现】

慢性呼吸衰竭的临床表现与急性呼吸衰竭大致相似，但以下几个方面有所不同。

（一）呼吸困难

慢性阻塞性肺疾病所致的呼吸困难，病情较轻时表现为呼吸费力伴呼气延长，严重时发展成浅快呼吸。若并发 CO_2 潴留，$PaCO_2$ 升高过快或显著升高以致发生 CO_2 麻醉时，患者可由呼吸过速转为浅慢呼吸或潮式呼吸。

（二）神经症状

慢性呼吸衰竭伴 CO_2 潴留时，随 $PaCO_2$ 升高可表现为先兴奋后抑制现象。兴奋症状包括烦躁、躁动、夜间失眠而白天嗜睡（昼夜颠倒现象）。重者发生肺性脑病，表现为神志淡漠、肌肉震颤或扑翼样震颤、间歇抽搐、昏睡甚至昏迷等。亦可出现腱反射减弱或消失，锥体束征阳性等。

（三）循环系统表现

CO_2 潴留使外周体表静脉充盈、皮肤充血、温暖多汗、血压升高、心排血量增多而致脉搏洪大；多数患者有心率加快；因脑血管扩张产生搏动性头痛。

【诊断】

慢性呼吸衰竭的血气分析诊断标准参见急性呼吸衰竭。

【治疗】

治疗原发病、保持气道通畅、恰当的氧疗等治疗原则与急性呼吸衰竭基本一致。

（一）氧疗

COPD 是导致慢性呼吸衰竭的常见呼吸系统疾病，患者常伴有 CO_2 潴留，氧疗时需注意保持低浓度吸氧。CO_2 潴留是通气功能不良的结果。慢性高碳酸血症患者呼吸中枢的化学感受器对 CO_2 反应性差，呼吸主要靠低氧血症对颈动脉体、主动脉体化学感受器的刺激来维持。若吸入高浓度氧气，使血氧分压迅速上升，解除了低氧血症对外周化学感受器的刺激，便会抑制患者呼吸，造成通气状况进一步恶化，CO_2 上升，重者导致 CO_2 麻醉。

（二）机械通气

根据病情选用无创机械通气或有创机械通气。在 COPD 急性加重早期及时应用无创机械通气可以防止呼吸功能不全加重，缓解呼吸肌疲劳，减少后期气管插管率，改善预后。

（三）抗感染治疗

慢性呼吸衰竭急性加重的常见诱因是感染，抗感染治疗时抗生素的选择可以参考相关章节。

（四）呼吸兴奋剂的应用

慢性呼吸衰竭患者在病情需要时，可服用呼吸兴奋剂刺激颈动脉体和主动脉体的化学感受器兴奋呼吸中枢，增加通气量。例如，使用阿米三嗪 50~100 mg，每日 2 次。

（五）纠正酸碱平衡失调

慢性呼吸衰竭常有 CO_2 潴留，导致呼吸性酸中毒。呼吸性酸中毒的发生多为慢性过程，机体常通过增加碱储备来代偿,以维持 pH 值于相对正常水平。当以机械通气等方法较为迅速地纠正呼吸性酸中毒时,原已增加的碱储备会使 pH 值升高,对机体造成严重危害,故在纠正呼吸性酸中毒的同时,应当注意同时纠正潜在的代谢性碱中毒,通常给予患者盐酸精氨酸和补充氯化钾。

慢性呼吸衰竭的其他治疗同急性呼吸衰竭。

第三节 急性呼吸窘迫综合征

急性呼吸窘迫综合征(acute respiratory distress syndrome,ARDS)是指由心源性以外的各种肺内、外致病因素导致的急性弥漫性肺损伤和进而发展的急性呼吸衰竭。ARDS 不是一个独立的疾病,作为连续的病理过程,其早期阶段为急性肺损伤(ALI),ALI 的晚期阶段即为 ARDS。临床表现为呼吸窘迫和顽固性低氧血症,后期常并发多脏器功能衰竭。

【病因】

引起 ALI/ARDS 的原因或高危因素很多,可以分为肺内因素(直接因素)和肺外因素(间接因素)。

1. 肺内因素 指对肺的直接损伤,包括:①化学性因素,如吸入烟尘、毒气、胃内容物及氧中毒等;②物理性因素,如放射性损伤、肺挫伤等;③生物性因素,如重症肺炎。

2. 肺外因素 包括严重感染中毒症、休克、大面积烧伤、大量输血、严重非胸部创伤、急性胰腺炎、药物或麻醉品中毒等。

在导致直接肺损伤的原因中,国外报道胃内容物吸入占首位,而国内以重症肺炎为主要原因。若同时存在一种以上的危险因素,对 ALI/ARDS 的发生具有叠加作用。

【发病机制】

急性肺损伤的发病机制尚未完全阐明。除有些致病因素对肺泡膜的直接损伤外,更重要的是多种炎症细胞(巨噬细胞、中性粒细胞、血小板)及其释放的炎性介质和细胞因子间接介导的肺炎症反应,最终引起肺泡膜损伤、毛细血管通透性增加和微血栓形成;并可造成肺泡上皮损伤,表面活性物质减少或消失,加重肺水肿和肺不张,从而引起肺的氧合功能障碍,导致顽固性低氧血症。

中性粒细胞在肺内聚集、激活,并通过"呼吸爆发"释放氧自由基、蛋白酶和炎性介质,以及巨噬细胞、肺毛细血管内皮细胞的参与是 ALI/ARDS 发病的重要细胞学机制。

【病理】

ARDS 的主要病理改变是肺广泛性充血水肿和肺泡内透明膜形成。ARDS 肺脏大体表现为暗红或暗紫红的肝样变,水肿、出血,切面有液体渗出,故有"湿肺"之称。显微镜下可见肺微血管充血、出血、微血栓形成,肺间质和肺泡内有富含蛋白质的水肿液及炎症细胞浸润。约经 72 h 后,由凝结的血浆蛋白、细胞碎片、纤维素及残余的肺表面活性物质混合形成透明膜,伴灶性或大片肺泡萎陷。

【病理生理】

由于肺毛细血管内皮细胞和肺泡上皮细胞损伤,肺泡膜通透性增加,引起肺间质和肺泡水肿,肺表面活性物质减少,导致小气道陷闭和肺泡萎陷不张,进而引起严重通气/血流比例失调、肺内分流和弥散障碍,造成顽固性低氧血症和呼吸窘迫。

【临床表现】

(一)症状

ALI/ARDS 多于原发病起病后 72 h 内发生,几乎不超过 7 天。除原发病的相应症状和体征外,最早出现的症状是呼吸加快,并呈进行性加重的呼吸困难、发绀,常伴有烦躁、焦虑、出汗等。其呼吸困难的特点是呼吸深快、费力,患者常感严重憋气、胸廓紧束,即呼吸窘迫,不能用通常的吸氧疗法改善。

(二)体征

早期体征可无异常,或仅在双肺闻及少量细湿啰音;后期多可闻及水泡音,可有管状呼吸音。

【辅助检查】

1. X线胸片 早期可无异常,或表现为边缘模糊的肺纹理增多。继之出现斑片状以至融合成大片状的浸润阴影,大片阴影中可见支气管充气征。其演变过程似肺水肿,快速多变;后期可出现肺间质纤维化的改变。

2. 动脉血气分析 典型的改变为PaO_2降低,$PaCO_2$降低,pH值升高。在临床上对建立诊断、严重性分级和疗效评价等有重要意义的常用氧合功能指标为氧合指数(PaO_2/FiO_2),FiO_2为吸入氧浓度。PaO_2/FiO_2降低是诊断ARDS的必要条件。正常值为400~500 mmHg,在ALI时≤300 mmHg,ARDS时≤200 mmHg。

在早期,由于过度通气而出现呼碱,pH值可高于正常,$PaCO_2$低于正常。在后期,如果出现呼吸肌疲劳或合并代谢性酸中毒,则pH值可低于正常,甚至出现$PaCO_2$高于正常。

3. 床边肺功能监测 ARDS时肺顺应性降低,无效腔通气量比例增加,但无呼气流速受限。

4. 心脏超声和Swan-Ganz导管检查 有助于明确心脏情况和指导治疗。通过置入Swan-Ganz导管可测定肺动脉楔压(PAWP),这是反映左心房压较可靠的指标。PAWP一般<12 mmHg,若>18 mmHg则支持左心衰竭的诊断。

【诊断与鉴别诊断】

一、诊断

中华医学会呼吸病学分会1999年制定的诊断标准如下。

(1) 有ALI/ARDS的高危因素。

(2) 急性起病、呼吸频数和(或)呼吸窘迫。

(3) 低氧血症:ALI时动脉血氧分压(PaO_2)/吸入氧分数值(FiO_2)≤300 mmHg;ARDS时氧合指数≤200 mmHg。

(4) 胸部X线检查显示两肺浸润阴影。

(5) PAWP≤18 mmHg或临床上能除外心源性肺水肿。

同时符合以上5项条件者,可以诊断ALI或ARDS。

二、鉴别诊断

上述ARDS的诊断标准并非特异性的,建立诊断时必须排除大面积肺不张、心源性肺水肿、高原肺水肿、弥漫性肺泡出血等。心源性肺水肿患者卧位时呼吸困难加重,咳粉红色泡沫样痰,肺湿啰音多在肺底部,对强心、利尿等治疗效果较好,鉴别困难时,可通过测定PAWP、超声心动图检测心室功能等做出判断并指导治疗。

【治疗】

ARDS是一种危重症,需积极处理。治疗原则与一般急性呼吸衰竭相同。主要治疗措施包括:积极治疗原发病,氧疗,机械通气以及调节液体平衡等。

(一) 原发病的治疗

原发病的治疗是治疗ARDS首要原则和基础,应积极寻找原发病并予以彻底治疗。因感染是ARDS的常见原因,也是ARDS的首位高危因素;而ARDS又易并发感染,所以对所有患者都应怀疑感染的可能,除非有明确的其他导致ARDS的原因存在。治疗上宜选择广谱抗生素。

(二) 纠正缺氧

采取有效措施尽快提高PaO_2。一般需高浓度给氧,使PaO_2≥60 mmHg或SaO_2≥90%。轻症者可使用面罩给氧,但多数患者需使用机械通气。

(三) 机械通气

一旦诊断为ARDS,应尽早进行机械通气。ALI阶段的患者可试用无创正压通气,无效或病情加重时尽快气管插管或切开行有创机械通气。机械通气的目的是提供充分的通气和氧合，以支持器官功能。ARDS机械通气的关键在于：复张萎陷的肺泡并使其维持在开放状态，以增加肺容积和改善氧合，同时避免肺泡随呼吸周期反复开闭所造成的损伤。推荐采用肺保护性通气策略，主要措施包括给予合适水平的呼气末正压（PEEP）和小潮气量。

1. PEEP的调节 适当水平的PEEP可使萎陷的小气道和肺泡再开放。在应用PEEP时应注意：①对血容量不足的患者，应补充足够的血容量以代偿回心血量的不足；同时不能过量，以免加重肺水肿。②从低水平开始，先用 5 cmH_2O，逐渐增加至合适的水平，争取维持 PaO_2 大于 60 mmHg 而 FiO_2 小于0.6。一般PEEP水平为 8~18 cmH_2O。

2. 小潮气量 ARDS机械通气采用小潮气量，即 6~8 mL/kg，旨在将吸气平台压控制在 35 cmH_2O以下，防止肺泡过度扩张。合并代谢性酸中毒时需适当补碱。

（四）液体管理

为减轻肺水肿，应合理限制液体入量，以可允许的较低循环容量来维持有效循环，保持肺脏于相对"干"的状态。在血压稳定和保证组织器官灌注前提下，液体出入量宜保持轻度负平衡，可使用利尿药促进水肿的消退，由于毛细血管通透性增加，胶体物质可渗至肺间质，所以在ARDS早期，除非有低蛋白血症，不宜输注胶体液。对于创伤出血多者，最好输新鲜血；用库存1周以上的血时，应加用微过滤器，以免发生微栓塞而加重ARDS。

（五）营养支持与监护

ARDS时机体处于高代谢状态，应补充足够的营养。提倡全胃肠营养，不仅可避免静脉营养的不足，而且能够保护胃肠黏膜，防止肠道菌群异位。动态监测呼吸、循环、水电解质、酸碱平衡及其他重要脏器的功能，以便及时调整治疗方案。

（六）其他治疗

糖皮质激素、表面活性物质、鱼油和一氧化氮等在ALI/ARDS中的治疗价值尚不确定。

【预后及预防】

中、晚期患者病死率高达60%。ARDS存活者，静息肺功能可恢复正常。原发病类型与预后有关，有持续低氧血症、脓毒症和骨髓移植并发症的ARDS预后差，脂肪栓塞综合征引起的ARDS预后较好。尽量避免可引起ARDS的高危因素，加强监测有高危因素存在可能发生ARDS者。

小 结

本章主要讲解呼吸衰竭血气分析、发生机制、诊断、常见的病因及诱因。对呼吸性酸碱失衡的判断，最有价值的指标是 $PaCO_2$，对代谢性酸碱失衡的判断，最有价值的指标是 $SB(HCO_3^-)$。

（李　平）

知识检测11

第二篇 循环系统疾病

第十四章　循环系统疾病总论

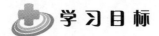

1. 掌握：循环系统疾病诊断的主要依据和诊断基本内容。
2. 熟悉：循环系统的结构和功能特点。
3. 了解：循环系统疾病的防治基本要点。
4. 应用：根据病史、临床症状、体征、辅助检查等诊断心血管疾病。

循环系统疾病包括心脏疾病和血管疾病，合称心血管病，是现代社会严重威胁人类健康的主要疾病。自20世纪90年代以来，心血管疾病（包括脑血管意外）的病死率占首位，已成为我国人民身体健康的"第一杀手"，学习和掌握循环系统疾病知识具有重要意义。

第一节　循环系统的结构和功能特点

循环系统是由心脏、血管构成的运输系统，在神经体液的调节下，血液在系统内循环流动，将氧、营养物质、酶和激素等运送到全身组织，并将组织代谢废物运走，以保证人体正常新陈代谢，维持正常生命活动。此外，循环系统尚有内分泌功能，能分泌心房钠尿肽、内皮素、内皮舒张因子等活性物质，对血管的舒缩功能、血管增殖及高血压的形成有重要意义。

（一）心脏

心脏是一个中空的器官，由左、右心房和左、右心室及左、右房室瓣和半月瓣组成。心脏的主要功能是泵血。心室收缩和舒张所形成的室内压、房内压、血管压力梯度变化是推动血液流动的主要动力。心室肌收缩，室内压上升，推动射血；心室肌舒张，室内压下降，血液回流充盈心室。房室瓣和半月瓣随瓣膜两侧的压力变化而开启和关闭，保证了血液的单向流动。各种原因导致心脏收缩和舒张功能损害，最终将导致心力衰竭，而心脏瓣膜及瓣环损害引起血液循环紊乱从而导致心脏瓣膜病的临床表现。

（二）心脏传导系统

心脏有节律地跳动，是由于心脏含有一种特殊的心肌纤维，具有自动节律性兴奋的能力，包括窦房结、房室结、房室束、左右束支、浦肯野纤维，合称心脏传导系统。窦房结是心脏正常的起搏点，位于右心房壁内，窦房结内的起搏细胞发生兴奋通过过渡细胞传至心房肌，使心房肌兴奋，同时兴奋通过结间束下传至房室结，经房室束、左右束支、浦肯野纤维到达心室肌，引起心脏收缩。心脏激动的起源、频率、节律、传导速度和传导顺序发生改变即可引起心律失常。

（三）冠状动脉

冠状动脉是心脏自身的供血血管，分为左、右冠状动脉。左冠状动脉起源于主动脉根部左冠状窦，分为左前降支和左回旋支；右冠状动脉起源于主动脉根部右冠状窦。冠状动脉循环的特点如下：①毛细血管数量多,血供非常丰富;②细小的冠状动脉吻合支扩张后可建立有效的侧支循环;③冠状动脉血流受心肌舒缩的影响而发生周期性的变化:在收缩期冠状动脉受心肌挤压而血流急剧减少,冠状动脉主要在舒张期供血。

(四)周围血管

循环系统的周围血管包括动脉、毛细血管、静脉,为血液输送管道。左心室泵出的血液经动脉系统输送到各个器官,在毛细血管处进行物质交换后经静脉系统回流到右心房、右心室,再经肺毛细血管网进行气体交换,回流到左心房、左心室。

(五)循环系统的调节

1. 冠状动脉血流量的调节 心脏作为泵血器官,其耗氧量大。成人安静状态下,每 100 g 心肌耗氧量为 7～9 mL/min,流经冠状动脉的血液中 65%～75% 的氧被心肌摄取。因此,心肌耗氧量的增加主要通过扩张冠状动脉和增加冠状动脉血流量来适应。冠状动脉血流量取决于:①心肌耗氧量;②冠状动脉灌注压;③舒张期的长短;④内源性或外源性血管活性物质对冠状动脉舒张、收缩状态的影响;⑤心脏收缩时心室壁对室壁内的冠状动脉的压迫作用。

2. 血液循环的神经体液调节 心脏虽然有自律性,但整个循环系统功能受神经体液因素的调节:①神经调节:交感神经通过兴奋心脏肾上腺素能 β_1 受体,使心率加速、传导加快、心脏收缩力增强,α 受体兴奋后使周围血管收缩;副交感神经通过兴奋胆碱能受体,使心率减慢、传导抑制、心脏收缩力减弱、周围血管扩张。②体液调节:包括全身性调节和局部调节。全身性调节有多种系统参与,如肾素-血管紧张素-醛固酮系统、交感-肾上腺素能系统、激肽释放酶-激肽系统;其特点是作用时间持久稳定,调节物质经血液循环被携带到全身各处,作用于相应的靶组织或靶细胞而发挥调节作用。局部调节则是由一些细胞分泌的活性物质作用于其邻近的细胞,以旁分泌和(或)自分泌的方式产生调节作用。

第二节 循环系统疾病的诊断

循环系统疾病的诊断应根据病史、临床症状、体征、辅助检查等资料进行综合分析。

一、症状

循环系统疾病的常见症状有:呼吸困难、心悸、胸痛或胸闷不适、水肿、发绀、晕厥,其他症状还包括咳嗽、头痛、头晕、上腹胀痛、恶心、呕吐等。多数症状也可见于其他系统疾病,而非心血管病所特有,因此分析时应仔细地鉴别。

二、体征

(一)心脏体征

1. 视诊 主要观察一般情况、呼吸状况(如端坐呼吸等)、心前区搏动情况,是否存在发绀、颈静脉怒张、水肿等。

2. 触诊 主要触摸心前区搏动状况,胸前区有无震颤。

3. 叩诊 可了解心脏的大小和形状。

4. 听诊 具有重要诊断价值。包括心率、心律、心音、杂音及心包摩擦音等内容。杂音尤其是舒张期杂音具有病理学意义。先天性心脏病和心脏瓣膜病多具有特征性的心脏杂音,是诊断的重要依据。

(二)周围血管征

1. 动脉 是否存在毛细血管搏动征、水冲脉、交替脉、奇脉,对判断病理变化具有价值。

2. 静脉 主要观察颈静脉充盈状况,肝-颈静脉反流征是否阳性。

三、辅助检查

(一) 实验室检查

除血常规、尿常规等常规检查外,根据临床病情可选择进行血糖、血脂、肝功能、肾功能、电解质等有关检查,疑似心肌坏死病变者,可检测血清肌红蛋白、肌钙蛋白、天冬氨酸氨基转移酶、乳酸脱氢酶、肌酸激酶等。

(二) 心电学检查

1. 常规心电图 通过分析心率、心律、传导时间、波形、波幅等,了解是否存在心律失常、心肌缺血、心肌梗死、房室肥大或电解质紊乱等。

2. 动态心电图 又称 Holter 监测,可连续记录 24～72 h 的心电信号,提高对非持续性心律失常尤其是一过性心律失常及短暂的心肌缺血发作的检出率,对诊断各种心律失常、晕厥原因,评估恶性心律失常风险、起搏器植入条件等具有重要意义。

3. 运动心电图 目前诊断冠心病最常用的一种辅助手段。主要是通过运动增加心脏负荷了解心肌缺血情况,常用活动平板运动试验和踏车试验。

该检查主要适用于以下情况:①鉴别不明原因的胸痛,协助冠心病诊断;②评估已确诊的冠心病患者的严重程度;③评价冠心病患者的疗效,包括药物治疗、介入治疗或外科手术治疗;④评估心肌梗死的预后及其他心脏病患者的心功能状况。

以下患者不宜进行该项检查:①不稳定型心绞痛患者及急性心肌梗死 4 周内的患者;②严重心律失常的患者;③严重主动脉瓣狭窄、肥厚型心肌病及心力衰竭患者;④严重高血压(收缩压≥200 mmHg,或舒张压≥10 mmHg)、急性心包炎、急性心肌炎、急性风湿热、感染性心内膜炎和电解质紊乱等患者;⑤严重的心外疾病或肢体活动障碍者。另外,当静息心电图出现束支阻滞、预激综合征、左心室肥厚等伴继发性 ST-T 改变者,运动心电图的诊断价值明显下降。

(三) 超声心动图

知识链接
14-1

超声心动图采用超声波技术,显示心脏和血管的结构和运动,测量血流速度,是诊断心血管疾病不可缺少的检查方法。目前临床常用的包括 M 型超声、二维超声心动图、彩色多普勒超声心动图、经食管超声心动图。

1. M 型超声 目前主要用于测定心脏结构(各腔室及大血管)内径及搏动幅度、室壁厚度和瓣膜活动度。能清晰显示各界面的距离和某些结构的快速超微运动,但不能反映心脏各结构的空间位置。

2. 二维超声心动图 最重要、最基本、应用最广泛的心脏超声检查技术。能实时显示心脏切面及心脏各结构的空间关系,但难以发现较小的间隔缺损和赘生物,对于瓣膜关闭不全的定性和定量诊断也有一定的局限性。

3. 彩色多普勒超声心动图 包括彩色多普勒血流显像(CDFI)和频谱多普勒,后者又分为脉冲多普勒(PW)和连续波多普勒(CW),可分析血流发生的时间、方向、流速及血流性质,对心脏瓣膜狭窄和反流、心内异常分流的定性和定量诊断具有重要意义。

4. 经食管超声心动图 显示后方心内结构较清晰,如房间隔、左侧心脏瓣膜及左侧心腔病变,尤其对心脏瓣膜赘生物、左心房血栓及主动脉夹层的诊断有重要的作用。

(四) 心脏 X 线检查

1. 胸部 X 线检查 有助于了解整个心脏的大小和形态,并在肺水肿的判断和随访中有着重要的作用。但心脏大小和形态正常,并不能完全排除心脏病。如冠心病心绞痛患者在心脏功能正常时,心脏形态和大小多正常。

2. 心脏计算机断层扫描(CT) 包括常规 CT、超高速 CT 和多层螺旋 CT。常规 CT 能显示心脏和大血管的钙化,能较准确地对心脏及其周围组织的肿瘤进行诊断和鉴别诊断,并能及时发现心包疾病(如心包囊肿、心包肿瘤、心包积液以及慢性缩窄性心包炎时的心包增厚)。

（五）心脏 MRI

心脏 MRI 除了可以观察心脏结构、功能，心肌、心包病变外，近年来 MRI 可用于识别急性心肌梗死后冠状动脉再灌注后的微血管阻塞；采用延迟增强技术可定量测定心肌瘢痕大小，识别存活的心肌。

（六）心脏放射性核素检查

正常或有功能的心肌细胞可选择性摄取某些显像药物，摄取量与该部位冠状动脉灌注血流量成正比，也与局部心肌细胞的功能或活性密切相关。利用正常或有功能的心肌显影而坏死和缺血的心肌不显影（缺损）或影像变淡（稀疏），可以定量分析心肌灌注、心肌存活和心脏功能。显像技术包括心血池显像、心肌灌注显像、心肌代谢显像等。临床上常用的显像剂包括 ^{201}Tl、^{99m}Tc-MIBI 及 ^{18}FDG 等。常用的成像技术包括单光子发射计算机断层显像（SPECT）和正电子发射计算机断层显像（PET）。与 SPECT 相比，PET 特异性、敏感性更高。

（七）心导管检查

心导管检查是一种有创介入技术，分为右心导管检查和左心导管检查。

1. 右心导管检查　将心导管经周围静脉送入上、下腔静脉，右心房、右心室、肺动脉及其分支，在腔静脉和右心腔进行血流动力学、血氧和心排血量测定，经导管内注射对比剂进行腔静脉、右心房、右心室或肺动脉造影，可以了解血流动力学改变，用于诊断先天性心脏病、判断手术适应证和评估心功能状态。也可应用漂浮导管经静脉（多为股静脉或颈内静脉）将气囊导管送至肺动脉远端，可持续床旁监测血流动力学变化，主要用于急性心肌梗死、心力衰竭、休克等血流动力学改变的危重患者的监护。

2. 左心导管检查　经周围动脉插入导管，逆行至主动脉、左心室等处进行血压测定和心血管造影，可了解左心室功能、室壁运动及心腔大小、主动脉瓣和二尖瓣功能，并可发现主动脉、颈动脉、锁骨下动脉、肾动脉及髂总动脉的血管病变。将导管插入冠状动脉口注入少量对比剂可动态观察冠状动脉状况，是目前诊断冠心病的"金标准"。

四、诊断

循环系统疾病的诊断应包括病因、病理解剖、病理生理等方面的内容。以风湿性心脏瓣膜病为例，完整的诊断应为：

（1）风湿性心脏瓣膜病（病因诊断）。
（2）二尖瓣狭窄（病理解剖诊断）。
（3）左心房肥大（病理解剖诊断）。
（4）心房颤动（病理生理诊断）。
（5）心功能Ⅱ级（病理生理诊断）。

第三节　循环系统疾病防治

有些循环系统疾病，其病因和发病机制已阐明，针对其病因是可以预防或治愈的，如感染性心内膜炎。有些循环系统疾病的病因和发病机制还未完全了解，其防治主要在于针对其危险因素和可能的发病因素，如原发性高血压患者易患因素的预防和控制。

药物治疗是大多数循环系统疾病治疗最重要的手段。药物治疗基于对循环系统疾病的认识，按作用机制分类，如血管紧张素转换酶抑制剂类、血管紧张素受体阻滞剂类、β受体阻滞剂、钙通道阻滞剂、血管扩张剂、正性肌力药物、调脂类药物等。也有按具体疾病的治疗药物进行分类，如降血压药物、治疗冠心病药物、治疗心功能不全药物、抗凝抗栓药物等。循环系统疾病的药物治疗要掌握其用药的药理作用、适应证、禁忌证、毒副作用及应用注意事项，同时个体化治疗也是药物治疗成功的关键。

心血管介入治疗技术不断成熟，已经成为心脏疾病非常重要的手段，适应证不断扩大，极大改善了患者的预后和生活质量。如经皮冠状动脉介入术、射频消融术、埋藏式心脏起搏器植入术、心脏瓣膜病介入治疗、先天性心脏病经皮封堵术等。

此外,具有外科手术适应证的患者还可选择进行外科手术治疗,如行冠状动脉搭桥手术、心脏瓣膜修补及置换术、先天性心脏病矫治手术、心脏移植等。

(杨立明)

知识检测 12

第十五章 心力衰竭

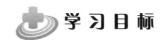

1. 掌握：心力衰竭的基本病因、诱因、临床表现、诊断及治疗。
2. 熟悉：分期、分级、辅助检查。
3. 了解：心力衰竭的发病机制。
4. 应用：诊断心力衰竭并依据治疗原则指导治疗和进行健康教育。

导学案例

患者，女性，17岁，学生，因"发热9天，胸闷心慌、呼吸困难2h"入院。患者入院前9天不明原因出现发热伴乏力酸软、食欲不振，体温39.0℃，在校医务室予安痛定肌内注射，克林霉素静滴无明显好转，体温波动在38~39℃之间，入院前2h感胸闷心慌、呼吸困难就诊。既往体健。体检：神清，体温37.8℃，血压90/60 mmHg，双肺呼吸音粗，双肺闻及散在湿啰音，心音低钝，心率40次/分，心律不齐，腹软，双下肢轻度水肿。

请问：1. 患者较可能的诊断是什么？主要依据有哪些？
2. 为明确诊断好指导治疗，需进一步完善哪些主要检查？

心力衰竭（heart failure，HF）是指各种心脏结构和功能性疾病导致心室充盈和（或）射血功能受损，心排血量不能满足机体组织代谢需要，以肺循环和（或）体循环淤血，器官、组织血液灌注不足为临床表现的一组综合征。临床主要表现为呼吸困难、体力活动受限和体液潴留。心功能不全或心功能障碍理论上是一个更广泛的概念，伴有临床症状的心功能不全称之为心力衰竭（简称心衰）。

【类型】

（一）左心衰竭、右心衰竭和全心衰竭

左心衰竭临床上较为常见，由左心室代偿功能不全所致，以肺循环淤血为特征。单纯的右心衰竭主要见于肺源性心脏病及某些先天性心脏病，以体循环淤血为主要表现。左心衰竭后肺动脉压力增高，使右心负荷加重，右心衰竭继之出现，即为全心衰竭。心肌炎、心肌病患者左、右心同时受损，左、右心衰竭可同时出现而表现为全心衰竭。

单纯二尖瓣狭窄引起的是一种特殊类型的心力衰竭，不涉及左心室的收缩功能，而直接因左心房压力升高而导致肺循环高压，有明显的肺淤血和相继出现的右心功能不全。

（二）急性和慢性心力衰竭

急性心力衰竭系因急性的严重心肌损害、心律失常或突然加重的心脏负荷，使心功能正常或处于代偿期的心脏在短时间内发生衰竭或慢性心力衰竭急剧恶化所致。临床上以急性左心衰竭常见，表现为急性肺水肿或心源性休克。慢性心力衰竭有一个缓慢的发展过程，一般均有代偿性心脏扩大或肥厚。

(三)收缩性和舒张性心力衰竭

心脏收缩功能障碍,心排血量下降并有循环淤血的表现即为收缩性心力衰竭,临床多见。心脏的收缩功能不全常同时存在舒张功能障碍。舒张性心力衰竭是由心室主动舒张功能障碍或心室肌顺应性减退及充盈障碍所致,单纯的舒张性心力衰竭可见于冠心病和高血压心脏病心功能不全早期,收缩期射血功能尚未明显降低,但因舒张功能障碍而致左心室充盈压增高,肺循环淤血。严重的舒张性心力衰竭见于限制型心肌病、肥厚型心肌病等。

【分期与分级】

(一)分期

1. A期(前心力衰竭阶段) 患者存在心力衰竭高危因素,但目前尚无心脏结构或功能异常,也无心力衰竭的症状和(或)体征。包括高血压、冠心病、糖尿病和肥胖、代谢综合征等最终可累及心脏的疾病以及应用心脏毒性药物史、酗酒史、风湿热史或心肌病家族史等。

2. B期(前临床心力衰竭阶段) 患者无心力衰竭的症状和(或)体征,但已发展为结构性心脏病,如左心室肥厚、无症状瓣膜性心脏病、既往心肌梗死史等。

3. C期(临床心力衰竭阶段) 患者已有基础结构性心脏病,既往或目前有心力衰竭的症状和(或)体征。

4. D期(难治性终末期心力衰竭阶段) 患者虽经严格优化内科治疗,但休息时仍有症状,常伴心源性恶病质,须反复长期住院。

心力衰竭分期全面评价了病情进展阶段,提出对不同阶段应进行相应的治疗,但通过治疗只能延缓而不可能逆转病情发展。

(二)分级

1. NYHA心功能分级 美国纽约心脏病学会(New York Heart Association,NYHA)依据诱发心力衰竭症状的活动程度将心功能分为四级。优点是简便易行,不足是仅凭患者的主观感受和(或)医生主观评价,但患者个体之间的差异较大,有时症状短时间内变化的可能性也较大。

Ⅰ级:日常活动量不受限制,一般体力活动不引起明显的气促、疲乏、呼吸困难、心悸或心绞痛。

Ⅱ级:体力活动轻度受限,休息时无症状,日常活动量可引起明显的气促、疲乏、呼吸困难、心悸或心绞痛。

Ⅲ级:体力活动明显受限,休息时可无症状,低于日常活动量可引起明显的气促、疲乏、呼吸困难、心悸或心绞痛。

Ⅳ级:不能从事任何体力活动,休息时也有症状,活动后加重。

2. 6 min步行试验 通过评定慢性心力衰竭患者的运动耐力以评价心力衰竭严重程度和疗效,简单易行、安全方便。要求患者在平直走廊里尽快行走,测定6 min的步行距离,6 min的步行距离<150 m为重度心力衰竭,步行距离为150~450 m和>450 m分别为中度和轻度心力衰竭。

【病因】

(一)基本病因

基本病因可分为原发性心肌损害或心脏长期容量和(或)压力负荷过重导致心肌功能由代偿最终发展为失代偿两大类。

1. 原发性心肌损害

(1)缺血性心肌损害:冠心病心肌缺血、心肌梗死是引起心力衰竭常见的原因之一。

(2)心肌炎和心肌病:以病毒性心肌炎及原发性扩张型心肌病最为常见。

(3)心肌代谢障碍性疾病:以糖尿病心肌病最为常见,其他如继发于甲状腺功能亢进或减退的心肌病、心肌淀粉样变性等。

2. 心脏负荷过重

(1)压力负荷(后负荷)过重:见于高血压、主动脉瓣狭窄、肺动脉高压、肺动脉瓣狭窄等左、右心室收缩期射血阻力增加的疾病。为克服增高的阻力,心室肌代偿性肥厚以保证射血量,久之终至失代偿,心排血量下降。

(2) 容量负荷(前负荷)过重:主要见于:①心脏瓣膜关闭不全,如主动脉瓣关闭不全、二尖瓣关闭不全等;②左、右心或动静脉分流性先天性心血管病,如间隔缺损、动脉导管未闭等。此外,也可见于伴有全身血容量增多或循环血量增多的疾病如慢性贫血、甲状腺功能亢进等。

(二) 诱因

1. 感染 以呼吸道感染最为常见,感染性心膜炎也不少见,其他如女性患者中泌尿道感染、儿童患者风湿热亦常见。

2. 心律失常 无论快速室率的心律失常还是严重缓慢性心律失常均可诱发心力衰竭,其中心房颤动是器质性心脏病最常见的心律失常,也是诱发心力衰竭最重要的因素。

3. 过度体力消耗或情绪激动 如妊娠及分娩、过喜过悲等。

4. 血容量增加 如静脉输液、输血过快、过多等。

5. 治疗不当 如洋地黄过量,不恰当停用利尿药或降压药等。

6. 原有心脏病加重或合并其他疾病 如冠心病发生心肌梗死,合并甲状腺功能亢进或贫血、出血、肺栓塞、室壁瘤、乳头肌功能不全等。

【发病机制】

心脏有很大的储备力,心力衰竭的发生多是从代偿到失代偿的发展过程。当各种心脏病损害及心脏舒缩功能障碍时,机体通过多种代偿机制,可使心功能在一定的时间内维持在相对正常水平,此时心功能属于代偿期;随着病情的发展,代偿不足以维持正常心功能,则心功能处于失代偿期。在急性损害因素下,心脏代偿机制不能有效发挥,即引起急性心力衰竭。

(一) 代偿机制

1. Frank-Starling 机制 通过增加心脏前负荷,使回心血量增多,心室舒张末期容积增加,从而增加心排血量及心脏做功量,但同时心室舒张末期压力增高,心房压、静脉压随之增高,达到一定程度时即可出现肺循环和(或)体循环静脉淤血。

2. 神经体液机制

(1) 交感-肾上腺系统(SAS)激活:心力衰竭患者血中去甲肾上腺素水平升高,其原因是心力衰竭患者心排血量的降低反射性引起交感-肾上腺系统活性增高。血液中去甲肾上腺素增多,作用于心肌 β₁ 受体,使心率增快、心肌收缩性增强,同时全身外周血管收缩,静脉回心血量增多,选择性小动脉收缩则起维持血压并保证重要脏器血供的作用。上述改变可部分代偿心力衰竭血流动力学异常,但去甲肾上腺素对心肌细胞有直接的毒性作用,促使心肌细胞凋亡,引起心室重塑。

(2) 肾素-血管紧张素-醛固酮系统(RAAS)激活:RAAS 的激活是心力衰竭中另一重要的神经体液调节机制。心力衰竭、心排血量降低使肾血流量减少,激活了 RAAS,一方面使心肌收缩力增强,周围血管收缩维持血压,调节血液再分配,保证心、脑等重要脏器的血液供应;另一方面促进醛固酮分泌,水钠潴留,增加总体液量及心脏前负荷,对心力衰竭起到代偿作用。

(3) 体液因子的改变:近年研究表明,初始心肌损伤后多种内源性神经内分泌体液因子长期激活,如精氨酸加压素、利钠肽类、内皮素、炎症细胞因子等。这些因子一方面通过水钠潴留和周围血管收缩改善血流动力学状态;另一方面其长期慢性激活对心肌细胞具有直接毒性作用,促进心肌重塑,加重心肌损伤和心功能恶化。因此,当代治疗心力衰竭更重要的是阻断神经内分泌系统的激活。

3. 心肌肥厚 当心脏后负荷增高时,常以心肌肥厚作为主要的代偿机制。心肌肥厚以心肌细胞肥大、心肌纤维化为主,心肌细胞数量并不增多。由于细胞核及作为供给能源的物质线粒体的增大和增多落后于心肌纤维的增多,导致心肌功能不足,继续发展终至心肌细胞死亡。肥厚心肌收缩力增强,克服后负荷阻力,使心排血量在相当长时间内维持正常,但心肌顺应性差,舒张功能降低,心室舒张末压升高,患者虽可无心力衰竭症状,但客观上已存在心功能障碍表现。

（二）心室重塑

在心脏功能受损、心腔扩大、心室肥厚的过程中，心肌细胞、胞外基质、胶原纤维网等均发生相应变化，也就是心室重塑过程。研究表明，心室重塑是心力衰竭发生发展的基本病理机制。由于基础心脏病的性质不同、进展速度不同以及各种代偿机制的复杂作用，心室扩大及肥厚的程度与心功能的状况并不平行，有些患者心脏扩大或肥厚已十分明显，但临床上尚可无心力衰竭的表现。但如基础心脏疾病病因不能解除，即使没有新的心肌损害，随着时间的推移，心室重塑的病理变化仍可不断发展，心力衰竭必然会出现。从代偿到失代偿除了因为代偿能力有一定的限度、各种代偿机制的负面影响之外，心肌细胞的能量供应相对及绝对的不足及能量的利用障碍导致心肌细胞坏死、纤维化也是一个重要的影响因素。心肌细胞减少使心肌整体收缩力下降；纤维化的增加又使心室的顺应性下降，重塑更趋明显，心肌收缩力不能发挥其应有的射血效应，如此形成恶性循环，终至不可逆转的终末阶段。

（三）舒张功能不全的机制

1. 主动舒张功能障碍 当能量供应不足时，Ca^{2+}回摄肌质网及泵出胞外的耗能过程受损，导致主动舒张功能障碍。如冠心病有明显心肌缺血时，在出现收缩功能障碍前即可出现舒张功能障碍。

2. 心室肌的顺应性减低及充盈障碍 主要见于心室肥厚如高血压及肥厚型心肌病时，这一类病变将明显影响心室的充盈压，当左心室舒张末压过高时，肺循环出现高压和淤血，即舒张性心功能不全，此时心肌的收缩功能尚可保持，心脏射血分数正常，故又称为左心室射血分数（LVEF）正常的心力衰竭。

由于临床上这种情况可发生在高血压及冠心病，而目前这两种病又属多发病，因此这一类型的心功能不全日渐受到重视。需要指出的是，当有容量负荷增加心室扩大时，心室的顺应性是增高的，此时即使有心室肥厚也不致出现单纯的舒张性心功能不全。

第一节　慢性心力衰竭

慢性心力衰竭（chronic heart failure，CHF）是心血管疾病的终末期表现和最主要死因。据统计，心力衰竭患者4年死亡率达50%，严重心力衰竭患者1年死亡率高达50%。在基础心血管疾病中，冠心病、高血压已成为慢性心力衰竭的最主要原因，风湿性心脏病在病因构成中的比例已趋下降，但瓣膜性心脏病仍不可忽视。

【临床表现】

临床上左心衰竭最为常见，单纯右心衰竭较少见。左心衰竭后继发右心衰竭而致全心衰竭者，以及由于严重广泛心肌疾病同时波及左、右心而发生全心衰竭者临床上更为多见。

（一）左心衰竭

以肺循环淤血和心排血量降低的表现为主。

1. 症状

（1）呼吸困难：①劳力性呼吸困难：左心衰竭最早出现的症状，系因运动使回心血量增加，左心房压力升高，加重了肺淤血。引起呼吸困难的运动量随心力衰竭程度加重而减少。②端坐呼吸：肺淤血达到一定的程度时，患者不能平卧，因平卧时回心血量增多且横膈上抬，呼吸更为困难。高枕卧位、半卧位甚至端坐位时方可好转。③夜间阵发性呼吸困难：患者入睡后突然因憋气而惊醒，被迫采取坐位，呼吸深快，重者可有哮鸣音，称之为"心源性哮喘"。多于端坐休息后可自行缓解。其发生机制除因睡眠平卧血液重新分配使肺血量增加外，夜间迷走神经张力增加、小支气管收缩、横膈抬高、肺活量减少等也是促发因素。④急性肺水肿：此为"心源性哮喘"的进一步发展，是左心衰竭呼吸困难最严重的形式。

（2）咳嗽、咳痰、咯血：咳嗽、咳痰是肺泡和支气管黏膜淤血所致，开始常于夜间发生，坐位或立位时咳嗽可减轻，白色浆液性泡沫状痰为其特点，偶可见痰中带血。急性左心衰竭发作时可出现粉红色泡沫样痰。长期慢性淤血肺静脉压力升高，导致肺循环与支气管静脉之间形成侧支循环，在支气管黏膜下形成扩张的血管,一旦破裂可引起大咯血。

(3) 疲倦、乏力、头晕、心慌、少尿:由于心排血量不足,器官、组织灌注不足及代偿性心率加快所致。

2. 体征

(1) 肺部湿啰音:由肺毛细血管压增高,液体可渗出到肺泡所致。随着病情加重,肺部啰音可从局限的肺底部发展直至全肺。侧卧位则下垂的一侧啰音较多。

(2) 心脏体征:除基础心脏病的固有体征外,常有左心室增大,心尖搏动向左下移位,心率增快,心尖区有舒张期奔马律,肺动脉瓣区第二心音亢进,其中舒张期奔马律最有诊断价值,在患者心率增快或左侧卧位并做深呼气时更容易听到。左心室扩大还可形成相对性二尖瓣关闭不全,产生心尖区收缩期杂音。

3. 交替脉 脉搏强弱交替。轻度交替脉仅能在测血压时发现。

4. 胸腔积液 左心衰竭患者中的 25% 有胸腔积液。胸腔积液可局限于肺叶间,也可呈单侧或双侧胸腔积液,胸腔积液蛋白含量高,心力衰竭好转后消退。

(二) 右心衰竭

以体循环淤血的表现为主。

1. 症状

(1) 消化道症状:胃肠道及肝淤血引起腹胀、食欲不振、恶心、呕吐等是右心衰竭最常见的症状。

(2) 劳力性呼吸困难:继发于左心衰竭的右心衰竭,其呼吸困难已经存在。单纯性右心衰竭常为分流性先天性心脏病或肺部疾病所致,也均有明显呼吸困难。

2. 体征

(1) 原有心脏病的体征。

(2) 颈静脉充盈:右心衰竭的早期表现。患者取半卧位或坐位时锁骨上方见到颈静脉充盈,或颈静脉充盈最高点距胸骨角水平 10 cm 以上,均表示颈静脉压增高。压迫肝脏,可见充盈加重,即肝-颈静脉反流征阳性。

(3) 肝大和压痛:出现较早,多发生在皮下水肿之前。长期右心衰竭可致心源性肝硬化,晚期可出现黄疸、腹腔积液。

(4) 水肿:为右心衰竭的重要体征,早期不明显,多在颈静脉充盈和肝大较明显后才出现,此时体重可增加。其特征为首先出现于身体最低垂的部位,常为对称性、可压陷性。起床活动者以脚、踝内侧和胫前较明显,仰卧者尾骶部水肿;侧卧者卧侧肢体水肿显著。病情严重者可发展至全身水肿。

(5) 胸腔积液:胸腔积液也是因体静脉压力增高所致,更多见于同时有左、右心衰竭时,以双侧多见,如为单侧则以右侧更为多见,其原因不明。

(6) 心包积液:少量心包积液在右心衰竭或全心衰竭时不少见。常于超声心动图或尸检时发现,并不引起心脏压塞症状。

(7) 其他:长期右心衰竭患者可出现发绀、营养不良、消瘦甚至恶病质。

(三) 全心衰竭

右心衰竭继发于左心衰竭而形成的全心衰竭,当右心衰竭出现之后,右心排血量减少,因此阵发性呼吸困难等肺淤血症状反而有所减轻。扩张型心肌病等表现为左、右心室同时衰竭者,肺淤血症状往往不很严重,左心衰竭的表现主要为心排血量减少的相关症状和体征。

【辅助检查】

(一) 实验室检查

1. 常规检查 包括血常规、尿常规、肝肾功能、血糖、血脂、电解质等,对于老年及长期服用利尿剂、RAAS 抑制剂类药的患者尤为重要,在心力衰竭患者接受药物治疗的随访监测中也有必要。因甲状腺功能亢进或减退均可导致心力衰竭,应注意检测甲状腺功能。

2. 利钠肽　心力衰竭诊断、患者管理、临床风险事件评估的重要指标，常用 B 型利钠肽（BNP，又称脑钠肽）及 N 末端 B 型利钠肽原（NT-pro BNP）。未经治疗者若利钠肽水平正常可基本排除心力衰竭诊断，已接受治疗者利钠肽水平高提示预后差，但特异性不高。

（二）X 线检查

X 线检查是确诊左心衰竭肺水肿的主要依据。心影大小及外形为心脏病的病因诊断提供重要的诊断线索，心脏扩大的程度和动态改变也间接反映心脏功能状态。X 线胸片可反映肺淤血的情况，早期肺静脉压增高时，主要表现为肺门血管影增强，上肺血管影增多，与下肺纹理密度相仿，甚至多于下肺。由于肺动脉压力增高可见右下肺动脉增宽，进一步出现间质性肺水肿可使肺野模糊，在肺野外侧清晰可见的水平线状影（Kerley B 线），是肺小叶间隔内积液的表现，也是慢性肺淤血的特征性表现。急性肺泡性肺水肿时肺门呈蝴蝶状，肺野可见大片融合的阴影。左心衰竭还可见胸腔积液和叶间胸膜增厚。

（三）超声心动图

超声心动图是诊断心力衰竭最有价值的检查，可更准确地评价各心腔大小变化及心脏瓣膜结构和功能，鉴别收缩或舒张功能不全。

1. 收缩功能　以收缩末及舒张末的容量差计算左心室射血分数（LVEF），虽不够精确，但方便实用。正常 LVEF>50%，LVEF≤40% 为收缩期心力衰竭的诊断标准。

2. 舒张功能　舒张功能不全时，反映二尖瓣前叶舒张中期关闭速度的 EF 斜率减低，反映舒张早期心室充盈速度最大值的 E 峰降低，反映舒张晚期（心房收缩）心室充盈速度最大值的 A 峰增高。正常人 E/A 值不应小于 1.2，舒张功能不全时 E/A 值降低。

【诊断与鉴别诊断】

（一）诊断

典型的心力衰竭诊断并不困难。原有器质性心脏病，合并肺循环和（或）体循环淤血的症状和体征，超声心动图显示心脏结构和功能异常，BNP 升高，多可明确心力衰竭的诊断。心力衰竭的诊断尚需对心力衰竭的类型和心功能进行判断。

（二）鉴别诊断

1. 支气管哮喘　左心衰竭患者夜间阵发性呼吸困难，常称之为"心源性哮喘"，应与支气管哮喘相鉴别。前者多见于器质性心脏病患者，发作时必须坐起，重者肺部有干、湿啰音，甚至咳粉红色泡沫样痰；后者多见于有过敏史的青少年，发作时双肺可闻及典型哮鸣音，咳出白色黏痰后呼吸困难常可缓解。测定血浆 BNP 对鉴别心源性和支气管性哮喘有较大的参考价值。

2. 心包积液、缩窄性心包炎　由于腔静脉回流受阻同样也可以引起颈静脉怒张、肝大、下肢水肿等表现，应根据病史、心脏及周围血管体征进行鉴别，超声心动图检查可确诊。

3. 肝硬化腹腔积液伴下肢水肿　应与慢性右心衰竭鉴别，除基础心脏病体征有助于鉴别外，非心源性肝硬化不会出现颈静脉怒张等上腔静脉回流受阻的体征。

【治疗】

心力衰竭的治疗目标：防止和延缓心力衰竭的发生发展；缓解临床症状，提高生活质量；改善长期预后，降低住院率和病死率。治疗原则：采取综合治疗措施，包括原发疾病的治疗，调节心力衰竭的代偿机制，减少代偿负面效应，阻止或延缓心室重塑的进展。

（一）一般治疗

1. 去除病因、消除诱因　对所有可能导致心脏功能受损的常见疾病如高血压、冠心病、糖尿病等在尚未造成心脏器质性改变之前积极进行早期有效治疗和积极干预。消除常见的诱因如避免劳累和情绪波动，预防和控制呼吸道感染，治疗心律失常特别是心房颤动伴快速心室率，纠正贫血、电解质紊乱等。

2. 休息与活动　急性期或病情不稳定者应限制体力活动，卧床休息，以降低心脏负荷，有利于心功能的恢复。但长期卧床易发生静脉血栓形成甚至肺栓塞，同时也使消化功能减低，坠积性肺炎、肌肉萎缩、压疮等发生风险增加，因此应鼓励病情稳定的患者主动进行适宜的活动。

3. 饮食管理 心力衰竭患者血容量增加,且体内水钠潴留,减少钠盐的摄入有利于减轻水肿等症状,但应注意在应用强效排钠利尿剂时,过分限盐可导致低钠血症。

4. 体重监测 日常体重监测可简便、直观反映患者体液潴留情况及利尿效果,帮助指导调整治疗方案。

(二) 药物治疗

1. 利尿剂 利尿剂是心力衰竭治疗中最常用的药物,是治疗心力衰竭药物中唯一能够控制体液潴留的药物,合理使用常能迅速有效缓解症状。原则上在慢性心力衰竭急性发作和体液明显潴留时应用,且不能作为单一治疗;利尿剂的适量应用至关重要,剂量不足则体液潴留,将降低 RAAS 抑制剂的疗效并增加 β 受体阻滞剂的负性肌力作用,剂量过大则容量不足,将增加 RAAS 抑制剂和血管扩张剂的低血压及肾功能不全风险。常用的利尿剂如下。

(1) 袢利尿剂:以呋塞米(速尿)为代表,作用于髓袢升支粗段,在排钠的同时也排钾,为强效利尿剂。其利尿效应与剂量相关,在未达到最大剂量前,剂量越大,利尿作用越强,但更大剂量不能收到更好的利尿效果。轻度心力衰竭患者一般小剂量起始(口服用 20 mg),逐步加量;重度心力衰竭患者可增至 100 mg,2 次/天,静脉注射效果优于口服,但应监测血钾,以免发生低钾血症,必要时予以补钾。

(2) 噻嗪类利尿剂:以氢氯噻嗪(双氢克尿噻)为代表,作用于肾远曲小管,抑制钠的再吸收,同时降低钾的重吸收,可引起低钾血症。噻嗪类为中效利尿剂,轻度心力衰竭可首选此药,开始时用 12.5~25 mg,1 次/天,逐渐加量。对较重的患者用量可增至每日 75~100 mg,分 2~3 次服用,同时补充钾盐,否则可因低血钾导致各种心律失常。噻嗪类利尿剂可抑制尿酸的排泄,引起高尿酸血症,长期大剂量应用还可干扰糖及胆固醇代谢,应注意监测。

(3) 保钾利尿剂:以螺内酯(安体舒通)、氨苯蝶啶为代表,作用于远曲小管远端,通过拮抗醛固酮或直接抑制 Na^+-K^+ 交换而具有保钾利尿作用,利尿作用弱,多与噻嗪类或袢利尿剂合用以加强利尿并预防低血钾;不宜与钾盐或 ACEI 类药物合用,肾功能不全时慎用。螺内酯一般用 20~40 mg,口服,3 次/天;氨苯蝶啶一般用 50~100 mg,口服,2 次/天。

2. RAAS 抑制剂

(1) 血管紧张素转换酶抑制剂(ACEI):其主要作用机制为抑制循环或心脏组织 RAAS,减少血管紧张素Ⅱ(ATⅡ)生成,改善心脏重塑;抑制缓激肽的降解,增强缓激肽活性及缓激肽介导的前列腺素生成,具有扩张血管和抗组织增生的作用。临床研究证实,ACEI 早期足量应用可缓解症状,还能延缓心力衰竭进展,改善远期预后,降低死亡率。

ACEI 目前种类很多,常用的有卡托普利、贝那普利、培哚普利、咪达普利、赖诺普利等。各种 ACEI 对心力衰竭患者的症状、死亡率或疾病进展的作用无明显差异,使用时从极小量开始逐渐加量,开始用药后 1~2 周内监测肾功能和血钾,后期定期复查,长期维持终身用药。

ACEI 的副作用有刺激性干咳、低血压、肾功能一过性恶化、高血钾及血管神经性水肿,临床上曾有致命性不良反应(如血管神经性水肿、无尿性肾衰竭等)发生。妊娠期妇女及 ACEI 过敏者禁用本类药物;双侧肾动脉狭窄、血肌酐水平明显升高(>265 μmol/L)、高血钾(>5.5 mmol/L)及低血压者慎用。

(2) 血管紧张素受体阻滞剂(ARB):ARB 可阻断经 ACE 或非 ACE 途径产生的 ATⅡ与血管紧张素受体Ⅰ(ATⅠ)结合,抑制 RAAS 效应,但其无抑制缓激肽降解作用。有氯沙坦、缬沙坦、厄贝沙坦、替米沙坦、坎地沙坦等。目前尚不能证实 ARB 优于 ACEI,故对未使用 ACEI 或能耐受 ACEI 治疗的心力衰竭患者应首选 ACEI,不能耐受者可改用 ARB,目前也不主张二者联合应用。

(3) 醛固酮受体拮抗剂:螺内酯等抗醛固酮制剂作为保钾利尿药,在心力衰竭治疗中小剂量(20 mg,1~2 次/天)使用能阻断醛固酮效应,抑制心血管重塑,改善慢性心力衰竭远期预后,但必须注意血钾的监测。对近期有肾功能不全、血肌酐升高或高钾血症以及正在使用胰岛素治疗的糖尿病患者不宜使用。

3. β 受体阻滞剂 β 受体阻滞剂可抑制交感神经激活对心力衰竭的不利作用。心力衰竭患者长期应用 β 受体阻滞剂能减轻症状、改善预后、降低住院率和死亡率。与 ACEI 联合应用具有叠加效应。目前已经临床验证可有效降低慢性心力衰竭患者死亡风险的β受体阻滞剂主要有3种：美托洛尔、比索洛尔、卡维地洛。所有病情稳定并无禁忌证的心功能不全患者一经诊断均应立即以小剂量起始应用β受体阻滞剂，逐渐增加至最大耐受量并长期维持，其主要目的在于延缓病情进展，减少猝死。突然停用β受体阻滞剂可致临床症状恶化，应予避免。β受体阻滞剂的禁忌证为支气管痉挛性疾病、严重心动过缓、二度及二度以上房室传导阻滞、严重周围血管疾病和重度急性心力衰竭。

4. 正性肌力药

（1）洋地黄制剂：洋地黄制剂作为正性肌力药物的代表，用于治疗心力衰竭已有200余年的历史，但直到近20年才有较大系列前瞻性的、有对照的临床研究报告显示地高辛可明显改善症状，降低住院率，提高运动耐量，增加心排血量，但不能有效提高生存率。

洋地黄制剂的主要作用机制是通过抑制心肌细胞膜上的Na^+-K^+-ATP酶发挥药理作用，包括：①正性肌力作用：洋地黄主要是通过抑制心肌细胞膜上的Na^+-K^+-ATP酶，使细胞内Ca^{2+}浓度升高而使心肌收缩力增强。而细胞内K^+浓度降低，成为洋地黄中毒的重要原因。②电生理作用：一般治疗剂量下，洋地黄可抑制心脏传导系统，对房室交界区的抑制最为明显。大剂量时可提高心房、交界区及心室的自律性，当血钾过低时，更易发生各种快速性心律失常。③迷走神经兴奋作用：对迷走神经系统的兴奋作用是洋地黄的一个独特的优点。可以对抗心力衰竭时交感神经兴奋的不利影响，但尚不足以取代β受体阻滞剂的作用。

常用的洋地黄制剂包括：地高辛、毛花苷C（西地兰）、毒毛花苷K。地高辛是临床唯一经过安慰剂对照研究进行疗效评价的洋地黄制剂，常以0.125～0.25 mg起始口服并维持即可，纠正了过去洋地黄制剂必须应用负荷剂量才能达到有效药物浓度的错误观点。对70岁以上或肾功能不良的患者宜予更小剂量（0.125 mg）起始。毛花苷C（西地兰）、毒毛花苷K为快速起效的静脉注射用制剂，静脉注射后5～10 min起效，适用于急性心力衰竭或慢性心力衰竭加重时。

洋地黄制剂临床应用：①伴有快速心房颤动/心房扑动的收缩性心力衰竭是洋地黄制剂的最佳适应证，包括扩张型心肌病、二尖瓣或主动脉瓣病变、陈旧性心肌梗死及高血压心脏病所致慢性心力衰竭。②在利尿剂、ACEI/ARB治疗过程中仍有心力衰竭症状的患者可考虑加用地高辛。③对于代谢异常而发生的高排血量心力衰竭如贫血性心脏病、甲状腺功能亢进性心脏病以及心肌炎、心肌病等病因所致心力衰竭，洋地黄治疗效果欠佳。④肺源性心脏病常伴低氧血症，与心肌梗死、缺血性心肌病等原因所致心力衰竭均易发生洋地黄中毒，应慎用。⑤应用其他可能抑制窦房结或房室结功能或可能影响地高辛血药浓度的药物（如胺碘酮、β受体阻滞剂）时应慎用或减量使用。⑥肥厚型心肌病、风湿性心脏病单纯二尖瓣狭窄伴窦性心律的肺水肿患者、预激综合征伴心房颤动或心房扑动、病态窦房结综合征、严重窦性心动过缓，二度或高度、三度房室传导阻滞无永久性起搏器保护患者禁用。

洋地黄中毒：①洋地黄中毒的表现：洋地黄中毒最重要的表现为各类心律失常，以室性期前收缩最常见，多表现为二联律、非阵发性交界性心动过速、房性期前收缩、心房颤动及房室传导阻滞等；快速房性心律失常伴传导阻滞是洋地黄中毒的特征性表现；洋地黄可引起心电图ST-T"鱼钩"样改变，但不能据此诊断洋地黄中毒。洋地黄中毒的胃肠道表现为恶心、呕吐，此时应注意分析胃肠道反应与应用洋地黄药物的时间先后关系，以辨别引起胃肠道反应的原因。洋地黄中毒可引起神经系统症状如视力模糊、黄视、绿视、定向力障碍、倦怠等，但较少见。②影响洋地黄中毒的因素：洋地黄用药安全窗很小，轻度中毒剂量约为有效治疗量的2倍。下列情况易发生洋地黄中毒：电解质紊乱（特别是低血钾、低血镁）、心肌缺血、缺氧、甲状腺功能减退、肾功能不全等。此外洋地黄与其他药物的相互作用也是引起中毒的因素，如心血管病常用药物胺碘酮、维拉帕米及奎尼丁等均可降低地高辛的经肾排泄率而增加中毒的可能性。③洋地黄中毒的处理：发生洋地黄中毒后应立即停药。单发性室性期前收缩、一度房室传导阻滞等停药后常自行消失；对快速性心律失常者，如血钾浓度低则可用静脉补钾，如血钾浓度不低可用利多卡因50～100 mg稀释后静脉注射，或苯妥英钠100 mg稀释后静脉注射。电复律一般禁用，因易致心室颤动。有传导阻滞及缓慢性心律失常者可用阿托品0.5～1.0 mg皮下或静脉注射，此时不宜应用异丙肾上腺素，因易诱发室性心律失常。

知识链接
15-1

(2) 非洋地黄类正性肌力药:主要包括β受体激动剂和磷酸二酯酶抑制剂两类。β受体激动剂常用药物为多巴胺、多巴酚丁胺等,只能短期静脉应用,在慢性心力衰竭加重时,起到帮助患者渡过难关的作用。磷酸二酯酶抑制剂常用药物为米力农,仅限于心脏术后急性收缩性心力衰竭、难治性心力衰竭及心脏移植前的终末性心力衰竭患者短期应用。

心力衰竭患者的心肌处于血液或能量供应不足的状态,过度或长期应用正性肌力药物将扩大能量的供需矛盾,使心肌损害更为严重,增高死亡率。为此,在心力衰竭治疗中不应以正性肌力药取代其他治疗用药。

(三) 舒张性心力衰竭的治疗

舒张性心力衰竭常同时存在收缩功能不全,临床上若客观检查(超声心动图)示左心室舒张末压(LVEDP)增高,而左心室不大,LVEF 正常,表明以舒张功能不全为主,表现为肺淤血,多见于高血压和冠心病,最典型者见于肥厚型心肌病。

治疗的原则与收缩功能不全有所差别,主要措施:①治疗基本病因:如治疗冠心病、有效控制高血压等。②降低肺静脉压:对肺淤血症状较明显者,可适量应用静脉扩张剂(硝酸盐制剂)或利尿剂降低前负荷,但不宜过度,以免左心室充盈量和心排血量明显下降。③调整心室率:主要通过减慢心率使舒张期相对延长而改善舒张功能,同时降低血压,减轻心肌肥厚,改善心肌顺应性,通常应用β受体阻滞剂维持基础心率为 50~60 次/分。④维持窦性心律:窦性心律有利于维持房室同步,增加心室充盈,如舒张性心力衰竭并发心房颤动,尽可能转复并维持窦性心律。⑤改善左心室舒张早期充盈,应用钙通道阻滞剂降低心肌细胞内钙浓度,改善心肌主动舒张功能,主要用于肥厚型心肌病。⑥应用 ACEI:有效控制高血压,从长远来看改善心肌及小血管重构,有利于改善舒张功能,最适用于高血压心脏病及冠心病。⑦在无收缩功能障碍的情况下,禁用正性肌力药物。

第二节 急性心力衰竭

急性心力衰竭(acute heart failure, AHF)是指由于急性心脏病变引起心排血量显著、急骤降低,导致组织器官灌注不足和急性淤血综合征,可为急性新发或慢性心力衰竭急性失代偿。临床上急性左心衰竭较为常见,以肺水肿或心源性休克为主要表现,是严重的急危重症。急性右心衰竭较少见,主要见于急性右心室梗死和急性大面积肺栓塞。本节主要讨论急性左心衰竭。

【病因和发病机制】

常见的病因有:

1. 急性弥漫性心肌损伤 如急性心肌炎、急性广泛性心肌梗死等。

2. 急性心脏排血受阻 如严重的心脏瓣膜狭窄、左心室流出道梗阻、心房内血栓或黏液瘤嵌顿,动脉总干或大分支栓塞等。

3. 急性心脏容量负荷过重 如急性心肌梗死或感染性心内膜炎引起的心脏瓣膜损害、腱索断裂、乳头肌功能不全、间隔穿孔以及静脉输血或输液过快或过多等。

4. 急性心室舒张受限 如急性大量心包积液或积血所致的急性心脏压塞。

5. 严重的心律失常 如心室颤动(简称室颤)和其他严重的室性心律失常、心室停顿、显著的心动过缓等,使心脏暂停排血或排血量显著减少。

心脏解剖或功能的突发异常,心脏收缩力突然严重减弱,或左心室瓣膜急性反流,心排血量急剧减少,左心室舒张末压(LVEDP)迅速升高,肺静脉压及肺毛细血管压随之升高,使血管内液体渗入到肺间质和肺泡内形成急性肺水肿。

【临床表现】

突发严重呼吸困难,呼吸频率常达每分钟 30~40 次、强迫坐位、面色灰白、发绀、大汗、烦躁,同时频繁咳嗽,咳粉红色泡沫样痰。极重者可因脑缺氧而致神志模糊。发病开始可有一过性血压升高,病情如不缓解,血压可持续下降直至休克。听诊时两肺满布湿性啰音和哮鸣音,心尖部第一心音减弱,频率快,同时有舒张早期奔马律,肺动脉瓣第二心音亢进。胸部 X 线片显示:早期间质水肿时,上肺静脉充盈、肺门血管影模糊、小叶间隔增厚;肺水肿时表现为蝶形肺门;严重肺水肿时,为弥漫满肺的大片阴影。重症患者采用漂浮导管行床边血流动力学监测,肺毛细血管楔压(PCWP)随病情加重而增高,心脏指数(CI)则相反。

急性心力衰竭的临床严重程度常用 Killip 分级:

Ⅰ级:无心力衰竭的临床症状与体征。

Ⅱ级:有心力衰竭的临床症状与体征。肺部 50% 以下肺野布满湿性啰音,心脏第三心音呈奔马律,肺静脉高压,胸片见肺淤血。

Ⅲ级:严重的心力衰竭临床症状与体征。严重肺水肿,肺部 50% 以上肺野布满湿性啰音。

Ⅳ级:心源性休克。

【诊断与鉴别诊断】

根据典型症状与体征,一般不难做出诊断。急性呼吸困难与支气管哮喘的鉴别前已述及,与肺水肿并存的心源性休克及其他原因所致休克也不难鉴别。

【治疗】

急性左心衰竭时的缺氧和严重呼吸困难是致命的威胁,必须尽快使之缓解。

1. 体位 患者取半卧位或端坐位,双腿下垂,以减少静脉回流。

2. 给氧 立即高流量鼻管给氧(6~8 L/min),严重者应采用无创呼吸机持续加压或双水平气道正压给氧,使肺泡内压增加,加强气体交换,同时可以对抗组织液向肺泡内渗透。

3. 镇静 吗啡 3~5 mg 静脉注射,不仅可以使患者镇静,减少躁动所带来的额外的心脏负担,同时也具有舒张小血管的功能而减轻心脏负荷。必要时每间隔 15 min 重复 1 次,共给予 2~3 次。老年患者可减量或改为肌内注射。

4. 快速利尿 呋塞米 20~40 mg 静脉注射,于 2 min 内推完,4 h 后可重复 1 次。除利尿作用外,还有静脉扩张作用,有利于肺水肿缓解。

5. 氨茶碱 0.25 g(以 50% 葡萄糖 40 mL 稀释,15~20 min 注完)可解除支气管痉挛,减轻呼吸困难。还可增强心肌收缩,扩张周围血管,降低肺动脉和左心房压。

6. 血管扩张剂

(1) 硝酸甘油:舌下含服或静脉滴注,扩张小静脉,减少回心血量,使 LVEDP 及肺血管压降低,患者对本药的耐受量个体差异很大,可先以 10 μg/min 开始,然后每 10 min 调整 1 次,每次增加 5~10 μg,以收缩压达到 90~100 mmHg 为度。

(2) 硝普钠:为动、静脉血管扩张剂,静注后 2~5 min 起效,起始剂量为 0.3 μg/(kg·min),静脉滴入,根据血压逐步增加剂量,最大剂量可用至 5 μg/(kg·min),维持剂量为 50~100 μg/min。硝普钠含有氰化物,用药时间不宜连续超过 24 h。

7. 洋地黄类药物 毛花苷 C 静脉给药,最适合用于有心房颤动伴有快速心室率并已知有心室扩大伴左心室收缩功能不全者。首剂 0.4~0.8 mg,2 h 后可酌情再给 0.2~0.4 mg。对急性心肌梗死,在急性期 24 h 内不宜用洋地黄类药物;二尖瓣狭窄所致肺水肿患者使用洋地黄类药物也无效。后两种情况如伴有心房颤动快速心室率则可应用洋地黄类药物减慢心室率,有利于缓解肺水肿。

8. 其他

(1) 多巴胺:小剂量多巴胺,<2 μg/(kg·min)静脉注射,可降低外周阻力,扩张肾、冠状动脉和脑血管;较大剂量,>2 μg/(kg·min)可增加心肌收缩力和心排血量。均有利于改善急性心力衰竭的病情。但超过 5 μg/(kg·min)的大剂量多巴胺静脉注射时,因可兴奋 α 受体而增加左心室后负荷和肺动脉压而对患者有害。

(2) 机械辅助治疗:主动脉内球囊反搏和心室辅助系统,对极危重患者,有条件的医院可采用。

小 结

心力衰竭由多种心血管疾病导致心功能障碍所致,危害大。按发生部位、起病急缓、功能障碍等不同有多种分类方法。左心衰竭主要表现为肺循环淤血的症状和体征,如呼吸困难、咳嗽、咳痰、咯血等。右心衰竭主要表现为体循环的症状和体征,如食欲减退、恶心、呕吐、颈静脉充盈、肝大、水肿等。X线和超声心动图是心力衰竭重要的辅助诊断手段。心力衰竭的治疗目标不仅仅是缓解患者的临床症状,更应注重防止和延缓心力衰竭的发生发展,改善长期预后,降低住院率和病死率。

(杨立明)

知识检测13

第十六章 心律失常

学习目标

1. 掌握：常见心律失常的病因、临床表现及治疗原则。
2. 熟悉：常见心律失常的心电图基本特征，抗心律失常药物分类和使用原则。
3. 了解：心律失常的分类、产生机制、非药物治疗措施。
4. 应用：能诊断常见心律失常并合理开展药物治疗，为心律失常患者提供指导。

第一节 概 述

正常心脏冲动起源于窦房结，并以每分钟60～100次的频率经心房、房室结、心室顺序传导，节律规整地控制心脏活动。心律失常（cardiac arrhythmia）是指心脏冲动的频率、节律、起源部位、传导速度与激动次序的异常。

【病因】

心律失常可见于各种器质性心脏病，如冠状动脉粥样硬化性心脏病、心肌病、心肌炎、心脏瓣膜病和高血压等，也可见于自主神经功能失调者，偶见于健康人。其他病因尚有电解质紊乱、内分泌失调、麻醉、低温、胸腔或心脏手术、药物作用和中枢神经系统疾病等。部分病因不明。精神紧张、过度劳累、严重失眠，大量烟、酒、茶、咖啡等可诱发心律失常。

【产生机制】

心律失常的发生机制包括冲动形成异常和（或）冲动传导异常两大类。

（一）冲动形成异常

1. 自律性异常

（1）窦房结自律性异常：在各种生理、病理因素或药物作用下窦房结的自律性增高、减低或不规则，引起窦性心律失常。

（2）异位自律性异常：异位起搏点的频率绝对或相对高于窦房结的频率，其所发出的冲动引起异位心律失常。分为主动性异位心律和被动性异位心律。主动性异位心律指异位起搏点因自律性异常增高而控制心脏活动产生的心律失常，如阵发性心动过速、心房颤动等；被动性异位心律指窦房结频率低于异位起搏点的频率导致异位起搏点控制心脏活动产生的心律失常，如各种逸搏心律。

2. 触发活动 心房、心室与希氏束-浦肯野纤维在动作电位后产生除极活动，称为后除极。若后除极的振幅增高并达到阈值，便可引起反复激动，持续的反复激动即构成快速性心律失常。它可见于局部出现儿茶酚胺浓度增高、心肌缺血-再灌注、低血钾、高血钙及洋地黄中毒时。

（二）冲动传导异常

1. 折返 折返是快速性心律失常的最常见发生机制。产生折返的基本条件是传导异常，它包括：

①心脏两个或多个部位的传导性与不应期各不相同,相互连接形成一个闭合环;②其中一条通道发生单向传导阻滞;③另一通道传导缓慢,使原先发生阻滞的通道有足够时间恢复兴奋性;④原先阻滞的通道再次激动,从而完成一次折返激动。冲动在环内反复循环,产生持续而快速的心律失常。

2. 传导功能障碍 肌细胞的传导功能部分或完全丧失,导致心脏冲动传导中断或延缓的现象称为传导阻滞,可分为生理性和病理性传导阻滞。

(1) 生理性传导阻滞:当激动提前到达心脏某处时,如适逢该处生理性不应期,激动在该处出现传导中断或延缓,形成生理性传导阻滞,即干扰。干扰现象连续发生,就形成了干扰性脱节。

(2) 病理性传导阻滞:心肌某处不应期病理性延长,导致激动到达该处时发生传导中断或延缓,称为病理性传导阻滞,可发生在窦房结、心房内、房室结、束支、心室内等不同水平。

此外,某些人除正常的传导路径外,尚具有附加传导途径,如预激综合征的患者。

【分类】

(一) 冲动形成异常

1. 窦性心律失常 包括窦性心动过速、窦性心动过缓、窦性心律不齐及窦性停搏等。

2. 异位心律

(1) 被动性异位心律:包括逸搏(房性、房室交界区性、室性)和逸搏心律(房性、房室交界区性、室性)等。

(2) 主动性异位心律:包括期前收缩(房性、房室交界区性、室性)、阵发性心动过速(房性、房室交界区性、房室折返性、室性)、心房扑动、心房颤动、心室扑动、心室颤动等。

(二) 冲动传导异常

1. 生理性传导阻滞 如干扰与脱节等。

2. 病理性传导阻滞 包括窦房传导阻滞、房内传导阻滞、房室传导阻滞、束支阻滞(左、右束支及左束支分支传导阻滞)及室内阻滞等。

3. 传导途径异常 如预激综合征等。

此外,按照心律失常发生时心率的快慢,可将其分为快速性心律失常与缓慢性心律失常两大类。

【诊断】

(一) 病史

心律失常的诊断应从详尽采集病史入手,让患者客观描述发生心悸等症状时的感受。病史通常能提供对诊断有用的线索:①是否存在心律失常;②心律失常的诱发因素,如烟、酒、饮用兴奋性饮料、运动及精神刺激等;③心律失常发作的频繁程度、起止方式;④心律失常对药物和非药物方法如体位、呼吸、活动等的反应。

(二) 体格检查

体格检查可以判断心率、心律、心音、脉搏的变化而有助于心律失常的诊断,如心房颤动以心律绝对不规则、第一心音强弱不等、脉搏短绌为特点;完全性房室传导阻滞或房室分离时心律规则,因 P-R 间期不同,第一心音强度亦随之变化,心房收缩与房室瓣关闭同时发生,颈静脉可见巨大 a 波;左束支传导阻滞可伴随第二心音反常分裂。

(三) 辅助检查

1. 心电图检查 心电图检查是诊断心律失常最重要的一项无创性检查技术。应记录 12 导联心电图,通常选择 P 波较为清楚的Ⅵ或Ⅱ导联心电图进行分析。重点分析心房与心室节律是否规则、频率多少、P-R 间期是否恒定、P 波与 QRS 波群形态是否正常及 P 波与 QRS 波群的相互关系等。

2. 动态心电图 通常使用一种小型便携式心电记录器,连续记录患者 24 h 的动态心电图,患者日常工作与活动均不受限制。这项检查便于了解心悸与晕厥等症状的发生是否与心律失常有关,明确心律失常或心肌缺血发作与日常活动的关系以及昼夜分布特征,协助评价抗心律失常药物疗效、起搏器或埋藏式心脏复律除颤器的疗效及是否出现功能障碍。

3. 运动试验 用于在运动时易出现心悸或晕厥症状的患者,但其诊断心律失常的敏感性不如动态心电图。正常人进行运动试验,亦可发生室性期前收缩。

4. 食管心电图 食管心电图是将电极导管经食管插入并置于心房水平以记录心房电位活动变化。在体表心电图心房波不易辨认时,食管心电图能记录到清晰的心房电位活动情况。食管心房调搏术是指将导管电极置于食管,对心脏进行体外起搏的技术,主要用于窦房结功能测定和阵发性室上性心动过速的诊断及鉴别诊断。

5. 心腔内电生理检查 利用心脏导管技术,在心腔内不同部位放置多根电极导管记录心脏电活动,测量分析电冲动起源的部位、传导途径、顺序、速度及异常电现象。可用于确定异常通道的部位、房室阻滞的程度、室上性和室性快速性心律失常的机制,同时对某些心律失常进行治疗及预后判断。

【治疗】

心律失常治疗的目的是缓解或消除心律失常所引起的症状,纠正血流动力学障碍,降低死亡率和病死率,延长患者寿命。

(一)病因与诱因治疗

积极治疗基础心脏病、电解质紊乱、甲状腺功能异常、风湿热等,消除精神紧张、过度劳累、严重失眠,大量烟、酒、茶、咖啡等相关诱发因素。

(二)药物治疗

包括快速性心律失常的药物治疗和缓慢性心律失常的药物治疗。

1. 快速性心律失常的药物治疗 抗快速性心律失常药物分为Ⅰ类、Ⅱ类、Ⅲ类、Ⅳ类和其他类,其中Ⅰ类可分为三个亚类。

Ⅰ类:钠通道阻滞剂。主要降低心肌细胞对钠离子的通透性,阻断快速钠通道,使心肌动作电位0相上升速度(V_{max})及幅度降低,从而减慢传导,同时使膜反应性降低,有效不应期延长,也降低起搏细胞4位相的坡度,从而降低自律性。

Ⅰa类:减慢动作电位0相上升速度(V_{max}),延长动作电位时程,包括奎尼丁、普鲁卡因胺、丙吡胺等。

Ⅰb类:不减慢V_{max},缩短动作电位时程,包括美西律、苯妥英钠与利多卡因等。

Ⅰc类:减慢V_{max},减慢传导与轻微延长动作电位时程,包括氟卡尼、恩卡尼、普罗帕酮及莫雷西嗪等。

Ⅱ类:β受体阻滞剂,包括美托洛尔、阿替洛尔、比索洛尔等。

Ⅲ类:阻断钾通道与延长复极,代表药物有胺碘酮和索他洛尔等。

Ⅳ类:慢钙通道阻滞剂,代表药物有维拉帕米、地尔硫䓬等。

常用抗快速性心律失常药物的适应证、不良反应,常用剂量和药代动力学特性分别见表16-1与表16-2。

表16-1 常用抗心律失常药物的适应证、不良反应

药物	适应证	不良反应
奎尼丁	房性与室性期前收缩;心房扑动与颤动,房室结折返性心动过速,预激综合征,室性心动过速;预防上述心律失常复发	恶心、呕吐、腹泻、腹痛、畏食;视觉、听觉障碍,意识模糊;皮疹、发热、血小板减少、溶血性贫血;心脏方面:窦性停搏、房室传导阻滞、Q-T间期延长与尖端扭转型室性心动过速、晕厥、低血压
普鲁卡因胺	同上	胃肠道反应较奎尼丁少见,中枢神经系统反应较利多卡因少见;发热、粒细胞减少症;药物性狼疮:长期服药者60%～70%出现抗核抗体,同时伴随症状者有20%～30%
		心脏方面:中毒浓度抑制心肌收缩力,低血压、传导阻滞、Q-T间期延长与多形性室性心动过速

续表

药物	适应证	不良反应
丙吡胺	同上	抗胆碱能作用：尿潴留、便秘、视力模糊、青光眼、口干。心脏方面：Q-T 间期延长、尖端扭转型室性心动过速、抑制心肌收缩力
利多卡因	急性心肌梗死或复发性室性快速性心律失常治疗；心室颤动复苏后防止复发	眩晕、感觉异常、意识模糊、谵妄、昏迷；心脏方面：少数引起窦房结抑制、房室传导阻滞
美西律	急、慢性室性快速性心律失常（特别是 Q-T 间期延长者）；常用于小儿先天性心脏病与室性心律失常	恶心、呕吐、运动失调、震颤、步态障碍、皮疹；心脏方面：低血压（发生在静脉注射时）、心动过缓
莫雷西嗪	室上性期前收缩、室性期前收缩、室性心动过速的预防	震颤、头痛、眩晕、眼球震颤；恶心、呕吐、腹泻；促心律失常
普罗帕酮	各种类型室上性心动过速；室性期前收缩，难治性、致命性室速	眩晕、味觉障碍。视力模糊；胃肠道不适；可能加重支气管痉挛；心脏方面：窦房结抑制、房室阻滞、加重心力衰竭；致心律失常较氟卡尼少见
β受体阻滞剂	甲状腺功能亢进、嗜铬细胞瘤、麻醉、运动与精神因素诱发的心律失常，心房颤动与扑动时减慢心室率，房室结折返性心动过速，利用旁路的房室折返性心动过速，洋地黄中毒引起的房性、房室交界区性与室性心动过速，室性期前收缩等，长 Q-T 间期综合征和二尖瓣脱垂的室性心律失常；心肌梗死后	加剧哮喘与慢性阻塞性肺疾病；间歇性跛行、雷诺现象、精神抑郁；糖尿病患者可能导致低血糖、乏力；心脏方面：低血压、心动过缓、充血性心力衰竭、心绞痛患者突然撤药引起症状加重、心律失常、急性心肌梗死
胺碘酮	各种室上性与室性快速性心律失常，包括心房扑动与颤动、预激综合征；肥厚型心肌病，心肌梗死后室性心律失常，复苏后预防室性心律失常复发	最严重心外毒性为肺纤维化（300 mg/d 以下很少发生），转氨酶升高，偶致肝硬化；光过敏，角膜色素沉着；胃肠道反应；甲状腺功能亢进或甲状腺功能减退；心脏方面：心动过缓，致心律失常很少发生，偶尔发生尖端扭转型室性心动过速
维拉帕米	各种折返性室上性心动过速，预激综合征利用房室结作为通道的房室折返性心动过速；心房扑动与颤动时减慢心室率，某些特殊类型室性心动过速	偶有肝毒性；增加地高辛血浓度；心脏方面：已应用β受体阻滞剂或有血流动力学障碍者易引起低血压、心动过缓、房室阻滞、心搏骤停；禁用于严重心力衰竭，二、三度房室传导阻滞，心房颤动经房室旁路做前向传导，严重窦房结病变，室性心动过速，心源性休克以及其他低血压状态
腺苷	房室结折返或利用房室结的房室折返性心动过速的首选药物；心力衰竭、严重低血压者及新生儿均适用；鉴别室上性心动过速速伴有室内差异传导与室性心动过速	潮红、呼吸困难、胸部压迫感，通常持续短于 1 min，可有短暂的窦性停搏、室性期前收缩或短阵室性心动过速

表 16-2　抗心律失常药物剂量与药代动力学的特性

药物	剂量与用法		有效血清（浆）浓度/(μg/mL)	清除半衰期/h	生物利用度/(%)	排泄途径
	治疗剂量	维持剂量				
奎尼丁	心房颤动复律：0.2 g 试服，若无过敏、胃肠反应、晕厥，第一日 0.2 g q2 h，共 5 次；第二日，0.3 g，q2 h，共 5 次；第三日 0.4 g，q2 h，共 5 次。成功后 0.2 g，tid。维持期前收缩：0.2 g q6～8 h	口服：0.2～0.3 g，q6～8 h。奎尼丁：0.3 g，q8～12 h	3.0～6.0	5～9	60～80	肝

续表

药物	剂量与用法		有效血清(浆)浓度/(μg/mL)	清除半衰期/h	生物利用度/(%)	排泄途径
	治疗剂量	维持剂量				
普卡胺	静脉注射:每 5 min 100 mg,共 1.0%～1.2%。静脉滴注:0.5%,2～6 mg/min,共 1.0～2.0 g	口服:0.25～0.5 g,q4～6 h	4～10	3～5	70～85	肾
丙吡胺	静脉注射:开始 5～15 min 内 100 mg,随后静脉滴注 20～30 mg/h。口服:100～200 mg,q6 h	口服:0.1～0.2 g,q6～8 h	2～5	8～9	80～90	肾
利多卡因	静脉注射:50～100 mg,每 5～10 min 50 mg,共 250～300 mg	静脉滴注:4 mg/min	1～5	1～2		肝
美西律	静脉注射:每 5～10 min 100 mg,2 次后,静脉滴注 500～1000 mg/24 h	口服:150～300 mg,q6～8 h	0.75～2	10～17	90	肝
妥卡尼	静脉滴注:每分钟 30～45 mg 共 15 min。口服:400 mg、600 mg,q8 h	口服:400～600 mg,q8～12 h	4～10	11	90	肝
普罗帕酮	静脉注射:70 mg,3～5 min 内注完,口服:150 mg,q6～8 h	口服:100～150 mg,q6～8 h	3.0	3～6	25～75	肝
氟卡尼	静脉注射:1～2 mg/kg,10 min 以上注完。口服:50～100 mg,q12 h,可逐渐增量至 200 mg,12 h	口服:50～100 mg,q12 h	0.2～1.0	20	95	肝
普萘洛尔	静脉注射:0.5～1 mg,5～10 min 注完。口服:20 mg,q6～8 h	口服:10～20 mg,q6～8 h	0.04～0.9	3～6	30	肾
美托洛尔	静脉注射:5～50 mg,5～15 min 注完。口服:12.5 mg、100 mg,q12 h	口服:12.5～100 mg,q12 h	—	3～4	—	肾
胺碘酮	静脉注射:150～300 mg,1 h 后可重复 1 次。静脉滴注 0.5～2 mg/min。口服:200 mg,tid,1 周后 bid,2 周后 qd	口服:200 mg,qd	1.0～2.5	1200	35～36	肝
溴苄胺	静脉注射 250～500 mg,4 h 后可重复。静脉滴注 0.5～2 mg/min	静脉滴注 0.5～2 mg/min	0.04～0.98	3～6	20～50	肝
索他洛尔	口服:40～80 mg,q12 h,可按需增至 160 mg,q12 h	口服:40～160 mg,q12 h	2.5	12	90～99	肾
维拉帕米	静脉注射 5～10 mg,5～10 min 注完,隔 15 min 可重复 1～2 次。口服:80 mg,q6～8 h	口服:80 mg,q6～8 h 缓释片 120 mg,qd～bid	0.10～0.15	3～8	10～35	肝

2. 缓慢性心律失常的药物治疗 常选用增强心肌自律性和(或)加速传导的药物。包括:①β受体激动剂:如异丙肾上腺素、肾上腺素等。②M受体阻滞剂:如阿托品、山莨菪碱、颠茄等。③非特异性兴奋传导促进剂:如糖皮质激素、氨茶碱等。

3. 抗心律失常药物的使用原则 并非所有的心律失常均需应用抗心律失常药物,只有直接导致明显的症状或血流动力学障碍或具有引起致命危险的恶性心律失常时才需要抗心律失常药物治疗。众多无明显症状无明显预后意义的心律失常,如期前收缩,短、阵发的非持续性心动过速,心室率不快的心房颤动,Ⅰ度或Ⅱ度文氏阻滞,一般不需要抗心律失常药物治疗。选择和使用抗心律失常药物应注意其不良反应,包括对心功能的影响,致心律失常作用和对全身其他脏器与系统的不良作用。

(三) 非药物治疗

心律失常的非药物治疗包括：①反射性兴奋迷走神经；②电学治疗,如植入心脏起搏器、电复律、电除颤、电消融等；③外科手术治疗。反射性兴奋迷走神经的方法有刺激咽部、Valsalva 动作、按摩一侧颈动脉窦等,可终止阵发性室上性心动过速。外科手术可通过切除、离断参与心动过速的组织达到治疗快速性心律失常的目的,如胸交感神经切断术、冠状动脉旁路移植术、室壁瘤切除术等可减少室性心动过速发作,长 Q-T 间期综合征可行左侧星状神经节切除术,某些二尖瓣脱垂患者合并室性心动过速可行瓣膜置换术等。近年心房颤动的外科手术也有了长足的进展。此处主要介绍心律失常的电学治疗。

心脏电复律

心脏电复律是指用高能量电脉冲直接或经胸壁作用于心脏,使多种快速性心律失常转变为窦性心律的方法。

【机制】

在严重快速性心律失常时,通过外加的高能量脉冲电流使心脏全部或大部分心肌细胞在瞬间同时除极,造成心脏短暂的电活动停止,此时自律性最高的起搏点窦房结重新主导心脏节律,即转复为窦性心律。心室颤动时的电复律治疗也常被称为电除颤。

【分类】

心脏电复律普遍使用直流电复律,分体内和体外两种,本节只介绍体外心脏电复律。体外心脏电复律分为同步和非同步两种类型。

1. 同步电复律　复律脉冲的发放是利用心电图 R 波触发同步装置,使电刺激落入 R 波降支或 R 波起始后 30 ms 左右处,相当于电刺激位于心室绝对不应期中,从而避免在心室的易损期放电导致室性心动过速或心室颤动。适用于存在 R 波的各种快速性异位心律失常,包括室性和室上性快速性心律失常。

2. 非同步电复律　不用同步触发装置,可随时在任何时间放电,仅用于 R 波不能分辨时,即心室颤动和心室扑动的电治疗。

【适应证】

电转复和电除颤的适应证主要包括两大类:各种严重的,甚至危及生命的恶性心律失常,以及各种持续时间较长的快速性心律失常。总的原则是,对于任何快速性的心律失常,如导致血流动力学障碍或心绞痛发作加重,且对药物不能起反应者,均应考虑电复律或电除颤。

(一) 同步电复律

它对终止折返性心动过速比较有效,如心房扑动、心房颤动、房室结折返性心动过速、预激综合征伴折返性心动过速和室性心动过速。但异位节律性增高或触发机制所致的房性心动过速、非阵发性交界区心动过速、加速性室性自主心律等,对电复律的反应较差,并可能增加自律性和触发激动,所以一般不主张电转复。下列情况适用于同步电复律。

(1) 室性心动过速经药物治疗无效或临床情况严重,如伴急性心肌梗死、心力衰竭、休克、阿-斯综合征等需紧急处理者,应及早进行同步直流电复律。

(2) 阵发性室上性心动过速常规治疗无效而伴有明显血流动力障碍者,可考虑同步直流电复律。

(3) 心房扑动药物治疗通常较困难,对药物无效或伴有心室率快、血流动力状态恶化的患者(如心房扑动 1∶1 传导时),宜行同步直流电复律。

(4) 异位性心动过速性质不明(如室上性心动过速伴差异性传导或室性心动过速不能明确鉴别)而用药困难者。

(5) 心房颤动是电复律最常见的适应证。即时转复律较高,约 90%。无心脏瓣膜病、无巨大心房且房颤病程较短者最适宜体外电击复律治疗。

(二) 非同步电除颤

心室颤动与心室扑动为绝对适应证。此时心脏有效收缩消失,血液循环处于停顿状态,必须立即处理。导致电除颤成功率降低的主要因素包括时间延误、缺氧、酸中毒等。医务人员应在心室颤动发生1～3 min有效电除颤,间隔时间越短,除颤成功率越高。对于顽固性心室颤动者,必要时可静脉推注利多卡因或胺碘酮等药;若心室颤动波较纤细,可静脉推注肾上腺素,使颤动波变大,易于转复。

【禁忌证】

下列情况禁用电复律:①洋地黄中毒引起的快速性心律失常;②室上性心律失常伴完全性房室传导阻滞;③伴有病态窦房结综合征;④复律后在奎尼丁或胺碘酮的维持下又复发或不能耐受抗心律失常药物维持治疗者;⑤近期有动脉栓塞或经超声心动图检查心房内存在血栓而未接受抗凝治疗者。

【能量选择】

电复律和电除颤的能量通常用焦耳(J)来表示。电能量高低主要根据心律失常的类型和病情选择(表16-3)。

表16-3　经胸壁体外电复律常用能量选择

心律失常	能量
心房颤动	100～200 J
心房扑动	50～100 J
室上性心动过速	100～150 J
室性心动过速	100～200 J
心室颤动	200～360 J

【操作方法】

1. 患者准备　对心室颤动患者,无须向家属详细交代,应立即开始电除颤。对于其他快速性心律失常患者,应向患者及家属解释电复律过程中可能出现的并发症,电复律对患者的利弊,取得其合作。择期电转复前,应进行全面的体格检查及有关实验室检查,包括电解质、肝、肾功能,心腔内是否存在血栓等。复律前应禁食6 h,以避免复律过程中发生恶心和呕吐。如果患者正在服用洋地黄制剂,应在复律前停服24～48 h。

2. 设施　施行电复律的房间应较宽敞,除了除颤器外,还应配备各种复苏设施,如氧气、吸引器、急救箱、血压和心电监护设备等。

3. 麻醉　除患者已处于麻醉状态或心室颤动时意识已经丧失而无须麻醉外,一般均需要快速、安全和有效的麻醉,以保证电复律和电除颤时患者没有不适感和疼痛感。这对于可能需要反复电击者尤为重要。目前最常使用的是丙泊酚或咪达唑仑直接静脉注射。

4. 操作要点　患者仰卧于硬木板床上,连接除颤器和心电图监测仪,选择一个R波高耸的导联进行示波观察。患者一旦进入理想的麻醉状态后,则充分暴露其前胸,并将两个涂有导电糊或裹有湿盐水纱布的电极板分别置于一定位置。导电糊涂抹时不应太多或太少,只要能和皮肤达到紧密接触、无空隙即可。

电极板的安放:将一电极板置于胸骨右缘第2、3肋间(心底部),另一个电极板置于心尖部。两个电极板之间距离不小于10 cm,电极板放置要贴紧皮肤,并有一定压力。

准备放电时,所有人员应避免接触患者、病床以及与患者相连接的仪器,以免发生触电。电复律后应立即进行心电监测,并严密观察患者的心率、心律、血压、呼吸和神志。监测应持续24 h。

【并发症】

虽然电复律和电除颤对快速性心律失常是一种快速、安全和有效的治疗措施,但仍可引发许多并发症,主要包括:诱发各种心律失常,出现急性肺水肿、低血压、体循环栓塞和肺动脉栓塞、血清心肌酶增高以及皮肤烧伤等。

心导管射频消融术

心导管射频消融术是通过心脏电生理技术在心内标测定位后,将导管电极置于引起心律失常的病灶处或异常传导路径区域,应用高能量电流、激光、射频电流、细胞毒性物质、冷冻等方法,使该区域心肌坏死或损坏,达到治疗顽固性心律失常的目的。

【适应证】

根据我国心导管射频消融术治疗快速性心律失常指南,其明确适应证如下:①预激综合征合并阵发性心房颤动和快速心室率;②房室折返性心动过速、房室结折返性心动过速、房性心动过速和无器质性心脏病证据的室性心动过速(特发性室速)呈反复发作性,或合并有心动过速心肌病,或者血流动力学不稳定者;③发作频繁、心室率不易控制的典型心房扑动;④发作频繁、心室率不易控制的非典型心房扑动;⑤发作频繁、症状明显的心房颤动;⑥不适当窦性心动过速合并心动过速心肌病;⑦发作频繁和(或)症状重、药物预防发作效果差的心肌梗死后室性心动过速。

【方法】

(1) 必须首先明确心律失常的诊断。

(2) 经心内电生理检查在进一步明确心律失常的基础上确定准确的消融靶点。

(3) 根据不同的靶点位置,经股静脉或股动脉置入消融导管,并使之到达靶点。

(4) 依消融部位及心律失常类型不同放电消融,能量 5～30 W,时间持续或间断 10～60 s。

(5) 检测是否已达到消融成功标准,如旁路逆传是否已不存在,原有的心律失常用各种方法不再能诱发等。

【并发症】

导管射频消融可能出现的并发症为误伤希氏束,造成二度或三度房室传导阻滞;心脏穿孔致心脏压塞等,但发生率极低。

心脏起搏治疗

心脏起搏是通过人工心脏起搏器发放一定频率的脉冲电流刺激心脏,使之激动和收缩,即模拟正常心脏的冲动形成和传导,以治疗某些心律失常所致的心功能障碍。主要用于治疗缓慢性心律失常,也可用于治疗快速性心律失常,近年来选择性用于心力衰竭患者改善心功能。

【适应证】

1. 临时起搏器 临时起搏目的主要包括:心动过缓患者的临时紧急的心率支持;预防心动过速患者在抗心动过速治疗中发生心动过缓事件,或经起搏终止心动过速发作。适用于以下情况:急需要心脏起搏,但病情可能在短期内恢复的患者;病情严重,在紧急情况下作为过渡起搏;应用于术中或术后可能出现严重缓慢性心律失常患者的保护措施。

2. 永久起搏器 适用于缓慢性心律失常伴有由于心动过缓而造成的发作性头昏、眩晕、黑蒙、晕厥、乏力、运动耐量下降、胸闷及心力衰竭,如永久性或间歇性三度、高度房室传导阻滞、三分支阻滞、病态窦房结综合征、颈动脉窦过敏综合征等。随着起搏技术的发展,起搏器可用于梗阻性肥厚型心肌病、长 Q-T 间期综合征及双心室同步起搏治疗因心脏收缩不同步引起的顽固性心力衰竭。

【起搏器的功能及类型】

由于起搏器工作方式或类型不断增加,其功能也日趋复杂,为便于交流,目前常用北美心脏起搏和电生理学会(NASPE)和英国心脏起搏与电生理工作组(BPEG)共同制定的起搏器编码,即 NBG 编码。NBG 编码共有 5 位,分别代表:起搏心腔、感知心腔、感知后反应方式、程控功能、抗心动过速功能(表 16-4)。通常用 3～5 位英文字母代表一个起搏器的类型和工作模式。

第一位(Ⅰ):表示起搏心腔,V、A 和 D 分别代表心室、心房、双腔起搏。O 代表无。

第二位(Ⅱ):表示感知心腔,V、A、D 分别代表心室、心房、双腔感知,O 代表无感知功能。

第三位(Ⅲ):表示起搏器感知心脏电活动后的反应方式,分为:T(触发型)、I(抑制型)、D(兼有触发和抑制型)和 O(无感知反应)。

第四位(Ⅳ):表示两种不同的起搏器程控特性,即程控功能与频率应答。P 代表简单程控频率和(或)输出,M 代表多项参数程控,C 代表遥测功能,R 代表频率适应,O 代表无程控功能。

第五位(V)：表示抗快速性心律失常的起搏治疗能力，即起搏和(或)电击，P代表抗心动过速起搏，S代表电击，D代表兼有起搏和电击，O代表无抗心律失常功能。

表16-4 NBG编码

位置	I	II	III	IV	V
功能	起搏心腔	感知心腔	感知后反应	程控功能/频率应答	抗快速性心律失常功能
代码字符	V A D O	V A D O	T I D O	P M C R O	P S D O

了解和记忆起搏器代码的含义十分重要，例如，VVI起搏器代表该起搏器起搏的是心室，感知的是自身心室信号，自身心室信号被感知后抑制起搏器发放一次脉冲。DDD起搏器起搏的是心房及心室，感知的是自身心房及心室信号，自身心房及心室信号被感知后抑制或触发起搏器在不应期内发放一次脉冲。另外还有VAT、VDD、DDI等起搏方式。

临床工作中常根据电极导线植入的部位分为：①单腔起搏器：常见的有VVI起搏器(电极导线放置在右心室心尖部)和AAI起搏器(电极导线放置在右心耳)，根据心室率或心房率的需要进行心室或心房适时的起搏。②双腔起搏器：植入的两支电极导线常分别放置在右心耳(心房)和右心室心尖部(心室)，进行房室顺序起搏。③三腔起搏器：近年来开始使用的起搏器，目前主要分为双房+右心室三腔起搏器和右心房+双室三腔心脏起搏；前者应用于存在房间传导阻滞合并阵发心房颤动的患者，以预防和治疗心房颤动，后者主要适用于某些扩张型心肌病、顽固性心力衰竭协调房室和(或)室间的活动，改善心功能。

【起搏方式的选择】

1. VVI方式 最基本的心脏起搏方式，优点是简单、方便、经济、可靠。

适用于：①一般性的心室率缓慢，无器质性心脏病，心功能良好者；②间歇性发生的心室率缓慢及长R-R间隔。

有下列情况者不适宜应用：①VVI起搏时血压下降20 mmHg以上；②心功能代偿不良；③已知有起搏器综合征，因VVI起搏干扰了房室顺序收缩及室房逆传导致心排血量下降等出现了相关症状。

2. AAI方式 简单、方便、经济、可靠等优点可与VVI方式比拟，且能保持房室顺序收缩，属生理性起搏，适合我国国情，适用于房室传导功能正常的病态窦房结综合征。

不适宜应用者：①有房室传导障碍，包括有潜在发生可能者(用心房调搏检验)；②慢性心房颤动者。

3. DDD方式 双腔起搏器中对心房和心室的起搏和感知功能最完整者，故称为房室全能型。但不如单腔起搏器方便、经济，适用于房室传导阻滞伴或不伴窦房结功能障碍。不适用于慢性心房颤动-心房扑动。

4. 频率自适应(R)方式 起搏器可通过感知体动、血pH值判断机体对心排血量的需要而自动调节起搏频率，以提高机体运动耐量。适用于需要从事中至重度体力活动者。可根据具体情况选用VVIR、AAIR、DDDR方式。但心率加快后心悸等症状加重，或诱发心力衰竭、心绞痛症状加重者，不宜应用频率自适应起搏器。

起搏方式选用原则为：①窦房结功能障碍而房室传导功能正常者，以AAI方式最佳；②完全性房室传导阻滞而窦房结功能正常者，以VDD方式最佳；③窦房结功能和房室传导功能都有障碍者，DDD方式最佳；④需要从事中至重度体力活动者，考虑加用频率自适应功能。

植入体内的起搏器，可在体外用程序控制器改变其工作方式及工作参数。植入起搏器后，可以根据机体的具体情况，制订一套适合的工作方式和工作参数，使起搏器发挥最好的效能，和最长的使用寿限，有些情况下还可无创性地排除一些故障。程控功能的扩展,可使起搏器具有储存资料、监测心律、施行电生理检查的功能。

第二节　窦性心律失常

正常窦性心律起源于窦房结,正常成人为 60～100 次/分,基本规则。心电图显示 P 波在 Ⅰ、Ⅱ、aVF 导联直立,在 aVR 导联倒置。P-R 间期为 0.12～0.20 s。由窦房结冲动形成过快、过慢、不规则或窦房结冲动传导障碍所致的心律失常称为窦性心律失常。

窦性心动过速

成人窦性心律的频率超过 100 次/分,称为窦性心动过速(sinus tachycardia)。

【病因】

可见于健康人吸烟、饮浓茶或咖啡、饮酒、体力活动及情绪激动时。某些病理状态,如发热、甲状腺功能亢进、贫血、休克、心肌缺血、充血性心力衰竭以及应用肾上腺素、阿托品等药物亦可引起窦性心动过速。

【临床表现】

部分患者无症状。部分患者自觉心悸、胸闷、乏力等不适,窦性心动过速常逐渐开始和终止,频率多在 100～150 次/分,偶可达 200 次/分。

【心电图检查】

心电图表现(图 16-1)符合窦性心律的特点。P-P 或 R-R 间期<0.60 s,即心率>100 次/分。

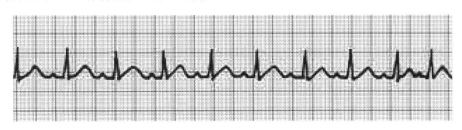

图 16-1　窦性心动过速

【治疗】

治疗应针对病因和去除诱发因素,如治疗心力衰竭、纠正贫血、控制甲状腺功能亢进等。必要时可使用 β 受体阻滞剂减慢心率,如美托洛尔 12.5 mg,1～2 次/天。

窦性心动过缓

成人窦性心律的频率低于 60 次/分,称为窦性心动过缓(sinus bradycardia)。

【病因】

常见于健康的青年人、运动员与睡眠状态。其他原因包括颅内疾病、严重缺氧、低温、甲状腺功能减退、阻塞性黄疸,以及应用拟胆碱药物、胺碘酮、β 受体阻滞剂、非二氢吡啶类的钙通道阻滞剂或洋地黄等药物。窦房结病变、急性下壁心肌梗死亦常发生窦性心动过缓。

【临床表现】

一般无明显不适,心室率低于 40 次/分,心排血量明显降低,可出现头晕、乏力、气促、心绞痛等。听诊心率低于 60 次/分,常伴窦性心律不齐。

【心电图检查】

心电图表现(图 16-2)符合窦性心律特点。P-P 间期>1.0 s,即心率<60 次/分。伴有窦性心律不齐时,最长与最短 P-P 间期的差异大于 0.12 s。

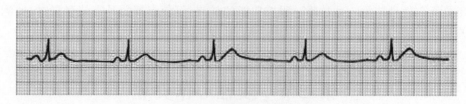

图 16-2 窦性心动过缓

【治疗】

无症状的窦性心动过缓通常无须治疗。如因心率过慢，出现心排血量不足症状，可应用阿托品、麻黄碱或异丙肾上腺素等药物，但长期应用往往效果不确定，易发生严重副作用，故应考虑心脏起搏治疗。

窦 性 停 搏

窦性停搏（sinus arrest）又称窦性静止（sinus standstill），因窦房结冲动形成暂停或中断，窦性活动及其所致的心房和心室活动相应暂停。

【病因】

常见于迷走神经张力增高或颈动脉窦过敏患者。此外，急性心肌梗死、窦房结变性与纤维化、脑血管意外等病变，应用洋地黄类、乙酰胆碱等药物亦可引起窦性停搏。

【临床表现】

过长时间的窦性停搏可致患者出现黑蒙、短暂意识障碍、晕厥或抽搐，严重者可发生阿-斯综合征，甚至死亡。

【心电图检查】

心电图表现（图 16-3）为在较正常 P-P 间期显著长的间期内无 P 波发生，或 P 波与 QRS 波群均不出现，长的 P-P 间期与基本的窦性 P-P 间期无倍数关系。

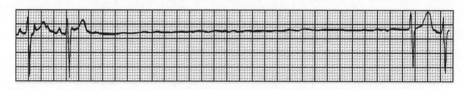

图 16-3 窦性停搏

【治疗】

频发的窦性停搏是一种严重的心律失常，是窦房结功能衰竭的表现，必须查清病因给予治疗，常需及时安装人工心脏起搏器。

病态窦房结综合征

病态窦房结综合征（sick sinus syndrome，SSS）简称病窦综合征，是由窦房结及其邻近组织病变，引起窦房结起搏功能和（或）窦房传导障碍，从而产生以心动过缓为主要特征的多种心律失常和临床症状。

【病因】

常见病因为心肌病、冠心病、心肌炎，亦见于结缔组织病、代谢或浸润性疾病，不少病例病因不明。窦房结及其邻近组织发生炎症、缺血、纤维化和退行性变，进而引起窦房结起搏与窦房传导功能障碍。

【临床表现】

患者临床表现轻重不一，多以心率缓慢所致脑、心、肾等脏器血供不足尤其是脑血供不足症状为主，间歇发作。轻者乏力、头晕、眼花、失眠、记忆力差、反应迟钝或易激动等，严重者可有短暂黑蒙、近乎晕厥或阿-斯综合征发作。部分患者合并短阵室上性快速性心律失常发作，又称慢-快综合征。心动过速突然中止后可有心搏骤停（伴或不伴晕厥）。严重心动过缓或心动过速除引起心悸外，还可加重原有心脏病症状，引起心力衰竭或心绞痛。心排血量过低严重影响肾脏等脏器灌注时可致少尿、消化不良等。

【心电图检查】
心电图主要表现(图16-4)包括:①持续而显著的非药物引起的窦性心动过缓(50次/分以下);②窦性停搏与窦房传导阻滞;③窦房传导阻滞与房室传导阻滞并存;④心动过缓-心动过速(常见心房扑动、心房颤动或房性心动过速)综合征交替发作,即慢-快综合征。⑤房室交界区性逸搏心律等。

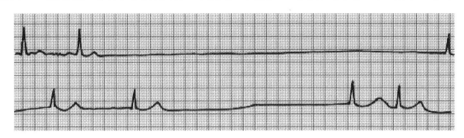

图16-4 病态窦房结综合征

【其他辅助检查】
1. 固有心率测定 在应用药物完全阻断自主神经系统对心脏的支配后,以普萘洛尔(0.2 mg/kg)静注后10 min,再以阿托品(0.04 mg/kg)静注(2 min内静注完),30 min内观察,最高窦性心律频率为固有心率,以此测定窦房结产生冲动的频率。固有心率正常值可参照以下公式计算:固有心率正常值=118.1－(0.57×年龄)。病窦综合征患者的固有心率低于正常值。固有心率的特异性高但敏感性差。

2. 窦房结功能测定 应用食管心房电刺激方法或心内电生理检查技术测定窦房结恢复时间和窦房传导时间。结果显著增高者,如窦房结恢复时间>2000 ms有临床意义。

【治疗】
若患者无心动过缓的有关症状,不必针对心动过缓进行治疗,仅需治疗原发病,但禁用具有减慢心率作用的药物。对于有症状的病窦综合征,则需安装永久性心脏起搏器。由急性心肌炎、急性心肌梗死引起的急性病窦综合征,可置入临时起搏器直至窦性心律恢复正常。

本病药物治疗效果不满意,但对于无条件安装心脏起搏器或起搏器安装前的患者,可试用下列药物提高心率:①阿托品,解除迷走神经对心脏的抑制,使心率加快。常用0.6 mg口服,3～4次/天,必要时1～2 mg皮下或静脉注射。②异丙肾上腺素,兴奋心脏高位起搏点及改善心脏传导,用量过大可致快速性室性心律失常。可1～2 μg/min静脉滴注,或片剂10～20 mg舌下含服,每4 h 1次。③麻黄碱,药理作用类似肾上腺素,常用12.5～25 mg口服,2～3次/天。④氨茶碱,可对抗腺苷对心脏自律性和传导性的抑制作用,提高心率,改善传导。常用100 mg口服,3次/天,或0.25 g加入5%葡萄糖500 mL静脉滴注,4 h滴完。睡前可加服氨茶碱缓释片200 mg。

慢-快综合征的药物治疗尤为棘手,因为使心动过速终止的药物常使转复后的心率更为缓慢,而提高心率的药物又易引起快速室上性心律失常的发作。当快速室上性心律失常发作时,仅可选用小剂量洋地黄减慢心室率。小剂量洋地黄对窦房结抑制作用较弱。

第三节 房性心律失常

房性期前收缩

房性期前收缩(atrial premature beats)是激动起源于窦房结以外心房任何部位的期前收缩。

【病因】
可见于正常人,正常成人进行24 h心电监测,大约60%有房性期前收缩发生。各种器质性心脏病患者均可发生房性期前收缩,并可能是快速性房性心律失常的先兆。

【临床表现】
主要表现为心悸,一些患者有胸闷、乏力症状,自觉有停跳感,部分患者可能无任何症状。

【心电图检查】

房性期前收缩的心电图特征如下：①提早出现的房性 P'波，形态与同导联上的窦性 P 波不同（图 16-5）。②期前收缩的 P'-R 间期≥0.12 s。③P'波后的 QRS 波形态通常正常。较早发生的房性期前收缩可出现宽大畸形 QRS 波，称为室内差异性传导。如发生在舒张早期，适逢房室结尚未脱离前次搏动的不应期，可产生传导中断，无 QRS 波发生（被称为阻滞或未下传的房性期前收缩）或缓慢传导现象。④多为不完全代偿间歇，即期前收缩前后的两个窦性 P 波间距小于两个正常窦性 P-P 间距，主要是由于房性期前收缩常使窦房结提前发生除极。少数房性期前收缩发生较晚，或窦房结周围组织的不应期较长，窦房结的节律未被扰乱，期前收缩前后 P-P 间期恰为窦性者的两倍，称为完全性代偿间歇。

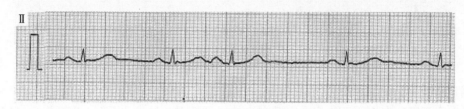

图 16-5　房性期前收缩

【治疗】

房性期前收缩通常无须治疗。因吸烟、饮酒或咖啡诱发者，劝导患者戒除或减量。如患者有明显症状或发作频繁甚至触发室上性心动过速时，应给予治疗。治疗药物可选普罗帕酮、莫雷西嗪或β受体阻滞剂等。

房性心动过速

房性心动过速（atrial tachycardia）简称房速，是起搏点在心房的异位快速性心律失常。根据发生机制与心电图表现的不同，可分为自律性房性心动过速、折返性房性心动过速与紊乱性房性心动过速三种。自律性与折返性房性心动过速常可伴有房室传导阻滞，被称为伴有房室阻滞的阵发性房性心动过速。

【病因】

自律性与紊乱性房性心动过速常见于心肌梗死、心力衰竭、慢性肺部疾病、大量饮酒以及各种代谢障碍，亦见于洋地黄中毒与低血钾患者。折返性房性心动过速较为少见，折返发生于手术瘢痕、解剖缺陷的邻近部位。

【临床表现】

自律性房性心动过速呈短暂、间歇或持续发生，发作时心率渐增，停止时心率渐缓。折返性房性心动过速为突发突止，发作时患者常感头晕、乏力、心悸。紊乱性房性心动过速常发生于慢性阻塞性肺疾病或充血性心力衰竭的老年人，亦见于洋地黄中毒与低血钾患者。

【心电图检查】

1. 自律性房性心动过速　①心房率通常为150～200 次/分（图 16-6）；②房性 P'波形态与窦性者不同，在Ⅱ、Ⅲ、aVF 导联通常直立；③常出现二度Ⅰ型或Ⅱ型房室传导阻滞，呈 2∶1 房室传导者常见，但心动过速不受影响；④P'波之间的等电位线仍存在，与房颤时等电位线消失不同；⑤刺激自主神经不能终止心动过速，仅加重房室传导阻滞；⑥发作开始时心率逐渐加速。

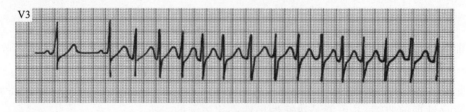

图 16-6　房性心动过速

2. 紊乱性房性心动过速　①通常有 3 种或以上形态的 P'波，P'-R 间期各不相同；②心房率 100～

130次/分;③大多数P'波能下传心室,也有部分P'波因过早发生而受阻,心室率不规则。最终可发展为心房颤动。

3. 折返性房性心动过速 少见,心电图显示P'波与窦性P波不同,P'-R间期通常延长。

【治疗】

房性心动过速的处理主要取决于心室率的快慢和患者的血流动力学情况。如心室率不快且无严重的血流动力学障碍,不必紧急处理。如心室率达140次/分以上、由洋地黄中毒所致或临床上有严重充血性心力衰竭或休克征象,应进行紧急治疗。处理措施如下。

1. 治疗原发病 积极治疗原发基础心肺疾病,去除感染、电解质紊乱等诱因。

2. 发作时治疗

(1)洋地黄引起者:①立即停用洋地黄;②纠正可能伴随的电解质紊乱,特别是低钾血症;③已有高血钾或不能应用氯化钾者,可选用利多卡因、β受体阻滞剂。心室率不快者,仅需停用洋地黄。

(2)非洋地黄引起者:①控制心室率,可选用洋地黄、β受体阻滞剂、非二氢吡啶类钙通道阻滞剂;②转复窦性心律,可加用ⅠA、ⅡC或Ⅲ类抗心律失常药;③少数持续快速自律性房性心动过速药物治疗无效时,亦可考虑做射频消融。

(3)折返性房性心动过速的处理可参照阵发性室上性心动过速。

心 房 扑 动

心房扑动(atrial flutter)简称房扑,发生机制为房内大折返环路激动,多为短阵发作。

【病因】

可见于多种器质性心脏病,如风湿性心脏病、冠心病、高血压性心脏病、心肌病等。此外,肺栓塞、慢性充血性心力衰竭、二尖瓣和三尖瓣狭窄与反流导致心房扩大,亦可出现房扑。其他病因有甲状腺功能亢进、酒精中毒、心包炎及心脏术后等。健康者很少见。

【临床表现】

症状主要与房扑的心室率相关,心室率不快时,患者可无症状。房扑伴有极快的心室率,可诱发心绞痛与充血性心力衰竭。房扑往往有不稳定的倾向,可恢复为窦性心律或进展为心房颤动,但亦可持续数月或数年。

体格检查可见快速的颈静脉扑动。当房室传导比率发生变动时,第一心音强度亦随之变化。有时能听到心房音。

【心电图检查】

心电图特征为:①各导联窦性P波消失,心房活动呈规律的锯齿状扑动波(F波),扑动波之间的等电线消失,F波在Ⅱ、Ⅲ、aVF或V1导联最为明显,典型房扑的频率一般为250~350次/分(图16-7)。②心室率规则或不规则,取决于房室传导比率是否恒定。当心房率为300次/分,未经药物治疗时,心室率通常为150次/分(2:1房室传导)。③QRS波群形态正常,当出现室内差异传导、原有束支传导阻滞或经房室旁路下传时,QRS波群增宽、形态异常。

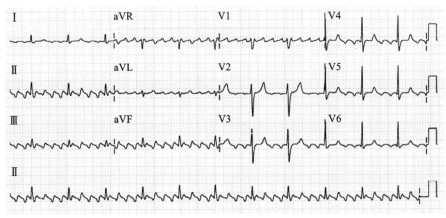

图16-7 心房扑动

【治疗】

1. 药物治疗　①减慢心室率的药物：包括β受体阻滞剂、钙通道阻滞剂(维拉帕米、地尔硫䓬)或洋地黄制剂。②转复房扑的药物：包括ⅠA(如奎尼丁)、ⅠC(如普罗帕酮)类抗心律失常药，但房扑患者合并冠心病、充血性心力衰竭等时，应用ⅠA、ⅠC类药物容易导致严重室性心律失常。此时，应选用胺碘酮。

2. 非药物治疗　①直流电复律：终止房扑最有效的方法。通常应用很低的电能(低于50 J)，便可迅速将房扑转复为窦性心律。②食管心房调搏术：也是转复房扑的有效方法。③射频消融：根治典型房扑的有效方法，因房扑的药物疗效有限，对于症状明显或引起血流动力学不稳定的房扑，应选用射频消融治疗。

心 房 颤 动

心房颤动(atrial fibrillation)简称房颤，是指心房发生快速(350~600次/分)而不规则的冲动，引起心房肌颤动。其是一种十分常见的心律失常，60岁以上人群中，房颤发生率约为1%，并随年龄增长而增加。

心房快速不规则的颤动导致心房泵血功能恶化或消失，加之房室结对快速心房激动的递减传导，引起心室极不规则的反应，因此心室频率和节律紊乱、心功能受损及心房附壁血栓形成是房颤患者的主要病理生理特点。

根据心室率可将房颤分为快速房颤(100~160次/分)、缓慢房颤(<100次/分)；根据房颤波(f波)大小可分为粗颤和细颤；根据发作时间和特点分为首诊房颤(首次发作或首次发现)、阵发性房颤(持续时间≤7天，常于48 h内，能自行终止)、持续性房颤(持续时间≥7天，非自限性)、长期持续性房颤(持续时间≥1年，患者有转复愿望)及永久性房颤(持续时间>1年，不能终止或终止后又复发，无转复愿望)。

【病因】

房颤常发生于原有心血管疾病者，常见于风湿性心脏病、冠心病、高血压性心脏病、甲状腺功能亢进、缩窄性心包炎、心肌病、感染性心内膜炎以及慢性肺源性心脏病者。心脏与肺部疾病患者发生急性缺氧、高碳酸血症、代谢或血流动力学紊乱时亦可出现房颤。房颤可见于正常人，可在情绪激动、手术后、运动或大量饮酒时发生。房颤发生在无心脏病变的中青年，称为孤立性房颤。老年房颤患者中部分是心动过缓-心动过速综合征的心动过速期表现。

【临床表现】

房颤症状的轻重与心室率快慢相关。心室率不快时，患者可无症状。心室率超过150次/分，可有心悸、心绞痛，甚至诱发心力衰竭。房颤时心房有效收缩消失，心排血量减少达25%或更多。

房颤并发体循环栓塞的危险性甚大，栓子来自左心房，多在左心耳部，因血流淤滞、心房失去收缩力所致。非瓣膜性心脏病者合并房颤，发生脑卒中的机会较无房颤者高出5~7倍，二尖瓣狭窄或二尖瓣脱垂合并房颤者脑栓塞发生率更高。对于孤立性房颤是否增加脑卒中的发生率，尚无一致见解。

心脏听诊第一心音强度变化不定，心律极不规则。当心室率快时可发生脉搏短绌，心室率愈快脉搏短绌愈明显。

一旦房颤患者的心室律变得规则，应考虑以下的可能性：①恢复窦性心律；②转变为房性心动过速；③转变为房扑(固定的房室传导比率)；④发生房室交界区性心动过速或室性心动过速。如心室律变为慢而规则(30~60次/分)，提示可能出现完全性房室传导阻滞。房颤患者并发房室交界区性与室性心动过速或完全性房室传导阻滞，最常见原因为洋地黄中毒。

【心电图检查】

心电图表现包括：①P波消失，代之以大小不等、形态不一、间距不均的房颤波(f波)，f波频率为350~600次/分(图16-8)；②心室律极不规则，R-R间期绝对不等；房颤未接受药物治疗、房室传导正常者，心室率通常在100~160次/分；药物(如儿茶酚胺类)、运动、发热、甲状腺功能亢进等可使心室率加速;相反应用洋地黄,因延长房室结不应期,可减慢心室率;③QRS波群形态通常正常,当心室率过快,发生室内差异性传导时,QRS波群增宽变形。

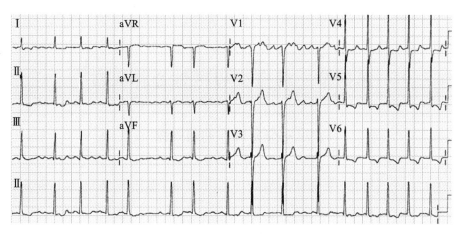

图 16-8　心房颤动

【治疗】

房颤的治疗原则如下:积极寻找房颤的原发疾病和诱发因素,并做出相应处理。有复律指征者,应尽早行药物或电复律,不能复律者应控制心室率。

(一)控制心室率

目标为安静时心率保持在 60～80 次/分,轻微运动后不超过 100 次/分。药物选择原则:①无心力衰竭者,应用 β 受体阻滞剂或钙通道阻滞剂;②有心力衰竭者,选择洋地黄与 β 受体阻滞剂合用;③预激综合征合并房颤者禁用洋地黄、β 受体阻滞剂与钙通道阻滞剂;④慢性房颤不宜转复心律的患者,需长期服药控制房颤心室率。

(二)转复窦性心律

房颤转复窦性心律,可增加心排血量,防止心房内血栓形成。

1. 适应证　①房颤持续时间在 1 年以内且心脏扩大不明显,左心房内径＜45 mm,无严重心脏病变;②基本病因去除后房颤持续存在者,如二尖瓣置换术后、甲状腺功能亢进已得到控制等;③有动脉栓塞史;④房颤伴肥厚型心肌病。

2. 复律方法　①药物复律:ⅠA(奎尼丁、普鲁卡因胺)、ⅠC(普罗帕酮)、Ⅲ类(胺碘酮)等抗心律失常药均可能转复房颤,成功率 60%。奎尼丁可诱发致命性室性心律失常,增高死亡率,目前已很少应用。ⅠC 类药物也可致室性心律失常,严重器质性心脏病不宜使用。胺碘酮致心律失常发生率最低,是目前常用的维持窦性心律药物,特别适合于合并器质性心脏病的患者。②同步直流电复律:作用迅速,转复成功率近 90%,并发症少,但洋地黄足量或过量、低血钾时禁用。

(三)预防复发和血栓栓塞

慢性房颤尤其有风湿性二尖瓣病变、既往栓塞事件或脑卒中史、高血压病史、心肌梗死史、高龄(＞75 岁)、糖尿病、左心室功能不全、左心房血栓以及左心房机械功能障碍等高危因素患者,宜长期予抗凝治疗,可口服华法林抗凝治疗,使凝血酶原时间国际标准化比值维持在 2.0～3.0 之间,能安全而有效预防脑卒中发生。不适宜应用华法林的患者以及无以上危险因素的患者,可改用阿司匹林(每日 100～300 mg)。

房颤持续时间长、左心房大、基础病因未除和心功能不全均使复律后维持窦性心律困难。药物预防可能降低复发率,但长期服药又可能出现严重不良作用,甚至增高死亡率。应结合病情综合分析,做出个体化决策。无器质性心脏病者可选用普罗帕酮,而缺血性心脏病或心功能不全患者则使用胺碘酮较安全。维持剂量以能维持窦性心律的最小剂量为宜。

(四) 介入及手术治疗

房颤发作频繁、心室率很快、药物治疗无效者,可施行房室结阻断消融术,并同时安置心室按需或双腔起搏器。其他治疗方法包括射频消融、外科手术、植入式心房除颤器等。

第四节 房室交界区性心律失常

房室交界区性期前收缩

房室交界区性期前收缩(premature atrioventricular junctional beats)简称交界区性期前收缩。冲动起源于房室交界区,可前向和逆向传导,临床较少见,可发生于器质性心脏病及洋地黄中毒者,偶可见于正常人。

心电图表现:①提前出现的 QRS 波群,其形态与窦性基本相同,当发生室内差异性传导时,QRS 波群形态可有变化;逆行 P′波(Ⅱ、Ⅲ、aVF 导联倒置,aVR 导联直立)可位于 QRS 波群之前(P′-R 间期<0.12 s)、之中或之后(P′-R 间期<0.20 s)。②常有完全性代偿间期(图 16-9)。房室交界区性期前收缩通常无须治疗。

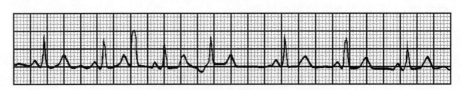

图 16-9 房室交界区性期前收缩

非阵发性房室交界区性心动过速

非阵发性房室交界区性心动过速(non-paroxysmal atrioventricular junctional tachycardia)是由于房室交界区组织自律性增高或触发活动引起的加速的异位心律。最常见于洋地黄中毒患者,也可见于下壁心肌梗死、心肌炎、急性风湿热或心脏瓣膜手术后,偶见于正常人。

其心动过速发作起始与终止时心率逐渐变化,有别于阵发性心动过速,故称为"非阵发性"。心电图表现为心率 70~150 次/分或更快,心律通常规则,QRS 波群正常(图 16-10)。自主神经系统张力变化可影响心率快慢。如心房活动由窦房结或异位心房起搏点控制,可发生房室分离。洋地黄过量引起者,经常合并房室交界区文氏型传导阻滞,使心室律变得不规则。

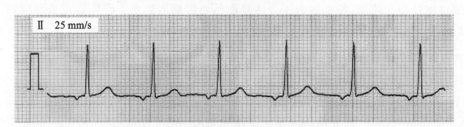

图 16-10 非阵发性房室交界区性心动过速

非阵发性房室交界区性心动过速通常能自行消失,如患者耐受性良好,仅需密切观察和治疗原发疾病。已用洋地黄者应立即停药,亦不应施行电复律。洋地黄中毒引起者,可给予钾盐、利多卡因或β受体阻滞剂治疗。其他患者可选用ⅠA、ⅠC与Ⅲ类(胺碘酮)药物。

阵发性室上性心动过速

阵发性室上性心动过速简称室上速,是起源于希氏束分叉以上部位的心动过速的总称。大多数室上速由折返机制引起,折返可发生在窦房结、房室结与心房,分别称为窦房折返性心动过速、房室结折返性心动过速、心房折返性心动过速。此外,利用隐匿性房室旁路逆行传导的房室折返性心动过速习惯上也归属于室上速的范畴,其折返回路并不局限于房室交界区。其中,房室结折返性心动过速与利用隐匿性房室旁路的房室折返性心动过速占90%以上。本节内容主要介绍最常见的房室结折返性心动过速(AVNRT)。

【病因和发病机制】

常见于无器质性心脏病者,不同性别与年龄均可发生。

其发生机制是:房室结内存在着解剖或功能性纵行分离的快、慢两条传导径路,快径路传导速度快而不应期长,慢径路传导速度慢而不应期短,双径路的近端和远端相连形成闭合环路。当一个适时的房性期前收缩,恰逢快径路的不应期而受阻时,由慢径路下传心室,由于传导缓慢,使原来处于不应期的快径路有足够时间恢复兴奋性,冲动可经快径路返回心房,如此循环形成房室结折返性心动过速。上述为慢-快型折返,即折返方式为慢径路前传,快径路逆传。尚有5%~10%为快-慢型折返,即快径路前传,慢径路逆传。

【临床表现】

心动过速发作呈突发突止的特点,持续时间长短不一,自数分钟、数小时或数天不等。症状轻重取决于发作时心室率快慢、持续的时间以及原有心脏病严重程度。轻者感心悸、胸闷、焦虑不安、头晕,重者可引起晕厥、心绞痛、心力衰竭与休克。体检心尖区第一心音强度恒定,心律绝对规则。

【心电图检查】

心电图表现:①心率150~250次/分,节律规则;②QRS波群形态与时限均正常,如发生室内差异性传导或原有束支阻滞时,QRS波群形态异常;③P波为逆行性,常埋藏于QRS波群内或位于其终末部分,P波与QRS波群保持固定关系;④起始突然,通常由一个房性期前收缩触发,其下传的P-R间期显著延长,随之引起心动过速发作(图16-11)。

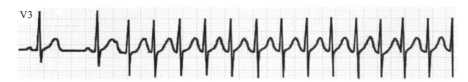

图16-11 阵发性室上性心动过速

【治疗】

(一) 发作期处理

1. 刺激迷走神经 如患者心功能与血压正常,可先尝试刺激迷走神经的方法终止发作。

2. 药物治疗

(1) 腺苷:为首选治疗药物。在心电监护下,腺苷6~12 mg快速静注,起效迅速。不良反应为胸部压迫感、呼吸困难、面部潮红、窦性心动过缓、房室传导阻滞等。因其半衰期短于6 s,副作用即使发生亦很快消失,无须特殊处理。如腺苷无效可改静注维拉帕米。

(2) 维拉帕米:首次5 mg缓慢静注,无效时隔10 min重复1次。合并心力衰竭、低血压或宽QRS性心动过速、尚未明确室上性心动过速的诊断时,不应选用钙通道阻滞剂,宜选择腺苷静注。

(3) 洋地黄:毛花苷C 0.4~0.8 mg静注,以后每2~4 h给予0.2~0.4 mg,24 h总量在1.6 mg以内,可终止发作。对伴有心功能不全患者可作为首选。

(4) β受体阻滞剂:β受体阻滞剂也能有效终止心动过速,但应避免用于心力衰竭、支气管哮喘患者,并以选用短效β受体阻滞剂如艾司洛尔50~200 μg/(kg·min)较为合适。

(5) 普罗帕酮:1~2 mg/kg静脉注射。

3. 电学治疗

(1) 直流电复律:当患者出现严重心绞痛、低血压、充血性心力衰竭表现,应立即电复律。急性发作时,若以上治疗无效亦应施行电复律。但应注意,已应用洋地黄者不应接受电复律治疗,以免诱发严重心律失常发生。

(2) 经食管心房刺激超速抑制:常能有效中止发作。

(3) 射频消融术:为根治室上性心动过速的治疗手段,对反复发作的患者可考虑施行。

(二) 预防复发

是否需要给予患者长期药物预防,取决于发作频繁程度以及发作的严重性。药物的选择可依据临床经验或心内电生理试验结果。洋地黄、长效钙通道阻滞剂或β受体阻滞剂可首选。洋地黄制剂(地高辛每天 0.125~0.25 mg);长效钙通道阻滞剂(缓释维拉帕米 240 mg/d,长效地尔硫䓬 60~120 mg,2 次/天);长效β受体阻滞剂,单独或联合应用;普罗帕酮(100~200 mg,3 次/天)。

预激综合征

预激综合征(preexcitation syndrome)又称 Wolff-Parkinson-White 综合征(WPW 综合征),是指心房冲动提前激动心室的一部分或全部,或心室冲动提前激动心房的一部分或全部。其解剖学基础是异常传导组织形成旁路通道;临床上常有心动过速的发作。

【病因和发病机制】

(一) 病因

预激综合征的患者大多无器质性心脏病,可发生于任何年龄,以男性居多,人群发生率约为 1.5‰。少数情况下可见于先天或后天性心脏病,如三尖瓣下移畸形、二尖瓣脱垂及心肌病等。

(二) 发病机制

预激综合征的患者除正常房室传导通路外,还存在先天性的附加传导通路(简称旁道)。旁道有 3 种:①房室旁道(Kent 束),连接心房于心室之间,大多位于房室沟左右两侧或间隔旁;②房结旁道(James 束),为心房与房室结下部的通路;③结室、束室连接(Mahaim 束),为连接房室结远端或束支近端与室间隔的通路。

旁道的特性是传导速度快于正常房室传导通路。由于旁道的传导速度快,心房冲动先经旁道下传,提前激动部分心室,造成心室预激,在心电图上形成预激波,即 δ 波,同时使 P-R 间期缩短。心房冲动也可沿正常途径下传,与旁道下传引起的心室激动共同形成心室融合波,使 QRS 波群宽大畸形(图 16-12)。此外,由于预激综合征患者房室间存在两种传导通路,容易形成折返,产生折返性心动过速。

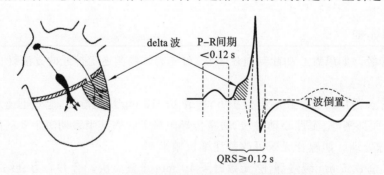

图 16-12 预激综合征解剖与心电图特征示意图

【临床表现】

预激本身不引起症状。具有预激心电图表现者约 1.8% 发生心动过速,并随着年龄而增长而增加。其中 80% 为房室折返性心动过速,15%~30% 为心房颤动,5% 为心房扑动。频率过快的心动过速特别是发生持续性心房颤动时,心室率常快达 220~360 次/分,可恶化为心室颤动或导致充血性心力衰竭、低血压甚至死亡。

【心电图检查】

房室旁路典型心电图表现为:①窦性心搏的 P-R 间期短于 0.12 s;②某些导联的 QRS 波群超过

0.12 s,QRS波群起始部分粗钝(称delta波),终末部分正常;③ST-T波呈继发性改变,与QRS波群主波方向相反(图16-13)。根据心前区导联QRS波群的形态,以往将预激综合征分成两型,A型胸前导联QRS主波均向上,预激发生在左心室或右心室后底部;B型QRS波群在V1导联主波向下,V5、V6导联向上,预激发生在右心室前侧壁。

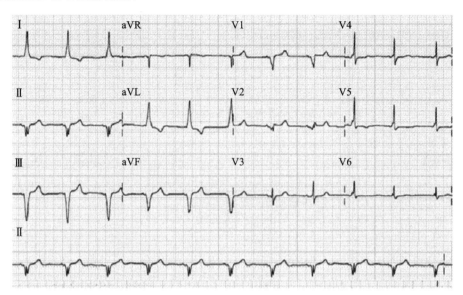

图16-13 预激综合征

预激综合征患者发生房室折返性心动过速时,最常见的类型是通过房室结前向传导,经旁路逆向传导,称为正向房室折返性心动过速;如旁道发生下传单向阻滞,QRS波群起始部无δ波,但旁道可逆传形成房室折返性心动过速,此即隐匿性房室旁道。上述两种情况引起的心动过速QRS波群形态与时限正常。约5%的患者折返径路正好相反,经旁路前传、房室结逆传,产生逆向房室折返性心动过速,此时QRS波群增宽、畸形,极易与室性心动过速混淆,必须加以鉴别。

预激综合征患者也可发生心房扑动与心房颤动,若冲动沿旁路下传,由于其不应期短,心室率可能很快,甚至演变为心室颤动。

【治疗】

预激综合征患者若无心动过速发作,或偶有发作但症状轻微,不需治疗。如发生心动过速发作频繁伴明显症状,应给予治疗。治疗方法包括药物治疗和导管消融术治疗。

1. 药物治疗　①预激综合征患者发作正向房室折返性心动过速,可参照房室结折返性心动过速处理。如自主神经刺激无效,首选药物为腺苷或维拉帕米静注,也可选普罗帕酮。②预激综合征伴心房扑动或颤动时伴有晕厥或低血压,应立即施行电复律。治疗药物可选择延长房室旁路不应期的药物,如普鲁卡因胺或普罗帕酮。禁用洋地黄制剂、维拉帕米及利多卡因,因它们会加速预激综合征合并心房颤动患者的心室率,甚至会诱发心室颤动。

2. 心导管射频消融术治疗　心导管射频消融术应作为根治预激综合征室上性心动过速发作首选,其适应证如下:①心动过速发作频繁者;②心房颤动或扑动经旁路快速前向传导,心室率极快者;③药物治疗未能显著减慢心动过速时的心室率者。

第五节　室性心律失常

室性期前收缩

室性期前收缩(premature ventricular beats)是起源于心室的异位搏动,是最常见的心律失常。

【病因】

1. **功能性** 常见于无器质性心脏病患者,其发作与情绪激动、过量吸烟、饮酒、喝咖啡、喝浓茶等有关。

2. **器质性** 见于有各种心脏病如高血压、冠心病、心肌病、风湿性心脏病与二尖瓣脱垂等患者。

3. **其他** 如电解质紊乱(低钾、低镁等),药物中毒(如洋地黄、奎尼丁、三环类抗抑郁药等),心肌受到机械、电、化学性刺激,如缺血、缺氧、麻醉、手术等。

【临床表现】

因对室性期前收缩的耐受性不同,患者是否有症状或症状的轻重程度与期前收缩的频发程度不直接相关。临床可见心悸、胸部落空感、咽部发紧或干咳等,部分患者也可出现乏力、头晕等。听诊时,室性期前收缩后有较长的间歇,室性期前收缩的第二心音强度减弱,仅能听到第一心音。桡动脉搏动减弱或消失。颈静脉可见正常或巨大的a波。

【心电图检查】

心电图表现为:①提前出现的宽大畸形的QRS波群,时限通常大于0.12 s,其前无P波,其后T波的方向与QRS主波方向相反;②代偿间歇完全(图16-14)。

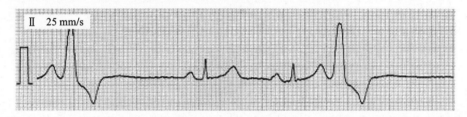

图 16-14 室性期前收缩

室性期前收缩与前面的窦性搏动的间期称为配对间期,配对间期若相等称为固定配对间期,较为多见。若配对间期不固定,长的两个异位搏动的间期是最短的两个异位搏动间期的整倍数,且常伴有室性融合波,称为室性并行心律,反映出心室的异位起搏点规律地自行发放冲动,并能防止窦房结冲动侵入。

室性期前收缩可孤立或规律出现。每个窦性搏动后跟随一个室性期前收缩称为二联律(图16-15),每两个正常搏动后出现一个室性期前收缩称为三联律。连续发生两个室性期前收缩称为成对室性期前收缩,连续三次或以上室性期前收缩称室性心动过速。若室性期前收缩出现在两个窦性搏动之间,无代偿间歇,称为间位性室性期前收缩。同一导联内室性期前收缩相同者,称为单形性室性期前收缩;形态不同者称为多形性或多源性室性期前收缩。

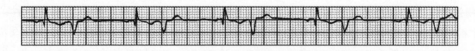

图 16-15 二联律

【治疗】

首先应对患者室性期前收缩的类型、症状及其原有心脏病变做全面的了解;然后,根据不同的临床状况决定是否给予治疗和采取何种方法治疗。

1. **无器质性心脏病者** 室性期前收缩不会增加此类患者发生心脏性死亡的危险性,如无明显症状,不必使用药物治疗。如患者症状明显,治疗以消除症状为目的。应特别注意对患者做好耐心解释,说明这种情况的良性预后,减轻患者焦虑与不安。避免诱发因素,如吸烟、咖啡、应激等。药物宜选用β受体阻滞剂、美西律、普罗帕酮、莫雷西嗪等。二尖瓣脱垂患者发生室性期前收缩,仍遵循上述原则,可首先给予β受体阻滞剂。

2. **急性心肌缺血** 在急性心肌梗死发病早期(24 h内),患者心室颤动发生率很高。过去认为急性心肌梗死者发生室性期前收缩是出现致命性室性心律失常的先兆,所有患者均须预防性应用抗心律失常药物,首选药物为静注利多卡因。近年研究发现,急性心肌梗死合并原发性心室颤动与室性期前收缩的发生并无必然联系。自从开展冠心病监护病房处理急性心肌梗死患者后,尤其是采用溶栓或直接经皮介入干预,早期开通梗死相关血管的实现,使原发性心室颤动发生率大大下降。目前不主张预防性应用抗心律失常药物。若急性心肌梗死患者发生窦性心动过速与室性期前收缩,其早期应用β受体阻滞剂可能减小心室颤动的危险。

若发生急性肺水肿或严重心力衰竭并发室性期前收缩,治疗应针对改善血流动力学障碍,同时应注意有无洋地黄中毒或电解质紊乱(低血钾、低血镁)。

3. 慢性心脏病变 β受体阻滞剂对室性期前收缩的疗效不显著,但能降低心肌梗死后猝死发生率、再梗死率和总病死率,可列为首选。胺碘酮疗效较好,且致心律失常的危险性较低。Ⅰ类抗心律失常药物虽然可有效减少心肌梗死后室性期前收缩,但因其致心律失常作用,心肌梗死后总死亡率和猝死的风险反而增加,因此应避免使用Ⅰ类抗心律失常药物治疗心肌梗死后室性期前收缩。

室性心动过速

室性心动过速(ventricular tachycardia)是指连续 3 次或 3 次以上、频率大于 100 次/分的室性期前收缩组成的心律,简称室速。

【病因】

室速绝大多数发生于器质性心脏病,最常见于冠心病心肌梗死的患者,其次见于心肌病、心脏瓣膜病、二尖瓣脱垂等;其他原因包括洋地黄中毒、长 Q-T 间期综合征、电解质紊乱等;偶尔室速发生在无器质性心脏病者,称为特发性室速。

【临床表现】

室速的临床症状轻重视发作时心室率、持续时间、基础心脏病变和心功能状况不同而异。非持续性室速(发作时间短于 30 s,能自行终止)的患者通常无症状。持续性室速(发作时间超过 30 s,需药物或电复律才能终止)常伴有明显血流动力学障碍与心肌缺血。临床症状包括低血压、少尿、晕厥、气促、心绞痛等。

听诊心律轻度不齐,心率 100~250 次/分,第一、二心音分裂,收缩期血压可随心搏变化。如发生完全性房室分离,第一心音强度经常变化。当心室搏动逆传并持续夺获心房,心房与心室几乎同时发生收缩,颈静脉呈现规律而巨大的 a 波。

【心电图检查】

心电图表现为:①3 个或 3 个以上的室性期前收缩连续出现;②QRS 波群宽大畸形,时限>0.12 s;ST-T 波方向与 QRS 波群主波方向相反;③心律规则,也可略不规则,心室率通常为 100~250 次/分(图 16-16);④P 波与 QRS 波群无固定关系,呈房室分离,偶尔个别或所有心室激动逆传夺获心房;⑤可见心室夺获与室性融合波,室速发作时少数室上性冲动可下传心室,产生心室夺获,表现为在 P 波之后,提前发生一次正常的 QRS 波群。室性融合波的 QRS 波群形态介于窦性与异位心室搏动之间,其意义为部分夺获心室。心室夺获与室性融合波的存在是确立室速诊断的重要依据。

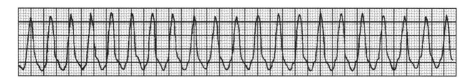

图 16-16 室性心动过速

【治疗】

目前室速治疗的一般原则是:有器质性心脏病或有明确诱因应首先给予针对性治疗;无器质性心脏病患者发生非持续性短暂室速,如无症状或血流动力学影响,处理的原则与室性期前收缩相同;持续性室速发作,无论有无器质性心脏病都应积极处理;有器质性心脏病的非持续性室速亦应治疗。

1. 终止发作 对于持续性室速的治疗,视其对血流动力学影响程度而有不同。如患者神志不清,立即予以同步电复律;如有血压下降、神志模糊、休克表现者,可在麻醉下行同步电复律,复律的能量以

100~250 J为宜,同时应寻找诱发的因素,纠正电解质、酸碱平衡紊乱、停用诱发室速的药物等。如无明显血流动力学障碍者,可首选利多卡因,首次50~100 mg静脉注射,继而持续静脉滴注,稳定后改用口服。普罗帕酮静脉注射亦十分有效,但不宜用于心肌梗死和心力衰竭的患者。

对于洋地黄类药物过量引起的室速,应立即停用该类药物,禁用电复律,给予苯妥英钠100 mg静脉注射,间隔5 min给予一次直至有效,总量不超过1000 mg;也可给予利多卡因50~100 mg,静脉注射,无效者间隔5~10 min可重复,直至有效或总量达300 mg,有效后给予1~4 mg/min,静脉滴注维持治疗;无高钾血症者,应给予钾盐治疗;镁离子可对抗洋地黄类药物引起的快速性心律失常,可予25%的硫酸镁5 mL,用5%葡萄糖20 mL稀释后缓慢静脉注射,也可用25%的硫酸镁10 mL,用5%葡萄糖500 mL稀释后缓慢静脉滴注,每天3~6 g。

2. 预防复发

(1) 治疗原发病:应努力寻找和治疗诱发致使室速持续的可逆性病变,如缺血、低血压及低血钾等。治疗充血性心力衰竭有助于减少室速发作。

(2) 药物预防:①利多卡因静脉滴注,用于利多卡因治疗有效的室速;②美西律150~200 mg口服,3~4次/天,尤其在Q-T间期延长者预防室速时可优先选用;③普罗帕酮150 mg口服,3~4次/天;④胺碘酮200 mg口服,3次/天,1周后改为2次/天,2周后改为1次/天维持。心肌梗死的患者可选用β受体阻滞剂。在药物预防效果大致相同的情况下,应选择其潜在毒副反应较少者。单一药物治疗无效时,可联合应用作用机制不同的药物,各种药物使用剂量均可减小。不应使用单一药物大剂量治疗,以免增加药物的不良反应。

3. 外科手术 药物难以控制的、威胁生命的顽固性室速可考虑手术治疗。

4. 电学治疗 心内膜病灶局部射频消融术、置入埋藏式心脏复律除颤器。对于无器质性心脏病的特发性单形性室速,导管射频消融根除发作疗效甚佳。

【特殊类型的室性心动过速】

(一) 加速型心室自主节律(accelerated idioventricular rhythm)

加速型心室自主节律又称缓慢型室速,其发生与自律性增高有关。心电图特征如下:①连续3个或以上发生的、起源于心室的QRS波群,频率通常为60~110次/分;②心动过速的开始呈渐进性,可出现心室与窦房结两个起搏点轮流控制心室节律;③可见室性融合波和心室夺获。

本型室速常发生于心脏病患者,特别是急性心肌梗死再灌注期间、心脏手术、心肌病、风湿热与洋地黄中毒。发作短暂或间歇,患者一般无症状,亦不影响预后。通常无须抗心律失常治疗。若出现血流动力学障碍,可通过提高窦性心律的方法来消除。

(二) 尖端扭转型室速

尖端扭转(torsades de pointes)型室性心动过速是较为严重的一种室性心律失常。

本型室速的病因可为先天性和获得性。获得性的包括药源性(如ⅠA类或Ⅲ类抗心律失常药、吩噻嗪和三环类抗抑郁药)、心源性(心动过缓,特别是三度房室传导阻滞)、代谢性(电解质紊乱如低钾血症、低镁血症等)、神经源性(颅内病变)等。

发作时呈室性心动过速特征,增宽变形的QRS波群围绕基线不断扭转其主波的正负方向,每连续出现3~10个同类的波之后就会发生扭转,翻向对侧,宛如围绕等电位线连续扭转而得名(图16-17)。频率200~250次/分,Q-T间期通常超过0.5 s,U波显著。一般发作时间不长,常在十几秒内自行停止,但较易复发。临床上常表现为反复发作心源性晕厥或阿-斯综合征,易进展为心室颤动和猝死。

本型室速的治疗应努力寻找和去除导致Q-T间期延长的病因和停用有关药物。首先给予静脉注射镁盐(硫酸镁2 g,稀释至40 mL缓慢静注,然后8 mg/min静脉滴注),ⅠA类或Ⅲ类药物可使Q-T间期更加延长,故不宜应用。亦可使用临时心房或心室起搏。起搏前可先试用异丙肾上腺素或阿托品。利多卡因、美西律或苯妥英钠等常无效。先天性长Q-T间期综合征治疗应选用β受体阻滞剂。对于基础心室率明显缓慢者,可起搏治疗,联合应用β受体阻滞剂。药物治疗无效者,可考虑左颈胸交感神经切断术,或置入埋藏式心脏复律除颤器。

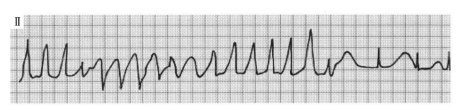

图 16-17 尖端扭转型室速

心室扑动和心室颤动

心室扑动与心室颤动（ventricular flutter and ventricular fibrillation）简称室扑与室颤。室扑与室颤是最严重的致命性心律失常。室扑为心室快而微弱的无效收缩，室颤为心室各部位不协调颤动，二者血流动力学状态均相当于心室停搏，为临终前的表现。

【病因】

室扑与室颤常见于缺血性心脏病。此外，抗心律失常药物，特别是引起 Q-T 间期延长与尖端扭转的药物，严重缺氧、缺血、预激综合征合并房颤与极快的心室率、电击伤等亦可引起。

【临床表现】

室扑和室颤发作时，心室肌快而微弱地规则或不规则活动，严重影响心室的排血功能。临床症状主要是意识丧失、抽搐、呼吸停顿甚至死亡。听诊心音消失，体检大动脉搏动触不到，血压亦无法测到。

【心电图检查】

室扑时，P、QRS、T 波消失，代之以波幅大而规则的"正弦"样波（图16-18），频率150～300次/分（通常在200次/分以上）。室颤时，P、QRS、T 波消失，代之以形态、振幅与频率均极不规则的颤动波（图16-19），频率150～500次/分。

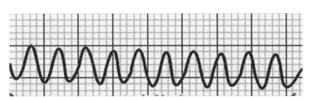

图 16-18 心室扑动

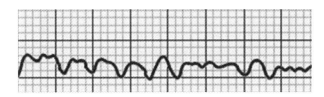

图 16-19 心室颤动

【治疗】

室颤一旦诊断明确，立即尝试心前区捶击复律，并迅速采取非同步直流电复律（电击除颤），积极进行心肺复苏抢救。

第六节 心脏传导阻滞

冲动在心脏传导系统的任何部位的传导均可能发生减慢或阻滞。如阻滞发生在窦房结与心房之间者称窦房传导阻滞；在心房与心室之间者称房室传导阻滞；位于心房内者称房内传导阻滞；位于心室内者称为室内传导阻滞。本节主要介绍房室传导阻滞和室内传导阻滞。

房室传导阻滞

房室传导阻滞（atrioventricular block, AVB）又称房室阻滞，是指房室交界区脱离了生理不应期后，心房冲动传导延迟或不能传导至心室。房室阻滞可以发生在房室结、希氏束以及束支等不同的部位。根据阻滞程度的不同，可分为一度、二度和三度房室传导阻滞。三种类型的房室传导阻滞可以随着病情的进展发生转化。

【病因】

1. 生理性　正常人或运动员可发生一度或二度Ⅰ型房室传导阻滞，与迷走神经功能亢进有关，常发生于夜间。

2. 病理性　可见于心肌缺血或坏死（急性心肌梗死、原发性高血压）、心肌炎性改变（风湿性、细菌性、病毒性心肌炎）、心脏退行性变、心肌病等。

3. 其他　心脏手术、电解质紊乱（高钾血症）、药物中毒（洋地黄、奎尼丁）等。

【临床表现】

一度房室传导阻滞的患者通常无症状；二度房室传导阻滞因心搏有脱漏，患者可有心悸或心搏暂停的感觉，听诊有心搏脱漏；三度房室传导阻滞患者的症状与心室率的快慢和伴随疾病相关，患者可感到疲倦、乏力、头晕、晕厥、心绞痛等，如并发心力衰竭会有胸闷、气促，活动受限，严重者发生阿-斯综合征，甚至猝死。听诊心率慢而规则，第一心音强度有变化，有时可闻及"大炮音"。凡遇心房与心室收缩同时发生，颈静脉出现巨大的 a 波（大炮波）。

【心电图检查】

（一）一度房室传导阻滞

窦性 P 波，每个 P 波后均有 QRS 波群，但 P-R 间期持续超过 0.20 s（图 16-20），老年人 P-R 间期>0.21 s。

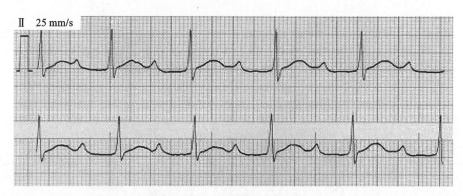

图 16-20　一度房室传导阻滞

（二）二度房室传导阻滞

二度房室传导阻滞包括莫氏Ⅰ型（又称文氏现象）和莫氏Ⅱ型。

1. 二度Ⅰ型房室传导阻滞　最常见的二度房室传导阻滞类型。心电图表现为：P-R 间期逐渐延长，相邻 R-R 间期进行性缩短，直至一个 P 波不能下传心室（图 16-21），如此周而复始。

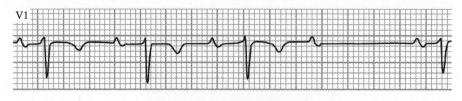

图 16-21　二度Ⅰ型房室传导阻滞

2. 二度Ⅱ型房室传导阻滞　心电图表现为：P-R 间期固定不变（正常或延长），部分 P 波后 QRS 波群有脱漏,可呈不同比例,如2∶1、3∶2等(图16-22)。凡连续出现2次或以上的QRS波群脱漏者,称为高度房室传导阻滞。

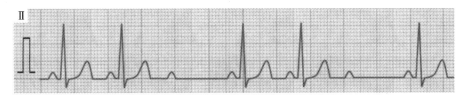

图16-22　二度Ⅱ型房室传导阻滞

(三)三度(完全性)房室传导阻滞

所有心房冲动均不能下传至心室,心房和心室各自由独立的起搏点控制。心电图表现为:①P波与QRS波群无固定关系,P-P和R-R间期基本规则,心房率快于心室率(图16-23);②QRS波群形态和时限取决于阻滞部位,心室起搏点通常在阻滞部位稍下方,若阻滞发生在房室结,心室起搏点位于希氏束分叉以上,则QRS波群正常,心室率为40~60次/分,心律亦较稳定;如阻滞发生在希氏束分叉以下,心室率可低至40次/分以下,QRS波群增宽,心室律亦常不稳定。

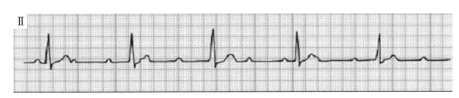

图16-23　三度房室传导阻滞

【治疗】

应针对不同的病因进行治疗。一度与二度Ⅰ型房室传导阻滞心室率不太慢者,无须特殊治疗。二度Ⅱ型与三度房室传导阻滞如心室率显著缓慢,伴有明显症状或血流动力学障碍,甚至有阿-斯综合征发作者,应给予起搏治疗。

阿托品(0.5~2.0 mg,静脉注射)可提高房室传导阻滞的心率,适用于阻滞位于房室结的患者。异丙肾上腺素(每分钟1~4 μg,静脉滴注)适用于任何部位的房室传导阻滞,但应用于急性心肌梗死时应十分慎重,因可能导致严重室性心律失常。以上药物使用超过数天,往往效果不佳且易发生严重的不良反应,仅适用于无心脏起搏条件的应急情况。因此,对于症状明显、心室率缓慢者,应及早给予临时性或永久性心脏起搏治疗。

室内传导阻滞

室内传导阻滞(intraventricular block)又称室内阻滞,是指希氏束分叉以下部位的传导阻滞,其共同特征是QRS波群时限延长。室内传导系统由三个部分组成:右束支、左前分支和左后分支。室内传导系统的病变可波及单支、双支或三支。

【病因】

右束支长而细,易受损,故右束支阻滞较为常见,多发生于风湿性心脏病、高血压性心脏病、冠心病、心肌病与先天性心血管病,亦可见于大面积肺梗死、急性心肌梗死后。部分正常人亦可发生右束支阻滞。

左束支较粗,不易受损,常见于充血性心力衰竭、急性心肌梗死、急性感染、奎尼丁与普鲁卡因胺中毒、高血压性心脏病、风湿性心脏病、冠心病与梅毒性心脏病等。左前分支阻滞较为常见,左后分支阻滞则较为少见。

【临床表现】

单支、双支阻滞通常无临床症状,完全性三支阻滞的临床表现同完全性房室传导阻滞,预后差。

【心电图检查】

（一）右束支阻滞（right bundle branch block，RBBB）

心电图表现为：①QRS 波群时限≥0.12 s；②V1、V2 导联呈 rsR，R 波粗钝；V5、V6 导联呈 qRS，S 波宽阔；③T 波与 QRS 主波方向相反（图 16-24）。不完全性右束支阻滞的图形与上述相似，但 QRS 波群时限＜0.12 s。

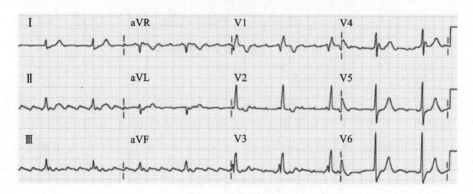

图 16-24　右束支阻滞

（二）左束支阻滞（left bundle branch block，LBBB）

心电图表现为：①QRS 波群时限≥0.12 s；②V5、V6 导联 R 波宽大，顶部有切迹或粗钝，其前方无 q 波。V1、V2 导联呈宽阔的 QS 波或 rS 波形；③V5、V6 导联 T 波与 QRS 主波方向相反（图 16-25）。不完全性左束支阻滞图形与上述相似，但 QRS 波群时限＜0.12 s。

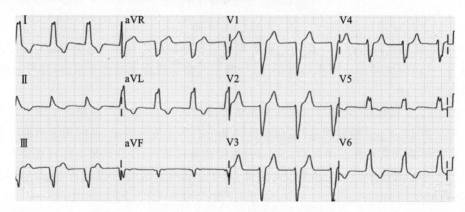

图 16-25　左束支阻滞

（三）双侧束支、双分支与三支阻滞

由于阻滞分支的数目、程度、是否间歇发生等情况的不同，可引起的心电图表现差异较大。

【治疗】

以病因治疗为主。束支阻滞不影响房室传导功能时，本身无须特殊治疗。双分支与不完全性三支阻滞有可能进展为完全性房室传导阻滞，但是否一定发生以及何时发生均难以预料，不必常规行预防性起搏器治疗，但三支阻滞导致完全性房室阻滞时，应置入起搏器治疗。

小　结

心律失常是指心脏冲动的频率、节律、起源部位、传导速度与激动次序的异常，其危害性主要取决于心脏节律和频率对血流动力学的影响。心电图表现是诊断心律失常的主要依据，心电图诊断不确定者需进一步行动态心电图、食管心房调搏术、负荷心电图检查及心脏内电生理检查等。并非所有的心律失常均需行抗心律失常药物治疗，只有直接导致明显的症状或血流动力学障碍或具有引起致命危险的恶性心律失常时才需要行抗心律失常药物治疗,且应建立在消除病因和诱因的基础上,治疗主要目的是恢复窦性节律或者控制心室率,有适应证者可行射频消融、电复律或电除颤、起搏技术等非药物治疗或手术治疗。

(杨立明)

知识检测14

第十七章 原发性高血压

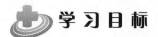

学习目标

1. 掌握:原发性高血压定义、分级、临床表现、诊断和鉴别诊断、治疗。
2. 熟悉:原发性高血压致病因素、危险性分层评估、高血压急症处理。
3. 了解:原发性高血压的发病机制、病理表现。
4. 应用:能够对原发性高血压患者进行诊断、治疗,对患者和高危人群进行健康指导。

导学案例

某男,52岁,教师。突发剧烈头痛、头晕、胸闷、心悸、恶心伴视物模糊半小时急入院。一周前因其子婚期临近,安排处理诸多事务而繁忙,休息睡眠不足,今午餐自饮白酒约6两后即感剧烈头痛、头晕、胸闷、心悸、恶心伴视物模糊,被家人急送医院。既往于7年前经医院检查发现"高血压",服用"卡托普利、非洛地平"治疗,自诉血压控制尚可,近1个月间断服药,血压情况不清。体检:身高171 cm,体重85 kg,脉搏112次/分,呼吸28次/分,血压186/134 mmHg,神清。双肺呼吸音正常,心尖搏动位于左锁骨中线外1 cm,心率112次/分,律齐,A2亢进。腹隆软,双下肢无水肿。神经系统检查无异常。

请问:患者较可能的诊断是什么?主要依据有哪些?为进一步明确诊断需完善哪些检查?

原发性高血压(primary hypertension)是病因未十分明确的以体循环动脉血压增高为主要表现的心血管综合征,又称为高血压病,通常简称为高血压,约占所有高血压的95%。高血压是重要的心血管病危险因素,长期高血压可影响机体重要脏器如心、脑、肾的结构与功能,最终导致这些器官的功能衰竭,是心血管疾病死亡的主要原因之一。由某些确定的疾病或病因引起的血压升高,归属继发性高血压(secondary hypertension),约占所有高血压的5%。

据《中国居民营养与慢性病状况报告(2015年)》,2012年中国18岁及以上居民高血压患病率为25.2%,患者数达2.435亿,人群高血压知晓率为46.5%、治疗率为41.1%、控制率为13.8%,治疗控制率为33.6%。以上结果显示,我国高血压的防治工作一方面已经取得了显著成果,另一方面形势仍然十分严峻。

【血压水平分类和定义】

人群中血压水平呈连续性正态分布,正常血压和血压升高的划分并无明确界线。高血压的标准是根据临床及流行病学资料人为界定的。目前,我国将18岁以上成人高血压定义为收缩压≥140 mmHg及(或)舒张压≥90 mmHg;根据血压升高水平,又进一步将高血压分为3级(表17-1)。

表17-1 血压水平分类和定义

类别	收缩压/mmHg	舒张压/mmHg
正常血压	<120	<80

类别	收缩压/mmHg	舒张压/mmHg
正常高值	120~139	80~89
高血压	≥140	≥90
1级高血压（轻度）	140~159	90~99
2级高血压（中度）	160~179	100~109
3级高血压（重度）	≥180	≥110
单纯收缩期高血压	≥140	<90

当收缩压和舒张压分属于不同分级时，以较高的级别作为标准。上述高血压的诊断必须以非药物状态下2次或2次以上非同日多次重复血压测定所得的平均值为依据，偶然测得1次血压增高不能诊断为高血压，必须重复和进一步观察。

【病因】

原发性高血压的病因尚未完全阐明，可分为遗传和环境因素两个方面，是遗传易感性和环境因素相互作用的结果，遗传因素约占40%，环境因素约占60%。

1. 遗传因素 高血压有明显的家族聚集性。父母均有高血压，子女的发病概率高达46%。约60%高血压患者可询问到有高血压家族史。高血压的遗传可能存在主要基因显性遗传和多基因关联遗传两种方式。

2. 环境因素

（1）饮食：①高钠低钾膳食：人群中钠盐（氯化钠）摄入量与血压水平和高血压患病率呈正相关，而钾盐摄入量与血压水平呈负相关，膳食钠/钾的摄入与血压的相关性更强。②饮酒：饮酒量与血压水平线性相关，人群高血压患病率随饮酒量增加而升高。③高蛋白摄入、饮食中饱和脂肪酸或饱和脂肪酸与不饱和脂肪酸的比值较高也可能是升压因素。

（2）超重和肥胖：一般采用体重指数（BMI）来衡量肥胖程度，即体重（kg）/[身高（m）]²（20~24为正常范围）。血压与BMI呈显著正相关。高血压患者约1/3有不同程度肥胖。肥胖的类型与高血压发生关系密切，腹型肥胖者容易发生高血压。

（3）精神应激：长期精神紧张、焦虑或在长期环境噪声、视觉刺激下可引起高血压，患者经休息后往往症状和血压可获得一定改善。

（4）其他因素：①吸烟：吸烟可使交感神经末梢释放去甲肾上腺素增加而使血压增高，也可通过氧化应激损害一氧化氮介导的血管舒张引起血压增高。②睡眠呼吸暂停低通气综合征（SAHS）：SAHS患者50%有高血压，血压升高程度与SAHS病程和严重程度有关。

【发病机制】

高血压的发病机制，即遗传与环境因素通过什么途径和环节使血压升高，至今还没有一个完整统一的认识。从血流动力学角度，血压水平主要取决于心排血量和体循环外周血管阻力，从总外周血管阻力增高出发，目前高血压的发病机制较集中在以下几个环节。

1. 交感神经系统活性亢进 各种原因使大脑皮层下神经中枢功能发生变化，相关神经递质浓度与活性异常，导致交感神经系统活性亢进，血浆儿茶酚胺浓度升高，阻力小动脉收缩增强。交感神经活动增强是高血压发病机制中的重要环节。

2. 肾素-血管紧张素-醛固酮系统（RAAS）激活 传统观点认为原发性高血压的产生主要由循环RAAS激活所引起，但临床研究显示，原发性高血压者仅15%有血浆肾素活性增高。近年来发现很多组织如血管壁、心脏、脑、肾等可分泌肾素、血管紧张素，引起小动脉收缩，同时刺激血管平滑肌和心肌细胞增生，这种组织RAAS可能在高血压的产生和发展中占有更重要的地位。

3. 肾性水钠潴留 正常肾脏通过利钠作用维持血管内容量和调节血压，某些患者肾脏利钠作用被干扰，出现肾性水钠潴留，需要有较高的灌注压才能产生同等的利钠效应，再将潴留的水钠排泄出去，因此,使血压维持在高水平。这个学说的理论意义在于将血压升高作为维持体内水钠平衡的一种代偿方式。

4. 内皮细胞功能受损 血管内皮通过代谢、生成、激活和释放各种血管活性物质而在血液循环、心血管功能的调节中起着极为重要的作用。内皮细胞生成血管舒张及收缩物质,高血压时血管舒张物质生成减少,而血管收缩物质生成增加,同时血管平滑肌细胞对舒张因子的反应减弱而对收缩因子的反应增强。

5. 胰岛素抵抗 胰岛素抵抗是指胰岛素维持正常血糖的能力下降,即一定浓度的胰岛素没有达到预期的生理效应,表示机体组织对胰岛素的反应性下降,临床表现为继发性高胰岛素血症。约半数原发性高血压患者存在不同程度的胰岛素抵抗,表现为患者空腹胰岛素水平增高,糖耐量有不同程度降低。但胰岛素抵抗如何导致血压升高尚未获得确定解释,多数认为继发性高胰岛素血症使肾脏水钠重吸收作用增强,交感神经系统活性亢进,刺激血管壁增生,动脉弹性减退,从而使血压升高。

【病理】

高血压早期并无明显病理学改变。高血压持续及进展即可引起全身小动脉病变,表现为小动脉玻璃样变、中层平滑肌细胞增殖、管壁增厚、管腔狭窄,导致重要靶器官如心、脑、肾缺血损伤。同时,长期高血压可促进动脉粥样硬化的形成及发展,该病变主要累及大、中动脉。

1. 心脏 长期压力负荷增高,使左心室肥厚扩大。高血压发病过程中的儿茶酚胺与血管紧张素Ⅱ等生长因子都可刺激心肌细胞肥大。长期高血压发生心脏肥厚或扩大时,称为高血压心脏病,最终可导致心力衰竭。高血压持续存在可促使脂质在大、中动脉内膜下沉积,引起动脉粥样硬化,如冠状动脉粥样硬化。

2. 脑 脑部小动脉硬化及血栓形成可致脑腔隙性梗死。脑血管结构薄弱,易形成微动脉瘤,当压力升高时可引起破裂、脑出血。长期高血压也可导致脑中动脉的粥样硬化,可并发脑血栓。急性血压升高时可引起脑小动脉痉挛、缺血、渗出,致高血压脑病。

3. 肾脏 肾小球入球动脉硬化,肾实质缺血。持续高血压致肾小球囊内压升高,肾小球纤维化、萎缩,最终致肾衰竭。慢性肾衰竭是长期高血压的严重后果之一。恶性高血压时,入球小动脉及小叶间动脉发生增殖性内膜炎及纤维素样坏死,可在短期内出现肾衰竭。

4. 视网膜 视网膜小动脉早期发生痉挛,随着病程进展出现硬化改变,可引起视网膜出血和渗出。

【临床表现与并发症】

(一)症状

原发性高血压通常起病缓慢,早期常无症状或不明显,仅于体格检查时发现血压升高,少数患者则在发生心、脑、肾等并发症后才被发现。高血压患者可有头痛、眩晕、颈项板紧、气急、疲劳、心悸、耳鸣等症状,但并不一定与血压水平相关。症状呈轻度持续性,多数症状可自行缓解,在紧张或劳累后加重。

高血压后期的临床表现常与心、脑、肾功能不全或器官并发症有关。

(二)体征

体检时可听到主动脉瓣区第二心音(A_2)亢进,心尖部收缩期杂音或收缩早期喀喇音。长期持续高血压可有左心室肥厚,出现抬举样心尖搏动,并可闻及第四心音。

(三)恶性或急进型高血压

少数患者病情急骤进展,可发展为恶性高血压,其发病机制尚不清楚,可能与不及时治疗或治疗不当有关。病理上以肾小动脉纤维样坏死为特征。临床特点:①发病较急骤,多见于中、青年。②血压显著升高,舒张压持续≥130 mmHg。③头痛、视力模糊,眼底出血、渗出和乳头水肿。④肾脏损害突出,持续蛋白尿、血尿及管型尿,并可伴肾功能不全。⑤病情进展迅速,如不及时有效降压治疗,预后很差,常死于肾衰竭、脑卒中或心力衰竭。

(四)并发症

1. 高血压危象 因紧张、疲劳、寒冷、嗜铬细胞瘤发作、突然停服降压药等诱因,致使交感神经活动亢进，血中儿茶酚胺升高，小动脉发生强烈痉挛，血压急剧上升，影响重要脏器血液供应而产生危急症状。出现头痛、烦躁、眩晕、恶心、呕吐、心悸、气急及视力模糊等严重症状，以及伴有痉挛动脉累及相应的靶器官缺血症状。发作一般历时短暂，控制血压后病情可迅速好转。

2. 高血压脑病　发生机制可能为过高的血压突破了脑血流自动调节范围，导致脑组织血流灌注过多引起脑水肿。临床表现以脑病的症状与体征为特点，表现为弥漫性严重头痛、恶心、呕吐、意识障碍、精神错乱、昏迷或惊厥。血压降低即可逆转。

3. 脑血管病　包括短暂性脑缺血发作、腔隙性脑梗死、脑血栓形成、脑出血。

4. 心力衰竭　高血压心脏病以及高血压合并冠状动脉粥样硬化均可导致心力衰竭，以左心衰竭为主。

5. 慢性肾功能不全　长期血压升高可致进行性肾小球硬化，可出现蛋白尿、肾功能损害，晚期出现肾衰竭。

6. 主动脉夹层　持续的高血压致大动脉管壁硬化，形成主动脉内膜破损，血液渗入主动脉壁中层形成夹层血肿，并可沿着主动脉壁延伸剥离，为严重心血管急症。

【辅助检查】

1. 常规检查　尿常规、血糖、血脂、肾功能、血尿酸和心电图，这些检查有助于发现相关的危险因素和靶器官损害。部分患者根据需要和条件可以进一步检查眼底、胸片、超声心动图、血电解质等。

早期患者上述检查可无特殊异常，后期高血压患者可出现尿蛋白增多及尿常规异常，肾功能减退，胸部X线可见主动脉弓迂曲延长、左心室增大，心电图可见左心室肥大劳损。部分患者可伴有血清总胆固醇、甘油三酯、低密度脂蛋白胆固醇的增高和高密度脂蛋白胆固醇的降低，亦常有血糖或血尿酸水平增高。

眼底检查有助于对高血压严重程度的了解，其分级标准如下：Ⅰ级，视网膜动脉变细、反光增强；Ⅱ级，视网膜动脉狭窄、动静脉交叉压迫；Ⅲ级，上述血管病变基础上有眼底出血、棉絮状渗出；Ⅳ级，上述基础上出现视乳头水肿。

2. 动态血压监测　可连续24 h或更长时间自动定时测量血压，了解其血压变异性和血压昼夜节律，较敏感、客观地反映实际血压水平，判断血压升高的严重程度，指导降压治疗以及评价降压药物疗效。

3. 其他检查　部分检查还可用于对继发性高血压的鉴别诊断。如肾动脉造影可明确诊断肾血管性高血压；血或尿儿茶酚胺显著升高提示嗜铬细胞瘤；血浆醛固酮/血浆肾素活性值增大对原发性醛固酮增多症有较高诊断敏感性和特异性。

知识链接
17-1

【诊断与鉴别诊断】

（一）高血压的诊断

高血压诊断有赖于血压的正确测定。采用经核准的水银柱或电子血压计，测量安静休息坐位时上臂肱动脉部位血压。血压是否升高，不能仅凭1次或2次血压测量值来确定，需要一段时间的随访，观察血压变化和总体水平，必要时可行动态血压监测。确诊高血压后再根据血压的高低进行分级诊断。

（二）鉴别诊断

一旦诊断有高血压，必须鉴别是原发性还是继发性的。如为原发性高血压，除病史及体格检查外，需做有关实验室检查，评估危险因素和靶器官损害、相关的临床疾病等。如为继发性高血压则针对病因治疗。常见的继发性高血压及其特点如下。

1. 肾实质性高血压　包括急、慢性肾小球肾炎，糖尿病肾病、慢性肾盂肾炎，多囊肾等多种肾脏病变引起的高血压，是最常见的继发性高血压。这些疾病早期均有明显的肾脏病变的临床表现，在中后期因水钠潴留、肾脏RAAS激活与排钠激素减少等原因出现继发性血压增高。根据病史、尿常规和肾功能检查等不难与原发性高血压的肾脏损害相鉴别。如果条件允许，肾穿刺组织学检查有助于确立诊断。

2. 肾血管性高血压　肾血管性高血压是继发性高血压的第二位原因。大动脉炎是国内年轻人肾动脉狭窄的重要原因之一。纤维肌性发育不良在我国较少见。肾动脉狭窄体征是脐上闻及向单侧传导的血管杂音,但不常见。实验室检查有可能发现高肾素、低血钾。肾功能进行性减退和肾脏体积缩小是晚期患者的主要表现。超声肾动脉检查、增强螺旋CT、磁共振血管造影、数字减影血管造影等有助于诊断。肾动脉彩色多普勒超声检查是敏感性和特异性很高的无创筛查手段。肾动脉造影可确诊。

3. 原发性醛固酮增多症 本症是由肾上腺皮质增生或肿瘤分泌过多醛固酮所致。临床上以长期高血压伴低血钾为特征。由于电解质代谢障碍,本症可有肌无力、周期性瘫痪、烦渴、多尿等症状。血压大多为轻、中度升高,血浆醛固酮/血浆肾素活性值增大对本病诊断有较高敏感性和特异性。

4. 嗜铬细胞瘤 起源于肾上腺髓质、交感神经节和体内其他部位嗜铬组织,肿瘤间歇或持续释放过多肾上腺素、去甲肾上腺素与多巴胺,导致阵发性或持续性血压升高。血压波动明显,阵发性血压增高伴心动过速、头痛、出汗、面色苍白,对一般降压药物无效者均应怀疑本病。在血压增高期测定血液或尿液中儿茶酚胺或其代谢产物浓度,如有显著增高,提示嗜铬细胞瘤。超声、放射性核素、CT或磁共振等可做定位诊断。嗜铬细胞瘤大多为良性,手术切除效果好。

(三) 高血压患者的心血管危险分层

高血压患者的预后不仅与血压水平有关,而且与是否合并其他心血管危险因素以及靶器官损害程度有关。现在主张对高血压患者进行心血管危险分层,将高血压患者分为低危、中危、高危和很高危,治疗目标及预后判断也必须以此为基础。分层标准的根据是血压升高水平、其他心血管危险因素、糖尿病、靶器官损害以及并发症情况(表17-2)。

表17-2 高血压患者的危险度分层

其他危险因素和病史	血压/mmHg		
	1级高血压	2级高血压	3级高血压
无其他危险因素	低危	中危	高危
1~2个危险因素	中危	中危	极高危
≥3个危险因素或靶器官损害或糖尿病	高危	高危	极高危
并存的临床情况	极高危	极高危	极高危

1. 用于分层的其他心血管危险因素 ①男性>55岁,女性>65岁;②吸烟;③血胆固醇>5.72 mmol/L,或低密度脂蛋白胆固醇(LDL-C)>3.3 mmol/L,或高密度脂蛋白胆固醇(HDL-C)<1.0 mmol/L;④早发心血管疾病家族史(一级亲属发病年龄<50岁);⑤腹型肥胖(腹围:男性≥85 cm,女性≥80 cm),或体重指数>28;⑥高敏C-反应蛋白≥1 mg/dL;⑦缺乏体力活动。

2. 用于分层的靶器官损害 ①左心室肥厚(心电图或超声心动图);②颈动脉超声证实有动脉粥样硬化斑块或内膜中层厚度≥0.9 mm;③血肌酐轻度升高:男性115~133 μmol/L,女性107~124 μmol/L;④微量白蛋白尿30~300 mg/24 h,或尿白蛋白/肌酐值≥22 mg/g(男性),或≥31 mg/g(女性)。

3. 用于分层的并发症 ①心脏疾病:如心绞痛、心肌梗死、冠状动脉血运重建、心力衰竭。②脑血管疾病:如脑出血、缺血性脑卒中、短暂性脑缺血发作。③肾脏疾病:如糖尿病肾病、血肌酐升高男性超过133 μmol/L或女性超过124 μmol/L、临床蛋白尿>300 mg/24 h。④血管疾病:如主动脉夹层、外周血管病。⑤高血压性视网膜病变:如出血或渗出、视乳头水肿。

【治疗】

原发性高血压的治疗目标是:降低血压,使血压降至正常范围;防止或减少心脑血管及肾脏等并发症,降低病残率和病死率。目前一般主张血压控制目标值为至少小于140/90 mmHg;糖尿病或慢性肾脏病合并高血压患者,血压控制目标值<130/80 mmHg;老年收缩期性高血压的降压目标水平为收缩压(SBP)140~150 mmHg,舒张压(DBP)<90 mmHg但不低于65 mmHg,舒张压降得过低可能抵消收缩压下降得到的益处。

原发性高血压的治疗原则是:在帮助患者保持平静、愉悦心情,纠正心血管危险因素的基础上,低危组首先改善生活方式,如6个月无效时再服药;中危组在改善生活方式的同时可服用药物;高危组在改善生活方式的同时必须服用药物;极高危组必须尽快给予强化治疗。

一、改善生活方式

适用于所有高血压患者,包括使用降压药物治疗的患者。

1. 限制钠盐摄入 应减少烹调用盐,每人每日食盐量以不超过 6 g 为宜。

2. 减少脂肪摄入,补充钙和钾盐 膳食中脂肪量应控制在总热量的 25% 以下,每人每日吃新鲜蔬菜 400~500 g,喝牛奶 500 mL,可以补充钾 1000 mg 和钙 400 mg。

3. 戒烟、限制饮酒 乙醇摄入量与血压水平及高血压患病率呈线性相关,饮酒量每日不可超过相当于 50 g 乙醇的量。

4. 减轻体重 尽量将体重指数(BMI)控制在 25 以内。体重降低对改善胰岛素抵抗、糖尿病、高脂血症和左心室肥厚均有益。

5. 运动 运动有利于减轻体重和改善胰岛素抵抗,提高心血管适应调节能力,稳定血压水平。可根据年龄及身体状况选择慢跑或步行,运动频率一般每周 3~5 次,每次 20~60 min。

6. 心理调节 减少精神压力,保持心理平衡。

二、降压药物治疗

(一) 降压药物种类与作用特点

目前常用降压药物可归纳为五大类,即利尿剂、β受体阻滞剂、钙通道阻滞剂(CCB)、血管紧张素转换酶抑制剂(ACEI)和血管紧张素Ⅱ受体阻滞剂(ARB),见表 17-3。

表 17-3 常用降压药物的名称、剂量及用法

药物分类	药物名称	剂量	用法
利尿剂	氢氯噻嗪	12.5 mg	1~2 次/天
	氯噻酮	25~50 mg	1 次/天
	呋塞米	20~40 mg	1~2 次/天
	螺内酯	20~40 mg	1~2 次/天
	氨苯蝶啶	50 mg	1~2 次/天
	阿米洛利	5~10 mg	1 次/天
β受体阻滞剂	普萘洛尔	10~20 mg	2~3 次/天
	美托洛尔	25~50 mg	2 次/天
	阿替洛尔	50~100 mg	1 次/天
	卡维地洛	12.5~25 mg	1~2 次/天
钙通道阻滞剂	硝苯地平	5~10 mg	3 次/天
	硝苯地平控释剂	30~60 mg	1 次/天
	氨氯地平	5~10 mg	1 次/天
	维拉帕米缓释剂	240 mg	1 次/天
	地尔硫䓬缓释剂	90~180 mg	1 次/天
血管紧张素转换酶抑制剂	卡托普利	12.5~50 mg	2~3 次/天
	依那普利	10~20 mg	2 次/天
	贝那普利	10~20 mg	1 次/天
	培哚普利	4~8 mg	1 次/天
血管紧张素Ⅱ受体阻滞剂	缬沙坦	80~160 mg	1 次/天
	氯沙坦	50~100 mg	1 次/天

1. 利尿剂 利尿剂主要通过排钠,减少细胞外液容量,降低外周血管阻力从而使血压降低。降压

作用缓和持久,服药2~3周后作用达高峰。适用于轻、中度高血压,尤其适用于老年人收缩期高血压及心力衰竭伴高血压的治疗。可单独用,也适宜与其他类降压药合用。有噻嗪类、袢利尿剂和保钾利尿剂三类。噻嗪类长期应用可引起低钾血症并影响血脂、血糖、血尿酸代谢,糖尿病及高脂血症患者慎用,痛风患者禁用;保钾利尿剂可引起高血钾,不宜与ACEI、ARB合用,肾功能不全者禁用;袢利尿剂利尿迅速,主要用于肾功能不全时,但过度作用可致低血钾、低血压。

2. β受体阻滞剂 有选择性($β_1$)、非选择性($β_1$与$β_2$)和兼有α受体阻滞三类。β受体阻滞后可使心排血量降低、抑制肾素释放,并通过交感神经突触前膜阻滞使神经递质释放减少,从而使血压降低。β受体阻滞剂降压作用缓慢,1~2周内起作用,适用于轻、中度高血压,尤其适用于心率较快的中青年患者或合并心绞痛、心肌梗死后的高血压患者。对老年人高血压疗效相对较差。临床上治疗高血压宜使用选择性$β_1$受体阻滞剂或者兼有α受体阻滞作用的β受体阻滞剂。β受体阻滞剂对心肌收缩力、房室传导及窦性心律均有抑制,可引起血脂升高、末梢循环障碍、乏力及增加气道阻力,因此急性心力衰竭、支气管哮喘、病态窦房结综合征、房室传导阻滞、外周血管疾病患者禁用。冠心病患者长期用药后不宜突然停用,因可诱发心绞痛;由于抑制心肌收缩力,也不宜与维拉帕米等合用。

3. 钙通道阻滞剂(CCB) 又称钙拮抗剂,通过阻滞L型钙离子通道,抑制血管平滑肌及心肌的钙离子内流,从而使血管平滑肌松弛、心肌收缩力降低,使血压下降。钙拮抗剂降压迅速、稳定,降压疗效和降压幅度相对较强,对血脂、血糖等代谢无明显影响,与其他类型降压药物联合治疗能明显增强降压作用。可用于中、重度高血压的治疗,尤适用于老年人收缩期高血压。钙拮抗剂分为二氢吡啶类和非二氢吡啶类,二氢吡啶类以硝苯地平为代表,非二氢吡啶类有维拉帕米和地尔硫䓬。二氢吡啶类以阻滞血管平滑肌钙通道为主,因此对心肌收缩性、自律性及传导性的抑制少,但其短效制剂由于扩张血管,易引起反射性交感活性增强,导致心率增快、面色潮红、头痛、下肢水肿等,近年来二氢吡啶类长效制剂不断问世,使上述副作用显著减少,可用于长期治疗。非二氢吡啶类除抑制血管平滑肌外,还抑制心肌收缩力、自律性和传导性,不宜在心力衰竭、窦房结功能低下或心脏传导阻滞患者中应用。

4. 血管紧张素转换酶抑制剂(ACEI) ACEI通过抑制血管紧张素转换酶使血管紧张素Ⅱ生成减少,同时抑制激肽酶使缓激肽降解减少,两者均有利于血管扩张,使血压降低。降压起效缓慢,逐渐增强,在3~4周时达最大作用,ACEI对各种程度高血压均有一定降压作用。ACEI具有改善胰岛素抵抗和减少尿蛋白作用,并能逆转左心室肥厚,在肥胖、糖尿病以及心脏、肾脏等靶器官受损的高血压患者具有较好的疗效,特别适用于伴有心力衰竭、左心室肥大、糖耐量减退或糖尿病肾病及心肌梗死后的高血压患者。高钾血症、妊娠和双侧肾动脉狭窄患者禁用。血肌酐超过265 μmol/L(3 mg/dL)患者使用时需谨慎。最常见的不良反应是干咳,发生率为10%~20%,可能与体内缓激肽增多有关,停用后可消失。

5. 血管紧张素Ⅱ受体阻滞剂(ARB) ARB降压作用主要通过阻滞血管紧张素Ⅱ受体,更充分有效地阻断血管紧张素Ⅱ的水钠潴留、血管收缩与重构作用。降压作用起效缓慢,但持久而平稳,一般在6~8周时才达最大作用,作用持续时间能达24 h以上,可与大多数降压药物合用。治疗对象和禁忌证与ACEI相同,但不良反应很少,不引起刺激性干咳。

6. 其他 除了上述五大类主要的降压药物外,还有一些药物曾多年用于临床并有一定的降压疗效,包括中枢交感神经抑制剂如可乐定、甲基多巴;周围交感神经抑制剂如利血平;直接血管扩张剂如肼屈嗪;$α_1$受体阻滞剂如哌唑嗪等。上述药物因其副作用较多,因此不适宜长期单独服用。

(二) 降压药物应用方案

联合治疗可增强药物疗效,减少不良反应。联合治疗应采用不同降压机制的药物。目前比较合理的两种降压药物联合治疗方案是:①利尿剂与β受体阻滞剂;②利尿剂与ACEI或ARB;③二氢吡啶类钙拮抗剂与β受体阻滞剂;④钙拮抗剂与ACEI或ARB。三种降压药合理的联合治疗方案除有禁忌证外必须包含利尿剂。治疗应从小剂量开始,逐步递增剂量。采用合理的治疗方案,一般可使患者在治疗后3~6个月内达到血压控制目标值。

对于有并发症或合并症患者,降压药和治疗方案选择应该个体化,如:①高血压合并脑血管病:压力感受器敏感性减退,患者容易发生直立性低血压,因此降压过程应该缓慢、平稳,最好不减少脑血流量。可选择 ARB、长效钙拮抗剂、ACEI 或利尿剂。②高血压合并稳定性心绞痛:应选择 β 受体阻滞剂、ACEI 和长效钙拮抗剂。③心肌梗死后高血压:患者应选择 ACEI 和 β 受体阻滞剂,预防心室重构。④高血压合并心力衰竭:应选用利尿剂、ACEI 或 ARB 和 β 受体阻滞剂联合治疗。⑤高血压合并慢性肾功能不全(非肾血管性):ACEI 或 ARB 在早、中期能延缓肾功能恶化,但在低血容量或病情晚期(肌酐清除率<30 mL/min 或血肌酐超过 265 μmol/L,即 3.0 mg/dL)有可能反而使肾功能恶化。⑥高血压合并糖尿病:应选用 ARB 或 ACEI、长效钙拮抗剂和小剂量利尿剂。ACEI 或 ARB 能有效减轻和延缓糖尿病肾病的进展,改善血糖控制。

原发性高血压诊断一旦确立,通常需要终身治疗(包括非药物治疗)。经过降压药物治疗后,血压得到满意控制,可以逐渐减少降压药的剂量,但仍需长期用药维持。推荐使用长效制剂,便于长期治疗且可减少血压的波动。中止治疗后高血压仍将复发。

三、高血压急症的治疗

高血压急症是指短时期内(数小时或数天)血压重度升高,舒张压>130 mmHg 和(或)收缩压>200 mmHg,伴有重要器官组织如心脏、脑、肾脏、眼底、大动脉的严重功能障碍或不可逆性损害。高血压急症可以发生在高血压患者,表现为高血压危象或高血压脑病;也可发生在其他许多疾病过程中,主要发生在心、脑血管病(如脑出血、脑梗死、急性左心衰竭等)急性阶段。及时正确处理高血压急症可在短时间内使病情缓解,预防进行性或不可逆性靶器官损害,降低死亡率。

1. 迅速降低血压　选择适宜有效的降压药物静脉滴注给药,为防止血压急骤下降致重要脏器血流灌注不足,应采取逐步控制性降压措施,即开始的 24 h 内将血压降低 20%~25%,48 h 内血压不低于 160/100 mmHg,之后再将血压逐步降至正常水平。

常用的降压药物包括:①硝普钠:常为首选药物,能同时直接扩张动脉和静脉,降低前、后负荷,可用于各种高血压急症。硝普钠降压作用迅速,停止滴注后作用在 3~5 min 内即消失。使用硝普钠必须密切观察血压,根据血压水平调节滴速,稍有改变就可引起血压较大波动。该药溶液对光敏感,需新鲜配制,避光滴注。硝普钠在体内代谢后产生氰化物,长期或大剂量使用可能发生氰化物中毒,因此静脉滴注时间一般不超过 72 h。②硝酸甘油:扩张静脉和选择性扩张冠状动脉与大动脉。主要用于急性心力衰竭或急性冠脉综合征时高血压急症。③尼卡地平:二氢吡啶类钙拮抗剂,作用迅速,持续时间较短,降压同时改善脑血流量。主要用于高血压危象或急性脑血管病时高血压急症。

2. 消除脑水肿　有高血压脑病时宜应用脱水剂如甘露醇,或选择快速利尿剂如呋塞米静注。

3. 制止抽搐　伴烦躁、抽搐者应用地西泮静脉注射或巴比妥类药物肌内注射。

4. 脑出血的高血压处理　脑出血急性期时血压明显升高多数是由于应激反应和颅内压增高,原则上实施血压监控与管理,不实施降压治疗,因为降压治疗有可能进一步减少脑组织的血流灌注,加重脑缺血和脑水肿。只有在血压极度升高情况时,即大于 200/130 mmHg 才考虑严密血压监测下进行降压治疗,血压控制目标不能低于 160/100 mmHg。

【预防】

原发性高血压是遗传易感性和环境因素相互作用的结果,因此,尽可能减少易感人群与不良环境因素之间的相互作用,是预防高血压的有效措施。具体预防措施包括:在社区人群中实施以健康教育和健康促进为主导的高血压防治宣传,提倡减轻体重、减少食盐摄入、控制饮酒及适量运动等健康生活方式;提高大众对高血压及其后果的认识,做到及早发现和有效治疗,提高对高血压的知晓率、治疗率、控制率。这些措施对高血压导致的靶器官损害的二级预防也十分重要。

小　结

高血压是最常见的慢性病,也是心脑血管病最主要的危险因素,其脑卒中、心肌梗死、心力衰竭及慢性肾脏病等主要并发症致残、致死率高。其病因尚未明确,除遗传因素外,与高钠低钾膳食、超重与肥胖、精神紧张、饮酒等环境因素有关。起病多缓慢,可无症状或出现非特异性症状,但也可突发高血压急症。诊断需要反复多次测量血压并排除继发性高血压,尚需对患者进行危险性分层。治疗目标是降低长期心血管疾病发病和死亡的总危险,应坚持改善生活方式和药物治疗并重,主要降压药物包括利尿剂、血管紧张素转换酶抑制剂、血管紧张素Ⅱ受体阻滞剂、钙拮抗剂、β受体阻滞剂等五大类。

(杨立明)

知识检测15

第十八章 冠状动脉粥样硬化性心脏病

学习目标

1. 掌握：心绞痛、心肌梗死的临床表现、诊断依据、鉴别诊断及防治措施。
2. 熟悉：冠心病的病因、发病机制。
3. 了解：无症状型、缺血性心肌病型、猝死型冠心病。
4. 应用：具有对冠心病进行正确诊断及对不同类型冠心病进行合理治疗的能力，同时具有对患者及高危人群进行健康教育的能力。

导学案例

患者，男，55岁，因反复胸闷3年，伴胸痛40 min入院；入院前3年患者始出现快走或者爬坡时的胸闷，呈压榨感，无胸痛，经休息几分钟后能缓解，但反复于上诉诱因时发作，每次持续5~10 min不等，均经休息或舌下含化硝酸甘油后好转；未行正规诊治；入院前40 min，患者在与人争执时出现胸骨后疼痛，呈剧痛，且放射至左臂内侧，伴头昏、大汗淋漓，立即含"硝酸甘油5 mg"后胸痛好转不明显，遂被急诊收住院；既往有吸烟史30年，20~40支/天。查体：T 36.5 ℃，P 100次/分，R 22次/分，BP 96/63 mmHg，体形肥胖（BMI28.3），急性痛苦病容，神清，双肺无干、湿啰音，心率100次/分，律齐，第一心音低钝，未闻及明显病理性杂音；腹部无阳性体征；余无特殊。

请问：诊断考虑什么？诊断依据是什么？如何行进一步的诊治？

第一节 概 述

冠状动脉粥样硬化性心脏病（coronary atherosclerotic heart disease, CHD）指冠状动脉粥样硬化使血管腔狭窄或阻塞，导致心肌缺血、缺氧或坏死而引起的心脏病，它和冠状动脉功能性改变（痉挛）一起，统称冠状动脉性心脏病（coronary heart disease），简称冠心病，亦称缺血性心脏病（ischemic heart disease, IHD）。

冠状动脉粥样硬化性心脏病是动脉粥样硬化导致器官病变的最常见类型，也是严重危害人类健康的常见病。本病多发生在40岁以后，男性发病早于女性，脑力劳动者较多。在欧美发达国家本病极为常见，在我国不如欧美多见，但近年来随着生活水平提高，滋长的不健康的生活方式使本病相对和绝对发生率呈增长趋势。

【病因】

本病病因尚未完全确定，对冠状动脉粥样硬化进行的广泛而深入的研究表明，本病是多病因的疾病，即多种因素作用于不同环节所致，这些因素称为危险因素（risk factor）。主要的危险因素如下。

1. 年龄 本病多见于40岁以上的中、老年人,49岁以后进展较快。近年来,临床发病年龄有年轻化趋势。

2. 性别 本病男性多见,男女比例约为2:1,女性绝经期之后患病率增加。

3. 高脂血症 脂质代谢异常是动脉粥样硬化最重要的危险因素。主要表现为血清总胆固醇(TC)、甘油三酯(TG)、低密度脂蛋白(LDL)、极低密度脂蛋白(VLDL)与载脂蛋白B(ApoB)增高;高密度脂蛋白(HDL)和载脂蛋白A(ApoA)降低。此外脂蛋白(a)[Lp(a)]增高为独立的危险因素。在危险因素中,以TC及LDL增高最受关注。

4. 高血压 血压增高与本病关系密切。60%～70%的冠状动脉粥样硬化患者有高血压,高血压患者患本病的概率较血压正常者高3～4倍。收缩压和舒张压增高都与本病密切相关。

5. 吸烟 吸烟者与不吸烟者比较,本病的发病率和病死率增高2～6倍,且与每日吸烟的支数成正比。被动吸烟也是危险因素。

6. 糖尿病 糖尿病患者中本病发病率较无糖尿病者高数倍,本病患者糖耐量减低者也十分常见。

7. 其他 ①肥胖。②职业:从事脑力活动、紧张、体力活动少者易患本病。③饮食:常进食较高热量与较多动物性脂肪、胆固醇、盐者易患本病。④遗传:有认为本病属多基因遗传性心血管病。家族中有在较年轻时患本病者,其近亲得病的机会是无这种情况家族的5倍。⑤性格:性情急躁、好胜心和竞争性强、不善于劳逸结合的A型性格者易患本病。

【发病机制】

对本病发病机制的阐述,曾有多种学说。包括内皮损伤反应学说、脂质浸润学说、血栓形成学说、平滑肌细胞克隆学说等。近年多数学者支持"内皮损伤反应学说"。认为本病各种主要危险因素最终都损伤动脉内膜,而粥样斑块的形成是动脉对内膜损伤做出反应的结果。

动脉内膜受损可为功能损伤和解剖损伤。在长期高脂血症等危险因素作用下,内皮有初步的损伤;低密度脂蛋白胆固醇通过损伤的内皮进入管壁内膜变成氧化修饰的低密度脂蛋白胆固醇,对动脉内膜造成进一步的损伤;同时氧化修饰的低密度脂蛋白胆固醇使单核细胞和淋巴细胞表面特性发生变化,黏附在内皮细胞上的数量增多,并从内皮细胞之间移入内膜下成为巨噬细胞,通过吞噬低密度脂蛋白,转变为泡沫细胞形成最早的粥样硬化病变脂质条纹;巨噬细胞能氧化LDL-C、形成过氧化物和超氧化离子,还能合成和分泌至少6种细胞因子,这些细胞因子的作用促使脂质条纹演变为纤维脂肪病变,再发展为纤维斑块。

在血流动力学发生变化的情况下,如血压增高、动脉分支形成特定角度、血管局部狭窄所产生的湍流和切应力等,使动脉内膜发生解剖损伤,内皮细胞间的连续性中断,内皮细胞回缩,从而暴露内膜下的组织。此时血液中的血小板得以黏附、聚集于内膜,形成附壁血栓。血小板可释出许多细胞因子,这些因子进入动脉壁,对促发粥样硬化病变中平滑肌细胞增生起重要作用。

【分型】

根据冠状动脉病变的部位、范围、血管阻塞程度和心肌供血不足的发展速度、范围和程度的不同,本病可分为五种临床类型。

1. 无症状型冠心病 亦称隐匿型冠心病。患者无症状,但静息时或负荷试验后有ST段压低,T波减低、变平或倒置等心肌缺血的心电图改变;病理学检查心肌无明显组织形态学改变。

2. 心绞痛型冠心病 有发作性胸骨后疼痛,为一过性心肌供血不足引起。病理学检查心肌无明显组织形态改变或有纤维化改变。

3. 心肌梗死型冠心病 症状严重,由冠状动脉闭塞致心肌急性缺血性坏死所致。

4. 缺血性心肌病型冠心病 表现为心脏增大、心力衰竭和心律失常,为长期心肌缺血导致心肌纤维化引起。临床表现与原发性扩张型心肌病类似。

5. 猝死型冠心病 因原发性心搏骤停而猝然死亡,多由缺血心肌局部发生电生理紊乱,引起严重的室性心律失常所致。

近年趋于将本病分为急性冠脉综合征(acute coronary syndrome, ACS)和慢性冠脉病(chronic coronary artery disease,CAD,或称慢性缺血综合征 chronic ischemic syndrome,CIS)两大类。前者包括不稳定型心绞痛、急性心肌梗死和冠心病猝死；后者包括稳定型心绞痛、冠脉正常的心绞痛（如 X 综合征）、无症状性心肌缺血和缺血性心肌病。

本章将重点讨论"心绞痛"和"心肌梗死"，其他类型仅做简略介绍。

第二节　稳定型心绞痛

稳定型心绞痛（stable angina pectoris）亦称稳定型劳力性心绞痛，是在冠状动脉固定性严重狭窄的基础上，由于心肌负荷的增加导致心肌急剧的、暂时的缺血与缺氧所引起的临床综合征。其特点为阵发性的前胸压榨性疼痛或憋闷感觉，主要位于胸骨后部，可放射至心前区和左上肢，常发生于劳动或情绪激动时，持续数分钟，休息或用硝酸酯制剂后消失。

本病多见于男性，多数患者年龄在 40 岁以上，劳累、情绪激动、饱食、受寒、急性循环衰竭等为常见的诱因。除因冠状动脉粥样硬化外，本病还可由主动脉瓣狭窄或关闭不全、梅毒性主动脉炎、原发性肥厚型心肌病、先天性冠状动脉畸形、风湿性冠状动脉炎等引起。

【发病机制】

当冠状动脉的供血与心肌的需血之间发生矛盾，冠状动脉血流量不能满足心肌代谢的需要，引起心肌急剧的、暂时的缺血缺氧时，即可发生心绞痛。

心肌耗氧量的多少主要由心肌张力、心肌收缩强度和心率所决定。心肌能量的产生要求大量的氧供，心肌平时对血液中氧的吸取已接近于最大量，氧供需再增加时已难从血液中更多地摄取氧，只能依靠增加冠状动脉的血流量来提供。在正常情况下，冠状循环有很大的储备力量，其血流量可随身体的生理情况而有显著的变化；在剧烈体力活动时，冠状动脉适当地扩张，血流量可增加到休息时的 6～7 倍。缺氧时，冠状动脉也扩张，能使血流量增加 4～5 倍。动脉粥样硬化致冠状动脉狭窄或部分分支闭塞时，其扩张性减弱，血流量减少，冠状动脉的最大储备量下降。心肌的血供减少但尚能满足静息状态下心脏的需要，则休息时可无症状。但在劳累、激动、左心衰竭等情况下，心脏负荷突然增加，使心肌张力和心肌收缩力增加，心率增快，导致心肌耗氧量增加，心肌对血供的需求增加，而冠状动脉的供血已不能相应增加，即可引起心绞痛。

产生疼痛感觉的直接因素，可能是在缺血缺氧的情况下，心肌内积聚过多的代谢产物，如乳酸、丙酮酸、磷酸等酸性物质，或类似激肽的多肽类物质，刺激心脏内自主神经的传入纤维末梢，经 1～5 胸交感神经节和相应的脊髓段，传至大脑产生疼痛感觉。这种痛觉反映在与自主神经进入相同水平脊髓段的脊神经所分布的区域，即胸骨后及两臂的前内侧与小指，尤其是在左侧，而多不在心脏部位。此外，在缺血区内富有神经供应的冠状血管的异常牵拉或收缩，可以直接产生疼痛冲动。

【临床表现】

（一）症状

心绞痛以发作性胸痛为主要临床表现，胸痛的主要特点如下。

1. 部位　主要在胸骨体之后，可波及心前区，有手掌大小范围，甚至横贯前胸，界限不很清楚。常放射至左肩、左臂内侧达无名指和小指，少数可放射至颈、咽或下颌部。

2. 性质　胸痛常为压迫、发闷或紧缩性，也可有烧灼感，锐痛少见，偶伴濒死的恐惧感觉。有些患者仅觉胸闷不适，不认为有痛感。发作时，患者往往不自觉地停止原来的活动，直至症状缓解。

3. 持续时间　大部分为 3～5 min，一般不超过 15 min，可数日或数星期发作一次，亦可一日内多次发作，但频率相对固定。

4. 诱因　发作常由体力劳动或情绪激动所诱发，饱食、寒冷、吸烟、心动过速、休克等亦可诱发。疼痛多发生于劳力或激动的当时，而不是之后。典型的心绞痛常在相似的条件下重复发生，但有时同样的劳力只在早晨而不在下午引起心绞痛，提示与晨间交感神经兴奋性增高等昼夜节律变化有关。

5. 缓解方式 一般在诱因消除后或舌下含服硝酸甘油几分钟即可缓解。

(二) 体征

未发作时多无异常体征。心绞痛发作时常见心率增快、血压升高、表情焦虑、皮肤湿冷,有时出现第四或第三心音奔马律。若乳头肌缺血致功能失调引起二尖瓣关闭不全,可有暂时性心尖部收缩期杂音。

【辅助检查】

(一) 心电图检查

心电图检查是发现心肌缺血、诊断心绞痛最常用的检查方法。

1. 静息时心电图 约半数患者心电图正常,也可能有陈旧性心肌梗死的改变或非特异性ST段和T波异常,有时出现房室或束支传导阻滞或室性、房性期前收缩等心律失常。

2. 心绞痛发作时心电图 绝大多数患者可出现暂时性、缺血性ST段水平型或下斜型压低改变(≥0.1 mV),发作缓解后恢复,有时出现T波倒置(图18-1)。

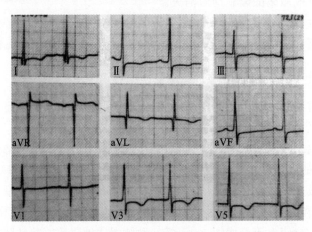

图 18-1 心绞痛发作时心电图

3. 心电图负荷试验 以运动负荷试验最常用。通过运动增加心脏负荷,观察心电图有无缺血改变,借以了解冠状循环状况。运动方式主要为分级活动平板或踏车,其运动强度可逐步分期升级,以前者较为常用。运动中出现典型心绞痛,心电图改变主要以ST段水平型或下斜型压低≥0.1 mV,并持续2 min为阳性标准。本试验有一定比例的假阳性和假阴性,单纯运动心电图阳性或阴性结果不能作为诊断或排除冠心病的依据。运动中出现心绞痛、步态不稳,出现室性心动过速或血压下降时,应立即停止运动。心肌梗死急性期、不稳定型心绞痛、心力衰竭、严重心律失常或急性疾病者禁做运动负荷试验。

4. 心电图连续动态监测 通过心电图监测,连续记录并自动分析患者在正常活动状态下24 h心电图(又称Holter心电图)。可发现ST-T改变和各种心律失常,出现时间可与患者的活动和症状相对照。胸痛发作时相应时间的缺血性ST-T改变有助于确定心绞痛的诊断。

(二) X线检查

X线检查可无异常发现,如已伴发缺血性心肌病可见心影增大、主动脉增宽、肺充血等。

(三) 冠状动脉造影

冠状动脉造影是确诊冠心病常用而有重要价值的方法,可明确病变部位和狭窄程度。一般认为,管腔直径减少70%~75%会严重影响血供,减少50%~70%者也有一定意义。

(四) 其他检查

二维超声心动图可探测到缺血区心室壁的运动异常,心肌超声造影可了解心肌血流灌注。电子束或多层螺旋X线计算机断层显像(EBCT或MDCT)冠状动脉造影二维或三维重建,磁共振显像冠状动脉造影等,已用于冠状动脉的显像。血管镜检查、冠状动脉内超声显像及多普勒检查有助于指导冠心病介入治疗时采取更恰当的治疗措施。

【诊断与鉴别诊断】

(一) 诊断

根据典型的心绞痛发作特点和体征,含用硝酸甘油后有效,结合已知的冠心病危险因素,排除其他原因所致的心绞痛,一般即可做出诊断。发作时心电图检查可见以 R 波为主的导联中,ST 段压低,T 波平坦或倒置,发作过后数分钟内逐渐恢复。心电图无变化者可考虑做心电图负荷试验。发作不典型者,诊断要依靠观察硝酸甘油的疗效和发作时心电图的改变,或做 24 h 的动态心电图连续监测。诊断有困难者可行放射性核素心肌显像、MDCT 或 MRI 冠状动脉造影,如确有必要可考虑行选择性冠状动脉造影。

心绞痛严重度的分级:根据加拿大心血管病学会(CCS)分级分为四级。

Ⅰ级:一般体力活动(如步行和登楼)不受限,仅在强、快或持续用力时发生心绞痛。

Ⅱ级:一般体力活动轻度受限。快步、饭后、寒冷或风中、精神应激或醒后数小时内发作心绞痛。一般情况下平地步行 200 m 以上或登楼一层以上受限。

Ⅲ级:一般体力活动明显受限,一般情况下平地步行 200 m,或登楼一层引起心绞痛。

Ⅳ级:轻微活动或休息时即可发生心绞痛。

(二) 鉴别诊断

1. 急性心肌梗死　疼痛部位与心绞痛相仿,但性质更剧烈,持续时间多超过 30 min,可长达数小时,含用硝酸甘油多不能缓解。常伴有休克、心律失常及心力衰竭,并有发热。结合典型的心电图改变和心肌损伤标记物增高等检查结果,通常不难鉴别。

2. 肋间神经痛及肋软骨炎　疼痛常累及 1~2 个肋间,不一定局限在前胸,为刺痛或灼痛,多为持续性而非发作性,咳嗽、用力呼吸和身体转动等可使疼痛加剧,神经走行处有压痛,故与心绞痛不同。

3. 心脏神经官能症　患者多为中青年女性,胸痛部位多在左胸乳房下心尖部附近,或经常变动。一般为短暂(几秒钟)的刺痛或持久(几小时)的隐痛,与体力活动无关,含用硝酸甘油无效或在十几分钟后才"见效",常伴有心悸、疲乏、头昏、失眠及其他神经官能症的表现,心电图及其他检查检查无阳性发现。

4. 其他疾病引起的心绞痛　包括严重的主动脉瓣狭窄或关闭不全、风湿性冠状动脉炎、梅毒性主动脉炎引起冠状动脉口狭窄或闭塞、肥厚型心肌病、X 综合征等均可引起心绞痛,依据各病特点,鉴别多不困难。

5. 其他　不典型疼痛还需与反流性食管炎等食管疾病、消化性溃疡、肺炎链球菌肺炎、胆石症、颈椎病等相鉴别。

【治疗】

治疗原则是增加冠状动脉的血供,降低心肌的耗氧量,同时治疗动脉粥样硬化。

(一) 发作时的治疗

1. 休息　发作时立刻休息,停止活动后症状多可消除。

2. 药物治疗　发作严重者,可使用作用较快的硝酸酯制剂,扩张冠状动脉,降低阻力,增加冠状循环的血流量;扩张周围血管,减低心脏前后负荷和心肌的需氧,从而缓解心绞痛。常用制剂如下。

(1) 硝酸甘油:常用 0.3~0.6 mg,置于舌下含化,1~2 min 即开始起作用,半小时后作用消失。对大多数患者有效,延迟见效或完全无效时提示患者并非患冠心病或为严重的冠心病,同时应注意药物是否失效或未溶解。长时间反复应用可产生耐受性,停用 10 h 以上可恢复有效。副作用有头晕、头胀痛、头部跳动感、面红、心悸等,偶有血压下降。因此第一次用药患者宜平卧片刻,必要时吸氧。

(2) 硝酸异山梨酯:常用 5~10 mg,舌下含化,2~5 min 见效,作用维持 2~3 h。还有供喷雾吸入用的制剂。

在应用上述药物的同时,可酌情应用镇静药。

(二) 缓解期的治疗

尽量避免各种诱发因素。调节饮食,勿暴饮暴食,戒烟禁酒。注意保持心情愉快,进行适当的体力活动,以不致发生疼痛症状为度。一般不需要卧床休息。

1. 药物治疗 使用作用持久的抗心绞痛药物,以防心绞痛发作,可单独选用、交替应用或联合应用下列药物。

(1) 硝酸酯制剂:常用制剂如下。①硝酸异山梨酯缓释制剂:药效可维持12 h,每次20 mg,2次/天。②5-单硝酸异山梨酯:是长效硝酸酯类药物,生物利用度几乎100%。每次20~40 mg,2次/天。③长效硝酸甘油制剂:每次2.5 mg,每8 h服1次;2%硝酸甘油油膏或橡皮膏贴片(含5~10 mg)涂或贴在胸前或上臂皮肤而缓慢吸收,适于预防夜间心绞痛发作。

(2) β受体阻滞剂:阻断拟交感胺类对心率和心收缩力受体的刺激作用,减慢心率、降低血压及心肌收缩力,减少心肌耗氧量,从而减少心绞痛的发作。目前常用制剂有美托洛尔25~100 mg,2次/天,缓释片95~190 mg,1次/天;阿替洛尔12.5~25 mg,1次/天;比索洛尔2.5~5 mg,1次/天;塞利洛尔200~300 mg,1次/天等。

本药与硝酸酯类合用有协同作用,因而用量应偏小,以免引起直立性低血压等副作用。停药时应逐步减量,若突然停药可致心绞痛复发甚至诱发心肌梗死。支气管哮喘、心动过缓、二度或以上房室传导阻滞者不宜应用。

(3) 钙通道阻滞剂:本类药物通过阻滞L型钙离子通道,抑制心肌及血管平滑肌的钙离子内流,从而使心肌收缩力降低,血管平滑肌松弛。抑制心肌收缩力,从而减少心肌耗氧量;扩张冠状动脉,改善心内膜下心肌的供血;扩张周围血管,降低动脉压,减轻心脏负荷;还降低血黏度,抗血小板聚集,改善心肌的微循环。对合并有高血压的患者更适用。常用制剂有:①硝苯地平缓释制剂20~40 mg,2次/天,控释剂30 mg,1次/天;②氨氯地平5~10 mg,1次/天;③地尔硫䓬30~60 mg,3次/天,其缓释制剂90 mg,1次/天。

(4) 曲美他嗪:通过抑制脂肪酸氧化和增加葡萄糖代谢,改善心肌氧的供需平衡而治疗心肌缺血,20 mg,3次/天,饭后口服。

(5) 其他:中医中药治疗,以"活血化瘀""芳香温通"和"祛痰通络"法最为常用。因心力衰竭而诱发心绞痛者,宜用快速作用的洋地黄类制剂。

2. 介入治疗 略。

3. 外科手术治疗 主要是在体外循环下施行主动脉-冠状动脉旁路移植手术,又称冠状动脉搭桥术。术后心绞痛症状改善者可达80%~90%,且65%~85%患者生活质量提高。这种手术创伤较大,有一定的风险,围手术期死亡率为1%~4%,因此应个体化权衡利弊,慎重选择手术适应证。本手术主要适用于:①左冠状动脉主干病变狭窄≥50%;②左前降支和回旋支近端狭窄≥70%;③冠状动脉3支病变伴左心室射血分数<50%;④稳定型心绞痛对内科药物治疗反应不佳,影响工作和生活;⑤有严重室性心律失常伴左主干或3支病变;⑥介入治疗失败仍有心绞痛或血流动力学异常。

【预防和预后】

对稳定型心绞痛除用药物防止心绞痛再次发作外,应从延缓粥样硬化病情进展,预防心肌梗死等方面综合考虑。长期服用阿司匹林75~300 mg/d和给予有效的调脂治疗可促使粥样斑块稳定,减少血栓形成,降低不稳定型心绞痛和心肌梗死的发生率。

稳定型心绞痛患者大多数能生存很多年,但有发生急性心肌梗死或猝死的危险。有室性心律失常或传导阻滞者预后较差,但决定预后的主要因素为冠状动脉病变范围和心功能。左冠状动脉主干病变最为严重,年死亡率可高达30%左右,此后按严重程度高低依次为三支、二支与一支病变。

第三节 不稳定型心绞痛和非ST段抬高型心肌梗死

不稳定型心绞痛(UA)和非ST段抬高型心肌梗死(NSTEMI)统称非ST段抬高型ACS;是由于动脉粥样斑块破裂,伴不同程度的血栓形成及远端血管狭窄所导致的一组临床综合征;二者的病因、病理生理基础和临床表现相似,主要的不同是缺血是否严重到引起心肌坏死。

【发病机制】

与稳定型劳力性心绞痛的差别主要在于冠状动脉内不稳定的粥样斑块继发病理改变,如斑块内出血、斑块纤维帽出现裂隙、表面上有血小板聚集及(或)刺激冠状动脉痉挛,使局部心肌血流量明显下降,导致缺血加重,若导致灶性甚至心内膜下心肌坏死则为非 ST 段抬高型心肌梗死。虽然也可因劳力负荷诱发但劳力负荷中止后胸痛并不能缓解。

【临床表现】

(一) 症状

1. 不稳定型心绞痛　胸痛的部位、性质与稳定型心绞痛相似,但具有以下特点:①诱发心绞痛的体力活动阈值突然或持久降低;②1 个月之内因较轻的负荷所诱发的新的心绞痛发作的频率、严重程度和持续时间增加;③出现静息或夜间心绞痛;④发作时伴有新的相关症状,如恶心、呕吐、出汗等;⑤伴有放射痛或者放射痛的部位发生改变;⑥不能通过休息或者舌下含化硝酸甘油缓解或完全缓解症状。当然也有部分患者症状不典型。

2. 非 ST 段抬高型心肌梗死　临床表现与不稳定型心绞痛相似,但比不稳定型心绞痛更严重,持续时间更长,且出现心肌损伤标志物增高。

(二) 体征

体征不具有特异性,体检可发现一过性第三心音或第四心音,以及由于二尖瓣反流引起的一过性收缩期杂音。

(三) 不稳定型心绞痛临床分型

根据临床表现分三型。

1. 静息型心绞痛　发作于休息时,持续时间通常大于 20 min。

2. 初发型心绞痛　通常在首发症状 1~2 个月内的心绞痛,很轻的体力活动可诱发。

3. 恶化型心绞痛　在相对稳定的劳力性心绞痛基础上心绞痛逐渐增强。

【辅助检查】

(一) 心电图

心电图是诊断非 ST 段抬高型 ACS 最重要的方法。多数患者胸痛发作时出现一过性 ST 段下移≥0.1 mV 和 T 波低平或倒置,变异型心绞痛时 ST 段抬高。通常心电图的改变会随着心绞痛的缓解而完全或部分消失。另有部分患者胸痛发作时心电图正常。

(二) 心肌损伤标志物

心脏肌钙蛋白 T 和 I 是反应心肌坏死最敏感的特异性指标,能发现少量心肌坏死;在症状发生后 24 h 内心脏肌钙蛋白峰值超过正常对照值的 99 个百分位需考虑非 ST 段抬高型心肌梗死的可能,同时可与不稳定型心绞痛鉴别。

【治疗】

(一) 一般处理

卧床休息 1~3 天,连续监测心电图和心肌损伤标记物。有呼吸困难者应给氧,维持血氧饱和度达到 90% 以上。烦躁不安、剧烈疼痛者可予以吗啡 5~10 mg,皮下注射。无论血脂是否增高均应及早使用他汀类药物。

(二) 缓解疼痛

1. 硝酸酯类制剂　立刻含化或喷雾吸入硝酸酯类制剂,如不能缓解症状,可每隔 5 min 一次,共用 3 次,后再用硝酸甘油或硝酸异山梨酯持续静脉滴注或微泵输注,以 10 μg/min 开始,每 3~5 min 增加 10 μg/min,直至症状缓解或出现血压下降。

2. β受体阻滞剂　硝酸酯类制剂静脉滴注疗效不佳,且无低血压等禁忌证者,应及早开始用 β 受体阻滞剂,口服β受体阻滞剂的剂量应个体化,宜从小剂量开始。

3. 钙通道阻滞剂 少数情况下,如伴血压明显升高,心率增快者可静脉滴注艾司洛尔 250 μg/(kg·min),停药后 20 min 内作用消失。也可用非二氢吡啶类钙通道阻滞剂,如硫氮䓬酮 1~5 μg/(kg·min)持续静脉滴注,常可控制发作。

(三)抗血小板聚集和抗凝治疗

阿司匹林、氯吡格雷和肝素(包括低分子量肝素)是重要治疗措施,其目的在于防止血栓形成,阻止病情向心肌梗死方向发展。溶栓药物有促发心肌梗死的危险,不推荐应用。

(四)调脂治疗

LDL-C 是粥样斑块形成和发展过程中的重要因素,控制 LDL-C 在目标值以下非常重要;他汀类降脂药对 LDL-C 有明确的作用,且具有稳定斑块和抗炎作用,ACS 早期使用他汀类药可降低死亡率及心肌梗死发生率。

(五)血运重建治疗

对于个别病情极严重者,保守治疗效果不佳,心绞痛发作时 ST 段压低>1 mm,持续时间>20 min,或血肌钙蛋白升高者,在有条件的医院可行急诊冠状动脉造影,考虑介入治疗。病情稳定后应继续强调抗凝和调脂治疗,特别是使用他汀类药以促使斑块稳定。

第四节　急性 ST 段抬高型心肌梗死

心肌梗死(myocardial infarction,MI)是心肌缺血性坏死,是指在冠状动脉粥样硬化的基础上,冠状动脉血供急剧减少或中断,使相应的心肌发生严重而持久的急性缺血性损伤和坏死。急性心肌梗死(AMI)临床表现有持久的胸骨后剧烈疼痛、发热、白细胞计数和血清心肌损伤标记物增高以及心电图特征性改变;可发生心律失常、休克、心力衰竭等,属急性冠脉综合征(ACS)的严重类型。

本病在欧美常见,世界卫生组织报告,1986—1988 年 35 个国家每 10 万人口本病年死亡率以瑞典和爱尔兰最高,男性分别为 253.4 和 236.2,女性分别为 154.7 和 143.6;我国和韩国居末,男性分别为 15.0 和 5.3,女性分别为 11.7 和 3.4。美国每年约有 80 万人发生心肌梗死,45 万人再梗死。在我国本病远不如欧美多见,20 世纪 70 和 80 年代,我国很多省市本病年发病率仅 0.2‰~0.6‰,其中以华北地区最高。20 世纪 80 年代北京急性心肌梗死(AMI)发病率为 64.01/10 万人口,90 年代增至男性 169/10 万人口,女性 96/10 万人口。上海 10 所医院的病例数 1989 年为 1970 年的 3.84 倍,显示本病在国内的发病率也在增多。

【病因和发病机制】

本病的基本病因是冠状动脉粥样硬化(偶为冠状动脉栓塞、炎症、先天性畸形、痉挛和冠状动脉口阻塞所致),造成管腔严重狭窄和心肌血供不足,而侧支循环未充分建立。在此基础上,一旦血供进一步急剧减少或中断,使心肌严重而持久地急性缺血达 20~30 min,即可发生急性心肌梗死。

研究证明,本病的直接病因多为不稳定的粥样斑块溃破出血和管腔内血栓形成,而使管腔闭塞。少数情况下粥样斑块内或其下发生出血或血管持续痉挛,也可使冠状动脉完全闭塞。

本病的常见诱因有:①重体力活动、情绪过分激动、血压剧升或用力排便时,致左心室负荷明显加重。②晨起 6 时至 12 时交感神经活动增加,机体应激反应性增强,心肌收缩力、心率、血压增高,冠状动脉张力增高。③在饱餐特别是进食大量脂肪后,血脂增高,血黏稠度增高。④休克、脱水、出血、外科手术或严重心律失常,致心排血量骤降,冠状动脉灌流量锐减。

心肌梗死可发生在频发心绞痛的患者,也可发生在原来从无症状者中。心肌梗死后发生的严重心律失常、休克或心力衰竭,均可使冠状动脉灌流量进一步减少,心肌坏死范围扩大。

【病理】

1. 冠状动脉病变　绝大多数心肌梗死患者的冠状动脉内,均可见在粥样斑块的基础上有血栓形成使管腔闭塞;个别患者可无明显粥样硬化病变,与冠状动脉痉挛有关。此外,梗死的发生与原来冠状动脉受粥样硬化病变累及的支数及其所造成管腔狭窄程度之间未必呈平行关系。冠状动脉闭塞发生率依次为:左冠状动脉前降支＞右冠状动脉＞左冠状动脉回旋支＞左冠状动脉主干。右心室和左、右心房梗死较少见。

2. 心肌病变　冠状动脉闭塞后 20~30 min,受其供血的心肌即有少数坏死;闭塞 1~2 h 绝大部分心肌呈凝固性坏死,心肌间质则充血、水肿,伴大量炎症细胞浸润;以后,坏死的心肌纤维逐渐溶解,形成肌溶灶;随后渐有肉芽组织形成,坏死组织 1~2 周后开始吸收,并逐渐纤维化;6~8 周形成瘢痕愈合,可遗留陈旧性心肌梗死灶。

继发性病理变化包括:波及心包引起心包炎症;波及心内膜诱致心室腔内附壁血栓形成;梗死心壁向外膨出,可产生心脏破裂(心室游离壁破裂、心室间隔穿孔或乳头肌断裂)或逐渐形成心室壁瘤。

过去将 AMI 分为 Q 波性心肌梗死和非 Q 波性心肌梗死,由于从心肌急性缺血到坏死是一个发展的过程,这种以坏死性 Q 波为依据的回顾性分类已不适应临床工作的需要,目前强调以 ST 段抬高进行分类,将 AMI 分为 ST 段抬高型心肌梗死和非 ST 段抬高型心肌梗死。

3. 心功能变化　AMI 好发于左心室,引起左心室舒张和收缩功能障碍的一些血流动力学变化,包括心脏收缩力减弱,顺应性减低,心肌收缩不协调,左心室舒张末期压增高,舒张和收缩末期容量增多,射血分数减低,心搏出量和心排血量下降,心率增快或有心律失常,血压下降,动脉血氧含量降低,严重者导致心脏扩大或心力衰竭,甚至心源性休克。

右心室梗死较少见,其主要病理生理改变是右心衰竭的血流动力学变化,右心房压力增高,高于左心室舒张末压,心排血量减低,血压下降。

AMI 引起的心力衰竭称为泵衰竭,按 Killip 分级法可分为:

Ⅰ级:尚无明显心力衰竭。

Ⅱ级:有左心衰竭,肺部啰音＜50％肺野。

Ⅲ级:有急性肺水肿,全肺干、湿啰音。

Ⅳ级:有心源性休克等不同程度或阶段的血流动力学变化。

心源性休克是泵衰竭的严重阶段。但如兼有肺水肿和心源性休克则情况最严重。

心室重塑作为心肌梗死的后续改变,左心室体积增大、形状改变及梗死节段心肌变薄和非梗死节段心肌的增厚,对心室的收缩效应及电活动均有持续不断的影响,在心肌梗死急性期后的治疗中不应忽视对心室重塑的干预。

【临床表现】

临床表现与心肌梗死的部位、大小,侧支循环情况密切有关。

(一) 先兆表现

大多数患者在发病前数日出现乏力,胸部不适,活动时心悸、气促、不稳定型心绞痛等前驱症状,心绞痛发作与以往相比更频繁、更剧烈,持续时间更长,使用硝酸甘油疗效差、诱发因素不明显。心电图示 ST 段一时性明显抬高(变异型心绞痛)或压低,T 波倒置或增高。需及时住院处理,部分可避免发生心肌梗死。

(二) 症状

1. 疼痛　最早出现的症状,多在清晨或安静时发生,疼痛部位和性质与心绞痛相似,但程度更重,持续时间更长,休息和含用硝酸甘油片多不能缓解,诱因多不明显。少数患者无疼痛,起病即表现为休克或急性心力衰竭。部分患者疼痛位于上腹部或放射至下颌、颈部、背部上方,易被误诊。

2. 全身症状　患者烦躁不安、面色苍白、大汗、恐惧或有濒死感。发热一般在疼痛发生后 24~48 h 出现,由心肌坏死物质被吸收所引起,体温一般在 38 ℃左右,持续约 1 周。

3. 胃肠道症状　常见恶心、呕吐、上腹胀气或胀痛,与迷走神经受坏死心肌刺激和心排血量降低组织灌注不足等有关。重症者可发生呃逆。

4. 心律失常 绝大多数患者可发生心律失常,多发生在起病1~2天,以24 h内常见。室性心律失常最多见,尤其是室性期前收缩,若室性期前收缩频发(每分钟5次以上),成对出现或呈短阵室性心动过速,多源性或呈RonT现象,常为心室颤动的先兆。心室颤动是AMI早期特别是入院前主要的死因。房室传导阻滞和束支传导阻滞也较多见,前壁心肌梗死如发生房室传导阻滞表明梗死范围广泛,情况严重。

5. 低血压和休克 疼痛期常见血压下降,未必是休克。若疼痛缓解而收缩压仍低于80 mmHg,并伴有组织器官血流灌注不足的表现,如面色苍白、皮肤湿冷、脉搏细数、大汗淋漓、尿量减少(<20 mL/h)、神志改变(烦躁不安、迟钝、晕厥等),则为心源性休克表现。休克多在起病后数小时甚至数天内发生。

6. 心力衰竭 绝大多数为急性左心衰竭,为梗死后心脏舒缩力显著减弱或不协调所致,可在起病最初几天内发生,或见于疼痛、休克好转阶段。表现为左心衰竭常见症状,如呼吸困难、咳嗽、发绀等,重者可出现急性肺水肿,随后可继发右心衰竭。右心室心肌梗死者可一开始即出现右心衰竭表现,如颈静脉怒张、肝大、水肿等,伴血压下降。

(三)体征

1. 心脏体征 心脏浊音界可正常或轻至中度增大;心率多增快,少数患者可减慢;心尖区第一心音减弱(心肌收缩力减弱);可出现舒张晚期或早期奔马律(心肌严重受损,左心室衰竭);少数患者在起病第2~3天出现心包摩擦音(反应性纤维性心包炎);心尖区可出现粗糙的收缩期杂音或伴收缩中晚期喀喇音(二尖瓣乳头肌功能失调或断裂);可有各种心律失常。

2. 血压 除极早期血压可增高外,几乎所有患者都有血压降低。起病前有高血压者,血压可降至正常,且可能不再恢复到起病前的水平。

3. 其他 可出现与心律失常、休克或心力衰竭相关的其他体征。

【并发症】

1. 乳头肌功能失调或断裂 总发生率可高达50%。二尖瓣乳头肌因缺血、坏死等使收缩功能发生障碍,造成不同程度的二尖瓣脱垂并关闭不全,心尖区出现收缩中晚期喀喇音和吹风样收缩期杂音。轻者功能可以恢复,杂音可消失。乳头肌整体断裂极少见,见于下壁心肌梗死,多发生在二尖瓣后乳头肌,临床上突然出现左心衰竭和(或)心源性休克,可迅速发生肺水肿在数天内死亡。

2. 心脏破裂 少见,常在起病1周内出现,多数因心室游离壁破裂导致心包积血,引起急性心脏压塞而猝死。极少数为心室间隔破裂造成穿孔,可导致心力衰竭和休克而在数天内死亡。亚急性心脏破裂患者能存活数月。

3. 栓塞 少见,常于起病后1~2周发生,多为左心室附壁血栓脱落致脑、肾、脾或四肢等动脉栓塞。下肢静脉血栓脱落则产生肺动脉栓塞。

4. 心室壁瘤 主要见于左心室,发生率为5%~20%。体格检查可见心脏搏动弥散,叩诊左侧心界扩大,可听到收缩期杂音。心电图显示ST段持续抬高。X线检查、超声心动图、放射性核素心脏血池显像以及左心室造影均可见心室壁瘤表现。

5. 心肌梗死后综合征 约10%患者发生。于心肌梗死后数周甚至数月内出现,表现为心包炎、胸膜炎或肺炎。可反复发生,出现发热、胸痛等症状。可能为机体对坏死物质的过敏反应,抗生素治疗效果不佳而糖皮质激素治疗效果明显。

【辅助检查】

一、心电图

心电图常有特征性和动态性的改变。对心肌梗死的诊断、定位、定范围、估计病情演变和预后都有帮助。

(一)特征性改变

1. ST段抬高型心肌梗死者心电图 特点:①ST段弓背向上抬高;②病理性Q波(宽而深的Q波);

③T波倒置(图18-2)。在背向心肌梗死区的导联则出现相反的改变,即R波增高、ST段压低和T波直立并增高。

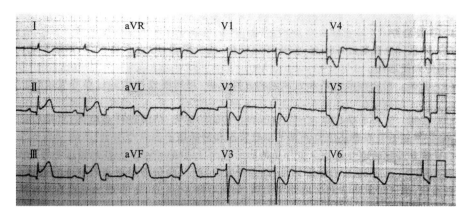

图18-2 急性下壁、后壁心肌梗死心电图

2. 非ST段抬高型心肌梗死者心电图 有两种类型:①无病理性Q波,有普遍性ST段压低≥0.1 mV,但aVR(有时还有V_1)导联ST段抬高或出现对称性T波倒置,为心内膜下心肌梗死的特点;②无病理性Q波,也无ST段变化,仅有T波倒置改变。

(二)动态性改变

1. ST段抬高型心肌梗死的心电图动态性改变 ①超急性期:起病数小时内,可尚无异常或出现异常高大两肢不对称的T波。②急性期:数小时后,ST段明显抬高,弓背向上,与直立的T波连接,形成单相曲线。数小时甚至2日内出现病理性Q波,同时R波减低。Q波在3~4日内稳定不变,以后大多数永久存在。③亚急性期:若早期不进行治疗干预,ST段抬高持续数日至2周,逐渐回到基线水平,T波则变为平坦或倒置。④慢性期:数周甚至数月后,T波呈V形倒置,两肢对称,波谷尖锐。T波倒置可永久存在,也可在数月甚至数年逐渐恢复。

2. 非ST抬高型心肌梗死的心电图动态性改变 上述的类型①先是ST段普遍压低(除aVR(有时为V1导联)外),继而T波倒置加深呈对称型。ST段和T波的改变持续数日或数周后恢复。类型②T波改变在1~6个月恢复。

(三)定位诊断

ST抬高型心肌梗死的定位和定范围可根据出现特征性改变的导联来判断(表18-1)。

表18-1 ST抬高型心肌梗死的心电图定位诊断

导联	前间隔	局限前壁	前侧壁	广泛前壁	下壁	下间壁	下侧壁	高侧壁	正后壁
V1	+			+		+			
V2	+			+		+			
V3	+	+		+		+			
V4		+		+					
V5		+	+	+			+		
V6			+				+		
V7			+				+		+
V8							+	+	
aVR									
aVL			±		−	−	−	+	
aVF					+	+	+	−	
I	±		+	±	−	−	−	+	

续表

导联	前间隔	局限前壁	前侧壁	广泛前壁	下壁	下间壁	下侧壁	高侧壁	正后壁
Ⅱ					+	+	+	−	
Ⅲ					+	+	+	−	

二、超声心动图

二维和 M 型超声心动图也有助于了解心室壁的运动和左心室功能，诊断室壁瘤和乳头肌功能失调等。

三、实验室检查

1. 血常规 起病 24 h 后白细胞计数可增至 $(10\sim20)\times10^9$/L，中性粒细胞增多，嗜酸性粒细胞减少或消失，可持续 1~3 周。

2. 血沉 起病后 4~5 日血沉增快，可持续 1~3 周。

3. C-反应蛋白(CRP) 增高，可持续 1~3 周。

4. 血心肌损伤标记物 心肌损伤标记物增高水平与心肌梗死范围及预后明显相关。

(1) 肌红蛋白：在 AMI 后出现最早，起病后 2 h 内升高，12 h 内达高峰；24~48 h 内恢复正常。

(2) 肌钙蛋白 I(cTnI)或 T(cTnT)：是诊断心肌梗死的敏感性指标和特异性指标。起病 3~4 h 后升高，cTnI 于 11~24 h 达高峰，7~10 日降至正常，cTnT 于 24~48 h 达高峰，10~14 日降至正常。

(3) 肌酸激酶同工酶(CK-MB)：其增高的程度能较准确地反映梗死的范围大小，其高峰时间是否提前有助于判断溶栓治疗是否有效。起病后 4 h 内增高，16~24 h 达高峰，3~4 日恢复正常。

(4) 其他 AMI 心肌酶测定：包括肌酶激酶(CK)、谷草转氨酶(GOT)以及乳酸脱氢酶(LDH)，其特异性及敏感性均远不如上述心肌损伤标记物，但仍有参考价值。三者在 AMI 发病后 6~10 h 开始升高，分别于 12 h、24 h 及 2~3 日达高峰；又分别于 3~4 日、3~6 日及 1~2 周内回降至正常。

【诊断与鉴别诊断】

(一) 诊断

根据典型的临床表现，特征性的心电图改变以及实验室检查发现，诊断本病并不困难。对老年患者，突然发生严重心律失常、休克、心力衰竭而原因未明，或突然发生较重而持久的胸闷或胸痛者，都应考虑本病的可能。宜先按 AMI 来处理，并短期内进行心电图、血清心肌酶测定和肌钙蛋白测定等的动态观察以确定诊断。对非 ST 段抬高型心肌梗死，血清肌钙蛋白测定的诊断价值更大。

(二) 鉴别诊断

急性心肌梗死应与下列疾病鉴别。

1. 心绞痛 心绞痛和急性心肌梗死的鉴别要点见表 18-2。

表 18-2 心绞痛和急性心肌梗死的鉴别要点

鉴别要点	心绞痛	急性心肌梗死
疼痛		
1.部位	胸骨上、中段之后	相同，但可在较低位置或上腹部
2.性质	压榨性或窒息性	相似，但程度更剧烈
3.诱因	劳力、情绪激动、受寒、饱食等	不常有
4.时限	短，1~5 min 或 15 min 以内	长，数小时或 1~2 日
5.频率	频繁发作	不频繁
6.硝酸甘油疗效	显著缓解	作用较差

续表

鉴别要点	心绞痛	急性心肌梗死
气喘或肺水肿	极少	可有
血压	升高或无显著改变	可降低,甚至发生休克
心包摩擦音	无	可有
坏死物质吸收的表现		
①发热	无	常有
②血白细胞增加(嗜酸性粒细胞减少)	无	常有
③血红细胞沉降率增快	无	常有
④血清心肌损伤标记物	无	有
心电图变化	无变化或暂时性 S-T 段和 T 波变化	有特征性和动态性变化

2. 急性心包炎 尤其是急性非特异性心包炎可有较剧烈而持久的心前区疼痛,但心包炎的疼痛与发热同时出现,呼吸和咳嗽时加重,早期即有心包摩擦音,后者和疼痛在心包腔出现渗液时均消失;全身症状一般不如心肌梗死严重;心电图除 aVR 外,其余导联均有 ST 段弓背向下的高抬,T 波倒置,无异常 Q 波出现。

3. 急性肺动脉栓塞 可发生胸痛、咯血、呼吸困难和休克。但有右心负荷急剧增加的表现如发绀、肺动脉瓣区第二心音亢进、颈静脉充盈、肝大、下肢水肿等。心电图示Ⅰ导联 S 波加深,Ⅲ导联 Q 波显著、T 波倒置,胸导联过渡区左移,右胸导联 T 波倒置等改变,以此可鉴别。

4. 急腹症 急性胰腺炎、消化性溃疡穿孔、急性胆囊炎、胆石症等,均有上腹部疼痛。仔细询问病史进行体格检查、心电图检查、血清心肌酶和肌钙蛋白测定可协助鉴别。

5. 主动脉夹层 胸痛一开始即达高峰,常放射到背、肋、腹、腰和下肢,两上肢的血压和脉搏可有明显差别,可有下肢暂时性瘫痪、偏瘫和主动脉瓣关闭不全的表现,但无血清心肌损伤标记物升高等,以此可鉴别。二维超声心动图检查、X线或MRI有助于诊断。

【治疗】

治疗原则强调及早发现,及早住院,加强住院前的就地处理。尽快恢复心肌的血液灌注(到达医院后 30 min 内开始溶栓或 90 min 内开始介入治疗)以挽救濒死的心肌、防止梗死面积扩大和缩小心肌缺血范围,及时处理严重心律失常、心力衰竭和各种并发症,防止猝死,使患者不但能度过急性期,且还能保持尽可能多的有功能的心肌。

一、一般治疗

1. 休息 急性期卧床休息,保持环境安静。应减少或避免探视,防止不良刺激,解除焦虑。

2. 监测 密切观察心律、心率、血压和心功能的变化,持续进行心电图、血压、呼吸、血氧饱和度的监测,除颤仪应随时处于备用状态。对于严重心力衰竭者还应监测肺毛细血管压和静脉压。监测人员必须极其负责,既不放过任何有意义的变化,又保证患者的安静和休息。

3. 吸氧 对有呼吸困难和血氧饱和度降低者,可间断或持续通过鼻管或面罩吸氧数日。

4. 护理 急性期 12 h 卧床休息;若无并发症,24 h 内应鼓励患者在床上进行肢体活动;如无低血压,第 3 日就可在病房内适当走动;梗死后第 4~5 日,逐步增加活动直至每日 3 次,每次步行 100~150 m。注意饮食,保持大便通畅。

5. 建立静脉通道 保持给药途径畅通。

6. 阿司匹林 无禁忌证者应立即服用水溶性阿司匹林或嚼服阿司匹林肠溶片 150~300 mg,1 次/日,3 日后改为 75~150 mg,1 次/日,长期服用。

二、解除疼痛

可选用吗啡 5~10 mg 皮下注射或哌替啶 50~100 mg 肌内注射,必要时 1~2 h 后再注射一次,以后每 4~6 h 可重复应用,注意防止对呼吸功能的抑制。疼痛较轻者可用可待因或罂粟碱 0.03~0.06 g 肌内注射或口服,或使用硝酸甘油 0.3 mg 或硝酸异山梨酯 5~10 mg 舌下含化或静脉滴注,应注意心率增快和血压降低的副作用。心肌再灌注疗法可极有效地解除疼痛。

三、再灌注治疗

此疗法主张在起病 3~6 h,最多在 12 h 内进行,使闭塞的冠状动脉再通,心肌得到再灌注,濒临坏死的心肌可能得以存活或使坏死范围缩小,减轻梗死后心肌重塑,改善预后,是一种积极的治疗措施。

(一)溶栓疗法

无条件施行介入治疗或因患者就诊延误、转送患者到可施行介入治疗的单位将会错过再灌注时机,如无禁忌证应立即(接诊患者后 30 min 内)行溶栓治疗。

1. 适应证 ①两个或两个以上相邻导联 ST 段抬高(胸导联≥0.2 mV,肢导联≥0.1 mV),或病史提示 AMI 伴左束支传导阻滞,起病时间<12 h,患者年龄<75 岁。②ST 段显著抬高的心肌梗死患者年龄>75 岁,经慎重权衡利弊仍可考虑。③ST 段抬高型心肌梗死,发病时间已达 12~24 h,但如仍有进行性缺血性胸痛,广泛 ST 段高抬者也可考虑。

2. 禁忌证 ①既往发生过出血性脑卒中,1 年内发生过缺血性脑卒中或脑血管事件;②颅内肿瘤;③近期(2~4 周)有活动性内脏出血;④未排除主动脉夹层;⑤入院时有严重且未控制的高血压(>180/110 mmHg)或慢性严重高血压病史;⑥目前正在使用治疗剂量的抗凝药或已知有出血倾向;⑦近期(2~4 周)创伤史,包括头部外伤、创伤性心肺复苏或较长时间(>10 min)的心肺复苏;⑧近期(<3 周)外科大手术;⑨近期(<2 周)曾有在不能压迫部位的大血管行穿刺术。

3. 溶栓药物的应用 以纤溶酶原激活剂激活血栓中纤溶酶原,使其转变为纤溶酶而溶解冠状动脉内的血栓。溶栓前检查血常规、血小板计数、出凝血时间及血型。即刻口服水溶性阿司匹林。

国内常用:①尿激酶(UK) 30 min 内静脉滴注 150 万~200 万 U。②链激酶(SK)或重组链激酶(rSK) 60 min 内静脉滴注 150 万 U。用链激酶时,应注意寒战、发热等过敏反应。③重组组织型纤溶酶原激活剂(rt-PA) 100 mg 在 90 min 内静脉给予(加速给药方案):先静脉注入 15 mg,继而 30 min 内静脉滴注 50 mg,其后 60 min 内再滴注 35 mg。用 rt-PA 前先用肝素 5000 U 静脉注射,用药后继续以肝素每小时 700~1000 U 持续静脉滴注共 48 h,以后改为皮下注射 7500 U 每 12 h 一次,连用 3~5 日(也可用低分子量肝素)。

4. 冠状动脉再通指标 根据冠状动脉造影直接判断再通情况,或根据以下间接指标判断血栓是否溶解:①心电图抬高的 ST 段于 2 h 内回降>50%;②胸痛 2 h 内基本消失;③2 h 内出现再灌注性心律失常;④血清 CK-MB 峰值提前出现(14 h 内)。

(二)经皮冠状动脉介入治疗(percutaneous coronary intervention,PCI)

起病数小时内紧急实施经皮腔内冠状动脉成形术(PTCA)及支架术是目前已被公认的一种安全、有效的恢复心肌再灌注的手段,但是技术与设备要求高,目前在基层医院尚难推广。

(三)紧急主动脉-冠状动脉旁路移植术

介入治疗失败或溶栓治疗无效且有手术指征者,宜争取 6~8 h 内施行主动脉-冠状动脉旁路移植术。

再灌注损伤:急性缺血心肌再灌注时,可出现再灌注损伤,常表现为再灌注性心律失常。各种快速、缓慢性心律失常均可出现,应做好相应的抢救准备。但出现严重心律失常的情况少见,最常见的为一过性非阵发性室性心动过速,对此不必行特殊处理。

四、消除心律失常

心律失常必须及时消除,以避免演变为严重心律失常甚至猝死(见本篇"心律失常"相关内容)。

五、控制休克

1. 补充血容量 估计有血容量不足,或中心静脉压和肺动脉楔压低者,予以右旋糖酐或5%～10%葡萄糖液静脉滴注,输液后如中心静脉压上升>18 cmH$_2$O,肺动脉楔压>15 mmHg,则应停止。右心室梗死时,中心静脉压的升高则未必是补充血容量的禁忌。

2. 升压药 补充血容量后血压仍不升,而肺动脉楔压和心排血量正常时,提示周围血管张力不足,可用多巴胺[起始剂量3～5 μg/(kg·min)],或去甲肾上腺素2～8 μg/min,亦可选用多巴酚丁胺[起始剂量3～10 μg/(kg·min)]静脉滴注。

3. 血管扩张剂 经上述处理血压仍不升,而肺动脉楔压增高,心排血量低或周围血管显著收缩以致四肢厥冷并有发绀时,选用硝普钠15 μg/min开始静脉滴注,每5 min逐渐增量至肺动脉楔压降至15 mmHg;硝酸甘油10～20 μg/min开始静脉滴注,每5～10 min增加5～10 μg/min直至左心室充盈压下降。

4. 其他 有条件的医院可考虑用主动脉内球囊反搏术进行辅助循环,然后做选择性冠状动脉造影,随即施行介入治疗或主动脉-冠状动脉旁路移植手术,可降低病死率。另外,治疗休克的其他措施还包括纠正酸中毒、避免脑缺血、保护肾功能,必要时应用洋地黄制剂等。

六、治疗心力衰竭

主要是治疗急性左心衰竭,应用吗啡(或哌替啶)、利尿剂、血管扩张剂减轻左心室的负荷(参见本篇"心力衰竭"相关内容)。在梗死发生后24 h内宜尽量避免使用洋地黄制剂。

七、其他治疗

下列疗法可能有助于心肌梗死的治疗,但有些尚未完全成熟或疗效尚有争议,可根据患者具体情况考虑选用。

1. β受体阻滞剂 在起病的早期,如无禁忌证可尽早使用,如美托洛尔、阿替洛尔或卡维地洛等,尤其是前壁心肌梗死伴有交感神经功能亢进者,但应注意其对心脏收缩功能的抑制。

2. 血管紧张素转换酶抑制剂和血管紧张素Ⅱ受体阻滞剂 在起病早期应用,从小剂量开始逐渐加量,如卡托普利、依那普利(2.5 mg,2次/日)、雷米普利、福辛普利等。如不能耐受血管紧张素转换酶抑制剂者,可选用血管紧张素Ⅱ受体阻滞剂如氯沙坦或缬沙坦等。

3. 极化液疗法 氯化钾1.5 g,胰岛素10 U加入10%葡萄糖液500 mL中,静脉滴注,1～2次/日,7～14日为一个疗程。可在急性心肌梗死早期应用。

4. 抗凝疗法 目前多用在溶解血栓疗法之后,单独应用者少。先用肝素或低分子量肝素。维持凝血时间在正常的2倍左右(试管法20～30 min,APTT法60～80 s,ACT法300 s左右)。继而口服氯吡格雷或阿司匹林。

八、恢复期的处理

患者如病情稳定,体力增进,可考虑出院。近年主张出院前做症状限制性运动负荷心电图、放射性核素和(或)超声显像检查,必要时行冠状动脉造影以便进一步处理。近年又提倡AMI恢复后,逐步进行适当的体育锻炼,有利于体力和工作能力的增进。但应避免过重体力劳动或精神过度紧张。

九、并发症的处理

并发栓塞时,用溶解血栓和(或)抗凝疗法。心脏破裂和乳头肌功能严重失调都可考虑手术治疗,但手术死亡率高。心室壁瘤如影响心功能或引起严重心律失常，宜手术切除。心肌梗死后综合征可用糖皮质激素或阿司匹林、吲哚美辛等治疗。

十、右心室心肌梗死的处理

治疗措施与左心室梗死略有不同。右心室心肌梗死引起右心衰竭伴低血压，而无左心衰竭的表现时，可在血流动力学监测下静脉输液补充血容量，直到低血压得到纠治或肺毛细血管楔压达 15～18 mmHg。如输液 1～2 L 低血压未能纠正可用正性肌力药，以多巴酚丁胺为优。不宜用利尿药。伴有房室传导阻滞者可予以临时起搏。

十一、非 ST 段抬高型心肌梗死的处理

无 ST 段抬高的心肌梗死患者住院期病死率较低，但再梗死率、心绞痛再发生率和远期病死率则较高。治疗措施与 ST 段抬高型心肌梗死有所区别。

【预后】

预后与梗死范围的大小、侧支循环产生的情况以及治疗是否及时有关。急性期住院病死率一般为 30% 左右，采用监护治疗后降至 15% 左右，采用溶栓疗法后再降至 8% 左右，住院 90 min 内施行介入治疗后进一步降至 4% 左右。死亡多发生在第一周内，尤其在数小时内，发生严重心律失常、休克或心力衰竭者，病死率尤高。非 ST 段抬高型心肌梗死近期预后虽佳，但长期预后则较差，可由于相关冠状动脉进展至完全阻塞或一度再通后再度阻塞以致再梗死或猝死。

【预防】

以下预防措施亦适用于心绞痛患者。预防动脉粥样硬化和冠心病，属一级预防，已有冠心病和心肌梗死病史者还应预防再次梗死和其他心血管事件称之为二级预防。二级预防应全面综合考虑，为便于记忆可归纳为以 A、B、C、D、E 为符号的五个方面。

A：aspirin 抗血小板聚集；anti-anginal therapy 抗心绞痛治疗，硝酸酯类制剂。

B：beta-blocker 预防心律失常，减轻心脏负荷等；blood pressure control 控制好血压。

C：cholesterol lowing 控制血脂水平；cigarettes quiting 戒烟。

D：diet control 控制饮食；diabetes treatment 治疗糖尿病。

E：education 普及有关冠心病的教育，包括患者及其家属；exercise 鼓励有计划的、适当的运动锻炼。

第五节　其他类型的冠状动脉粥样硬化性心脏病

（一）血管痉挛性心绞痛

血管痉挛性心绞痛又称变异型心绞痛，几乎完全都在静息情况下发生，无体力劳动或情绪激动等诱因，常常伴随一过性 ST 段抬高或压低，冠状动脉造影证实存在一过性冠状动脉痉挛。

发生机制：目前不清楚。分析与内皮功能障碍、内源性血管活性因子失衡及交感、副交感神经失调等因素有关。

临床特点：与慢性稳定型心绞痛相比，患者常常年龄较为年轻；吸烟者较多见，无其他冠心病易患因素；发病时间多集中在午夜至上午 8 点之间；临床表现与冠状动脉狭窄程度不成正比；麦角新碱或乙酰胆碱可诱发冠状动脉痉挛；长时间冠状动脉痉挛可致 AMI、恶性心律失常甚至猝死。

治疗：扩张痉挛的冠状动脉是主要手段，但远期疗效不确切，可选择钙通道阻滞剂和硝酸酯类药物；戒烟；控制冠心病其他高危因素如有效控制血压、血糖、血脂、体重等也有非常重要的意义。

（二）无症状性心肌缺血

无症状性心肌缺血分两型：① I 型无症状性心肌缺血：发生于冠状动脉狭窄的患者，缺血重，甚至可发生心肌梗死。② II 型无症状性心肌缺血：较常见，可见于稳定型心绞痛、不稳定型心绞痛或血管痉挛

性心绞痛的患者,这些患者的无症状性心肌缺血常在心电监护时被发现。

发生机制:不清楚。可能与糖尿病患者的自主神经功能失调、患者疼痛阈值增高、心肌缺血程度较轻或有较好的侧支循环等因素有关。

临床特点:这类患者虽然无症状,但因有心肌缺血的客观表现,可能突然转化为心绞痛或心肌梗死,也可能逐渐演变为心脏扩大,发生心力衰竭或心律失常,个别患者也可能有猝死。所以诊断此类患者应为他们提供较早治疗的机会。

治疗:缓解心肌缺血,可选择硝酸酯类、β受体阻滞剂及钙通道阻滞剂,联合用药效果更佳;血运重建术可减少40%~50%的心脏缺血发作。

(三)冠状动脉造影结果正常的胸痛——X综合征

X综合征通常指患者具有心绞痛或类似心绞痛的症状,运动负荷试验出现ST段下移而冠状动脉造影无异常表现。因胸痛症状明显,所以反复就医、进行辅助检查及药物治疗,导致患者生活质量下降、日常工作受影响。

病因及发生机制:不清楚。可能与运动负荷试验和食管心房调搏术时心肌缺血、微血管灌注功能障碍、交感神经占主导地位的自主神经功能失调、痛觉阈值降低等因素有关。

临床特点:多见于绝经前女性,心电图可正常,也可有非特异性ST-T改变,近20%的患者可有运动负荷试验阳性。

治疗:本病预后良好,无特异治疗,β受体阻滞剂及钙通道阻滞剂可缓解胸痛的症状,硝酸甘油也可改善部分患者的症状,可尝试使用。

(王 萍)

知识检测16

第十九章 心脏瓣膜病

学习目标

1. 掌握:二尖瓣和主动脉瓣病变的病理生理、临床表现及诊断依据。
2. 熟悉:二尖瓣和主动脉瓣病变的病因、鉴别诊断、并发症、治疗原则。
3. 了解:二尖瓣和主动脉瓣病变的手术适应证。
4. 应用:具有对心脏瓣膜病患者进行正确诊断、合理选择治疗方案的能力,具有对患者及家属进行健康教育的能力。

导学案例

患者,女,43岁,因"反复心悸10年,伴活动后呼吸困难7天"入院,入院前10年,患者无明显诱因出现心悸,主要在劳累后出现,休息后能好转,未行特殊诊治;入院前7天患者受凉后出现心悸复发,伴活动后呼吸困难、咳嗽、咳少量白色黏痰,无咯血,无胸痛等不适;入院查体:T 36.4 ℃,P 88次/分,R 21次/分,BP 102/72 mmHg,二尖瓣面容,颈静脉无充盈、怒张,双肺呼吸音粗,双肺底可闻及少许湿啰音,无哮鸣音;心界向左扩大,心尖搏动位于左侧第5肋间锁骨中线上,未扪及抬举样心尖搏动;二尖瓣区可闻及舒张期隆隆样杂音;全腹无阳性体征;双下肢无明显凹陷性水肿。

请问:该病例诊断考虑什么?该如何确诊?

心脏瓣膜病(valvular heart disease)是由于炎症、黏液样变性、退行性改变、先天性畸形、缺血性坏死及创伤等原因引起的单个或多个瓣膜结构(包括瓣叶、瓣环、腱索或乳头肌)结构和(或)功能异常,导致瓣口狭窄及(或)关闭不全,二尖瓣最常受累,其次为主动脉瓣。

风湿性心脏病(rheumatic heart disease)简称风心病,是风湿性炎症过程所致瓣膜损害,以40岁以下人群为多见。风心病的人群患病率在我国较高,但已有所下降。目前,瓣膜黏液样变性和老年人的瓣膜钙化发生率在我国日益增高。

第一节 二尖瓣狭窄

【病因和病理】

二尖瓣狭窄(mitral stenosis,MS)是我国主要的心脏瓣膜病,其最常见的病因为风湿热,2/3的患者为女性,多有反复链球菌扁桃体炎或咽峡炎史。急性风湿热后,至少需2年始形成明显二尖瓣狭窄。单纯二尖瓣狭窄约占风心病的25%,二尖瓣狭窄伴有二尖瓣关闭不全约占40%。主动脉瓣常同时受累。

少见病因为先天性畸形、老年性二尖瓣环或环下钙化,罕见病因有结缔组织病,如系统性红斑狼疮等。

风湿热导致二尖瓣装置不同部位粘连融合,可致二尖瓣狭窄,如瓣膜交界处粘连、瓣叶游离缘粘连、腱索粘连等。上述病变导致二尖瓣开放受限,瓣口横截面积减少。狭窄的二尖瓣呈漏斗状,瓣口多呈鱼口状。风湿热主要导致腱索的挛缩和粘连,而所致的瓣膜交界处的粘连较轻,则主要可能因为出现二尖瓣关闭不全。慢性二尖瓣狭窄可导致左心房扩大及左心房壁钙化,尤其在合并房颤时左心耳及左心房内可形成附壁血栓。

【病理生理】

正常人的二尖瓣口面积为 4～6 cm²,当瓣口面积减小一半即对跨瓣血流产生影响而定义为狭窄。瓣口面积 1.5 cm² 以上为轻度、1～1.5 cm² 为中度、小于 1 cm² 为重度狭窄。重度二尖瓣狭窄时跨瓣压差显著增加,可达 20 mmHg。测量跨瓣压差可判断二尖瓣狭窄程度。当严重狭窄时,左心房压高达 25 mmHg 才能使血流通过狭窄的瓣口充盈左心室,以维持正常的心排血量。

根据二尖瓣狭窄的程度及血流动力学改变将二尖瓣狭窄的病理生理过程分三个阶段。

1. 左心房代偿期　当瓣口面积减至 1.5～2.0 cm² 时,左心房血液回流,左心室受限,左心房代偿性肥大和扩张,心房收缩力增强以增加瓣口血流量。此时,左心房压轻度增高,但休息及劳力时可无临床症状。

2. 左心房失代偿期　当瓣口面积≤1.5 cm²,左心房压升高,并引起肺静脉、肺毛细血管及肺动脉压升高。此阶段患者休息状态下无明显症状,但在体力活动时肺毛细血管压进一步上升,≥30 mmHg 时引起肺淤血甚至肺水肿,出现呼吸困难、咳嗽等临床症状。心率增快时舒张期缩短,左心房压更高,故任何增加心率的诱因均可促使急性肺水肿的发生,如房颤、妊娠、感染或贫血等。

3. 右心衰竭期　长期肺动脉高压,引起肺小动脉痉挛硬化和管腔狭窄,右心室肥厚扩张,终致右心衰竭。

【临床表现】

(一) 症状

一般在二尖瓣中度狭窄(瓣口面积＜1.5 cm²)时才出现明显症状。

1. 呼吸困难　最常见的早期症状。常以运动、精神紧张、性交、感染、妊娠或心房颤动为诱因,并由劳力性呼吸困难发展至静息时呼吸困难、端坐呼吸和阵发性夜间呼吸困难,甚至发生急性肺水肿。

2. 咯血　有以下几种情况:①突然咯大量鲜血,常见于严重的二尖瓣狭窄,可为首发症状。当肺静脉压突然升高时,支气管静脉破裂引起大咯血,咯血后肺静脉压稍减低,咯血可自止;②阵发性夜间呼吸困难或咳嗽可出现血性痰或痰中带血;③急性肺水肿时咳大量粉红色泡沫样痰。

3. 咳嗽　常见,多在夜间睡眠或劳动后出现,可能与支气管黏膜淤血水肿易患支气管炎或左心房增大压迫左主支气管有关。

4. 声嘶　较少见,由扩大的左心房和肺动脉压迫左喉返神经所致。

(二) 体征

重度二尖瓣狭窄患者常有"二尖瓣面容",双颧绀红。

1. 二尖瓣狭窄的心脏体征　视诊心尖搏动正常或不明显;触诊可在心尖区触及舒张期震颤;叩诊心界扩大呈梨形。听诊特点为:①心尖区可闻第一心音亢进和开瓣音,提示前叶柔顺、活动度好;如瓣叶钙化僵硬,则第一心音减弱,开瓣音消失;②心尖区有低调的隆隆样舒张中晚期杂音,局限,不传导。心房颤动时,由于无有效的心房收缩,故不再有舒张晚期杂音加强的现象。

2. 肺动脉高压和右心室扩大的心脏体征　右心室扩大时可见心前区心尖搏动弥散,肺动脉高压时肺动脉瓣区第二心音亢进或伴分裂。当肺动脉扩张引起相对性肺动脉瓣关闭不全时,可在胸骨左缘第 2 肋间闻及舒张早期吹风样杂音,称 Graham-Steell 杂音。右心室扩大伴相对性三尖瓣关闭不全时,在三尖瓣区可闻及全收缩期吹风样杂音。

【并发症】

1. 心房颤动　50% 的二尖瓣狭窄患者可发生心房颤动,心房颤动为 MS 最常见的心律失常。房性期前收缩常为其前兆。初始为阵发性心房扑动和颤动,之后转为慢性心房颤动。心房颤动时,舒张晚期心房收缩功能丧失,可使左心室充盈量减少20%左右,遇到使心率加快的因素容易引发急性肺水肿。

2. 急性肺水肿　重度二尖瓣狭窄的严重并发症。患者突然出现重度呼吸困难和发绀,不能平卧,咳粉红色泡沫样痰,双肺满布干、湿啰音。如不及时救治,可能致死。

3. 血栓栓塞　20%的患者发生体循环栓塞,偶尔为首发病症。血栓来源于左心耳或左心房。心房颤动、大左心房(直径>55 mm)、栓塞史或心排血量明显降低为发生体循环栓塞的危险因素。80%的体循环栓塞患者有心房颤动。2/3的体循环栓塞为脑动脉栓塞,其余依次为外周动脉和内脏(脾、肾和肠系膜)动脉栓塞。1/4的体循环栓塞为反复发作和多部位的多发栓塞。

4. 右心衰竭　晚期常见并发症。右心衰竭时,右心排血量明显减少,肺循环血量减少,左心房压相对下降,加之肺泡和肺毛细血管壁增厚,呼吸困难可有所减轻,发生急性肺水肿和大咯血的危险减少,但这一"保护作用"的代价是心排血量降低。

5. 感染性心内膜炎　较少见,在瓣叶明显钙化或心房颤动患者更少发生。

6. 肺部感染　常见,与肺淤血有关。

【辅助检查】

1. X线检查　左心房增大。后前位见左心缘变直,右心缘有双心房影;左前斜位可见左心房使左主支气管上抬;右前斜位可见增大的左心房压迫食管下段后移。其他X线征象包括右心室增大、主动脉结缩小、肺动脉干和次级肺动脉扩张、肺淤血、间质性肺水肿(如Kerley B线)和含铁血黄素沉着等征象。

2. 心电图　重度二尖瓣狭窄可有"二尖瓣型P波",P波宽度>0.12 s,伴切迹,PV_1终末负性向量增大。QRS波群示电轴右偏和右心室肥厚表现。

3. 超声心动图　明确和量化诊断二尖瓣狭窄的可靠方法。M型超声示EF斜率降低、二尖瓣前后叶同向运动呈城墙样改变。二维超声心动图可显示狭窄瓣膜的形态和活动度,测绘二尖瓣口面积。典型者为舒张期前叶呈圆拱状,后叶活动度减少,交界处粘连融合,瓣叶增厚和瓣口面积缩小。用连续多普勒测得的二尖瓣血流速度计算跨瓣压差和瓣口面积与心导管法结果相关良好。彩色多普勒血流显像可实时观察二尖瓣狭窄的射流,有助于连续多普勒测定的正确定向。经食管超声心动图有利于左心耳及左心房附壁血栓的检出。超声心动图还可对房室大小、室壁厚度和运动、心室功能、肺动脉压、其他瓣膜异常和先天性畸形等方面提供信息。

4. 心导管检查　如症状、体征与超声心动图测定和计算二尖瓣口面积不一致,在考虑介入或手术治疗时,应经心导管检查同步测定肺毛细血管楔压和左心室压以确定跨瓣压差和计算瓣口面积,正确判断狭窄程度。

【诊断与鉴别诊断】

(一) 诊断

心尖区有隆隆样舒张期杂音伴X线或心电图示左心房增大,一般可诊断二尖瓣狭窄,超声心动图检查可确诊。当心尖区杂音不肯定时,运动后左侧卧位或用钟形胸件听诊杂音响度增加。当快速心房颤动心排血量减少时,心尖区舒张期杂音可明显减弱以至于不能闻及,心功能改善,心室率减慢时杂音又可出现。

(二) 鉴别诊断

心尖区舒张期隆隆样杂音尚见于如下情况,应注意鉴别。

1. 经二尖瓣口的血流增加　严重二尖瓣反流、大量左至右分流的先天性心脏病(如室间隔缺损、动脉导管未闭)和高动力循环(如甲状腺功能亢进、贫血)时,心尖区可有短促的隆隆样舒张中期杂音,常紧随于增强的第三心音后,为相对性二尖瓣狭窄。

2. Austin-Flint 杂音　见于严重主动脉瓣关闭不全。

3. 左心房黏液瘤　瘤体阻塞二尖瓣口,产生随体位改变的舒张期杂音,其前有肿瘤扑落音。瘤体常致二尖瓣关闭不全,其他临床表现有发热、关节痛、贫血、血沉增快和体循环栓塞。

【治疗】

（一）一般治疗

有风湿活动者应给予抗风湿治疗；预防感染性心内膜炎；呼吸困难者应减少体力活动，限制钠盐摄入，口服利尿剂，避免和控制诱发急性肺水肿的因素，如急性感染、贫血等；无症状者避免剧烈体力活动，定期复查。

（二）并发症的处理

1. 大量咯血　取坐位以减少回心血量，用镇静剂以防治烦躁不安，静脉注射利尿剂，以降低肺静脉压。

2. 急性肺水肿　处理原则与急性左心衰竭所致的肺水肿相似。同时应注意：①避免使用扩张小动脉为主、减轻心脏后负荷的血管扩张剂，应选用扩张静脉系统、减轻心脏前负荷为主的硝酸酯类药物；②正性肌力药物仅用于心房颤动伴快速心室率时以减慢心室率，可静注毛花苷C。

3. 心房颤动　治疗目的为控制心室率，争取恢复和保持窦性心律，预防血栓栓塞。

急性发作伴快速心室率，如血流动力学稳定，可先静注毛花苷C，以减慢心室率，该药起效较慢，且常不能满意控制心室率，此时应联合经静脉使用地尔硫䓬、维拉帕米或β受体阻滞剂；如血流动力学不稳定，出现肺水肿、休克、心绞痛或晕厥时，应立即电复律，如复律失败，应尽快用药减慢心室率。

慢性心房颤动：应首先争取介入或手术治疗解决狭窄。在此前提下：①如心房颤动病程＜1年，左心房直径＜60 mm，无高度或完全性房室传导阻滞和病态窦房结综合征，可行电复律或药物转复，成功恢复窦性心律后需长期口服抗心律失常药物，预防或减少复发。复律之前3周和成功复律之后4周需服抗凝药物（华法林），预防栓塞。②如患者不宜复律，或复律失败，或复律后不能维持窦性心律且心室率快，则可口服地高辛，每日0.125～0.25 mg，控制静息时的心室率在70次/分左右，日常活动时的心率在90次/分左右。如心室率控制不满意，可加用β受体阻滞剂。③如无禁忌证，应长期服用华法林，预防血栓栓塞。

4. 右心衰竭　限制水钠摄入，应用利尿剂等。

（三）介入和手术治疗

介入和手术治疗为治疗本病的有效方法。当二尖瓣口有效面积＜1.5 cm²，有症状，尤其症状进行性加重时，应用介入或手术方法扩大瓣口面积，减轻狭窄。如肺动脉高压明显，即使症状轻，也应及早干预。常用的方法如下。

1. 经皮球囊二尖瓣成形术　缓解单纯二尖瓣狭窄的首选方法。其近期与远期（5年）效果与外科闭式分离术相似，基本可取代后者。

2. 闭式分离术　经开胸手术，目前临床已很少使用。

3. 直视分离术　适于瓣叶严重钙化、病变累及腱索和乳头肌、左心房内有血栓的二尖瓣狭窄的患者。

4. 人工瓣膜置换术　适应于严重瓣叶和瓣下结构钙化、畸形，不宜做分离术者及二尖瓣狭窄合并明显二尖瓣关闭不全者。术后存活者，心功能恢复较好。

【预后】

在未开展手术治疗时，本病10年存活率在无症状被确诊后的患者中约为84%，症状轻者约为42%，中、重度者约为15%。从发生症状到完全致残平均7.3年。死亡原因为心力衰竭（62%）、血栓栓塞（22%）和感染性心内膜炎（8%）。抗凝治疗后，栓塞发生减少。手术治疗可提高患者的生活质量和存活率。

知识链接
19-1

第二节　二尖瓣关闭不全

【病因和病理】

收缩期二尖瓣关闭依赖二尖瓣装置和左心室的结构和功能的完整性，其中任何部分的异常可致二尖瓣关闭不全(mitral incompetence,MI)。

（一）慢性

1. 风心病 最为常见，占二尖瓣关闭不全的1/3，女性为多。风湿性病变使瓣膜僵硬、变性，瓣缘挛缩、连接处融合以及腱索融合缩短。

2. 二尖瓣脱垂 多为二尖瓣原发性黏液样变性使瓣叶宽松膨大或伴腱索过长，心脏收缩时瓣叶向上超越了瓣环水平进入左心房影响二尖瓣关闭。部分二尖瓣脱垂为其他遗传性结缔组织病（如Marfan综合征）的临床表现之一。

3. 二尖瓣环退行性变和钙化 多见于老年人。

4. 左心室扩大 任何病因引起左心室增大造成二尖瓣环扩大而导致二尖瓣相对关闭不全。

5. 其他 如结缔组织病、梗阻性肥厚型心肌病等。

（二）急性

如急性心肌梗死致乳头肌缺血、坏死甚至断裂；感染性心内膜炎等。

【病理生理】

1. 急性 收缩期左心室部分血流经二尖瓣口反流至左心房，与肺静脉回流至左心房的血流汇总，在舒张期充盈左心室，致左心房和左心室容量负荷骤增，左心室来不及代偿，其急性扩张能力有限，左心室舒张末压急剧上升。左心房压也急剧升高，导致肺淤血，甚至肺水肿。之后可致肺动脉高压和右心衰竭。由于左心室扩张程度有限，即使左心室收缩正常或增加，左心室总的心搏出量增加不足以代偿向左心房的反流，前向心搏出量和心排血量明显减少。

2. 慢性 与急性二尖瓣关闭不全不同的是，慢性二尖瓣关闭不全有较长时期的代偿。收缩期左心房的顺应性增加，左心房扩大。舒张期左心室对慢性容量负荷过度的代偿为左心室舒张末期容量增大，根据Frank-Starling机制使左心室心搏出量增加；加上代偿性离心性肥大，并且左心室收缩期将部分血排入低压的左心房，室壁应力下降快，利于左心室排空。因此，在代偿期左心室总的心搏出量明显增加，射血分数可完全正常。慢性二尖瓣关闭不通过收缩期左心室完全排空来实现代偿可维持正常心搏出量多年。存在较长的代偿期，同时扩大的左心房和左心室可适应容量负荷增加，左心房压和左心室舒张末压不致明显上升，肺淤血也暂不会出现。

持续严重的过度容量负荷终致左心衰竭，左心房压和左心室舒张末压明显上升，导致肺淤血、肺动脉高压，持续肺动脉高压又必然导致右心衰竭。

因此，二尖瓣关闭不全首先累及左心房、左心室，继之影响右心，最终导致全心衰竭。

【临床表现】

（一）症状

1. 急性 轻度二尖瓣反流仅有轻微劳力性呼吸困难。严重反流（如乳头肌断裂）时可快速发生急性左心衰竭，甚至发生急性肺水肿。

2. 慢性 轻度二尖瓣关闭不全者可终身无症状。严重反流有心排血量减少者，首发症状常为疲乏无力，肺淤血的症状如呼吸困难出现较晚。

（1）风心病：从首次风湿热后，患者无症状期远较二尖瓣狭窄长，常超过20年。一旦出现明显症状，多已有不可逆的心功能损害。急性肺水肿和咯血较二尖瓣狭窄少见。

（2）二尖瓣脱垂：一般二尖瓣关闭不全患者症状较轻，多无症状，或仅有不典型胸痛、心悸、乏力、头晕，体位性晕厥和焦虑等，可能与自主神经功能紊乱有关。严重的二尖瓣关闭不全晚期出现左心衰竭。

（二）体征

1. 急性 心尖搏动为高动力型，P_2亢进。未扩张的左心房强有力收缩导致心尖区第四心音常可闻及。由于收缩末期左房室压差减少，心尖区反流性杂音于第二心音前终止，而非全收缩期杂音，其特点为低调、呈递减性、不如慢性者响。严重反流也可出现心尖区第三心音和短促舒张期隆隆样杂音。

2. 慢性

(1) 心尖搏动:高动力型,左心室增大时向左下移位。

(2) 心音:风心病瓣叶缩短导致重度关闭不全时,第一心音减弱。二尖瓣脱垂和冠心病时第一心音多正常。由于左心室射血时间缩短,A_2提前,第二心音分裂增宽。严重反流时心尖区可闻及第三心音。二尖瓣脱垂时可有收缩中期喀喇音。

3. 心脏杂音 风心病瓣叶挛缩所致者,有自第一心音后立即开始、与第二心音同时终止的全收缩期吹风样高调一贯型杂音,在心尖区最响,杂音可向左腋下和左肩胛下区传导。后叶异常时,如后叶脱垂、后内乳头肌功能异常、后叶腱索断裂等时,杂音则向胸骨左缘和心底部传导。典型的二尖瓣脱垂为随喀喇音之后的收缩晚期杂音。冠心病乳头肌功能失常时可有收缩早期、中期、晚期或全收缩期杂音。腱索断裂时杂音可似海鸥鸣或乐音性。反流严重时,心尖区可闻及紧随第三心音后的短促舒张期隆隆样杂音。

【并发症】

心房颤动可见于3/4的慢性重度二尖瓣关闭不全患者;感染性心内膜炎较二尖瓣狭窄常见;体循环栓塞见于左心房扩大、慢性心房颤动的患者,较二尖瓣狭窄少见;心力衰竭在急性者早期出现,慢性者晚期发生;二尖瓣脱垂的并发症包括感染性心内膜炎、脑栓塞、心律失常、猝死、腱索断裂、严重二尖瓣关闭不全和心力衰竭。

【辅助检查】

1. X线检查 急性者心影正常或左心房轻度增大伴明显肺淤血,甚至肺水肿。慢性重度反流常见于左心房、左心室增大,左心室衰竭时可见肺淤血和间质性肺水肿。二尖瓣环钙化为致密且粗的 C 形阴影,在左侧位或右前斜位可见。

2. 心电图 急性者心电图正常,窦性心动过速常见。慢性重度二尖瓣关闭不全者主要为左心房增大,部分有左心室肥厚和非特异性 ST-T 改变,少数有右心室肥厚征,心房颤动较多见。

3. 超声心动图 M 型和二维超声心动图不能确定二尖瓣关闭不全。脉冲式多普勒超声和彩色多普勒血流显像诊断二尖瓣关闭不全的敏感性几乎达 100%,且可半定量反流程度。后者测定的左心房最大反流束面积<4 cm^2 为轻度反流,4~8 cm^2 为中度反流,>8 cm^2 为重度反流。二维超声可显示二尖瓣装置的形态特征,有助于明确病因。超声心动图还可提供心腔大小、心功能和合并其他瓣膜损害的资料。

4. 放射性核素心室造影 可判断左心室的收缩功能。通过左心室与右心室心搏出量的比值评估反流程度,>2.5提示严重反流。

5. 左心室造影 经注射造影剂行左心室造影,为半定量反流程度的"金标准"。

【治疗】

一、急性

治疗目的是降低肺静脉压,增加心排血量和纠正病因。内科治疗一般为术前过渡措施,尽可能在床旁血流动力学监测指导下进行。静脉滴注硝普钠通过扩张小动静脉,降低心脏前、后负荷,减轻肺淤血,减少反流,增加心排血量。静脉滴注利尿剂可降低前负荷。外科治疗为根本措施。部分患者经药物治疗后症状基本控制,进入慢性代偿期。

二、慢性

(一) 内科治疗

(1) 风心病伴风湿活动者需抗风湿治疗并预防风湿热复发。

(2) 预防感染性心内膜炎。

(3) 无症状、心功能正常者无须特殊治疗,但应定期随访。

(4) 心房颤动者需满意控制心室率。慢性心房颤动、有体循环栓塞史、超声检查见左心房血栓者,应长期进行抗凝治疗。

（5）心力衰竭者，应限制水钠摄入，根据病情使用利尿剂、血管紧张素转换酶抑制剂、β受体阻滞剂和洋地黄。

（二）外科治疗

外科治疗为根本措施。应在发生不可逆的左心室功能不全之前施行，否则术后预后不佳。手术方法有瓣膜修补术和人工瓣膜置换术两种。

1. 瓣膜修补术 如瓣膜损坏较轻，瓣叶无钙化，瓣环有扩大，但瓣下腱索无严重增厚者可行瓣膜修复成形术。其死亡率低，可获得长期临床改善，作用持久。

2. 人工瓣膜置换术 瓣叶钙化，瓣下结构病变严重，感染性心内膜炎或合并二尖瓣狭窄者必须置换人工瓣膜。多数患者术后症状和生活质量改善，但心功能改善不如二尖瓣狭窄和主动脉瓣换瓣术满意。

【预后】

急性严重反流伴血流动力学不稳定者，如不及时手术干预，死亡率极高。单纯二尖瓣脱垂无明显反流、无收缩期杂音者大多预后良好；年龄＞50岁、有明显收缩期杂音和二尖瓣反流、瓣叶冗长增厚、左心房及左心室增大者预后较差。

第三节 主动脉瓣狭窄

【病因和病理】

1. 风心病 风湿性炎症导致瓣膜交界处粘连融合，瓣叶纤维化、僵硬、钙化和挛缩畸形，导致瓣口狭窄，大多伴有关闭不全和二尖瓣损害。

2. 先天性畸形 先天性二叶瓣畸形为最常见的先天性主动脉瓣狭窄的病因。先天性二叶瓣畸形见于1‰~2‰的人群，男多于女。先天性单叶瓣少见，出生时即有狭窄。先天性三叶瓣狭窄十分少见，可能在出生时就有狭窄，也可能在中年以后瓣叶逐渐纤维化和钙化导致瓣膜狭窄。

3. 退行性钙化 65岁以上老年人单纯性主动脉瓣狭窄的常见原因。无交界处融合，瓣叶主动脉面有钙化结节限制瓣叶活动，常伴二尖瓣环钙化。

【病理生理】

成人主动脉瓣口≥3.0 cm²。瓣口面积在1.5~3.0 cm²为轻度狭窄，1.0~1.5 cm²为中度狭窄，≤1.0 cm²为重度狭窄。当瓣口面积减少一半时，收缩期仍无明显跨瓣压差。瓣口≤1.0 cm²时，左心室收缩压明显升高，跨瓣压差显著。

左心室对慢性主动脉瓣狭窄所致的压力负荷增加的主要代偿方式是进行性室壁向心性肥厚。左心室肥厚使其顺应性降低，引起左心室舒张末压进行性升高，因而使左心房的后负荷增加，左心房代偿性肥厚。肥厚的左心房在舒张末期的强有力收缩有利于僵硬左心室的充盈，以维持心搏出量正常。左心房的有力收缩也使肺静脉和肺毛细血管压力免于持续升高。左心室舒张末容量直至失代偿的病程晚期才增加，最终由于室壁应力增高、心肌缺血和纤维化等导致左心室功能衰竭。

严重主动脉瓣狭窄引起心肌缺血。其机制为：①左心室壁增厚、心室收缩压升高和射血时间延长，增加心肌耗氧量；②左心室肥厚，心肌毛细血管密度相对减少；③舒张期心腔内压力增高，压迫心内膜下冠状动脉；④左心室舒张末压升高致舒张期主动脉-左心室压差降低，冠状动脉灌注压降低。

【临床表现】

（一）症状

主动脉瓣狭窄的症状出现较晚。呼吸困难、心绞痛和晕厥为主动脉瓣狭窄三联征。

1. 呼吸困难 见于约90%的有症状患者，常以劳力性呼吸困难为首发症状。随后可出现夜间阵发性呼吸困难、端坐呼吸甚至急性肺水肿。

2. 心绞痛 见于60%的有症状患者,多在运动后出现,休息后缓解。多数由心肌缺血所致,极少数可由瓣膜的钙质栓塞冠状动脉所致。

3. 晕厥 见于1/3的有症状患者,多发生于直立、运动中或运动后即刻,少数在休息时发生。其机制为各种原因的体循环动脉压下降,脑循环灌注压降低,发生脑缺血:①运动时周围血管扩张,而狭窄的主动脉瓣口限制了心排血量的相应增加;②运动致心肌缺血加重,心排血量减少;③运动时左心室收缩压急剧上升,过度激活心室内压力感受器,导致外周血管阻力降低;④运动后即刻发生者,为体循环静脉回流骤减,影响心室充盈,左心室心搏出量进一步减少所致;⑤休息时晕厥可由心律失常致心排血量骤减所致。

(二)体征

1. 心音 第一心音正常。如主动脉瓣钙化僵硬,则A_2减弱或消失。由于左心室射血时间延长,第二心音常为单一性,严重狭窄者呈逆分裂。肥厚的左心房强有力收缩产生明显的第四心音。先天性主动脉瓣狭窄或瓣叶活动度尚佳者,可在胸骨右、左缘和心尖区听到主动脉瓣喷射音,不随呼吸而改变,如瓣叶钙化僵硬,喷射音消失。

2. 收缩期喷射性杂音 在第一心音稍后或紧随喷射音开始,止于第二心音前,为吹风样、粗糙、递增递减型,在胸骨右缘第2或左缘第3肋间最响,主要向颈动脉传导,常伴震颤。老年人钙化性主动脉瓣狭窄者,杂音在心底部粗糙,高调成分可传导至心尖区,呈乐音性,为钙化瓣叶震动所引起。狭窄越重,杂音越长。左心室衰竭时,杂音消失或减弱。杂音强度随搏出量不同而改变,如期前收缩后的长代偿间期之后或心房颤动的长心动周期时,心搏出量增加,杂音增强。

3. 其他 动脉脉搏上升缓慢、细小而持续(细迟脉),在晚期,收缩压和脉压均下降。但在轻度主动脉瓣狭窄合并主动脉瓣关闭不全的患者以及动脉床顺应性差的老年患者,收缩压和脉压可正常,甚至升高。在严重的主动脉瓣狭窄患者,同时触诊心尖部和颈动脉可发现颈动脉搏动明显延迟。心尖搏动相对局限、持续有力,心界向左下移位。

【并发症】

1. 心律失常 10%可发生心房颤动,致左心房压升高和心排血量明显减少,临床上迅速恶化,可致严重低血压、晕厥或肺水肿。主动脉瓣钙化侵及传导系统可致房室传导阻滞;左心室肥厚、心内膜下心肌缺血或冠状动脉栓塞可致室性心律失常。

2. 心脏性猝死 一般发生于先前有症状者。无症状者发生猝死少见,仅见于1%~3%的患者。

3. 感染性心内膜炎 不常见。较轻瓣膜畸形的年轻人较钙化性瓣膜狭窄的老年人发生感染性心内膜炎的危险性大。

4. 体循环栓塞 少见。栓子可来自钙化性狭窄瓣膜的钙质或增厚的二叶瓣上的微血栓。

5. 心力衰竭 发生左心衰竭后自然病程明显缩短,50%~70%的患者因心力衰竭而死亡。

【辅助检查】

1. X线检查 心影正常或左心室轻度增大,左心房可轻度增大,升主动脉根部常见狭窄后扩张。晚期可有肺淤血征象。

2. 心电图 重度狭窄者有左心室肥厚伴ST-T继发性改变和左心房增大。可有房室传导阻滞、室内传导阻滞、心房颤动或室性心律失常。

3. 超声心动图 明确诊断和判定狭窄程度的重要方法。M型超声心动图诊断本病不敏感和缺乏特异性。二维超声心动图探测可显示瓣叶数目、大小、增厚、钙化,瓣口大小和形状及瓣环大小等瓣膜结构,有助于确定狭窄的病因,但不能准确定量狭窄程度。连续多普勒测定通过测定主动脉瓣的最大血流速度,可计算出平均跨膜压差和跨膜压差峰值以及瓣口面积。超声心动图还提供心腔大小、左心室肥厚及功能等多种信息。

4. 心导管检查 当超声心动图无法确定狭窄程度并考虑人工瓣膜置换时,应行心导管检查。根据左心室-主动脉收缩期跨膜压差峰值可计算出瓣口面积。

【诊断与鉴别诊断】

（一）诊断

典型主动脉瓣狭窄有杂音时，较易诊断。如合并关闭不全和二尖瓣损害，多为风心病。单纯主动脉瓣狭窄，年龄<15岁者，以单叶瓣畸形多见；16～65岁者，以先天性二叶瓣钙化可能性大；>65岁者，以退行性老年钙化性病变多见。确诊有赖于超声心动图。

（二）鉴别诊断

本病需与梗阻性肥厚型心肌病、先天性主动脉瓣狭窄鉴别。鉴别有赖于超声心动图。

【治疗】

（一）内科治疗

内科治疗的主要目的为有手术指征的患者选择合理手术时间。治疗措施如下：①预防感染性心内膜炎，如为风心病合并风湿活动，应预防风湿热。②如有频发房性期前收缩，应予以抗心律失常药物，预防心房颤动。③有心绞痛可试用硝酸酯类药物。④心力衰竭者应限制钠盐摄入，可用洋地黄类药物，慎用利尿剂。过度利尿可因低血容量致左心室舒张末压降低和心排血量减少，发生直立性低血压；不可使用作用于小动脉的血管扩张剂，以防血压过低；β受体阻滞剂等负性肌力药物亦应避免应用。⑤无症状的轻度狭窄患者应定期复查。

（二）外科治疗

人工瓣膜置换术为治疗成人主动脉瓣狭窄的主要方法。无症状的轻、中度狭窄患者无手术指征。重度狭窄伴心绞痛、晕厥或心力衰竭症状为手术的主要指征。无症状的重度狭窄患者，如伴有进行性心脏增大和（或）明显左心室功能不全，也应考虑手术。儿童和青少年的非钙化性先天性主动脉瓣严重狭窄者，可在直视下行瓣膜交界处分离术。术后的远期预后较二尖瓣疾病和主动脉关闭不全的换瓣患者好。

（三）经皮球囊主动脉瓣成形术

经股动脉逆行将球囊导管推送至主动脉瓣，用生理盐水与造影剂各半的混合液体充盈球囊，裂解钙化结节，伸展主动脉瓣环和瓣叶，解除瓣叶和分离融合交界处，减轻狭窄和症状。主要的治疗对象为高龄、有心力衰竭和手术高危患者，因此在不适于用手术治疗的严重钙化性主动脉瓣狭窄患者行此术仍可改善左心室功能和症状。临床应用范围较局限。

【预后】

可多年无症状，一旦出现症状，预后不良，出现症状后的平均寿命仅3年左右。死亡原因多为左心衰竭、猝死和感染性心内膜炎。未手术治疗的有症状患者预后差于二尖瓣疾病或主动脉瓣关闭不全患者。人工瓣膜置换术后预后明显改善，手术存活者的生活质量和远期存活率显著优于内科治疗的患者。

第四节　主动脉瓣关闭不全

【病因和病理】

一、急性

(1) 感染性心内膜炎：炎症致主动脉瓣瓣膜穿孔或瓣周脓肿。

(2) 创伤：穿通或钝挫性胸部创伤致升主动脉根部、瓣叶支持结构和瓣叶破损或瓣叶急性脱垂。

(3) 主动脉夹层：夹层血肿使主动脉瓣环扩大；一个瓣叶被夹层血肿压迫向下；瓣环或瓣叶被夹层血肿撕裂。通常发生于Marfan综合征、特发性升主动脉扩张、高血压或妊娠等。

(4) 人工瓣膜撕裂。

二、慢性

（一）主动脉瓣疾病

1. 风心病 约 2/3 的主动脉瓣关闭不全为风心病所致。由于瓣叶纤维化、增厚和缩短，影响舒张期瓣叶边缘对合。风心病时单纯主动脉瓣关闭不全少见，常因瓣膜交界处融合伴不同程度狭窄，常合并二尖瓣损害。

2. 感染性心内膜炎 单纯性主动脉瓣关闭不全的常见病因。感染性赘生物致瓣叶破损或穿孔，瓣叶因支持结构受损而脱垂或赘生物介于瓣叶间妨碍其闭合而引起关闭不全。

3. 先天性畸形 二叶主动脉瓣占临床单纯性主动脉瓣关闭不全的 1/4。部分室间隔缺损时由于无冠瓣失去支持可引起主动脉瓣关闭不全。

4. 主动脉瓣黏液样变性 致瓣叶舒张期脱垂入左心室。

5. 强直性脊柱炎 瓣叶基底部和远端边缘增厚伴瓣叶缩短。

（二）主动脉根部扩张

主动脉根部扩张引起瓣环扩大，瓣叶舒张期不能对合。

1. 梅毒性主动脉炎 主动脉炎致主动脉根部扩张，30% 发生主动脉瓣关闭不全。

2. Marfan 综合征 遗传性结缔组织病，常累及主动脉，导致升主动脉呈梭形瘤样扩张，常伴二尖瓣脱垂。

3. 严重高血压和动脉粥样硬化 可导致升主动脉瘤。

4. 其他 如特发性升主动脉扩张、强直性脊柱炎导致的升主动脉弥漫性扩张等。

【病理生理】

1. 急性 舒张期血流从主动脉反流入左心室，左心室同时接纳左心房充盈血流和从主动脉反流血，左心室容量负荷急剧增加，左心室舒张压急剧上升，导致左心房压增高和肺淤血，甚至肺水肿。由于急性者左心室舒张末容量仅能有限增加，即使左心室收缩功能正常或增加，并常有代偿性心动过速，心排血量仍减少。

2. 慢性 左心室对慢性容量负荷过度的早期代偿反应为左心室舒张末容量增加，使总的左心室心搏出量增加；随病情进展，左心室扩张，同时离心性肥厚，左心室壁厚度与心腔半径的比例不变，室壁应力维持正常。另一有利代偿机制为运动时外周阻力降低和心率增快伴舒张期缩短，使反流减轻。以上诸因素使左心室能较长期维持正常心排血量和肺静脉压无明显升高。失代偿的晚期心室收缩功能降低，直至发生左心衰竭。

左心室心肌重量增加使心肌耗氧量增多，主动脉舒张压低使冠状动脉血流减少，二者引起心肌缺血，促使左心室收缩功能降低。

【临床表现】

一、症状

1. 急性 轻者可无症状，重者出现急性左心衰竭和低血压。

2. 慢性 可多年无症状，甚至可耐受运动。也可出现心悸、心前区不适、头部强烈搏动感等症状。晚期始出现左心室衰竭表现。心绞痛较主动脉瓣狭窄时少见，常有体位性头晕，晕厥罕见。

二、体征

（一）急性

收缩压、舒张压和脉压正常或舒张压稍低，脉压稍增大，无明显周围血管征。心尖搏动正常，心动过速常见。二尖瓣舒张期提前关闭，致第一心音减弱或消失，P_2 增强，第三心音常见。主动脉瓣舒张期杂音较慢性者短促、柔和，是由左心室舒张压上升使主动脉与左心室间压差很快下降所致。如出现

Austin-Flint 杂音,多为舒张中期杂音。

（二）慢性

1．血管 收缩压升高,舒张压降低,脉压增大,周围血管征常见。主动脉根部扩大者,在胸骨右缘第 2、3 肋间可扪及收缩期搏动。

2．心尖搏动 向左下移位,呈心尖抬举性搏动;心界向左下扩大。

3．心音 第一心音减弱,A_2 减弱或消失,但梅毒性主动脉炎时常亢进。心尖区常有第三心音,心底部可闻及收缩期喷射音,与左心室心搏出量增多突然扩张已扩大的主动脉有关。

4．心脏杂音 主动脉瓣关闭不全的杂音为与第二心音同时开始的高调叹气样递减型舒张早期杂音,坐位并前倾和深呼气时易听到。轻度反流时,杂音限于舒张早期,音调高;中或重度反流时,杂音粗糙,为全舒张期杂音。杂音为乐音性时,提示瓣叶脱垂、撕裂或穿孔。由主动脉瓣损害所致者,杂音在胸骨左中下缘明显;升主动脉扩张引起者,杂音在胸骨右上缘更清楚,向胸骨左缘传导。老年人的杂音有时在心尖区最响。心底部常有主动脉瓣收缩期喷射性杂音,较粗糙,强度 2/6~4/6 级,可伴有震颤,与左心室心搏出量增加和主动脉根部扩大有关。重度反流者,常在心尖区听到舒张中晚期隆隆样杂音(Austin-Flint 杂音),其产生机制为严重的主动脉瓣反流使左心室舒张压快速升高,导致二尖瓣处于半关闭状态,对于快速前向跨瓣血流构成狭窄。与器质性二尖瓣狭窄的杂音鉴别要点是 Austin-Flint 杂音不伴有开瓣音、第一心音亢进和心尖区舒张期震颤。

【并发症】

感染性心内膜炎较常见;可发生室性心律失常但心脏性猝死少见;心力衰竭在急性者出现早,慢性者于晚期始出现。

【辅助检查】

1．X 线检查 急性者常有肺淤血或肺水肿征。慢性者左心室增大,可有左心房增大。升主动脉继发性扩张,严重的瘤样扩张提示为 Marfan 综合征或中层囊性坏死。左心衰竭时有肺淤血征。

2．心电图 急性者常见窦性心动过速和非特异性 ST-T 改变。慢性者常见左心室肥厚劳损。

3．超声心动图 M 型超声显示舒张期二尖瓣前叶或室间隔纤细扑动,为主动脉瓣关闭不全的可靠诊断征象,但敏感性低。急性者可见二尖瓣期前关闭,主动脉瓣舒张期纤细扑动为瓣叶破裂的特征。彩色多普勒血流显像在主动脉瓣的心室侧可探及全舒张期反流束,可判断其严重程度,为最敏感的确定主动脉瓣反流的方法。二维超声可显示瓣膜和主动脉根部的形态改变,有助于确定病因。经食管超声心动图有利于主动脉夹层和感染性心内膜炎的诊断。

4．其他 放射性核素心室造影可测定左心室收缩、舒张末容量和静息、运动的射血分数,判断左心室功能;根据左心室和右心室心搏出量比值估测反流程度。磁共振显像对诊断主动脉疾病如主动脉夹层极为准确。当无创技术不能确定反流程度,并考虑外科治疗时,可行选择性主动脉造影以半定量反流程度。

【诊断与鉴别诊断】

有典型主动脉瓣关闭不全的舒张期杂音伴周围血管征,可诊断为主动脉瓣关闭不全。急性重度反流者早期出现左心室衰竭,X 线心影正常而肺淤血明显。慢性如合并主动脉瓣或二尖瓣狭窄,支持风心病诊断。超声心动图可助确诊。主动脉瓣舒张早期杂音于胸骨左缘明显时,应与 Graham-Steell 杂音鉴别。后者见于严重肺动脉高压伴肺动脉扩张所致相对性肺动脉瓣关闭不全,常有肺动脉高压体征,如胸骨左缘抬举样搏动、P_2 增强等。

【治疗】

（一）急性

人工瓣膜置换术或主动脉瓣修复术为根本治疗措施。内科治疗目的在于降低肺静脉压,增加心排血量,稳定血流动力学,应尽量在血流动力学监测下进行,一般仅为术前准备过渡措施。硝普钠对降低前后负荷、改善肺淤血、减少反流量和增加心排血量有益。也可酌情使用利尿剂和正性肌力药物。

（二）慢性

1. 内科治疗 预防感染性心内膜炎，如为风心病，若有风湿活动应预防风湿热；无症状的轻或中度反流者，应限制重体力活动，并定期随访；心力衰竭时应用血管紧张素转换酶抑制剂和利尿剂，必要时可加用洋地黄类药物；心绞痛可用硝酸酯类药物；积极纠正心房颤动和治疗心律失常；有感染应及早积极控制。

2. 外科治疗 人工瓣膜置换术为严重主动脉瓣关闭不全的主要治疗方法，应在不可逆的左心室功能不全发生之前进行，而又不过早冒手术风险。无呼吸困难或心绞痛和左心室功能正常的严重反流不需手术，但需密切随访。部分病例可行瓣膜修复术。术后存活者大部分有明显临床改善。

【预后】

急性重度主动脉瓣关闭不全如不及时手术治疗，常死于左心室衰竭。慢性者无症状期长。重度者经确诊后内科治疗5年存活率为75%，10年存活率50%。症状出现后，病情迅速恶化，心绞痛者5年内死亡率为50%，严重左心室衰竭者2年内死亡率为50%。

第五节　多瓣膜病

【病因】

引起多瓣膜病（multi-valvular heart disease）的病因包括以下几个方面。

1. 一种疾病同时损害几个瓣膜 最常见为风心病，约1/2有多瓣膜损害。黏液样变性可同时累及二尖瓣和三尖瓣，二尖瓣脱垂伴三尖瓣脱垂常见。

2. 一个瓣膜损害引起近端瓣膜功能障碍 如主动脉瓣关闭不全使左心室容量负荷增加，致继发性二尖瓣关闭不全；二尖瓣狭窄伴肺动脉高压导致肺动脉瓣和三尖瓣继发性关闭不全。

3. 不同疾病分别导致不同瓣膜损害 较少见，如先天性肺动脉瓣狭窄伴风心病二尖瓣狭窄。

【病理生理】

血流动力学特征和临床表现取决于受损瓣膜的组合形式和各瓣膜受损的相对严重程度。

1. 严重损害掩盖轻损害 各瓣膜损害程度不等时，严重损害常掩盖轻的损害而致后者漏诊。

2. 近端瓣膜损害较显著 各瓣膜损害程度大致相等时，近端瓣膜对血流动力学和临床表现的影响较远端瓣膜大。

3. 总的血流动力学异常明显 多瓣膜受损时，总的血流动力学异常较各瓣膜单独损害者严重。

【常见多瓣膜病】

1. 二尖瓣狭窄伴主动脉瓣关闭不全 常见于风心病。由于二尖瓣狭窄使心排血量减少，而使左心室扩大延缓和周围血管征不明显，易将主动脉瓣关闭不全诊断为单纯二尖瓣狭窄。约2/3严重二尖瓣狭窄患者有胸骨左缘舒张早期杂音，其中大部分有不同程度的主动脉瓣关闭不全。

2. 二尖瓣狭窄伴主动脉瓣狭窄 二尖瓣狭窄使左心室充盈受限和左心室收缩压降低，延缓左心室肥厚和减少心肌耗氧量，故心绞痛不明显。由于心排血量明显减少，跨主动脉瓣压差降低，可导致低估主动脉瓣狭窄的严重程度。

3. 主动脉瓣狭窄伴二尖瓣关闭不全 危险的多瓣膜病，少见。前者增加左心室后负荷，加重二尖瓣反流，肺淤血加重。X线见左心房、左心室增大，较二者单独存在时重。

4. 主动脉瓣关闭不全伴二尖瓣关闭不全 左心室承受双重容量过度负荷，左心房和左心室扩大最明显，进一步加重二尖瓣反流。

5. 二尖瓣狭窄伴三尖瓣和（或）肺动脉瓣关闭不全 常见于晚期风湿性二尖瓣狭窄。

【治疗】

内科治疗同单瓣膜损害者。手术治疗为主要措施。多瓣膜人工瓣膜置换术死亡危险高，预后不良，术前确诊和明确相对严重程度对治疗决策至关重要。例如，严重二尖瓣狭窄可掩盖并存的主动脉瓣疾病,如果手术仅纠正前者,将致左心室负荷剧增,引起急性肺水肿,增高手术死亡率。左心人工瓣膜置换术时,如不对明显受累的三尖瓣做相应手术,术后临床改善不佳。继发于主动脉瓣关闭不全的二尖瓣关闭不全,轻者于主动脉瓣置换术后可缓解,较重者需做瓣环成形术。因此,术前应用左、右心导管检查和心血管造影以确定诊断。有些情况,如三尖瓣损害等在手术中方可确诊。

当前关于心脏瓣膜病手术指征的共识总括起来为:①所有瓣膜性心脏病有心力衰竭(NYHA Ⅱ级及以上)者;②有症状的重度心脏瓣膜病变患者,如主动脉瓣狭窄伴有晕厥、心绞痛者均必须进行手术置换或修补瓣膜。因为有充分证据表明,手术治疗是有效和有益的,可提高长期存活率。

(王 萍)

知识检测 17

第二十章 感染性心内膜炎

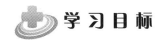

1. 掌握:感染性心内膜炎的临床表现及诊断依据。
2. 熟悉:感染性心内膜炎的治疗和预防。
3. 了解:感染性心内膜炎的常见病因及发病机制。
4. 应用:具有对患者进行诊断、选择合理的治疗药物的能力;具有对患者及高危人群进行健康教育、预防、终身随访的能力。

导学案例

患者,男,38岁,因"胸闷2个月,反复发热10余天"入院,入院查体:口唇发绀,颈静脉怒张,双肺呼吸音对称,呼吸音清晰,心率92次/分,主动脉瓣区可闻及2/6级收缩期杂音及轻度舒张期杂音,腹软,脾脏明显增大,越过中线,双下肢凹陷性水肿,余无阳性体征。辅助检查:超声心动图(UCG)示主动脉瓣轻度狭窄伴中度反流,主动脉瓣团状赘生物形成;血常规提示WBC 15.2×10^9 g/L,HGB 71.5 g/L,N 79.6%;腹部B超提示脾大。

请问:本病的诊断及诊断依据是什么?还需要做哪些检查?如何治疗?

感染性心内膜炎(infective endocarditis,IE)是病原微生物直接感染心脏内膜面伴赘生物形成的一种疾病。赘生物为大小不等、形状不一的血小板和纤维素团块,内含大量微生物和少量炎症细胞。瓣膜为最常受累部位,但感染也可发生在间隔缺损部位、腱索或心壁内膜。根据病程分为急性和亚急性,后者多见。急性感染性心内膜炎特征:①全身感染中毒症状明显;②起病急、病程进展迅速,数天甚至数周引起瓣膜破坏;③感染迁移多见;④病原体主要为金黄色葡萄球菌。亚急性感染性心内膜炎特征:①全身感染中毒症状轻;②起病慢、病程数周甚至数月;③感染迁移少见;④病原体以草绿色链球菌多见,其次为肠球菌。按微生物侵入途径感染性心内膜炎又可分为自体瓣膜、人工瓣膜和静脉药瘾者心内膜炎。

第一节 自体瓣膜心内膜炎

【病因】

主要病原菌为链球菌和葡萄球菌。急性者主要由金黄色葡萄球菌引起,少数由肺炎球菌、淋球菌、A族链球菌和流感嗜血杆菌等所致。亚急性者以草绿色链球菌最常见,其次为D族链球菌(牛链球菌和肠球菌),表皮葡萄球菌及其他细菌较少见。真菌、立克次体和衣原体为自体瓣膜心内膜炎的少见致病微生物。

【发病机制】

(一) 亚急性

至少占据 2/3 的病例,发病与以下因素有关。

1. 血流动力学因素 亚急性者主要发生于器质性心脏病,首先为心脏瓣膜病,尤其是二尖瓣和主动脉瓣疾病;其次为先天性心血管病,如室间隔缺损、动脉导管未闭、法洛四联症和主动脉缩窄等。赘生物常位于血流从高压腔经病变瓣口或先天缺损至低压腔产生高速射流和湍流的下游,如二尖瓣关闭不全的瓣叶心房面、主动脉瓣关闭不全的瓣叶心室面和室间隔缺损的间隔右心室侧,可能与这些处于湍流下部位的压力下降内膜灌注减少,有利于微生物沉积和生长有关。高速射流冲击心脏或大血管内膜处可致局部损伤,如二尖瓣反流面对的左心房壁、主动脉反流面对的二尖瓣前叶有关腱索和乳头肌,未闭动脉导管射流面对的肺动脉壁的内皮损伤,并易于感染。本病在压差小的部位,如房间隔缺损和大室间隔缺损或血流缓慢时,如心房颤动和心力衰竭时少见,瓣膜狭窄时较关闭不全时少见。

约 3/4 的感染性心内膜炎患者有基础心脏病。随着风湿性心脏病发病率的下降,风湿性心脏瓣膜病的心内膜炎发生率也随之下降。由于超声心动图诊断技术的普遍应用,主动脉瓣二叶瓣畸形、二尖瓣脱垂和老年性退行性心脏瓣膜病的诊断率提高,以及风湿性心脏瓣膜病心内膜炎发病率的下降,近年来,非风湿性心脏瓣膜病的心内膜炎发病率有所升高。

2. 非细菌性血栓性心内膜炎 实验研究证实,当内膜的内皮受损暴露其下结缔组织的胶原纤维时,血小板在该处聚集,形成血小板微血栓和纤维蛋白沉着,成为结节样无菌性赘生物,称非细菌性血栓性心内膜炎,是细菌定居瓣膜表面的重要因素。无菌性赘生物偶见于正常瓣膜,但最常见于湍流区、瘢痕处(如感染性心内膜炎后)和心外因素所致内膜受损区。

3. 短暂性菌血症 各种感染或细菌寄居的皮肤黏膜的创伤(如手术、器械操作等)常导致暂时性菌血症;口腔组织创伤常致草绿色链球菌菌血症;消化道和泌尿生殖道创伤和感染常引起肠球菌和革兰阴性杆菌菌血症;葡萄球菌菌血症见于皮肤和远离心脏部位的感染。循环中的细菌如定居在无菌性赘生物上,感染性心内膜炎即可发生。

4. 细菌感染无菌性赘生物 此取决于:①发生菌血症的频度和循环中细菌的数量,后者与创伤、感染严重程度和寄居皮肤黏膜处细菌的数量有关;②细菌黏附于无菌性赘生物的能力。草绿色链球菌从口腔进入血流的机会频繁,黏附性强,因而成为亚急性感染性心内膜炎的最常见致病菌;而大肠埃希菌的黏附性差,虽然其致菌血症常见,但极少致心内膜炎。

细菌定居后,迅速繁殖,促使血小板进一步聚集和纤维蛋白沉积,感染性赘生物增大。厚的纤维蛋白层覆盖在赘生物外,阻止吞噬细胞进入,为其内细菌生存繁殖提供良好的庇护所。

(二) 急性

发病机制尚不清楚,主要累及正常心脏瓣膜。病原菌来自皮肤、肌肉、骨骼或肺等部位的活动性感染灶,循环中细菌量大,细菌毒力强,具有高度侵袭性和黏附于内膜的能力。主动脉瓣常受累。

【病理】

1. 心内感染和局部扩散 ①赘生物呈小疣状结节或菜花状、息肉样,小的不足 1mm,大的可阻塞瓣口。赘生物导致瓣叶破损、穿孔或腱索断裂,引起瓣膜关闭不全。②感染的局部扩散产生瓣环或心肌脓肿、传导组织破坏、乳头肌断裂或室间隔穿孔和化脓性心包炎。

2. 赘生物碎片脱落致栓塞 ①动脉栓塞导致组织器官梗死,偶可形成脓肿。②脓毒性栓子栓塞动脉血管壁的滋养血管引起动脉管壁坏死;或栓塞动脉管腔,细菌直接破坏动脉壁。上述两种情况均可形成细菌性动脉瘤。

3. 血源性播散 菌血症持续存在,在心外的机体其他部位播种化脓性病灶,形成转移性脓肿。

4. 免疫系统激活 持续性菌血症刺激细胞和体液介导的免疫系统,引起:①脾大;②肾小球肾炎(循环中免疫复合物沉积于肾小球基底膜);③关节炎、腱鞘炎、心包炎和微血管炎(可引起皮肤、黏膜体征和心肌炎)。

【临床表现】

（一）症状

从短暂性菌血症的发生至症状出现之间的时间间隔长短不一，多在2周以内，但不少患者无明确的细菌进入途径可寻。发热是感染性心内膜炎最常见的症状，除有些老年或心、肾衰竭重症患者外，几乎均有发热。亚急性者起病隐匿，可有全身不适、乏力、食欲不振和体重减轻等非特异性症状。可有弛张性低热，一般小于39℃，午后和晚上高热，伴寒战和盗汗。头痛、背痛和肌肉关节痛常见。急性者呈暴发性败血症过程，高热、寒战，常伴头、胸、背及四肢肌肉关节痛，常突发心力衰竭。

（二）体征

1. 心脏杂音 80%～85%的患者可闻心脏杂音，可由基础心脏病和（或）心内膜炎导致瓣膜损害所致。急性者要比亚急性者更易出现杂音强度和性质的变化，或出现新的杂音。瓣膜损害所致的新的或增强的杂音主要为关闭不全的杂音，尤以主动脉瓣关闭不全多见。金黄色葡萄球菌引起的急性心内膜炎起病时仅30%～45%有杂音，随瓣膜发生损害，75%～80%的患者可出现杂音。

2. 周围体征 多为非特异性，近年已不多见，包括：①淤点，可出现于任何部位，以锁骨以上皮肤、口腔黏膜和睑结膜常见，病程长者较多见。②指和趾甲下线状出血。③Roth斑，为视网膜的卵圆形出血斑，其中心呈白色，多见于亚急性感染。④Osler结节，为指和趾垫出现的豌豆大的红或紫色痛性结节，较常见于亚急性者。⑤Janeway损害，为手掌和足底处直径1～4 mm无痛性出血红斑，主要见于急性患者。引起这些周围体征的原因可能是微血管炎或微栓塞。

3. 脾大 见于15%～50%的病程超过6周的患者，急性者少见。

4. 贫血 感染性心内膜炎时贫血较为常见，尤其多见于亚急性者。主要由感染抑制骨髓所致。多为轻、中度贫血，晚期患者有重度贫血。

【并发症】

1. 心脏 ①心力衰竭为最常见并发症，主要由瓣膜关闭不全所致，主动脉瓣受损者最常发生（75%），其次为二尖瓣（50%）和三尖瓣（19%）；瓣膜穿孔或腱索断裂导致急性瓣膜关闭不全时可诱发急性左心衰竭。②心肌脓肿常见于急性患者，可发生于心脏任何部位，在瓣周组织特别在主动脉瓣环多见，可致房室和室内传导阻滞，心肌脓肿偶可穿破导致化脓性心包炎。③急性心肌梗死大多由冠状动脉栓塞引起，以主动脉瓣感染时多见，少见原因为冠状动脉细菌性动脉瘤。④化脓性心包炎不多见，主要发生于急性患者。⑤心肌炎。

2. 动脉栓塞 赘生物引起动脉栓塞占20%～40%，尸检检出的亚临床型栓塞更多。栓塞可发生在机体的任何部位。脑、心脏、脾、肾、肠系膜和四肢为临床所见的体循环动脉栓塞部位。脑栓塞的发生率为15%～20%。在由左向右分流的先天性心血管病或右心内膜炎时，肺循环栓塞常见。如三尖瓣赘生物脱落引起肺栓塞者，可突然出现咳嗽、呼吸困难、咯血或胸痛。肺梗死可发展为肺坏死、空洞，甚至脓气胸。

3. 细菌性动脉瘤 占3%～5%，多见于亚急性者。受累动脉依次为近端主动脉（包括主动脉窦）、脑、内脏和四肢，一般见于病程晚期，多无症状，为可扪及的搏动性肿块，发生于周围血管时易诊断，如发生在脑、肠系膜动脉或其他深部组织的动脉时，往往直至动脉瘤破裂出血时，方可确诊。

4. 转移性脓肿 多见于急性患者，亚急性者少见，多发生于肝、脾、骨髓和神经系统。

5. 神经系统 约1/3患者有神经系统受累的表现：①脑栓塞占其中1/2，大脑中动脉及其分支最常受累；②脑细菌性动脉瘤，除非破裂出血，多无症状；③脑出血，由脑栓塞或细菌性动脉瘤破裂所致；④中毒性脑病，可有脑膜刺激征；⑤脑脓肿；⑥化脓性脑膜炎，不常见。后三种情况主要见于急性患者，尤其是金黄色葡萄球菌性心内膜炎。

6. 肾脏 大多数患者有肾损害，包括：①肾动脉栓塞和肾梗死，多见于急性患者。②免疫复合物所致局灶性和弥漫性肾小球肾炎（后者可致肾衰竭），常见于亚急性患者。③肾脓肿不多见。

【辅助检查】

1. 血、尿常规检查 亚急性者正常细胞性贫血常见，白细胞计数正常或轻度升高，分类计数轻度核左移。急性者常有血白细胞计数增高和明显核左移。红细胞沉降率几乎均升高。尿液常有显微镜下血尿和轻度蛋白尿。肉眼血尿提示肾梗死。红细胞管型和大量蛋白尿提示弥漫性肾小球性肾炎。

2. 血培养　诊断菌血症和感染性心内膜炎的最重要方法。在近期未接受过抗生素治疗的患者血培养阳性率可高达95%以上,其中90%以上患者的阳性结果获自入院后第一日采取的标本。对于未经治疗的亚急性患者,应在第一日间隔1 h采血1次,共3次。如次日未见细菌生长,重复采血3次后,开始抗生素治疗。已用过抗生素者,停药2～7日后采血。急性患者应在入院后3 h内,每隔1 h 1次共取3个血标本后开始治疗。本病的菌血症为持续性,无须在体温升高时采血。每次取静脉血10～20 mL做需氧和厌氧菌培养,至少应培养3周。

3. X线检查　肺部多处小片状浸润阴影提示脓毒性肺栓塞所致肺炎。左心衰竭时有肺淤血或肺水肿征。主动脉细菌性动脉瘤可致主动脉增宽。细菌性动脉瘤有时需经血管造影诊断。CT扫描有助于脑梗死、脓肿和出血的诊断。

4. 心电图　偶可见急性心肌梗死或房室、室内传导阻滞,后者提示主动脉瓣环或室间隔脓肿。

5. 超声心动图　如果超声心动图发现赘生物、瓣周并发症等支持心内膜炎的证据,可帮助明确诊断。超声心动图和多普勒超声还可明确基础心脏病(如心脏瓣膜病、先天性心脏病等)和IE的心内并发症(如瓣膜关闭不全、瓣膜穿孔、腱索断裂、瓣周脓肿、心包积液等)。

6. 免疫学检查　25%的患者有高丙种球蛋白血症,80%的患者出现循环中免疫复合物,病程6周以上的亚急性患者中50%的类风湿因子试验阳性,血清补体降低见于弥漫性肾小球肾炎。上述异常在感染治愈后消失。

【诊断与鉴别诊断】

阳性血培养对本病诊断有重要价值。凡有提示细菌性心内膜炎的临床表现,如发热伴有心脏杂音(尤其是主动脉瓣关闭不全杂音)、贫血、血尿、脾大、白细胞增高伴或不伴栓塞时,血培养阳性,可诊断本病。

亚急性感染性心内膜炎常发生在原有心脏瓣膜病变或其他心脏病的基础之上,如在这些患者发现周围体征(淤点、线状出血、Roth斑、Osler结节和杵状指)提示本病存在,超声心动图检出赘生物对明确诊断有重要价值。

急性感染者应与金黄色葡萄球菌、肺炎球菌和革兰阴性杆菌败血症鉴别。亚急性感染者应与急性风湿热、系统性红斑狼疮、左心房黏液瘤等鉴别。

【治疗】

(一)抗微生物药物治疗

1. 用药原则　①早期应用,在连续送3～5次血培养后即可开始治疗。②充分用药,选用杀菌性抗微生物药物,大剂量和长疗程,旨在完全消灭藏于赘生物内的致病菌。③静脉用药为主,保持高而稳定的血药浓度。④病原微生物不明时,急性者选用针对金黄色葡萄球菌、链球菌和革兰阴性杆菌的广谱抗生素,亚急性者选用针对大多数链球菌(包括肠球菌)的抗生素。⑤已分离出病原微生物时,应根据致病微生物对药物的敏感程度选择抗微生物药物。

2. 经验治疗　在病原菌尚未培养出时,急性者采用萘夫西林(新青霉素Ⅲ)2 g,每4 h 1次,静脉注射或滴注,加氨苄西林2 g,每4 h 1次,静脉注射,或加庆大霉素每日160～240 mg静注。亚急性者按常见的致病菌链球菌的用药方案以青霉素为主或加庆大霉素,青霉素320万～400万U静滴,每4～6 h 1次;庆大霉素剂量同上。

3. 已知致病微生物时的治疗

(1)对青霉素敏感的细菌:草绿色链球菌、牛链球菌、肺炎球菌等多属此类。①首选青霉素1200万～1800万U/d,分次静脉点滴,每4 h 1次;②青霉素联合庆大霉素1 mg/kg静脉注射或肌内注射,每8 h 1次;③青霉素过敏时可选择头孢曲松2 mg/d,静脉注射,或万古霉素30 mg/(kg·d),分2次静滴(24 h最大量不超过2 g)。所有病例均至少用药4周。

(2)对青霉素耐药的链球菌:①青霉素加庆大霉素,青霉素1800万U/d,分次静滴,每4 h 1次,用药

4周,庆大霉素剂量同前,用药2周;②万古霉素剂量同前,疗程4周。

(3)肠球菌:①青霉素加庆大霉素,青霉素1800万～3000万U/d,分次静滴,每4 h 1次。庆大霉素用量同前,疗程4～6周;②氨苄西林12 g/d,分次静注,每4 h 1次,庆大霉素剂量同前,用药4～6周,治疗过程中酌减或撤除庆大霉素,预防其毒副作用;③上述治疗效果不佳或患者不能耐受者可改用万古霉素30 mg/(kg·d),分2次静脉滴注,疗程4～6周。

(4)金黄色葡萄球菌和表皮葡萄球菌:对甲氧西林敏感者采用如下治疗。①萘夫西林或苯唑西林均为2 g,每4 h 1次,静脉注射或静脉滴注,用药4～6周;治疗初始3～5日加用庆大霉素,剂量同前。②青霉素过敏或无效者用头孢唑啉2 g静注,每8 h 1次,用药4～6周;治疗初始3～5日加用庆大霉素。③如青霉素和头孢菌素无效,可用万古霉素4～6周。甲氧西林耐药者可用万古霉素治疗4～6周。

(5)其他细菌:用青霉素、头孢菌素或万古霉素,加或不加氨基糖苷类,疗程4～6周。革兰阴性杆菌感染用氨苄西林2 g,静脉滴注,每4 h 1次;或哌拉西林2 g,静脉滴注,每4 h 1次;或头孢噻肟2 g,每4～6 h 1次;或头孢他啶2 g,每8 h 1次,静脉注射或滴注,加庆大霉素160～240 mg/d,静脉滴注;环丙沙星200 mg,每12 h 1次,静脉点滴也可有效。

(6)真菌感染:用静脉滴注两性霉素B,首日1 mg,之后每日递增3～5 mg,直至25～30 mg/d,总量3～5 g。应注意两性霉素B的毒副作用。两性霉素B用够疗程后口服氟胞嘧啶100～150 mg/(kg·d),每6 h 1次,用药数月。

(二)外科治疗

人工瓣膜置换术的适应证为:①严重瓣膜反流致心力衰竭。②真菌性心内膜炎。③虽充分使用抗微生物药物,血培养持续阳性或反复复发。④虽充分使用抗微生物药物治疗,仍反复发作大动脉栓塞,超声检查证实赘生物≥10 mm。⑤主动脉瓣受累致房室传导阻滞;心肌或瓣环脓肿需手术引流。⑥复发的肺动脉栓塞后三尖瓣赘生物>20 mm时,必须手术治疗。

【预防和预后】

有易患因素(人工瓣膜置换术后、感染性心内膜炎史、体-肺循环分流术后、心脏瓣膜病和先天性心脏病)的患者,接受可因出血或明显创伤而致短暂性菌血症的手术和器械操作时,应予预防感染性心内膜炎的措施。

未治疗的急性患者几乎均在4周内死亡。亚急性者的自然史一般不少于6个月。预后不良因素中以心力衰竭最为严重,其他包括主动脉瓣损害、肾衰竭、革兰阴性杆菌或真菌致病、瓣环或心肌脓肿、老年等。死亡原因为心力衰竭、肾衰竭、栓塞、细菌性动脉瘤破裂和严重感染。除耐药的革兰阴性杆菌和真菌所致的心内膜炎者外,大多数患者可获细菌学治愈。但本病的近期和远期病死率仍较高,治愈后的5年存活率仅60%～70%。10%在治疗后数月或数年内再次发病。

第二节　人工瓣膜和静脉药瘾者心内膜炎

(一)人工瓣膜心内膜炎(prosthetic valve endocarditis)

发生于人工瓣膜置换术后60天以内者为早期人工瓣膜心内膜炎,60天以后发生者为晚期人工瓣膜心内膜炎。早期者,致病菌约1/2为葡萄球菌;其次为革兰阴性杆菌和真菌。晚期者以链球菌最常见;其次为葡萄球菌;其他有革兰阴性杆菌和真菌。除赘生物形成外,常致人工瓣膜部分破裂、瓣周漏、瓣环周围组织和心肌脓肿。最常累及主动脉瓣。早期者常为急性暴发性起病,晚期以亚急性表现常见。术后发热、出现新杂音、脾大或周围栓塞征,血培养同一种细菌阳性结果至少2次,可诊断本病。预后不良,早期与晚期者的病死率分别为40%～80%和20%～40%。

本病难以治愈。应在自体瓣膜心内膜炎用药基础上,将疗程延长为6～8周。任一用药方案均应加庆大霉素。对耐甲氧西林的表皮葡萄球菌致病者,应用万古霉素15 mg/kg,每12 h 1次,静脉点滴,加利福平(rifampin)300 mg,每8 h 1次,口服,用药6～8周,开始的2周加庆大霉素。人工瓣膜置换术后早期(术后<12个月)发生感染性心内膜炎,应积极考虑手术。有瓣膜再置换术的适应证者,应早期手术。明确适应证为:①因瓣膜关闭不全致中至重度心力衰竭;②真菌感染;③充分抗生素治疗后持续有菌血症;④急性瓣膜阻塞;⑤X线透视发现人工瓣膜不稳定;⑥新发生的心脏传导阻滞。

(二)静脉药瘾者心内膜炎(endocarditis in intravenous drug abusers)

静脉药瘾者心内膜炎多见于年轻男性。致病菌最常来源于皮肤,药物污染所致者较少见。主要致病菌为金黄色葡萄球菌,其次为链球菌、革兰阴性杆菌和真菌。大多累及正常心脏瓣膜,三尖瓣受累占50%以上,其次为主动脉瓣和二尖瓣。急性发病者多见,常伴有迁移性感染灶。X线可见肺部多处小片状浸润阴影,为三尖瓣或肺动脉瓣赘生物所致的脓毒性肺栓塞。一般三尖瓣受累时无心脏杂音。亚急性表现多见于曾有感染性心内膜炎病史者。

年轻伴右心金黄色葡萄球菌感染者病死率在5%。而左侧心脏瓣膜(尤其主动脉瓣)受累,革兰阴性杆菌或真菌感染者预后不良。对甲氧西林敏感的金黄色葡萄球菌所致右心感染,用萘夫西林或苯唑西林2 g,每4 h 1次,静脉注射或点滴,用药4周;加妥布霉素(tobramycin)1 mg/kg,每8 h 1次,静脉点滴,用药2周。其余用药选择与方案同自体瓣膜心内膜炎的治疗。

(王 萍)

知识检测18

第二十一章　心肌疾病

学习目标

1. 掌握：扩张型心肌病、肥厚型心肌病及病毒性心肌炎的临床表现、治疗方法。
2. 熟悉：扩张型心肌病、肥厚型心肌病及病毒性心肌炎的诊断标准。
3. 了解：扩张型心肌病、肥厚型心肌病及病毒性心肌炎的病因和病理。
4. 应用：具有对扩张型心肌病、肥厚型心肌病及病毒性心肌炎的诊断和治疗能力，具有对患者进行健康教育、进行终身随访的能力。

导学案例

患者，女，45岁，因"心悸伴活动后呼吸困难半个月"入院，入院前半夜患者始出现心悸、活动后呼吸困难，偶有咳嗽，伴双下肢凹陷性水肿；症状反复出现，入院前两天症状加重，同时伴恶心，无咯血、发热等；症状持续无好转。既往病史无特殊。查体：T 36.5 ℃，P 94 次/分，R 20 次/分，BP 135/90 mmHg，双肺呼吸音粗，无明显干、湿啰音，心界向左下扩大，二尖瓣听诊区可闻及 3/6 级收缩期吹风样杂音。辅助检查：NT-proBNP 32116 pg/mL；心脏彩超提示：主动脉增宽，肺动脉内径正常，左心房大，左心室内径显著扩大，右心房、右心室不大；室间隔与左心室后壁厚度正常，室壁活动幅度明显减低，运动不协调；左心功能测定提示 EF 值 28%，FS 值 13%；二尖瓣口左心房侧可见中度收缩期反流信号，反流速约 5.0 m/s，三尖瓣口右心房侧可见轻微收缩期反流信号；主动脉瓣、肺动脉瓣下心室流出道均可见轻微舒张期反流信号。

请问：患者诊断及诊断依据？确诊还需做什么检查？如何治疗？

心肌疾病是指心脏的基本病变发生于心肌的一组疾病。按病因常将心肌疾病分为原发性和继发性两大类。原发性心肌病是指病因未明的伴有心肌功能障碍的心肌疾病。1995年世界卫生组织和国际心脏病学会及联合会（WHO/ISFC）工作组将原发性心肌病分为扩张型心肌病、肥厚型心肌病、限制型心肌病、致心律失常型右心室心肌病及不定型的心肌病。本章重点介绍扩张型心肌病、肥厚型心肌病。

继发性心肌疾病是指病因明确或与系统疾病相关的心肌疾病，包括瓣膜性心肌病、炎症性心肌病、高血压性心肌病、内分泌代谢性心肌病、全身疾病（如贫血、风湿性疾病等）引起的心肌病、肌营养不良、神经肌肉病变、过敏和中毒（如乙醇、蒽环类药物等）引起的心肌病、围生期心肌病等。本章重点介绍病毒性心肌炎。

第一节　扩张型心肌病

扩张型心肌病（dilated cardiomyopathy，DCM）是指一侧或双侧心腔扩大，心肌收缩功能减退，常伴充血性心力衰竭及心律失常的心肌病。本病病死率较高，中年以上多见，男多于女。

【病因】

病因迄今不明，除特发性、家族遗传性外，近年来认为持续病毒感染是其重要原因，持续病毒感染对心肌组织的损伤、自身免疫包括细胞、自身抗体或细胞因子介导的心肌损伤等可导致或诱发扩张型心肌病。此外围生期、酒精中毒、抗癌药物、心肌能量代谢紊乱和神经激素受体异常等多因素也可引起本病。

【病理】

以心腔扩张为主，肉眼可见心室扩张，室壁多变薄，纤维瘢痕形成，且常伴有附壁血栓。瓣膜、冠状动脉多无改变。组织学为非特异性心肌细胞肥大、变性，特别是程度不同的纤维化等病变混合存在。

【临床表现】

（一）症状

起病缓慢，多在临床症状明显时才就诊，如有气急，甚至端坐呼吸、水肿和肝大等充血性心力衰竭的症状和体征时，才被诊断。部分患者可发生栓塞或猝死。

（二）体征

主要体征为心脏扩大，常可听到第三或第四心音，心率快时呈奔马律。常合并各种类型的心律失常。

【辅助检查】

1. **胸部 X 线检查** 心影常明显增大，心胸比率＞50％，肺淤血。

2. **心电图** 可见多种心律失常如心房颤动、传导阻滞等各种心律失常。其他尚有 ST-T 改变、低电压、R 波减低，少数可见病理性 Q 波。

3. **超声心动图** 超声心动图具有一"大"、二"薄"、三"弱"、四"小"的特征。"大"即心脏四腔均可扩大，但以左心室扩大明显，左心室流出道扩大；"薄"即室间隔和左心室后壁多变薄；"弱"即室间隔与左心室后壁运动减弱；"小"为二尖瓣口开放幅度相对变小。左心室射血分数常降至 50％以下，可有心包积液。

4. **NT-proBNP 检查** 升高提示心功能不全，可与其他原因所致的呼吸困难鉴别。

5. **心内膜心肌活检** 可见心肌细胞肥大、变性、间质纤维化等。活检标本除发现组织学改变外，尚可进行病毒学检查。

6. **冠状动脉造影** 可排除冠心病缺血性心肌病所致的心室扩大。

【诊断与鉴别诊断】

本病缺乏特异性诊断指标，临床上看到心脏增大、心律失常和充血性心力衰竭的患者时，如超声心动图证实有心腔扩大与心脏弥漫性搏动减弱，即应考虑有本病的可能。但应除外各种病因明确的器质性心脏病，如急性病毒性心肌炎、风湿性心脏病、冠心病、先天性心血管病及各种继发性心肌病等后方可确立诊断。

【治疗】

目前治疗原则主要是针对充血性心力衰竭和各种心律失常。

1. **一般治疗** 限制体力活动，摄入低盐、易消化饮食，预防感染。

2. **控制心力衰竭** 应用洋地黄和利尿剂。但本病较易发生洋地黄中毒，故应慎用。此外常用扩血管药物、ACEI 等长期口服。

3. **防治心室重构** 患者无禁忌且能耐受时联合使用 ACEI、β 受体阻滞剂、醛固酮拮抗剂，如使用 ACEI 后有干咳的患者可用 ARB 替换。

4. **抗心律失常治疗** 在改善心功能的基础上，可给予抗心律失常治疗，具体措施参见心律失常相关内容。预期临床状态预后尚好的患者可置入心脏电复律除颤器，预防猝死的发生。

5. **抗凝治疗** 对有心房颤动或深静脉血栓形成等发生栓塞性疾病风险且没有禁忌证的患者宜口服阿司匹林预防附壁血栓形成。对于已经有附壁血栓形成和发生血栓栓塞的患者必须长期行抗凝治疗，根据情况可用阿司匹林、华法林、氯吡格雷、低分子量肝素等。

6. **中药治疗** 黄芪、生脉散和牛磺酸等有抗病毒、调节免疫、改善心功能等作用，长期使用对改善症状及预后有一定辅助作用。

7. 心力衰竭的心脏再同步化治疗(CRI) 这一治疗需要在药物治疗的基础上使用,对部分心力衰竭患者有显著疗效。

8. 心脏移植及左心室成形术 对长期严重心力衰竭、内科治疗无效的病例,可考虑进行心脏移植。在等待期如有条件尚可行左心机械辅助循环,以改善患者心脏功能。也有试行左心室成形术的案例,通过切除部分扩大的左心室同时置换二尖瓣,以减轻反流、改善心功能,但疗效尚待肯定。

【预后】

本病的病程长短不等,充血性心力衰竭的出现频度较高,预后不良。死亡原因多为心力衰竭和严重心律失常,不少患者猝死。以往认为症状出现后5年的存活率在40%左右;近年来,由于上述治疗手段的采用存活率已明显提高。

知识链接 21-1

第二节 肥厚型心肌病

肥厚型心肌病(hypertrophic cardiomyopathy, HCM)是以心肌的非对称性肥厚、心室腔变小为特征的原因不明心肌病。表现心室血液充盈受限,左心室舒张期顺应性下降。根据左心室流出道有无梗阻又可分为梗阻性和非梗阻性肥厚型心肌病。本病为青年猝死的常见原因。

【病因和病理】

本病常有明显家族史(约占1/3),目前被认为是常染色体显性遗传病,肌节收缩蛋白基因如心脏肌球蛋白重链及心脏肌钙蛋白T基因突变是主要的致病因素。儿茶酚胺代谢异常、细胞内钙调节异常、高血压、高强度运动等均可作为本病发病的促进因子。

肥厚型心肌病的主要改变在心肌,尤其是左心室形态学的改变。其特征为不均等的心室间隔增厚,也有心肌均匀肥厚和(或)心尖部肥厚的类型。本病的组织学特征为心肌细胞肥大、形态特异、排列紊乱,尤以左心室间隔部改变明显。

【临床表现】

(一) 症状

起病多缓慢,多于30岁前发病。部分患者可无自觉症状,而因猝死或在体检中被发现。许多患者有心悸、胸痛、劳力性呼吸困难,伴有流出道梗阻的患者由于左心室舒张期充盈不足,心排血量减低可在起立或运动时出现眩晕,甚至神志丧失等。

(二) 体征

主要体征有心脏轻度扩大,能听到第四心音。梗阻性肥厚型心肌病于胸骨左缘3、4肋间可听到粗糙的收缩中晚期喷射性杂音,可伴有收缩期震颤。此杂音的特点是:凡增加心肌收缩力或减轻心脏负荷的措施,均可使杂音增强,如洋地黄、异丙肾上腺素、硝酸甘油、做Valsalva动作、体力劳动后等;凡减轻心肌收缩力或增加心脏负荷的措施,均可使杂音减弱,如使用β受体阻滞剂、下蹲、用力、握拳等。

【辅助检查】

1. X线检查 心影增大多不明显,如有心力衰竭则呈现心影明显增大并伴肺淤血。

2. 心电图 最常见的表现为左心室肥大,ST-T改变,常在胸前导联出现巨大倒置T波。深而不宽的病理性Q波可在Ⅰ、aVL或Ⅱ、Ⅲ、aVF导联上出现,有时在V1导联可见R波增高,R/S比增大。此外,室内传导阻滞和期前收缩亦常见。

3. 超声心动图 临床上主要诊断手段,可显示室间隔的非对称性肥厚,舒张期室间隔的厚度与后壁之比≥1.3,间隔运动低下。有梗阻的病例可见室间隔流出道部分向左心室内突出、二尖瓣前叶在收缩期前移、左心室顺应性降低致舒张功能障碍等。

4. 心导管检查和心血管造影 左心室舒张末压上升。有梗阻者在左心室腔与流出道间有压差,心室造影显示左心室腔变形,呈香蕉状、犬舌状、纺锤状(心尖部肥厚时)。冠状动脉造影多无异常。

5. 心内膜心肌活检 心肌细胞畸形肥大、排列紊乱有助于诊断。

【诊断与鉴别诊断】

对临床或心电图表现类似冠心病的患者,如患者较年轻,诊断冠心病依据不充分又不能用其他心脏病来解释,则应想到本病的可能。结合心电图、超声心动图及心导管检查做出诊断。如有阳性家族史(猝死、心脏增大等)更有助于诊断。

本病可与高血压心脏病、冠心病、先天性心血管病、主动脉瓣狭窄等相鉴别。

【治疗】

本病的治疗原则为弛缓肥厚的心肌,缓解症状,预防猝死。

1. 一般治疗 避免剧烈的体力活动、突然用力和情绪激动;慎用增加心肌收缩力或减轻心脏前、后负荷的药物,以免使梗阻症状加重;心腔内有梗阻是感染性心内膜炎发生的温床,故手术前、后(包括拔牙)都应使用抗生素以预防心内膜炎。

2. 弛缓肥厚的心肌

(1) β受体阻滞剂:降低心肌收缩力,减轻流出道梗阻,增加舒张期心室扩张,减少心肌耗氧量。可用普萘洛尔10 mg,3~4次/天,口服,逐步增大剂量,达到改善症状而心率、血压不过低。最大剂量可达300 mg/d。本药不能减少心律失常、猝死及改善预后。

(2) 钙通道阻滞剂:其负性肌力作用可减弱心肌收缩力,改善心肌顺应性和舒张功能。维拉帕米40~120 mg,3~4次/天,口服,或地尔硫䓬30~60 mg,3次/天,口服。

(3) 手术治疗:药物治疗效果不佳的重症梗阻患者可行室间隔肌纵深切开术和肥厚心肌部分切除术,以缓解症状。

3. 抗心律失常治疗 由于猝死的原因多为室性心律失常尤其是心室颤动所致,故抗心律失常治疗不容忽视。

4. 心力衰竭的治疗 如无心室梗阻或梗阻不明显,心力衰竭可使用洋地黄及利尿剂治疗;反之则应慎用,可试用α受体激动剂。

【预后】

本病的预后因人而异,可从无症状到心力衰竭、猝死。少数患者可并发感染性心内膜炎或栓塞等。一般成人病例10年存活率为80%,小儿病例为50%。成人死亡多为猝死,而小儿则多为心力衰竭,其次为猝死。

第三节 病毒性心肌炎

病毒性心肌炎是指病毒感染引起局灶性或弥漫性心肌的炎症病变。

【病因和发病机制】

很多病毒都可能引起心肌炎,其中以肠道病毒包括柯萨奇A、B组病毒,埃可病毒、脊髓灰质炎病毒等为常见。此外,腺病毒、流感病毒、单纯疱疹病毒、麻疹病毒、肝炎病毒及HIV等都能引起心肌炎。

病毒性心肌炎的发病机制有:病毒直接侵犯心肌及微血管;病毒感染引起细胞介导的免疫损伤作用。另外,自身免疫反应可能也是原因之一。

【临床表现】

(一) 症状

患者症状轻重常取决于病变的广泛程度,轻重变异很大,可完全没有症状,也可以猝死。约半数患者于发病前1~3周有病毒感染前驱症状,如发热、头痛、乏力,即所谓"感冒"样症状或恶心、呕吐等消化道症状。然后出现心悸、胸痛、呼吸困难、水肿等症状,严重者出现心律失常、心力衰竭、心源性休克或Adams-Stokes综合征。

(二)体征

1. 心率及心律改变 出现与发热不平行的心动过速,可出现各种心律失常,其中以室性期前收缩最常见。

2. 心音改变 心尖区第一心音减弱,可听到第三、四心音,有时呈胎心律。

3. 心脏增大 病情轻者心脏无增大;病情重者心脏可轻至中度增大。

4. 心力衰竭的体征 合并心力衰竭时可出现肺部湿啰音、颈静脉怒张、肝大、水肿等体征。

【辅助检查】

1. 胸部X线检查 可见心影扩大或正常。

2. 心电图 常见ST-T段改变和各型心律失常,特别是室性心律失常和房室传导阻滞等。严重心肌损害时可出现病理性Q波,需与心肌梗死鉴别。

3. 超声心动图检查 可显示正常,重者可有左心室舒张功能减退,节段性或弥漫性室壁运动减弱,左心室增大或附壁血栓等。

4. 血液检查 血清肌钙蛋白(T或I)、心肌肌酸激酶同工酶(CK-MB)增高,血沉加快,高敏C-反应蛋白增加等有助于诊断。

5. 病原学检查 发病后3周内,相隔两周的两次血清柯萨奇B组病毒中和抗体滴度呈4倍或以上增高,或一次高达1∶640,特异型柯萨奇B组病毒IgM为1∶32以上,外周血中可检出肠道病毒核酸等。

【诊断及鉴别诊断】

一、诊断

诊断依据有:①在上呼吸道感染、腹泻等病毒感染后3周内出现与心脏相关的表现,不能用一般原因解释。②心电图有ST-T段改变或心律失常表现。③有明确心肌损害的证据:如心脏扩大、心律失常、心力衰竭或心源性休克、血清心肌酶和肌钙蛋白增高、心电图改变等。④病原学检查结果呈阳性。⑤排除其他心肌疾病。

二、鉴别诊断

病毒性心肌炎应与β受体功能亢进、甲状腺功能亢进、原发性心肌病、风湿性心肌炎、中毒性心肌炎、冠心病等相鉴别。

【治疗】

病毒性心肌炎患者应卧床休息,进食易消化、富含维生素及蛋白质的食物;心力衰竭者使用利尿剂、血管扩张剂、血管紧张素转换酶抑制剂等;心律失常者,采用抗心律失常药物,重症者可考虑使用临时性心脏起搏器;目前不主张早期使用糖皮质激素,但对有房室传导阻滞、难治性心力衰竭、重症患者或考虑有自身免疫反应的情况下则可慎用;近年来采用黄芪、板蓝根、牛磺酸、辅酶Q_{10}等中西医结合治疗病毒性心肌炎,有抗病毒、调节免疫和改善心脏功能等作用,具一定疗效。

【预后】

多数急性病毒性心肌炎患者症状在数周内可消失,心电图恢复常需几个月。超过3个月后未能完全恢复者即转为慢性病程,易发展为扩张型心肌病。极少数患者死于严重心律失常、心力衰竭或心源性休克。

(王 萍)

知识检测19

第二十二章 心包炎

1. 掌握：急性心包炎及缩窄性心包炎的临床表现、诊断及治疗原则。
2. 熟悉：心包炎的病理及病理生理变化。
3. 了解：心包炎的病因。
4. 应用：具有对急慢性心包炎诊断和治疗的能力，具有对患者进行健康教育、终身随访的能力。

导学案例

患者，男，25岁，因"心前区疼痛2h"入院，入院前2h患者无明显诱因出现心前区疼痛，向左肩放射，吸气时疼痛加重，坐位时减轻，伴有畏寒、发热；既往有血吸虫病史。查体：T 38 ℃，P 110次/分，R 20次/分，BP 105/75 mmHg，双肺呼吸音清晰，无明显干、湿啰音，心率110次/分，律齐，各瓣膜听诊区无杂音。辅助检查：心电图提示除AVR导联和V1导联外各导联ST段抬高。

请问：患者最可能的诊断是什么？确诊还需做什么检查？如何治疗？

心包炎是指心包脏层和壁层的炎症。可由多种致病因素引起，常是全身疾病的一部分或由邻近组织病变蔓延而来。按病程可分为急性、慢性两种。急性心包炎常伴有心包积液，慢性缩窄性心包炎常引起心包缩窄。

第一节 急性心包炎

急性心包炎为心包脏层和壁层的急性炎症，可由细菌、病毒、肿瘤、自身免疫、物理、化学等因素引起。心包炎常是全身性疾病表现的一部分或为其并发症，故常被原发疾病所掩盖，但也可以单独存在。

【病因】

急性心包炎过去常见病因为风湿热、结核分枝杆菌及细菌感染。近年来，病毒感染、肿瘤、尿毒症性及心肌梗死性心包炎发病率明显增多。急性心包炎的病因如下。

(1) 感染：病毒、细菌、真菌、寄生虫、立克次体。
(2) 自身免疫：风湿热、系统性红斑狼疮、类风湿关节炎、心肌梗死后综合征等。
(3) 肿瘤：原发性、继发性。
(4) 代谢疾病：尿毒症、痛风。
(5) 物理因素：外伤、放射性。
(6) 邻近器官疾病：急性心肌梗死、胸膜炎、主动脉夹层、肺梗死等。

【病理】

急性心包炎可以分为纤维蛋白性和渗出性两个阶段。

1. 纤维蛋白性心包炎 在急性期，心包壁层和脏层上有纤维蛋白、白细胞及少许内皮细胞渗出，为纤维蛋白性心包炎，此时尚无明显液体积聚。

2. 渗出性心包炎 随着病程发展，渗出液体增加，则转变为渗出性心包炎，常为浆液纤维蛋白性，积液量可由 100 mL 至 3 L，多为黄而清的液体，也可因病因不同呈血性或脓性。渗出液一般在数周甚至数月内吸收，但也可伴随壁层与脏层的粘连、增厚及缩窄而转化为慢性心包炎。液体也可在较短时间内大量积聚引起心脏压塞，导致心室舒张期充盈受阻，并使周围静脉压升高，最终使心排血量降低，血压下降。

【临床表现】

（一）纤维蛋白性心包炎

1. 症状 主要症状为心前区或胸骨后疼痛，可放射到颈部、左肩、左臂及左肩胛骨，也可达上腹部；疼痛可呈压榨性或尖锐样，与呼吸运动有关，常因咳嗽、深呼吸、变换体位或吞咽而加重。

2. 体征 心包摩擦音是纤维蛋白性心包炎的典型体征，多位于心前区，以胸骨左缘第 3、4 肋间最为明显；坐位时身体前倾、深吸气或将听诊器胸件加压可更容易听到。心包摩擦音可持续数小时或持续数天、数周。心前区听到心包摩擦音就可做出心包炎的诊断。

（二）渗出性心包炎

临床表现取决于积液对心脏的压塞程度，轻者仍能维持正常的血流动力学，重者则出现循环障碍或衰竭。

1. 症状 呼吸困难是最突出的症状，呼吸困难严重时，患者呈端坐呼吸，身躯前倾、呼吸浅速、面色苍白，可有发绀。也可因压迫气管、食管而产生干咳、声音嘶哑及吞咽困难。此外尚有发冷、发热、心前区或上腹部闷胀、乏力、烦躁等。

2. 体征 心尖搏动弱，位于心浊音界左缘的内侧或不能扪及；心脏叩诊浊音界向两侧增大，皆为绝对浊音区；心音低而遥远；在有大量积液时可在左肩胛骨下出现浊音及左肺受压迫所引起的支气管呼吸音，称心包积液征（Ewart 征）；大量渗液可使收缩压降低，而舒张压变化不大，故脉压变小，按积液时心脏压塞程度，脉搏可正常、减弱或出现奇脉；大量渗液可累及静脉回流，出现颈静脉怒张、肝大、腹腔积液及下肢水肿等；严重时可产生急性循环衰竭、休克等。

【辅助检查】

1. 实验室检查 取决于原发病，细菌性感染者常有白细胞及中性粒细胞计数增加、血沉增快等炎症反应。

2. X 线检查 对纤维蛋白性心包炎诊断价值不大，对渗出性心包炎有一定价值；可见心脏阴影向两侧增大，心脏搏动减弱或消失；尤其是肺部无明显充血现象而心影显著增大是心包积液的有力证据，可与心力衰竭相区别。成人液体量少于 250 mL、儿童少于 150 mL 时，X 线难以检出其积液。

3. 心电图 急性心包炎时心电图异常来自心包下的心肌，主要表现为：①ST 段抬高，见于除 aVR 导联以外的所有常规导联，呈弓背向下型，aVR 导联中 ST 段压低。②一日甚至数日后，ST 段回到基线，出现 T 波低平及倒置，持续数周至数月后 T 波逐渐恢复正常。③心包积液时有 QRS 低电压，大量渗液时可见电交替。④常有窦性心动过速。

4. 超声心动图 对诊断心包积液简单易行，迅速可靠。M 型或二维超声心动图中均可见液性暗区以确定诊断。

5. 心包穿刺 可证实心包积液的存在并对抽取的液体做生物学（细菌、真菌等）、生化、细胞分类的检查，包括寻找肿瘤细胞等；抽取一定量的积液也可解除心脏压塞症状；同时，必要时可经穿刺在心包腔内注入抗菌药物或化疗药物等。心包穿刺的主要指征是心脏压塞和未能明确病因的渗出性心包炎。

【诊断】

根据临床表现、X 线、心电图及超声心动图检查可做出心包炎的诊断，心包穿刺、活体组织检查有助于病因学诊断。五种常见病因的心包炎的特征见表22-1。

表22-1 五种常见心包炎的特征

	急性非特异性	结核性	化脓性	肿瘤性	心脏损伤后综合征
病史	发病前数日常有上呼吸道感染,起病多急骤,常反复发作	常伴原发性结核病或与其他浆膜腔结核并存	常有原发感染病灶,伴明显败血症表现	转移性肿瘤多见,并可见于淋巴瘤及白血病	有手术、心肌梗死、心脏创伤等心脏损伤史,可反复发作
发热	持续发热	常无	高热	常无	常有
心包摩擦音	明显,出现早	有	常有	少有	少有
胸痛	常剧烈	常无	常有	常无	常有
白细胞计数	正常或增高	正常/轻度增高	明显增高	正常/轻度增高	正常/轻度增高
血培养	阴性	阴性	可阳性	阴性	阴性
心包积液量	较少	常大量	较多	大量	一般中量
性质	草黄色或血性	多为血性	脓性	多为血性	常为浆液性
细胞分类	LC占多数	LC较多	NC占多数	LC较多	LC较多
细菌	无	结核分枝杆菌	化脓性细菌	无	无
治疗	非甾体抗炎药	抗结核药	抗生素及心包切开	原发病治疗,心包穿刺	糖皮质激素

【治疗】

急性心包炎的治疗包括病因治疗、解除心脏压塞和对症治疗。

1. 病因治疗 结核性心包炎应尽早开始抗结核治疗,剂量要足,疗程要长,一般用至结核活动停止一年左右再停药;化脓性心包炎应选用敏感的抗生素且剂量要足,并反复心包穿刺抽脓和心包腔内注入抗生素,必要时及早进行心包切开引流;非特异型心包炎和心肌损伤后综合征可给予糖皮质激素治疗;肿瘤性心包炎除治疗原发病外,可行心包穿刺或切开解除心脏压塞或心包内注射抗肿瘤药物等。

2. 解除心脏压塞 可行心包穿刺术,每次抽液量为数百甚至1000 mL,必要时穿刺完毕后可向心包腔内注入药物(如抗生素或抗肿瘤药物等)。

3. 对症治疗 患者应卧床休息,呼吸困难者可吸氧并采取半卧位或端坐位;水肿者可给予低盐饮食及利尿剂;胸痛剧烈者可给予镇痛剂如磷酸可待因口服,必要时可使用吗啡类药物。

【预防】

积极进行病因防治是预防心包炎的最重要措施,如积极防治结核病、风湿热、败血症及病毒感染等;积极治疗结核性、化脓性心包炎是预防缩窄性心包炎的重要手段。

第二节 缩窄性心包炎

缩窄性心包炎是指心脏被致密厚实的纤维化或钙化心包所包围,使心室舒张期充盈受限而产生一系列循环障碍的表现。

【病因】

缩窄性心包炎继发于急性心包炎,其病因在我国仍以结核性为最常见,其次为化脓性或创伤性心包炎后演变而来。少数与心包肿瘤、急性非特异性心包炎及放射性心包炎等有关。也有部分患者其病因不明。

【病理】

急性心包炎后,随着渗液逐渐吸收可有纤维组织增生、心包增厚粘连、壁层与脏层融合钙化,使心脏及大血管根部受限。心包增厚可为全面的,也可仅限于心包的局部。心脏大小仍正常,偶可较小;长期缩窄,心肌可萎缩。心包病理显示为透明样变性组织,为非特异性;如有结核性肉芽组织或干酪样病变,提示为结核性病因。

【病理生理】

心包缩窄使心室舒张期扩张受阻,心室舒张期充盈减少,使心搏出量下降。为维持心排血量,心率必然增快;同时上、下腔静脉回流也因心包缩窄而受阻,出现静脉压升高、颈静脉怒张、肝大、腹腔积液、下肢水肿等。吸气时周围静脉回流增多而已缩窄的心包使心室失去适应性扩张的能力,致静脉压增高,吸气时颈静脉更明显扩张,称 Kussmaul 征。

【临床表现】

(一) 症状

起病隐匿,常于急性心包炎后数月甚至数年才发生心包缩窄。最早期症状为劳力性呼吸困难,主要由心排血量相对固定,劳力时不能相应增加所致,呼吸困难严重时不能平卧,呈端坐呼吸。由于肝大及大量腹腔积液可引起食欲不振、上腹胀满或疼痛。此外还可引起头晕、乏力等症状。

(二) 体征

1. 心脏体征　心尖搏动不明显,心浊音界正常或稍大,心音减弱而遥远,部分患者在胸骨左缘第3、4肋间于舒张期可听见心包叩击音,可出现期前收缩、心房颤动等心律失常。

2. 心包腔缩窄、心脏受压的表现　出现静脉回流受限的表现,如颈静脉怒张、肝大、腹腔积液、下肢水肿、心率增快,少数患者可见 Kussmaul 征和 Friedreich 征(舒张早期颈静脉突然塌陷),是由充盈过高的右心房于三尖瓣开放时压力骤然下降所致。由于心排血量减少致使收缩压下降,反射性引起周围小动脉痉挛使舒张压升高,因此动脉压降低,脉搏细弱无力。

【辅助检查】

X 线检查可示心影偏小、正常或轻度增大,上腔静脉常扩张,有时可见心包钙化。心电图中有 QRS 波群低电压、T 波低平或倒置。超声心动图可见心包增厚、室壁活动减弱、室间隔矛盾运动等,但均非特异而恒定的征象。

右心导管检查的特征性表现是肺毛细血管压力、肺动脉舒张压力、右心室舒张末期压力、右心房压力均升高且都在同一高水平;右心房压力曲线呈 M 或 W 形,右心室收缩压轻度升高,呈舒张早期下陷及高原形曲线。

【诊断与鉴别诊断】

典型缩窄性心包炎根据临床表现及实验室检查诊断并不困难。临床上常需与肝硬化、充血性心力衰竭及结核性腹膜炎相鉴别。限制型心肌病的临床表现和血流动力学改变与本病很相似,两者鉴别可能十分困难,必要时需通过心内膜心肌活检来诊断。

【治疗】

早期施行心包切除术以避免发展到心源性恶病质、严重肝功能不全、心肌萎缩等。通常在心包感染被控制、结核活动已静止即应手术,并在术后继续用药 1 年。

(王　萍)

知识检测 20

第二十三章 主动脉和周围血管病

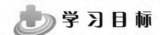

1. 掌握:主动脉夹层、闭塞性周围动脉粥样硬化、静脉血栓症的临床表现、诊断依据及治疗。
2. 熟悉:主动脉夹层、闭塞性周围动脉粥样硬化、静脉血栓症的病因,主动脉夹层的分型。
3. 了解:主动脉夹层、闭塞性周围动脉粥样硬化、静脉血栓症的发病机制和病理。
4. 应用:具有对主动脉夹层、闭塞性周围动脉粥样硬化、静脉血栓症的诊断和治疗能力,具有对患者进行健康教育、进行终身随访的能力。

导学案例

患者,男,65岁,因"胸痛10h"入院,入院前10h患者晚上睡觉时突然出现胸痛,自觉呈撕裂样疼痛,呈持续性疼痛,无头晕、晕厥、黑蒙,无咳嗽、咳痰、咯血、呼吸困难,无大汗淋漓;既往有多年高血压病史及大量吸烟史。查体:T 36.5 ℃,P 78 次/分,R 20 次/分,BP 105/90 mmHg,双肺呼吸音清晰,无明显干、湿啰音,心界无扩大,各瓣膜听诊区无杂音,辅助检查:心电图提示窦性心律,电轴不偏;心脏彩超提示主动脉增宽。

请问:患者最可能的诊断是什么?确诊还需做什么检查?如何治疗?

主动脉病最主要的有主动脉夹层和主动脉瘤。周围血管病包括周围动脉闭塞病、血管炎、血管痉挛、静脉血栓、静脉功能不全和淋巴系统疾病。本章重点叙述主动脉夹层,闭塞性周围动脉粥样硬化和静脉血栓症。

第一节 主动脉夹层

主动脉夹层(aortic dissection)是心血管疾病的灾难性危重急症,如不及时诊治,48 h内死亡率可高达50%。美国心脏协会(AHA)2006年报道本病年发病率为(25~30)/100万,根据现有的文献资料对比,国内的发病率高于西方发达国家。临床特点为急性起病,突发剧烈疼痛、休克和血肿压迫相应的主动脉分支血管时出现的脏器缺血症状。本病起病凶险,死亡率极高。但如能及时诊断,尽早积极治疗,特别是近十年来采用主动脉内支架植入术,挽救了大量患者的生命,使本病预后大为改观。

【病因、病理与发病机制】

目前认为本病的基础病理变化是遗传或代谢性异常导致主动脉中层囊样退行性变,部分患者为伴有结缔组织异常的遗传性先天性心血管病,但大多数患者基本病因并不清楚。马方(Marfan)综合征患者并发本病者约为40%,先天性二叶主动脉瓣患者并发本病者占5%。研究资料认为囊性中层退行性变是结缔组织的遗传性缺损,原纤维基因突变,使弹性硬蛋白(elastin)在主动脉壁沉积进而使主动脉僵硬扩张,致中层弹力纤维断裂、平滑肌局灶性丧失和中层空泡变性并充满黏液样物质。还有资料证明,主动脉中层的基质金属蛋白酶（matrix metallo proteinase，MMP）活性增高，从而降解主动脉壁的结构蛋白，可能也是发病机制之一。

高血压、动脉粥样硬化和增龄为主动脉夹层的重要促发因素，约 3/4 的主动脉夹层患者有高血压，60～70 岁的老年人发病率较高。此外，医源性损伤如安置主动脉内球囊泵，主动脉内造影剂注射误伤内膜等也可导致本病。

【分型】

最常用的分型或分类系统为 De Bakey 分型，根据夹层的起源及受累的部位分为三型：

Ⅰ型：夹层起源于升主动脉，扩展超过主动脉弓到降主动脉，甚至腹主动脉，此型最多见。

Ⅱ型：夹层起源并局限于升主动脉。

Ⅲ型：病变起源于降主动脉左锁骨下动脉开口远端，并向远端扩展，可直至腹主动脉。

病变涉及升主动脉的约占夹层的 2/3，即 De Bakey Ⅰ、Ⅱ型又称 Stanford A 型，而 De Bakey Ⅲ型的病变不涉及升主动脉的约占 1/3，又称 Stanford B 型。以升主动脉涉及与否的 Stanford 分型有利于治疗方法的选择。

【临床表现】

根据起病后存活时间的不同，本病可分为急性期和慢性期，急性期指发病至 2 周以内，病程在 2 周以上的则为慢性期。以 2 周作为急慢性分界，是因为本病自然病程的死亡曲线从起病开始越早越高，而至 2 周时死亡率达到 70%～80%，趋于平稳。

（一）疼痛

疼痛为本病突出且有特征性的症状，约 96% 的患者有突发、急起、剧烈、持续且不能耐受的疼痛，而心肌梗死的疼痛是逐渐加重且不如其剧烈。疼痛部位有时可提示撕裂口的部位；如仅前胸痛，90% 以上在升主动脉，痛在颈、喉、颌或面部也强烈提示升主动脉夹层，若为肩胛间最痛，则 90% 以上在降主动脉，背、腹或下肢痛也强烈提示降主动脉夹层。极少数患者仅诉胸痛，可能是升主动脉夹层的外破口破入心包腔而致心脏压塞的胸痛，有时易忽略主动脉夹层的诊断，应引起重视。

（二）休克、虚脱与血压变化

约半数或 1/3 患者发病后有苍白、大汗、皮肤湿冷、气促、脉速、脉弱或消失等表现，而血压下降程度常与上述症状表现不平行。某些患者可因剧痛甚至血压增高。严重的休克仅见于夹层瘤破入胸膜腔大量内出血时。低血压多数是因心脏压塞或急性重度主动脉瓣关闭不全所致。两侧肢体血压及脉搏明显不对称，常高度提示本病。

（三）夹层破裂还可引起其他系统损害

（1）心血管系统最常见的有主动脉瓣关闭不全和心力衰竭、心肌梗死、心脏压塞。

（2）其他包括神经、呼吸、消化及泌尿系统均可受累：患者可出现昏迷，瘫痪，声音嘶哑，大量咯血、呕血，肠坏死急腹症，急性腰痛、血尿、急性肾衰竭或肾性高血压等。夹层扩展至髂动脉可导致下肢缺血以致坏死。

【辅助检查】

（一）X线胸部平片与心电图检查

一般均无特异性诊断价值；胸片可有主动脉增宽，占主动脉夹层患者的 81%～90%；少见的为上纵隔增宽，虽无诊断价值但可提示进一步做确诊检查。心电图除在很少数急性心包积血时可有急性心包炎改变，或累及冠状动脉时可出现下壁心梗的心电图改变外，一般无特异性 ST-T 改变，故急性胸痛患者心电图常作为与急性心梗鉴别的重要手段。

（二）超声心动图检查

超声心动图检查可识别真、假腔或查获主动脉的内膜裂口下垂物，其优点是可在床旁检查，敏感性为 59%～85%，特异性为 63%～96%。经食管超声心动图检测更具优势，敏感性可达 98%～99%。特异性为 94%～97%，但对局限于升主动脉远端和主动脉弓部的病变因受主气道内空气的影响，超声探测可能漏诊。

(三) CT血管造影、螺旋CT及磁共振血管造影检查

CT血管造影、螺旋CT及磁共振血管造影检查均有很高的决定性诊断价值,其敏感性与特异性可达98%。

(四) 数字减影血管造影(DSA)

数字减影血管造影对Ⅲ型主动脉夹层的诊断价值可与主动脉造影媲美,而对Ⅰ、Ⅱ型的分辨力较差。

(五) 主动脉逆行造影

主动脉逆行造影是为术前确诊、判定破口部位及假腔血流方向,并制订介入或手术计划而必须进行的检查。

【诊断与鉴别诊断】

急起胸背部撕裂样剧痛;伴有虚脱表现,但血压下降不明显甚至增高;脉搏速弱甚至消失或两侧肢体动脉血压明显不等;还可能突然出现主动脉瓣关闭不全或心脏压塞体征,急腹症或神经系统障碍、肾功能急剧减退伴血管阻塞现象时,即应考虑主动脉夹层的诊断。随即运用超声、CT、MRI等手段进行诊断并予以快速处理,以降低死亡率。

由于本病以急性胸痛为首要症状,鉴别诊断主要考虑急性心肌梗死和急性肺栓塞。此外,因可产生多系统血管的压迫,导致组织缺血或夹层破入某些器官,引发多种症状。通过病史、体检的全面分析与各相关系统类似表现的疾病的鉴别显得格外重要。例如其他原因引起的主动脉瓣关闭不全与充血性心衰、脑血管意外、急腹症和肾功能不全等。

【治疗】

本病为危重急症,死亡率高,如不处理约3%患者猝死,两天内死亡率为37%~50%甚至72%,1周内死亡率达60%~70%甚至91%,因此要求及早诊断,及早治疗。

(一) 即刻处理

严密监测血流动力学指标,包括血压、心率、心律及出入液量平衡;凡有心力衰竭或低血压者还应监测中心静脉压、肺毛细血管楔压和心排血量。

绝对卧床休息,强效镇静与镇痛,必要时静脉注射较大剂量吗啡或冬眠治疗。

(二) 随后的治疗决策

(1) 急性期患者无论是否采取介入或手术治疗均应首先给予强化的内科药物治疗。

(2) 升主动脉夹层特别是波及主动脉瓣或心包内有渗液者宜行急诊外科手术。

(3) 降主动脉夹层急性期病情进展迅速,病变局部血管直径≥5 cm或有血管并发症者应争取介入治疗置入支架(动脉腔内隔绝术)。夹层范围不大无特殊血管并发症时,可试行内科药物保守治疗,若一周不缓解或发生特殊并发症,如血压控制不佳、疼痛顽固、夹层扩展或破裂,出现神经系统损害或证明有膈下大动脉分支受累等,应立即行介入或手术治疗。

(三) 内科药物治疗

1. 降压 迅速将收缩压降至100~120 mmHg(13.3~16 kPa)或更低,可静滴硝普钠。

2. β受体阻滞剂 减慢心率至60~70次/分及降低左心室dp/dt,以防止夹层进一步扩展。β受体阻滞剂经静脉给药作用更快。

(四) 介入治疗

继1994年国外首次报告以后,1998年开始国内各大医院陆续开展以导管介入方式在主动脉内置入带膜支架,压闭撕裂口,扩大真腔,治疗主动脉夹层。目前,此项措施已成为治疗大多数降主动脉夹层的优选方案,不仅疗效明显优于传统的内科保守治疗和选择性外科手术治疗,且避免了外科手术的风险,术后并发症大大减少,总体死亡率也显著降低。

（五）外科手术治疗

修补撕裂口，排空假腔或人工血管移植术。手术死亡率及术后并发症发生率均很高。仅适用于升主动脉夹层及少数降主动脉夹层有严重并发症者。

【预后】

本病未经治疗死亡率极高，以下因素可影响预后。

（1）夹层发生的部位，越在主动脉远端预后越好，Ⅲ型较Ⅰ、Ⅱ型好。

（2）诊断及处理越及时越好。

（3）合理选择有效的治疗方案：药物、介入或手术。

（4）夹层内血栓形成可防止夹层向外膜破裂，避免内出血的危险。

第二节 闭塞性周围动脉粥样硬化

周围动脉病（peripheral arterial disease, PAD）的主要病因是动脉粥样硬化，可导致下肢或上肢动脉狭窄甚至闭塞，是全身动脉粥样硬化的一部分。本病表现为肢体缺血症状与体征，多数在60岁后发病，男性明显多于女性。在美国70岁以上人群的患病率大于5%。

【病因与发病机制】

本病是多因素疾病，病因尚不完全清楚。发病机制参见本篇相关章节。以下易患因素应引起充分关注并应用于防治：吸烟使发病增加2~5倍，糖尿病使发病增加2~4倍；影响远端血管以胫、腓动脉更多，也较多发展至坏疽而截肢。血脂异常、高血压和高半胱氨酸血症也可致发病增加且病变广泛易钙化。纤维蛋白原、C-反应蛋白增高也易增加发病。

【病理生理】

本病产生肢体缺血症状的主要病理生理机制是肢体的血供调节功能减退；包括动脉管腔狭窄的进展速度与程度、斑块增厚的进程、出血或血栓形成和侧支循环建立不足，以及代偿性血管扩张不良；包括一氧化氮产生减少，对血管扩张剂反应减弱和循环中血栓烷、血管紧张素Ⅱ、内皮素等血管收缩因子增多以及一些血液流变学异常，由此导致血供调节失常和微血栓形成。在骨骼肌运动时耗氧量增加而上述调节功能减退，以致出现氧的供需平衡失调，从而诱发缺血症状。由于缺氧以致运动早期就出现低氧代谢，乳酸和乙酰肉毒碱的积聚增加也可加重疼痛症状。

【临床表现】

本病下肢受累远多于上肢，病变累及主-髂动脉者占30%，股-腘动脉者占80%~90%，而胫-腓动脉受累者为40%~50%。

（一）症状

闭塞性周围动脉粥样硬化主要和典型的症状是间歇性跛行（intermittent claudication）和静息痛。肢体运动后引发局部疼痛、紧束、麻木或无力，停止运动后即缓解。疼痛部位常与病变血管相关，臀部、髋部及大腿部疼痛导致的间歇性跛行常提示主动脉和髂动脉部分阻塞。临床最多见的小腿疼痛性间歇性跛行常为股、腘动脉狭窄。踝、趾间歇性跛行则多为胫、腓动脉病变。病变进一步加重以致血管闭塞时，可出现静息痛。

（二）体征

（1）狭窄远端的动脉搏动消失、狭窄部位可闻及收缩期杂音；若远端侧支循环形成不良致舒张压很低则可为连续性杂音。

（2）患肢温度较低及营养不良：皮肤薄、亮、苍白，毛发稀疏，趾甲增厚，严重时有水肿、坏疽与溃疡。

（3）肢体位置改变测试：肢体自高位下垂到肤色转红时间大于10 s和表浅静脉充盈时间大于15 s，提示动脉有狭窄及侧支形成不良。反之，肢体上抬60°角，若在60 s内肤色转白也提示有动脉狭窄。

【辅助检查】

（一）节段性血压测量

在下肢不同动脉供血节段用 Doppler 装置测压，如发现节段间有压力阶差则提示其间有动脉狭窄存在。

（二）踝/肱指数（ankle-brachial index，ABI）测定

踝/肱指数是对下肢动脉狭窄病变实用与公认的节段性血压测量；用相应宽度的压脉带分别测定踝动脉及肱动脉的收缩压计算而得出 ABI。正常值≥1，<0.9 为异常，敏感性达 95%；<0.5 为严重狭窄。

$$ABI = \frac{踝动脉收缩压}{肱动脉收缩压}$$

（三）活动平板负荷试验

以缺血症状出现的运动负荷量和时间客观评价肢体的血供状态，有利于定量评价病情及治疗干预的效果。

（四）多普勒血流速度曲线分析及多普勒超声显像

随着动脉狭窄程度的加重，血流速度曲线会趋于平坦，结合超声显像则结果更可靠。

（五）磁共振血管造影和 CT 血管造影

磁共振血管造影和 CT 血管造影具有肯定的诊断价值。

（六）动脉造影

动脉造影可直观显示血管病变及侧支循环状态，可对手术或经皮介入的治疗决策提供直接依据。

【诊断与鉴别诊断】

当患者有典型间歇性跛行的症状与肢体动脉搏动不对称、减弱或消失时，再结合诸多危险因素的存在及上述某些辅助检查的结果，诊断并不困难。然而，有资料提示在确诊患者中有典型间歇性跛行症状者不足 20%，应引起高度重视。按目前公认的 Fontaine 分期可提示早期识别本病。Ⅰ期为无症状期：患肢怕冷、皮温稍低、易疲乏或轻度麻木，ABI 为正常。Ⅱa 期：轻度间歇性跛行，较多发生小腿肌痛。Ⅱb 期：中、重度间歇性跛行，ABI 0.7～0.9。Ⅲ期：静息痛，ABI 为 0.4～0.7。Ⅳ期：溃疡坏死，皮温低，色泽暗紫，ABI<0.4。

本病主要应与多发性大动脉炎累及腹主动脉-髂动脉者及血栓栓塞性脉管炎（Buerger 病）相鉴别；前者多见于年轻女性，活动期有全身症状；发热、血沉增高及免疫指标异常，病变部位多发，也常累及肾动脉而有肾性高血压。后者好发于年轻男性重度吸烟者，累及全身中、小动脉，上肢也经常累及，常有反复发作浅静脉炎及雷诺现象。缺血性溃疡伴有剧痛应与神经系统病变与下肢静脉曲张所致溃疡鉴别。此外，应鉴别假性跛行；如椎管狭窄、关节炎、骨筋膜间隔综合征等各具特点，应予以区分。

【治疗】

（一）内科治疗

积极干预发病相关的危险因素；戒烟、控制高血压与糖尿病、调脂、对患肢进行精心护理等；清洁、保湿、防外伤，对有静息痛者可抬高床头，以增加下肢血流，减少疼痛。

1. 步行锻炼 鼓励患者坚持步行，每次 20～30 min，每天尽量多次，可促进侧支循环的建立，也有认为每次步行时间应直至出现症状为止。

2. 抗血小板治疗 阿司匹林或氯吡格雷可抑制血小板聚集，对动脉粥样硬化病变的进展有效，有报告指出可降低与本病并存的心血管病死亡率 25%。

3. 血管扩张剂的应用 无明确长期疗效，肢体动脉狭窄时，在运动状态下，其狭窄的远端血管扩张而使组织的灌注压下降，而因肌肉运动所产生的组织间的压力甚至可超过灌注压。此时使用血管扩张剂将加剧这种矛盾，除非血管扩张剂可以促进侧支循环，否则不能使运动肌肉的灌注得到改善。换言

之,缺血症状不可能缓解。对严重肢体缺血者静脉滴注前列腺素,对减轻疼痛和促使溃疡的愈合可能有效。

4. 其他 抗凝药无效,而溶栓剂仅在发生急性血栓时有效。

(二) 血运重建

经积极内科治疗后仍有静息痛、组织坏疽或严重生活质量降低的致残者可做血运重建治疗,包括导管介入治疗和外科手术治疗;前者有经皮球囊扩张、支架置入与激光血管成形术。外科手术有人造血管与自体血管旁路移植术,各有相关指南参照执行。

【预后】

由于本病是全身性疾病的一部分,其预后与同时并存的冠心病、脑血管疾病密切相关。经血管造影证实,约50%有肢体缺血症状的患者同时有冠心病。寿命表分析(life table analysis)表明,间歇性跛行患者5年生存率为70%,10年生存率为50%。死亡者大多死于心肌梗死或猝死,直接死于周围血管闭塞的比例甚小。伴有糖尿病及吸烟患者预后更差,约5%患者需行截肢术。

第三节 静脉血栓症

肢体静脉可分为浅静脉与深静脉。下肢浅静脉包括大隐静脉、小隐静脉及其分支;下肢深静脉与大动脉伴行。深、浅静脉间有多处穿支静脉连接。两叶状静脉瓣分布在整个静脉系统内,以控制血流单向流回心脏。下肢静脉系统的疾病以静脉血栓最具临床意义。

【深静脉血栓形成】

(一) 病因与发病机制

Virchow早在1856年就归纳了促发静脉血栓形成的因素,包括静脉内膜损伤、静脉血流淤滞及高凝状态。凡涉及以上因素的临床情况均可导致静脉血栓形成,如:①手术:损伤血管内膜,尤其是骨科、胸腔、腹腔及泌尿生殖系统手术。②肿瘤:确切机制不清,通常认为致癌因素可激活凝血瀑布,形成促血栓环境,特别是胰腺、肺、生殖腺、乳腺及泌尿道恶性肿瘤。③外伤:特别是脊柱、骨盆及下肢骨折。④长期卧床:血流缓慢因素之一。⑤妊娠:雌激素的作用。⑥高凝状态:抗凝物质缺乏、骨髓增生性疾病、异常纤维蛋白血症和弥散性血管内凝血等。⑦静脉炎或医源性静脉内膜损伤,如静脉介入诊疗操作。

(二) 病理

深静脉血栓形成主要是由于血液淤滞及高凝状态所引起,所以血栓与血管壁仅有轻度粘连,容易脱落成为栓子而形成肺栓塞。同时深静脉血栓形成使血液回流受到明显的影响,导致远端组织水肿及缺氧,形成慢性静脉功能不全综合征。

(三) 临床表现

深静脉血栓形成可有以下的局部症状,但临床上有些患者可以毫无局部症状,而以肺栓塞为首发症状,系严重的致死性并发症,参见本书第二篇相关章节。

(1) 髂、股深静脉血栓形成常为单侧。患肢肿胀发热,沿静脉走向可能有压痛,并可触及索状改变,浅静脉扩张并可见到明显静脉侧支循环。有些病例皮肤呈紫蓝色,为静脉内淤积的还原血红蛋白所致,称之为蓝色炎性疼痛症,有时腿部明显水肿使组织内压超过微血管灌注压而导致局部皮肤发白,称之为白色炎性疼痛症,并可伴有全身症状,又称中央型深静脉血栓形成。

(2) 小腿深静脉血栓形成因有较丰富的侧支循环可无临床症状,偶有腓肠肌局部疼痛及压痛、发热、肿胀等,又称周围型深静脉血栓形成。

由于锁骨下静脉穿刺及置管操作日益增多,上肢静脉血栓形成病例也日渐增多,波及上肢的症状体征与下肢者相同。

(四) 诊断

诊断一般不困难,可应用以下的诊断方法。

1. 静脉压测定 患肢静脉压升高,提示测压处近心端静脉有阻塞。

2. 超声 二维超声显像可直接见到大静脉内的血栓,配合 Doppler 测算静脉内血流速度,并观察对呼吸和压迫动作的正常反应是否存在。此种检查对近端深静脉血栓形成的诊断阳性率可达 95%;而对远端者诊断敏感性仅为 50%～70%,但特异性可达 95%。

3. 放射性核素检查 ^{125}I 纤维蛋白原扫描偶用于本病的诊断。与超声检查相反,本检查对腓肠肌内的深静脉血栓形成的检出率可高达 90%,而对近端深静脉血栓形成诊断的特异性较差。本检查的主要缺点是注入放射性核素后需要滞后 48～72 h 方能显示结果。

4. 阻抗容积描记法(impedance plethysmography,IPG)和静脉血流描记法(phleborheography,PRG) 前者应用皮肤电极,后者采用充气袖带测量在生理变化条件下静脉容积的改变。当静脉阻塞时,随呼吸或袖带充气、放气而起伏的容积波幅度小。这种试验对近端深静脉血栓形成诊断的阳性率可达 90%,对远端者诊断敏感性明显降低。

5. 深静脉造影 从足部浅静脉内注入造影剂,在近心端使用压脉带,很容易使造影剂直接进入深静脉系统,如果出现静脉充盈缺损,即可做出定性及定位诊断。

(五) 治疗

治疗深静脉血栓形成的主要目的是预防肺栓塞,特别是病程早期,血栓松软与血管壁粘连不紧,极易脱落,应采取积极的治疗措施。

(1) 卧床:抬高患肢超过心脏水平,直至水肿及压痛消失。

(2) 抗凝:防止血栓增大,并可启动内源性溶栓过程。肝素 5000～10000 U 一次静脉注射,以后以 1000～1500 U/h 持续静脉滴注,其滴速以激活的部分凝血活酶时间(APTT)2 倍于对照值为调整指标。随后肝素间断静注或低分子量肝素皮下注射均可。用药时间一般不超过 10 天。

华法林在用肝素后 1 周内开始或与肝素同时使用,与肝素重叠用药 4～5 天。调整华法林剂量的指标为 INR(国际标准化凝血酶原时间比值 2.0～3.0)。

急性近端深静脉血栓形成抗凝治疗至少持续 6～12 个月以防复发。对复发性病例或恶性肿瘤等高凝状态不能消除的病例,抗凝治疗的持续时间可无限制。

孤立的腓肠肌部位的深静脉血栓形成发生肺栓塞的机会甚少,可暂不用抗凝治疗,密切观察。如有向上发展趋势再考虑用药。

(3) 溶栓治疗:尿激酶等在血栓形成早期也有一定的效果,虽不能证明其在预防肺栓塞方面优于抗凝治疗,但如早期应用,可促使尚未机化的血栓溶解,有利于保护静脉瓣,减少静脉功能不全的发生率。

(4) 如因出血性素质而不宜用抗凝治疗者,或深静脉血栓进展迅速已达膝关节以上者,预防肺栓塞可用经皮穿刺做下腔静脉滤器放置术。

(六) 预防

为避免肺栓塞的严重威胁,对所有易发生深静脉血栓形成的高危患者均应提前进行预防。股骨头骨折、较大的骨科或盆腔手术,中老年人如有血黏度增高等危险因素者,在接受超过 1 h 的手术前大多采用小剂量肝素预防。术前 2 h 皮下注射肝素 5000 U,以后每 8～12 h 1 次直至患者起床活动。急性心肌梗死者用肝素治疗也同时对预防静脉血栓形成有利。华法林和其他同类药物也可选用。

阿司匹林等抗血小板药物无预防作用,对于有明显抗凝禁忌者,可采用保守预防方法,包括早期起床活动,穿弹力长袜。定时充气压迫腓肠肌有较好的预防效果,但患者多难以接受。

【浅静脉血栓形成】

由于本病不致造成肺栓塞和慢性静脉功能不全,因此在临床上远不如深静脉血栓形成重要。本病是血栓性浅静脉炎的主要临床表现,在曲张的静脉中也常可发生。本病多伴发于持久、反复静脉输液,尤其是输入刺激性较大的药物时。由于静脉壁有不同程度的炎性病变,腔内血栓常与管壁粘连,不易脱落。有文献报道本病患者约有11%其血栓可蔓延,导致深静脉血栓形成。

游走性浅静脉血栓往往是恶性肿瘤的征象,也可见于脉管炎如闭塞性血栓性脉管炎。

本病诊断较容易,沿静脉走向部位疼痛、发红,局部有条索样或结节状压痛区。

本病治疗多采取保守支持疗法。①去除促发病因:如停止输注刺激性液体,去除局部静脉置管的感染因素。②休息、患肢抬高、热敷。③止痛:可用非甾体抗炎药。④由于本病易复发,宜穿循序减压弹力袜。⑤对大隐静脉血栓患者应严密观察,应用多普勒超声监测。若血栓发展至股-隐静脉连接处时,应使用低分子量肝素抗凝或做大隐静脉剥脱术或隐-股静脉结合点结扎术,以防深静脉血栓形成。

(王 萍)

第二十四章 心脏骤停与心脏性猝死

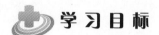

1. 掌握:心脏性猝死的临床经过及治疗。
2. 熟悉:心脏骤停的病理生理机制及心脏性猝死的病因。
3. 了解:心脏骤停的预防及预后。
4. 应用:具有对心脏骤停及心脏性猝死的快速判断及心肺复苏能力。

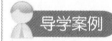

患者,男,52岁,阵发性心悸半年,时有胸闷,登二楼觉气急3个月,下肢水肿3天就诊。心电图提示窦性心律,心率64次/分,P-R间期0.24 s,伴完全性右束支传导阻滞,诊断扩张型心肌病、心功能不全。入院后予以洋地黄、利尿剂和血管扩张剂治疗。入院后第4天突然出现神志不清、抽搐,听诊心音消失,血压测不出,经救治后神志清醒,心跳恢复,心率45次/分,并有频发性室性期前收缩。

请问:什么原因导致患者神志不清、抽搐?应如何处理?

心脏骤停(cardiac arrest)是指心脏射血功能的突然终止。导致心脏骤停的病理生理机制最常见的为快速型室性心律失常(室颤和室速),其次为缓慢性心律失常或心室停顿,较少见的为无脉性电活动(pulseless electrical activity,PEA)。心脏骤停发生后,由于脑血流突然中断,10秒左右患者即可出现意识丧失,经及时救治可获存活,否则将发生生物学死亡,罕见自发逆转者。心脏骤停常是心脏性猝死的直接原因。

心脏性猝死(sudden cardiac death)是指急性症状发作后1 h内发生的以意识突然丧失为特征的、由心脏原因引起的自然死亡。无论是否有心脏病,死亡的时间和形式未能预料。美国每年约有30万人发生心脏性猝死,占全部心血管病死亡人数的50%以上,而且是20~60岁男性的首位死因。本病男性较女性多见,北京市的流行病学资料显示,心脏性猝死的男性年平均发病率为10.5/10万,女性为3.6/10万。减少心脏性猝死对降低心血管病死亡率有重要意义。

【病因】

绝大多数心脏性猝死发生于有器质性心脏病的患者。在西方国家,心脏性猝死中约80%由冠心病及其并发症引起,而这些冠心病患者中约75%有心肌梗死病史。心肌梗死后心左室射血分数降低是心脏性猝死的主要预测因素,频发性与复杂性室性期前收缩的存在亦可预示心肌梗死存活者发生猝死的危险。各种心肌病引起的心脏性猝死占5%~15%,是冠心病易患年龄前(<35岁)心脏性猝死的主要原因,如梗阻性肥厚型心肌病、致心律失常型右室心肌病。此外还有离子通道病,如长QT综合征、Brugada综合征等。

【病理】

冠状动脉粥样硬化是最常见的病理表现。病理研究显示在心脏性猝死患者急性冠脉内血栓形成的发生率为15%～64%,但有急性心肌梗死表现者仅为20%左右。

陈旧性心肌梗死亦是常见的病理表现,心脏性猝死患者也可见左心室肥厚,左心室肥厚可与急性或慢性心肌缺血同时存在。

【病理生理】

心脏性猝死主要为致命性快速性心律失常所致,它们的发生是冠状动脉血管事件、心肌损伤、心肌代谢异常和(或)自主神经张力改变等因素相互作用引起的一系列病理生理异常的结果。但这些因素相互作用产生致死性心律失常的最终机制尚无定论。

严重缓慢性心律失常和心室停顿是心脏性猝死的另一重要原因。其电生理机制是当窦房结和(或)房室结功能异常时,次级自律细胞不能承担起心脏的起搏功能,常见于病变弥漫累及心内膜下浦肯野纤维的严重心脏疾病。

非心律失常性心脏性猝死所占比例较小,常由心脏破裂、心脏流入和流出道的急性阻塞、急性心脏压塞等导致。

无脉性电活动,过去称电机械分离(electromechanical dissociation, EMD)是引起心脏性猝死的相对少见的原因,其定义为心脏有持续的电活动,但没有有效的机械收缩功能,常规方法不能测出血压和脉搏。可见于急性心肌梗死时心室破裂、大面积肺梗死时。

【临床表现】

心脏性猝死的临床经过可分为四个时期,即前驱期、终末事件期、心脏骤停与生物学死亡。不同患者各期表现有明显差异。

(1) 前驱期:在猝死前数天甚至数月,有些患者可出现胸痛、气促、疲乏、心悸等非特异性症状。但亦可无前驱表现,瞬间发生心脏骤停。

(2) 终末事件期:是指心血管状态出现急剧变化到心脏骤停发生前的一段时间,自瞬间至持续1 h不等。心脏性猝死所定义的1 h,实质上是指终末事件期的时间在1 h内。由于猝死原因不同,终末事件期的临床表现也各异。终末事件期典型的表现包括严重胸痛、急性呼吸困难、突发心悸或眩晕等。若心脏骤停瞬间发生,事先无预兆,则绝大部分是心源性。在猝死前数小时或数分钟内常有心电活动的改变,其中以心率加快及室性异位搏动增加最为常见。因室颤猝死的患者常先有室性心动过速,另有少部分患者因循环系统衰竭发病。

(3) 心脏骤停:心脏骤停后脑血流量急剧减少,可导致意识突然丧失,伴有局部或全身性抽搐。心脏骤停刚发生时脑中尚存少量含氧的血液,可短暂刺激呼吸中枢,出现呼吸断续,呈叹息样或短促痉挛性呼吸,随后呼吸停止。皮肤苍白或发绀,瞳孔散大,由于尿道括约肌和肛门括约肌松弛,可出现大小便失禁。

(4) 生物学死亡:心脏骤停至发生生物学死亡时间的长短取决于原发病的性质,以及心脏骤停至复苏开始的时间。心脏骤停发生后,大部分患者将在4～6 min内开始发生不可逆脑损害,随后经数分钟过渡到生物学死亡。心脏骤停发生后立即实施心肺复苏和尽早除颤是避免发生生物学死亡的关键。心脏复苏成功后死亡的最常见原因是中枢神经系统的损伤,其他常见原因有继发感染、低心排血量及心律失常复发等。

【心脏骤停的处理】

心脏骤停的生存率很低,根据不同的情况,其生存率为5%～60%。抢救成功的关键是尽早进行心肺复苏(cardiopulmonary resuscitation, CPR)和尽早进行复律治疗。心肺复苏又分为初级心肺复苏和高级心肺复苏,可按照以下顺序进行。

(一) 识别心脏骤停

当患者意外发生意识丧失时,首先需要判断患者的反应,观察皮肤颜色,有无呼吸运动,可以拍打或摇动患者,并大声问:"你还好吗?"如判断患者无反应时,应立即开始初级心肺复苏,并以最短时间判断有无脉搏(10 s内完成)。确立心脏骤停的诊断。

（二）呼救

在不延缓实施心肺复苏的同时，应设法（打电话或呼叫他人打电话）通知急救医疗系统（emergency medical system，EMS）。

（三）初级心肺复苏

初级心肺复苏即基础生命活动的支持（basic life support，BLS），一旦确立心脏骤停，应立即进行。其主要措施包括开通气道、人工呼吸和人工胸外按压，简称为 ABC（airway，breathing，circulation）。首先应该保持正确的体位，仰卧在坚固的平面上，在患者的一侧进行复苏。

1. 开通气道　保持呼吸道通畅是成功复苏的重要一步，可采用仰头抬颏法开放气道。其方法如下：术者将一手置于患者前额用力加压，使头后仰，另一手的示指、中指抬起下颏，使下颌尖、耳垂的连线与地面呈垂直状态，以通畅气道。清除患者口中的异物和呕吐物，患者义齿松动时应取下。

2. 人工呼吸　开放气道后，先将耳朵贴近患者的口鼻附近，感觉有无气息，再观察胸部有无起伏动作，最后仔细听有无气流呼出的声音。若无上述体征可确定无呼吸，应立即实施人工通气，判断及评价时间不应超过 10 s。

首先进行两次人工呼吸，每次持续吹气时间 1 s 以上，保证足够的潮气量使胸廓起伏。无论是否有胸廓起伏，两次人工通气后应该立即胸外按压。

气管内插管是建立人工通气的最好方法。当时间或条件不允许时，可以采用口对口、口对鼻或口对通气防护装置呼吸。口对口呼吸是一种快捷有效的通气方法，施救者呼出气体中的氧气足以满足患者需求，但首先要确保气道通畅。术者用置于患者前额的拇指与示指捏住患者鼻孔，吸一口气，用口唇把患者的口全罩住，然后缓慢吹气，每次吹气应持续 1 s 以上，确保呼吸时有胸廓起伏（图 24-1）。施救者实施人工呼吸前，正常吸气即可，无须深吸气。无论是单人还是双人进行心肺复苏时，按压和通气的比例为 30:2，交替进行。上述通气方式只是临时性抢救措施，应争取马上行气管内插管，以人工气囊挤压或用人工呼吸机进行辅助呼吸与输氧，纠正低氧血症。

3. 胸外按压　胸外按压是建立人工循环的主要方法，胸外按压时，血流产生的原理比较复杂，主要是基于胸泵机制和心泵机制。通过胸外按压可以使胸内压力升高和直接按压心脏而维持一定的血液流动，配合人工呼吸可为心脏和脑等重要器官提供一定含氧的血流，为进一步复苏创造条件。

行人工胸外按压时，患者应仰卧平躺于硬质平面，救助者跪在患者旁。若胸外按压在床上进行，应在患者背部垫以硬板。胸外按压的部位是胸骨下半部，双乳头之间。用一只手掌根部放在患者胸部正中双乳头之间的胸骨上，另一手平行重叠压在手背上，保证手掌根部横轴与胸骨长轴方向一致，保证手掌用力在胸骨上，避免发生肋骨骨折，不要按压剑突。按压时肘关节伸直，依靠肩部和背部的力量垂直向下按压，按压胸骨的幅度为 3~5 cm，按压后使胸廓恢复原来位置，按压和放松的时间大致相等（图 24-2）。放松时双手不要离开胸壁，按压频率为 100 次/分。在胸外按压中应努力减少中断，中断时间尽量不超过 10 s，除一些特殊操作外，如建立人工气道或者进行除颤。

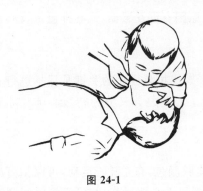

图 24-1

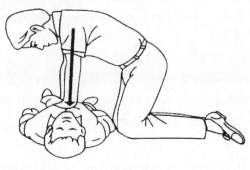

图 24-2

胸外按压的并发症主要包括肋骨骨折、心包积血或心脏压塞、气胸、血胸、肺挫伤、肝脾撕裂伤和脂肪栓塞。应遵循正确的操作方法，尽量避免并发症发生。

不推荐进行胸前叩击,因为胸前叩击有可能使心律失常恶化,如使 VT 加快,VT 转为 VF,或转为完全性心脏阻滞,或引起心脏停搏。

4. 除颤 心脏体外电除颤是利用除颤仪在瞬间释放高压电流经胸壁到心脏,使得心肌细胞在瞬间同时除极,终止导致心律失常的异常折返或异位兴奋灶,从而恢复窦性心律。由于室颤是非创伤心脏骤停患者中最常见的心律失常,可以在 EMS 到达之前,进行一段时间 CPR(如 5 个循环或者大约 2 min)后,如果具备自动电除颤仪(AED),应该联合应用 CPR 和 AED。由于 AED 便于携带、容易操作,能自动识别心电图并提示进行除颤,非专业人员也可以操作。

(四)高级心肺复苏

高级心肺复苏即高级生命支持(advanced life support,ALS),是在基础生命支持的基础上,应用辅助设备、特殊技术等建立更为有效的通气和血运循环,主要措施包括气管插管建立通气、除颤转复心律成为血流动力学稳定的心律、建立静脉通路并应用必要的药物维持已恢复的循环。心电图、血压、脉搏血氧饱和度、呼气末二氧化碳分压测定等必须持续监测,必要时还需要进行有创血流动力学监测,如动脉血气分析、动脉压、中心动脉压、肺动脉压等。

1. 通气与氧供 如果患者自主呼吸没有恢复应尽早行气管插管,充分通气的目的是纠正低氧血症,予吸入氧浓度100%。院外患者通常用面罩、简易球囊维持通气,医院内的患者常用呼吸机,潮气量为 6~7 mL/kg 或 500~600 mL,然后根据血气分析结果进行调整。

2. 电除颤、复律与起搏治疗 心脏骤停时最常见的心律失常是心室颤动(室颤)。及时的胸外按压和人工呼吸虽可部分维持心脑功能,但极少将室颤转为正常心律,而迅速恢复有效的心律是复苏成功至关重要的一步。终止室颤最有效的方法是电除颤,时间是治疗室颤的关键,每延迟除颤 1 min,复苏成功率下降 7%~10%。

心脏停搏与无脉电活动电除颤均无益。

除颤电极的位置:放在患者裸胸的胸骨外缘前外侧部。右侧电极板放在患者右锁骨下方,左电极板放在与左乳头齐平的左胸下外侧部。其他位置还有左、右外侧旁线处的下胸壁,或者左电极放在标准位置,其他电极放在左、右背部上方。

如果采用双向波电除颤可以选择 150~200 J,如果使用单项波电除颤应选择 360 J。一次电击无效应继续胸外按压和人工通气,5 个周期的 CRP 后(约 2 min)再次分析心律,必要时再次除颤。

心脏骤停后电除颤的时间是心肺复苏成功最重要的决定因素。电除颤虽然列为高级复苏的手段,但如有条件应越早进行越好,并不拘泥于复苏的阶段,提倡在初级心肺复苏中即行电复律治疗。

起搏治疗:对心搏停止患者不推荐使用起搏治疗,而对有症状心动过缓患者则考虑起搏治疗。如果患者出现严重症状,尤其是当高度房室传导阻滞发生在希氏束以下时,则应该立即施行起搏治疗。如果患者对经皮起搏没有反应,则需要进行经静脉起搏治疗。

3. 药物治疗 心脏骤停患者在进行心肺复苏时应尽早开通静脉通道。周围静脉通常选用肘前静脉或颈外静脉,手部或下肢静脉效果较差尽量不用。中心静脉可选用颈内静脉、锁骨下静脉和股静脉。如果静脉穿刺无法完成,某些复苏药物可经气管给予。

肾上腺素是 CPR 的首选药物。可用于电击无效的室颤及无脉室速、心脏停搏或无脉性电生理活动。常规给药方法是静脉推注 1 mg,每 3~5 min 重复 1 次,可逐渐增加剂量至 5 mg。血管升压素与肾上腺素作用相同,也可以作为一线药物,只推荐使用一次 40 U 静脉注射。严重低血压者可以给予去甲肾上腺素、多巴胺、多巴酚丁胺。

复苏过程中产生的代谢性酸中毒通过改善通气常可得到改善,不应过分积极补充碳酸氢盐纠正。心脏骤停或复苏时间过长者,或早已存在代谢性酸中毒、高钾血症患者可适当补充碳酸氢钠,初始剂量 1 mmol/kg,在持续心肺复苏过程中每 15 min 重复 1/2 量,最好根据动脉血气分析结果调整补给量,防止产生碱中毒。

给予 2~3 次除颤加 CPR 及肾上腺素之后仍然是室颤/无脉室速,考虑给予抗心律失常药,常用药物为胺碘酮,可考虑用利多卡因。①利多卡因:给予 1~1.5 mg/kg 静脉注射,如无效可每 3~5 min 重复一次，如果总剂量达到 3 mg/kg 仍不能成功除颤，下一步可给予胺碘酮或溴苄胺治疗。②胺碘酮：首次 150 mg 缓慢静脉注射（大于 10 min），如无效，可重复给药总量达 500 mg，随后 10 mg/(kg·d) 维持静脉滴注；或者先按 1 mg/min 持续静脉滴注 6 h，然后可 0.5 mg/min 持续静脉滴注，每日总量可达 2 g，根据需要维持数天。

对于一些难治性多形性室速、尖端扭转型室速（TDP）、快速单形性室速或室扑（频率＞260 次/分）及难治性心颤，可试用静脉注射 β 受体阻滞剂。美托洛尔每隔 5 min 每次 5 mg 静脉注射，直至总剂量达 15 mg；艾司洛尔 0.5 mg/kg 静脉注射（1 min），继以 50～300 μg/min 静脉维持。由急性高钾血症触发的难治性室颤的患者可给予 10% 的葡萄糖酸钙 5～20 mL，注射速率为 2～4 mL/min。异丙肾上腺素或心室起搏可能有效终止心动过缓和药物诱导的 TDP。当 VF/无脉 VT 心脏骤停与长 Q-T 间期的尖端扭转型室速相关时，可以 1～2 g 硫酸镁，稀释推注 5～20 min，或 1～2 g 硫酸镁加入 50～100 mL 液体中滴注。

缓慢性心律失常、心室停顿的处理不同于室颤。给予基础生命支持后，应尽力设法稳定自主心律，或设法起搏心脏。常用药物为肾上腺素（每隔 3～5 min 静注 1 mg）及阿托品（1～2 mg 静脉注射）。在未建立静脉通道时，可选择气管内给药，2 mg 溶于 10 mL 生理盐水中。心脏停搏或慢性无脉性电活动患者，考虑阿托品，用量为 1 mg 静注，可每 3～5 min 重复使用（最大总量为 3 次或 3 mg）。若有条件，缓慢性心律失常施行临时性人工心脏起搏，例如体外心脏起搏或床旁经静脉心内膜起搏等。上述治疗的同时应积极寻找可能存在的可逆性病因，如低血容量、低氧血症、心脏压塞、张力性气胸、药物过量、低体温及高钾血症等，并给予相应治疗。

经过心肺复苏使心脏节律恢复后，应着重维持稳定的心电与血流动力学状态。儿茶酚胺不仅能较好地稳定心脏电活动，而且具有良好的正性肌力和外周血管作用。其中，肾上腺素为首选药，升压时最初剂量为 1 μg/min，根据血流动力学调整，剂量范围为 1～10 μg/min。去甲肾上腺素明显减少肾和肠系膜血流，现已较少应用。当不需要肾上腺素的变时效应时，可考虑使用多巴胺或多巴酚丁胺。多巴胺建议剂量范围为 5～20 μg/(kg·min)，剂量大于 10 μg/(kg·min) 时可出现体循环及腹腔脏器血管收缩；多巴酚丁胺是一种较强的增强心肌收缩力的药物，无明显血管收缩作用，剂量范围为 5～20 μg/(kg·min)。心脏骤停时纤溶治疗的作用不确定，但怀疑肺栓塞的患者可考虑使用。

【复苏后处理】

心肺复苏后的处理原则和措施包括维持有效的循环和呼吸功能，特别是脑灌注，预防再次心脏骤停，维持水、电解质和酸碱平衡，防治脑水肿、急性肾衰竭和继发感染等，其中重点是脑复苏，开始有关提高长期生存和神经功能恢复治疗。

（一）维持有效循环

应进行全面的心血管系统及相关因素的评价，仔细寻找引起心脏骤停的原因，尤其是是否有急性心肌梗死发生及电解质紊乱存在，并进行及时处理。如果患者血流动力学状态不稳定，则需要评估全身循环血容量状况和心室功能。对危重患者常需放置肺动脉漂浮导管进行有创血流动力学监测。为保证血压、心脏指数和全身灌注，输液，并使用血管活性药（如去甲肾上腺素）、正性肌力药（多巴酚丁胺）和增强心肌收缩力药（米力农）等。

（二）维持呼吸

自主循环恢复后，患者可有不同程度的呼吸系统功能障碍，一些患者可能仍然需要机械通气和吸氧治疗。呼气末正压（PEEP）通气对肺功能不全合并左心衰竭的患者可能很有帮助，但需注意此时血流动力学是否稳定。临床上可以依据动脉血气结果和/或无创监测来调节吸氧浓度、PEEP 值和每分通气量。持续性低碳酸血症（低 PCO_2）可加重脑缺血，因此应避免常规使用高通气治疗。

（三）防治脑缺氧和脑水肿

防治脑缺氧和脑水肿亦称脑复苏。脑复苏是心肺复苏最后成功的关键。

脑复苏主要措施包括：①降温：复苏后体温增高可加重脑损伤，所以应积极采取降温退热措施，体温维持在 33~34 ℃为宜。②脱水：应用渗透性利尿剂配合降温处理，以减轻脑组织水肿和降低颅压。通常选用 20%甘露醇、25%山梨醇或 30%尿素(0.5~1 g)快速静脉滴注；联合使用呋塞米、25%白蛋白或地塞米松有助于避免或减轻渗透性利尿导致的"反跳现象"。③防治抽搐：通过应用冬眠药物控制缺氧性脑损害引起的四肢抽搐以及降温过程的寒战反应。④高压氧治疗：通过增加血氧含量及弥散能力，提高脑组织氧分压，改善脑缺氧，降低颅内压。⑤促进早期脑血流灌注：给予抗凝以疏通微循环，用钙拮抗剂解除脑血管痉挛。

（四）防治急性肾衰竭

如果心脏骤停时间较长或复苏后持续低血压，则易发生急性肾衰竭。原有肾脏病变的老年患者尤为多见。心肺复苏早期出现的肾衰竭多为急性肾缺血所致，其恢复时间较肾毒性者长。由于通常已使用大剂量脱水剂和利尿剂，临床可表现为尿量正常甚至增多，但血肌酐升高（非少尿型急性肾衰竭）。

防治急性肾衰竭时应注意维持有效的心脏和循环功能，避免使用对肾脏有损害的药物。若注射呋塞米后仍然无尿或少尿，则提示急性肾衰竭。此时应按急性肾衰竭处理。

（五）其他

及时发现和纠正水、电解质紊乱和酸碱失衡，防治继发感染。对于肠鸣音消失和机械通气伴有意识障碍患者，应该留置胃管，并尽早地应用胃肠道营养。

【心脏骤停的预后】

心脏骤停复苏成功的患者，及时地评估左心室的功能非常重要。和左心室功能正常的患者相比，左心室功能减退的患者心脏骤停复发的可能性较大，对抗心律失常药物的反应较差，死亡率较高。

急性心肌梗死早期的原发性心室颤动为非血流动力学异常引起者，经及时除颤易获复律成功。急性下壁心肌梗死并发的缓慢性心律失常或心室停顿所致的心脏骤停，预后良好；相反急性广泛前壁心肌梗死合并房室或室内阻滞引起的心脏骤停，预后往往不良。

继发于急性大面积心肌梗死及血流动力学异常的心脏骤停，即时死亡率高达 59%~89%，心脏复苏往往不易成功。即使复苏成功，亦难以维持稳定的血流动力学状态。

【心脏性猝死的预防】

心脏性猝死的预防，很关键的一步是识别出高危人群。鉴于大多数心脏性猝死发生于冠心病患者，减轻心肌缺血、预防心肌梗死或缩小梗死范围等措施应能减少心脏性猝死的发生率。β受体阻滞剂能明显减少急性心肌梗死、心肌梗死后及充血性心力衰竭患者心脏性猝死的发生。对扩张型心肌病、长QT 综合征、儿茶酚胺依赖性多形性室速及心肌桥患者，β受体阻滞剂亦有预防心脏性猝死的作用。血管紧张素转换酶抑制剂对减少充血性心力衰竭猝死的发生可能有作用。

抗心律失常药物治疗主要基于两个假设：频繁的室性期前收缩作为触发机制，可引发致命性心律失常；药物通过改善心电不稳定性而预防心律失常的发生。胺碘酮没有明显的负性肌力作用，对心肌梗死后合并左心室功能不全或心律失常的患者能显著减少心律失常导致的死亡，但对总死亡率无明显影响。胺碘酮在心脏性猝死的二级预防中优于传统的 I 类抗心律失常药物。

抗心律失常的外科手术治疗通常包括电生理标测下的室壁瘤切除术、心室心内膜切除术及冷冻消融技术，在预防心脏性猝死方面的作用有限。长 QT 综合征患者，经 β 受体阻滞剂足量治疗后仍有晕厥发作或不能依从药物治疗的患者，可行左侧颈胸交感神经切断术，对预防心脏性猝死的发生有一定作用。导管射频消融术对有器质性心脏病的心脏性猝死高危患者或心脏骤停存活者，其预防心脏性猝死的作用有待进一步研究。

近年的研究已证明，埋藏式心脏复律除颤器(implantable cardioverter defibrillator, ICD)能改善一些有高度猝死危险患者的预后。伴无症状性非持续性室速的陈旧性心肌梗死患者，及非一过性或可逆性原因引起的室颤或室速所致心脏骤停的存活者、持续性室速及明确为快速性心律失常引起的晕厥患者，ICD较其他方法能更好地预防心脏性猝死的发生。

（王　萍）

知识检测21

第三篇

消化系统疾病

第二十五章 消化系统疾病总论

学习目标

1. 掌握：消化系统疾病的常见临床表现及诊断要点。
2. 熟悉：消化系统疾病的病因、分类及防治原则。
3. 了解：消化系统的结构和功能特点。
4. 应用：能够对消化系统疾病做出正确诊断及进行合理治疗的能力；对患者进行健康教育。

第一节 消化系统的结构和功能特点

消化系统由消化道、消化器官及腹膜、肠系膜、网膜组成。消化道以屈氏韧带为界分为上、下消化道，上消化道包括食管、胃和十二指肠，下消化道包含空肠、回肠、结肠、直肠和肛门，消化器官包括肝、胆、胰腺，通过胆总管开口于十二指肠，与上消化道相通。消化系统的基本生理功能是摄取、转运、消化食物和吸收营养、排泄废物，这些生理功能的完成有赖于整个胃肠道协调的生理活动。神经体液调节障碍和消化系统局部器质性和功能性的运动障碍，都可影响胃肠道运动动力而发生相应的疾病。

第二节 消化系统疾病的常见临床表现

消化系统疾病包括食管、胃、肠、肝、胆、胰等脏器的器质性和功能性疾病。消化系统疾病属临床常见病。近年来，消化系统疾病病谱在不断发生变化，以往国内并未引起重视的胃食管反流病和功能性胃肠病已引起消化病学界的高度重视，以往属西方国家常见病的炎症性肠病的报道也不断增加。消化性溃疡是常见的消化系统疾病之一，由于根除幽门螺杆菌治疗方法的普及，复发率明显降低，就诊人数有所减少。慢性乙型病毒性肝炎和肝炎后肝硬化发病率一直居高不下，酒精性肝病和酒精性肝硬化亦逐渐增多。近年来非酒精性脂肪性肝病已成为常见慢性肝病之一。胃癌和肝癌是我国常见的恶性肿瘤，近年大肠癌、胰腺癌患病率亦有明显上升趋势。消化系统疾病的表现主要有以下几种。

（一）腹痛

腹痛多由消化器官膨胀、肌肉痉挛、血液供应不足或神经受压等因素引起，常见于消化性溃疡、阑尾炎、胃肠道感染、胃癌、肝癌、胆囊炎、胰腺炎、胰腺癌和腹膜炎等。全身其他系统疾病也可引起腹痛，如泌尿系统炎症或梗阻、肺部疾病、过敏性紫癜、糖尿病等。

（二）腹泻

腹泻是由于肠道分泌增多、肠蠕动加速、吸收障碍等原因所致。稀水样便见于小肠病变或血管活性肠肽分泌增多。黏液脓血便常见于细菌性痢疾，洗肉水样便常见于急性出血性坏死性肠炎。

(三）恶心、呕吐

胃部器质性疾病最易引起恶心、呕吐，如胃炎、胃癌、幽门痉挛及梗阻等；其次见于肝、胆囊、胰、腹膜的急性炎症和肠梗阻等；还可见于颅内高压、尿毒症、酮症酸中毒、心力衰竭和神经性呕吐等。

（四）呕血、黑便

呕血、黑便为消化道出血的表现，常由食管、胃、十二指肠、胆道系统和胰腺疾病所致。上消化道大出血均有黑便。幽门以上部位出血常伴呕血，若幽门以下部位出血量大且速度快，血液反流入胃也可表现为呕血。下消化道出血一般表现为暗红色便或血便，不伴呕血，常见原因为下消化道肿瘤、息肉和炎症。全身性疾病如白血病、系统性红斑狼疮和尿毒症等也可引起消化道出血。

（五）腹胀

腹胀可由胃肠积气、积食、胃肠道梗阻、腹腔内积液或积气、腹腔内肿块及胃肠道运动功能障碍所引起。

（六）胃灼热

胃灼热是一种胸骨和剑突后的烧灼感，主要由化学物质刺激食管黏膜引起。常见于胃食管反流病、消化性溃疡和胃泌素瘤等。

（七）黄疸

黄疸常见有溶血性、肝细胞性和胆汁淤积性三类。溶血性黄疸主要见于各种原因引起的溶血；后两者主要见于消化系统疾病，如肝炎、肝硬化、肝癌、胆道阻塞等。

（八）便秘

便秘常由结肠平滑肌等张力减低、结肠痉挛、直肠反射减弱或消失所致，肠腔内机械性阻塞或肠腔外受压也可引起便秘，常见于身体虚弱、习惯性便秘及结肠、直肠、肛门肿瘤或肠易激综合征等。

（九）吞咽困难

吞咽困难常见于咽、食管或食管周围疾病，如食管炎、食管癌、胃食管反流病、食管裂孔疝、贲门失弛缓症。风湿性疾病、纵隔肿瘤、主动脉瘤及明显扩大的左心房压迫食管也可出现吞咽困难。

（十）反酸、嗳气

反酸表现为酸度较高的胃内容物经食管括约肌反流至口腔，常见于消化性溃疡和胃食管反流病。嗳气是胃腔内的气体从口腔溢出的现象，见于胃食管反流病、胃十二指肠及胆道疾病。

（十一）畏食或食欲缺乏

畏食或食欲缺乏多见于胃肠道肿瘤、肝炎、肝硬化、胰腺炎、胰腺癌及功能性消化不良等，也可见于肺结核、尿毒症、神经精神障碍等全身其他系统疾病。

（十二）里急后重

里急后重是直肠受刺激的表现，多因局部炎症或肿瘤引起。

第三节 消化系统疾病的诊断

病史、症状、体征和辅助检查及其他检查是诊断的基础，全面分析所有资料，推理判断出正确的诊断。

（一）病史与症状

病史是诊断疾病的基本资料。病史在消化系统疾病的诊断中有相当重要的意义，典型症状可以为消化系统疾病的诊断提供重要线索甚至做出临床诊断。因此，医生需掌握消化系统疾病病史采集的方法和技巧。采集病史时要针对主要症状问清时间、部位、性质、程度、加剧和缓解的规律及所伴随的其他症状等,同时了解其诱因、起病情况、发病经过、用药的反应等。此外,患者的年龄、性别、籍贯、职业、经济状况、精神状态、饮食及生活习惯、烟酒嗜好、接触史以及家族史等对诊断消化系统疾病亦有重要意义。

(二) 体格检查

消化系统疾病的体征主要表现在腹部,因此腹部检查对消化系统疾病的诊断具有重要意义。视诊常能提供重要线索,如腹部膨隆提示腹腔积液或肠胀气,腹壁静脉曲张提示门脉高压,胃肠型和蠕动波提示肠梗阻,口腔溃疡及关节炎可能与炎症性肠病有关。皮肤黏膜的表现如色素沉着、黄疸、淤点、淤斑、蜘蛛痣、肝掌等是诊断肝病的重要线索,左锁骨上淋巴结肿大见于胃肠道癌转移等。触诊是腹部检查的主要方法,医师需训练规范的手法并通过长期临床实践提高检查的技术及积累经验。腹壁紧张度、压痛和反跳痛对腹痛的鉴别诊断至关重要,触到腹部包块时应详细检查其位置、大小、形状、表面情况、硬度、活动情况、触痛及搏动感等。叩诊发现移动性浊音提示已有中等量的腹腔积液。听诊时注意肠鸣音的特点对急腹症的鉴别诊断及消化道活动性出血的诊断有帮助,腹部的血管杂音有时会有特殊的诊断价值。直肠指检在肛门、直肠、盆腔疾病诊断中具有重要意义,尤其对便血、腹泻、便秘、下腹痛的患者常列为常规检查,这能发现大多数的直肠肿瘤及胃肠道恶性肿瘤的盆腔转移。

(三) 辅助检查

1. 化验检查

(1) 血常规:血常规检查对消化系统疾病的诊断缺乏特异性,但也可了解有无脾功能亢进、有无贫血及估计失血的程度等。

(2) 粪便常规:粪便检查是胃肠道疾病的一项重要常规检查,对消化器官有无出血、炎症、寄生虫病及黄疸的鉴别诊断等具有重要意义。

(3) 肝功能检查:肝功能检查对肝病的诊断和预后有重要意义。

(4) 淀粉酶测定:血、尿淀粉酶测定对急性胰腺炎诊断有重要意义。

(5) 病毒标志物检测:肝炎病毒标志物检测对病毒性肝炎的诊断、分型、预后及有无传染性等有重要意义。

(6) 肿瘤标志物测定:甲胎蛋白对于原发性肝细胞癌有较特异的诊断价值,癌胚抗原等肿瘤标志物对结肠癌和胰腺癌具有辅助诊断和估计疗效的价值。

(7) 腹腔积液检查:腹腔积液常规检查可大致判断出腹腔积液是渗出性或漏出性,结合生化、细胞学及细菌培养对鉴别肝硬化合并原发性细菌性腹膜炎、结核性腹膜炎和腹腔恶性肿瘤很有价值。

(8) 胃液分析:对良、恶性消化性溃疡的鉴别及胃泌素瘤的诊断有一定价值。

(9) 幽门螺杆菌的检测:幽门螺杆菌的检测可采用血清学、胃黏膜活检标本作尿素酶试验、组织学检查、培养、涂片革兰染色镜下观察,以及 ^{13}C 或 ^{14}C-尿素呼气试验等。

(10) 免疫学检查:血清自身抗体测定对恶性贫血、原发性胆汁性肝硬化、自身免疫性肝炎等有重要的辅助诊断价值。

2. 内镜检查 内镜检查是消化系统疾病诊断的一项极为重要的检查手段。根据检查部位不同分为胃镜、十二指肠镜、小肠镜、结肠镜、腹腔镜、胆道镜、胰管镜等。通过内镜可直接观察消化道腔内的各类病变,并可取活组织作病理学检查,还可将之摄影、录像留存以备分析。其中,以胃镜和结肠镜最为常用,可检出大部分的常见胃肠道疾病。胃镜或结肠镜检查时镜下喷洒染色剂,即染色内镜,可判别轻微的病变,提高早期癌的诊断。十二指肠镜至十二指肠降段可进行逆行胰胆管造影,是胆、胰疾病的重要诊断手段并可同时进行内镜下治疗。超声内镜是经内镜导入超声探头,可了解黏膜下病变的深度、性质、大小及周围情况,并可在超声引导下进行穿刺取样活检。双气囊小肠镜改进了小肠镜插入深度,逐渐成为小肠疾病诊断的重要手段。胶囊内镜是受检者吞服胶囊大小的内镜后,内镜在胃肠道进行拍摄并将图像通过无线电发送到体外接收器进行图像分析,该检查对以往不易发现的小肠出血、早期克罗恩病等小肠病变诊断有特殊价值。

3. 影像学检查

（1）超声检查：B型实时超声在我国被用作首选的初筛检查，普遍用于腹腔内实体脏器检查。B超可显示肝、脾、胆囊、胰腺等脏器的肿瘤、囊肿、脓肿、结石等病变，以及有无腹腔积液及腹腔积液量，对腹腔内实质性肿块的定位、大小、性质等的判断也有一定价值。B超还能监视或引导各种经皮穿刺，进行诊断和治疗。彩色多普勒超声可观察肝静脉、门静脉、下腔静脉，有助于门静脉高压的诊断与鉴别诊断。

（2）X线检查：普通X线检查依然是诊断胃肠道疾病的常用方法。腹部平片可判断腹腔内有无游离气体、钙化的结石或组织以及肠曲内气体和液体的情况。胃肠钡剂造影、小肠钡灌造影、钡剂灌肠造影等X线检查，可观察全胃肠道，发现胃肠道的溃疡、肿瘤、炎症、静脉曲张、结构畸形以及运动异常等。气-钡双重对比造影技术能更清楚地显示黏膜表面的细小结构，从而提高微小病变的发现率。口服及静脉注射X线胆系造影剂可显示胆系结石和肿瘤、胆囊浓缩和排空功能障碍，以及其他胆道病变，但黄疸明显者显影不佳，因此应用受到限制。经皮肝穿刺胆管造影术，在肝外梗阻性黄疸时可鉴别胆管的梗阻部位和病因，尤其适用于黄疸较深者。近年数字减影血管造影技术的应用提高了消化系统疾病的诊断水平，如门静脉、下腔静脉造影有助于门静脉高压的诊断及鉴别诊断，选择性腹腔动脉造影有助于肝和胰腺肿瘤的诊断和鉴别诊断以及判断肿瘤范围，并可同时进行介入治疗。

（3）电子计算机X线体层显像（CT）和磁共振显像（MRI）：该类检查因其敏感度和分辨力高，可反映轻微的密度改变，对病灶的定位和定性效果较佳，因此在消化系统疾病的诊断上越来越重要。CT对腹腔内病变，尤其是肝、胰等实质脏器及胆系的肿瘤、囊肿、脓肿、结石等病变有重要诊断价值，对脂肪肝、肝硬化、胰腺炎等也有较高诊断价值。CT能发现空腔脏器的恶性肿瘤性病变，并明确有无转移病灶，对肿瘤分期也有一定价值。MRI对占位性病变的定性诊断尤佳。MRI图像后处理可进行磁共振胰胆管造影术（MRCP），用于胆、胰管病变的诊断，MRCP为非创伤性检查，可代替侵入性的逆行胰胆管造影（ERCP）用于胰胆管病变的诊断。磁共振血管造影术可显示门静脉及腹腔内动脉。

（4）放射性核素检查：^{99m}Tc-PMT肝肿瘤阳性显像可协助原发性肝癌的诊断。静脉注射^{99m}Tc标记红细胞对不明原因消化道出血的诊断有特殊价值。放射核素检查还可用于研究胃肠运动如胃排空、肠转运时间等。

（5）正电子发射体层显像（PET）：PET对消化系统肿瘤的诊断、分级和鉴别诊断均有重要价值，可与CT和MRI互补提高诊断的准确性。

4. 活组织检查和脱落细胞检查

（1）活组织检查：取活组织作组织病理学检查具有确诊价值。消化系统的活组织检查主要是内镜下直接取材，如胃镜或结肠镜下对食管、胃、结直肠黏膜病变组织，或腹腔镜下对病灶取材。超声或CT引导下细针穿刺取材也是常用的方法，如对肝、胰或腹腔肿块的穿刺。手术标本的组织学检查也属此范畴。

（2）脱落细胞检查：在内镜直视下冲洗或擦刷胃肠道、胆道和胰管，检查所收集的脱落细胞，有利于发现该处的癌瘤。收集腹腔积液找癌细胞也属此范畴。

5. 其他　脏器功能试验如胃液分泌功能检查、小肠吸收功能检查、胰腺外分泌功能检查、肝脏储备功能检查等分别用于有关疾病的辅助诊断。胃肠动力学检查对胃肠道动力障碍性疾病的诊断有相当价值。

第四节　消化系统疾病的防治

消化系统疾病的治疗一般分为一般治疗、药物治疗、手术或介入治疗三大方面。

（一）一般治疗

1. 饮食营养　许多消化系统疾病与饮食有关，因此饮食和营养在治疗中占相当重要的地位。饮食要卫生规律，戒烟酒和某些引起过敏的食物。由疾病引起的食欲下降、呕吐、腹泻、消化吸收不良，再加上饮食限制,会导致营养障碍以及水、电解质、酸碱平衡紊乱,因此支持疗法相当重要,注意给予高营养而且易消化吸收的食物,必要时静脉补液及补充营养物质,甚至全胃肠外营养或全胃肠内营养(要素饮食)。

2. 精神心理治疗 目前功能性胃肠病较常见,不少器质性消化系统疾病在疾病过程中也会引起功能性症状,同时精神紧张又会诱发或加重器质性疾病,因此,临床上采取精神心理治疗方法,主要包括认知疗法、生物治疗及催眠治疗等。

(二) 药物治疗

1. 针对病因或发病环节的治疗 消化系统疾病有明确病因的多为感染性疾病,如细菌引起的胃肠道炎症、胆系炎症、幽门螺杆菌相关性慢性胃炎等,这类疾病予以抗菌药物治疗多可被彻底治愈。目前消化系统疾病大多病因未明,针对发病的不同环节,给予药物治疗,可避免病情发展的恶性循环,促进病情缓解、改善症状和预防并发症的发生。如抑酸药或促胃肠动力药治疗胃食管反流病、抑酸药或黏膜保护剂治疗消化性溃疡、抑制炎症反应药物治疗炎症性肠病、抗纤维化药物治疗早期肝硬化、血管活性药物治疗门静脉高压引起的食管胃底静脉曲张出血等。由于发病机制及病理生理涉及多方面,病因未被根本去除,因此缓解期往往需要维持治疗以预防复发。

2. 对症治疗 消化系统疾病常见症状如腹痛、呕吐、腹泻等往往令患者经受难以忍受的痛苦,而且会导致机体功能及代谢紊乱,从而进一步加剧病情发展,因此予以对症治疗。镇痛药、止吐药、止泻药及抗胆碱能药物是常用的对症治疗药物。还要注意对症治疗有时因掩盖疾病的主要临床表现而影响临床判断,甚至延误治疗,如急腹症病因诊断未明者用强力镇痛药、结肠癌患者用止泻药等可能导致漏诊。

(三) 手术或介入治疗

手术治疗是消化系统疾病治疗的重要手段。对经内科治疗无效、疗效不佳或出现严重并发症的疾病,如肿瘤、合并穿孔、严重大出血不止、器质性梗阻等应尽早采用手术治疗。手术切除病变部位常常是疾病治疗的根本办法或最终途径。手术指征的掌握,应综合考虑病情、患者手术耐受能力、手术并发症和术后复发的风险等。近年"治疗内镜技术"发展迅速,如食管狭窄扩张术及食管支架放置、消化道息肉切除术、食管胃底静脉曲张止血以及非静脉曲张上消化道出血止血治疗、早期胃癌和早期食管癌黏膜切除术、十二指肠乳头括约肌切开术、胆道碎石和取石术、胆管内外引流术等,都取得了较满意的效果。血管介入技术如经颈静脉肝内门体静脉分流术(TIPS)治疗门脉高压症有较好疗效。B超引导下穿刺进行引流术或注射术治疗囊肿、脓肿及肿瘤亦得到广泛应用。以往需外科手术的许多消化系统疾病可用创伤较少的介入治疗替代。

(邓雪松)

第二十六章 胃食管反流病

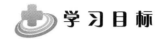

1. 掌握：胃食管反流病的临床表现、诊断依据和鉴别诊断、治疗措施。
2. 熟悉：胃食管反流病的病因、辅助检查及其意义。
3. 了解：胃食管反流病的发病机制、病理改变。
4. 应用：能够对胃食管反流病患者进行正确诊断，有合理治疗的能力；对患者进行健康教育。

导学案例

患者，男，46岁。因反复胸骨后不适4年，频繁反酸1个月入院。既往无特殊。查体生命体征平稳，胸部无异常，腹平软，肝脾未及，肠鸣音正常。血常规：白细胞计数 $5.5 \times 10^9/L$，Hb 120 g/L，血小板计数 $125 \times 10^9/L$，心电图未见异常。

请问：该患者的初步诊断及其依据是什么？需和哪些疾病鉴别？为明确诊断需进一步做哪些检查？该患者的治疗原则有哪些？

胃食管反流病（gastroesophageal reflux disease，GERD）是指胃十二指肠内容物反流入食管引起胃灼热、反酸等症状，可引起反流性食管炎（reflux esophagitis，RE），以及咽喉、气道等食管邻近的组织损害。部分胃食管反流病患者内镜下无食管炎表现，这类胃食管反流病又称为内镜阴性的胃食管反流病或称非糜烂性反流病（nonerosive reflux disease，NERD）。

胃食管反流病是常见的消化系统疾病，西方国家患病率为 7%~15%，40~60岁为高峰发病年龄，男女发病无差异。我国发病率逐年增高，据北京、上海两地的调查统计，患病率为 5%~10%，反流性食管炎约为 2%。

【病因和发病机制】

胃食管反流病是由多种因素造成的消化道动力障碍性疾病，主要发病机制是抗反流防御机制减弱和反流物对食管黏膜攻击作用的结果。

（一）食管抗反流屏障结构与功能异常

食管和胃交接的解剖结构，包括食管下括约肌（lower esophageal sphincter，LES）、膈肌脚、膈食管韧带、食管与胃底间的锐角（His角）等，上述各部分的结构和功能上的缺陷均可造成胃食管反流，其中最主要的是LES的功能状态。正常人静息时LES为高压带，防止胃内容物反流入食管。某些激素（如胆囊收缩素、胰高血糖素、血管活性肠肽等）、食物（如高脂肪食物、巧克力等）、药物（如钙拮抗剂、地西泮等）、腹内压增高（如妊娠、腹腔积液、呕吐、负重劳动等）及胃内压增高（如胃扩张、胃排空延迟等）等因素均可引起LES压相对降低而导致胃食管反流。

一过性LES松弛（transit LES relaxation，TLESR）是引起胃食管反流的一个重要因素。正常情况下当吞咽时，LES即松弛，食物得以进入胃内。TLESR是指非吞咽情况下LES自发性松弛，其松弛时间明显长于吞咽时LES松弛的时间。TLESR既是正常人生理性胃食管反流的主要原因,也是LES静息压正常的胃食管反流病患者的主要发病机制。

(二) 食管清除作用下降

正常情况下,食管蠕动性收缩将大部分反流物排入胃内,是食管廓清的主要方式。小部分由唾液中和,使食管黏膜免受损害,故食管蠕动和唾液产生的异常也参与胃食管反流病的致病作用。

(三) 食管黏膜屏障功能下降

长期吸烟、饮酒以及精神抑郁等导致食管黏膜屏障作用下降,使食管黏膜不能抵御反流物的损害,导致反流性食管炎。

【病理】

有反流性食管炎的胃食管反流病患者,病变主要在食管下段,其病理组织学基本改变可有:①鳞状上皮细胞层增生;②中性粒细胞浸润;③糜烂及溃疡形成;④食管下段鳞状上皮被化生的柱状上皮所替代,称之为Barrett食管。

【临床表现】

胃食管反流病的临床表现多样,轻重不一,主要表现有以下几种。

(一) 胃灼热和反酸

胃灼热和反酸是本病最常见的症状。胃灼热是指胸骨后或剑突下烧灼感,常由胸骨下段向上延伸。反流入口腔的胃内容物常呈酸性称反酸。胃灼热和反酸常在餐后1h出现,卧位、弯腰或腹压增高时加重。

(二) 胸痛和吞咽困难

胸痛由反流物刺激食管引起,发生在胸骨后。严重时可为剧烈刺痛,可放射到后背、胸部、肩部、颈部、耳后,有时酷似心绞痛,可伴或不伴有胃灼热和反酸。由GERD引起的胸痛是非心源性胸痛常见病因之一。部分患者出现吞咽困难,可能是由于食管痉挛或功能紊乱,症状呈间歇性,进食固体或液体食物均可发生。少部分患者吞咽困难是由食管狭窄引起,此时吞咽困难可呈持续性或进行性加重。有严重食管炎或并发食管溃疡者,可伴吞咽疼痛。

此外,因反流物刺激或损伤食管引起其他组织或器官症状,如咽喉炎、慢性咳嗽和哮喘,严重者可发生吸入性肺炎,甚至出现肺间质纤维化。

(三) 并发症

1. 上消化道出血 反流性食管炎患者,因食管黏膜糜烂及溃疡可以导致上消化道出血,临床表现可有呕血和(或)黑便。

2. 食管狭窄 反复发作致使纤维组织增生,最终导致瘢痕狭窄。

3. Barrett食管 Barrett食管是食管腺癌的癌前病变,其腺癌的发生率较正常人高30~50倍。

【辅助检查】

(一) 胃镜检查

胃镜检查是目前诊断反流性食管炎最准确的方法。可依据胃镜下食管黏膜的损害程度对反流性食管炎分级,目前多采用洛杉矶分级法:①正常:食管黏膜没有破损。②A级:1个或1个以上食管黏膜破损,长度小于5 mm。③B级:1个或1个以上黏膜破损,长度大于5 mm,但没有融合性病变。④C级:黏膜破损有融合,但小于75%的食管周径。⑤D级:黏膜破损融合,至少达到75%的食管周径。

(二) 24 h食管pH值监测

24 h食管pH值监测是诊断胃食管反流病的重要检查方法。应用便携式pH值记录仪对患者进行24 h食管pH值连续监测,可提供食管是否存在过度酸反流的客观证据,并了解酸反流的程度及其与症状发生的关系。24 h内pH<4提示胃食管反流。

(三) 食管吞钡X线检查

该检查对诊断反流性食管炎敏感性不高,轻型患者常无阳性发现。对不愿接受或不能耐受内镜检查者行该检查,其目的主要是排除食管癌等其他食管疾病。

(四) 食管测压

食管测压可测定LES的压力、显示频繁的一过性LES松弛和评价食管体部的功能。正常人LES静息压为10~30 mmHg,如果LES压力小于6 mmHg易导致反流。当胃食管反流病内科治疗效果不好时可作为辅助性诊断方法。

【诊断与鉴别诊断】

胃食管反流病的诊断要点:①有反流症状;②胃镜下可能有反流性食管炎的表现;③食管过度酸反流的客观证据。如患者有典型的胃灼热和反酸症状,胃镜检查有反流性食管炎并能排除其他原因引起的食管病变,本病诊断可成立。对有典型症状而内镜检查阴性者,行24 h食管pH监测或质子泵抑制剂(PPI)作试验性治疗(奥美拉唑20 mg,每天2次,连用7~14天),效果明显者,证实有食管过度酸反流,本病诊断成立。

本病应与其他病因的食管病变、消化性溃疡、胆道疾病等相鉴别。胸痛为主要表现者,应与心源性胸痛及其他原因引起的非心源性胸痛进行鉴别。

【治疗】

治疗目的在于控制症状、治愈食管炎、减少复发和防治并发症。

(一) 药物治疗

1. 促胃肠动力药　常用的有多潘立酮、莫沙必利、依托必利等,这类药物可能通过增加LES压力、改善食管蠕动功能、促进胃排空,从而达到减少胃内容物食管反流及减少其在食管的暴露时间。这类药物疗效有限,只适用于轻症患者,或作为与抑酸药合用的辅助药物。

2. 抑酸药　抑酸治疗能有效降低损伤因素的作用,是目前治疗本病的主要措施,对初次接受治疗的患者或有食管炎的患者宜以PPI治疗,以求迅速控制症状,治愈食管炎。

(1) 质子泵抑制剂(proton pump inhibitor,PPI):常用的有奥美拉唑、兰索拉唑、泮托拉唑、雷贝拉唑和埃索美拉唑等。这类药物抑酸作用强,特别适用于症状重、有严重食管炎的患者。一般按治疗消化性溃疡常规用量,疗程4~8周。对个别疗效不佳者可加倍剂量或与促胃肠动力药联合使用,并适当延长疗程。

(2) H_2受体拮抗剂:常用的有西咪替丁、雷尼替丁、法莫替丁等。可按治疗消化性溃疡常规用量,但宜分次服用,增加剂量可提高疗效,同时亦增加不良反应。疗程为8~12周。

3. 抗酸药　仅用于症状轻、间歇发作的患者,作为临时缓解症状用。

(二) 维持治疗

为减少复发及防止并发症,需给予维持治疗。PPI和H_2RA均可用于维持治疗,其中以PPI效果最好。维持治疗剂量以调整至患者无症状之最低剂量为最适剂量;对无食管炎的患者也可考虑采用按需维持治疗,即有症状时用药,症状消失时停药。

(三) 抗反流手术治疗

抗反流手术是不同术式的胃底折叠术。长期使用大剂量PPI维持治疗的患者、反流引起的严重呼吸道疾病患者及PPI疗效欠佳者,宜考虑抗反流手术。

(四) 并发症的治疗

1. 食管狭窄　大部分狭窄可行内镜下食管扩张术治疗。扩张术后予以长程PPI维持治疗防止狭窄复发。少数严重瘢痕性狭窄需行手术治疗。

2. Barrett食管　Barrett食管必须使用PPI治疗及长程维持治疗。早期识别异型增生,发现重度异型增生或早期食管癌及时手术切除。

(五) 健康教育

避免摄入高脂肪食物及巧克力、咖啡、浓茶等食物。避免应用硝酸甘油制剂、钙拮抗剂、茶碱及多巴胺受体激动剂等药物。戒烟及禁酒。注意减少肥胖、便秘、紧束腰带等引起腹压增高的因素。避免睡前 2 h 内进食和餐后卧床。床头抬高 15～20 cm 以减少卧位及夜间反流。

小 结

胃食管反流病的主要发病机制为食管抗反流屏障结构与功能异常。临床主要症状有剑突后烧灼感、反酸、胸痛等。诊断要点包括：典型反流症状；内镜检查或者食管 pH 监测；质子泵抑制剂试验性治疗。胃镜检查是诊断反流性食管炎最准确的方法。治疗首选质子泵抑制剂(PPI)。

(邓雪松)

知识检测 22

第二十七章 胃 炎

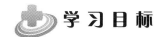

学习目标

1. 掌握:急、慢性胃炎的临床表现、诊断要点和治疗措施。
2. 熟悉:急、慢性胃炎的分类和病理变化。
3. 了解:急、慢性胃炎的病因和发病机制。
4. 应用:能够对胃炎患者进行正确诊断,有合理治疗的能力;对患者进行健康教育。

导学案例

患者,女,34岁。恶心、呕吐,吐出含咖啡渣样的胃内容物3 h,无黑便。起病前有辛辣饮食史。查体:腹软,剑突下轻度压痛,无反跳痛,无其他阳性体征。

请问:该患者的初步诊断及其依据是什么?需和哪些疾病鉴别?为明确诊断需进一步做哪些检查?该患者的治疗原则有哪些?

胃炎(gastritis)是胃黏膜对胃内各种病因引起的炎症反应。当炎症使胃黏膜屏障及胃腺结构受损,则可出现中上腹疼痛、消化不良、上消化道出血甚至癌变。胃炎是最常见的消化道疾病之一。按临床发病的缓急和病程的长短,一般将胃炎分为急性胃炎和慢性胃炎。

第一节 急 性 胃 炎

急性胃炎是指各种原因引起的急性胃黏膜炎症或糜烂、出血,也称糜烂性胃炎、出血性胃炎、急性胃黏膜病变。临床上急性发病,常表现为上腹部症状。内镜检查可见胃黏膜充血、水肿、出血、糜烂(可伴有浅表溃疡)等一过性病变。

【病因和发病机制】

(一)应激状态

严重创伤、颅内病变、大手术、大面积烧伤、败血症及其他严重脏器病变或多器官功能衰竭等均可引起胃黏膜糜烂、出血,严重者发生急性溃疡并大量出血。

(二)药物

化学因素中常见有非甾体抗炎药(NSAID)如阿司匹林、吲哚美辛、对乙酰氨基酚等,某些抗肿瘤药、口服氯化钾及铁剂等。这些药物可直接损伤胃黏膜上皮层。其中,NSAID还通过抑制环氧化酶而抑制胃黏膜前列腺素的合成,削弱胃黏膜的屏障功能。高浓度乙醇可直接破坏胃黏膜屏障,导致胃黏膜糜烂、出血。

(三) 物理因素

过冷、过热或粗糙饮食,放置鼻胃管,胃内异物等物理因素可直接损伤胃黏膜。

(四) 十二指肠-胃反流

上消化道动力异常、幽门括约肌功能不全、胃 Billroth-Ⅱ式术后、十二指肠远端梗阻等,均可引起十二指肠内容物、胆汁、肠液和胰液反流入胃,其中的胆汁酸和溶血性卵磷脂可以损伤胃黏膜上皮细胞,引起糜烂和出血。

(五) 胃黏膜血液循环障碍

门静脉高压常导致胃底静脉曲张,不能及时清除代谢产物,胃黏膜常有渗血及糜烂,称为门静脉高压性胃病。胃动脉治疗性栓塞后的局部区域、一些罕见疾病伴随的胃黏膜血管炎均可使胃黏膜缺血,从而导致糜烂或出血。

【临床表现】

急性起病,常有上腹痛、胀满、恶心、呕吐和食欲不振等;重症可有呕血、黑便、脱水、酸中毒或休克;轻症患者可无症状,仅在胃镜检查时发现。体征大多不明显,可有上腹轻压痛或脐周压痛,肠鸣音活跃。如同时伴有发热、腹痛、腹泻水样便等,与细菌或病毒感染有关,称为急性胃肠炎。门静脉高压性胃病应有门静脉高压性或慢性肝病的症状和体征。

【诊断】

依据病史及临床表现,诊断不难,确诊有赖于急诊胃镜发现胃黏膜糜烂及出血病灶。一般应于发病后 24~48 h 内进行。

【治疗】

积极治疗原发病,去除病因,根据病情可短期内禁食或进流食。呕吐、腹泻剧烈者应注意纠正水、电解质和酸碱平衡紊乱;细菌感染所致者选用敏感的抗生素;腹痛严重者可用解痉剂,如阿托品每次 0.5 mg 或山莨菪碱每次 10 mg,肌内注射;剧烈呕吐者可用促胃动力药如甲氧氯普胺每次 10 mg,肌内注射。病情较重者可用抑酸药和胃黏膜保护剂。并发上消化道大出血者,应采取综合措施进行治疗。

【预防】

停止不必要的 NSAID 治疗。严重创伤、颅内病变、大手术、大面积烧伤和重要器官功能衰竭及需要长时间服用阿司匹林或氯吡格雷等患者,可以预防性服用 H_2RA。

第二节 慢 性 胃 炎

慢性胃炎是指各种原因引起的胃黏膜慢性炎症。胃黏膜呈非糜烂的炎性改变,如黏膜色泽不均、颗粒状增殖及黏膜皱襞异常等,组织学上以显著炎症细胞浸润、上皮增殖异常、胃腺萎缩及瘢痕形成等为特点。

【分类】

我国采纳了国际上新悉尼系统的分类方法,根据病理组织学改变和病变在胃的分布部位,结合可能病因,将慢性胃炎分成非萎缩性(以往称浅表性)、萎缩性和特殊类型三大类。慢性非萎缩性胃炎是指不伴有胃黏膜萎缩性改变、胃黏膜层见以淋巴细胞和浆细胞为主的慢性炎症。慢性萎缩性胃炎是指胃黏膜已发生了萎缩性改变的慢性胃炎。慢性萎缩性胃炎又可分为多灶萎缩性胃炎和自身免疫性胃炎两大类。前者萎缩性改变在胃内呈多灶性分布,以胃窦为主,多由幽门螺杆菌感染引起的慢性非萎缩性胃炎发展而来;后者萎缩性改变主要位于胃体部,多由自身免疫引起的胃体胃炎发展而来。特殊类型胃炎种类很多,由不同病因所致,临床上较少见。根据发病部位,可分为胃窦胃炎、胃体胃炎和全胃炎。幽门螺杆菌感染首先发生胃窦胃炎,然后逐渐向胃近端扩展为全胃炎,全胃炎发展与否及发展快慢存在明显的个体差异和地区差异;自身免疫引起的慢性胃炎主要表现为胃体胃炎。

【病因和发病机制】

（一）幽门螺杆菌感染

目前认为幽门螺杆菌是慢性胃炎最主要的病因，研究表明慢性胃炎患者幽门螺杆菌感染率达90%以上。其致病机制主要与以下因素有关：①幽门螺杆菌呈螺旋状，具鞭毛结构，可在黏液层中自由活动，并与黏膜上皮紧密接触，直接侵袭黏膜；②幽门螺杆菌代谢产物（如氨）及分泌毒素（如空泡毒素蛋白）可致炎症；③幽门螺杆菌抗体可造成自身免疫损伤。这些因素的长期存在导致胃黏膜的慢性炎症。

（二）十二指肠液反流

当幽门括约肌功能不全时，胆汁、胰液和十二指肠液反流入胃，削弱胃黏膜屏障功能，使胃黏膜受胃酸和胃蛋白酶的侵袭而产生炎症。

（三）自身免疫

患者血液中常检测到自身抗体如壁细胞抗体，伴恶性贫血者还可检测到内因子抗体；自身抗体攻击壁细胞，使壁细胞总数减少，导致胃酸分泌减少或丧失；内因子抗体与内因子结合，阻碍维生素B_{12}吸收不良从而导致恶性贫血。其他自身免疫性疾病如甲状腺病、糖尿病等常伴有本病。上述表现提示本病与免疫因素有关。

（四）饮食和环境因素

长期幽门螺杆菌感染，部分患者可发生胃黏膜萎缩和肠化生，即发展为慢性多灶萎缩性胃炎。但幽门螺杆菌感染者胃黏膜萎缩和肠化生的发生率存在很大的地区差异，流行病学研究显示，饮食中高盐和缺乏新鲜蔬菜、水果与胃黏膜萎缩、肠化生以及胃癌的发生密切相关。

（五）其他因素

慢性萎缩性胃炎多见于老年人，这可能与胃黏膜一定程度退行性病变及黏液-黏膜屏障功能低下有关。慢性右心功能衰竭、肝硬化门静脉高压均可致黏膜淤血，使新陈代谢受影响而发病。

【病理】

慢性胃炎的主要组织病理学特征是炎症、萎缩和肠化生。炎症表现为黏膜层慢性炎症细胞浸润，以淋巴细胞和浆细胞为主，幽门螺杆菌引起的慢性胃炎常见淋巴滤泡形成。当有中性粒细胞浸润时显示有活动性炎症，称为慢性活动性胃炎，多提示存在幽门螺杆菌感染。慢性胃炎胃黏膜萎缩性病变中常见有肠上皮化生、假幽门腺化生及不典型增生。肠腺化生是指胃腺转变为肠腺样，含杯状细胞。其中大肠型肠化生被认为是胃癌的癌前病变。假幽门腺化生是指胃体腺转变成胃窦幽门腺的形态，是胃黏膜萎缩的重要标志。除上述改变之外，胃小凹上皮可发生增生，增生的上皮细胞与肠化上皮可发生形态和功能异常，结构排列紊乱，称为异型增生，异型增生被认为是胃癌的癌前病变。

【临床表现】

大多数患者无明显症状，可表现为上腹痛或不适、上腹胀、早饱、嗳气、恶心等消化不良症状，少数可有消化道出血，一般量较少，仅表现为黑便。体征多不明显，有时上腹轻度压痛。自身免疫性胃炎患者在发作期可有明显畏食、消瘦，甚至出现贫血，多为缺铁性贫血，也可有恶性贫血。

【辅助检查】

（一）胃镜及活组织检查

胃镜及活组织检查是诊断慢性胃炎的最可靠方法。内镜下非萎缩性胃炎可见红斑（点、片状或条状）、黏膜粗糙不平、出血点/斑、黏膜水肿、渗出等基本表现。内镜下萎缩性胃炎有两种类型，即单纯萎缩性胃炎和萎缩性胃炎伴增生。前者主要表现为黏膜红白相间（白相为主）、血管显露、色泽灰暗、皱襞变平甚至消失；后者主要表现为黏膜呈颗粒状或结节状。内镜下非萎缩性胃炎和萎缩性胃炎皆可见伴有糜烂（平坦或隆起）、出血、胆汁反流。活组织病理学检查时可同时检测幽门螺杆菌。

（二）血清学检查

疑为自身免疫性胃炎者应检测血PCA和IFA，如为该病PCA多呈阳性，伴恶性贫血时IFA多呈阳性。近年国内已开始在临床试用血清胃泌素G17、胃蛋白酶原Ⅰ和Ⅱ测定来判断萎缩是否存在及其分布部位和程度。

【诊断】

病史、临床症状可供诊断参考,确诊必须依靠胃镜检查及胃黏膜活组织病理学检查。幽门螺杆菌检测有助于病因诊断。怀疑自身免疫性胃炎应检测相关自身抗体及血清胃泌素。

【治疗】

(一) 幽门螺杆菌相关胃炎

幽门螺杆菌引起的慢性胃炎,应予根除治疗。目前尚无单一药物能根除幽门螺杆菌,多主张三联疗法,即PPI或铋剂加上克拉霉素、阿莫西林或四环素、甲硝唑或替硝唑等抗生素中的两种。

(二) 对症治疗

抑酸或抗酸药、促胃肠动力药、胃黏膜保护药、中药均可试用,这些药物除对症治疗作用外,对胃黏膜上皮修复及炎症也可能有一定作用。自身免疫性胃炎的治疗目前尚无特异治疗,有恶性贫血时补充维生素B_{12}。

(三) 异型增生的治疗

异型增生是胃癌的癌前病变,应予以高度重视。给予耐心解释,使患者消除恐癌心理,并给予维生素C、维生素E、β胡萝卜素以及微量元素锌、硒等。重度异型增生者可于内镜下微波烧灼或手术治疗。

【预防】

加强健康教育,养成良好的生活习惯,注意饮食卫生,尽量避免对胃黏膜有损害的药物和其他各种刺激因素。宜多吃新鲜蔬菜、水果及易消化食物,避免粗糙、辛辣刺激性食物,戒烟酒。

小 结

胃炎分为急性胃炎和慢性胃炎。急性胃炎中以急性糜烂出血性胃炎临床常见,需要积极治疗,急诊胃镜检查在胃炎诊断中有重要的意义。慢性胃炎主要由幽门螺杆菌感染、自身免疫等因素引起。慢性胃炎无典型特异的症状体征,诊断依据胃镜下表现与胃黏膜活组织检查。

(邓雪松)

知识检测23

第二十八章 消化性溃疡

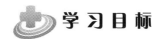

1. 掌握:消化性溃疡的临床表现、并发症、辅助检查、诊断依据和鉴别诊断及治疗措施。
2. 熟悉:消化性溃疡的流行病学特征、病因及病理。
3. 了解:消化性溃疡的发病机制。
4. 应用:能够对消化性溃疡患者进行正确诊断,有合理治疗的能力;对患者进行健康教育。

导学案例

患者,女,32岁,间断上腹痛5年,加重5天。患者自5年前开始出现上腹胀痛,空腹时明显,进食后可自行缓解,有时夜间痛醒,无放射痛,伴反酸,每年冬春季节易发病。用中药治疗好转,具体不详,未做系统检查。5天前因吃凉食后复发,腹痛较前重,但部位和规律同前,自服中药后无明显减轻。发病以来,无恶心、呕吐和呕血,饮食好,大小便正常,无便血和黑便,体重无明显变化。查体:中上腹压痛,无反跳痛,无其他阳性体征。

请问:该患者的初步诊断及其依据是什么?需和哪些疾病鉴别?为明确诊断需进一步做哪些检查?该患者的治疗原则有哪些?

消化性溃疡(peptic ulcer,PU)是指胃肠道黏膜被胃酸和胃蛋白酶等自身消化而发生的慢性溃疡,即胃溃疡(gastric ulcer,GU)和十二指肠溃疡(duodenal ulcer,DU)。

消化性溃疡是常见消化系统病。本病可发生于任何年龄,但中年最为常见,DU 多见于青壮年,而 GU 多见于中老年,后者发病高峰比前者约迟 10 年。临床上 DU 比 GU 为多见,两者之比约为 3:1。男性患病较女性多。

【病因和发病机制】

胃十二指肠黏膜经常接触有强侵蚀力的胃酸和在酸性环境下被激活能水解蛋白质的胃蛋白酶,此外,还经常受摄入的微生物、胆盐、乙醇、药物及其他有害物质的侵袭,胃、十二指肠黏膜具有一系列防御和修复机制,能抵御这些侵袭因素的损害。只有当某些因素损害了这一机制才可能发生胃酸或胃蛋白酶侵蚀黏膜而导致溃疡形成。GU 和 DU 发病机制不完全相同,GU 主要是防御、修复因素减弱,DU 主要是侵袭因素增强。

(一)幽门螺杆菌

幽门螺杆菌感染是消化性溃疡的主要病因。DU 和 GU 患者的幽门螺杆菌感染率分别为 90%～100% 和 80%～90%,根除幽门螺杆菌可促进溃疡愈合,显著降低溃疡复发率,这些都足以证明幽门螺杆菌在消化性溃疡发病中的作用。

(二)药物

长期服用 NSAID、糖皮质激素、氯吡格雷、化疗药物、双磷盐酸等药物的患者可以发生溃疡。

NSAID 是导致胃黏膜损伤最常用的药物,有 10%~25% 引起消化性溃疡。

（三）遗传因素

部分消化性溃疡患者有家族史,提示可能的遗传易感性。遗传因素的作用尚有待进一步研究。

（四）其他因素

1. 吸烟 吸烟者消化性溃疡发生率比不吸烟者高,吸烟影响溃疡愈合和促进溃疡复发。其损伤机制可能与吸烟增加胃酸分泌、减少十二指肠及胰腺碳酸氢盐分泌、影响胃十二指肠协调运动、黏膜损害性氧自由基增加等因素有关。

2. 应激和心理因素 急性应激可引起应激性溃疡。长期精神紧张、过劳,易使溃疡发作或加重,但这多在慢性溃疡已经存在时发生,因此情绪应激可能主要起诱因作用,可能通过神经内分泌途径影响胃十二指肠分泌、运动和黏膜血流的调节。

3. 胃十二指肠运动异常 研究发现部分 DU 患者胃排空增快,使十二指肠球部酸负荷增大;部分 GU 患者有胃排空延迟,这可增加十二指肠液反流入胃,加重胃黏膜屏障损害。

总之,消化性溃疡是一种多因素疾病,其中幽门螺杆菌感染和服用 NSAID 是已知的主要病因,溃疡发生是黏膜侵袭因素和防御因素失衡的结果,胃酸在溃疡形成中起关键作用。

【病理】

胃镜下典型的 DU 多发生在球部,前壁比较常见;GU 多发生在胃角和胃窦小弯。溃疡一般为单个,也可多个,呈圆形或椭圆形。DU 直径多小于 10 mm,GU 要比 DU 稍大。亦可见到直径大于 2 cm 的巨大溃疡。溃疡边缘光整、底部洁净,由肉芽组织构成,上面覆盖有灰白色或灰黄色纤维渗出物。活动性溃疡周围黏膜常有炎症水肿。溃疡浅者累及黏膜肌层,深者达肌层甚至浆膜层,溃破血管引起出血,穿破浆膜层时引起穿孔。溃疡愈合时周围黏膜炎症、水肿消退,边缘上皮细胞增生覆盖溃疡面,其下的肉芽组织纤维转化,变为瘢痕,瘢痕收缩使周围黏膜皱襞向其集中,幽门的瘢痕收缩可导致梗阻。

【临床表现】

上腹痛或不适为主要症状,但部分患者可无症状或症状较轻以至不为患者所注意,而以出血、穿孔等并发症为首发症状。典型的消化性溃疡常具有下列特点:①慢性过程,病史可达数年至数十年;②周期性发作,发作与自发缓解相交替,发作期可为数周或数月,缓解期亦长短不一,短则数周、长则数年;发作常有季节性,多在秋冬或冬春之交发病,可因精神情绪不良或过劳而诱发;③发作时上腹痛呈节律性,表现为空腹痛即餐后 2~4 h 和(或)午夜痛,腹痛多为进食或服用抗酸药所缓解,典型节律性表现在 DU 多见。

（一）症状

上腹痛为主要症状,性质多为灼痛,亦可为钝痛、胀痛、剧痛或饥饿样不适感。多数患者有轻或中度剑突下持续性疼痛,进食或服用抗酸药可缓解。约 2/3 DU 患者疼痛呈节律性,即疼痛多在餐后 2~4 h 出现,进食或服抗酸药后缓解或消失,约半数 DU 患者出现午夜痛,患者常被痛醒。GU 疼痛常在餐后 1 h 内出现,1~2 h 后逐渐缓解,直至下次进餐时再复现上述规律,夜间痛不如 DU 多见。部分患者无上述典型疼痛,仅表现为无规律的上腹部隐痛不适,伴食后胀满、食欲缺乏、嗳气、反酸等症状,这些症状以 GU 多见。

（二）体征

无特异性体征,发作时上腹部可有局限性轻压痛,缓解后无明显体征。

（三）特殊类型的消化性溃疡

1. 复合溃疡 复合溃疡指胃和十二指肠同时发生的溃疡,检出率约占全部消化性溃疡的 5%,DU 往往先于 GU 出现。复合溃疡多见于男性,幽门梗阻发生率较高。

2. 幽门管溃疡 餐后很快出现上腹疼痛,对药物治疗反应较差,早期出现呕吐,易发生幽门梗阻、出血和穿孔等并发症。

3. 球后溃疡 DU 大多发生在十二指肠球部,发生在十二指肠降段、水平段的溃疡称球后溃疡,多位于十二指肠乳头的附近,午夜痛及背部放射痛多见,对药物治疗反应较差,较易并发出血。

4. 巨大溃疡 巨大溃疡指直径大于 2 cm 的溃疡。对药物治疗反应较差、愈合较慢,易发生慢性穿透或穿孔。胃的巨大溃疡注意与恶性溃疡鉴别。

5. 无症状性溃疡 无症状性溃疡无腹痛或消化不良症状,多在因其他疾病行内镜或 X 线钡餐检查时被发现,以长期服用 NSAID 患者及以老年人较多见。

6. 难治性溃疡 经正规抗溃疡治疗仍未治愈,可能与下列因素有关:①病因未去除;②穿透性溃疡;③某些疾病或药物影响抗溃疡药药效;④将恶性肿瘤误诊为消化性溃疡;⑤特殊病因所致溃疡,如克罗恩病、胃泌素瘤等。

【并发症】

(一)出血

消化道出血是消化性溃疡最常见的并发症,也是上消化道出血最常见的病因,约占所有病因 50%,十二指肠球部溃疡较胃溃疡易发生。其临床表现与出血的量和速度有关,轻者仅表现为黑便,重者可伴有呕血。出血量超过 1000 mL 可出现眩晕、出汗、心悸和血压下降等周围循环障碍的表现。若短期内出血量大于 1500 mL,会发生休克。

(二)穿孔

溃疡病灶向深部发展穿透浆膜层则并发穿孔,可有以下三种后果。①急性腹膜炎:急性穿孔的溃疡常位于十二指肠前壁或胃前壁,发生穿孔后胃肠的内容物漏入腹腔而引起急性腹膜炎。②穿透性溃疡:十二指肠或胃后壁的溃疡深至浆膜层时已与邻近的组织或器官发生粘连,穿孔时胃肠内容物不流入腹腔,称为慢性穿孔,又称为穿透性溃疡。这种穿透性溃疡改变了腹痛规律,变得顽固而持续,疼痛常放射至背部。③瘘管:溃疡穿入空腔脏器形成瘘。

(三)幽门梗阻

幽门梗阻多由十二指肠球部溃疡及幽门管溃疡引起。溃疡急性发作时可因炎症水肿和幽门部痉挛而引起暂时性梗阻,可随炎症的好转而缓解;慢性梗阻主要由于瘢痕收缩而呈持久性。幽门梗阻临床表现为餐后上腹饱胀、上腹疼痛加重,伴有恶心、呕吐,大量呕吐后症状可以改善,呕吐物含发酵酸性宿食。严重呕吐可致失水和低氯、低钾性碱中毒,可发生营养不良和体重减轻。查体可见胃型和胃蠕动波,清晨空腹时检查胃内有振水声。进一步做胃镜或 X 线钡剂检查可确诊。

(四)癌变

溃疡由良性演变为恶性的概率很低,小于 1% 的 GU 可能发生癌变,DU 一般不发生癌变。长期慢性 GU 病史、年龄在 45 岁以上、溃疡顽固不愈者应提高警惕。对可疑癌变者,在胃镜下取多点活检做病理检查;在积极治疗后复查胃镜,直到溃疡完全愈合;必要时定期随访复查。

【辅助检查】

(一)胃镜检查和黏膜活检

胃镜是诊断消化性溃疡的首选方法。胃镜检查对消化性溃疡的诊断及对胃良、恶性溃疡鉴别诊断的准确性高于 X 线钡餐检查。内镜下消化性溃疡多呈圆形或椭圆形,也有呈线形,边缘光整,底部覆有灰黄色或灰白色渗出物,周围黏膜可有充血、水肿,可见皱襞向溃疡集中。

(二)X 线钡餐检查

X 线气钡双重造影能更清楚地显示黏膜改变,有助于本病诊断。龛影是直接征象,龛影突出于胃十二指肠轮廓之外,周围可见辐射状黏膜皱襞。其间接征象表现为局部压痛、对侧痉挛性切迹、十二指肠球部激惹和球部变形等。

(三)幽门螺杆菌检测

幽门螺杆菌检测被列为消化性溃疡诊断的常规检查项目。

【诊断和鉴别诊断】

(一) 诊断

慢性病程、周期性发作的节律性上腹疼痛,且上腹痛可为进食或抗酸药所缓解的临床表现是诊断消化性溃疡的重要病史。胃镜检查可以确诊。X 线钡餐检查发现龛影,可以诊断溃疡。

(二) 鉴别诊断

1. 胃癌 胃镜或 X 线检查发现胃溃疡,必须进行良性溃疡(胃溃疡)与恶性溃疡(胃癌)的鉴别。恶性溃疡的胃镜特点如下:①溃疡形状不规则,一般较大,常大于 2 cm;②底凹凸不平、苔污秽;③边缘呈结节状隆起;④周围皱襞中断;⑤胃壁僵硬、蠕动减弱(X 线钡餐检查亦可见上述相应的 X 线征)。活组织检查可以确诊。

2. 胃泌素瘤 亦称 Zollinger-Ellison 综合征,是促胃液素瘤或促胃素细胞增生所致。胃泌素瘤与普通消化性溃疡的鉴别要点是该病溃疡发生于不典型部位,具有难治性的特点,有过高胃酸分泌及高空腹血清胃泌素。增强 CT 有助于发现肿瘤。

【治疗】

治疗的目的是消除病因、缓解症状、使溃疡愈合、预防复发和避免并发症。具体治疗时应针对不同的病因和发病机制给予相应的治疗方法。

(一) 药物治疗

1. 抑制胃酸分泌 目前临床上常用的抑制胃酸分泌药有 H_2 受体拮抗剂和 PPI 两大类。

H_2 受体拮抗剂竞争性拮抗 H_2 受体,能明显抑制基础胃酸和其他因素(包括食物)所引起的夜间胃酸分泌。临床常用药物:雷尼替丁 150 mg,每日 2 次;法莫替丁 20 mg,每日 2 次;尼扎替丁 150 mg,每日 2 次。

PPI 通过抑制 H^+-K^+-ATP 酶,使壁细胞内的 H^+ 不能向胃腔转移,从而抑制胃酸的分泌。临床常用 PPI:奥美拉唑 20 mg,每日 2 次;兰索拉唑 30 mg,每日 1 次;泮托拉唑 40 mg,每日 1 次;雷贝拉唑 20 mg,每日 1 次;埃索美拉唑 40 mg,每日 1 次。

2. 根除幽门螺杆菌 临床常采用药物联合治疗方案,如一种 PPI 或一种铋制剂加上两种抗生素,组成三联疗法(表 28-1),疗程为 7~14 天。对初次治疗失败者,可用 PPI、铋剂再加两种抗生素联合应用(四联疗法)。

表 28-1 根除幽门螺杆菌的三联疗法常用药物

PPI 或铋剂(选择一种)	抗生素(选择两种)
奥美拉唑 20 mg	克拉霉素 500 mg
兰索拉唑 30 mg	阿莫西林 1000 mg
泮托拉唑 40 mg	甲硝唑 400 mg
雷贝拉唑 20 mg	替硝唑 500 mg
埃索美拉唑 40 mg	四环素 250 mg
枸橼酸铋钾 120 mg	喹诺酮类抗生素

3. 保护胃黏膜

(1) 枸橼酸铋钾:除了具有与硫糖铝相似的作用外,还有较强的抗幽门螺杆菌作用。用法为每次 120 mg,口服,每日 4 次。服药后可出现舌发黑,停药后可恢复。

(2) 硫糖铝:硫糖铝是蔗糖硫酸酯的氢氧化铝盐,在 pH<4 时可聚合成胶冻,黏附覆盖于溃疡面上,阻止胃酸和胃蛋白酶对溃疡面的侵蚀,并能促进前列腺素的合成和表皮生长因子的分泌,增强黏膜的防御、修复机制。常用量为每次 10 g,口服,每日 4 次。本药在酸性环境下才能发挥作用,因此避免与抗酸药和抑制胃酸分泌的药联合应用。

(3) 抗酸药:是一类弱碱性药物,口服后能中和胃酸,降低胃内酸度,并使胃蛋白酶活性减低,减轻胃酸对溃疡面的刺激,达到缓解疼痛和促进溃疡愈合的目的。常用的抗酸药有氢氧化铝、氢氧化镁、铝碳酸镁等。

(二)手术治疗

由于内科治疗的发展,目前外科手术主要限于少数有并发症者,适应证为:①大量出血内科治疗无效;②急性穿孔、慢性穿透性溃疡;③瘢痕性幽门梗阻;④胃溃疡疑有癌变;⑤内科治疗无效的难治性溃疡。

(三)健康教育

向患者讲明本病具有长期性和反复发作的特点,以利于患者积极配合治疗。生活要有规律,避免过度劳累和精神紧张。注意饮食规律,避免进食辛辣食物及饮浓茶、咖啡等刺激性强的饮料,戒烟酒。服用 NSAID 者尽可能停用,即使未用亦要告诫患者今后慎用。

【预后】

有效的药物治疗使消化性溃疡的死亡率已显著下降至 1% 以下。患者主要死于并发症,特别是大出血和急性穿孔。

小　结

消化性溃疡是指在各种致病因子的作用下,胃肠道黏膜被自身消化而形成,其中以胃、十二指肠为最常见。幽门螺杆菌感染是其主要病因,胃酸过多是胃溃疡发病的重要因素;慢性病程、周期性发作的节律性上腹疼痛,且上腹痛可为进食或抗酸药所缓解的临床表现是诊断消化性溃疡的重要临床线索;胃镜与胃黏膜活检可以确诊;根除幽门螺杆菌和抑酸治疗可彻底治愈消化性溃疡。

(邓雪松)

知识检测 24

第二十九章　胃　癌

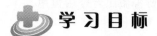

学习目标

1. 掌握：胃癌的临床表现、并发症、辅助检查、诊断依据和鉴别诊断及治疗措施。
2. 熟悉：胃癌的流行病学特征、病因及病理。
3. 了解：胃癌的发病机制。
4. 应用：能够对胃癌患者进行正确诊断，有合理治疗的能力；对患者进行健康教育。

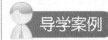

患者，男，52岁。近10天来无明显诱因出现反复上腹饱胀，反酸，胃灼热，纳差等不适，并有解黑便且量不多，伴头昏乏力，无呕血和腹痛，进行性消瘦，无进食梗阻，无低热盗汗，来院就诊。肿瘤指标查癌胚抗原871.150 ng/mL，收住入院进一步诊治，患者自起病以来，精神略差，胃纳略差，小便如常。

请问：该患者的初步诊断及依据是什么？需和哪些疾病鉴别？为明确诊断需进一步做哪些检查？该患者的治疗原则有哪些？

胃癌（gastric cancer）指源于胃黏膜上皮细胞的恶性肿瘤。胃癌占胃部恶性肿瘤的95%以上。约2/3胃癌病例分布在发展中国家，尤以中国及其他东亚国家高发。胃癌是我国最常见的恶性肿瘤之一，近年死亡率下降并不明显。

男性胃癌的发病率和死亡率高于女性。发病年龄以中老年居多，55～70岁为高发年龄段。我国胃癌的发病率在不同地区之间有很大差异，北方地区高于南方地区，农村高于城市。全国平均年死亡率约为16/10万（男性21/10万，女性10/10万）。

【病因和发病机制】

胃癌的发生是一个多步骤、多因素进行性发展的过程。在正常情况下，胃黏膜上皮细胞的增殖和凋亡之间保持动态平衡。这种平衡的维持有赖于癌基因、抑癌基因及一些生长因子的共同调控。这种平衡一旦破坏，即癌基因被激活，抑癌基因被抑制，生长因子参与以及微卫星DNA不稳定，使胃上皮细胞过度增殖又不能启动凋亡信号，则可能逐渐进展为胃癌。

（一）环境和饮食因素

环境因素在胃癌发生中起重要作用。某些环境因素，如火山岩地带、高泥炭土壤、水土含硝酸盐过多、微量元素比例失调或化学污染可直接或间接经饮食途径参与胃癌的发生。流行病学研究提示，多吃新鲜水果和蔬菜、使用冰箱及正确贮藏食物，可降低胃癌的发生。经常食用霉变食品、咸菜、腌制烟熏食品，以及过多摄入食盐，可增加危险性。长期食用含硝酸盐较高的食物后，硝酸盐在胃内被细菌还原成亚硝酸盐，再与胺结合生成致癌的亚硝胺。此外，慢性胃炎及胃部分切除者胃酸分泌减少有利于胃内细菌繁殖。老年人因泌酸腺体萎缩常有胃酸分泌不足，有利于细菌生长。胃内增加的细菌可促进亚硝酸盐类致癌物质产生,长期作用于胃黏膜将导致癌变。

（二）幽门螺杆菌感染

幽门螺杆菌(Hp)感染与胃癌有共同的流行病学特点,胃癌高发区人群 Hp 感染率高;Hp 抗体阳性人群发生胃癌的危险性高于阴性人群。1994 年 WHO 宣布 Hp 是人类胃癌的Ⅰ类致癌原。

（三）遗传因素

胃癌有明显的家族聚集倾向,家族发病率高于人群 2～3 倍。浸润型胃癌有更高的家族发病倾向,提示该型与遗传因素有关。一般认为遗传素质使致癌物质对易感者更易致癌。

（四）癌前状态

胃癌的癌前状态分为癌前疾病和癌前病变,前者是指与胃癌相关的胃良性疾病,有发生胃癌的危险性,后者是指较易转变为癌组织的病理学变化,主要是异型增生。

癌前疾病包括:①慢性萎缩性胃炎;②胃息肉:炎性息肉约占 80%,直径多在 2 cm 以下,癌变率低;腺瘤性息肉癌变的概率较高,特别是直径＞2 cm 的广基息肉;③胃溃疡:多因溃疡边缘的炎症、糜烂、再生及异型增生所致;④残胃炎:毕Ⅱ式胃切除术后,癌变常在术后 10～15 年发生。

癌前病变包括:①肠型化生(肠化):肠化有小肠型和大肠型两种。大肠型化生又称不完全肠化,其肠化细胞不含亮氨酸氨基肽酶和碱性磷酸酶,被吸收的致癌物质易于在细胞内积聚,导致细胞异型增生而发生癌变。②异型增生:胃黏膜腺管结构及上皮细胞失去正常的状态出现异型性改变,组织学上介于良恶性之间。

【病理】

胃腺癌的好发部位依次为胃窦(58%)、贲门(20%)、胃体(15%)、全胃或大部分胃(7%)。根据胃癌的进程可分为早期胃癌和进展期胃癌。早期胃癌是指病灶局限且深度不超过黏膜下层的胃癌,不论有无局部淋巴结转移。进展期胃癌深度超过黏膜下层,已侵入肌层者称中期,侵及浆膜或浆膜外者称晚期胃癌。根据癌细胞分化程度可分为高分化、中度分化和低分化三大类。

胃癌扩散有四种方式:①直接蔓延:如胃底贲门癌侵犯食管、肝及大网膜,胃体癌侵犯大网膜、肝及胰腺等。②淋巴结转移:一般先转移到局部淋巴结,再到远处淋巴结;转移到左锁骨上淋巴结时称为 Virchow 淋巴结。③血行播散:晚期患者可占 60% 以上,最常转移到肝脏,其次是肺、腹膜及肾上腺,也可转移到肾、脑、骨髓等。④种植转移:癌细胞侵及浆膜层脱落入腹腔,种植于肠壁和盆腔;也可在直肠周围形成结节状肿块。

【临床表现】

（一）症状

早期胃癌多无症状,或者仅有一些非特异性消化不良症状。仅凭临床症状,诊断早期胃癌十分困难。进展期胃癌最早出现的症状是上腹痛,常同时伴有纳差、厌食、体重减轻。腹痛不能被进食或服用制酸剂缓解。

胃癌发生并发症或转移时可出现一些特殊症状,贲门癌累及食管下段时可出现吞咽困难;并发幽门梗阻时可有恶心呕吐;溃疡型胃癌出血时可引起呕血或黑粪,继之出现贫血。胃癌转移至肝脏可引起右上腹痛、黄疸和(或)发热;转移至肺可引起咳嗽、呃逆、咯血,累及胸膜可产生胸腔积液而发生呼吸困难;肿瘤侵及胰腺时,可出现背部放射性疼痛。

（二）体征

早期胃癌无明显体征,进展期在上腹部可扪及肿块,有压痛。肿块多位于上腹偏右相当于胃窦处。如肿瘤转移至肝脏,可致肝脏肿大及出现黄疸,甚至出现腹腔积液。腹膜有转移时也可出现腹腔积液,移动性浊音阳性。侵犯门静脉或脾静脉时有脾脏增大。有远处淋巴结转移时可扪及 Virchow 淋巴结,质硬不活动。肛门指检在直肠膀胱凹陷可扪及一板样肿块。

【辅助检查】

(一) 内镜检查

胃镜检查结合黏膜活检,是目前最可靠的诊断手段。

1. 早期胃癌　好发于胃窦部及胃体部,特别是小弯侧,可表现为小的息肉样隆起或凹陷。早期胃癌有时难以辨认,可在内镜下对可疑病灶行美蓝染色,癌性病变处将着色,有助于指导活检部位。放大内镜、窄带光成像和激光共焦距胃镜能更仔细地观察细微病变,提高早期胃癌的诊断率。

2. 进展期胃癌　在临床上较早期胃癌多见,大多可以从肉眼观察做出拟诊,肿瘤表面多凹凸不平,糜烂,有污秽苔,活检易出血;也可呈深大溃疡,底部覆有污秽灰白苔,溃疡边缘呈结节状隆起,无聚合皱襞,病变处无蠕动。

超声内镜能判断胃内或胃外的肿块,观察肿瘤侵犯胃壁的深度,对肿瘤侵犯深度的判断准确率可达90%,有助于区分早期和进展期胃癌;还能了解有无局部淋巴结转移,可作为 CT 检查的重要补充。此外,超声内镜还可以引导对淋巴结的针吸活检,进一步明确肿瘤性质。

(二) X 线钡餐检查

当有胃镜检查禁忌时,X 线检查对胃癌的诊断仍然有较大的价值。可发现胃内的溃疡及隆起型病灶,表现为龛影或充盈缺损,但难以鉴别良恶性。如黏膜皱襞破坏、消失或中断,邻近胃黏膜僵直,蠕动消失,胃癌可能性较大。

此外,因失血可致缺铁性贫血较。粪便隐血实验常呈持续阳性,有辅助诊断意义。

【诊断】

胃癌的诊断主要依据胃镜检查及病理活检。早期诊断是根治胃癌的前提。对下列情况应及早和定期胃镜检查:①40 岁以上,特别是男性,近期出现消化不良、呕血或黑粪者;②慢性萎缩性胃炎伴肠化或异型增生者;③良性溃疡但胃酸缺乏者;④胃溃疡经正规治疗 2 个月无效者;⑤胃切除术后 10 年以上者。

【并发症】

胃癌患者可并发出血、幽门或贲门梗阻及穿孔。出血多表现为呕血或黑粪,约 5% 发生大出血。病变位于贲门或胃窦近幽门部者易发生幽门或贲门梗阻,可出现进食困难、呕吐及营养不良等症状。穿孔较良性溃疡少见,多见于幽门前区的溃疡型癌。

【治疗】

(一) 内镜下治疗

早期胃癌可在内镜下行黏膜切除术或剥离术。适应于高或中分化、无溃疡,直径小于 2 cm 并无淋巴转移者。应对切除的癌变组织进行病理检查,如癌变累及根部或表浅型癌肿侵袭到黏膜下层,需追加手术治疗。

(二) 手术治疗

早期胃癌可行胃部分切除术。外科手术切除加区域淋巴结清扫是目前治疗胃癌主要的手段。胃切除范围可分为近端胃切除、远端胃切除及全胃切除,切除后分别用 BillrothⅠ式、BillrothⅡ式及 Roux-en-Y 式重建消化道连续性。

对无法通过手术治愈的患者,部分切除仍然是缓解症状最有效的手段,特别是有梗阻的患者,术后有 50% 的人症状能缓解。因此,即使是进展期胃癌,如果无手术禁忌证或远处转移,应尽可能手术切除。

(三) 化学治疗

早期胃癌且不伴有任何转移灶者,手术后一般不需要化疗。胃癌对化疗并不敏感,目前应用的多种药物以及多种给药方案的总体疗效评价很不理想,尚无标准方案。

【预后与预防】

胃癌的预后直接与诊断时的分期有关。迄今为止,手术仍然是胃癌的最主要治疗手段,但由于胃癌早期诊断率低(约10%),大部分胃癌在确诊时已处于中晚期,5年生存率较低(7%~34%)。流行病学调查,多吃新鲜蔬菜和水果、少吃腌腊制品,可以降低胃癌发病;根除 Hp 可能部分性预防胃癌的发生;积极治疗癌前疾病。

小 结

胃癌是我国的一种高发性恶性肿瘤。胃癌的发生是一个多步骤、多因素、进行性发展的过程,与环境和饮食因素、幽门螺杆菌感染、遗传等因素有关。早期胃癌多无明显症状和体征。胃癌的诊断主要依据胃镜检查及病理活检。早期没有淋巴转移时可采取内镜治疗,进展期没有全身转移时可行手术治疗。

(邓雪松)

知识检测 25

第三十章 炎症性肠病

学习目标

1. 掌握：炎症性肠病的临床表现、并发症、辅助检查、诊断依据和鉴别诊断及治疗措施。
2. 熟悉：炎症性肠病的流行病学特征、病因及病理。
3. 了解：炎症性肠病的发病机制。
4. 应用：能够对炎症性肠病患者进行正确诊断、合理治疗及健康教育。

导学案例

患者，女，28岁。突发严重腹泻1天。聚会后突然严重腹泻，大便10余次，大便中带血，颜色呈黄色，并伴有一阵阵腹部绞痛。伴有恶心呕吐、上腹不适、发热、头痛、周身不适、四肢无力等全身症状。肠镜检查见肠道黏膜局灶充血、水肿，有出血点。

请问：该患者的初步诊断及其依据是什么？需和哪些疾病鉴别？为明确诊断需进一步做哪些检查？该患者的治疗原则有哪些？

炎症性肠病（inflammatory bowel disease，IBD）是一类多种病因起的、异常免疫介导的肠道慢性及复发性炎症，有复发倾向，主要包括溃疡性结肠炎（ulcerative colitis，UC）和克罗恩病（Crohn disease，CD）。

【病因和发病机制】

炎症性肠病的病因和发病机制尚未完全明确，目前认为由多因素相互作用所致，主要包括环境、遗传、感染和免疫因素。

(一) 环境因素

饮食、吸烟、卫生条件或暴露于其他尚不确的因素，都是可能的环境因素。近几十年来，全球的炎症性肠病（溃疡性结肠炎和克罗恩病）的发病率持续增高，这一现象首先出现在社会经济高度发达的北美、北欧，继而是西欧、南欧。以往该病在我国少见，现已成为常见疾病。这一现象反映了环境因素发挥的重要作用。

(二) 遗传因素

炎症性肠病发病具有遗传倾向。炎症性肠病患者一级亲属发病率显著高于普通人群，而患者配偶的发病率不增加。克罗恩病发病率单卵双胞显著高于双卵双胞。近年来全基因组扫描及候选基因研究发现了不少可能与炎症性肠病相关的染色体上的易感区域及易感基因。

(三) 感染因素

多种微生物参与了炎症性肠病的发生发展，但至今尚未找到某一特异微生物病原与炎症性肠病有恒定关系。一方面来自炎症性肠病的动物模型，用转基因或敲除基因方法造成免疫缺陷的炎症性肠病动物模型，在肠道无菌环境下不会发生肠道炎症，但如重新恢复肠道正常菌丛状态，则出现肠道炎症另一方面来自临床观察,临床上见到细菌滞留易促发克罗恩病,而粪便转流能防止克罗恩病复发;抗生素或微生态制剂对某些炎症性肠病患者有益。

(四)免疫因素

肠道黏膜免疫系统在炎症性肠病肠道炎症发生、发展、转归过程中始终发挥重要作用。持续的天然免疫反应及Th1细胞异常激活等,释放出各种炎症介质及免疫调节性细胞因子,如IL-1、IL-2、IL-4、IL-6、IL-8、IFN-γ和TNF-α等参与了炎症损害过程。

炎症性肠病病因和发病机制的认识可概括为环境因素作用于遗传易感者,在肠道菌群的参与下,启动了肠道免疫及非免疫系统,最终导致免疫反应和炎症过程。可能由于抗原的持续刺激和(或)免疫调节紊乱,这种免疫炎症反应表现为过度亢进和难以自限。溃疡性结肠炎和克罗恩病是同一疾病的不同亚类,组织损伤的基本病理过程相似,但可能由于致病因素不同,发病的具体环节不同,最终导致病理表现不同。

第一节 溃疡性结肠炎

溃疡性结肠炎是一种病因尚不十分清楚的直肠和结肠慢性非特异性炎症性疾病。其临床主要表现为腹泻、黏液脓血便、腹痛,病情轻重不等,多呈反复发作的慢性病程。本病可发生在任何年龄,多见于20~40岁,亦可见于儿童或老年。男女发病率无明显差别。本病在我国较欧美少见,且病情一般较轻,但近年患病率有明显增加,重症也较常见。

【病理】

病变主要限于大肠黏膜与黏膜下层,呈连续性弥漫性分布。范围多自肛端直肠开始,逆行向近段发展,可累及全结肠及末段回肠。肉眼见黏膜弥漫性充血、水肿,表面呈细颗粒状,脆性增加、出血,糜烂及溃疡。

活动期黏膜呈弥漫性炎症反应。固有膜内弥漫性淋巴细胞、浆细胞、单核细胞浸润是溃疡性结肠炎的基本病变,活动期并有大量中性粒细胞和嗜酸性粒细胞浸润。大量中性粒细胞浸润发生在固有膜、隐窝上皮(隐窝炎)、隐窝内(隐窝脓肿)及表面上皮。当隐窝脓肿融合溃破,黏膜出现广泛的小溃疡,并可逐渐融合成大片溃疡。

由于结肠病变一般限于黏膜与黏膜下层,很少深入肌层,所以并发结肠穿孔、瘘管或周围脓肿少见。少数暴发型或重症患者病变涉及结肠全层,可发生中毒性巨结肠,肠壁重度充血、肠腔膨大、肠壁变薄,溃疡累及肌层至浆膜层,常并发急性穿孔。少数患者发生结肠癌变。

【临床表现】

反复发作的腹泻、黏液脓血便及腹痛是溃疡性结肠炎的主要临床症状。本病起病多数缓慢,少数急性起病,偶见急性暴发起病。病程呈慢性经过,多表现为发作期与缓解期交替,少数症状持续并逐渐加重。临床表现与病变范围、病型及病期等有关。

(一)消化系统表现

1. 腹泻和黏液脓血便 见于绝大多数患者。腹泻主要与炎症导致大肠黏膜对水钠吸收障碍以及结肠运动功能失常有关,粪便中的黏液脓血则为炎症渗出、黏膜糜烂及溃疡所致。黏液脓血便是本病活动期的重要表现。大便次数及便血的程度反映病情轻重,轻者每日排便2~4次,便血轻或无;重者每日可达10次以上,脓血显见,甚至大量便血。粪质亦与病情轻重有关,多数为糊状,重可至稀水样。病变限于直肠或累及乙状结肠患者,除可有便频、便血外,偶尔反有便秘,这是病变引起直肠排空功能障碍所致。

2. 腹痛 轻型患者可无腹痛或仅有腹部不适。一般诉有轻度至中度腹痛,多为左下腹或下腹的阵痛,亦可涉及全腹。有疼痛便意便后缓解的规律,常有里急后重。若并发中毒性巨结肠或炎症波及腹膜,有持续性剧烈腹痛。

3. 其他症状 可有腹胀，严重病例有食欲不振、恶心、呕吐。

4. 体征 轻、中型患者仅有左下腹轻压痛，有时可触及痉挛的降结肠或乙状结肠。重型和暴发型患者常有明显压痛和鼓肠。若有腹肌紧张、反跳痛、肠鸣音减弱，应注意中毒性巨结肠、肠穿孔等并发症。

（二）全身表现

1. 发热 一般出现在中、重型患者。中、重型患者活动期常有低度至中度发热，高热多提示合并症或见于急性暴发型。

2. 营养不良 重症或病情持续活动可出现衰弱、消瘦、贫血、低蛋白血症、水与电解质平衡紊乱等表现。

（三）肠外表现

可伴有多种肠外表现，包括外周关节炎、结节性红斑、坏疽性脓皮病、巩膜外层炎、前葡萄膜炎、口腔复发性溃疡等，这些肠外表现在结肠炎控制或结肠切除后可以缓解或恢复；骶髂关节炎、强直性脊柱炎、原发性硬化性胆管炎及少见的淀粉样变性、急性发热性嗜中性皮肤病等，可与本病共存，但与本身的病情变化无关。

（四）临床分型

按本病的病程、程度、范围及病期进行综合分型。

1. 临床类型 ①初发型，指无既往史的首次发作；②慢性复发型，临床上最多见，发作期与缓解期交替；③慢性持续型，症状持续，间以症状加重的急性发作；④急性暴发型，少见，急性起病，病情严重，全身毒血症状明显，可伴中毒性巨结肠、肠穿孔、败血症等并发症。上述各型可相互转化。

2. 临床严重程度 ①轻度：腹泻每日4次以下，便血轻或无，无发热、脉速，贫血无或轻，血沉正常；②重度：腹泻每日6次以上，并有明显黏液脓血便，体温>37.5℃、脉搏>90次/分，血红蛋白<100 g/L，血沉>30 mm/h；③中度：介于轻度与重度之间。

3. 病变范围 可分为直肠炎、直肠乙状结肠炎、左半结肠炎（结肠脾曲以远）、广泛性或全结肠炎（病变扩展至结肠脾曲以上或全结肠）。

4. 病情分期 分为活动期和缓解期。

【并发症】

（一）中毒性巨结肠

约有5%的重症患者可出现中毒性巨结肠，此时结肠病变广泛而严重，累及肌层与肠肌神经丛，肠壁张力减退，结肠蠕动消失，肠内容物与气体大量积聚，引起急性结肠扩张，一般以横结肠最为严重。常因低钾、钡剂灌肠、使用抗胆碱能药物或阿片类制剂而诱发。临床表现为病情急剧恶化，毒血症明显，有脱水与电解质平衡紊乱，出现鼓肠、腹部压痛，肠鸣音消失。血常规白细胞计数显著升高。X线腹部平片可见结肠扩大，结肠袋形消失。本病并发症易引起急性肠穿孔，预后差。

（二）直肠结肠癌变

直肠结肠癌变多见于患广泛性结肠炎、幼年起病而病程漫长者。病程大于20年的患者发生结肠癌风险较正常人多10~15倍。

此外，可发生结肠大出血，发生率约为3%；肠穿孔多与中毒性巨结肠有关；肠梗阻少见。

【辅助检查】

（一）血液检查

血红蛋白在轻型病例多正常或轻度下降，中、重型病例有轻或中度下降，甚至重度下降。白细胞计数增高、血沉加快和C-反应蛋白增高是活动期的标志。

（二）粪便检查

粪便常有黏液脓血，镜下可见红细胞和脓细胞，急性发作期可见巨噬细胞。粪便病原学检查的目的是要排除感染性结肠炎,这是本病诊断的一个重要步骤,需反复多次进行(至少连续3次)。

(三) 自身抗体检测

血中外周型抗中性粒细胞胞浆抗体和抗酿酒酵母抗体分别为溃疡性结肠炎和克罗恩病的相对特异性抗体,检出这两种抗体有助于溃疡性结肠炎和克罗恩病的诊断和鉴别诊断,但其敏感性和特异性尚有待进一步评估。

(四) 结肠镜检查

该检查是本病诊断与鉴别诊断的最重要手段之一。应做全结肠及回肠末段检查,直接观察肠黏膜变化,取活组织检查,并确定病变范围。本病病变呈连续性、弥漫性分布,从肛端直肠开始逆行向上扩展,内镜下所见重要改变有:①黏膜血管纹理模糊、紊乱或消失、充血、水肿、易脆、出血及脓性分泌物附着,并常见黏膜粗糙,呈细颗粒状;②病变明显处见弥漫性糜烂和多发性浅溃疡;③慢性病变见假息肉及桥状黏膜,结肠袋往往变浅、变钝或消失。结肠镜下黏膜活检组织学见弥漫性慢性炎症细胞浸润,活动期表现为表面糜烂、溃疡、隐窝炎、隐窝脓肿;慢性期表现为隐窝结构紊乱、杯状细胞减少和潘氏细胞化生。

(五) X线钡剂灌肠检查

①黏膜粗乱和(或)颗粒样改变;②多发性浅溃疡,管壁边缘毛糙呈毛刺状或锯齿状以及小龛影,亦可有炎症息肉而表现为多个小的圆或卵圆形充盈缺损;③肠管缩短,结肠袋消失,肠壁变硬,可呈铅管状。结肠镜检查比X线钡剂灌肠检查准确,有条件宜做结肠镜全结肠检查,检查有困难时辅以钡剂灌肠检查。重型或暴发型病例不宜做钡剂灌肠检查,以免加重病情或诱发中毒性巨结肠。

【诊断和鉴别诊断】

(一) 诊断

具有持续或反复发作腹泻和黏液脓血便、腹痛、里急后重,伴有(或不伴有)不同程度全身症状者,在排除急性自限性结肠炎、阿米巴痢疾、慢性血吸虫病、肠结核等感染性结肠炎及结肠克罗恩病、缺血性肠炎、放射性肠炎等基础上,具有上述结肠镜检查重要改变中至少1项及黏膜活检组织学所见可以诊断本病。一个完整的诊断应包括其临床分型、临床严重程度、病变范围、病情分期及并发症。

初发病例、临床表现、结肠镜改变不典型者,暂不做出诊断,须随访3~6个月观察。本病并无特异性改变,各种病因均可引起类似的肠道炎症改变,故只有在排除各种可能有关的病因后才能做出本病诊断。

(二) 鉴别诊断

1. 急性自限性结肠炎 各种细菌感染,急性发作时发热、腹痛较明显,粪便检查可分离出致病菌,抗生素治疗有良好效果,通常在4周内痊愈。

2. 阿米巴肠炎 病变主要侵犯右侧结肠,也可累及左侧结肠,结肠溃疡较深,边缘潜行,溃疡间的黏膜多属正常。粪便或结肠镜取溃疡渗出物检查可找到溶组织阿米巴滋养体或包囊。血清抗阿米巴抗体阳性。抗阿米巴治疗有效。

3. 血吸虫病 有疫水接触史,常有肝脾大,粪便检查可发现血吸虫卵,孵化毛蚴阳性。直肠镜检查在急性期可见黏膜黄褐色颗粒,活检黏膜压片或组织病理检查发现血吸虫卵。免疫学检查亦有助鉴别。

4. 克罗恩病(Crohn病) 克罗恩病的腹泻一般无肉眼血便,结肠镜及X线检查病变主要在回肠末段和邻近结肠且呈非连续性、非弥漫性分布并有其特征改变,与溃疡性结肠炎鉴别一般不难。

5. 大肠癌 多见于中年以后,经直肠指检常可触到肿块,结肠镜或X线钡剂灌肠检查对鉴别诊断有价值,活检可确诊。须注意溃疡性结肠炎也可发生结肠癌变。

6. 肠易激综合征 粪便可有黏液但无脓血,显微镜检查正常,隐血试验阴性。结肠镜检查无器质性病变证据。

此外,其他感染性肠炎(如抗生素相关性肠炎、肠结核、真菌性肠炎等)、缺血性结肠炎、放射性肠炎、过敏性紫癜、胶原性结肠炎、贝赫切特病、结肠息肉病、结肠憩室炎以及HIV感染合并的结肠炎等应和本病鉴别。

【治疗】

本病治疗目的是控制急性发作,维持缓解,减少复发,防治并发症。

(一)药物治疗

1. 氨基水杨酸制剂 柳氮磺吡啶(SASP)是治疗本病的常用药物。该药口服后大部分到达结肠,经肠菌分解为5-氨基水杨酸(5-ASA)与磺胺吡啶,前者是主要有效成分,其滞留在结肠内与肠上皮接触而发挥抗炎作用。该药适用于轻、中度患者或重度经糖皮质激素治疗已有缓解者。该药不良反应分为两类:一类是剂量相关的不良反应,如恶心、呕吐、食欲减退、头痛、可逆性男性不育等,餐后服药可减轻消化道反应;另一类不良反应属于过敏,有皮疹、粒细胞减少、自身免疫性溶血、再生障碍性贫血等,因此服药期间必须定期复查血常规,一旦出现此类不良反应,应改用其他药物。口服5-ASA新型制剂可避免在小肠近段被吸收,而在结肠内发挥药效,如美沙拉嗪(mesalamine),奥沙拉嗪(olsalazine)和巴柳氮(balsalazide)。口服5-ASA新型制剂疗效与SASP相仿,优点是不良反应明显减少,缺点是价格昂贵,因此对SASP不能耐受者尤为适用。5-ASA的灌肠剂适用于病变局限在直肠乙状结肠者,栓剂适用于病变局限在直肠者。

2. 糖皮质激素 糖皮质激素对急性发作期有较好疗效,适用于对氨基水杨酸制剂疗效不佳的轻、中度患者,特别适用于重度患者及急性暴发型患者。一般予以口服泼尼松40～60 mg/d;重症患者先予以较大剂量静脉滴注,如氢化可的松300 mg/d、甲泼尼龙48 mg/d或地塞米松10 mg/d,7～10天后改为口服泼尼松60 mg/d。病情缓解后以每1～2周减少5～10 mg用量至停药。减量期间加用氨基水杨酸制剂逐渐接替激素治疗。

病变局限在直肠乙状结肠者,可用琥珀酸钠氢化可的松(不能用氢化可的松醇溶制剂)100 mg或地塞米松5 mg加生理盐水100 mL作保留灌肠,每晚1次。病变局限于直肠者如有条件也可用布地奈德泡沫灌肠剂2 mg保留灌肠,每晚1次,该药是以局部作用为主的糖皮质激素,故全身不良反应较少。

3. 免疫抑制剂 硫唑嘌呤或巯嘌呤可适用于对激素治疗效果不佳或对激素依赖的慢性持续型病例,加用这类药物后可逐渐减少激素用量甚至停用。近年国外报道,对严重溃疡性结肠炎急性发作静脉用糖皮质激素治疗无效的病例,应用环孢素2～4 mg/(kg·d)静脉滴注,大部分患者可取得暂时缓解而避免急症手术。

(二)手术治疗

紧急手术治疗指征:并发大出血、肠穿孔、重型患者,特别是合并中毒性巨结肠经积极内科治疗无效且伴严重毒血症状者。择期手术指征:①并发结肠癌变;②慢性持续型病例内科治疗效果不理想而严重影响生活质量,或虽然用糖皮质激素可控制病情但糖皮质激素不良反应太大不能耐受者。一般采用全结肠切除加回肠肛门小袋吻合术。

(三)对症治疗

及时纠正水、电解质平衡紊乱,贫血者可输血,低蛋白血症者输注入血清白蛋白。病情严重者应禁食,并予以完全胃肠外营养治疗。患者的情绪对病情会有影响,可以心理治疗。

对腹痛、腹泻的对症治疗,要权衡利弊,使用抗胆碱能药物或止泻药如地芬诺酯(苯乙哌啶)或洛哌丁胺宜慎重,重症患者应禁用,因其有诱发中毒性巨结肠的危险。

抗生素治疗对一般病例并无指征。但对重症有继发感染者,应积极行抗菌治疗,给予广谱抗生素,静脉给药,合用甲硝唑对厌氧菌感染有效。

(四)健康教育

强调休息、饮食和营养。对活动期患者应有充分休息,给予流质或半流饮食,待病情好转后改为富营养少渣饮食。按医嘱服药及定期随访。

【预后】

本病呈慢性过程,大部分患者反复发作,轻度及长期缓解者预后较好。急性暴发型、有并发症及年龄超过60岁者预后不良,但近年由于治疗水平提高,病死率已明显下降。慢性持续活动或反复发作频繁,预后较差,但如能合理选择手术治疗,亦可望恢复。病程漫长者癌变危险性增加,应注意随访,推荐对病程8~10年以上的广泛性或全结肠炎患者和病程30~40年以上的左半结肠炎、直肠乙状结肠炎患者,应行监测性结肠镜检查,至少两年1次。

第二节 克罗恩病

克罗恩病是一种慢性炎性肉芽肿性疾病。病变多见于末段回肠和邻近结肠,但从口腔至肛门各段消化道均可受累,呈节段性或跳跃式分布。临床上以腹痛、腹泻、体重下降、腹块、瘘管形成和肠梗阻为特点,可伴有发热等全身表现以及关节、皮肤、眼、口腔黏膜等肠外损害。本病有终身复发倾向,重症患者迁延不愈,预后不良。发病年龄多在15~30岁,但首次发作可出现在任何年龄组,男女患病率近似。本病在欧美多见,我国近年发病率逐渐增大。

【病理】

本病病变表现:同时累及回肠末段与邻近右侧结肠者;只涉及小肠者;局限在结肠者。病变可涉及口腔、食管、胃、十二指肠,但少见。

克罗恩病大体形态特点:①病变呈节段性或跳跃性,而不呈连续性;②黏膜溃疡的特点:早期呈鹅口疮样溃疡;随后溃疡增大、融合,形成纵行溃疡和裂隙溃疡,将黏膜分割呈鹅卵石样外观;③病变累及肠壁全层,肠壁增厚变硬,肠腔狭窄。

克罗恩病的组织学特点:①非干酪性肉芽肿,由类上皮细胞和多核巨细胞构成,可发生在肠壁各层和局部淋巴结;②裂隙溃疡,呈缝隙状,可深达黏膜下层甚至肌层;③肠壁各层炎症,伴固有膜底部和黏膜下层淋巴细胞聚集、黏膜下层增宽、淋巴管扩张及神经节炎等。

肠壁全层病变致肠腔狭窄,可发生肠梗阻。溃疡穿孔引起局部脓肿,或穿透至其他肠段、器官、腹壁,形成内瘘或外瘘。肠壁浆膜纤维素渗出、慢性穿孔均可引起肠粘连。

【临床表现】

本病起病大多隐匿、缓渐,从发病早期症状出现至确诊往往需数月至数年。病程呈慢性,长短不等的活动期与缓解期交替,有终身复发倾向。少数急性起病,可表现为急腹症,酷似急性阑尾炎或急性肠梗阻。腹痛、腹泻和体重下降是本病的主要临床表现。本病的临床表现复杂多变,这与临床类型、病变部位、病期及并发症有关。

(一)消化系统表现

1. 腹痛 腹痛为最常见症状。多位于右下腹或脐周,间歇性发作,常为痉挛性阵痛伴肠鸣。常于进餐后加重,排便或肛门排气后缓解。腹痛的发生可能与进餐引起胃肠反射或肠内容物通过炎症、狭窄肠段,引起局部肠痉挛有关。查体常有腹部压痛,部位多在右下腹。腹痛亦可由部分或完全性肠梗阻引起,此时伴有肠梗阻症状。出现持续性腹痛和明显压痛,提示炎症波及腹膜或腹腔内脓肿形成。全腹剧痛和腹肌紧张,提示病变肠段急性穿孔。

2. 腹泻 腹泻亦为本病常见症状,主要由病变肠段炎症渗出、蠕动增加及继发性吸收不良引起。腹泻先是间歇发作,病程后期可转为持续性。粪便多为糊状,一般无脓血和黏液。病变累及下段结肠或肛门直肠者,可有黏液血便及里急后重。

3. 腹部包块 腹部包块约见于10%~20%的患者。由肠粘连、肠壁增厚、肠系膜淋巴结肿大、内瘘或局部脓肿形成所致。多位于右下腹与脐周。固定的腹块提示有粘连,多已有内瘘形成。

4. 瘘管形成 瘘管是克罗恩病的特征性临床表现,因透壁性炎性病变穿透肠壁全层至肠外组织或器官而成。瘘分内瘘和外瘘,前者可通向其他肠段、肠系膜、膀胱、输尿管、阴道、腹膜后等处,后者通向腹壁或肛周皮肤。肠段之间内瘘形成可致腹泻加重及营养不良。肠瘘通向的组织与器官因粪便污染可致继发性感染。外瘘或通向膀胱、阴道的内瘘均可见粪便与气体排出。

5. 肛门周围病变 肛门周围病变包括肛门周围瘘管、脓肿形成及肛裂等病变,可为本病的首发或突出的临床表现。

(二) 全身表现

1. 发热 发热为常见的全身表现之一,与肠道炎症活动及继发感染有关。间歇性低热或中度热常见,少数呈弛张高热伴毒血症。少数患者以发热为主要症状,甚至较长时间不明原因发热之后才出现消化道症状。

2. 营养障碍 营养障碍由慢性腹泻、食欲减退及慢性消耗等因素所致。其主要表现为体重下降,可有贫血、低蛋白血症和维生素缺乏等表现。青春期前患者常有生长发育迟滞。

(三) 肠外表现

本病肠外表现与溃疡性结肠炎的肠外表现相似,但发生率较高,以口腔黏膜溃疡、皮肤结节性红斑、关节炎及眼病为常见。

(四) 临床分型

临床分型有助于全面估计病情和预后,制订治疗方案。

1. 临床类型 可分为狭窄型(以肠腔狭窄所致的临床表现为主)、穿通型(有瘘管形成)和非狭窄非穿通型(炎症型)。各型可有交叉或互相转化。

2. 病变部位 可分为小肠型、结肠型、回结肠型。如消化道其他部分受累也应注明。

3. 严重程度 根据主要临床表现的程度及并发症计算克罗恩病活动指数(CDAI),用于疾病活动期与缓解期区分、病情严重程度估计(轻、中、重度)和疗效评定。

【并发症】

肠梗阻最常见,其次是腹腔内脓肿,偶可并发急性穿孔或大量便血。直肠或结肠黏膜受累者可发生癌变。

【辅助检查】

(一) 实验室检查

贫血常见且常与疾病严重程度平行;活动期血沉加快、C-反应蛋白升高;周围血白细胞轻度增多见于活动期,但明显增多常提示合并感染。粪便隐血试验常呈阳性。血清白蛋白常有降低。

(二) 结肠镜检查

胶囊内镜、结肠镜及小肠镜可做全肠检查。病变呈节段性、非对称性分布,阿弗他溃疡或纵行溃疡、鹅卵石样改变,肠腔狭窄或肠壁僵硬,炎性息肉,病变之间黏膜外观正常。

(三) 影像学检查

小肠病变做胃肠钡剂造影,结肠病变做钡剂灌肠检查。可见黏膜皱襞粗乱、纵行性溃疡或裂沟、鹅卵石征、假息肉、多发性狭窄或肠壁僵硬、瘘管形成等 X 线征象,病变呈节段性分布。由于肠壁增厚,可见填充钡剂的肠袢分离。腹部超声、CT、MRI 检查可显示肠壁增厚、腹腔或盆腔脓肿、包块等。

【诊断与鉴别诊断】

(一) 诊断

本病对慢性起病,反复发作性右下腹或脐周痛、腹泻、体重下降,特别是伴有肠梗阻、腹部压痛、腹块、肠瘘、肛周病变、发热等表现者,临床上应考虑本病。本病诊断主要根据临床表现、X 线检查、结肠镜检查和活组织检查所见进行综合分析,表现典型者,在充分排除各种肠道感染性或非感染性炎症疾病及肠道肿瘤后,可作出临床诊断。

(二) 鉴别诊断

需与各种肠道感染性或非感染性炎症疾病及肠道肿瘤鉴别。应特别注意,急性发作时与阑尾炎、慢性发作时与肠结核及肠道淋巴瘤、病变单纯累及结肠者与溃疡性结肠炎等进行鉴别。在我国,与肠结核的鉴别至关重要。

1. 肠结核 肠结核患者既往或现有肠外结核病史;临床表现少有瘘管、腹腔脓肿和肛门周围病变;内镜检查见病变主要涉及回盲部,可累及邻近结肠,但节段性分布不明显,溃疡多为横行,浅表而不规则;活检组织抗酸杆菌染色阳性有助肠结核诊断,干酪样肉芽肿是肠结核的特征性病理组织学改变;结核菌素试验(PPD)强阳性、血清结核分枝杆菌相关性抗原和抗体检测阳性等倾向肠结核诊断。对鉴别有困难不能排除肠结核者,应先行诊断性抗结核治疗,肠结核经抗结核治疗2~6周后症状有明显改善,治疗2~3个月后内镜所见明显改善或好转。有手术指征者可行手术探查,病变肠段或肠系膜淋巴结病理组织学检查发现干酪性肉芽肿可获确诊。

2. 小肠恶性淋巴瘤 原发性小肠恶性淋巴瘤可较长时间内局限在小肠,部分患者肿瘤可呈多灶性分布,此时与克罗恩病鉴别有一定困难。如X线胃肠钡剂造影见小肠结肠同时受累、节段性分布、裂隙状溃疡、鹅卵石征、瘘管形成等有利于克罗恩病诊断;如X线检查见肠段内广泛侵蚀、呈较大的指压痕或充盈缺损,B型超声或CT检查肠壁明显增厚、腹腔淋巴结肿大,有利于小肠恶性淋巴瘤诊断。小肠恶性淋巴瘤一般进展较快。双气囊小肠镜下活检或必要时手术探查可获病理确诊。

3. 溃疡性结肠炎 鉴别要点见本章第一节。

4. 急性阑尾炎 腹泻少见,常有转移性右下腹痛,压痛限于麦氏点,血常规检查示白细胞计数增高更为显著,可资鉴别,但有时需剖腹探查才能明确诊断。

其他如血吸虫病、阿米巴肠炎、其他感染性肠炎(耶尔森菌、空肠弯曲菌、艰难梭菌等感染)、贝赫切特病、药物性肠病、嗜酸性粒细胞性肠炎、缺血性肠炎、放射性肠炎、胶原性结肠炎、各种肠道恶性肿瘤以及各种原因引起的肠梗阻,在鉴别诊断中均需考虑。

【治疗】

克罗恩病的治疗目的及药物应用与溃疡性结肠炎相似,但具体实施有所不同。氨基水杨酸类药物应视病变部位选择,对克罗恩病的疗效逊于溃疡性结肠炎。对糖皮质激素无效或依赖的患者在克罗恩病中多见,因此免疫抑制剂、抗生素和生物制剂在克罗恩病使用较为普遍。相当部分克罗恩病患者在疾病过程中最终因并发症而需手术治疗,但术后复发率高,至今尚无预防术后复发的有效措施。

(一)药物治疗

1. 活动期治疗

(1)氨基水杨酸制剂:柳氮磺吡啶仅适用于病变局限在结肠的轻、中度患者。美沙拉嗪能在回肠末段、结肠定位释放,适用于轻度回结肠型及轻、中度结肠型患者。

(2)糖皮质激素:对控制病情活动有较好的疗效,适用于各型中、重度患者,以及上述对氨基水杨酸制剂无效的轻、中度患者。应注意,有相当部分患者表现为激素无效或依赖(减量或停药短期复发),对这类患者应考虑加用免疫抑制剂。布地奈德全身不良反应较少,有条件可用于轻、中度小肠型或回结肠型患者,口服剂量每次3 mg,每日3次。

(3)免疫抑制剂:硫唑嘌呤或巯嘌呤适用于对激素治疗无效或对激素依赖的患者,加用这类药物后可逐渐减少激素用量乃至停用。剂量为硫唑嘌呤1.5~2.5 mg/(kg·d)或巯嘌呤0.75~1.5 mg/(kg·d),该类药显效时间需3~6个月,维持用药可至3年或以上。现在认为上述剂量硫唑嘌呤或巯嘌呤的安全性是可以接受的,严重不良反应主要是白细胞减少等骨髓抑制表现,应用时应严密监测。对硫唑嘌呤或巯嘌呤不耐受者可试换用氨甲蝶呤。

(4)抗菌药物:某些抗菌药物如硝基咪唑类、喹诺酮类药物应用于本病有一定疗效。甲硝唑对肛周病变有效、环丙沙星对瘘有效。由于上述药物长期应用不良反应多,故临床上一般与其他药物联合短期应用,以增强疗效。

(5)生物制剂:英夫利昔单抗是一种抗TNF-α的人鼠嵌合体单克隆抗体,为促炎症细胞因子的拮抗剂,临床试验证明对传统治疗无效的活动性克罗恩病有效,重复治疗可取得长期缓解,近年已逐步在临床推广使用。

2. 缓解期治疗 用氨基水杨酸制剂或糖皮质激素取得缓解者,可用氨基水杨酸制剂维持缓解,剂量与诱导缓解的剂量相同。因糖皮质激素无效或依赖而加用硫唑嘌呤或巯嘌呤取得缓解者,继续以相同剂量硫唑嘌呤或巯嘌呤维持缓解。使用英夫利昔单抗取得缓解者,推荐继续定期使用以维持缓解。维持缓解治疗用药时间可至3年以上。

(二)手术治疗

因手术后复发率高,故手术适应证主要是针对并发症,包括完全性肠梗阻、瘘管与腹腔脓肿、急性穿孔或不能控制的大量出血。对肠梗阻要区分炎症活动引起的功能性痉挛与器质性狭窄引起的机械梗阻,前者经禁食、积极内科治疗多可缓解而不需手术;对没有合并脓肿形成的瘘管,积极内科保守治疗有时亦可闭合,合并脓肿形成或内科治疗失败的瘘管才是手术指征。手术方式主要是病变肠段切除。术后复发的预防,一般选用美沙拉嗪;甲硝唑可能有效,但长期使用不良反应多;易于复发的高危患者可考虑使用英夫利昔单抗。预防用药推荐在术后2周开始,持续时间不少于3年。

(三)对症治疗

纠正水、电解质平衡紊乱。重症患者酌用要素饮食或全胃肠外营养,除营养支持外还有助于诱导缓解。腹痛、腹泻必要时可酌情使用抗胆碱能药物或止泻药,合并感染者静脉途径给予广谱抗生素。

(四)健康教育

必须戒烟。强调营养支持,一般给予高营养低渣饮食,适当给予叶酸、维生素B_{12}等多种维生素。

【预后】

本病可经治疗好转,也可自行缓解。但多数患者反复发作,迁延不愈,其中部分患者在其病程中因出现并发症而采用手术治疗,预后较差。

小　　结

炎症性肠病是一种病因不明的慢性肠道炎症性疾病,主要包括溃疡性肠炎和克罗恩病。其病因可能包括环境、感染、免疫和遗传等因素。溃疡性结肠炎的临床症状主要表现为腹泻、腹痛和黏液脓血便等,克罗恩病主要表现为腹痛、腹泻、瘘管、肛门病变等。诊断炎症性肠病主要包括临床病史的采集、结肠镜检查、影像学的检查以及黏膜组织学检查等。治疗目的是控制急性发作,维持缓解,减少复发,防止并发症。

(邓雪松)

知识检测 26

第三十一章　功能性胃肠病

学习目标

1. 掌握：功能性消化不良、肠易激综合征的定义、临床表现、诊断和治疗。
2. 熟悉：功能性消化不良、肠易激综合征的鉴别诊断。
3. 了解：功能性消化不良、肠易激综合征的病因和发病机制。
4. 应用：能够对功能性胃肠病的患者进行诊断、治疗，对患者和高危人群进行健康指导。

导学案例

患者，女，53岁。主因"间断腹痛、腹胀3年"入院。患者近3年无明显诱因出现间断上腹隐痛不适，伴腹胀，餐后为著，进食量较前减少，偶有反酸、嗳气，无恶心、呕吐，无发热、黄疸，大便每日1～2次，性状正常，排气排便后腹痛、腹胀可减轻，自行口服山楂丸症状无明显改善。患者自发病以来，食欲及睡眠欠佳，小便正常，体重无明显减轻。既往有失眠病史4年，每晚需口服艾司唑仑片1 mg可入睡。查体：心率82次/分，呼吸18次/分，血压118/72 mmHg，身高162 cm，体重61 kg，神志清楚，精神尚可，皮肤黏膜正常，浅表淋巴结未触及，心肺无异常，腹平坦，腹软，全腹无压痛、反跳痛，肝肾区无叩痛，Murphy征阴性，移动性浊音阴性，肠鸣音正常。生理反射存在，病理征未引出。
请问：患者最可能的诊断是什么？需完善哪些辅助检查？

功能性胃肠病(functional gastrointestinal disorders, FGIDs)是一组表现为慢性或反复发作的胃肠道症状，而无器质性改变的胃肠道功能性疾病，临床表现主要是胃肠道相关症状(如腹痛、腹胀、腹泻、便秘等)，多伴有精神因素的影响和相关症状(如失眠、焦虑、抑郁、头晕、头痛等)。目前，我国采用罗马Ⅲ标准的功能性胃肠病的命名分类。临床上，以功能性消化不良和肠易激综合征多见。

第一节　功能性消化不良

功能性消化不良(functional dyspepsia, FD)是指由胃和十二指肠功能紊乱引起的症状，而无器质性疾病的一组临床综合征，主要症状包括上腹胀痛、灼热感、餐后饱胀和早饱感，可伴有食欲减退、嗳气、恶心、呕吐等上消化道症状以及精神神经症状。FD是临床上最常见的一种功能性胃肠病。欧美普通人群中有消化不良症状者占19%～41%，我国FD占胃肠病专科门诊患者的50%左右。

【病因和发病机制】

病因和发病机制至今尚未清楚，可能与下列多种因素有关：①胃肠动力障碍：包括胃排空延迟、胃十二指肠运动协调失常。②内脏感觉过敏：FD患者胃的感觉容量明显低于正常人。内脏感觉过敏可能与外周感受器、传入神经、中枢整合等水平的异常有关。③胃对食物的容受性舒张功能下降：部分患者进食后胃底舒张容积明显低于正常人,常见于有早饱症状的患者。④精神和社会因素:FD患者多存在个性异常,常伴有失眠、焦虑、抑郁、头晕、头痛等神经精神症状,但精神因素的确切致病机制尚未阐明。

【临床表现】

起病多缓慢,病程迁延数月或数年,呈持续性或反复发作,许多患者有饮食、精神等诱发因素。其主要表现为餐后饱胀、早饱感、上腹胀痛、上腹灼热感、嗳气、食欲不振、恶心等。常以某一个或某一组症状为主,在病程中症状也可发生变化。

上腹痛为常见症状,常与进食有关,表现为餐后痛,亦可无规律性,部分患者表现为上腹灼热感。餐后饱胀和早饱常与进食密切相关。餐后饱胀是指进食正常餐量即出现饱胀感;早饱是指有饥饿感但进食后不久即有饱感。不少患者同时伴有失眠、焦虑、抑郁、头痛、注意力不集中等精神症状。

根据临床特点,罗马Ⅲ标准将本病分为两个临床亚型:①上腹痛综合征:上腹痛和(或)上腹灼热感;②餐后不适综合征:餐后饱胀和(或)早饱。两型可有重叠。

【诊断和鉴别诊断】

(一) 诊断

1. 诊断标准 ①有上腹痛、上腹灼热感、餐后饱胀和早饱症状之一种或多种,呈持续或反复发作的慢性过程(罗马Ⅲ标准规定病程超过6个月,近3个月症状持续);②上述症状排便后不能缓解(排除症状由肠易激综合征所致);③排除可解释症状的器质性疾病。

2. 诊断程序 在全面病史采集和体格检查的基础上,应先判断患者有无下列提示器质性疾病的"报警症状和体征"。45岁以上,近期出现消化不良症状,有消瘦、贫血、呕血、黑粪、吞咽困难、腹部肿块、黄疸等;消化不良症状进行性加重。对有"报警症状和体征"者,必须进行全面检查直至找到病因。对年龄在45岁以下且无"报警症状和体征"者,可选择基本的实验室检查和胃镜检查。亦可先予经验性治疗2~4周观察疗效,对诊断可疑或治疗无效者有针对性地选择进一步检查。

(二) 鉴别诊断

需要鉴别的疾病包括:①食管、胃和十二指肠的各种器质性疾病,如消化性溃疡、胃癌等;②各种肝胆胰疾病;③由全身性或其他系统疾病引起的上消化道症状,如糖尿病、肾脏病、风湿免疫性疾病和精神神经性疾病等;④药物引起的上消化道症状,如服用非甾体抗炎药;⑤其他功能性胃肠病和动力障碍性疾病,如胃食管反流病、肠易激综合征等。应注意,不少FD患者常同时有胃食管反流病、肠易激综合征及其他功能性胃肠病并存,临床上称之为症状重叠。

【治疗】

主要是对症治疗,以缓解症状、提高患者的生活质量为主要目的。遵循综合治疗和个体化治疗的原则。

(一) 一般治疗

帮助患者认识和理解病情,建立良好的生活和饮食习惯,避免烟、酒及进食高脂、辛辣刺激等可能诱发或加重症状的食物,避免服用非甾体抗炎药。注意根据患者不同特点进行心理治疗,失眠、焦虑者可适当服用镇静或抗焦虑药物。

(二) 药物治疗

目前尚无特效药物,主要是经验性对症治疗。

1. 抑制胃酸药 一般适用于以上腹痛、上腹灼热感为主要症状的患者,可选择H_2受体拮抗剂,如西咪替丁、雷尼替丁、法莫替丁等,或质子泵抑制剂,如奥美拉唑、泮托拉唑、雷贝拉唑、艾司奥美拉唑等。

2. 促胃肠动力药 一般适用于以餐后饱胀、早饱为主要症状的患者,可分别选用多潘立酮(每次10 mg,3次/天)、莫沙必利(每次5 mg,3次/天)或依托必利(每次50 mg,3次/天)。对疗效不佳者,抑制胃酸药和促胃肠动力药可换用或合用。

3. 助消化药 消化酶制剂,如复方消化酶胶囊、复方阿嗪米特肠溶片等,可作为治疗消化不良的辅助用药,改善与进餐相关的上腹胀、食欲差等症状。

4. 抗抑郁药 上述治疗疗效欠佳且伴随精神症状明显者可试用。常用的有三环类抗抑郁药(如阿米替林)、选择性抑制 5-羟色胺再摄取的抗抑郁药(如帕罗西汀)等,宜从小剂量开始,注意药物的不良反应。

【预后】

功能性消化不良症状易反复发作,患者应减轻精神压力,进行适当体育锻炼,合理安排饮食等可改善症状,但仍需注意与器质性疾病鉴别,注意跟踪随访。

第二节 肠易激综合征

肠易激综合征(irritable bowel syndrome,IBS)是一种以腹痛或腹部不适伴排便习惯和粪便性状改变为特征,而无器质性病变的常见功能性肠病。欧美国家成人患病率为10%～20%,我国为10%左右。患者以中青年居多,老年人初次发病者少见,男女比例约1:2。

【病因和发病机制】

本病病因和发病机制尚不清楚,可能与下列因素有关。①胃肠动力学异常:肠易激综合征患者存在多种胃肠运动功能紊乱。部分腹泻型肠易激综合征表现为胃肠通过时间缩短、结肠收缩增强等肠道动力亢进,而部分便秘型肠易激综合征则存在动力不足,致使肠内容物推进减慢,水分吸收过多。②内脏感觉异常:研究表明,肠易激综合征患者充气疼痛阈值明显低于对照组,对胃肠道充盈扩张、肠平滑肌收缩等生理现象敏感性增强,这也是患者腹胀、腹痛的主要原因。③肠道感染:部分患者发病前有肠道感染,其发病与感染的严重性及应用抗生素时间均有一定相关性。④胃肠道激素:研究还发现某些胃肠道肽类激素如缩胆囊素等可能与肠易激综合征症状有关。⑤精神心理障碍:大量调查表明,肠易激综合征患者焦虑、抑郁积分显著高于正常人,应激事件发生频率亦高于正常人,对应激反应更敏感和强烈。

【临床表现】

肠易激综合征起病隐匿,症状反复发作或慢性迁延,病程可长达数年至数十年,但全身健康状况却不受影响。精神、饮食等因素常诱使症状复发或加重。本病最主要的临床表现是腹痛或腹部不适、排便习惯和粪便性状的改变。

几乎所有肠易激综合征患者都有不同程度的腹痛或腹部不适,部位不定,以下腹和左下腹多见,排便或排气后缓解,极少有睡眠中痛醒者。

根据排便特点和粪便的性状肠易激综合征可分为腹泻型、便秘型、混合型和未定型。西方国家以便秘型多见,我国以腹泻型为主。

多数患者有排便习惯和粪便性状改变。腹泻型肠易激综合征患者常排便较急,粪便呈糊状或稀水样,一般每日3～5次,少数严重发作期可达十余次,可带有黏液,但无脓血。便秘型肠易激综合征患者常有排便困难,粪便干结、量少,呈羊粪状或细杆状,表面可附黏液。患者常伴腹胀、排便不净感、排便窘迫感,部分患者腹泻与便秘交替发生,部分患者同时有消化不良症状。不少患者伴有失眠、焦虑、抑郁、恐惧、头痛、注意力不集中等精神症状。

本病一般无明显体征,可在相应部位有轻压痛,部分患者可触及腊肠样肠管,直肠指检可感到肛门痉挛、张力较高,可有触痛。

【诊断和鉴别诊断】

(一)诊断

肠易激综合征的诊断为排除性,首先要排除器质性疾病和肠道感染性疾病。通常采用罗马Ⅲ标准。

(1)病程6个月以上且近3个月来持续存在腹部不适或腹痛,并伴有下列特点中至少2项:①症状在排便后改善;②症状发生伴随排便次数改变;③症状发生伴随粪便性状改变。

(2)以下症状不是诊断所必备,但属常见症状,这些症状越多越支持肠易激综合征的诊断:①排便频率异常(每天排便>3次或每周<3次);②粪便性状异常(块状便、硬便或稀水样便);③粪便排出过程

异常(费力、急迫感、排便不尽感);④黏液便;⑤胃肠胀气或腹部膨胀感。

(3) 缺乏可解释症状的形态学改变和生化异常。

(二) 鉴别诊断

IBS 需与器质性疾病、肠道感染性疾病、内分泌疾病(如甲状腺功能亢进症、糖尿病等)及其他功能性肠道疾病(如功能性便秘、功能性腹泻)、乳糖不耐受症鉴别。应注意详细询问患者病史。

对于存在警报症状的患者不应轻易诊断肠易激综合征,这些警报症状包括体重下降、持续性腹泻、夜间腹泻、粪便带血、顽固性腹胀、贫血、低热等,特别是50岁以上出现新发症状者要高度警惕器质性疾病。

【治疗】

IBS 治疗目的是改善症状,提高生活质量。其治疗策略主要是积极寻找并去除促发因素和对症治疗,强调综合治疗和个体化的治疗原则。

(一) 一般治疗

详细询问病史以求发现促发因素,并设法予以去除。告知患者肠易激综合征的诊断并详细解释疾病的性质,以解除患者顾虑和提高对治疗的信心。教育患者建立良好的生活习惯,饮食上避免诱发症状的食物。高纤维食物有助于改善便秘。对伴有失眠、焦虑者可适当给予镇静药。

(二) 药物治疗

1. 解痉药 抗胆碱药物可作为缓解腹痛的短期对症治疗,如山莨菪碱、东莨菪碱等,不良反应有口干、心率快、尿潴留等。匹维溴铵(每次 50 mg,3 次/日)为选择性作用于胃肠道平滑肌的钙通道阻滞剂,对腹痛亦有一定疗效,且不良反应少。

2. 止泻药 轻症者宜使用吸附止泻药(如蒙脱石、药用炭等),腹泻较重者可选用洛哌丁胺或地芬诺酯,但不宜长期使用。

3. 导泻药 便秘型患者酌情使用泻药,宜使用作用温和的轻泻剂以减少不良反应和药物依赖性。常用的有渗透性轻泻剂(如聚乙二醇、乳果糖或山梨醇),容积性泻药(如甲基纤维素等)也可选用。

4. 抗抑郁药 对腹痛症状重、上述治疗无效且精神症状明显者可试用,常用的有三环类抑郁药,如阿米替林、选择性5-羟色胺再摄取抑制剂等,临床研究表明这类药物甚至对不伴有明显精神症状者亦有一定疗效。

5. 肠道微生态制剂 如双歧杆菌、乳酸杆菌、酪酸菌等制剂,可纠正肠道菌群失调,对腹泻、腹胀有一定疗效。

(三) 心理和行为疗法

本病症状严重而顽固,经一般治疗和药物治疗无效者应考虑予以心理行为治疗,包括心理治疗、认知疗法、催眠疗法和生物反馈疗法等。

【预后】

肠易激综合征呈良性过程,症状可反复或间歇发作,影响生活质量,但一般不会严重影响全身情况。

小 结

功能性消化不良及肠易激综合征是临床上常见的两种功能性胃肠病,目前病因尚未清楚。功能性消化不良是指由胃和十二指肠功能紊乱引起的症状,而无器质性疾病的一组临床综合征,主要症状包括上腹痛、灼热感、餐后饱胀和早饱感,分为上腹痛综合征和餐后不适综合征两个临床亚型。肠易激综合征是一种以腹痛或腹部不适伴排便习惯和粪便性状改变为特征,而无器质性病变的常见功能性肠病,根据排便特点和粪便的性状可分为腹泻型、便秘型、混合型和未定型。功能性胃肠病除消化系统症状外常伴有精神神经症状,诊断主要为排除性诊断,需排除引发症状的器质性疾病,治疗尚无特异性,主要通过对症治疗,改善症状。

(王澍琴)

知识检测 27

第三十二章 肠结核和结核性腹膜炎

第一节 肠 结 核

学习目标

1. 掌握:肠结核和结核性腹膜炎的临床表现、诊断与治疗。
2. 熟悉:肠结核和结核性腹膜炎发病机制、病理特点与鉴别诊断。
3. 了解:肠结核和结核性腹膜炎并发症及处理原则。
4. 应用:能够对肠结核和结核性腹膜炎患者进行诊断与治疗,并能对患者和高危人群进行健康指导。

导学案例

患者,女,20岁,主因"间断腹痛2月余"入院,患者近2月余无明显诱因出现间断腹部绞痛不适,右下腹为主,餐后明显,排气排便后腹痛可缓解,大便1~4次/日,为稀糊样便或干结便,未见脓血。查体:心率78次/分,呼吸18次/分,血压120/70 mmHg,神志清楚,营养中等,皮肤无黄染、皮疹,浅表淋巴结未触及,心肺无异常,腹平坦,腹肌稍感柔韧,右下腹压痛阳性,无反跳痛,未触及明显包块,肝肾区无叩痛,Murphy征阴性,移动性浊音阴性,肠鸣音活跃。生理反射存在,病理征未引出。

请问:患者最可能的诊断是什么?需完善哪些辅助检查?

肠结核(intestinal tuberculosis)是结核分枝杆菌引起的肠道慢性特异性感染,常继发于肺结核。临床上常有腹痛、排便异常、腹部肿块和全身结核中毒症状。近年因人类免疫缺陷病毒感染率增高、免疫抑制剂的广泛使用等原因,部分人群免疫力低下,导致本病的发病有所增加。

【病因和发病机制】

90%以上的肠结核主要由人型结核分枝杆菌引起,少数因饮用未经消毒的带菌牛奶或乳制品而发生牛型结核分枝杆菌感染。其侵犯肠道的途径主要是经口传播,多因患开放性肺结核或喉结核而吞下含菌痰液或常与开放性肺结核患者共餐而忽视餐具消毒等而被感染。该菌为抗酸菌,很少受胃酸影响,顺利进入肠道后多在回盲部引起病变。这是因为:①含结核分枝杆菌的肠内容物在回盲部停留较久,增加了局部黏膜的感染机会;②该菌易侵犯淋巴组织,而回盲部富有淋巴组织。

此外,本病也可由血行播散引起,见于粟粒型肺结核;或由腹(盆)腔内结核病灶直接蔓延引起。

【病理】

肠结核主要位于回盲部,也可累及结直肠。人体对不同数量和毒力结核菌的免疫力和过敏反应程度可导致不同的病理特点,主要分为溃疡型和增生型两种病理类型,少数兼有上述两种病变,可称为混合型。

(一) 溃疡型肠结核

当细菌数量多、毒力强时,肠壁的集合淋巴组织和孤立淋巴滤泡首先受累,在充血、水肿基础上,可进一步发展为干酪样坏死,并形成边缘不规则、深浅不一的横行或环形溃疡。病灶可累及周围腹膜或邻近肠系膜淋巴结,引起局限性结核性腹膜炎或淋巴结结核。因病变肠段常与周围组织发生粘连,故多不发生急性穿孔,因慢性穿孔而形成腹腔脓肿或肠瘘亦远较克罗恩病少见。在病变修复过程中,纤维组织增生和瘢痕形成可导致肠管狭窄。因溃疡基底多有闭塞性动脉内膜炎,故较少发生大出血。

(二) 增生型肠结核

当人体免疫力强、感染轻,病变多局限在回盲部,黏膜下层及浆膜层可有大量结核肉芽肿和纤维组织增生,使局部肠壁增厚、僵硬;亦可见瘤样肿块突入肠腔。上述病变均可使肠腔狭窄,引起梗阻。

【临床表现与并发症】

本病一般见于中青年,女性稍多于男性,约为 1.85 : 1。

(一) 腹痛

腹痛多位于右下腹或脐周,间歇发作,餐后加重,常伴腹鸣,排便或肛门排气后缓解。其发生可能与进餐引起胃肠反射或肠内容物通过炎症、狭窄肠段,引起局部肠痉挛或加重肠梗阻有关。体检常有腹部压痛,部位多在右下腹。

(二) 大便习惯改变

溃疡型肠结核常伴腹泻,一般每日 2~4 次,重者每日达 10 余次。粪便呈糊样,多无脓血,不伴里急后重。有时腹泻与便秘交替,与病变引起的胃肠功能紊乱有关。增生型肠结核以便秘为主。

(三) 腹部肿块

肿块多位于右下腹,质中、较固定,伴有轻至中度压痛。多见于增生型肠结核;也可见于溃疡型肠结核,病变肠段和周围肠段、肠系膜淋巴结粘连形成腹块;或者同时有肠系膜淋巴结结核。

(四) 全身症状和肠外结核表现

结核毒血症状多见于溃疡性肠结核,表现为长期不规则低热、盗汗、消瘦、贫血和乏力,可同时有肠外结核特别是活动性肺结核的临床表现。增生型者全身情况一般较好,无明显结核毒血症状。

并发症见于晚期患者,以肠梗阻及合并结核性腹膜炎多见,瘘管、腹腔脓肿、肠出血少见。

【辅助检查】

(一) 实验室检查

溃疡型肠结核可有轻至中度贫血,无并发症时白细胞计数一般正常。血沉多明显增快,可作为估计结核病活动程度的指标之一。粪便中可见少量脓细胞与红细胞。结核菌素试验呈强阳性或结核感染 T 细胞斑点试验(T-SPOT)阳性均有助于本病的诊断。

(二) X 线钡剂造影

溃疡型肠结核,钡剂于病变肠段常呈现激惹征象,排空很快,充盈不佳,而在病变的上、下肠段则钡剂充盈良好,称为 X 线钡影跳跃征象。增生型者肠黏膜呈结节状改变,肠腔变窄、肠段缩短变形、回肠和盲肠正常角度消失。

(三) CT 肠道显像

肠结核病变部位通常在回盲部附近,很少累及空肠,节段性改变不如克罗恩病明显,可见腹腔淋巴结中央坏死或钙化等改变。

(四) 结肠镜

内镜下见回盲部等处黏膜充血、水肿,溃疡形成,大小及形态各异的炎症息肉,肠腔变窄等。病灶处活检发现肉芽肿、干酪坏死或抗酸杆菌时,可以确诊。

【诊断与鉴别诊断】

(一) 诊断

以下情况应考虑本病。①中青年患者有肠外结核,主要是肺结核。②有腹痛、腹泻、便秘等消化道症状;右下腹压痛、腹块或原因不明的肠梗阻,伴有发热、盗汗等结核毒血症状。③X 线钡剂检查发现跳跃征、溃疡、肠管变形和肠腔狭窄等征象。④结肠镜检查发现主要位于回盲部的炎症、溃疡、炎症息肉或肠腔狭窄。⑤结核菌素试验强阳性或 T-SPOT 阳性。如肠黏膜病理活检发现干酪性肉芽肿,具确诊意义;活检组织中找到抗酸杆菌有助于诊断。对高度怀疑肠结核的病例,如抗结核治疗数周内(2~6 周)症状明显改善,2~3 个月后肠镜检查病变明显改善或好转,可做出肠结核的临床诊断。

(二) 鉴别诊断

1. 克罗恩病 本病的临床表现、X 线及内镜所见与肠结核相似(表 32-1)。对鉴别困难不能除外肠结核者,可先行诊断性抗结核治疗。克罗恩病抗结核治疗 2~6 周症状多无明显改善,治疗 2~3 个月内镜所见无改善。偶有患者两种疾病可以共存。

表 32-1 肠结核与克罗恩病的鉴别

项目	肠结核	克罗恩病
肠外结核	多见	一般无
病程	复发不多	病程长,缓解与复发交替
瘘管、腹腔脓肿、肛周病变	少见	可见
病变节段性分布	常无	多节段
溃疡形状	环行或横行、不规则	纵行、裂隙状
结核菌素试验	强阳性	阴性或阳性
抗结核治疗	症状改善,肠道病变好转	无明显改善,肠道病变无好转
抗酸杆菌染色	可阳性	阴性
干酪性肉芽肿	可有	无

2. 右侧结肠癌 本病比肠结核发病年龄大,一般无结核毒血症表现。结肠镜检查及活检较易确诊。

3. 阿米巴病或血吸虫病性肉芽肿 既往有相应感染史,脓血便常见,粪便常规或孵化检查可发现有关病原体。结肠镜检查多有助鉴别诊断,相应特效治疗有效。

4. 其他 应注意与肠恶性淋巴瘤、伤寒、肠放线菌病等鉴别。

【治疗】

治疗目的是消除症状、改善全身情况、促使病灶愈合及防治并发症。强调早期治疗,因为肠结核早期病变是可逆的。

(一) 抗结核化学药物治疗

抗结核化学药物治疗是本病治疗的关键。药物治疗原则及药物的选择、用法、疗程见相关章节。

(二) 对症治疗

腹痛可用抗胆碱能药物;摄入不足或腹泻严重者应注意纠正水、电解质与酸碱平衡紊乱;对不完全性肠梗阻患者,需进行胃肠减压。

(三) 手术治疗

适应证:①完全性肠梗阻或部分性肠梗阻内科治疗无效者;②急性肠穿孔或慢性肠穿孔瘘管形成经内科治疗而未能闭合者;③肠道大量出血经积极抢救不能有效止血者;④诊断困难需开腹探查者。

【预后】

本病的预后取决于早期诊断与及时治疗。当病变尚在渗出性阶段,经治疗后可以痊愈,预后良好。

第二节 结核性腹膜炎

结核性腹膜炎(tuberculous peritonitis)是由结核分枝杆菌引起的慢性弥漫性腹膜感染。本病可见于任何年龄,以中青年多见,男女之比约为1:2。

【病因和发病机制】

本病由结核分枝杆菌感染腹膜引起,多继发于肺结核或体内其他部位结核病;感染途径以腹腔内的结核病灶直接蔓延为主,少数可由淋巴血行播散引起粟粒型结核性腹膜炎。

【病理】

据病理特点可分为渗出、粘连、干酪三种类型,以前两型为多见,可混合存在。①渗出型:可见腹膜充血、水肿,表面覆有纤维蛋白渗出物,可伴黄(灰)白色细小及融合之结节。腹腔积液量中等以下,呈草黄色或淡血性,偶为乳糜性。②粘连型:可见大量纤维组织增生和蛋白沉积使腹膜、肠系膜明显增厚;肠袢相互粘连可发生肠梗阻。③干酪型:多由渗出型或粘连型演变而来,可兼具上述两型的病理特点,并发症常见。以干酪坏死病变为主,坏死的肠系膜淋巴结参与其中,形成结核性脓肿。病灶可向肠管、腹腔或阴道穿破而形成窦道或瘘管。

【临床表现】

结核性腹膜炎的临床表现因原发病灶与感染途径不同、机体反应性及病理类型的不同而异。本病多起病缓慢,早期症状轻,以致不易被发现;少数起病急骤,以急性腹痛或骤起高热为主。

(一)症状

1. 全身症状 结核毒血症常见,主要是发热、盗汗、乏力、食欲减退等症状,后期有营养不良,出现消瘦、水肿、贫血、舌炎、口角炎、维生素A缺乏症等。

2. 消化系统症状 ①腹痛:位于脐周、下腹或全腹,呈持续或阵发性隐痛。偶可表现为急腹症,是因肠系膜淋巴结结核或腹腔内其他结核干酪性坏死病灶溃破引起,也可由肠结核急性穿孔引起。②腹泻:一般每日3~4次,粪便多呈糊样,多由腹膜炎所致的肠功能紊乱引起,偶可由溃疡型肠结核或干酪样坏死病变导致的肠管内瘘等引起。有时腹泻与便秘交替出现。③腹胀:多为胃肠功能紊乱引起,少数为腹腔积液所致。

(二)体征

1. 腹部压痛、反跳痛 腹部压痛多较轻,如果压痛明显且有反跳痛时,提示干酪性结核性腹膜炎。

2. 腹部揉面感 系腹膜受刺激或因慢性炎症而增厚、腹壁肌张力增高、腹壁与腹内脏器粘连引起的触诊感觉,并非特征性体征。

3. 腹腔积液 少量至中量多见,可有腹部膨隆。

4. 腹部肿块 多见于粘连性或干酪性,以脐周为主。肿块多由增厚的大网膜、肿大的肠系膜淋巴结、粘连成团的肠曲或干酪样坏死脓性物积聚而成,其大小不一,边缘不整,表面不平,可呈结节感,活动度小,可伴压痛。

5. 其他 并发肠梗阻、肠瘘及腹腔脓肿时形成相应的体征。

【辅助检查】

1. 血常规、红细胞沉降率(血沉) 可有轻度至中度贫血。有腹腔结核病灶急性扩散或干酪性结核性腹膜炎患者的白细胞计数可增高。病变活动时血沉增快。

2. 结核菌素试验 结核菌素试验或T-SPOT实验呈强阳性有助于本病诊断。

3. 腹腔积液检查 腹腔积液多为草黄色渗出液,静置后可自然凝固,少数为混浊或淡血性,偶见乳糜性,比重一般超1.018,蛋白质定性试验阳性,定量在30 g/L以上,白细胞计数超过$500×10^6$/L,以淋巴细胞或单核细胞为主。但有时因低白蛋白血症,腹腔积液蛋白含量减少,检测血清腹腔积液白蛋白梯度有助于诊断。结核性腹膜炎的腹腔积液腺苷脱氨酶(ADA)活性常增高,但需排除恶性肿瘤,如测定

ADA同工酶ADA$_2$升高则对本病诊断有一定特异性。本病的腹腔积液普通细菌培养结果应为阴性,结核分枝杆菌培养的阳性率很低。

4. 腹部影像学检查 超声、CT、磁共振可见增厚的腹膜、腹腔积液、腹腔内包块及瘘管。腹部X线平片可见散在钙化影,为肠系膜淋巴结钙化。胃肠X线钡餐检查可发现肠粘连、肠结核、肠瘘、肠腔外肿块等征象。

5. 腹腔镜检查 适用于腹腔积液较多、诊断有困难者。镜下可见腹膜、网膜、内脏表面有散在或集聚的灰白色结节,浆膜失去正常光泽,腹腔内条索状或幕状粘连;组织病理检查有确诊价值。腹腔镜检查禁用于有广泛腹膜粘连者。

【诊断和鉴别诊断】

(一)诊断

有以下情况应考虑本病:①中青年患者,有结核病史,伴有其他器官结核病证据;②长期发热原因不明,伴有腹痛、腹胀、腹腔积液、腹壁柔韧感或腹部包块;③腹腔积液为渗出液,以淋巴细胞为主,普通细菌培养阴性,ADA(尤其是ADA$_2$)明显增高;④X线胃肠钡餐检查发现肠粘连等征象及腹部平片有肠梗阻或散在钙化点;⑤结核菌素试验或T-SPOT试验呈强阳性。

典型病例可做出临床诊断,予抗结核治疗(2~4周)有效可确诊。不典型病例在排除禁忌证时,可行腹腔镜检查并作活检。

(二)鉴别诊断

1. 以腹腔积液为主要表现者

(1)腹腔恶性肿瘤:包括腹膜转移癌、恶性淋巴瘤、腹膜间皮瘤等。如腹腔积液找到癌细胞,腹膜转移癌可确诊。原发性肝癌或肝转移癌、恶性淋巴瘤在未有腹膜转移时,腹腔积液细胞学检查为阴性,此时主要靠腹部超声、CT等检查,寻找原发灶。

(2)肝硬化腹腔积液:多为漏出液,且伴失代偿期肝硬化典型表现。合并感染(原发性细菌性腹膜炎)时腹腔积液可为渗出液性质,但腹腔积液细胞以多形核为主,普通细菌培养阳性。如腹腔积液白细胞计数升高但以淋巴细胞为主,普通细菌培养阴性,而有结核病史、接触史或伴有其他器官结核病灶,应注意肝硬化合并结核性腹膜炎的可能。

(3)其他疾病引起的腹腔积液:如慢性胰源性腹腔积液、结缔组织病、Meigs综合征、Budd-Chiari综合征、缩窄性心包炎等。

2. 以腹块为主要表现者 可由腹块的部位、性状与腹部肿瘤(肝癌、结肠癌、卵巢癌等)及克罗恩病等鉴别,有时需开腹探查。

3. 以发热为主要表现者 需与引起长期发热的其他疾病(伤寒、败血症等)鉴别。

4. 以急性腹痛为主要表现者 结核性腹膜炎可因干酪样坏死灶溃破而引起急性腹膜炎,或因肠梗阻而发生急性腹痛,需与其他可引起急腹症的疾病鉴别。

【治疗】

治疗的关键是及早给予合理、足够疗程的抗结核化学药物治疗,以达到早日康复、避免复发和防止并发症的目的。

(一)抗结核化学药物治疗

抗结核化学药物的选择、用法、疗程详见相关章节。对粘连或干酪性病例,由于大量纤维增生,药物不易进入病灶,应联合用药,适当延长疗程。

(二)腹腔积液的治疗

如有大量腹腔积液,可适当放腹腔积液以减轻症状。在放腹腔积液后,可于腹腔内注入链霉素、利福平等抗结核药物。

(三)手术治疗

适应证包括:①并发完全性或不全性肠梗阻,内科治疗无好转者;②急性肠穿孔或腹腔脓肿经抗生素治疗未见好转者;③肠瘘经抗结核化疗与加强营养而未能闭合者;④本病诊断有困难,与急腹症不能鉴别或不能除外恶性肿瘤时,可开腹探查。

【预防】

对肺、肠、肠系膜淋巴结、输卵管等结核病的早期诊断与积极治疗,有助于预防本病。

小　结

肠结核及结核性腹膜炎均多见于中青年。肠结核是结核分枝杆菌侵犯肠道引起的慢性特异性感染,病变主要位于回盲部,主要病理类型有溃疡型、增生型。临床可有腹痛、排便异常、腹部肿块和全身结核中毒症状。肠镜下回盲部等处黏膜充血、水肿,形成横行或环形、边缘不规则、深浅不一的溃疡。结核性腹膜炎是由结核分枝杆菌引起的慢性弥漫性腹膜感染,多继发于其他器官的结核病变,病理类型有渗出型、粘连型、干酪型,临床可有发热、盗汗、乏力、食欲减退等全身结核中毒症状及腹痛、腹泻、腹胀等消化系统症状,可伴腹部压痛反跳痛、揉面感、腹腔积液、腹部肿块等体征。肠结核及结核性腹膜炎治疗的关键是及早给予合理、足够疗程的抗结核化学药物治疗,以达到早日康复、避免复发和防止并发症的目的。

(王澍琴)

知识检测 28

第三十三章 肝 硬 化

学习目标

1. 掌握：肝硬化的病因、临床表现、诊断和治疗。
2. 熟悉：肝硬化的发病机制、并发症。
3. 了解：肝硬化与相关疾病的鉴别诊断。
4. 应用：能够对肝硬化患者进行正确的诊断和合理的治疗，能对患者、高危人群及社区人员进行健康指导。

导学案例

患者，男，41岁，主因"呕血、黑便1h"入院，患者于入院前1h无明显诱因出现呕出暗红色血性物，量约300 mL，解柏油样黑便1次，约200 g，伴头晕、乏力、出汗。查体：神志清楚，心率100次/分，呼吸20次/分，血压100/60 mmHg，贫血貌，巩膜黄染，颈部可见数枚蜘蛛痣，心肺无明显异常，全腹无压痛、反跳痛，未触及明显包块，肝脾未触及，移动性浊音阳性，肠鸣音活跃。既往有乙肝病史10余年。腹部B超示肝实质回声增粗。

请问：患者最可能的诊断是什么？需完善哪些辅助检查？

肝硬化（hepatic cirrhosis）是由一种或多种原因引起的、以肝组织弥漫性纤维化、假小叶和再生结节为组织学特征的进行性慢性肝病。代偿期无明显症状，失代偿期以门静脉高压和肝功能减退为临床特征，常因并发食管胃底静脉曲张出血、肝性脑病、感染、肝肾综合征、门静脉血栓等多器官功能慢性衰竭而死亡。

【病因】

（一）病毒性肝炎

我国目前引起肝硬化的病因以病毒性肝炎为主，其中乙型肝炎病毒（HBV）感染为最常见的病因，其次为丙型肝炎病毒（HCV）感染。甲型肝炎病毒和戊型肝炎病毒感染所致肝炎一般不发展为肝硬化。从病毒性肝炎发展为肝硬化短至数月，长达数十年。

（二）酒精

酒精是欧美国家引起肝硬化的常见病因，我国近年也有上升趋势。长期大量饮酒导致肝细胞损害、脂肪沉积及肝脏纤维化，逐渐发展为肝硬化。营养不良、合并HBV或HCV感染及损伤肝脏药物等因素将增加酒精性肝硬化发生风险。饮酒的女性较男性更易发生酒精性肝病。

（三）胆汁淤积

任何原因引起肝内、外胆道梗阻，持续胆汁淤积，皆可发展为胆汁性肝硬化。根据胆汁淤积的原因，可分为原发和继发性胆汁性肝硬化。

（四）循环障碍

肝静脉和（或）下腔静脉阻塞、慢性心功能不全及缩窄性心包炎（心源性）可致肝脏长期淤血、肝细胞变性及纤维化，终致肝硬化。

（五）药物或化学毒物

长期服用甲基多巴、双醋酚汀、异烟肼、氨甲蝶呤等损伤肝脏的药物及接触四氯化碳、磷、砷等化学毒物均可使肝细胞变性、坏死、纤维组织增生进而发展为肝硬化。

（六）免疫疾病

自身免疫性肝炎及累及肝脏的多种风湿免疫性疾病可进展为肝硬化。

（七）寄生虫感染

血吸虫虫卵在肝内主要沉积在门管区，引起大量纤维组织增生，形成纤维结节，导致的肝硬化以门静脉高压为显著特征。

（八）遗传和代谢性疾病

遗传和代谢性疾病如肝豆状核变性（铜代谢紊乱）、血色病（铁代谢障碍）、α_1-抗胰蛋白酶缺乏症等。由于遗传或先天性酶缺陷，导致铜、铁、异常 α_1-抗胰蛋白酶沉积于肝脏，使肝细胞受损，引起肝硬化。

（九）营养障碍

长期食物中营养不足或不均衡、多种慢性疾病导致消化吸收不良、肥胖或糖尿病等导致的脂肪肝都可发展为肝硬化。

（十）原因不明

部分患者无法用目前认识的病因解释肝硬化的发生，称隐源性肝硬化。注意在尚未充分甄别上述各种病因前，不宜轻易做出原因不明肝硬化的结论，以免影响肝硬化的对因治疗。

【发病机制及病理】

在各种致病因素作用下，导致肝细胞坏死、再生、肝纤维化和肝内外血管增殖，逐渐发展为肝硬化。

肝脏的再生能力很大。各种病因导致肝细胞变性或坏死，若病因持续存在，再生的肝细胞难以恢复正常的肝结构，而形成无规则的结节。

炎症等致病因素激活肝星形细胞，使胶原合成增加、降解或减少，沉积于 Disse 间隙，导致间隙增宽。肝窦内皮细胞下基底膜形成，内皮细胞上窗孔变小，数量减少、甚至消失，形成弥漫性屏障，称为肝窦毛细血管化。导致：①肝窦变狭窄、血流受阻，肝窦内物质穿过肝窦壁到肝细胞的转运受阻，肝细胞缺氧、养料供给障碍，肝细胞表面绒毛消失，肝细胞功能减退、变性、坏死或凋亡。②肝内血管阻力增加，门静脉压力升高，在血管内皮生长因子（VEGF）等作用下，进一步促进肝内外血管增殖，门静脉高压持续进展，使肝内门静脉、肝静脉和肝动脉三个血管系之间失去正常关系，出现交通吻合支等，这不仅是形成门静脉高压的病理基础，而且是加重肝细胞的营养障碍、促进肝硬化发展的重要机制。

门管区和肝包膜的纤维束向肝小叶中央静脉延伸扩展，这些纤维间隔包绕再生结节或将残留肝小叶重新分割，改建成为假小叶，形成典型的肝硬化组织病理形态。

【临床表现】

肝硬化通常起病隐匿，病程发展缓慢，临床上将肝硬化大致分为肝功能代偿期和失代偿期。

（一）代偿期

大部分患者无症状或症状较轻，可有腹部不适、乏力、食欲减退、消化不良和腹泻等症状，多呈间歇性，常于劳累、精神紧张或伴随其他疾病而出现，休息及助消化的药物可缓解。患者营养状态尚可，肝脏是否肿大取决于不同类型的肝硬化，脾脏因门静脉高压常有轻中度肿大。肝功能实验检查正常或轻度异常。

（二）失代偿期

症状较明显，主要有肝功能减退和门静脉高压两类临床表现。

1. 肝功能减退

（1）消化吸收不良：食欲减退、恶心、厌食、腹胀、餐后加重、荤食后易泻，多与门静脉高压时胃肠道淤血水肿、消化吸收障碍和肠道菌群失调等有关。

（2）营养不良：一般情况较差，消瘦、乏力、精神不振，甚至因衰弱而卧床不起，患者皮肤干枯或水肿。

（3）黄疸：皮肤、巩膜黄染，尿色深，肝细胞进行性或广泛坏死及肝功能衰竭时，黄疸持续加重，多系肝细胞性黄疸。

（4）出血和贫血：常有鼻腔、牙龈出血及皮肤黏膜淤点、淤斑和消化道出血等，与肝合成凝血因子减少、脾功能亢进和毛细血管脆性增加有关。

（5）内分泌失调：①性激素代谢：常见雌激素增多，雄激素减少。前者与肝脏对其灭活减少有关，后者与升高的雌激素反馈抑制垂体促性腺激素释放，从而引起睾丸间质细胞分泌雄激素减少有关。男性患者常有性欲减退、睾丸萎缩、毛发脱落及乳房发育等；女性有月经失调、闭经不孕等症状。蜘蛛痣及肝掌的出现均与雌激素增多有关。②肾上腺皮质功能：肝硬化时，合成肾上腺皮质激素重要的原料胆固醇酯减少，肾上腺皮质激素合成不足；促皮质素释放因子受抑，肾上腺皮质功能减退，促黑素细胞激素增加。患者面部和其他暴露部位的皮肤色素沉着、面色黑黄、晦暗无光，称肝病面容。③醛固酮、抗利尿激素：肝脏对醛固酮、抗利尿激素灭活减少，促进腹腔积液形成。④糖尿病：肝硬化患者糖尿病发病率增加。

2. 门静脉高压 门脉高压症时可出现侧支循环开放、腹腔积液、脾大。

（1）侧支循环开放：是门脉高压症的特征性改变。门静脉系统和腔静脉之间有许多交通支，门脉高压时门静脉回流受阻，平时闭合的门-腔静脉系统间的交通支重新开放，与腔静脉系统间形成侧支循环，使部分门静脉血流由其进入腔静脉。常见的侧支循环有：①食管胃底静脉曲张（EGV）：在食管下段和胃底处，门静脉系统的胃冠状静脉与腔静脉系统的食管静脉、奇静脉相吻合，形成食管胃底静脉曲张。其破裂出血是肝硬化门静脉高压最常见的并发症，因曲张静脉管壁薄弱、缺乏弹性收缩，难以止血，死亡率高。②腹壁静脉曲张：出生后闭合的脐静脉与脐旁静脉在门静脉压力过高时重新开放，经腹壁静脉分别进入上、下腔静脉。可见脐周腹壁浅表静脉曲张，典型患者呈海蛇头样改变，其血流方向呈放射状流向脐上及脐下。③痔静脉扩张：在直肠下段，门静脉系统的直肠上静脉与腔静脉系统的直肠中、下静脉相吻合，形成痔静脉曲张。部分患者因痔疮出血而发现肝硬化。④腹膜后吻合支曲张：腹膜后门静脉与下腔静脉之间有许多细小分支，称为 Retzius 静脉。门静脉高压时，Retzius 静脉增多和曲张，以缓解门静脉高压。⑤脾肾分流：门静脉的属支脾静脉、胃静脉等可与左肾静脉沟通，形成脾肾分流。门静脉高压侧支循环开放如图 33-1 所示。

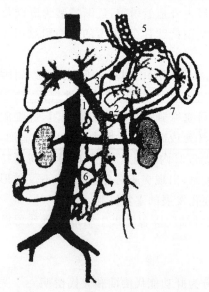

图 33-1 门静脉高压侧支循环开放
注：1.门静脉；2.脾静脉；3.胃冠状静脉；
4.脐静脉；5.EGV；6.Retzius 静脉；7.脾肾分流。

上述侧支循环除能导致食管胃底曲张静脉破裂出血等致命性事件，大量异常分流还使肝细胞对各种物质的摄取、代谢及 Kupffer 细胞的吞噬、降解作用不能得以发挥，从肠道进入门静脉血流的毒素等直接进入体循环，引发一系列病理生理改变，如肝性脑病、肝肾综合征、自发性腹膜炎及药物半衰期延长等。此外，这些异常分流导致门静脉血流缓慢，也是门静脉血栓形成的原因之一。

（2）腹腔积液：是肝功能减退和门静脉高压的共同结果，是肝硬化失代偿期最突出的临床表现。患者常有腹胀，大量腹腔积液使腹部膨隆，状如蛙腹，甚至形成脐疝；横膈因此上移，运动受限，可致呼吸困难和心悸。腹腔积液形成机制如下。①门静脉高压：门脉高压时腹腔内脏血管床静水压增高，组织液回吸收减少而漏入腹腔,是腹腔积液形成的决定性因素。门脉高压可使肝窦内压升高,肝淋巴液生成增多,当超过胸导管引流能力时,肝淋巴液可自肝包膜表面漏入腹腔参与腹腔积液形成。②低白蛋白血症:肝脏合成白蛋白减少,白蛋白低于30 g/L时,血浆胶体渗透压降低,毛细血管内液体漏入腹腔或组织间隙。③有效循环血容量不足:由于有效循环血容量减少,肾血流减少,肾素-血管紧张素系统激活,肾小球滤过率降低,排钠和排尿量减少。④肝脏对醛固酮和抗利尿激素灭能作用减弱:导致继发性醛固酮增多和抗利尿激素增多。前者作用于远端肾小管,使钠重吸收增加;后者作用于集合管,使水的吸收增加。

(3) 脾功能亢进及脾大:脾大是肝硬化门静脉高压较早出现的体征。脾静脉回流阻力增加及门静脉压力逆传到脾,使脾脏被动淤血性肿大,脾组织和脾内纤维组织增生。此外,肠道抗原物质经门-体侧支循环进入体循环,被脾脏摄取,抗原刺激脾脏单核-巨噬细胞增生,形成脾功能亢进、脾大。脾功能亢进时,患者外周血常规呈白细胞、血小板减少,增生性贫血,易并发感染及出血。

【并发症】

(一) 上消化道出血

上消化道出血为最常见的并发症,诱因多见于粗糙食物、胃酸侵蚀、腹内压增高及剧烈咳嗽等。①食管胃底静脉曲张破裂出血(esophagogastric variceal bleeding,EGVB):可表现为突发大量呕血或柏油样便,严重者致出血性休克。②消化性溃疡和急性出血性糜烂性胃炎:门静脉高压使胃黏膜静脉回流缓慢,屏障功能受损,易发生胃十二指肠黏膜糜烂、溃疡甚至出血。③门静脉高压性胃肠病:门静脉属支血管增殖,胃肠黏膜毛细血管扩张,广泛渗血。临床多为反复或持续少量呕血、黑便或便血。

(二) 胆石症

肝硬化患者胆结石发生率增高,约为30%,男女无显著差异,与肝功能失代偿程度有关。

(三) 感染

肝硬化患者易发生感染,常与下列因素有关。①门静脉高压使肠黏膜屏障功能降低,通透性增加,肠腔内细菌经过淋巴或门静脉进入血液循环。②肝脏是机体的重要免疫器官,肝硬化使机体的细胞免疫严重受损。③脾功能亢进或全脾切除后,免疫功能降低。④肝硬化常伴有糖代谢异常,糖尿病使机体抵抗力降低。常见感染部位如下。

1. 自发性细菌性腹膜炎 非腹内脏器感染引发的急性细菌性腹膜炎。由于腹腔积液是细菌的良好培养基,肝硬化患者出现腹腔积液后容易导致该病,致病菌多为革兰阴性杆菌,常表现为发热、腹胀、腹痛、腹腔积液迅速增多,体检发现轻重不等的全腹压痛和腹膜刺激征。对利尿剂反应差,严重者诱发肝性脑病、中毒性休克等。

2. 胆道感染 胆囊及肝外胆管结石所致的胆道梗阻或不全梗阻常伴发感染,患者常有腹痛及发热;当有胆总管梗阻时,出现梗阻性黄疸,当感染进一步损伤肝功能时,可出现肝细胞性黄疸。

3. 肺部、肠道及尿路感染 致病菌仍以革兰阴性杆菌常见,同时由于大量使用广谱抗菌药物及其免疫功能减退,厌氧菌及真菌感染日益增多。

(四) 肝性脑病

肝性脑病是本病最严重的并发症及最常见的死因,主要表现为性格行为失常、意识障碍和昏迷。

(五) 门静脉血栓形成或海绵样变

门静脉血栓形成是指发生在门静脉主干、肠系膜上静脉、肠系膜下静脉或脾静脉的血栓。血栓缓慢形成时,临床症状不明显,急性或亚急性发展时,表现为中重度腹胀痛、顽固性腹腔积液、肠坏死、消化道出血、脾大及肝性脑病等,腹腔穿刺可抽出血性腹腔积液。

门静脉海绵样变是指肝门部或肝内门静脉分支慢性、部分性或完全性阻塞后,在门静脉周围形成细小迂曲的血管,其形成与门静脉炎、门静脉血栓形成、红细胞增多、肿瘤侵犯等有关。

(六) 电解质和酸碱平衡紊乱

长期钠摄入不足及利尿、大量放腹腔积液、腹泻和继发性醛固酮增多均是导致电解质紊乱的常见原

知识链接
33-1

因。低钾、低氯血症可导致代谢性碱中毒,诱发肝性脑病。持续重度低钠血症(<125 mmol/L)易引起肝肾综合征,预后较差。

(七)肝肾综合征

肝肾综合征是发生在严重肝病基础上的肾衰竭,但肾脏本身无器质性损害,主要见于晚期肝硬化或急性肝功能衰竭患者。其临床表现为自发性少尿、无尿及氮质血症。

(八)肝肺综合征

在肝硬化基础上,排除原发心肺疾病后,出现呼吸困难及缺氧体征,如发绀和杵状指(趾),这与肺内血管扩张和动脉血氧合功能障碍有关,预后较差。

(九)原发性肝癌

详见相关章节。

【辅助检查】

(一)血常规

初期多正常,可有轻重不等的贫血。脾功能亢进时白细胞、红细胞、血小板计数减少,并发感染时白细胞计数升高。

(二)尿常规

黄疸时可出现尿胆红素、尿胆原增加,乙型肝炎肝硬化合并乙型肝炎相关性肾炎时尿液检查可有蛋白尿、管型尿或血尿。

(三)便常规

消化道出血时便隐血试验阳性或肉眼可见黑便。

(四)肝功能试验

肝硬化代偿期肝功能大多正常或轻度异常;失代偿期肝功能均有不同程度异常,并与肝功能减退的严重程度相关。

1. 血清酶学 丙氨酸氨基转移酶(ALT)和天冬氨酸氨基转移酶(AST)升高是反应肝细胞损伤的重要指标。AST在肝细胞内主要位于线粒体上,在ALT升高的同时,伴有明显的AST升高,提示肝细胞严重受损。肝硬化时存在肝细胞萎缩及肝纤维化,很多患者ALT和AST值正常。

2. 蛋白质 肝脏是合成白蛋白的唯一场所,肝功能减退时,出现白蛋白下降,球蛋白升高,白/球蛋白值倒置。

3. 凝血酶原时间 反映肝脏储备能力的重要指标,肝硬化时有不同程度的延长,且注射维生素K后不能纠正。

4. 血清胆红素 可出现结合胆红素和总胆红素升高,持续升高提示预后不良。

5. 其他 总胆固醇特别是胆固醇酯降低;定量肝功能试验吲哚菁(ICG)试验异常;反映肝纤维化的指标单胺氧化酶(MAO)、血清Ⅲ型前胶原肽(PⅢP)、透明质酸、层粘连蛋白等增高。

(五)免疫学检查

1. 病毒性肝炎标志物 乙、丙、丁型病毒性肝炎肝硬化者病毒标志物检测阳性,有助于病因诊断。

2. 血清自身抗体检测 自身免疫性肝病科检测出抗平滑肌抗体、抗核抗体、抗线粒体抗体。

3. 甲胎蛋白 肝细胞严重坏死时AFP可轻度增高,多不超过200 μg/L,往往伴有转氨酶升高,且随转氨酶下降而下降。详见相关章节。

(六)影像学检查

1. 腹部超声检查 可见肝包膜不光滑或凹凸不平,肝叶比例失调,肝实质回声不均匀增强或呈现网状结构,肝内血管走行紊乱,肝静脉狭窄、粗细不等。可见脾大、门静脉扩张等门脉高压的改变,腹腔积液时出现液性暗区。B超可提示肝硬化,但不能作为确证依据,肝硬化患者超声检查可无异常发现。

B超可检出原发性肝癌,是肝癌筛查的首选检查方法。

2. X线检查 食管静脉曲张时吞钡X线检查显示虫蚀样或蚯蚓状充盈缺损,胃底静脉曲张时钡餐可见菊花瓣样充盈缺损。

3. CT检查 肝硬化的CT检查可见肝叶比例失调、肝缩小、肝裂增宽、肝门扩大、肝脏密度高低不均,还可见脾大、腹腔积液等。B超筛查后可疑合并原发性肝癌时常需CT进一步检查,还可配合增强CT或MRI检查综合分析。

(七)胃镜检查

胃镜可直接观察并确定食管胃底静脉曲张程度及范围,当并发上消化道出血时,急诊胃镜检查可判断出血部位及原因,并进行相应内镜下治疗。

(八)腹腔积液检查

新近出现腹腔积液者、原有腹腔积液突然增多者及可能合并自发性腹膜炎者均应做腹腔穿刺,抽取腹腔积液做常规检查、腺苷脱氨酶测定、细胞学检查及细菌培养。肝硬化患者一般为漏出液,血清-腹腔积液白蛋白梯度(SAAG)=血清白蛋白-腹腔积液白蛋白,如果$\geqslant 11$ g/L提示有门静脉高压存在,如果<11 g/L则无门静脉高压存在,准确率为97%,检测时需血清及腹腔积液同时取样;并发自发性腹膜炎时白细胞增多,常在500×10^6/L以上,以中性粒细胞升高为主,细菌培养可为阳性。腹腔积液呈血性时应高度怀疑有无癌变,细胞学检查有助于诊断。

(九)肝穿刺活组织检查

肝穿刺取活组织做病理检查,可见肝细胞变性坏死、纤维组织增生、假小叶形成,对诊断有确诊价值。

(十)腹腔镜检查

诊断不明确时,腹腔镜检查可直接观察肝表面情况,并可在直视下取活检。

【诊断与鉴别诊断】

本病诊断内容包括确定有无肝硬化、寻找肝硬化的原因、肝功分级及并发症诊断。

(一)诊断

失代偿期肝硬化诊断并不困难,主要依据如下。①有病毒性肝炎、长期大量饮酒等可导致肝硬化的病史等。②有肝功能减退和门脉高压的临床表现。③实验室检查:血小板降低是较早出现的门静脉高压的信号,随着脾大、脾功能亢进的加重,红细胞及白细胞也降低;肝功能检查有血清白蛋白降低、血清酶学异常、胆红素增高及凝血酶原时间延长等改变。④B超或CT检查提示肝硬化。⑤钡餐或胃镜检查发现食管胃底静脉曲张。⑥肝活组织检查有假小叶形成。病理检查是诊断本病的金标准。

代偿期肝硬化诊断比较困难,对慢性乙型或丙型病毒性肝炎、长期大量饮酒者应密切随访,观察B超改变,监测肝功能试验,必要时通过肝穿刺活检或腔镜检查明确诊断。

诊断肝硬化时,应尽可能搜寻其病因,以利于对因治疗,并采用Child-Pugh评分(表33-1)对肝功能进行分级评估,便于临床诊治决策。由于肝功能分级可随病情而波动,应灵活运用。

表33-1 肝功能Child-Pugh评分

观测指标	分 数		
	1	2	3
肝性脑病(期)	无	Ⅰ~Ⅱ	Ⅲ~Ⅳ
腹腔积液	无	少	多
总胆红素/(μmol/L)	<34	34~51	>51
白蛋白/(g/L)	>35	28~35	<28
凝血酶原时间(>对照秒)	<4	4~6	>6

表 33-1 的分级如下。

（1）A级：5～6分，1～2年存活率为100%～85%；

（2）B级：7～9分，1～2年存活率为80%～60%；

（3）C级：10～15分，1～2年存活率为45%～35%。

（二）鉴别诊断

1. 引起腹腔积液和腹部膨隆的疾病　需与结核性腹膜炎、腹腔内肿瘤、肾病综合征、缩窄性心包炎和巨大卵巢囊肿等鉴别。

2. 肝大及肝脏结节性病变　除原发性肝癌、慢性肝炎、血吸虫病和血液病等。

3. 肝硬化并发症　①上消化道出血应与消化性溃疡、糜烂出血性胃炎、胃癌等鉴别；②肝性脑病应与低血糖、糖尿病酮症酸中毒、尿毒症、脑血管意外、脑部感染、镇静药过量等鉴别；③肝肾综合征应与慢性肾小球肾炎、急性肾小管坏死等鉴别；④肝肺综合征注意与肺部感染、哮喘等鉴别。

【治疗】

代偿期肝硬化，主要针对病因积极治疗，旨在延缓肝功能失代偿、预防肝细胞肝癌；失代偿期肝硬化，主要是对症治疗，改善肝功能，治疗并发症，延缓或减少对肝移植的需求。

（一）一般治疗

代偿期患者应适当减少活动，可从事较轻的工作，失代偿期尤其有并发症者应卧床休息。饮食以高热量、高蛋白质及维生素丰富且易消化的食物为宜，盐和水的摄入视病情调整。禁酒，忌用对肝有损害的药物。

（二）保护或改善肝功能

1. 去除或减轻病因　抗病毒治疗及针对其他病因治疗。

2. 慎用损伤肝脏的药　避免不必要、疗效不明确的药物，减轻肝脏代谢负担。

3. 维护肠内营养　肝硬化时若碳水化合物供能不足，机体将消耗蛋白质供能，加重肝脏代谢负担。肠内营养是机体获得能量的最好方式，对肝功能的维护、防止肠源性感染十分重要。只要肠道尚可用，应鼓励肠内营养，减少肠外营养。

4. 保护肝细胞　胆汁淤积时，微创方式解除胆道梗阻，可避免对肝功能的进一步损伤。口服熊去氧胆酸、腺苷蛋氨酸等可保护肝细胞。其他保护肝细胞的药物有多烯磷脂酰胆碱、水飞蓟素、还原型谷胱甘肽及甘草酸二铵等，其虽有一定药理学基础，但普遍缺乏循证医学证据，过多使用可加重肝脏负担。

（三）门静脉高压症及其并发症治疗

1. 腹腔积液

（1）限制钠、水摄入：食盐摄入量＜2.0 g/d，水摄入量＜1000 mL/d，如有低钠血症，则应限制在500 mL以内。

（2）利尿：常联合使用保钾及排钾利尿剂，即螺内酯联合呋塞米，剂量比例约为5∶2。一般开始用螺内酯60 mg/d＋呋塞米20 mg/d，逐渐增加至螺内酯120 mg/d＋呋塞米40 mg/d。理想的利尿效果为每天体重下降，无水肿者每天体重减轻0.3～0.5 kg；有下肢水肿者每天体重减轻0.8～1 kg。利尿速度不宜过快，以免诱发水和电解质紊乱、肝性脑病、肝肾综合征等。当对饮食限钠和使用大剂量利尿剂（螺内酯400 mg/d和呋塞米160 mg/d）时，腹腔积液仍无消退，或在治疗性腹腔穿刺术后迅速再发，而无法使用药物有效预防的属难治性或顽固性腹腔积液。

（3）提高血浆胶体渗透压：对低蛋白血症者，利尿效果不满意时，应酌情配合静脉输注白蛋白，提高胶体渗透压，促进腹腔积液消退。对于难治性腹腔积液，可排放腹腔积液加输注白蛋白，一般每放腹腔积液1000 mL输注白蛋白80 g。该方法缓解症状时间短，易于诱发肝肾综合征、肝性脑病等并发症。自身腹腔积液浓缩回输也可提高血浆胶体渗透压，促使腹腔积液消退，感染性或癌性腹腔积液及有严重心肺功能不全、上消化道出血、严重凝血障碍者不宜做此治疗。

（4）经颈静脉肝内门腔分流术（transjugular intrahepatic portosystemic shunt，TIPS）：是在肝内门

静脉属支与肝静脉间置入特殊覆膜的金属支架,建立肝内门-体分流,降低门静脉压力,减少或消除由于门静脉高压所致的腹腔积液和食管胃底静脉曲张出血。

(5)自发性腹膜炎:选用肝毒性小、主要针对革兰阴性杆菌并兼顾革兰阳性球菌的抗生素,如头孢哌酮或喹诺酮类药物等,疗效不满意时,根据治疗反应和药敏结果进行调整。由于自发性腹膜炎容易复发,用药时间不得少于2周。因自发性腹膜炎多系肠源性感染,除抗生素治疗外,还应注意保持大便通畅、维护肠道菌群。腹腔积液是细菌繁殖的良好培养基,控制腹腔积液也是治疗的一个重要环节。

2. EGVB EGVB应积极补充血容量,血容量不宜补足,基本满足组织灌注、循环稳定即可,同时积极进行止血治疗,具体如下。

(1)药物止血:尽早给予收缩内脏血管的药物(如生长抑素、奥曲肽、特利加压素或垂体加压素等),减少门静脉血流量,降低门静脉压,从而止血。生长抑素及奥曲肽因不伴全身血流动力学改变,不良反应少,是治疗EGVB的最常用药物。生长抑素用法为首剂250 μg静脉缓注,继以250 μg/h持续静脉滴注。本品半衰期极短,滴注过程中不能中断,若中断超过5 min,应重新注射首剂。生长抑素类似物奥曲肽半衰期较长,首剂100 μg静脉缓注,继以25~50 μg/h持续静脉滴注。特利加压素起始剂量为2 mg/4 h,出血停止后可改为每次1 mg,每日2次,维持5天。垂体加压素剂量为0.2 U/min静脉持续滴注,可逐渐增加剂量至0.4 U/min。该药可致腹痛、血压升高、心律失常、心绞痛等副作用,严重者甚至可发生心肌梗死。对于中晚期肝硬化,可予以第三代头孢类抗生素,既有利于止血,也减少止血后各种可能的感染。

(2)内镜下止血治疗:当出血量为中等以下,应紧急采用内镜食管静脉曲张结扎治疗(endoscopic variceal ligation,EVL),即经内镜用橡皮圈结扎曲张的静脉,局部缺血坏死、肉芽组织增生后形成瘢痕,封闭曲张静脉。适用于食管静脉曲张不伴胃底静脉曲张者。

(3)TIPS:对于大出血或估计内镜下治疗成功率低的患者应在72 h内行TIPS,对急性大出血的止血率达到95%。

(4)气囊压迫止血:在药物治疗无效、且不具备内镜和TIPS等操作的大出血时暂时使用,为后续有效止血起到"桥梁"的作用。三腔二囊管经鼻腔插入,注气入胃囊(囊内压50~70 mmHg),向外加压牵引,用于压迫胃底;若未能止血,再注气入食管囊(囊内压35~45 mmHg),压迫食管曲张静脉。外端用1 kg拉力持续牵引。为防止黏膜糜烂,一般持续压迫时间不应超过24 h,放气解除压迫一段时间后,必要时可重复应用。拔管时先口服20~30 mL液体石蜡或食用植物油。气囊压迫短暂止血效果肯定,但患者痛苦大、并发症多,不宜长期使用,停用后早期再出血率高。

(四)出血预防

1. 一级预防 对有食管胃底静脉曲张,但尚未出血者,要积极对因治疗,口服PPI或H_2受体拮抗剂,减少胃酸对曲张静脉壁的损伤;非选择性β受体阻滞剂可通过收缩内脏血管,减少内脏高动力循环,常用普萘洛尔或卡地洛尔,治疗剂量应使心率不低于55次/分,当患者有乏力、气短等不良反应时应停药。

2. 二级预防 对已发生过EGVB的患者,需预防再出血。①对于在急性出血期间已行TIPS者,止血后可不给予预防静脉曲张的药物,但应每3~6个月采用超声检查了解分流道是否通畅。②对于在急性出血期间未行TIPS者,可行TIPS为代表的门体分流术、EVL、经内镜或血管介入途径向食管胃底静脉注射液态栓塞胶或其他栓塞材料的断流术、以部分脾动脉栓塞为代表的限流术以及加用一级预防相同的药物。

(五)其他并发症治疗

1. 胆石症 应以内科保守治疗为主,由于肝硬化并发胆石症的手术死亡率约10%,尤其是肝功能Child-Pugh C级者,应尽量避免手术。

2. 感染 自发性细菌性腹膜炎、胆道及肠道感染抗生素的选择,应遵循广谱、足量、肝肾毒性小的原则,首选第三代头孢类抗生素,如头孢哌酮舒巴坦,其他如氟喹诺酮类、哌拉西林钠+他唑巴坦及碳青霉烯类抗生素,可据患者情况使用。一旦培养出致病菌,应根据药敏试验选择窄谱抗生素。

3. 门静脉血栓 对新发血栓应做早期静脉肝素抗凝治疗,也可用尿激酶早期溶栓,使门静脉再通。TIPS适合血栓形成时间长、出现机化的患者。

4. 肝性脑病及原发性肝癌 详见本篇相关章节。

5. 肝肾综合征 肝移植是该并发症有效的治疗方法。在等待肝移植术的过程中,可以采取静脉补充白蛋白、使用血管加压素、TIPS、血液透析以及人工肝支持等措施保护肾功能。

6. 肝肺综合征 吸氧及高压氧舱可暂时缓解症状,但不能改变病程的发展。肝移植是唯一有效的治疗方法。

【预防和预后】

普及乙型肝炎疫苗接种,加强病毒性肝炎的防治教育,控制酗酒、静脉吸毒等降低肝硬化发病率。肝硬化的预后与病因、肝功能代偿能力及并发症相关,死亡原因多为肝性脑病、上消化道出血、肝肾综合征等并发症。肝移植在一定程度上改善了肝硬化患者的预后。

小 结

肝硬化病因多种多样,我国以乙型肝炎病毒感染最常见。肝硬化在代偿期无特征性表现,在失代偿期主要有肝功能减退和门静脉高压两类临床表现。肝功能减退涉及肝脏对糖、脂肪、蛋白质三大物质及胆红素、激素等代谢异常的表现;门静脉高压症主要包括腹腔积液形成、侧支循环开放、脾大三方面的表现。肝硬化并发症多,肝性脑病是晚期肝硬化最严重的并发症。治疗主要为病因和对症治疗,尽可能改善肝功能、治疗并发症、延缓或减少对肝移植需求。同时对肝硬化患者做好健康教育,指导其规范治疗。

(王澍琴)

知识检测 29

第三十四章 肝性脑病

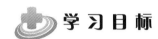

1. 掌握：肝性脑病的定义、临床表现、分期及诊断。
2. 熟悉：肝性脑病的病因、诱因及防治。
3. 了解：肝性脑病的发病机制及鉴别诊断。
4. 应用：学会对肝性脑病患者进行诊断及治疗，能对高危人群及患者进行健康教育。

导学案例

患者，男，63岁，2周前曾因"肝硬化腹腔大量积液"住院治疗，经积极治疗后腹腔积液明显减少，无腹胀、腹痛等明显不适，1周前因家中有事要求出院，遂嘱咐继续口服螺内酯片每次20 mg，2次/天，呋塞米片每次20 mg，1次/天，1周门诊复查。出院后患者每天早晚各进食1颗鸡蛋、半斤牛奶，按时服用利尿药，2天前感冒后出现发热、恶心、呕吐，近1天患者出现幻听、分不清白天晚上，睡眠时间明显延长。查体：心率82次/分，呼吸20次/分，血压110/74 mmHg，神志恍惚，巩膜轻度黄染，心肺未见异常，腹软，腹部膨隆，肝脾肋下未触及，移动性浊音阳性，肠鸣音正常。腱反射亢进，Babinski征阳性。

请问：患者最可能的诊断是什么？主要依据有哪些？需完善哪些辅助检查？

肝性脑病（hepatic encephalopathy，HE）是由严重肝病或门-体分流引起的、以代谢紊乱为基础、中枢神经系统功能失调的综合征，主要临床表现为智力减退、行为失常、意识障碍和昏迷。

【病因与发病机制】

大部分肝性脑病是在各型肝硬化基础上发生的，其他病因包括重症肝炎、暴发性肝衰竭、原发性肝癌、严重胆道感染及妊娠期急性脂肪肝等。重症病毒性肝炎、药物性肝炎或中毒性肝炎引起的急性亚急性肝性脑病多无明显诱因，而肝硬化患者常因某些因素而诱发肝性脑病。肝性脑病的常见诱因有消化道出血、大量排钾利尿、放腹腔积液、高蛋白饮食、催眠镇静药、麻醉药、便秘、尿毒症、外科手术及感染等。

关于肝性脑病的发病机制，目前主要有如下几种。

（一）氨中毒学说

氨代谢紊乱引起氨中毒是肝性脑病、特别是门-体分流性肝性脑病的重要发病机制。

1. 氨代谢 血氨主要来源于肠道细菌对食物中蛋白质的分解，其次是血液中的尿素弥散到肠道被细菌尿素酶分解而产氨，少量来自肾脏和肌肉的分解。氨以非离子型氨（NH_3）和离子型氨（NH_4^+）两种形式存在，氨在肠道的吸收主要以 NH_3 弥散入肠黏膜，当结肠内 pH＞6 时，NH_4^+ 转为 NH_3，大量弥散入血；pH＜6 时，则 NH_3 从血液转至肠腔，随大便排泄。

氨的主要清除途径如下。①80% 来自肠道的氨在肝内经鸟氨酸循环合成尿素而被清除。②脑、肌肉、肾等组织在三磷酸腺苷(ATP)等供能条件下,利用氨和 α-酮戊二酸合成谷氨酸,谷氨酸进一步与氨合成谷氨酰胺。③肾脏是排泄氨的主要场所,除排出大量尿素外,也以 NH_4^+ 的形式排出大量氨。④血氨过高时可从肺部排出少量氨。

2. 血氨升高原因 肝脏可将门静脉输入的氨转变为尿素和谷氨酰胺,使之极少进入体循环。①肝功能衰竭时,肠道菌群失调,分泌的氨基酸氧化酶、尿素酶增加,致使外源性产氨增多,蛋白质代谢增加,致内源性产氨增加。②同时,由于肝功能减退,鸟氨酸循环作用减弱,血氨清除减少;当有门-体分流存在时,肠道的氨不经肝脏代谢而直接进入体循环,导致血氨增高;此外,合并低钾低氯血症引起代谢性碱中毒时,NH_3 在肾小管内形成减少,排泄减少,也可引起血氨增高。前述的许多诱因均可致氨的生成和(或)吸收增加,改变脑组织对氨的敏感性。

3. 血氨增高引起肝性脑病机制 游离的 NH_3 有毒性,且能透过血脑屏障,其对脑功能有如下方面影响。①干扰脑细胞三羧酸循环,使大脑细胞的能量供应不足。②增加了脑对中性氨基酸如酪氨酸、苯丙氨酸、色氨酸的摄取,它们对脑功能具有抑制作用。③脑星形胶质细胞含有谷氨酰胺合成酶,当脑内氨浓度升高,谷氨酰胺合成增加。谷氨酰胺是很强的细胞内渗透剂,其增加不仅导致星形胶质细胞也使神经元细胞肿胀,是肝性脑病时脑水肿发生的重要原因。④氨还可直接干扰神经的电活动。

(二)假性神经递质学说

正常时兴奋性和抑制性神经递质保持生理平衡。兴奋性神经递质有儿茶酚胺中的多巴胺和去甲肾上腺素、乙酰胆碱、谷氨酸及天冬氨酸等。食物中的芳香族氨基酸如酪氨酸、苯丙氨酸等经肠菌脱羧酶的作用分别转变为酪胺和苯乙胺。若肝对酪胺和苯乙胺的清除发生障碍,此两种胺可进入脑组织,在脑内经 β-羟化酶的作用分别形成 β-羟酪胺和苯乙醇胺。后两者的化学结构与正常的神经递质去甲肾上腺素相似,但不能传递神经冲动或作用很弱,因此称为假性神经递质。当假性神经递质被脑细胞摄取并取代了突触中的正常递质,则神经传导发生障碍。

(三)γ-氨基丁酸/苯二氮䓬(GABA/BZ)学说

γ-氨基丁酸是哺乳动物脑内主要的抑制性神经递质,主要来源于肠道,系肠道细菌酶作用于谷氨酸而形成。肝功能衰竭时肝对 GABA 摄取、清除作用减弱,导致血浆 GABA 浓度增高,并透过血脑屏障,激活 GABA 受体而造成中枢神经系统抑制。大脑神经元表面 GABA 受体与 BZ 受体及巴比妥受体紧密相连,组成 GABA/BZ 复合体,共同调节氯离子通道。复合体中任何一个受体被激活均可促使氯离子内流而使神经传导被抑制。临床上患者对苯二氮䓬类和巴比妥类药物极为敏感,应用不当极易导致昏迷。弥散入大脑的氨可上调脑星形胶质细胞 BZ 受体表达,引发肝性脑病。

(四)氨基酸失衡学说

机体的芳香族氨基酸如苯丙氨酸、酪氨酸、色氨酸主要经肝脏摄取和清除,而支链氨基酸如缬氨酸、亮氨酸、异亮氨酸主要被肌肉摄取和分解代谢,胰岛素有促进肌肉组织摄取和利用支链氨基酸的作用。肝功能衰竭时,肝对芳香族氨基酸代谢清除障碍,使其在血液中浓度增高;肝对胰岛素灭活减弱,血中胰岛素升高促使支链氨基酸进入肌肉组织代谢,血中支链氨基酸浓度下降。血中芳香族氨基酸/支链氨基酸的比值升高。苯丙氨酸、酪氨酸可参与形成假性神经递质,引起肝性脑病。正常情况下色氨酸与白蛋白结合不易通过血脑屏障,肝病时白蛋白合成降低,加之血浆中其他物质对白蛋白的竞争性结合造成游离的色氨酸增多,游离的色氨酸可通过血脑屏障,在大脑中代谢生成 5-羟色胺(5-HT)及 5-羟吲哚乙酸,两者都是抑制性神经递质,参与肝性脑病的发生,与早期睡眠方式及日夜节律改变有关。

(五)锰离子

锰具有神经毒性,正常时由肝脏分泌入胆道,然后至肠道排出,肝病时锰不能正常排出并进入体循环,锰在脑部沉积除直接对脑组织造成损伤外,还影响 5-HT、去甲肾上腺素和 GABA 等神经递质的功能,也造成星形细胞功能障碍,与氨有协同作用。

【病理】

急性肝衰竭所致肝性脑病的患者脑部常无明显的解剖异常,但约 50% 有脑水肿。病程长者大脑皮质变薄,神经元及神经纤维减少。肝性脑病根据病理生理的不同,分为3种类型。①A型多发生于急性肝衰竭2周内,亚急性肝衰竭时,肝性脑病出现于2~12周。②B型主要与门-体分流有关,肝组织可以正常。③C型发生于慢性肝病、肝硬化的基础上,常有肝功能不全及门静脉高压和(或)门-体分流,是肝性脑病中最为常见的类型。

【临床表现】

本病主要表现为高级神经中枢的功能紊乱(如性格改变、智力下降、行为失常、意识障碍等)以及运动和反射异常(如扑翼样震颤、肌阵挛、反射亢进和病理反射等),其临床过程现分为5期。

0期(潜伏期):又称轻微肝性脑病,无行为、性格的异常,无神经系统病理征,脑电图正常,只在心理测试或智力测试时有轻微异常。此期患者反应力降低,不宜驾驶及高空作业。

1期(前驱期):轻度性格改变和精神异常,如焦虑、欣快激动、淡漠、睡眠倒错、健忘等,可有扑翼样震颤,也称肝震颤,即当患者双臂向前平伸,手掌向背侧伸展,手指分开时,可见双上肢向外侧偏斜,出现急促而不规则的扑翼样抖动,脑电图多数正常。此期临床表现不明显,易被忽略。

2期(昏迷前期):嗜睡、行为异常(如衣冠不整或随地大小便)、言语不清、书写障碍及定向力障碍。有腱反射亢进、肌张力增高、踝阵挛及Babinski征阳性等神经体征,有扑翼样震颤,脑电图有特征性异常。

3期(昏睡期):昏睡,但可唤醒,醒时尚能应答,常有神志不清或幻觉,各种神经体征持续或加重,有扑翼样震颤,肌张力高,腱反射亢进,锥体束征常阳性,脑电图有异常波形。

4期(昏迷期):昏迷,不能唤醒。患者不能合作而无法引出扑翼样震颤。浅昏迷时,腱反射和肌张力仍亢进;深昏迷时,各种反射消失,肌张力降低。脑电图明显异常。

【辅助检查】

(一)血生化检查

1. 血氨 肝硬化及门-体分流性肝性脑病患者多有血氨升高,急性肝性脑病患者血氨可以正常。

2. 血浆氨基酸 正常人血中支链氨基酸与芳香氨基酸的比值>3,门-体分流性肝性脑病患者的比值<1。

(二)电生理检查

1. 脑电图 脑电图在所有代谢性脑病中均可出现类似变化,对0期和1期肝性脑病的诊断价值较小。脑电图提示较明显的脑功能改变时,对肝性脑病预后判断有一定价值。

2. 诱发电位 诱发电位是大脑皮质或皮质下层受到各种外部刺激后所产生的体外可记录的同步放电反应,有别于脑电图所记录的大脑自发性电活动,用于轻微肝性脑病的诊断和研究。

3. 临界视觉闪烁频率 视网膜胶质细胞病变可作为肝性脑病时大脑星形胶质细胞病变的标志,通过测定临界视觉闪烁频率可辅助诊断肝性脑病,用于检测轻微肝性脑病。

(三)心理智能测验

肝性脑病早期症状不明显时,可通过心理智能测验发现轻微肝性脑病。常用的智能测验方法有数字连接试验、数字符号试验及木块图试验。这些方法简便,但受年龄、教育程度的影响。

(四)影像学检查

B超有助于慢性肝病、肝硬化的诊断,急性肝性脑病时头颅CT或MRI检查可发现脑水肿。慢性肝性脑病患者可发现不同程度的脑萎缩。此外,头颅CT或MRI检查还可排除脑血管意外及颅内肿瘤等疾病。磁共振波谱分析是近年来开展的新的检查方法,可测定慢性肝病患者大脑枕部灰质和顶部皮质胆碱、谷氨酰胺、肌酸等化学物质的含量变化,肝性脑病、轻微肝性脑病甚至一般的肝硬化患者可有某种程度的改变。

【诊断和鉴别诊断】

(一)诊断

肝性脑病的主要诊断依据如下:①有严重肝病和(或)广泛门-体侧支循环建立;②存在肝性脑病的

诱因;③出现精神紊乱、意识障碍、昏睡或昏迷,可引出扑翼样震颤;④明显肝功能异常、血氨增高、脑电图异常;⑤心理智能测验、诱发电位及临界视觉闪烁频率异常;⑥头颅CT或MRI排除脑血管意外及颅内肿瘤等疾病。

（二）鉴别诊断

(1) 少部分肝性脑病患者肝病病史不明确,可以精神症状为突出唯一表现,易被误诊。故对有精神症状的患者,了解其肝病史及检测肝功能等应作为排除肝性脑病的常规。

(2) 肝性脑病还应与可引起昏迷的其他疾病鉴别,包括:①代谢性脑病,如糖尿病酮症酸中毒、低血糖、尿毒症等;②颅内病变,如脑血管意外、脑部感染、脑肿瘤、脑外伤等;③中毒性脑病,如镇静药过量、酒精中毒等。可通过详细的病史询问、肝功能、血氨、血糖、头颅CT或MRI等检查与这些疾病进行鉴别。

【治疗】

积极治疗原发肝病,去除引发肝性脑病的诱因,维护肝脏功能,促进氨代谢,清除及调节神经递质是治疗肝性脑病的主要措施。

（一）消除诱因

1. 纠正电解质和酸碱平衡紊乱　低钾性碱中毒是肝硬化患者在进食量减少、过度利尿及大量排放腹腔积液后常出现的内环境紊乱。因此,应重视患者营养支持,利尿药剂量不宜过大;大量排放腹腔积液时补充足量白蛋白以维持有效血容量和防止电解质紊乱。肝硬化腹腔积液患者入液量应约为尿量加1000 mL,以免血液稀释、血钠过低而加重昏迷。

2. 止血和清除肠道积血　上消化道出血是肝性脑病的重要诱因之一。止血措施详见本篇相关章节。清除肠道积血可采取以下措施:乳果糖、乳梨醇或25%硫酸镁口服或鼻饲导泻,生理盐水或弱酸液(如稀醋酸溶液)清洁灌肠。

3. 慎用镇静药及损伤肝功能的药物　镇静、催眠、镇痛药及麻醉剂可诱发肝性脑病,在肝硬化特别是有严重肝功能减退时应尽量避免使用。当患者发生肝性脑病,出现烦躁、抽搐时禁用鸦片类、巴比妥类、苯二氮䓬类镇静剂,可试用异丙嗪、氯苯那敏(扑尔敏)等抗组胺药。避免使用可致血氨增高的含氯药物(如乙酰唑胺、氯化铵等)。

4. 预防和控制感染　详见本篇相关章节。

5. 其他　防治便秘,保持大便通畅,可给予乳果糖,以保证每日排软便2~3次。门-体分流对蛋白不能耐受者应避免大量蛋白质饮食。警惕低血糖,血糖低于正常值时予以纠正。

（二）减少肠内氮源性毒物的生成与吸收

1. 限制蛋白质的摄入　肝性脑病患者能量供给以糖类为主,要限制蛋白质的摄入。起病数日内禁食蛋白质,神志清楚后可给予少量豆浆、牛奶或蛋类,蛋白质逐步从20 g/d开始增加至0.8~1.0 g/(kg·d)。植物蛋白所含支链氨基酸较多,且含非吸收纤维被肠道细菌酵解后产酸,有利于氨排出。同时应尽量保证热能供应和各种维生素的补充,酌情输注血浆或者白蛋白。

2. 清洁肠道　特别适用于上消化道出血或便秘患者,灌肠或导泻方法如前述。

3. 抑制肠道内细菌生长　①抗生素:可抑制肠道产尿素酶的细菌,减少氨的生成。常用的抗生素有利福昔明、新霉素、甲硝唑等。利福昔明具有广谱、强效的抑制肠道细菌生长作用,口服不吸收,只在胃肠道局部起作用,剂量为1.2 g/d,分3次口服。新霉素每次0.5~1.0 g,4次/日,长期服用新霉素可出现听力、肾功能损害,服用时间不宜超过1个月。甲硝唑每次0.4 g,4次/日,疗效与新霉素相同。②益生菌制剂:含双歧杆菌、乳酸杆菌的微生态制剂可通过调节肠道菌群结构,抑制产氨、产尿素酶细菌的生长,对减少氨的生成有一定作用。

4. 乳果糖或乳梨醇　①乳果糖是一种合成的双糖,口服后在小肠不被分解,到达结肠后可被乳酸杆菌、粪肠球菌等细菌分解为乳酸、乙酸而降低肠道pH值。肠道酸化后对产尿素酶的细菌生长不利,但有利于不产尿素酶的乳酸杆菌生长,使肠道细菌产氨减少;此外,酸性的肠道环境可减少氨的吸收,并促进血液中的氨渗入肠道排出体外。亦可用乳果糖稀释至 33.3% 保留灌肠。其不良反应为腹胀、腹痛、恶心、呕吐等。②乳梨醇是另一种合成的双糖,经结肠的细菌分解为乙酸、丙酸而酸化肠道。乳梨醇的疗效与乳果糖相似,但其甜度低,口感好,不良反应亦较少。

(三) 促进氨的代谢

L-鸟氨酸-L-天冬氨酸(OA)是一种鸟氨酸和天冬氨酸的混合制剂,能促进体内鸟氨酸循环及合成谷氨酸、谷氨酰胺而降低血氨。谷氨酸钠或谷氨酸钾、精氨酸等药物理论上有降血氨的作用,但至今尚无证据肯定其疗效。

(四) 调节神经递质

1. 氟马西尼　是 GABA/BZ 复合受体拮抗剂,可以拮抗内源性苯二氮䓬所致的神经抑制。对部分 I~IV 期患者具有促醒作用。静脉注射氟马西尼起效快,往往在数分钟之内,但维持时间很短,通常在 4 h 之内。其用量为 0.5~1 mg 静脉注射,或 1 mg/h 持续静脉滴注。

2. 支链氨基酸　支链氨基酸制剂是一种以亮氨酸、异亮氨酸、缬氨酸等为主的复合氨基酸。其机制为竞争性抑制芳香族氨基酸进入大脑,减少假性神经递质的形成,其疗效尚有争议。但对于不能耐受蛋白质的营养不良者,补充支链氨基酸有助于改善其负氮平衡,但对于门-体分流性脑病的疗效尚有争议。

(五) 阻断肝外门-体分流

TIPS 术后引起的肝性脑病多是暂时的,随着术后肝功能改善、尿量增加及肠道淤血减轻,肝性脑病多呈自限性,很少需要行减小分流道直径的介入术。对于肝硬化门静脉高压所致严重的侧支循环开放,可通过 TIPS 术联合曲张静脉的介入断流术,阻断异常的肝外门-体分流。

(六) 人工肝支持治疗

人工肝支持治疗是用分子吸附剂再循环系统可清除肝性脑病患者血液中部分有毒物质,对肝性脑病有暂时的、一定程度的疗效,适用于急性肝衰竭患者,为肝移植做准备。

(七) 肝移植

由肝衰竭所致的严重和顽固性的肝性脑病是肝移植的适应证。

【预后】

轻微型肝性脑病患者常无明显症状,经积极治疗多能好转。肝功能较好、分流手术后及诱因明确且容易消除者,通常预后较好。失代偿期肝硬化发生的肝性脑病多有明显诱因,如能去除诱因及恰当治疗,可能恢复。肝硬化终末期肝性脑病,起病缓慢,反复发作,逐渐转入昏迷至死亡。急性肝衰竭所致的肝性脑病往往诱因不明显,发病后很快昏迷甚至死亡。暴发性肝衰竭所致的肝性脑病预后最差。肝移植的开展已大大改善难治性肝性脑病的预后。

【预防】

积极防治各种肝病及肝硬化的发生,对肝病患者应进行患者教育,避免引起肝性脑病的各种诱因,如避免大量利尿、排放腹腔积液、防止上消化道出血及感染、控制高蛋白饮食,及早发现和处理轻微肝性脑病。医生在拟订治疗方案时应避免医源性的诱因。

小　结

肝性脑病是在严重肝病或门-体分流基础上发生的,常见于终末期肝硬化,发病机制涉及多个方面,主要与氨、假性神经递质等有关。主要临床表现为智力减退、行为失常、意识障碍和昏迷,按严重程度可分为 5 期,常需与能引起精神行为异常及昏迷的疾病进行鉴别诊断。治疗措施主要以去除诱因、减少氨生成及吸收、促进氨排泄等为主，同时应加强对肝病患者的健康教育，指导患者合理饮食及用药，尽可能避免肝性脑病的发生。

（王澍琴）

知识检测 30

第三十五章　原发性肝癌

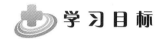

1. 掌握：原发性肝癌的定义、临床表现和诊断。
2. 熟悉：原发性肝癌的病因、发病机制和辅助检查。
3. 了解：原发性肝癌的治疗措施。

导学案例

患者，男，72岁，主因"右侧季肋区胀痛2月余"入院。患者近2月无明显诱因出现食欲减退、恶心、腹胀、全身乏力，大便1次/日，性状正常。查体：心率78次/分，呼吸18次/分，血压120/80 mmHg，巩膜黄染，心肺未见异常，腹部膨隆，肝肋下5 cm，质地硬，边缘不规则，伴轻压痛，脾未触及，移动性浊音阳性，肠鸣音正常。既往有乙肝病史20余年。腹部B超示肝右叶8 cm×6 cm占位病变，门静脉正常。

请问：患者最可能的诊断是什么？需完善哪些辅助检查？

原发性肝癌（primary carcinoma of the liver）是指肝细胞或肝内胆管上皮细胞发生的恶性肿瘤，是我国常见恶性肿瘤之一，每年新发病例约占全球的42%~50%。本病多见于中年男性，男女之比为3∶1。

【病因和发病机制】

本病病因和发病机制可能与下列因素有关。

（一）病毒性肝炎

乙型肝炎病毒（HBV）感染是我国肝癌患者的主要病因，西方国家以丙型肝炎病毒（HCV）感染常见。从HBV或HCV感染到慢性肝炎、肝硬化、肝癌是最主要的发病机制，部分患者在慢性肝炎阶段就可发展为肝癌。

（二）黄曲霉毒素

流行病学研究发现，粮食受到黄曲霉毒素污染严重的地区，人群肝癌发病率高，而黄曲霉毒素的代谢产物黄曲霉毒素 B_1 能通过影响 ras、P53 等基因的表达而引起肝癌的发生。

（三）肝纤维化

病毒性肝炎、酒精性肝病及非酒精性脂肪肝发生肝纤维化、肝硬化是肝癌发生的重要危险因素。

（四）其他因素

其他因素包括：①长期接触氯乙烯、亚硝胺类、偶氮芥类、苯酚、有机氯农药等化学物质；②血吸虫及华支睾吸虫感染；③长期饮用污染水、藻类异常繁殖的河沟水；④吸入香烟中多环芳烃、亚硝胺和尼古丁。

上诉各种病因导致肝细胞损伤,在肝细胞再生修复过程中,其生物学特征逐渐变化,发生基因突变、增殖与凋亡失衡、癌基因表达、抑癌基因受抑,同时慢性炎症和纤维化过程中血管增殖活跃,均为肝癌的发生发展创造了重要条件。

【病理】

(一)大体病理分型

1. 块状型 块状型占肝癌的70%以上,呈单个、多个或融合成块,直径5~10 cm,>10 cm者称巨块型。呈圆形或不规则样,质硬,呈膨胀性生长,可见包膜。此型肿瘤中心易坏死、液化及出血;位于肝包膜附近者,肿瘤易破裂,导致腹腔内出血及直接播散。

2. 结节型 结节型呈大小和数目不等的癌结节,直径<5 cm,与周围肝组织的分界不如块状清楚,常伴有肝硬化。单个癌结节直径<3 cm或相邻两个癌结节直径之和小于3 cm者称为小肝癌。

3. 弥漫型 弥漫型少见,呈米粒至黄豆大的癌结节弥漫地分布于整个肝脏,不易与肝硬化区分,患者常因肝功能衰竭而死亡。

(二)组织病理分型

根据组织病理,肝癌可分为肝细胞肝癌(hepatocellular carcinoma,HCC)、肝内胆管细胞癌(intrahepatic cholangiocarcinoma,ICC)和混合型肝癌。

1. HCC HCC最为多见,癌细胞来自肝细胞,异型性明显,胞质丰富,呈多边形,排列成巢状或索状,血窦丰富。正常肝组织的肝动脉供血约占30%,HCC的肝动脉供血超过90%,这是目前肝癌影像诊断及介入治疗的重要基础。

2. ICC ICC较少见,癌细胞来自胆管上皮细胞,呈立方或柱状,排列成腺样,纤维组织较多、血窦较少。

3. 混合型肝癌 混合型肝癌最少见,具有肝细胞肝癌和肝内胆管细胞癌两种结构,或呈过渡形态,既不完全像肝细胞肝癌,又不完全像肝内胆管细胞癌。

(三)转移途径

1. 肝内转移 肝内转移易侵犯门静脉及分支并形成癌栓,脱落后在肝内引起多发性转移灶。

2. 肝外转移 ①血行转移:最常见转移至肺,其他部位有脑、肾上腺、肾及骨骼等,甚至可见肝静脉中癌栓延至下腔静脉及右心房;②淋巴转移:常见肝门淋巴结转移,也可转移至胰、脾、主动脉旁及锁骨上淋巴结;③种植转移:少见,从肝表面脱落的癌细胞可种植在腹膜、横膈、盆腔等处,引起血性腹腔积液、胸腔积液。女性可有卵巢转移。

【临床表现】

本病起病隐匿,早期缺乏典型症状。临床症状明显者,病情大多已进入中晚期。中晚期临床表现如下。

(一)肝区疼痛

肝区疼痛是肝癌最常见的症状,多呈右上腹持续性胀痛或钝痛,与癌肿生长过快、肝包膜受牵拉有关。如病变侵犯膈,疼痛可牵涉右肩或右背部;当肝表面癌结节破裂,可突然引起剧烈腹痛,从肝区开始迅速延至全腹,产生急腹症的表现,如出血量大时可导致休克。

(二)肝大

肝脏进行性增大,质地坚硬,表面凹凸不平,常有大小不等的结节,边缘钝而不整齐,常有不同程度的压痛。肝癌突出于右肋弓下或剑突下时,上腹可呈现局部隆起或饱满;如癌肿位于膈面,则主要表现为膈肌抬高而肝下缘不下移。

(三)黄疸

黄疸一般出现在肝癌晚期,多为阻塞性黄疸,少数为肝细胞性黄疸。前者常因癌肿压迫或侵犯胆管、肝门转移性淋巴结肿大而压迫胆管造成阻塞所致;后者可由于癌组织肝内广泛浸润或合并肝硬化、慢性肝炎引起。

（四）肝硬化征象

在失代偿期肝硬化基础上发病者，可表现为原有腹腔积液迅速增加且具难治性；血性腹腔积液多因肝癌侵犯肝包膜或向腹腔内破溃引起，少数因腹膜转移癌所致。

（五）全身性表现

肝癌的全身性表现为进行性消瘦、发热、食欲不振、乏力、营养不良和恶病质等，如转移至肺、骨、脑、淋巴结、胸腔等处，可产生相应症状。

（六）伴癌综合征

伴癌综合征是由于癌肿本身代谢异常或肝癌患者机体内分泌/代谢异常而出现的一组症候群，表现为自发性低糖血症、红细胞增多症，其他罕见的有高钙血症、高脂血症、类癌综合征等。

本病常在肝硬化基础上发生，或者以转移病灶症状为首发表现，临床容易漏诊或误诊，应予注意。

【并发症】

（一）肝性脑病

肝性脑病是肝癌终末期最严重的并发症，约1/3的患者因此死亡。出现肝性脑病均预后不良。

（二）上消化道出血

上消化道出血约占肝癌死亡原因的15%，出血与以下因素有关：①EGVB；②门静脉高压性胃病合并凝血功能障碍而有广泛出血。大量出血常诱发肝性脑病。

（三）肝癌结节破裂出血

约10%肝癌患者发生肝癌结节破裂出血。癌结节破裂可局限于肝包膜下，产生局部疼痛；如包膜下出血快速增多则形成压痛性血肿；也可破入腹腔引起急性腹痛、腹膜刺激征和血性腹腔积液，大量出血可致休克。

（四）继发感染

患者因长期消耗或化疗、放疗等，抵抗力减弱，容易并发肺炎、自发性腹膜炎、肠道感染和真菌感染等。

【辅助检查】

（一）肝癌标记物检测

1. 甲胎蛋白（alpha fetoprotein，AFP） AFP是诊断肝细胞癌特异性的标志物，广泛用于肝癌的普查、诊断、判断治疗效果及预测复发。在排除妊娠和生殖腺胚胎瘤的基础上，AFP>400 ng/mL为诊断肝癌的条件之一。对于患者AFP逐渐升高不降或>200 ng/mL，持续8周，应结合影像学及肝功能变化作综合分析或动态观察。

2. 其他肝癌标志物 血清岩藻糖苷酶（AFu）、γ-谷氨酰转肽酶同工酶Ⅱ（γ-GT_2）、异常凝血酶原（DCP）、磷脂酰肌醇蛋白多糖-3（GPC-3）、高尔基体蛋白73（GP73）等有助于AFP阴性肝癌的诊断和鉴别诊断。

（二）影像学检查

1. 超声（US） 是目前肝癌筛查的首选方法，具有方便易行、价格低廉及无创等优点，能检出肝内直径大于1 cm的占位性病变，利用多普勒效应或超声造影剂，了解病灶的血供状态，判断占位性病变的良恶性，并有助于引导肝穿刺活检。

2. 增强CT/M 可以更客观及更敏感地显示肝癌，1 cm左右肝癌的检出率可大于80%，是诊断及确定治疗策略的重要手段。MRI为非放射性检查，可以在短期重复进行。CT平扫多为低密度占位，部分有晕圈征，大肝癌常有中央坏死；增强时动脉期病灶的密度高于周围肝组织，但随即快速下降，低于周围正常肝组织，并持续数分钟，呈"快进快出"表现。

3. 数字减影血管造影(digital subtraction angiography,DSA)　当增强CT/MRI检查对疑为肝癌的小病灶难以确诊时,经选择性肝动脉行DSA检查是肝癌诊断的重要补充手段。对直径1～2 cm的小肝癌,肝动脉造影可以更精确地做出诊断,正确率大于90%。

4. 正电子发射计算机断层成像(PET-CT)、发射单光子计算机断层扫描(SPECT-CT)　可提高诊断和评判疾病进展的准确性。

（三）肝穿刺活体组织检查

US或CT引导下细针穿刺行组织学检查是确诊肝癌的最可靠方法,但属创伤性检查,且偶有出血或针道转移的风险。上述非侵入性检查未能确诊时,可考虑应用。

【诊断与鉴别诊断】

（一）诊断

满足下列三项中任一项即可诊断肝癌,这是国际上广泛使用的肝癌诊断标准。

(1) 具有两种典型影像学(US、增强CT、MRI或选择性肝动脉造影)表现,病灶>2 cm。

(2) 一项典型的肝癌影像学表现,病灶>2 cm,AFP>400 ng/mL。

(3) 肝脏活检阳性。

对高危人群(各种原因所致的慢性肝炎、肝硬化以及大于35岁的HBV或HCV感染者)每6～12个月检测AFP和行US筛查,有助于肝癌的早期诊断。根据肝癌数目、大小、有无侵犯转移以及患者肝功能储备情况,肝癌诊断分期多采用巴塞罗那(BCLC)分期。

（二）鉴别诊断

肝癌常需与继发性肝癌、肝硬化、肝脓肿等疾病进行鉴别。

1. 继发性肝癌　继发性肝癌原发于呼吸道、胃肠道、泌尿生殖道、乳房等处的癌灶常转移至肝,尤以结直肠癌最常见,呈多发性结节,临床以原发癌表现为主,血清AFP检测一般为阴性。

2. 肝硬化结节　增强CT/MRI检查见病灶动脉期强化,呈"快进快出",诊断肝癌;若无强化,则考虑为肝硬化结节。AFP>400 ng/mL有助于肝癌诊断。

3. 活动性病毒性肝炎　病毒性肝炎活动时血清AFP往往呈短期低浓度升高,应定期多次随访测定血清AFP和ALT,或联合检测其他肝癌标志物并进行分析,如:①AFP和ALT动态曲线平行或同步升高,或ALT持续增高至正常的数倍,则肝炎的可能性大;②两者曲线分离,AFP持续升高,往往超过400 ng/mL,而ALT不升高,呈曲线分离现象,则多考虑肝癌。

4. 肝脓肿　肝脓肿的临床表现为发热,肝区疼痛、压痛明显,白细胞计数和中性粒细胞计数升高。US检查可发现脓肿的液性暗区。必要时在超声引导下做诊断性穿刺或药物试验性治疗以明确诊断。

5. 肝包虫病　患者常有牧区生活和接触病犬等生活史。

6. 其他肝脏肿瘤或病变　当影像学与肝脏其他良性肿瘤(如血管瘤、肝腺瘤、肝局灶性结节性增生等)鉴别有困难时,可检测AFP等肿瘤标志物,并随访US、增强CT/MRI检查,必要时在US引导下行肝活检。

【治疗】

肝癌对化疗和放疗不敏感,常用的治疗方法有手术切除、肝移植、血管介入、射频消融术等。肝癌治疗性切除术是目前治疗肝癌最有效的方法之一,术后残留肝的功能储备是否可维持患者的生命需求,则是决定手术成败的关键。

（一）手术治疗

前应采用Child-Pugh评分、吲哚菁绿15 min滞留率(ICG-15)评价肝功能储备情况,依据患者肝功能、肿瘤有无肝外转移、血管侵犯及肿瘤的大小、数目、分期等情况,做好治疗决策,既可使患者最大限度切除肿瘤或控制肿瘤生长,又可避免治疗过度、缩短生存时间、降低生活质量以及不必要的医疗资源浪费。患者由于手术切除仍有很高的肝癌复发率,因此术后宜加强综合治疗与随访。

（二）局部治疗

1. 经皮穿刺瘤内注射无水酒精（PEI） 在 US 或 CT 引导下，将无水酒精直接注入肝癌组织内，使癌细胞脱水、变性、凝固性坏死。PEI 适用于肿瘤直径<3 cm 者，可达到治疗性切除的目的。

2. 射频消融术（RF） 在 US 或开腹条件下，将电极插入肝癌组织内，应用电流热效应等多种物理方法毁损病变组织。与 PEI 一样，也可达到治疗性切除的目的。

3. 微波消融 适应证同 RF，其特点是消融效率高，但需要温度监控系统调控有效热场范围。

4. 肝动脉栓塞（TAE） 是经肿瘤的供血动脉注入栓塞剂，阻断肿瘤的供血，使其发生坏死。由于 TAE 具有靶向性好、创伤小、可重复、患者容易接受的特点，是目前非手术治疗中晚期肝癌的常用方法。

（三）肝移植

对于肝癌合并肝硬化患者，肝移植可将整个病肝切除，是治疗肝癌和肝硬化的有效手段。但若肝癌已有血管侵犯及远处转移（常见肺、骨），则不宜行肝移植术。

（四）药物治疗

分子靶向药物多激酶抑制剂索拉非尼是目前唯一获得批准治疗晚期肝癌的分子靶向药物。肿瘤细胞表面的跨膜蛋白 PD-1 与配体 PD-L1 结合可介导肿瘤的免疫逃逸。针对 PD-1 和（或）PD-L1 的抗体已经用于包括肝癌在内的进展期肿瘤的临床治疗，取得了较好的疗效。

【预后和预防】

积极防治肝炎、肝硬化，对于高危人群定期体检。下述情况预后较好：①肝癌肿块直径小于 5 cm，能早期手术；②癌肿包膜完整，分化程度高，尚无癌栓形成；③机体免疫状态良好。如合并肝硬化或有肝外转移、发生肝癌破裂、消化道出血、ALT 显著升高的患者预后差。

小　　结

HBV 感染是我国肝癌患者的主要病因。肝癌根据大体病理分为块状型、结节型、弥漫型，据组织病理分为 HCC、ICC 和混合型肝癌，转移途径有肝内转移、肝外转移。中晚期肝癌临床表现主要有肝区疼痛、肝大、黄疸、腹腔积液、恶病质等，肝性脑病是肝癌晚期最严重的并发症。AFP 是诊断肝细胞癌特异性指标，超声、CT、MRI 等检查可辅助诊断。肝癌治疗性切除术是目前治疗肝癌有效的方法之一，选择治疗方法时要做好决策，既要使患者最大限度切除肿瘤或控制肿瘤生长，又要避免治疗过度、缩短生存时间、降低生活质量以及不必要的医疗资源浪费。

（王澍琴）

知识检测 31

第三十六章 急性胰腺炎

学习目标

1. 掌握：急性胰腺炎的临床表现、诊断及治疗原则。
2. 熟悉：急性胰腺炎的辅助检查、并发症及鉴别诊断。
3. 了解：急性胰腺炎的常见病因及发病机制。
4. 应用：能够对急性胰腺炎患者进行正确的诊断和合理的治疗，能对患者进行健康指导。

导学案例

患者，男，41岁，主因"腹痛2天"入院。患者2天前饮酒后出现上腹痛，为持续性绞痛，阵发性加重，伴频繁恶心、呕吐，呕吐物为胃内容物及水样物，伴腹胀、腰背部憋困，无腹泻，无心慌、气短、胸闷、胸痛等不适。查体：体温38℃，心率100次/分，呼吸20次/分，血压110/72mmHg，皮肤黏膜正常，心音正常，心律齐，双肺未闻及啰音，中上腹部压痛阳性，伴反跳痛，腹肌紧张，肝脾未触及，Murphy征阴性，肝肾区叩痛阴性，移动性浊音阴性，肠鸣音弱。当地给予输注奥美拉唑腹痛无明显缓解。急诊查血白细胞计数 $16 \times 10^9/L$，中性粒细胞83%；心电图、腹部X线片未见明显异常。

请问：患者目前最可能的诊断是什么？还需完善哪些辅助检查？

急性胰腺炎（acute pancreatitis，AP）是多种病因导致胰腺组织自身消化，导致胰腺水肿、出血及坏死等炎性损伤的疾病，临床上以急性上腹痛及血淀粉酶或脂肪酶升高为特点。多数患者病情轻，预后好；少数患者可伴发多器官功能障碍及胰腺局部并发症，死亡率高。

【病因】

（一）胆道疾病

胆石症及胆道感染等是AP的主要病因，其中以胆石症最为常见，由胆道疾病引起的称为胆源性胰腺炎。由于70%~80%的胰管与胆总管汇合成共同通道开口于十二指肠壶腹部，引发AP的可能机制如下：①一旦结石、蛔虫嵌顿在壶腹部，将使胰管流出道不畅，导致胰管内高压引起AP；②各种原因导致壶腹部狭窄和（或）Oddi括约肌痉挛，胆道内压力超过胰管内压力（正常时胰管内压力高于胆管压力），造成胆汁逆流入胰管引起AP；③胆石等在移行中损伤胆总管、壶腹部，或胆道炎症引起暂时性Oddi括约肌松弛，使富含肠激酶的十二指肠液反流入胰管，激活胰酶引起AP；④胆道炎症时细菌毒素、游离胆酸、非结合胆红素、溶血磷脂酰胆碱等，也可通过胆胰间淋巴交通支扩散到胰腺，激活胰酶引起AP。

（二）大量饮酒和暴饮暴食

引起AP的机制如下：①大量饮酒和暴饮暴食均可使胰液分泌增加，同时刺激Oddi括约肌痉挛和十二指肠乳头水肿，胰液排出受阻，胰管内压升高，引发腺泡细胞损伤；②酒精可使胰液内蛋白含量增高，形成蛋白栓致胰液排出不畅，同时酒精在胰腺内氧化代谢时产生大量活性氧，也有助于激活炎症反应。

(三) 胰管阻塞

胰管结石、蛔虫、狭窄、肿瘤（壶腹周围癌、胰腺癌）可引起胰管阻塞和胰管内压升高。胰腺分裂是一种胰腺导管先天发育异常，即主副胰管在发育过程中未能融合，大部分胰液经狭小的副乳头引流，容易发生引流不畅导致胰管内高压。

(四) 十二指肠降段疾病

如球后穿透溃疡、邻近十二指肠乳头的憩室炎等可直接波及胰腺。

(五) 手术与创伤

腹腔手术、腹部钝挫伤等损伤胰腺组织，导致胰腺严重血液循环障碍，均可引起AP。经内镜逆行胰胆管造影术（ERCP）插管时导致的十二指肠乳头水肿或注射造影剂压力过高等也可引发本病。

(六) 代谢障碍

①高甘油三酯血症：可能因脂球微粒影响微循环及胰酶分解甘油三酯致毒性脂肪酸损伤细胞而引发或加重AP。当甘油三酯>11.3 mmol/L时极易引发AP；由于在严重应激、炎症反应时甘油三酯水平会迅速升高，因此，在AP伴有高甘油三酯血症时，应注意其是因还是果。②高钙血症：甲状旁腺肿瘤、维生素D过多等所致的高钙血症可使胰管钙化，促进胰酶提前活化而促发AP。

(七) 药物

噻嗪类利尿剂、硫唑嘌呤、糖皮质激素、磺胺类等药物可促发AP，多发生在服药最初的2个月，与剂量无明确相关。

(八) 感染及全身炎症反应

继发于急性流行性腮腺炎、甲型流感、肺炎衣原体感染、传染性单核细胞增多症、柯萨奇病毒感染等，常随感染痊愈而自行缓解。在发生全身炎症反应时，作为受损的靶器官之一，胰腺也可有急性炎性损伤。

(九) 其他

各种自身免疫性的血管炎、胰腺主要血管栓塞等血管病变可影响胰腺血供，这一病因相对少见。遗传性急性胰腺炎罕见。少数病因不明者称为特发性急性胰腺炎。

【发病机制】

各种致病因素导致胰管内高压，腺泡细胞内Ca^{2+}水平显著上升，溶酶体提前激活酶原，大量活化的胰酶消化胰腺自身：①损伤腺泡细胞，激活一系列炎症介质（如肿瘤坏死因子-α、白介素-1、前列腺素、血小板活化因子、活性氧等）可增加血管通透性，导致大量炎性渗出。②胰腺微循环障碍使胰腺出血、坏死。③炎症过程中众多因素以正反馈方式相互作用，使炎症逐级放大，当超过机体抗炎能力时，炎症向全身扩展，出现多器官炎性损伤及功能障碍。

【病理】

(一) 急性水肿型

急性水肿型较多见。①大体上见胰腺肿大、水肿、分叶模糊、质脆，胰腺周围有少量脂肪坏死。②组织学检查示间质充血水肿、炎细胞浸润，可见散在的点状脂肪坏死。

(二) 急性出血坏死型

急性出血坏死型较少见。①大体上见胰腺呈红褐色或灰褐色，有明显出血区，分叶结构消失。胰腺及胰腺周围组织有较大范围的脂肪坏死灶，称钙皂斑。②组织学检查示胰腺组织凝固性坏死和出血，坏死灶内细胞结构消失，周围有炎细胞浸润。继发感染可见脓肿，病程长者可见胰腺假性囊肿和瘘管形成。

【临床表现】

(一) 分类

根据病情严重程度可分为以下三种。

1. 轻症急性胰腺炎(mild acute pancreatitis,MAP)　轻症急性胰腺炎具有AP临床表现和生物化学改变,不伴有器官功能衰竭及局部或全身并发症。

2. 中度重症急性胰腺炎(moderately severe acute pancreatitis,MSAP)　中度重症急性胰腺炎具有AP临床表现和生物化学改变,伴有一过性器官功能衰竭(48 h内可自行恢复)或伴有局部或全身并发症而不存在持续性器官功能衰竭。

3. 重症急性胰腺炎(severe acute pancreatitis,SAP)　重症急性胰腺炎具有AP临床表现和生物化学改变,伴有持续性器官功能衰竭(持续48 h以上、不能自行恢复的呼吸系统、循环系统或肾脏功能衰竭,可累及一个或多个器官)。

（二）症状

1. 腹痛　腹痛常为主要或首发症状,位于上腹部,可向腰背部呈带状放射,多为钝痛、刀割样痛、钻痛或绞痛,呈持续性,可阵发性加剧。疼痛在卧位时加重,弯腰抱膝或前倾位可减轻,进食可加剧,不能为一般解痉药所缓解。轻者3~5天可缓解;重者腹痛严重而持续,渗液扩散可引起全腹痛。腹痛的产生可能与胰腺水肿引起包膜紧张、胰管痉挛以及腹腔神经丛受炎性渗出物刺激有关。

2. 恶心、呕吐及腹胀　多数患者伴有恶心、呕吐,呕吐物为胃内容物和胆汁,呕吐后腹痛多无缓解,常伴腹胀,严重者出现麻痹性肠梗阻。

3. 发热　多数患者有中度以上发热,持续3~5天。持续发热1周以上不退或逐日增高、白细胞计数升高者怀疑有继发感染,如胰腺脓肿或胆道感染。

4. 低血压和休克　低血压和休克见于SAP。患者烦躁不安、皮肤苍白、湿冷、少尿、无尿等,有极少数患者休克可突然发生,甚至猝死。AP时大量血液、血浆渗出,导致低血容量,是休克的主要原因。

5. 水、电解质、酸碱平衡及代谢紊乱　①不同程度的脱水、低钾血症、呕吐频繁者可有代谢性碱中毒;②部分重症患者可伴有低钙血症(<2 mmol/L):是大量脂肪组织坏死分解出的脂肪酸与钙结合形成脂肪酸钙,钙被消耗所致。③胰腺破坏和胰高血糖素释放,部分重症患者血糖增高,偶可发生糖尿病酮症酸中毒或高渗昏迷。

（三）体征

1. MAP　患者腹痛体征较轻,可仅有上腹轻压痛,无腹肌紧张和反跳痛,可伴有腹胀和肠鸣音减少。

2. SAP　①患者上腹或全腹压痛明显,伴腹肌紧张和反跳痛,腹胀明显,肠鸣音减弱或消失,可出现移动性浊音,腹腔积液多为血性。②并发假性囊肿或脓肿时可扪及有压痛的腹块。③胰酶、坏死组织及出血可沿腹膜间隙与肌层渗入腹壁下,如引起两侧胁腹部皮肤呈暗灰蓝色称Grey-Turner征,如致脐周皮肤青紫称Cullen征。④胰头炎性水肿或胰腺脓肿或假性囊肿压迫胆总管时可有黄疸。

【并发症】

（一）局部并发症

1. 急性胰周液体积聚　AP早期,胰腺内、胰周较多渗出液积聚,没有纤维隔,可呈单灶或多灶状,半数患者在病程中自行吸收。

2. 胰瘘　胰腺炎症致胰管破裂,胰液从胰管漏出,即为胰瘘。胰瘘分为胰内瘘和胰外瘘。胰内瘘包括胰腺假性囊肿、胰源性胸腹腔积液及胰管与其他脏器之间的瘘。胰外瘘指胰液经腹腔引流管或切口流出体表。大量胰源性胸腔积液出现时,患者呼吸困难,病程早期出现胸腔积液提示易发展为SAP。

胰腺假性囊肿:含有胰内瘘的渗出液积聚,常难以吸收,病程为1个月左右,由纤维组织增生形成囊壁(缺乏上皮,有别于真性囊肿)包裹而成,形态多样,大小不一。囊液含有胰腺分泌物及坏死组织碎片,无细菌。假性囊肿小于4 cm几乎均可自行吸收,大于6 cm者或多发囊肿自行吸收的机会较小,观察6~8周若无缩小和吸收的趋势,需要引流(经皮穿刺引流、内镜引流或外科引流)。

3. 胰腺坏死　胰腺坏死可表现为单纯胰腺实质坏死、胰周脂肪坏死及胰腺实质伴胰周脂肪坏死。早期急性坏死物积聚,含有实性及液体成分,通常边界不清。1个月左右,随着病变周围网膜包裹、纤维组织增生,这些实性及液性坏死物被包裹、局限,称为包裹之坏死物。胰腺实质坏死大于30%时,感染概率明显增加。胰腺坏死患者痊愈后,根据坏死范围可出现程度不同的胰腺外分泌功能不足表现,如进食不耐受,餐后腹胀、腹痛,进食少,持续轻泻或脂肪泻,营养不良等。

4. 胰腺脓肿 胰周积液、胰腺假性囊肿或胰腺坏死感染,发展为脓肿。胰腺感染通常发生在AP发作2周后,少数起病1周即发生感染,表现为体温大于38.5℃,白细胞计数大于16×10^9/L,腹膜刺激征范围超过腹部两个象限,可伴腰痛,患者因病程长,除发热、腹痛外,常有消瘦、营养不良症状。

5. 左侧门静脉高压 胰腺假性囊肿压迫和炎症,导致脾静脉血栓形成,继而脾大、胃底静脉曲张,患者可有呕血、黑便甚至致命性大出血。

(二) 全身并发症

1. 多器官功能衰竭 ①急性呼吸衰竭;②急性肾衰竭;③循环衰竭;④胰性脑病。

2. 全身感染 早期以革兰阴性杆菌为主,后期常为混合菌,且败血症常与胰腺脓肿同时存在,严重时可并发真菌感染。

3. 消化道出血 上消化道出血多由应激性溃疡或黏膜糜烂所致,也可由左侧门静脉高压所致;下消化道出血多由胰腺坏死穿透横结肠所致。

4. 慢性胰腺炎 少数患者演变为慢性胰腺炎,可并发糖尿病。

【辅助检查】

(一) 淀粉酶测定

急性胰腺炎患者血清淀粉酶于起病后2~12 h开始升高,48 h开始下降,持续3~5天。由于唾液腺也可产生淀粉酶,当患者无急腹症而有血淀粉酶升高时,应考虑其来源于唾液腺。胰源性胸腔积液、腹腔积液和胰腺假性囊肿中的淀粉酶常明显升高。尿淀粉酶受患者尿量的影响,其变化仅作参考,通常在发病后12~14 h开始升高,下降缓慢,持续1~2周。

(二) 脂肪酶测定

血清脂肪酶于起病后24~72 h开始升高,持续7~10天,其敏感性和特异性均略优于血淀粉酶。

胆石症、胆囊炎、消化性溃疡等急腹症患者上述两种胰酶的血清水平也可升高,但通常低于正常值的2倍,故两种胰酶超过正常值3倍才可诊断为急性胰腺炎。此外,血清淀粉酶、脂肪酶的高低与病情严重程度不成比例,部分患者的两种胰酶可不升高。

(三) 反映AP病理生理变化的其他指标测定

反映AP病理生理变化的实验室检测指标如表36-1所示。

表36-1 反映AP病理生理变化的实验室检测指标

检测指标	病理生理变化
白细胞升高	炎症或感染
C-反应蛋白>150 mg/L	炎症反应
血糖升高(无糖尿病史>11.1 mmol/L)	胰岛素释放减少,胰高血糖素增多,胰腺坏死
TB、AST、ALT升高	胆道梗阻、肝损伤
白蛋白降低	大量炎性渗出、肝损伤
尿素氮、肌酐升高	休克、肾功能不全
血氧分压降低	成人呼吸窘迫综合征
血钙降低(<2.0 mmol/L)	Ca^{2+}内流入腺泡细胞,胰腺坏死
甘油三酯升高	既可能是AP的病因,也可能是急性应激所致
血钠、钾、pH异常	肾功能受损、内环境紊乱

(四) 腹部超声

腹部超声是AP的常规初筛影像学检查,因受胃肠道积气的干扰,对胰腺形态观察常不满意。腹部超声可探测胆囊及胆管情况,是胰腺炎胆源性病因的初筛方法。当胰腺发生假性囊肿时,常用腹部超声诊断、随访及协助穿刺定位。

(五)腹部CT

平扫有助于确定有无胰腺炎,胰周炎性改变及胸、腹腔积液;增强CT检查有助于确定胰腺坏死程度,一般应在起病1周左右进行(表36-2)。

表36-2 急性胰腺炎CT评分

积分	胰腺炎症反应	胰腺坏死	胰腺外并发症
0	胰腺形态正常	无坏死	
2	胰腺+胰周炎性改变	坏死<30%	胸、腹腔积液,脾、门静脉血栓,胃流出道梗阻等
4	单发或多个积液区或胰周脂肪坏死	坏死>30%	

注:评分≥4分为MSAP或SAP。

【诊断与鉴别诊断】

(一)诊断

1. 确定有无AP 应具备下列3条中任意2条可确定有无AP:①急性、持续中上腹痛;②血淀粉酶或脂肪酶大于正常值上限的3倍;③急性胰腺炎的典型影像学改变。

2. 确定AP程度 区别MAP和SAP十分重要,因两者临床预后截然不同。关于器官衰竭,主要根据呼吸、循环、肾功能的量化指标进行评价(表36-3)。上述器官评分≥2分,则存在器官功能衰竭。肠功能衰竭表现为腹腔间隔室综合征,即AP导致腹部严重膨隆,腹壁高度紧张,可伴有心肺肾功能不全。急性肝衰竭表现为病程中出现2期及以上肝性脑病,并伴有:①极度乏力,明显厌食、腹胀、恶心、呕吐等严重消化道症状;②短期内黄疸进行性加深;③出血倾向明显,血浆凝血酶原活动度≤40%(或INR≥1.5),且排除其他原因;④肝脏进行性缩小。

表36-3 器官功能衰竭的改良Marshall评分

指标	评分				
	0	1	2	3	4
呼吸(PaO_2/FiO_2)	>400	301~400	201~300	101~200	<101
循环(收缩压,mmHg)	>90	<90 补液后可纠正	<90 补液不能纠正	<90 pH<7.3	<90 pH<7.2
肾脏(肌酐,mol/L)	<134	134~169	170~310	311~439	>439

注:PaO_2为动脉血氧分压,正常值95~100 mmHg;FiO_2为吸入氧浓度,空气(21%),纯氧2 L/min(25%),纯氧4 L/min(30%),纯氧6~8 L/min(40%),纯氧9~10 L/min(50%)。

(二)鉴别诊断

AP需与胆石症、急性胆囊炎、消化性溃疡、心肌梗死、急性肠梗阻等疾病鉴别。这些急腹症也可有血淀粉酶、脂肪酶增高,但通常低于正常值2倍。

【治疗】

(一)MAP

大多数MAP经3~5天积极治疗可治愈。治疗措施如下:①禁饮食、胃肠减压;②静脉补液,积极补充血容量,维持水、电解质、酸碱平衡及热量供应;③抑酸、抑制胰酶分泌;④抗生素:轻症不推荐使用,但胆源性AP应给予抗生素。

(二)SAP

1. 监护 从炎症反应到器官功能衰竭,可经历时间不等的发展过程,病情变化较多,应密切监护。根据症状、体征和辅助检查及时了解病情。采用APACHE Ⅱ评分有助于动态评估病情程度。呼吸方面可予以鼻导管、面罩给氧,力争使动脉氧饱和度>95%,当出现急性肺损伤、呼吸窘迫时,应给予正压机械通气。患者急性肾功能不全时,可采用连续性血液净化清除体内有害代谢产物,避免疾病进一步恶化。

2. 液体复苏及营养支持 积极补液,迅速纠正组织缺氧,维持血容量及水、电解质平衡。心功能容许的情况下,最初48 h静脉补液量为200~250 mL/h,或使尿量维持在大于0.5 mL/(kg·h)。补液不充分是SAP常见的原因之一。还应根据病情补充白蛋白、血浆或血浆代用品,维持血浆胶体渗透压。肠蠕动尚未恢复前,应先予以肠外营养,维持水、电解质平衡,注意补充水溶性维生素和脂溶性维生素。病情缓解时,应尽早过渡到肠内营养。

3. 减少胰液分泌 ①禁食:食物是胰液分泌的天然刺激物,起病后短期禁食,降低胰液分泌,减轻自身消化。②抑制胃酸:胃液也可促进胰液分泌,适当抑制胃酸可减少胰液量,缓解胰管内高压。③生长抑素及其类似物:天然生长抑素由胃肠黏膜D细胞合成,它可抑制胰泌素和缩胆囊素刺激的胰液基础分泌。AP患者循环中生长抑素水平显著降低,可予以外源性补充生长抑素250~500 μg/h,或生长抑素类似物奥曲肽25~50 μg/h,持续静脉滴注。

4. 预防和抗感染 AP感染源多来自肠道。预防胰腺感染可采取以下方式:①导泻清洁肠道,可减少肠腔内细菌过生长,促进肠蠕动,有助于维护肠黏膜屏障。②尽早恢复肠内营养,有助于修复受损的肠黏膜,减少细菌移位。胆源性AP或伴有感染的MSAP和SAP应常规使用抗生素。应选择抗菌谱针对革兰阴性菌和厌氧菌的能透过血胰屏障的抗生素,如碳青霉烯类、第三代头孢菌素+抗厌氧菌类、喹诺酮类+抗厌氧菌类。如疑有真菌感染,可行经验性抗真菌治疗。胰腺脓肿若充分抗生素治疗后不能吸收,可行腹腔引流或灌洗,如仍不能控制感染,应施行坏死组织清除和引流手术。

5. 镇痛 多数患者静脉滴注生长抑素或奥曲肽后,腹痛得到明显缓解。对严重腹痛者,可肌内注射哌替啶止痛,每次50~100 mg。吗啡可增加Oddi括约肌压力,胆碱能受体拮抗剂(如阿托品)可诱发或加重肠麻痹,均不宜使用。

6. 内镜、腹腔镜或手术治疗 对胆总管结石、急性化脓性胆管炎、胆源性败血症等胆源性AP应尽早行Oddi括约肌切开术、取石术或放置鼻胆管引流等;胰腺分裂、胰管先天性狭窄、胆囊结石、慢性胰腺炎、壶腹周围癌、胰腺癌等多在AP恢复后择期手术,尽可能选微创方式。

【预后和预防】

轻症患者常在1周左右康复,不留后遗症。重症患者死亡率高,经积极抢救幸存者容易发生胰腺假性囊肿、脓肿和脾静脉栓塞等并发症,遗留不同程度的胰腺功能不全。未去除病因的部分患者可经常复发,反复炎症及纤维化可演变为慢性胰腺炎。应积极治疗胆胰疾病,避免暴饮暴食及大量饮酒,防止复发。

小 结

胆石症是我国引起AP的主要病因。AP据病理改变可分为急性水肿型和急性出血坏死型,据病情轻重可分为MAP、MSAP、SAP。AP临床以腹痛、恶心、呕吐、发热、血淀粉酶或脂肪酶增高等为特点,重症患者可伴有急性胰周液体积聚、胰腺假性囊肿、胸腹腔积液、胰腺坏死、胰腺脓肿、左侧门静脉高压等局部并发症,可伴有多器官功能衰竭、全身感染、消化道出血、慢性胰腺炎等全身并发症。根据特征性腹痛、辅助检查可诊断AP,临床要注意区别轻症AP和重症AP,二者预后截然不同。轻症患者预后好,重症患者死亡率高,应及早发现,采取综合性措施积极抢救。同时加强对AP患者的健康教育,尽可能避免AP的复发。

(王澍琴)

第三十七章 上消化道出血

学习目标

1. 掌握：上消化道出血的临床表现、诊断及治疗措施。
2. 熟悉：上消化道出血的常见病因、辅助检查及鉴别诊断。
3. 了解：上消化道出血的预防。
4. 应用：能够对上消化道出血患者进行诊断及积极救治，能对高危人群进行健康教育。

导学案例

患者，男，32岁，小车司机，主因"腹痛2月，呕血、黑便1h"入院。患者近2个月出现间断上腹痛，呈隐痛，饥饿时明显，偶有反酸、胃灼热，无恶心、呕吐，无发热，未予以正规诊治。10h前与朋友聚餐饮酒后上腹痛加重，为持续性钝痛不适，自行口服止痛片无明显好转，1h前突然恶心、呕吐，呕吐物为暗红色血性物，量约400mL，伴头晕、乏力、出冷汗，解黑便1次，量约200g。查体：神志清楚，心率108次/分，呼吸21次/分，血压90/64mmHg，贫血貌，腹软，上腹部轻压痛，无反跳痛，肝脾肋下未触及，Murphy征阴性，肝区无叩痛，移动性浊音阴性，肠鸣音活跃。否认既往有肝病史。

请问：患者诊断可能是什么？需完善哪些辅助检查？如何紧急救治？

上消化道出血（upper gastrointestinal bleeding）是指屈氏韧带以近的消化道，包括食管、胃、十二指肠、胆管和胰管等病变引起的出血，临床表现为不同程度的呕血和（或）黑便。

【病因】

上消化道出血病因很多，常见病因有消化性溃疡、食管胃底静脉曲张破裂、急性糜烂出血性胃炎和胃癌等。

（一）食管疾病

1. 食管炎症 反流性食管炎、食管憩室炎等，可伴有胸骨后疼痛、反酸，一般出血量较少。

2. 食管癌 主要表现为进行性吞咽困难等食管梗阻症状，可有少量呕血或黑便。

3. 食管-食管贲门黏膜撕裂伤（Mallory-Weiss tear） 由于剧烈干呕、呕吐使腹内压、胃内压急骤增加，致使胃底贲门交界处黏膜和黏膜下层撕裂出现呕血。

4. 物理化学因素损伤 如器械检查、异物、放射线、强酸、强碱等对食管的损伤。

（二）胃十二指肠疾病

1. 炎症 如慢性胃炎、残胃炎、十二指肠炎、十二指肠憩室炎。

2. 急性胃十二指肠黏膜病变 急性糜烂出血性胃炎、应激性溃疡。前者多由NSAID引起，后者常因大面积烧伤、脑血管意外、大手术、休克等导致。

3. 消化性溃疡 约50%的上消化道出血由胃或十二指肠溃疡引起，常发生于溃疡活动期，是上消化道出血最常见的病因。

4. 肿瘤性病变 胃癌多见,其他如淋巴瘤、平滑肌瘤、间质瘤、残胃癌、壶腹周围癌等均可引起出血。

5. 门静脉高压所致 常见门静脉高压性胃病和食管胃底静脉曲张破裂出血。前者可表现为反复少量出血,后者出血量大,病情凶险,预后较差。另外,门静脉血栓形成、肝静脉阻塞综合征也可致出血。

6. 上消化道其他病变 胃黏膜脱垂、膈裂孔疝、胃十二指肠结核病、克罗恩病、息肉、胃血管异常（血管瘤、胃黏膜下恒径动脉破裂,又称Dieulafoy病变）。

（三）胆胰疾病

1. 胆道出血 胆管或胆囊结石、胆道蛔虫、胆囊或胆管癌、胆道术后损伤、肝脓肿或肝血管瘤破入胆道。

2. 胰腺疾病 胰腺癌、急性胰腺炎并发脓肿溃破等累及十二指肠。

（四）全身性疾病

1. 血液病 如血友病、原发性血小板减少性紫癜、白血病、弥散性血管内凝血、再生障碍性贫血等。

2. 血管性疾病 如过敏性紫癜、动脉粥样硬化、结节性多动脉炎、系统性红斑性狼疮、遗传性出血性毛细血管扩张,弹性假黄瘤及Degos病等。

3. 其他 如尿毒症、流行性出血热或钩端螺旋体病等。

【临床表现】

上消化道出血的临床表现取决于出血量、出血速度、出血部位及病变性质,与患者的年龄及循环功能代偿能力有关。

1. 呕血与黑便 呕血与黑便是上消化道出血的特征性表现。出血部位在幽门以上者常伴有呕血,若出血量较少、速度慢亦可无呕血。反之,幽门以下出血如出血量大、速度快,也可有呕血。呕血多呈棕褐色咖啡渣样,是血液经胃酸作用形成正铁血红蛋白所致;如出血量大,血液未与胃酸充分混合即呕出,则为鲜红色或有血块。

上消化道出血均有黑便,可呈柏油样,黏稠而发亮。如上消化道出血量大、速度快、肠蠕动强,血液在肠内停留时间短,可有暗红色或鲜红色血便。

2. 失血性周围循环衰竭 急性大量失血由于循环血容量迅速减少而导致周围循环衰竭,可表现为头昏、心慌、乏力,突然起立发生晕厥、四肢厥冷、脉搏细速、血压下降、少尿、无尿等。严重者意识障碍或休克。

3. 贫血和血常规变化 ①慢性失血呈小细胞低色素性贫血,可出现乏力、活动后心悸、头晕眼花、皮肤黏膜苍白等贫血的临床表现。②急性出血常为正细胞正色素性贫血,在出血早期,血红蛋白浓度、红细胞计数与血细胞比容可无明显变化,之后组织液渗入血管使血液稀释,一般经3～4 h以上才出现贫血,出血后24～72 h血液稀释到最大限度。失血刺激骨髓造血系统,失血24 h内网织红细胞增高。

4. 发热 消化道大量出血后,部分患者在24 h内出现低热,持续3～5天后降至正常。发热的机制可能与周围循环衰竭导致体温调节中枢功能障碍有关。

5. 氮质血症 ①由于大量血液蛋白质的消化产物在肠道被吸收,血中尿素氮浓度可暂时增高,称肠源性氮质血症。一般于出血后数小时血尿素氮开始上升,约24～48 h达高峰,大多不超出14.3 mmol/L(40 mg/dL),3～4日后降至正常。②因循环血容量降低导致肾前性功能不全引起的氮质血症,称肾前性氮质血症。③因大量或长期失血导致肾小管坏死引起的氮质血症,称肾性氮质血症。

【诊断和鉴别诊断】

（一）上消化道出血的判断

根据呕血、黑便（或血便）和失血性周围循环衰竭的临床表现,呕吐物或粪便隐血试验呈强阳性,血红蛋白浓度、红细胞计数及血细胞比容下降的实验室证据,可诊断上消化道出血,但必须排除消化道以外的出血因素,如:①需鉴别咯血与呕血;②口、鼻、咽喉部出血,需仔细询问病史和局部检查;③食物及药物引起的黑便,如口服动物血、炭粉、铁剂或铋剂等,详细询问病史可鉴别。

（二）出血严重程度的估计

1. 出血量的估计 ①每日消化道出血量＞5 mL,粪便隐血试验阳性;②每日出血量超过50 mL可出现黑便;③胃内积血量≥250 mL可引起呕血;④一次出血量＜400 mL时,多不出现全身症状;⑤出血量＞400 mL,可出现头昏、心悸、乏力等症状;⑥短时间内出血量＞1000 mL,可出现休克表现。

2. 通过观察其循环状态判断出血程度 ①直立性低血压:常提示早期循环血容量不足,即由平卧位改为坐位时,血压下降幅度大于15～20 mmHg、心率增快幅度大于10次/分。②休克:当收缩压＜90 mmHg、心率＞120次/分,伴有面色苍白、四肢湿冷、烦躁不安或神志不清,则表明有严重大出血导致的休克。

（三）判断出血是否停止

肠道内积血需经数日(约3日)才能排尽,不能以黑便作为上消化道继续出血的指标。下列情况应考虑有继续出血或再出血:①反复呕血或黑便(血便)次数增多,粪质稀薄,肠鸣音活跃;②周围循环状态经充分补液及输血后未见明显改善,或虽暂时好转而又继续恶化;③血红蛋白浓度、红细胞计数与血细胞比容继续下降,网织红细胞计数持续增高;④补液与尿量足够的情况下,血尿素氮持续或再次增高。

（四）判断出血部位及原因

1. 病史与体征 在面临纷繁复杂的病因和捉摸不定的出血部位时,病史与体检对于建立良好的临床思维至关重要,基于此,选择恰当的检查方法获得客观证据,才能高效完成诊断。

2. 辅助检查

(1) 血红蛋白浓度、红细胞计数、血细胞比容:在出血早期可无明显变化,一般出血3～4 h以上才出现贫血。

(2) 血尿素氮:上消化道出血可致血尿素氮增高。

(3) 粪便隐血试验:呈阳性或强阳性。

(4) 肝功能试验:转氨酶、胆红素、白蛋白等指标异常需考虑肝胆系统病变。

(5) 内镜:是目前诊断上消化道出血病因、部位的首选方法,多主张在出血后24～48 h内进行,最好选择体循环相对稳定的时机进行急诊胃镜检查,不仅能直视病变、取活检,还可进行止血治疗。检查前需先纠正休克、补充血容量、改善贫血及使用止血药物。如有大量活动性上消化道出血,可先置入胃管抽吸胃内积血,并用生理盐水灌洗,以免积血影响观察。

(6) X线钡餐检查:对消化性溃疡、胃癌诊断有帮助。由于在急性上消化道出血期间不宜选择该检查,而检查过迟一些病变如小溃疡、急性胃黏膜病变可能短期愈合不被发现,因此最好在出血停止或病情稳定后数天进行。目前X线钡餐检查多被胃镜所替代,有胃镜检查禁忌证或不愿行胃镜检查者可选用。

(7) 选择性血管造影:若胃镜检查未发现出血病因,估计有动脉性出血时,可行选择性血管造影,造影剂外溢是出血最可靠的征象,可立即予以经导管栓塞止血。

(8) 手术探查:各种检查不能明确出血灶,患者持续大出血危及生命,必须手术探查。

【治疗】

上消化道出血病情急、变化快,严重者危及生命,应争分夺秒,积极抢救。

（一）一般急救措施

1. 休息 患者应取平卧位休息,保持呼吸道通畅,避免呕血时吸入引起窒息,必要时吸氧,活动性出血期间禁食。

2. 严密观察病情变化 观察呕血、黑便(或血便)情况;监测心率、血压、呼吸、尿量及神志变化,定期复查血红蛋白浓度、红细胞计数、血细胞比容与血尿素氮;必要时行中心静脉压测定。

（二）积极补充血容量

立即检查血型和配血,尽快补充血容量。在配血过程中,可先输平衡液或葡萄糖盐水甚至胶体扩容剂。下列情况为紧急输血指征：①收缩压＜90 mmHg，或较基础收缩压降低幅度＞30 mmHg；②心率增快（＞120 次/分）；③血红蛋白＜70 g/L 或血细胞比容＜25%。输血量以使血红蛋白达到 70 g/L 左右为宜。血压、心率、尿量和中心静脉压检测，可作为补液、输血量和速度的较为可靠的参考指标。

（三）止血措施

1. 食管胃底静脉曲张出血　本病常出血量大、死亡率高，止血措施详见本篇相关章节。

2. 非曲张静脉出血上消化道大出血　除食管胃底静脉曲张破裂出血之外的其他病因引起的上消化道大出血，其中以消化性溃疡所致出血最为常见。主要止血措施如下。

（1）抑制胃酸分泌：血小板聚集及血浆凝血功能所诱导的止血作用需在 pH＞6.0 时才能有效发挥，而且新形成的凝血块在 pH＜5.0 的胃液中会迅速被消化。因此，抑制胃酸分泌，提高胃内 pH 值具有止血作用。常用 PPI 或 H_2 受体拮抗剂，大出血时应选用前者，并应静脉途径给药。

（2）内镜治疗：约 80% 消化性溃疡出血不经特殊处理可自行止血，部分患者可能持续出血或再出血。内镜检查若发现有活动性出血或暴露血管的溃疡应行内镜下止血。内镜止血方法包括注射药物（1∶10000 肾上腺素盐水等）、热凝止血（高频电凝、氩离子凝固术、热探头、微波等）及机械止血（采用各种止血夹）。

（3）介入疗法：内镜治疗不成功时，可通过血管介入栓塞胃十二指肠动脉。

（4）手术治疗：药物、内镜、介入治疗仍不能止血、持续出血将危及患者生命时，须不失时机进行手术。

【预后】

下列情况上消化道大出血者死亡率较高：①＞65 岁高龄患者；②合并严重疾病，如心、肺、肝、肾功能不全、脑血管意外等；③本次出血量大或短期内反复出血；④食管胃底静脉曲张出血伴肝衰竭；⑤消化性溃疡基底血管裸露。

小　结

上消化道出血是屈氏韧带以近消化道的出血，以呕血和（或）黑便为主要表现。消化性溃疡、食管胃底静脉曲张破裂、急性糜烂出血性胃炎和胃癌是临床引起上消化道出血的常见病因，其中以消化性溃疡最常见。诊断上消化道出血时应估计患者出血量、判断出血部位及是否停止出血。胃镜是上消化道出血后的重要检查及治疗手段。对于急性上消化道大出血患者，应密切监护、积极补充血容量，积极采取止血措施，降低死亡率。

（王澍琴）

知识检测 33

第四篇

泌尿系统疾病
MINIAOXITONGJIBING

第三十八章 泌尿系统疾病总论

学习目标

1. 掌握：泌尿系统疾病常见的临床表现及其意义。
2. 熟悉：肾功能及相关检查临床意义；泌尿系统疾病的诊断和防治。
3. 了解：肾的解剖和微细结构的特点。
4. 应用：能够正确理解和分析泌尿系统疾病的临床表现及其意义。

泌尿系统由肾、输尿管、膀胱、尿道及有关的血管、神经等组成，主要功能是生成和排泄尿液。肾脏是泌尿系统中最重要的脏器，对维持机体内环境的稳定起非常重要的作用，不仅是人体主要的排泄器官，也是一个重要的内分泌器官。本篇主要讨论原发性肾脏疾病。

第一节 肾的结构和生理功能

（一）肾的基本结构

人体有两个肾脏，位于腹膜后脊柱两侧，左右各一，形似蚕豆，重 100～140 g。肾外观表面为被膜，其实质切面分为外周部的皮质和深部的髓质两部分（图 38-1）。

1. 肾单位 肾由肾单位、肾小球旁器、肾间质、血管、神经等组成。肾单位由 1 个肾小体和与之相连的肾小管组成（图 38-2），是肾脏结构与功能的基本单位，是生成尿液的主要场所。每个肾脏有 80 万～120 万个肾单位。

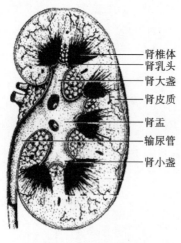

图 38-1 肾结构示意图

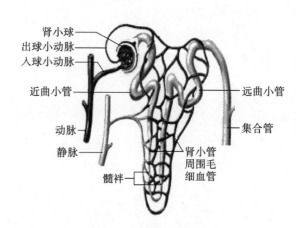

图 38-2 肾单位结构示意图

（1）肾小体：由肾小球和肾小囊两部分组成。肾小球是由盘曲的毛细血管袢构成的血管球，两端分别与入球小动脉和出球小动脉相连(图38-3)。肾小球毛细血管壁由多孔的内皮细胞、致密的基底膜和伸出许多足突的脏层上皮细胞(足细胞)构成,形成具有半透膜性质的滤过膜(图38-4)。①内皮细胞:位于毛细血管壁腔侧,表面被覆有带负电荷的涎酸蛋白;内皮细胞具有抗凝、抗血栓,合成基底膜及血管活性物质等作用。②基底膜:厚度为310～373 nm,中层为致密层,富有带负电荷的涎酸蛋白,内外两层密度较稀为疏松层,富含阴离子硫酸肝素;Ⅳ型胶原形成基底膜基本构架,其间充填着邻近的内皮细胞和上皮细胞分泌的糖蛋白,如层粘连蛋白、纤连蛋白、巢蛋白、硫酸类肝素蛋白聚糖等。③脏层上皮细胞:胞浆丰富形成细长分支状的足突,通过稀疏的足突附着于基底膜的外侧,足突之间的裂隙孔由一层裂隙膜封闭。

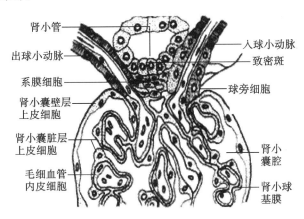

图38-3　肾小球结构示意图

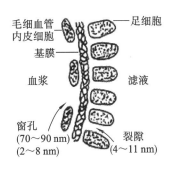

图38-4　肾小球滤过膜示意图

肾小囊是包绕在肾小球外面的包囊,分脏层和壁层,二者之间是囊腔,存贮原尿。脏层上皮细胞与肾小球毛细血管壁的内皮细胞和基底膜共同构成滤过膜。壁层上皮细胞与肾小管壁连接,延续为近端肾小管。

(2) 肾小管:包括近端小管(近曲小管和髓袢降支粗段)、髓袢细段(髓袢降支细段和髓袢升支细段)与远端小管(远曲小管和髓袢升支粗段)。远端小管与集合管相连,穿过肾髓质,末端开口于肾乳头。

2. 肾小球旁器　肾小球旁器在入球小动脉、出球小动脉和远端肾小管形成的三角区内,包括球旁细胞、致密斑和球外系膜细胞。

(1) 球旁细胞:由入球小动脉壁上的平滑肌细胞衍化而成,胞浆内有富含肾素的颗粒,90%以上的肾素由球旁细胞分泌,肾缺血、肾动脉内压下降时球旁细胞分泌肾素,又称压力感受细胞。

(2) 致密斑:远端肾小管接近于肾小球血管极侧时,紧靠肾小球一侧的单层立方上皮细胞变为单层柱状上皮细胞,排列紧密,呈椭圆形斑,为致密斑。感受远曲小管内液的容量和钠离子浓度的变化,调节球旁细胞分泌肾素,故称钠敏细胞。

(3) 球外系膜细胞:位于入球小动脉、出球小动脉和致密斑环绕之间,在一些刺激下,可转化为具有肾素颗粒的细胞,调节肾小球的滤过面积。

(二) 肾的主要生理功能

1. 肾小球的滤过功能　正常人两侧肾脏血流量为每分钟1200 mL,其中血浆流量为每分钟600～700 mL。单位时间内肾小球滤过的血浆量称为肾小球滤过率(GFR),正常成人每分钟约120 mL。两侧肾脏每日从肾小球滤过的血浆总量达150～180 L,所滤过的这部分血浆称为原尿。原尿流经肾小管及集合管,约99%被重吸收(图38-5),因此排出体外的终尿仅约1500 mL。机体在代谢过程中所产生的代谢产物,如尿素、肌酐、尿酸、肌酸以及其他一些酸性物质,由肾小球滤过后通过肾小管排出体外。除了由肾小球滤过外,肾小管还可直接分泌一些代谢产物如肌酐、氢离子、钾离子等排出体外。但在排泄分泌的同时也有重吸收过程,如对葡萄糖、小分子蛋白质、氨基酸以及碳酸氢根等能够全部重吸收。

GFR主要取决于肾小球内毛细血管和肾小囊内的静水压、胶体渗透压、滤过膜面积以及滤过膜通透性等因素。

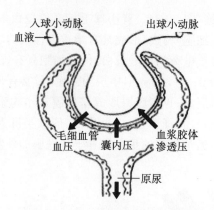

图 38-5 肾小球有效滤过示意图

2. 肾小管重吸收和分泌功能 肾小球滤过的原尿可达 180 L/d,而正常人每日排出的尿量仅 1500 mL 左右,原尿中 99% 以上的水和很多物质被肾小管重吸收。近端肾小管主要承担滤液的重吸收功能,滤过的葡萄糖、氨基酸 100% 被重吸收,85% 的 HCO_3^-、67% 的水和 NaCl 被重吸收。近端小管还有分泌作用,主要为有机酸和尿酸。髓襻细段在逆流倍增过程中起着重要作用,维持髓质间质的高张及尿液的浓缩和稀释。远端肾小管有大量的离子通道,这些小管上皮细胞可重吸收 Na^+、排出 K^+ 以及分泌 H^+ 和 NH_4^+,特别是连接小管是调节尿液最终成分的主要场所。

3. 肾的内分泌功能 肾脏能产生某些激素类的生理活性物质,主要有肾素、缓激肽、前列腺素、促红细胞生成素、1,25-二羟维生素 D_3 等。

(1) 肾素:90% 以上来自肾小球旁器,另有 2%~5% 肾素来自致密斑、间质细胞和出球小动脉内皮细胞。它是一种蛋白水解酶,可使肝脏产生的血管紧张素原的肽链水解,形成血管紧张素 I,再在肺组织转换酶作用下,转化为血管紧张素 II,经氨基肽酶水解,继续转化为血管紧张素 III。血管紧张素 II、III 使小动脉收缩并促使醛固酮分泌,肾小管对水、钠的重吸收增加,血容量增加,血压升高。

(2) 缓激肽释放酶-肽系统:缓激肽是多肽类组织激素,它是由激肽释放酶作用于血浆 α_2 球蛋白(激肽原)而生成。激肽释放酶 90% 来自肾皮质的近端小管细胞。激肽主要作用如下:①对抗血管紧张素及交感神经兴奋,使小动脉扩张;②抑制抗利尿激素(ADH)对远端肾小管的作用,促进水、钠排泄,从而使血压降低。

(3) 前列腺素(PG) 激肽作用于肾髓质乳头部的间质细胞、集合管上皮细胞使其分泌前列腺素。前列腺素主要有 PGE_2、PGA_2 及少许 $PGF_{2\alpha}$。PGE_2 使肾皮质血管扩张,血流增加,肾小球滤过率增加,钠滤过增加,有利尿、排钠作用,使血压下降。PGA_2 可使全身血管扩张,减少外周阻力,使血压下降。$PGF_{2\alpha}$ 虽有缩血管作用,但升压作用不大。正常情况下,肾升压系统与降压系统相互作用、协调,以保持血压的稳定。

(4) 促红细胞生成素(EPO):是一种调节红细胞生成的多肽类激素,90% 由肾小球旁器产生,约 10% 在肝、脾等产生。它是一种糖蛋白,定向与红系祖细胞的特殊受体相结合,加速骨髓幼红细胞成熟、释放,并促使骨髓网织红细胞进入循环,使红细胞生成增加。目前已通过遗传学工程技术重组人促红细胞生成素(rHuEPO),其作用与 EPO 相同,可使慢性肾衰竭贫血逆转。EPO 的合成与分泌主要受组织氧的供求比例来调节。由于肾脏有 EPO 的生成与调节的双重作用,一旦肾 EPO 分泌功能异常,将导致红细胞生成的异常。

(5) 1,25-二羟维生素 D_3[1,25-$(OH)_2D_3$]:体内生成或摄入的维生素 D_3 需经肝内 25-羟化酶的催化,形成 25-羟维生素 D_3,后者再经肾小管上皮细胞内线粒体中 1-羟化酶的作用而形成具有高度生物活性的[1,25-$(OH)_2D_3$]。1,25-$(OH)_2D_3$ 的主要生理作用:①促进肠道对钙、磷的吸收;②促进骨中钙、磷吸收及骨盐沉积。许多疾病可影响 1,25-$(OH)_2D_3$ 生成,如慢性肾脏疾病,因肾器质性损害,1-羟化酶生成障碍,使得 1,25-$(OH)_2D_3$ 生成减少,可诱发肾性佝偻病、骨营养不良及骨质疏松症。

(6) 其他:胃泌素、胰岛素、甲状旁腺素均经肾脏灭活,肾功能不全时胃泌素灭活减少,胃泌素升高,可诱发消化性溃疡。

第二节　泌尿系统疾病的常见临床表现

（一）水肿

水肿是肾脏疾病最常见的症状，程度不一。其形成主要是由多种因素引起肾排泄水钠减少，导致水钠潴留，细胞外液增多，毛细血管静水压升高所致。根据发病机制水肿可分为肾炎性水肿和肾病性水肿。前者多由于肾小球滤过率下降，而肾小管重吸收功能正常，出现"球-管失衡"所致，以晨起眼睑和颜面等疏松部位水肿为特点，可发展为全身性水肿，常有尿常规改变、高血压、肾功能损害的表现；后者因大量蛋白尿导致低蛋白血症，血浆胶体渗透压下降致使水分外渗所致，水肿常较严重，多从下肢开始，因组织间隙液增加，血容量一般减少，故高血压和循环淤血的表现不明显，但部分患者因有效循环血量不足，易激活肾素-血管紧张素-醛固酮系统而导致水肿加重。

（二）高血压

凡由肾实质病变或肾动脉病变所引起的高血压，称之为肾性高血压。根据其机制分类如下。

1. 容量依赖型高血压　大部分肾实质性病变所引起的高血压属此类型，血中肾素及血管紧张素Ⅱ活性并不升高，与水钠潴留和血容量扩张有关，主要见于急性肾小球肾炎和某些急性肾衰竭。

2. 肾素依赖型高血压　肾血管性疾病及少数肾实质性高血压，是由肾素-血管紧张素-醛固酮升高所致。这种情况利尿脱水后非但不能控制血压，反而因肾单位血流量下降导致肾素分泌增高，使血压更高。肾素依赖型高血压主要见于肾动脉狭窄、肾小动脉硬化及继发性肾实质疾病时弥散性血管病变等。

（三）肾区钝痛及肾绞痛

肾区（脊肋角处）钝痛多是慢性过程，多见于肾盂肾炎、肾下垂、多囊肾及肾炎。肾绞痛是一种间歇性发作的剧烈肾区痛，沿侧腹部向下腹部、大腿内侧及外阴部扩散，主要由结石机械刺激所致，在肾盂肾炎有纤维凝血块时也可刺激肾盂或输尿管导致肾绞痛。

（四）尿路（膀胱）刺激征

尿路刺激征包括尿频、尿急、尿痛及排尿不尽感，为膀胱颈和膀胱三角区受刺激所致，主要原因为尿路感染，急性期表现更明显，非感染性炎症也可导致，包括理化因素（环磷酰胺、射线等）、肿瘤和异物对膀胱黏膜的刺激等。

（五）排尿异常

1. 尿量异常　正常成人每天尿量为1000～2000 mL。24 h尿量少于400 mL为少尿，少于100 mL为无尿。24 h尿量超过2500 mL为多尿。少尿可由肾前性（有效血容量不足）、肾性（肾实质损害、急性肾小管坏死）和肾后性（尿路梗阻）等因素引起。多尿常伴夜尿多，即夜尿量超过白天尿量或夜尿量超过750 mL，尿比重常低于1.018。多尿原因分为肾性和非肾性两类。肾性多尿因各种肾实质性疾病损伤肾髓质高渗状态，或破坏肾小管上皮细胞对抗利尿激素的反应能力，导致尿液浓缩功能减退而引起，见于慢性肾衰竭、急性肾衰竭多尿期、慢性间质性肾炎或肾小管性酸中毒等。非肾性多尿见于某些内分泌代谢性疾病，如尿崩症、原发性醛固酮增多症、原发性甲状旁腺亢进症等。

2. 蛋白尿　正常人尿中蛋白定性为阴性或极微，24 h尿蛋白含量小于150 mg。尿蛋白定性检查呈阳性或24 h尿蛋白含量超过150 mg称为蛋白尿。当24 h尿白蛋白排泄在30～300 mg时，称为微量白蛋白尿。产生蛋白尿的原因可分为以下6类。

（1）生理性蛋白尿：无器质性病变，常见于以下两种情况：①功能性蛋白尿：见于剧烈运动、紧张、发热等应激状态所导致的一过性蛋白尿，多见于青少年，尿蛋白定性试验一般不超过（+）。②体位性蛋白尿：常见于青春发育期的青少年，在直立和脊柱前凸姿势时出现蛋白尿，卧位时尿蛋白消失，一般蛋白质排泄量小于1 g/d。

（2）肾小球性蛋白尿：肾小球滤过膜受损，通透性增加，血浆蛋白质滤出并超过了肾小管的重吸收能力，即构成蛋白尿。如病变较轻，尿中出现以白蛋白为主的中小分子量蛋白质，称为选择性蛋白尿；如病变加重，尿中除排泄中小分子量蛋白质外，还排泄大分子量蛋白质，如IgG等，称为非选择性蛋白尿。

（3）肾小管性蛋白尿：当肾小管结构或功能受损时，肾小管对正常滤过的小分子量蛋白质重吸收障碍，导致蛋白质从尿中排出，称为肾小管性蛋白尿。尿蛋白定量24 h多在2 g以下，以小分子蛋白如β_2微球蛋白、溶菌酶等为主。

（4）溢出性蛋白尿：肾小球、肾小管功能均正常，血中小分子量异常蛋白质增多，经肾小球滤过但不能被肾小管重吸收所致，如多发性骨髓瘤轻链蛋白、肌红蛋白或血红蛋白等。

（5）分泌性蛋白尿：肾远曲小管、集合管受损伤后，分泌IgA及大分子Tamm-Horsfall蛋白，称分泌蛋白尿，如在间质性肾炎、肿瘤、IgA肾病时，分泌蛋白增多，引起蛋白尿。

（6）组织性蛋白尿：正常人尿中存在极小量的可溶性组织分解产物，此类物质属于低分子量蛋白质和肽类。肝坏死时，尿中含肝的特异性抗原，X线照射可引起尿中糖蛋白增多。心肌及骨骼肌受损时可查到尿中有肌红蛋白。

3. 血尿　当尿中含有一定数量红细胞时称为血尿，分肉眼血尿和镜下血尿。离心后尿沉渣镜检每高倍视野红细胞超过3个为镜下血尿；1 L尿中含1 mL血即呈肉眼血尿，尿外观呈洗肉水样、血样、酱油样或有血凝块。血尿的来源包括肾小球源性和非肾小球源性，两者可通过以下检查区分：①新鲜尿沉渣相差显微镜检查：变形红细胞尿为肾小球源性血尿，均一形态正常红细胞尿为非肾小球源性血尿。肾小球源性血尿产生的主要原因为肾小球基底膜断裂，红细胞通过该裂缝时受血管内压力挤压受损，受损的红细胞通过肾小管各段时受不同渗透压和pH值作用，呈变形红细胞尿，红细胞容积变小，甚至破裂。②尿红细胞容积分布曲线：肾小球源性血尿呈非对称曲线，其峰值红细胞容积小于静脉峰值红细胞容积；非肾小球源性血尿常呈对称曲线，其峰值红细胞容积大于静脉峰值红细胞容积。肾小球源性血尿多见于急、慢性肾炎，非肾小球源性血尿多见于尿路感染、尿路结石等。血尿也见于全身性疾病，如特发性血小板减少性紫癜、过敏性紫癜、白血病、流行性出血热、系统性红斑狼疮等，以及尿路邻近器官疾病，如女性内生殖器官的炎症、肿瘤等。另外在肾下垂、游走肾、剧烈运动后也可见到血尿。

4. 管型尿　尿中管型的出现表示蛋白质或细胞成分在肾小管内凝固，其形成与尿蛋白的性质和浓度、尿液酸碱度及尿量有密切关系，宜采集清晨尿标本做检查。管型尿可因肾小球或肾小管性疾病而导致，但在发热、运动后偶可见透明管型，此时不一定代表肾脏有病变。若有细胞管型或较多的颗粒管型与蛋白尿同时出现，临床意义较大。

5. 白细胞尿、脓尿及细菌尿　新鲜尿离心沉渣检查每个高倍镜视野白细胞超过5个或1 h新鲜尿液白细胞数超过30万或12 h尿液中白细胞数超过100万者称为白细胞尿。变性的白细胞较多或聚集成堆称脓尿。清洁外阴后无菌技术下采集的中段尿标本，如涂片每个高倍镜视野均可见细菌，或培养菌落计数超过10^5/mL时，称为细菌尿，可诊断为尿路感染。

（六）辅助检查

1. 肾功能检查

（1）肾小球滤过功能检查：

①肾小球滤过率（GFR）测定：单位时间内两肾生成原尿的量称为肾小球滤过率。肾小球滤过率不能直接测定，临床上常用内生肌酐清除率（Ccr）来间接反映肾小球滤过率。以往多采取留血、尿标本测定肌酐，计算内生肌酐清除率的方法进行肾小球滤过率的评估，正常值平均为100 ± 10 mL/(min·1.73 m^2)，女性较男性略低。因上述方法评估肾小球滤过率烦琐，目前多用血清肌酐值代入公式，估计肾小球滤过率。

知识链接
38-1

②血清肌酐（Cr）和血尿素氮（BUN）测定：此两项检查均反映肾小球滤过功能，血清含量与肾排泄能力有关。血肌酐正常值男性为80~133 μmol/L，女性为70~107 μmol/L；血尿素氮正常值为3~7 mmol/L，内生肌酐清除率下降50%，血肌酐和血尿素氮才开始升高，因此这两项用作肾功能测定不如内生肌酐清除率敏感。高蛋白饮食、组织分解过快或上消化道大量出血时血尿素氮可轻度升高，作为判断肾小球滤过功能血尿素氮不如血肌酐准确可靠。

(2)肾小管功能检查:

①近端肾小管功能测定:血 β_2 微球蛋白、溶菌酶等小分子物质经肾小球滤过后,绝大部分被近端肾小管重吸收,尿中含量极微。健康人尿 β_2 微球蛋白<0.2 μg/mL、尿溶菌酶<3 μg/mL。当血中浓度正常,尿含量超出正常范围时,提示近端肾小管功能障碍。

②尿浓缩-稀释试验:反映远端肾小管和集合管的功能,常用昼夜尿比重试验,具体方法:晚餐后不再饮水,次日早晨 8 时至晚 8 时,每 2 h 收集 1 次尿液共 6 次为日尿,晚 8 时至次日早晨 8 时尿液一并收集为夜尿,分别测定各次尿量和尿比重。正常情况下白天与夜间尿量之比为(2~3):1,夜尿量不超过 750 mL,最高一次尿比重应达到 1.018,最高与最低尿比重差应大于 0.008。夜尿多及尿比重差缩小表示肾浓缩功能障碍,重症患者尿比重固定在 1.010~1.012,表示肾浓缩、稀释功能均受损。

③尿渗透压测定:尿渗透压反映尿中溶质分子和离子的颗粒总数,用于肾小管功能的测定,比测尿比重精确。正常血渗透压为 300 mOsm/(kg·H_2O),尿渗透压 600~1000 mOsm/(kg·H_2O),晨尿常在 800 mOsm/(kg·H_2O)以上,尿渗透压/血渗透压>2。比值>1 表示尿液被浓缩,比值<1 表示尿液被稀释,比值等于 1 为等渗尿,持续等渗尿提示肾浓缩、稀释功能均受损,为肾小管功能严重损害的表现。

2. 影像学检查 影像学检查包括超声显像、静脉尿路造影、CT、MRI、肾血管造影、放射性核素检查等。

3. 肾活检 为了明确诊断,指导治疗或判断预后,在无肾穿刺禁忌证时可行肾穿刺活检。这对明确各类原发性肾小球病的组织形态学诊断很有帮助;对一些继发性肾小球病包括系统性红斑狼疮有无肾损害、分型及指导治疗,遗传性肾脏疾病,急性肾衰竭和移植肾排斥的鉴别诊断等都十分有帮助。

第三节 泌尿系统疾病的诊断

(一)病因诊断

对于泌尿系统疾病的病因诊断,首先应区别是原发性疾病还是继发性疾病。

1. 原发性疾病 ①免疫反应介导的肾小球肾炎。②感染性疾病:非特异性感染,泌尿系统结核,霉菌感染等。③肾血管性疾病:肾动脉病变,肾静脉血栓形成等。④泌尿系统结石。⑤其他:肾肿瘤、遗传性肾炎、多囊肾等。

2. 继发性疾病 ①循环系统疾病:高血压、动脉硬化等。②代谢性疾病:糖尿病、痛风等。③免疫性疾病:系统性红斑狼疮、过敏性紫癜、结节性多动脉炎等。④化学物理因素:药物过敏和某些药物及金属类对肾脏的毒性,放射线对肾脏的损害。⑤其他:溶血尿毒综合征、妊娠肾病等。

(二)病变部位诊断

1. 肾小球损害 尿蛋白多为中等量以上,以白蛋白为主,常有血尿,多伴有高血压及水肿,易先出现氮质血症。

2. 肾小管损害 尿蛋白多在中等量以下,以小分子量蛋白为主,尿浓缩功能障碍出现早,易出现脱水、失钾、失钠等水、电解质代谢紊乱。

3. 肾间质病变 以肾间质病变和肾小管损害为主,病变严重时仍有肾小球功能障碍,往往与肾小管功能损害表现相似,两者不易鉴别。

4. 肾血管病变 肾动脉异常引起肾缺血,以明显高血压为主,可伴有肾小球不同程度的损害。肾静脉血栓形成以肾病综合征表现为主。

(三)功能诊断

根据肾小球滤过功能、肾小管重吸收或排泌功能检查,判断各自的功能状态。

(四)病理诊断

对肾炎、肾病综合征、急性肾损伤和原因不明的蛋白尿和(或)血尿,可通过肾活检明确病理类型、探讨发病机制、明确病因、指导治疗和评估预后。

第四节 泌尿系统疾病的防治

泌尿系统疾病的治疗原则包括去除诱因、抑制免疫及炎症反应、对症治疗、防治并发症和肾脏替代治疗。

（一）去除诱因

避免劳累，去除感染等诱因，避免接触肾毒性药物或毒物，采取健康的生活方式，如戒烟、限酒、适量运动和控制情绪等。

（二）抑制免疫及炎症反应

原发性肾小球疾病和一些继发性肾小球疾病，如狼疮性肾炎和系统性血管炎等，其发病机制主要是异常免疫反应，治疗常用糖皮质激素和免疫抑制剂，可抑制炎症反应、抗体产生以及减少免疫复合物的形成。血液净化治疗（如血浆置换等）有效清除体内自身抗体和抗原-抗体复合物，可用于治疗重症免疫性肾病，尤其是重症狼疮性肾炎和系统性血管炎肾损害。

（三）对症治疗

对症治疗包括利尿、降压、纠正水与电解质、酸碱平衡紊乱以及控制感染、治疗贫血和合理饮食等。降压应用血管紧张素转换酶抑制剂和（或）血管紧张素Ⅱ受体阻滞剂，既降低血压，又延缓肾功能恶化，减少尿蛋白排泄。

（四）并发症的治疗

肾脏病患者常存在多种合并症，如各种代谢异常、高血压、冠心病、心力衰竭等都可能加重肾脏病的进展，应积极治疗。肾脏病的并发症可涉及全身各个系统，如感染、肾性贫血、肾性高血压、肾性骨病、凝血功能异常、水和电解质及酸碱平衡紊乱等，不仅影响患者的生活质量，进一步加重肾脏病，严重影响预后，也应该积极治疗。

（五）肾脏替代治疗

肾脏替代治疗是终末期肾衰竭患者唯一有效的治疗方法。最近提出了适时开始透析和一体化（综合）治疗的概念，以提高终末期肾衰竭患者的存活率和生活质量。

1. 透析治疗 ①腹膜透析：包括连续性和间歇性腹膜透析两种。近年来由于腹膜透析连接系统的改进，包括自动腹膜透析机的应用，使腹膜透析有关的感染并发症减少。其操作简便，安全、有效以及残存肾功能保护较好的优点在肾脏替代治疗中起了非常重要的作用。②血液透析：通过扩散、对流及吸附清除体内积聚的毒性代谢产物，清除体内潴留的水分，纠正酸中毒，达到治疗目的。随着透析设备更趋先进，治疗效果更好、更安全。

2. 肾移植 成功的肾移植可以使患者恢复正常的肾功能（包括内分泌和代谢功能）。肾移植后需长期使用免疫抑制剂，以防止排斥反应。近年来随着新型免疫抑制剂的应用，肾移植的存活率明显改善。

（六）中西医结合治疗

中医的辨证施治为肾脏疾病提供了又一治疗手段，大黄、雷公藤总甙、黄芪等制剂的作用也已得到很多的实验研究证实。有关某些中草药（如含马兜铃酸的关木通等）具有的肾毒性已受到重视。

小　　结

泌尿系统由肾、输尿管、膀胱、尿道及有关的血管、神经等组成，主要功能是生成和排泄尿液。肾的生理功能为肾小球的滤过功能；髓袢的浓缩稀释功能；近端小管的重吸收，远端小管重吸收 Na^+、排 K^+ 和分泌 NH_4^+ 功能，肾小管各段均能分泌 H^+；肾脏能产生肾素、缓激肽、前列腺素、促红细胞生成素、1,25-二羟维生素 D_3 等物质，调节机体的内分泌功能。泌尿系统疾病的常见临床表现有水肿、高血压、肾区钝痛及肾绞痛、尿路刺激征、排尿异常，排尿异常包括尿量异常、蛋白尿、血尿、管型尿、白细胞尿、脓尿及细菌尿。确诊有赖于实验室检查，评价肾功能依据肾功能测定，确定肾脏病理诊断依靠肾活检。

(崔文君)

知识检测 34

第三十九章 肾小球疾病

学习目标

1. 掌握：各种原发性肾小球疾病的临床表现、诊断、鉴别诊断、治疗原则。
2. 熟悉：原发性肾小球疾病的临床分型和病理分型。
3. 了解：各种原发性肾小球疾病的发病机制。
4. 应用：能够对患者进行初步诊断及合理治疗，并对患者进行健康教育和饮食指导。

第一节 概 述

肾小球疾病是指一组临床表现相似（如蛋白尿、血尿、高血压等），但病因、发病机制、病理改变、病程和预后不尽相同，主要累及双侧肾小球的疾病。根据病因不同，可分为原发性、继发性和遗传性三类。原发性肾小球疾病病因不明，继发性肾小球疾病是指全身性疾病（如糖尿病、高血压病等）中的肾小球损害，遗传性肾小球疾病为遗传变异基因所致的肾小球疾病。其中，原发性肾小球疾病最多见，是我国慢性肾衰竭最主要的致病因素，本章将重点介绍。

【发病机制】

多数肾小球疾病是免疫介导性炎症疾病。一般认为，免疫反应是肾小球疾病的始发机制，在此基础上炎症介质（如补体、细胞因子、活性氧等）的参与，最后导致肾小球损伤，产生临床症状。在慢性进展过程中，也有非免疫非炎症机制参与。

（一）免疫反应

免疫反应包括体液免疫和细胞免疫。体液免疫中的循环免疫复合物（CIC）、原位免疫复合物以及自身抗体在肾炎发病机制中的作用已得到公认，细胞免疫仅在某些类型肾炎的发病机制中得到证实。

1. 体液免疫 通过下列两种途径形成肾小球内免疫复合物。

（1）循环免疫复合物：某些外源性抗原或内源性抗原刺激机体产生相应抗体，抗原抗体相互作用形成CIC，在一定条件下，CIC沉积于肾小球并激活炎症介质，导致肾炎。单核-巨噬细胞系统吞噬功能减弱，肾小球系膜清除功能降低，补体成分或功能缺陷等原因使CIC易沉积于肾小球而致病。CIC主要沉积在肾小球系膜区和（或）内皮下。

（2）原位免疫复合物：血液循环中游离的抗体（或抗原）与肾小球固有抗原（如肾小球基底膜或脏层上皮细胞的抗原）或已种植于肾小球的外源性抗原（或抗体）结合，在肾脏局部形成免疫复合物，并导致肾炎。原位免疫复合物主要在上皮细胞侧。

（3）自身抗体：如抗中性粒细胞胞质抗体（ANCA）可以通过与中性粒细胞、血管内皮细胞以及补体活化的相互作用造成肾小球免疫炎症反应，引起典型的少免疫沉积性肾小球肾炎。

2. 细胞免疫 微小病变型肾病肾小球内无免疫复合物证据，但研究显示患者淋巴细胞在体外培养可释放血管通透性因子,急进性肾小球肾炎早期肾小球内常可发现较多的单核细胞,故细胞免疫在某些类型肾炎发病机制中的重要作用得到认可。但细胞免疫可否直接诱发肾炎,长期以来一直未得到肯定回答。

(二)炎症反应

免疫反应需引起炎症反应,才能导致肾小球损伤及其临床症状。炎症介导系统分为炎症细胞和炎症介质,炎症细胞产生炎症介质,炎症介质又可激活炎症细胞,各种炎症介质间相互促进或制约,形成一个十分复杂的网络关系。

1. 炎症细胞　主要是单核-巨噬细胞、中性粒细胞、嗜酸性粒细胞及血小板等,可产生多种炎症介质,造成肾小球炎症病变。近年来,人们进一步认识到肾小球固有细胞如系膜细胞、内皮细胞和上皮细胞,能分泌多种炎症介质和细胞外基质,它们在肾小球免疫介导性炎症中有时是主动参加者,参与肾小球肾炎的发生与发展。

2. 炎症介质　补体、凝血纤溶因子、血管活性胺、白细胞三烯和激肽等炎症介质可通过收缩或舒张血管影响肾脏局部的血流动力学,可分别作用于肾小球及间质小管等不同细胞,通过影响细胞的增殖、自分泌和旁分泌介导炎症损伤及其硬化病变。

3. 非免疫因素损伤　尽管免疫因素在肾炎发生与发展过程中起了很大作用,但许多非免疫因素参与肾炎的慢性进展过程,有时成为病变持续、恶化的重要因素。这些因素包括高血压尤其肾小球毛细血管内高压、大量蛋白尿及高脂血症等。

【原发性肾小球疾病的分型】

(一)原发性肾小球疾病的临床分型

(1)急性肾小球肾炎。

(2)急进性肾小球肾炎。

(3)慢性肾小球肾炎。

(4)无症状性蛋白尿和(或)血尿。

(5)肾病综合征。

(二)原发性肾小球疾病的病理分型

(1)轻微肾小球病变。

(2)局灶性节段性病变,包括局灶性肾小球肾炎。

(3)弥漫性肾小球肾炎。

①膜性肾病。

②增生性肾炎:a.系膜增生性肾小球肾炎;b.毛细血管内增生性肾小球肾炎;c.系膜毛细血管性肾小球肾炎,又称为膜增生性肾小球肾炎;d.新月体性和坏死性肾小球肾炎。

③硬化性肾小球肾炎。

(4)未分类的肾小球肾炎。

第二节　急性肾小球肾炎

导学案例

患者,男,16岁。半个月前着凉后感咽部不适,轻咳无痰,自服感冒药无好转。3天前发现双眼睑水肿,晨起时明显,双腿发胀,同时尿量减少,尿色较红。体重半个月来增加3 kg。余无异常。查体:体温36.8 ℃,脉搏76次/分,呼吸18次/分,血压150/95 mmHg。神志清,双眼睑水肿,咽充血,扁桃体不大,心、肺、腹部未见异常,双肾区叩痛(一),双下肢轻度凹陷性水肿。

辅助检查：血红蛋白 142 g/L，白细胞计数 9.2×10^9/L，中性粒细胞 76%，淋巴细胞 24%；尿蛋白（++），尿白细胞 0～1 个/HP，尿红细胞 20～30 个/HP；尿素氮 8.5 mmol/L，血肌酐 140 μmol/L，内生肌酐清除率 60 mL/min，ASO 滴度大于 1∶400。

请问：患者可能的诊断是什么？主要依据有哪些？为进一步明确诊断还需要完善哪些检查？

急性肾小球肾炎（acute glomerulonephritis，AGN）简称急性肾炎，是以急性肾炎综合征为主要临床表现的一组疾病。其临床特点为急性起病，患者出现血尿、蛋白尿、水肿、高血压，可伴有一过性肾功能不全。多见于链球菌感染后，其他细菌、病毒及寄生虫感染也可引起。本节主要介绍链球菌感染后急性肾小球肾炎。

本病多发于学龄儿童，多于冬春季发病，男性多于女性，预后良好，少数病程迁延，个别转为慢性。

【病因和发病机制】

本病常因 β 溶血性链球菌致肾炎菌株（常为 A 组 12 型和 49 型等）感染所致，多见于上呼吸道感染（如扁桃体炎）、猩红热、皮肤感染（如脓疱疮）等链球菌感染所诱发的免疫性肾小球肾炎。感染的严重程度与急性肾炎的发生和病变轻重不完全一致。目前认为链球菌的致病抗原系胞质成分（内链素）或分泌蛋白（外毒素 B 及其酶原前体），导致机体产生免疫反应，通过肾小球内循环免疫复合物的沉积或原位免疫复合物的形成，激活补体而致病。此外，自身免疫反应、补体异常活化也参与了发病。

【病理】

肾脏体积明显增大，病变累及肾小球，病理类型为毛细血管内增生性肾小球肾炎。光镜下肾小球弥漫性病变，以系膜细胞和内皮细胞增生为主，急性期常伴有中性粒细胞和单核细胞浸润。严重者增生和浸润的细胞可压迫毛细血管袢使血管管腔狭窄或闭塞，肾小管病变多不明显，可见上皮细胞变性，肾间质有水肿及炎症细胞浸润。免疫荧光检查可见血清补体 C3 及 IgG 呈颗粒状沿毛细血管壁和（或）系膜区沉积。电镜检查可见肾小球基底膜与上皮细胞足突之间有驼峰状大块电子致密物沉积（图 39-1）。

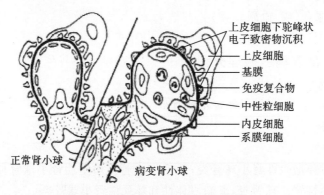

图 39-1 毛细血管内增生性肾小球肾炎

【临床表现】

本病发病前常有感染病史，于前驱感染后 1～3 周（平均 10 天左右）起病，潜伏期相当于致病抗原诱导机体产生免疫复合物所需的时间，呼吸道感染者的潜伏期较皮肤感染者（约 2～4 周）短。本病起病较急，以血尿、蛋白尿和水肿多见，病情轻重不一，轻者呈亚临床型，无明显临床症状，尿常规及血清补体 C3 稍有异常；重症者可出现尿闭，甚至急性肾衰竭。本病典型表现如下。

（一）全身症状

常有乏力、食欲减退、恶心、呕吐、头痛、头晕、视物模糊及腰酸、腰痛等，少数患者仅有轻微不适。

（二）血尿

几乎所有患者均有肾小球源性血尿，多为疾病首发症状和患者就诊原因。肉眼血尿约占 30%，可持续数日或 1～2 周转为镜下血尿，镜下血尿一般在 6 个月内消失，也有持续 1～3 年才完全消失。

（三）蛋白尿

约95%的患者都有蛋白尿，为轻、中度蛋白尿，仅有不到20%的患者出现大量蛋白尿，呈肾病综合征特征，预后不良。大多数患者病后2~3周，尿蛋白可转为少量或微量，2~3个月多消失。持续性蛋白尿、血尿提示病变慢性化趋向。

（四）水肿与少尿

80%以上患者出现水肿，轻重不等。轻者晨起眼睑水肿或伴有下肢轻度可凹性水肿，少数严重患者可波及全身。一般水肿持续约1~2周后开始消退，重者可历时3~4周。尿量在水肿期间减少，1天尿量常少于500 mL，持续1~2周后逐渐增加，少数病例可转为无尿，提示肾实质损害严重。

（五）高血压

约80%患者出现一过性轻、中度高血压，与水钠潴留、血容量增加有关。少数较严重者，可出现严重高血压，甚至高血压脑病。

（六）肾功能异常

早期可因肾小球滤过率下降、水钠潴留而尿量减少，甚至少尿（<400 mL/天）。肾功能可一过性受损，表现为血肌酐、血尿素氮轻度升高。少数患者表现为急性肾衰竭。

【并发症】

少数患者在疾病早期（2周之内）可出现严重症状。

（一）充血性心力衰竭

充血性心力衰竭以左心衰竭为主，常发生在起病1~2周内。老年患者发生率较高（可达40%），儿童患者少见，严重水钠潴留和高血压为主要诱因。

（二）高血压脑病

儿童多见，常发生在疾病早期（第1~2周内，平均在第5天）。起病较急，血压突然上升但并不特别高（(150~160)/(100~110) mmHg）。本病表现为剧烈头痛、呕吐，严重者出现惊厥、神志不清，血压控制后，上述症状迅速消失，但个别发病呈癫痫持续状态的患儿，治疗后可留下后遗症。

（三）急性肾损伤

部分患者有程度不等的少尿性氮质血症，少数发展成急性肾损伤。

【辅助检查】

（一）尿常规

几乎均为肾小球源性血尿，蛋白尿多为轻、中度，尿蛋白多在0.5~3.5 g/d，少数大量蛋白尿，尿蛋白>3.5 g/d，尿镜检除红细胞及蛋白尿外，可有透明、颗粒或红细胞管型，疾病早期可见较多的白细胞和上皮细胞，但并非感染所致。

（二）免疫检查

起病初期，血清总补体（CH50）及血清补体C3下降，多于8周内恢复正常，对诊断本病意义很大。患者血清抗链球菌溶血素"O"滴度升高。部分患者起病早期循环免疫复合物及血清冷球蛋白可呈阳性。

【诊断与鉴别诊断】

（一）诊断

链球菌感染后1~3周发生血尿、蛋白尿、水肿、高血压甚至少尿及肾功能不全等急性肾炎综合征表现，伴血清补体C3下降，于发病8周内病情逐渐减轻至完全恢复正常，即可临床诊断为急性肾炎。若肾小球滤过率进行性下降，或病情迁延2个月未见全面好转者应及时做肾活检以明确诊断。

（二）鉴别诊断

1. 以急性肾炎综合征起病的肾小球疾病

（1）其他病原体感染后的急性肾炎：链球菌以外的其他细菌、病毒及寄生虫感染引起的急性肾炎，以病毒(如水痘-带状疱疹病毒、EB病毒、流感病毒等)感染引起肾炎较常见,多于病毒感染极期或感染后3~5天发病。临床表现较轻,水肿和高血压等少见,常不伴血清补体C3下降,肾功能一般正常,临床过程自限。

(2) IgA肾病及非IgA系膜增生性肾小球肾炎:约20%的患者有前驱感染,可呈现急性肾炎综合征,血清补体C3一般正常,病情无自愈倾向。IgA肾病潜伏期短,患者在感染后数小时至数日内出现肉眼血尿,可反复发作,部分患者血清IgA升高。

2. 急进性肾小球肾炎 起病过程与急性肾炎相似,但早期出现少尿、无尿,肾功能急剧恶化的特征。重症急性肾炎呈现急性肾衰竭者与该病鉴别困难时,应及时做肾活检以明确诊断。

3. 慢性肾炎急性发作 首次就诊时易与急性肾炎混淆,应注意询问病史。本病感染后发作的潜伏期常在3~5天以内,贫血、低蛋白血症较明显,肾功能损害,B超示肾体积缩小等有助于鉴别。

4. 系统性疾病肾脏受累 系统性红斑狼疮肾炎、过敏性紫癜肾炎及血管炎等临床可表现为急性肾炎综合征,可根据其他系统受累的典型临床表现和实验室检查加以鉴别。

【治疗】

本病为自限性疾病,以休息及对症治疗为主,注意防治水钠潴留,预防严重并发症,急性肾衰竭患者可予透析治疗,不宜使用糖皮质激素及细胞毒药物治疗。

(一) 一般治疗

1. 休息 急性期需卧床休息,至肉眼血尿消失、水肿消退、血压恢复正常后可下床进行轻微活动;尿常规明显好转、血沉正常后可适当活动,应密切随访,一般病后3个月内避免过度劳累。

2. 饮食 发病初期应严格控制饮食。有水肿、高血压者,应限盐(食盐2.0~3.0 g/d),甚至无盐饮食,每天入液量不宜超过1000 mL。蛋白质以1 g/(kg·d)为宜,有利于肾脏修复。有氮质血症者应限蛋白,以优质动物蛋白为主。待尿量增加、氮质血症消除即恢复正常饮食。

(二) 治疗感染灶

因急性肾炎发作时感染灶多数已经得到控制,是否用抗生素现有争议。若有感染病灶者,应进行积极有效的抗感染治疗,注射青霉素10~14天(过敏者可用大环内酯类抗生素)。对于反复发作的慢性扁桃体炎,可行扁桃体摘除术,手术以肾炎病情稳定、无临床症状及体征、尿蛋白少于(+)、尿沉渣红细胞少于10个/HP、扁桃体无急性炎症为宜。手术前后用青霉素2周。

(三) 对症治疗

1. 利尿 控制水钠摄入后仍有水肿者,应予利尿剂,常用噻嗪类利尿药(如氢氯噻嗪25 mg,3次/日,口服),袢利尿剂(如呋塞米20~40 mg,1~3次/日)。不宜应用汞利尿剂、渗透性利尿剂及保钾利尿剂。

2. 降压 经休息、限钠、利尿后血压仍无下降者可用降压药,如钙通道阻滞剂、血管紧张素转换酶抑制剂或血管紧张素Ⅱ受体阻滞剂类降压药,但需注意血钾及血肌酐有无升高,血肌酐>264 mmol/L的非透析治疗患者应谨慎。

(四) 透析治疗

急性肾炎发展为急性肾衰竭时,应予以血液透析治疗,因本病具有自愈倾向,肾功能多可逐渐恢复,一般不需要长期维持透析。

【预后】

本病有自限性,大多数患者预后良好,于1~4周内经治疗后好转;血清补体C3在8周内恢复正常,少量镜下血尿及微量蛋白尿有时可迁延半年至1年才消失。6%~18%病例遗留尿异常和(或)高血压而转为慢性;老年患者有持续性高血压、大量蛋白尿或肾功能损害者预后可能较差;肾组织增生病变重,伴有较多新月体形成者预后差。

第三节 急进性肾小球肾炎

急进性肾小球肾炎(rapidly progressive glomerulonephritis,RPGN)是临床以急性肾炎综合征(急性起病、血尿、蛋白尿、水肿、高血压)、肾功能急剧恶化、早期出现少尿性急性肾衰竭为特征,病理呈新月体肾炎表现的一组疾病,又称新月体肾炎。

【病因和发病机制】

急进性肾炎是多种病因所致的一组疾病,包括:①原发性急进性肾小球肾炎;②继发于原发性肾小球疾病,如在系膜毛细血管性肾小球肾炎的基础上形成广泛的新月体,即病理类型转化而来的新月体性肾小球肾炎;③继发于全身性疾病,如系统性红斑狼疮肾炎、肺出血-肾炎综合征、过敏性紫癜等。本节重点介绍原发性急进性肾小球肾炎(简称急进性肾炎)。

急进性肾炎的病因及发病机制各不相同,根据免疫病理可分为三型。①Ⅰ型,又称抗肾小球基底膜(GBM)型,由于抗GBM抗体与GBM抗原结合激活补体而致病。②Ⅱ型,又称免疫复合物型,因肾小球内循环免疫复合物的沉积或原位免疫复合物的形成,激活补体而致病。③Ⅲ型,为少免疫复合物型,肾小球内无或仅微量免疫球蛋白沉积。目前证实50%~80%的Ⅲ型患者为原发性小血管炎肾损害,肾脏可为首发甚至唯一受累器官,或与其他系统损害并存,患者血清抗中性粒细胞胞质抗体(ANCA)常呈阳性。

急进性肾炎患者约半数以上有上呼吸道感染的前驱病史,多为病毒感染,少数为链球菌感染。某些药物如丙硫氧嘧啶(PTU)、肼苯达嗪等可引起急进性肾炎Ⅲ型。目前认为吸烟、吸毒、接触碳氢化合物等为急进性肾炎的诱发因素。

【病理】

本病病理类型为新月体性肾小球肾炎。光镜下可见50%以上的肾小球囊腔内有大新月体(占肾小球囊囊腔50%以上)形成为主要特征,病变早期为上皮细胞性新月体(主要为壁层上皮细胞和单核细胞),后期为纤维性新月体(图39-2)。免疫病理检查:可见Ⅰ型IgG和C3呈光滑线条状沿肾小球毛细血管壁分布;Ⅱ型IgG和C3在系膜区及毛细血管壁呈颗粒状沉积。Ⅲ型肾小球内无或仅有微量免疫球蛋白沉积。电镜下Ⅱ型可见电子致密物在系膜区和内皮下沉积,Ⅰ型和Ⅲ型无电子致密物。

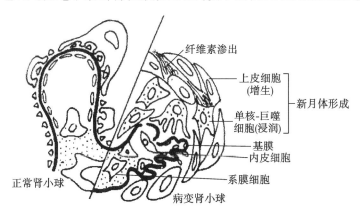

图39-2 新月体性肾小球肾炎

【临床表现】

Ⅰ型多见于中青年,Ⅱ型和Ⅲ型常见于中老年患者,男性略多,我国以Ⅱ型略为多见。约半数以上患者可有前驱呼吸道感染,起病急,病情进展快,主要表现为血尿、蛋白尿、水肿和高血压,似急性肾炎综合征,多在早期出现少尿或无尿,肾功能急剧恶化并发展为尿毒症。患者常伴有中度贫血。部分Ⅰ型患者发病后可出现肺出血而诊断为Goodpasture病。Ⅱ型患者约半数可伴肾病综合征,Ⅲ型患者常有不明原因的发热、乏力、关节痛或咯血等系统性血管炎的表现,预后相对较好。

【辅助检查】

（一）实验室检查

（1）尿常规：血尿、蛋白尿常见，可见红细胞管型，尿白细胞往往增多。持续血尿是本病重要特点。

（2）肾功能检查：血尿素氮、血肌酐明显升高，内生肌酐清除率明显降低。

（3）免疫学检查：Ⅰ型可有抗 GBM 抗体阳性，Ⅲ型 ANCA 阳性或Ⅱ型患者的血液循环免疫复合物和冷球蛋白可呈阳性，并可伴血清补体 C3 降低。

（4）血沉增快，红细胞、血红蛋白和血小板可减少。

（二）B超检查

双肾增大，病变弥漫，皮髓质界限不清，显示肾实质病变。

（三）肾活检

在病因不明、患者情况许可时应尽早考虑肾活检。

【诊断与鉴别诊断】

（一）诊断

有急性肾炎综合征伴肾功能急剧恶化者无论是否有少尿性急性肾衰竭，均应及时进行肾活检。若病理证实为新月体肾小球肾炎，临床和实验室检查除外系统性疾病，诊断可成立。我国目前诊断新月体性肾炎的标准是光镜下 50% 以上的肾小球有大新月体（占肾小球囊腔 50% 以上）形成。

（二）鉴别诊断

1. 引起少尿性急性肾衰竭的非肾小球病

（1）急性肾小管坏死：常有明确的肾缺血（如休克、脱水）或肾毒性药物（如肾毒性抗生素）或肾小管堵塞（如异型输血）等诱因，临床上肾小管损害为主（尿钠增加、低比重尿及低渗透压尿），一般无急性肾炎综合征表现。

（2）急性过敏性间质性肾炎：除急性肾衰竭外，常有明确的用药史及药物过敏反应（低热、皮疹、关节痛等）、血和尿嗜酸性粒细胞增加。

（3）梗阻性肾病：患者常突发或急骤出现无尿，无急性肾炎综合征表现，B超、膀胱镜检查或逆行尿路造影等影像学检查可证实尿路梗阻存在。

2. 继发于原发性肾小球疾病 有的病理改变无新月体形成，但病变较重和（或）持续，如重症毛细血管增生性肾小球肾炎或重症系膜毛细血管性肾小球肾炎等，临床上鉴别困难，做肾活检可明确诊断。

3. 继发于全身性疾病 肺出血-肾炎综合征、系统性红斑狼疮和过敏性紫癜累及肾脏时，均可引起新月体肾小球肾炎。根据病史和各系统受累的临床表现及实验室检查可鉴别诊断。

【治疗】

早期治疗可显著改善预后，治疗原则包括针对急性免疫介导性炎症病变的强化治疗及对症治疗，尤其强调在早期做出病因诊断和免疫病理分型的基础上尽快进行强化治疗。

（一）强化疗法

1. 强化血浆置换疗法 用血浆置换机分离患者的血浆和血细胞，弃去血浆，补充正常人的血浆（或血浆白蛋白）和患者血细胞重新输入体内，每日或隔日1次，每次置换血浆 2~4 L，直至血清抗体或免疫复合物转阴、病情好转，一般10次左右。该疗法需配合糖皮质激素[口服泼尼松 1 mg/(kg·d)，2~3 个月后渐减量]及细胞毒药物[环磷酰胺 2~3 mg/(kg·d)口服，累积量一般不超过 8 g]，以防止机体在大量丢失免疫球蛋白后有害抗体大量合成而造成"反跳"。该疗法适用于各型急进性肾炎，但主要适用于Ⅰ型和就诊时急性肾衰竭已经需要透析的Ⅲ型。对于肺出血-肾炎综合征和原发性小血管炎所致急进性肾炎（Ⅲ型）伴有威胁生命的肺出血作用较为肯定、迅速，应首选。

2. 甲泼尼龙冲击伴环磷酰胺治疗 甲泼尼龙 0.5~1.0 g 溶于 5% 葡萄糖中静滴，每日或隔日 1 次，3 次为 1 个疗程。必要时间隔 3~5 天进行下一疗程，一般不超过 3 个疗程。甲泼尼龙冲击疗法也需泼尼松及环磷酰胺常规口服治疗。近年有人用环磷酰胺冲击疗法(0.6～1 g溶于5%葡萄糖静滴,每月1次)替代常规口服,可减少环磷酰胺的毒副作用,其确切优缺点和疗效尚待进一步总结。该疗法适用Ⅱ、Ⅲ型,Ⅰ型疗效较差。用甲泼尼龙冲击治疗时,应注意继发感染和水钠潴留等不良反应。应用环磷酰胺期间注意胃肠道反应、骨髓抑制、肝功能损害、脱发、感染、出血性膀胱炎及性腺抑制等不良反应。

(二) 替代治疗

急性肾衰竭已达透析指征者,应及时透析。对强化治疗无效的晚期患者或肾功能无法逆转者,需长期维持透析。肾移植应在病情静止半年,特别是Ⅰ型患者血中抗GBM抗体转阴后半年进行。

【预后】

及时明确诊断和早期强化治疗,预后可显著改善。早期强化治疗可使部分患者缓解,避免或脱离透析,甚至少数患者肾功能完全恢复。若早期未接受强化治疗,患者多于数周至半年内进展至不可逆肾衰竭。影响患者预后的主要因素如下:①免疫病理类型:Ⅲ型较好,Ⅱ型居中,Ⅰ型差;②强化治疗是否及时:临床无少尿、血肌酐<600 μmol/L,病理未显示广泛不可逆病变(纤维性新月体、肾小球硬化或间质纤维化),即开始治疗者预后较好,否则预后差;③老年患者预后相对较差。

本病缓解后以逐渐转为慢性病变并发展为慢性肾衰竭较为常见,应注意采取措施保护残存肾功能,延缓疾病进展和慢性肾衰竭的发生。部分患者可长期维持缓解。ANCA相关小血管炎引起的Ⅲ型可复发,需要1～2年以上的维持治疗以减少复发。

第四节　慢性肾小球肾炎

慢性肾小球肾炎(chronic glomerulonephritis)简称慢性肾炎,是由多种病因引起,主要临床表现为蛋白尿、血尿、高血压、水肿,可伴不同程度的肾功能减退,最终发展为慢性肾衰竭的一组肾小球疾病。本病起病方式各有不同,病情迁延,进展缓慢,终至尿毒症,多数预后较差。

【病因和发病机制】

仅有少数慢性肾炎是由急性肾炎发展而来(直接迁延或临床痊愈若干年后再现)。慢性肾炎的病因、发病机制和病理类型不尽相同,但起始因素多为免疫介导炎症。导致病程慢性化的机制除免疫因素外,非免疫非炎症因素也占有重要作用。

【病理】

慢性肾炎常见的病理类型有系膜增生性肾小球肾炎(包括IgA和非IA系膜增生性肾小球肾炎)、膜性肾病及局灶节段性肾小球硬化、系膜毛细血管性肾小球肾炎等。病变进展至后期,不同病理类型均可逐渐出现不同程度的肾小球硬化,相应肾单位的肾小管萎缩、肾间质纤维化。疾病晚期,肾体积缩小,各病理类型均可发展为硬化性肾小球肾炎。

【临床表现】

慢性肾炎可发生于任何年龄,以中青年为主,男性多见。多数起病隐袭,病程较长,因病理类型和病期不同,疾病表现呈多样化。一般以蛋白尿、血尿、高血压、水肿为其基本临床表现,可伴有不同程度肾功能下降。病情时轻时重、迁延,渐进性发展为慢性肾衰竭。

(一) 全身症状

早期患者可无明显临床症状或表现为全身乏力、食欲下降、腰部疼痛等。水肿可有可无,一般不重。

(二) 蛋白尿及血尿

蛋白尿为慢性肾炎必有的表现,尿蛋白常在1～3 g/d,多伴有不同程度的肾小球源性血尿,可见管型。

(三) 高血压

血压可正常或轻度升高,部分患者血压特别是舒张压持续性中等以上程度升高,严重者可有眼底出血、渗出，甚至视乳头水肿。如血压控制不好，肾功能恶化较快，预后较差。

（四）肾功能不全

早期肾功能正常或轻度受损，可持续数年甚至数十年，肾功能逐渐恶化并出现相应的临床表现（如贫血、血压增高等），最终发展为尿毒症。部分患者因感染、劳累呈急性发作，或用肾毒性药物后病情急骤恶化，及时去除诱因和适当治疗后，病情可一定程度缓解，也可能进入不可逆的慢性肾衰竭。多数慢性肾炎患者肾功能呈慢性渐进性损害，肾功能进展快慢由病理类型决定，也与治疗措施是否合理相关。

【诊断与鉴别诊断】

（一）诊断

具有蛋白尿、血尿、伴或不伴水肿及高血压病史达3个月以上，无论有无肾功能损害均应考虑此病。在除外继发性肾小球肾炎及遗传性肾小球肾炎后，临床可诊断为慢性肾炎。

（二）鉴别诊断

1. 无症状性血尿和（或）蛋白尿　主要表现为无症状性血尿和（或）蛋白尿，无水肿、高血压和肾功能减退，尿蛋白定量多数每天不超过1g。但某些无症状性血尿和（或）蛋白尿可以转化为慢性肾炎，应注意与轻型慢性肾炎鉴别。

2. 感染后急性肾炎　慢性肾炎急性发作需与感染后急性肾炎鉴别。慢性肾炎急性发作多在数日内病情急骤恶化，血清C3一般无动态改变。此外，两者的转归不同，急性肾炎多有自限性，一般1~2个月多数患者可自愈。慢性肾炎无自愈倾向，呈慢性进展，有助鉴别。

3. 继发性肾小球疾病　如狼疮性肾炎、过敏性紫癜肾炎等，根据病史、相应疾病的全身系统表现及特异性实验室检查，一般不难鉴别。

4. 遗传性肾炎（Alport综合征）　青少年多见，多在10岁之前起病，患者有阳性家族史，同时有眼（球型晶状体等）、耳（神经性耳聋）、肾（血尿、轻、中度蛋白尿及进行性肾功能损害）异常。

5. 原发性高血压肾损害　慢性肾炎血压明显增高者需与原发性高血压肾损害患者鉴别。后者多有高血压家族史，并先有较长期高血压病史，其后再逐渐出现肾损害，尿改变轻微（微量至轻度蛋白尿，可有镜下血尿及管型），远曲小管功能损伤（如尿浓缩功能减退、夜尿增多）较肾小球功能损伤早，常伴有高血压的其他靶器官（如心、脑、视网膜）受损的表现。

【治疗】

慢性肾炎的治疗应以防止或延缓肾功能进行性恶化，改善或缓解临床症状及防治严重合并症为主要目的，而不以消除尿蛋白及尿红细胞为目标。因此，一般不宜给糖皮质激素及细胞毒药物。慢性肾炎的治疗可采用以下综合治疗措施。

（一）积极控制高血压和减少尿蛋白

高血压和蛋白尿是加速肾小球硬化、促进肾功能恶化的重要因素，因此要积极控制高血压和减少尿蛋白。

1. 治疗原则　①力争把血压控制在130/80 mmHg以下，尿蛋白<1 g/d。②降压不能过低过快，保持降压平稳。③一种药物小剂量开始调整，必要时联合用药，直至血压控制满意。④优选具有肾保护作用、能延缓肾功能恶化的降压药物。

2. 治疗方法

（1）非药物治疗：高血压患者应限钠（<6 g/d）；有水肿、高血压患者限钠（<3 g/d），降压药应在限钠的基础上进行；调整饮食蛋白质与含钾食物的摄入；戒烟、限酒；控制体重；适当锻炼等。

（2）药物治疗：常用的降压药有血管紧张素转换酶抑制剂（ACEI）、血管紧张素Ⅱ受体阻滞剂（ARB）、长效钙通道阻滞剂、利尿剂、β受体阻滞剂等。

ACEI与ARB除有降压作用外，还有减少尿蛋白和延缓肾功能恶化的肾保护作用，应优选。使用ACEI与ARB类药物应定期测血压、肾功能和血钾。部分患者首次应用ACEI与ARB两周左右出现血肌酐升高，需检查有无危险因素，如果未超过基础水平的30%，仍可继续应用。肾功能不全患者应用

ACEI 与 ARB 要慎重,注意防止高钾血症,血肌酐>264 μmol/L(3 mg/dL)时务必在严密观察下谨慎使用。有双侧肾动脉狭窄者禁用。少数患者应用 ACEI 有持续性干咳的不良反应,可以换用 ARB。

(二) 限制食物中蛋白及磷的摄入

低蛋白与低磷饮食可以减轻肾小球高压、高灌注与高滤过状态,延缓肾小球硬化。肾功能不全患者应限制蛋白及磷的摄入量,采用优质低蛋白饮食[<0.6 g/(kg·d)]。限制蛋白摄入量后同样可以达到低磷饮食的作用。

(三) 避免加重肾损害的因素

感染、劳累、低血容量、脱水、水与电解质和酸碱平衡紊乱、妊娠及应用肾毒性药物(如氨基糖苷类抗生素、含马兜铃酸的中药等),均可能损伤肾脏,应避免使用或慎用。

(四) 糖皮质激素和细胞毒药物

由于慢性肾炎是多种病因引起的一组肾小球疾病,其病因、病理类型及其程度、临床表现和肾功能等差异较大,是否应用糖皮质激素和细胞毒药物应根据病因及病理类型确定,一般不主张积极应用。

(五) 其他

抗血小板聚集药、抗凝药、他汀类降脂药、中医中药也可以使用。

【预后】

慢性肾炎病情迁延,病变均为缓慢进展,最终将至慢性肾衰竭。病变进展速度个体差异很大,病理类型为重要因素,但也与是否重视保护肾脏、治疗是否恰当及是否避免恶化因素有关。

第五节 无症状性血尿或(和)蛋白尿

无症状性血尿或(和)蛋白尿既往称为隐匿型肾小球肾炎,仅表现为肾小球性血尿或(和)蛋白尿的一组肾小球疾病。无水肿、高血压及肾功能损害,多数预后良好,甚至达到临床痊愈,仅少数患者后期可有高血压,肾功能减退。

【病因和发病机制】

本病患者肾活检显示肾小球系膜区或基底膜上有不同程度的免疫复合物沉积,认为本病仍属免疫性肾小球疾病。引起免疫反应的病原体有多种,如链球菌以及其他细菌或病毒等。

【病理类型】

本组疾病可见于多种病理类型的原发性肾小球疾病的早期和轻型,如轻微病变性肾小球肾炎、轻度系膜增生性肾小球肾炎以及局灶节段性肾小球肾炎等。根据免疫病理表现将系膜增生性肾小球肾炎分为 IgA 肾病和非 IgA 系膜增生性肾小球肾炎。

【临床表现】

起病隐匿,多无任何临床症状,尿异常可表现为以下几种形式:

(一) 单纯性血尿

为肾小球性血尿,仅有血尿而无蛋白尿,称为单纯性血尿。患者无水肿、高血压及肾功能减退。IgA 肾病多表现为反复发作的单纯性血尿。确定肾小球源性血尿,需做相差显微镜尿红细胞形态检查和(或)尿红细胞容积分布曲线测定。

(二) 无症状蛋白尿

为肾小球性蛋白尿(以白蛋白为主)。尿蛋白(+~++),24 h 尿蛋白定量多在 1.0 g 以下。患者无血尿、水肿、高血压及肾功能减退。确定肾小球性蛋白尿,需做尿蛋白定量和尿蛋白电泳以区分蛋白尿性质,必要时应做尿本周蛋白检查或尿蛋白免疫电泳。尿蛋白定量<1.0 g/d,以白蛋白为主,无血尿者,称为单纯性蛋白尿,一般预后好,肾功能损害少见。少数患者尿蛋白在 0.5~1.0 g/d,肾活检病理改

变明显,应予以重视。

部分患者兼有上述两种尿异常表现。多数病变不断进展,易缓慢发展为肾衰竭。

【诊断】

无症状性血尿或(和)蛋白尿为肾小球性血尿(变形红细胞尿)或肾小球性蛋白尿(以白蛋白为主),尿蛋白(+~++),24 h 尿蛋白定量多在 1.0 g 以下。患者有上述表现且无水肿、高血压及肾功能减退时,应考虑本病。

【鉴别诊断】

无症状血尿应除外由尿路疾病(如尿路结石、肿瘤或炎症)所致的血尿,还要除外其他肾小球疾病,如狼疮性肾炎、过敏性紫癜肾炎、Alport 综合征早期、薄基底膜肾病以及非典型急性肾炎恢复期等。根据临床表现、实验室检查和家族史等鉴别,必要时做肾活检以确诊。

诊断无症状蛋白尿需排除体位性蛋白尿(多见于青少年,直立时脊柱前凸所致,卧床后蛋白尿消失)、功能性蛋白尿(仅发生于剧烈运动、发热或寒冷时)等生理性蛋白尿,也需排除其他肾小球疾病,如糖尿病肾病、肾淀粉样变等的早期或恢复期。必要时可做肾活检确诊。

【治疗】

本病病程长,一般病情比较稳定,无须特殊治疗。但应采取以下措施:①定期监测尿沉渣、尿蛋白、肾功能和血压的变化,至少每 3~6 个月 1 次;②避免肾损伤的因素,保护肾功能;③慢性扁桃体炎的反复发作与血尿和蛋白尿密切相关者,待急性期过后可行扁桃体摘除术;④可用中医药辨证施治。

无症状性血尿或(和)蛋白尿可呈间歇性或时轻时重,也可长期迁延,大多数患者的肾功能可以长期维持正常,少数表现为自动痊愈,或尿蛋白渐多、出现高血压和肾功能减退转成慢性肾炎。

第六节 肾病综合征

肾病综合征(nephrotic syndrome,NS)是由多种病因和多种病理类型的肾小球疾病所引起的一组临床综合征,并非是一个独立的疾病。诊断标准是:①大量蛋白尿(尿蛋白>3.5 g/d);②低蛋白血症(血浆白蛋白<30 g/L);③水肿;④高脂血症。其中前两项为诊断所必需。

【病因】

肾病综合征分可为原发性和继发性两类,可由多种不同病理类型的肾小球疾病所引起(表 39-1)。

表 39-1 肾病综合征的常见病因和分类

分类	儿童	青少年	中老年
原发性	微小病变型肾病	系膜增生性肾小球肾炎	膜性肾病
		微小病变型肾病	
		系膜毛细血管性肾小球肾炎	
		局灶性节段性肾小球硬化	
继发性	过敏性紫癜肾炎	系统性红斑狼疮肾炎	糖尿病肾病
	乙型肝炎病毒相关性肾炎	过敏性紫癜肾炎	肾淀粉样变性
	系统性红斑狼疮性肾炎	乙型肝炎病毒相关性肾炎	骨髓瘤性肾病
			淋巴瘤或实体肿瘤性肾病

【病理生理】

肾小球滤过膜由肾小球毛细血管内皮细胞、基底膜和脏层上皮细胞(足细胞)所构成,滤过膜屏障作用包括:①分子屏障:肾小球滤过膜仅允许较小蛋白质分子通过;②电荷屏障:内皮细胞及足细胞膜含涎蛋白,基底膜含硫酸类肝素,使肾小球滤过膜带负电荷,阻止带负电荷的血浆蛋白(如白蛋白)滤过。上述任一屏障的损伤均可引起蛋白尿,如微小病变型肾病患者大量蛋白尿主要为电荷屏障损伤所致;当分子屏障被破坏时,尿中还可出现除白蛋白以外更大分子的血浆蛋白,如免疫球蛋白、血清补体C3等,提示肾小球滤过膜有较严重的结构损伤。

(一)大量蛋白尿

在正常生理情况下,肾小球滤过膜具有分子屏障和电荷屏障的作用,能阻止绝大部分血浆蛋白滤过到肾小囊腔中,只有极小量的血浆蛋白进入到原尿。当这些屏障作用受损时,导致小分子蛋白和原来不能滤过的大分子蛋白以及中分子蛋白都可以大量的漏出,致使原尿中蛋白含量增多,当原尿中蛋白增多明显超过近曲小管回吸收量时,便形成大量蛋白尿。凡能增加肾小球"三高"(肾小球内高压力、高灌注、高滤过)状态的因素,如高血压、高蛋白饮食或大量输注血浆蛋白等,均可加重尿蛋白的排出。

(二)低白蛋白血症

尿中丢失大量白蛋白是导致低白蛋白血症的根本原因。由于大量白蛋白从尿中丢失,同时近端肾小管上皮细胞摄取原尿中肾小球滤过的蛋白增多,也使肾小管分解蛋白增加。当肝脏代偿性合成蛋白的增加不足以克服丢失和分解时,则出现低白蛋白血症。患者因胃肠道黏膜水肿出现食欲减退、蛋白质摄入减少,吸收不良或丢失,也是加重低白蛋白血症的原因。

除血浆白蛋白减少外,多种血浆蛋白浓度可发生变化,如 α_2 球蛋白和 β 球蛋白水平升高;某些免疫球蛋白(如IgG)和补体成分下降,使患者易被感染;抗凝及纤溶因子减少,纤维蛋白原和部分凝血因子升高,易导致血液呈高凝状态;此外,金属结合蛋白及内分泌激素结合蛋白也可减少,患者易出现微量元素缺乏、内分泌紊乱等并发症。

(三)水肿

低白蛋白血症引起血浆胶体渗透压下降,血液中的水分从血管腔进入组织间隙,是引起肾病综合征水肿的基本原因。近年的研究表明,约50%肾病综合征水肿患者血容量正常,甚至增多,血浆肾素水平正常或下降,提示肾病综合征水肿的发生不能仅以一个机制来解释,某些原发于肾内水钠潴留的因素在肾病综合征水肿发生机制中也起一定作用。

(四)高脂血症

血清总胆固醇(TC)和低密度脂蛋白胆固醇(LDL-C)明显升高,高甘油三酯血症和极低密度脂蛋白胆固醇(VLDL-C)浓度升高,高密度脂蛋白胆固醇(HDL-C)浓度可以正常、升高或降低。其发生机制与肝脏合成脂蛋白增加和脂蛋白分解减少相关,目前认为后者可能对高脂血症的产生作用更重要。

【原发性肾病综合征的病理类型及其临床特征】

引起原发性肾病综合征的肾小球病变的病理类型主要有微小病变型肾病、系膜毛细血管性肾小球肾炎、膜性肾病、系膜增生性肾小球肾炎以及局灶性节段性肾小球硬化。它们的病理及临床特征如下:

(一)微小病变型肾病

光镜下肾小球基本正常,近曲小管上皮细胞内出现大量脂滴。免疫病理检查无免疫球蛋白或补体沉积。电镜下弥漫性肾小球脏层上皮细胞足突消失为本病的特征性病变和主要诊断依据(图39-3)。

微小病变型肾病患者,男性多于女性,儿童高发(2~8岁最多见),占儿童原发性肾病综合征的80%~90%,占成人原发性肾病综合征的10%~20%,60岁后发病率又呈现一小高峰。典型的临床表现为肾病综合征,水肿常是最早出现的症状,大量蛋白尿属选择性蛋白尿,尿蛋白为白蛋白,无血尿或仅15%左右的患者伴有镜下血尿。

本病30%~40%的患者可自发缓解。90%的儿童患者对糖皮质激素治疗敏感,治疗两周左右开始利尿,尿蛋白可在数周内迅速减少至阴性,血浆白蛋白逐渐恢复正常水平,最终可达临床完全缓解。部分患者病情反复(复发率高达60%),甚至出现糖皮质激素依赖或抵抗现象。如大量蛋白尿反复发作或长期未得到控制,微小病变型肾病可转变为系膜增生性肾小球肾炎,进而转变为局灶性节段性肾小球硬化。不到5%的儿童患者最终发生慢性肾衰竭,成人的治疗缓解率和缓解后复发率均较儿童低,肾功能障碍发生率较高。

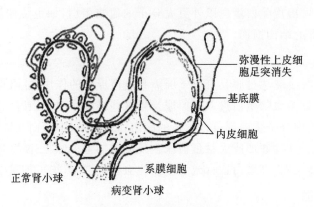

图 39-3 微小病变型肾病

(二) 系膜增生性肾小球肾炎

光镜下可见弥漫性肾小球系膜细胞增生和系膜基质增多,根据增生程度分为轻、中、重度。早期以系膜细胞增生为主,之后系膜基质逐渐增多。免疫病理检查分为 IgA 肾病和非 IgA 系膜增生性肾小球肾炎,前者以 IgA 沉积为主,后者在肾小球系膜区以 IgG 或 IgM 沉积为主,均常伴有 C3 沉积于系膜区或系膜区及毛细血管壁。电镜下可见到系膜细胞增生,在系膜区可见电子致密物(图 39-4)。

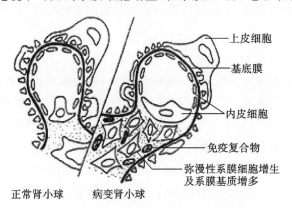

图 39-4 系膜增生性肾小球肾炎

本病在我国发病率高,占原发性肾病综合征的 30%,好发于青少年,男性多见。约 50% 患者有前驱感染,可以表现为无症状性血尿或(和)蛋白尿、肾病综合征、急性肾炎综合征以及慢性肾炎综合征。IgA 肾病几乎所有患者均有血尿。10%~20% 的患者表现为肾病综合征。非 IgA 系膜增生性肾小球肾炎,约 50% 患者表现为肾病综合征,约 70% 患者伴有血尿。非 IgA 系膜增生性肾小球肾炎预后与病变程度有关,轻者疗效好,但可复发,重者可伴节段性硬化并出现肾衰竭,预后较差。本病随肾脏病变程度由轻至重,肾功能不全及高血压的发生率逐渐增加。肾病综合征患者对糖皮质激素及免疫抑制剂的治疗反应与病理改变轻重程度有关,轻者疗效好,重者疗效差。

(三) 系膜毛细血管性肾小球肾炎

光镜下可见系膜细胞和系膜基质弥漫重度增生,可插入到基底膜和内皮细胞之间,与肾小球基底膜形成"双轨征"。免疫病理检查常见 IgG 和血清补体 C3 呈颗粒状沉积于系膜区及毛细血管壁。电镜下系膜区和内皮下可见电子致密物沉积(图 39-5)。

该病理类型在我国占原发性肾病综合征的 10%~20%。本病好发于青壮年,男性多于女性。50%~60% 的患者表现为肾病综合征;1/4~1/3 的患者常在上呼吸道感染后,表现为急性肾炎综合征。所有患者几乎均伴有血尿,少部分患者可表现为发作性肉眼血尿或表现为无症状性血尿和蛋白尿。肾功能损害、高血压及贫血出现较早,病情呈持续进展。发病 10 年后约有 50% 的患者进展至慢性肾衰竭。50%~70% 的患者的血清补体 C3 持续降低,对提示本病有重要意义。

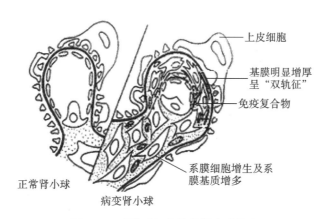

图 39-5 系膜毛细血管性肾小球肾炎

(四) 膜性肾病

光镜下可见早期肾小球基本正常,上皮侧有少量散在分布的嗜复红小颗粒(Masson 染色),病变明显时可见钉突形成(嗜银染色),基底膜增厚,晚期基底膜弥漫性增厚。免疫病理显示典型的颗粒状荧光,IgG 和血清补体 C3 沿肾小球基底膜沉积。电镜下显示上皮细胞肿胀,足突消失,上皮下有大量排列整齐的电子致密物沉积,电子致密物之间基底膜样物质形成钉突,向电子致密物表面延伸并覆盖,形成"链环状",肾小球基底膜(GBM)明显增厚(图 39-6)。

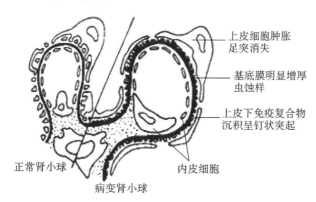

图 39-6 膜性肾病

膜性肾病约占我国原发性肾病综合征的 20%,好发于中、老年,男性多于女性。起病隐匿,临床约 80% 表现为肾病综合征,约 30% 可伴镜下血尿,一般无肉眼血尿。常在发病 5～10 年后逐渐出现肾功能损害。本病易出现血栓栓塞并发症,可发生于任何部位,40%～50% 为肾静脉血栓,急性发病时表现为突发性腰痛,伴血尿、蛋白尿加重、肾功能受损;约 3/4 的患者肾静脉血栓慢性形成,临床并无症状。20%～35% 的膜性肾病患者可自发缓解。尚未出现钉突的早期膜性肾病患者,60%～70% 的患者经糖皮质激素和免疫抑制剂治疗后可达临床缓解。本病多呈缓慢进展,但随疾病逐渐进展,病理变化加重,疗效较差。我国研究显示,本病治愈后 10 年肾脏存活率为 80%～90%。

(五) 局灶性节段性肾小球硬化

光镜下可见病变呈局灶、节段分布,早期仅累及皮髓交界处肾小球,以后逐渐累及皮质全层。表现为受累节段的硬化(系膜基质增多、基底膜塌陷、毛细血管闭塞、球囊粘连等),相应的肾小管萎缩、肾间质纤维化。免疫病理检查显示 IgM 和血清补体 C3 在肾小球受累节段呈团块状沉积。电镜下可见弥漫性肾小球上皮细胞足突消失,基底膜塌陷,系膜基质增多,电子致密物沉积在病变肾小球内皮下及系膜区。

该病理类型占我国原发性肾病综合征的 5%～10%。部分病例由微小病变型肾病转变而来。本病好发于青少年男性,多为隐匿起病,临床表现为肾病综合征或慢性肾炎综合征。肾病综合征发生率可达 50%～75%。约 3/4 的患者伴血尿,部分可见肉眼血尿。确诊时约半数患者有高血压,约 30% 的患者有肾功能减退。

过去认为局灶性节段性肾小球硬化用糖皮质激素治疗效果差,近年研究发现50%患者使用糖皮质激素治疗有效,只是起效较慢,平均缓解期为4个月。凡对激素敏感者很少发展至肾衰竭,血清补体C3水平升高者预后好,不超过5%的患者可自发缓解。肾病综合征能否缓解与预后密切相关,缓解者预后好,不缓解者6~10年超过半数进入终末期肾病。

【并发症】

(一)感染

感染是肾病综合征的常见并发症,常见感染部位的顺序为呼吸道、泌尿道及皮肤等,其发生与患者存在营养不良、免疫功能紊乱及应用激素和免疫抑制剂的治疗有关。感染是导致肾病综合征复发和疗效不佳的重要原因。

(二)血栓栓塞

血栓栓塞是肾病综合征严重并发症之一。血栓栓塞与肾病综合征存在高凝状态有关,原因为:①大量尿蛋白丢失使肝代偿性合成蛋白增加,引起机体凝血、抗凝和纤溶系统失衡。②低蛋白血症、高脂血症、血小板过度激活及治疗时应用利尿剂和糖皮质激素等使血液浓缩,血液黏稠度增加,进一步加重高凝状态。因此肾病综合征易发生血栓栓塞并发症,以肾静脉血栓最常见,占10%~50%,其次为下肢静脉血栓。肾静脉血栓在膜性肾病中可达40%~50%,其次为系膜增生性肾小球肾炎,明确诊断需进行静脉造影检查。此外,肺血管、冠状血管、脑血管的血栓也不少见。

(三)急性肾损伤

急性肾损伤是肾病综合征最严重的并发症。患者48 h内血清肌酐绝对值升高≥26.5 mmol/L,或尿量<0.5 mL/(kg·h)且持续6 h以上即为急性肾损伤。肾病综合征患者因有效血容量不足引起肾血流量下降,可诱发肾前性氮质血症,经扩容、利尿可恢复。少数患者可发生肾实质性急性肾损伤,多见于微小病变型肾病,多无明显诱因,表现为少尿或无尿,经扩容、利尿无效;肾活检显示肾间质弥漫重度水肿,肾小管正常或部分细胞变性、坏死,肾小管腔内可见大量蛋白管型,肾小球病变轻微。该病发生机制不明,可能是由于肾间质高度水肿压迫肾小管和大量蛋白管型堵塞肾小管所致,造成肾小管腔内压力增高,肾小球滤过率骤然减少,又可诱发肾小管上皮细胞损伤、坏死,从而导致急性肾损伤。

(四)蛋白质及脂肪代谢紊乱

长期低蛋白血症可导致营养不良、小儿生长发育迟缓,免疫球蛋白减少引起机体免疫力降低易致感染;内分泌激素结合蛋白不足可诱发内分泌紊乱(如低 T_3 综合征);金属结合蛋白丢失可使微量元素(铁、铜、锌等)缺乏;药物结合蛋白减少,使血浆游离药物浓度增加、排泄加速,影响药物疗效。高脂血症使血液黏稠度增加,促进血栓栓塞并发症的发生,还可增加心血管系统并发症,促进肾小球硬化和肾小管-间质病变的发生,加重肾损伤。

【辅助检查】

(一)尿液分析

尿蛋白定性多在(+++~++++)。尿沉渣中可见红细胞、管型。选择性蛋白尿指数(SPI)可测定患者血浆及尿中两种不同分子量的蛋白质及其廓清率,并参照以下公式计算选择性蛋白尿指数(SPI):

$$SPI = \frac{尿IgG/血浆IgG}{尿白蛋白/血浆白蛋白} \times 100\%$$

SPI<0.1为选择性蛋白尿,SPI>0.2为非选择性蛋白尿。

(二)血清白蛋白、胆固醇测定

血清白蛋白<30 g/L,胆固醇>5.7 mmol/L,甘油三酯升高。IgG减低,IgM、IgE可增加。

【诊断与鉴别诊断】

(一) 诊断

诊断包括三个方面:①确诊肾病综合征。②明确病因:除继发性疾病和遗传性疾病外,最好进行肾活检,做出病理诊断。③判断有无并发症。

(二) 鉴别诊断

继发性肾病综合征的原因很多,常见的有:

1. 系统性红斑狼疮性肾炎 多见于青年女性,伴不同程度的多系统受损表现,如发热、皮疹、关节炎、多发性浆膜炎、脱发及口腔溃疡等。血清免疫学检查可有多种异常,如抗核抗体、抗双链DNA抗体及抗Sm抗体阳性。血清补体(总补体及C3)降低。

2. 过敏性紫癜肾炎 好发于青少年,表现为皮肤紫癜,可伴关节肿痛、腹痛及黑便,多在皮疹出现后1~4周出现血尿和(或)蛋白尿,肾脏免疫病理检查可见IgA沉积于系膜区。

3. 乙型肝炎病毒相关性肾炎 多见于儿童及青少年,表现为肾病综合征或肾炎综合征。病理类型以膜性肾病为常见,其次为系膜毛细血管性肾小球肾炎。诊断需依据以下三点:①血清乙型肝炎病毒抗原阳性。②有肾小球肾炎的临床表现,并排除继发性肾小球肾炎。③肾活检切片中找到乙型肝炎病毒抗原。

4. 糖尿病肾病 多见于糖尿病病程在10年以上的中老年患者。早期可发现尿微量白蛋白排出增加,病变逐渐进展,发展为大量蛋白尿甚至肾病综合征。除肾病外,患者常有血糖增高及多脏器受累,如高血压、视网膜病变等。

5. 肾淀粉样变性 淀粉样变性是淀粉样蛋白沉积于全身脏器。原发性淀粉样变性好发于中老年,病因不清,主要累及心、肾、消化道(包括舌)、皮肤和神经;继发性淀粉样变性常继发于慢性化脓性感染、结核、恶性肿瘤等疾病,主要累及肾脏、肝和脾等器官。肾淀粉样变性时,肾体积增大,常呈肾病综合征,确诊需进行肾活检。

6. 骨髓瘤性肾病 多发性骨髓瘤累及肾小球时可出现肾病综合征。好发于50~60岁老年人,男性多见。可见贫血、骨痛等多发性骨髓瘤的特征性表现,血清单克隆免疫球蛋白增高,蛋白电泳可见异常M蛋白带,尿本周蛋白阳性,骨髓象显示浆细胞异常增生,占有核细胞的15%以上,并有形态异常。

【治疗】

治疗目的在于纠正肾病综合征,减少尿蛋白,防治并发症和保护肾功能。

(一) 一般治疗

1. 休息 有严重水肿及低蛋白血症者应以卧床休息为主。水肿消失、一般情况好转后,可起床活动,以防止血栓形成。

2. 饮食 给予正常量0.8~1.0 g/(kg·d)的优质动物蛋白饮食。热量要保证充分,每天每公斤体重不应少于147 kJ(35 kcal)。有严重水肿、高血压时,限制钠盐(<3 g/d)及水的摄入量。少油、低胆固醇饮食。

(二) 对症治疗

1. 利尿消肿 对于水肿明显,限钠限水后仍不能消肿的患者可适当选用利尿剂。使用利尿剂时应先判断患者是否存在有效循环血容量不足,对于有效循环血容量不足,利尿效果不佳者,先提高血浆胶体渗透压,使组织中水分回吸收入血,再用利尿剂,效果较好。利尿治疗的原则是不宜过快过猛,以免造成血容量不足、加重血液黏稠,诱发血栓栓塞并发症,并注意防止电解质及酸碱平衡紊乱的发生。

(1) 噻嗪类利尿剂:主要作用于髓袢升支厚壁段和远曲小管前段,通过抑制氯和钠的重吸收,增加钾的排泄而利尿。可使用氢氯噻嗪25 mg,每天3次口服。使用时需注意低钠血症和低钾血症的发生。

(2) 保钾利尿剂:主要作用于远曲小管后段,排钠、排氯、潴钾。单独使用时利尿效果差,可与噻嗪类利尿剂合用。常用氨苯蝶啶50 mg,每天3次,或醛固酮拮抗剂螺内酯20 mg,每天3次。长期服用注意高钾血症,肾功能不全患者应慎用。

（3）袢利尿剂：主要作用于髓袢升支，抑制钠、钾和氯的重吸收，利尿作用快速而强大。常用呋塞米（速尿）20～120 mg/d，或布美他尼 1～5 mg/d，分次口服或静注，两者同等剂量时，布美他尼比呋塞米作用强 40 倍。此类药在渗透性利尿药物应用后随即给药效果更好，使用时需注意低钠血症及低钾、低氯血症性碱中毒的发生。

（4）渗透性利尿剂：常用不含钠的右旋糖酐 40 或淀粉代血浆（706 代血浆），250～500 mL 静脉滴注，隔日 1 次。随后应用袢利尿剂可增强利尿效果。每日尿量少于 400 mL 的患者应慎用，因此类药物易与肾小管分泌的 Tamm-Horsfall 蛋白和肾小球滤过的白蛋白形成管型，阻塞肾小管，使肾小管上皮细胞变性、坏死，诱发"渗透性肾病"，导致急性肾损伤。

（5）提高血浆胶体渗透压：静脉输注血浆或白蛋白可提高血浆胶体渗透压，促进组织间隙中的水分回吸收而利尿。之后用呋塞米 60～120 mg 加入葡萄糖溶液中缓慢静脉滴注，有时利尿效果较好。由于输入的白蛋白将于 24～48 h 从尿中排出，引起肾小球高滤过及肾小管高代谢，导致肾小球脏层和肾小管上皮细胞损伤、促进肾间质纤维化，使疾病缓解延迟，重者可损害肾功能。因此输注血浆或白蛋白不宜过多过频，并严格掌握适应证。适应于严重低蛋白血症，高度水肿，每日尿量小于 400 mL 的肾病综合征患者。

2. 减少尿蛋白 持续性大量蛋白尿是促进肾小球硬化，影响肾小球疾病预后的重要因素。已证实减少尿蛋白可以延缓肾功能的恶化。血管紧张素转换酶抑制剂或血管紧张素Ⅱ受体阻滞剂，不仅能够有效控制高血压，还可降低肾小球内压及直接影响肾小球基底膜对大分子的通透性，从而减少尿蛋白。应用上述两类药物降低尿蛋白时，使用剂量一般比常规降压剂量要大才能获得良好疗效。

3. 降脂治疗 临床上根据血脂的异常情况选择降脂药物，如以胆固醇升高为主，选用他汀类，如辛伐他汀、氟伐他汀、阿托伐他汀、普伐他汀等。以甘油三酯升高为主，选用贝特类药物，如非诺贝特、吉非贝齐等。降脂药物的副作用主要是肝毒性和横纹肌溶解，使用过程中需注意监测肝功能和肌酶，避免两类降脂药同时使用。肾病综合征缓解后高脂血症可自然缓解，无须再继续药物治疗。

（三）抑制免疫与炎症反应

1. 糖皮质激素（以下简称激素） 不仅具有抗炎、抑制免疫的作用，还可抑制醛固酮和抗利尿激素的分泌以及影响肾小球基底膜的通透性，从而发挥利尿、减少尿蛋白的作用。激素的使用原则：起始足量，缓慢减药，长期维持。常用泼尼松 1 mg/(kg·d)（最大剂量＜80 mg/d），口服 8 周，必要时可延长至 12 周；以后每 2～3 周减少原用量的 10%，减至 20 mg/d 时病情易复发，应更加缓慢减量；最后以最小有效剂量 10 mg/d 维持半年左右，总疗程约需 1 年或更长。为减轻激素的副作用，可采取全日量顿服或在维持用药期间两日量隔日 1 次顿服。水肿严重、有肝功能损害或使用泼尼松疗效不佳时，可改用等剂量甲泼尼龙口服或静脉滴注。地塞米松半衰期长，副作用大，因此现已少用。

长期应用激素的患者应注意药物的副作用，如感染、类固醇性糖尿病、骨质疏松、无菌性股骨头坏死等。

根据患者对激素的治疗反应，可将其分为三类："激素敏感型"，用药 8～12 周内肾病综合征缓解；"激素依赖型"，激素减药到一定程度即复发；"激素抵抗型"，激素治疗无效。各类在治疗上有明显区别。

2. 免疫抑制剂 可用于"激素依赖型"或"激素抵抗型"的患者，协同激素治疗，但要注意药物的副反应。

（1）环磷酰胺：是临床最常用的一种免疫抑制剂，属烷化剂。在体内被肝细胞微粒体羟化，产生有烷化作用的代谢产物，此代谢产物具有较强的免疫抑制作用。应用剂量为 2 mg/(kg·d)，分 1～2 次口服；或 200 mg，隔日静脉注射。累积量达 6～8 g 后停药。环磷酰胺的主要副作用为骨髓抑制、肝损害、性腺抑制、脱发、出血性膀胱炎、感染加重及消化道反应。使用过程中应定期检查血常规和肝功能。

（2）环孢素 A：属钙调神经蛋白抑制剂，通过选择性抑制 T 辅助细胞及 T 细胞毒效应细胞而起作用。多用于难治性肾病综合征。常用剂量为 3～5 mg/(kg·d)，分两次空腹口服，服药期间需监测并维持其血药浓度谷值为 100～200 ng/mL，峰浓度 800 ng/mL 左右。服药 2～3 个月后缓慢减量，疗程至少 1 年。副作用为肝肾毒性、牙龈增生、多毛、高血压、高尿酸血症等。停药后易复发，故其广泛应用受限。他克莫司也属钙调神经蛋白抑制剂,肾毒性小于环孢素 A,成人起始治疗剂量为 0.05 mg/(kg·d),血药浓度保持在 5~8 ng/mL,疗程半年至 1 年。

(3) 麦考酚吗乙酯:通过选择性抑制 T、B 细胞增殖及抗体的形成而达到治疗目的。常用剂量为 1.5~2 g/d,分 2 次口服,共 3~6 个月,减量维持半年。现已广泛用于肾移植后排斥反应,副作用相对较小。

治疗肾病综合征是否使用激素,疗程长短以及是否使用免疫抑制剂等,应根据患者的病理类型、年龄、肾功能和是否有相对禁忌证等,制订个体化治疗方案。激素与免疫抑制剂联合应用治疗肾病综合征,原则上是在增强疗效的同时最大限度地减少副作用为宜。

(四) 中医药治疗

单纯中医、中药治疗肾病综合征疗效较慢,一般主张与激素及免疫抑制剂联合应用。中西药合用既能减少大剂量激素的不良反应,还能提高机体免疫力,提高缓解率。在激素减量阶段,当激素撤减至一定量时,可出现不同程度的皮质激素撤药综合征,多表现为气阴(阴阳)两虚,中药以滋阴补气为主;激素减至维持剂量时,副作用已经较小,患者多表现为脾肾阳虚,中药应以补肾助阳为主,可提高免疫力,增强疗效,减少反跳现象和帮助巩固疗效。

雷公藤总苷 10~20 mg,每天口服 3 次,有降尿蛋白作用,可配合激素应用。研究显示该药具有抑制免疫、抑制肾小球系膜细胞增生的作用,并能改善肾小球滤过膜通透性。副作用为性腺抑制、肝功能损害及外周血白细胞减少等,及时停药后可恢复。本药毒副作用较大,甚至可引起急性肾损伤,使用时要小心监护。

(五) 并发症治疗

1. 感染 一旦发现感染,及时选用对致病菌敏感、强效且无肾毒性的抗生素积极治疗,尽快去除感染灶。难控制的严重感染应考虑减少或停用激素,视患者具体情况而定。

2. 血栓及栓塞并发症 一般认为血浆白蛋白低于 20 g/L 时,存在高凝状态,应开始预防性抗凝治疗。可给予肝素钠 1875~3750 U 皮下注射,每 6 小时 1 次(或用低分子肝素 4000~5000 U 皮下注射,每天 1~2 次),维持试管法凝血时间为正常的 1 倍;也可服用华法林,维持凝血酶原时间国际标准化比值(INR)于 1.5~2.5。抗凝同时可辅以抗血小板药,如口服阿司匹林 75~100 mg/d,或双嘧达莫 300~400 mg/d,分 3~4 次口服,已出现血栓、栓塞者尽早(6 h 内效果最好,但 3 天内仍可望有效)给予尿激酶或链激酶全身或局部溶栓,并配合抗凝治疗。抗凝药一般持续用半年以上。抗凝及溶栓治疗时应避免药物过量导致出血。

3. 急性肾损伤 肾病综合征患者并发急性肾损伤如处理不当可危及生命,若及时正确处理,大多数患者可望恢复。可采取以下措施:①袢利尿剂:对袢利尿剂有效者应予较大剂量,以冲刷阻塞的肾小管管型;②血液透析:利尿无效并已达到透析指征者,应血液透析以维持生命。在补充血浆制品后适当脱水,以减轻肾间质水肿;③原发病治疗:因病理类型多为微小病变型肾病,应予积极治疗;④碱化尿液:可口服碳酸氢钠碱化尿液,以减少管型形成。

【预后】

肾病综合征预后的个体差异很大。决定预后的主要因素包括:①病理类型:一般来说,微小病变型肾病和轻度系膜增生性肾小球肾炎的预后好。②临床因素:大量蛋白尿、高血压和高血脂均可促进肾小球硬化,上述因素如长期得不到控制,则成为预后不良的重要因素。③存在反复感染、血栓栓塞并发症者常影响预后。

小 结

原发性肾小球疾病发病的始动机制为免疫介导的炎症性疾病,在疾病进展过程中也有非免疫、非炎症因素的参与。临床类型分为急性肾小球肾炎、急进性肾小球肾炎、慢性肾小球肾炎、无症状性蛋白尿或(和)血尿、肾病综合征。病理类型分为轻微肾小球病变、局灶性节段性病变、弥漫性肾小球肾炎、硬化性肾小球肾炎。临床表现为：①急性肾炎综合征：起病急，血尿、蛋白尿、水肿、高血压，可伴一过性肾功能不全，伴血清补体 C_3 下降。②急进性肾炎综合征：是以急性肾炎综合征、肾功能急剧恶化、早期出现少尿性急性肾衰竭为特征，病理类型为新月体肾炎。③慢性肾炎综合征：蛋白尿、血尿、伴或不伴水肿及高血压病史达 3 个月以上，肾功能损害可有可无。④无症状性血尿或（和）蛋白尿：肾小球源性血尿（变形红细胞尿）；肾小球性蛋白尿（以白蛋白为主），一般尿蛋白定量多在 1.0 g/d 以下，无水肿、高血压及肾功能减退。⑤肾病综合征：大量蛋白尿（尿蛋白＞3.5 g/d）、低蛋白血症（血浆白蛋白＜30 g/L）、水肿、高脂血症。

（崔文君）

知识检测 35

第四十章　肾小管-间质疾病

学习目标

1. 熟悉：肾小管性酸中毒，急性间质性肾炎和慢性间质性肾炎的临床表现、诊断和鉴别诊断、治疗。
2. 了解：肾小管性酸中毒，急性间质性肾炎和慢性间质性肾炎的病因、发病机制、病理表现。

第一节　肾小管性酸中毒

肾小管性酸中毒（renal tubular acidosis，RTA）是由各种病因引起肾脏酸化功能障碍而产生的临床综合征。主要表现为：①高血氯性代谢性酸中毒[阴离子间隙（AG）正常]；②电解质紊乱；③骨病；④尿路症状。根据病变部位和发病机制的不同，将其分为四型：Ⅰ型，低血钾型远端肾小管性酸中毒；Ⅱ型，近端肾小管性酸中毒；Ⅲ型，混合型肾小管性酸中毒；Ⅳ型，高血钾型远端肾小管性酸中毒。

低血钾型远端肾小管性酸中毒

低血钾型远端肾小管性酸中毒又称为远端肾小管性酸中毒或Ⅰ型RTA，此型最常见。

【病因和发病机制】

引起低血钾型远端肾小管性酸中毒的病因很多，根据病因可分为原发性和继发性。原发性患者多为肾小管有先天性功能缺陷，属常染色体显性遗传性疾病。继发性可继发于全身或肾脏多种疾病，如肾小管-间质疾病；自身免疫病，如系统性红斑狼疮、干燥综合征、慢性活动性肝炎、原发性胆汁性肝硬化等；药物或毒物中毒，如锂、两性霉素B、镇痛药等；与肾钙化有关的疾病，如甲状腺功能亢进症、甲状旁腺功能亢进症、维生素D中毒、特发性尿钙增多症等。儿童患者多由先天遗传性肾小管功能缺陷引起，成人患者常由后天获得性肾小管间质疾病所致，尤其多见于慢性间质性肾炎。

低血钾型远端肾小管性酸中毒是由远端肾小管酸化功能障碍引起，即远端肾小管分泌H^+障碍所致。主要表现为远端肾小管向肾小管腔内分泌H^+减少，使肾小管腔内与肾小管周液间无法形成高H^+梯度，肾小管周围的H^+不能按浓度梯度进入肾小管腔并从尿中排出。产生的主要机制有：①肾小管上皮细胞膜H^+泵衰竭，不能主动分泌H^+进入肾小管管腔（分泌缺陷型）；②速度障碍：H^+泵未达到最佳转运状态，分泌H^+速度降低；③肾小管上皮细胞通透性异常，分泌入肾小管腔内的H^+又被动扩散至管周液，使H^+梯度无法维持（梯度缺陷型）；④基底侧膜上的Cl^--HCO_3^-交换障碍。

【临床表现】

（一）高血氯性代谢性酸中毒

远端肾小管腔内分泌H^+减少，患者表现为尿液酸度下降，尿中铵离子（NH_4^+）及可滴定酸减少，尿pH值升高，通常pH>5.5。因尿液排酸减少，血液酸度升高，表现为血pH值下降、酸中毒。血清氯离子（Cl^-）增高。此代谢性酸中毒AG正常。

知识链接
40-1

（二）低钾血症

由于皮质集合管 H^+-K^+ 泵功能减退导致低钾血症。低钾血症不仅引起肌无力，严重者可致低钾性周期性麻痹、心律失常及低钾血症肾病（呈现多尿及尿浓缩功能障碍）。

（三）钙、磷代谢障碍

酸中毒可抑制肾小管对钙的重吸收和维生素 D 的活化，使尿钙排出增加，1,25-$(OH)_2D_3$ 生成减少，因此患者出现高尿钙、低血钙，继发甲状旁腺功能亢进，肾小管对磷重吸收减少，尿磷增加，血磷降低。严重的钙、磷代谢紊乱常引起骨病，儿童患者表现为肾性佝偻病，成人表现为骨痛、骨质疏松、骨软化等，严重时出现病理性骨折。由于尿钙增多，尿呈碱性，尿枸橼酸减少，钙在碱性尿中易沉积发生肾钙化和形成肾结石。

【诊断】

患者有高血氯性代谢性酸中毒、AG 正常，低钾血症，尿 pH＞5.5，尿中可滴定酸及 NH_4^+ 减少，可诊断为低血钾型远端肾小管性酸中毒。如伴有低血钙、低血磷、骨病、肾钙化或肾结石，更支持此诊断。对不完全低血钾型远端肾小管性酸中毒患者，可口服氯化铵进行氯化铵负荷试验，尿 pH 值不能降至 5.5 以下者为阳性，肝病患者用氯化钙代替。

【治疗】

去除病因对继发性患者尤为重要。对症治疗措施如下：

（一）纠正代谢性酸中毒

根据酸中毒程度给予口服或静脉补充碱剂。常用枸橼酸合剂（枸橼酸 100 g，枸橼酸钠 100 g，加水至 1000 mL），此合剂不仅能补碱，还能减少肾结石和钙化形成。此外，也可服用碳酸氢钠。

（二）补充钾盐

可口服枸橼酸钾；也可用枸橼酸合剂（枸橼酸 100 g，枸橼酸钾 100 g，加水至 1000 mL）。不能给予氯化钾，以免加重高血氯性代谢性酸中毒。

（三）防治肾结石、肾钙化及骨病

服枸橼酸合剂后，尿钙主要以枸橼酸钙的形式排出，其溶解度高，可以预防肾结石和肾钙化。对已发生严重骨病而无肾钙化的患者，可小心应用钙剂及 1,25-$(OH)_2D_3$ 制剂（骨化三醇）治疗。

近端肾小管性酸中毒

近端肾小管性酸中毒又称 Ⅱ 型 RTA，此型也比较常见。

【病因和发病机制】

近端肾小管性酸中毒也分为原发性和继发性。原发性可由先天遗传性肾小管功能缺陷引起，继发性由各种后天获得性肾小管间质疾病引起。

近端肾小管性酸中毒由近端肾小管酸化功能障碍引起，即近端肾小管对 HCO_3^- 重吸收障碍，大量 HCO_3^- 从尿中排出。发生的主要机制有：①肾小管上皮细胞管腔侧 Na^+-H^+ 交换障碍（近端小管对 HCO_3^- 重吸收需依赖此 Na^+-H^+ 交换），肾小管腔内 HCO_3^- 重吸收减少；②肾小管上皮细胞基底侧 Na^+-HCO_3^- 协同转运障碍，使肾小管上皮细胞内的 HCO_3^- 不能及时转运入血，积聚在肾小管上皮细胞内影响管腔内 HCO_3^- 的进一步转运；③碳酸酐酶活性异常；④近端肾小管管腔侧广泛转运功能障碍，导致近端肾小管复合性功能缺陷（Fanconi 综合征）。

【临床表现】

近端肾小管性酸中毒有以下特点：①高血氯性代谢性酸中毒，AG 正常，尿液 HCO_3^- 增多，可滴定酸及 NH_4^+ 均正常。因为近端肾小管上皮细胞管腔侧 Na^+-H^+ 交换障碍，导致细胞排出 H^+ 减少，加重酸中毒，如果血浆中 HCO_3^- 严重减少，肾小球滤液中的 HCO_3^- 相应减少，当减少到与近端肾小管重吸收 HCO_3^- 量相当时，到达远端肾小管的 HCO_3^- 便很少，尿液中的 HCO_3^- 和净酸排泄可正常，尿 pH 值可在 5.5 以下。慢性代谢性酸中毒表现为厌食、恶心、呕吐、心悸、气短、乏力等症状，儿童生长发育迟缓。

②低钾血症比较明显。③由于近端肾小管性酸中毒患者的尿枸橼酸排出大多正常,因此肾结石及肾钙化发生率较少见。

【诊断】

患者出现高血氯性代谢性酸中毒、AG正常,低钾血症,尿中HCO_3^-增多,即可诊断近端肾小管性酸中毒。对疑似病例需做碳酸氢盐重吸收试验,患者口服或静脉滴注碳酸氢钠后,HCO_3^-排泄分数大于15%即可确诊。

【治疗】

继发性患者首先进行病因治疗。其他治疗原则同远端肾小管性酸中毒,但是碳酸氢钠用量要大,6~12 g/d,分次口服。碳酸氢钠排泄分数高者,可给予小剂量氢氯噻嗪,作用于近端肾小管,增强HCO_3^-的重吸收。严重骨病患者可小心使用骨化三醇。

混合型肾小管性酸中毒

此型是远端和近端肾小管性酸中毒的混合型,为Ⅲ型肾小管性酸中毒,兼有两种类型的临床表现:高血氯性代谢性酸中毒,AG正常,尿液HCO_3^-增多,尿可滴定酸及NH_4^+排出减少。一般酸中毒较重,并发症多。

知识链接
40-2

高血钾型远端肾小管性酸中毒

高血钾型远端肾小管性酸中毒又称Ⅳ型RTA。

【病因和发病机制】

本病发病机制尚未完全清楚。可能与醛固酮分泌减少或远端肾小管对醛固酮反应减弱有关,因此肾小管重吸收Na^+及分泌H^+、K^+减少,引起酸中毒及高钾血症。本型肾小管性酸中毒主要由后天获得性疾病所致,如肾小管间质疾病、肾上腺皮质疾病及某些药物等。

【临床表现】

高血钾型远端肾小管性酸中毒多见于某些轻、中度肾功能不全的肾脏病患者,主要特征为高血氯性代谢性酸中毒,AG正常,高钾血症,其酸中毒和高血钾的严重程度与肾功能不全的严重程度不成比例。因远端肾小管分泌H^+障碍,故尿中NH_4^+减少,尿液的pH>5.5。

【诊断】

轻度、中度肾功能不全患者出现:高血氯性代谢性酸中毒,AG正常,高钾血症,尿NH_4^+减少,即可诊断。血清醛固酮水平降低或正常。

【治疗】

除病因治疗外,应予如下措施:①纠正酸中毒:碳酸氢钠口服或静脉滴注。纠正酸中毒有助于降低高血钾。②降低高血钾:轻度、中度高血钾患者,可以通过限制钾的摄入量、低钾饮食,口服离子交换树脂和利尿剂呋塞米,促进钾的排出。严重高血钾患者应及时进行透析治疗。③肾上腺盐皮质激素治疗:口服氟氢可的松,低醛固酮血症患者口服0.1 mg/d,肾小管抗醛固酮患者口服0.3~0.5 mg/d。

第二节 急性间质性肾炎

急性间质性肾炎(acute interstitial nephritis,AIN)是一组以肾小管变性和肾间质炎症细胞浸润为主要病理表现的急性肾脏病,又称急性肾小管-间质性肾炎。肾间质包括纤维结缔组织、血管、淋巴管和神经纤维等,分布在肾小球和肾小管之间,在肾小管的主要部位髓质分布较多,尤其在肾锥体乳头部分布最多,在肾小球的皮质部分布较少,因此肾间质疾病的病变发生部位常以肾乳头明显。急性间质性肾炎的常见病因有药物过敏、感染、自身免疫病、代谢性疾病、恶性肿瘤及病因不明等。本节主要重点介绍药物过敏性急性间质性肾炎。

【病因和发病机制】

很多药物可引起急性间质性肾炎,以抗生素、磺胺、非甾体抗炎药、抗惊厥药等最为常见。药物(半抗原)与机体组织蛋白(载体)结合,诱发机体超敏反应(包括细胞及体液免疫反应),导致肾小管间质性肾炎。某些头孢菌素类抗生素可抑制肾小管上皮细胞内线粒体功能,造成细胞"呼吸窘迫"。由非甾体抗炎药引起者,同时可导致肾小球微小病变。

【病理】

肾体积增大。光镜检查可见肾间质水肿、细胞浸润,浸润细胞以淋巴细胞、单核细胞为主,也可有嗜酸性粒细胞和中性粒细胞浸润,并偶见肉芽肿。肾小管上皮细胞呈严重空泡及颗粒变性,刷状缘脱落,管腔扩张。肾小球和肾血管正常。免疫病理检查多阴性,由甲氧苯青霉素引起可见 IgG 和血清补体 C_3 沿肾小管基底膜呈线样沉积。电镜显示非甾体抗炎药引起肾小球微小病变时,可见肾小球脏层上皮细胞足突广泛融合。

【临床表现】

1. 全身过敏表现 轻重不一,多有用药史,多在用药过程中出现皮疹、药物热及外周血嗜酸性粒细胞增多,有时可见关节痛或淋巴结肿大。由非甾体抗炎药引起者全身过敏表现常不明显。

2. 尿化验异常 常出现无菌性白细胞尿,可伴有白细胞管型;血尿、蛋白尿多为轻度,定量<1.5 g/d;非甾体抗炎药引起肾小球微小病变时,可出现大量蛋白尿(定量>3.5 g/d)。

3. 肾功能损害 患者常因肾间质急性炎症和水肿而有腰痛、肾区叩痛,尿量可减少或无变化,也可突然发生少尿或无尿,出现急性肾损伤的临床表现。由于肾小管受累的部位和程度不同,肾小管功能异常可表现为肾性糖尿、肾小管酸性中毒、低渗尿等。

【诊断】

一般典型病例有:①近期用药史;②出现药物过敏表现;③尿化验异常;④肾小管和肾小球功能损害。凡具备①、②、③或④,临床诊断可以成立。非典型病例尤其是非甾体抗炎药引起本病者,须肾穿刺确诊。

【治疗】

药物引起者,停用过敏药物或去除过敏因素后,多数轻症病例可自行缓解;重症患者可用糖皮质激素,如泼尼松 30~40 mg/d,病情好转后逐渐减量,共服 2~3 个月。急性肾损伤血肌酐明显升高或高血钾、肺水肿、心力衰竭等有血液净化指征者,应进行血液净化治疗。

第三节 慢性间质性肾炎

慢性间质性肾炎(chronic interstitial nephritis,CIN)又称慢性肾小管间质性肾炎,是一组以肾间质纤维化和肾小管萎缩为主要病理表现的慢性肾脏病。

【病因和发病机制】

慢性间质性肾炎的病因多种多样,常见病因有:①药物:中药包括含马兜铃酸的药物,如关木通、广防己、青木香等;西药如止痛药、氨甲蝶呤等;②重金属:如铅、镉、砷等;③慢性感染:如慢性肾盂肾炎、肾结核等;④免疫性疾病:如系统性红斑狼疮、干燥综合征、血管炎等;⑤其他:如巴尔干肾病、放射性损伤等。慢性间质性肾炎可通过不同的机制发病,毒性反应可能为更常见因素。药物或其代谢产物以及毒物可直接损害肾小管上皮细胞膜,或者刺激肾间质成纤维细胞和(或)肾小管上皮细胞释放炎症介质、促纤维化物质,进而引起慢性间质性肾炎。

【病理】

晚期肾脏常萎缩。光镜下肾间质广泛纤维化,伴或不伴淋巴细胞和单核细胞浸润,肾小管萎缩,管腔闭塞扩大,晚期累及肾小球,出现缺血性硬化。免疫病理检查阴性。电镜显示肾间质中可见大量胶原纤维束。

【临床表现】

起病多缓慢、隐袭,多数患者首先出现肾小管功能损害,病变逐渐发展累及肾小球引起滤过功能障碍。远端肾小管浓缩功能障碍表现为夜尿多、低比重尿及低渗透压尿;近端肾小管重吸收功能障碍可有肾性糖尿甚至 Fanconi 综合征。远端肾小管或近端肾小管酸化功能障碍,均可发生肾小管性酸中毒,表现为乏力、食欲不振、心悸、气短,低钾、低钠、低钙,以及瘫痪、搐搦等。随病变进展累及肾小球,肌酐清除率逐渐下降,血肌酐逐渐升高,直至进入终末期肾病,出现慢性肾衰竭的症状,如厌食、恶心、呕吐、肾性贫血及高血压等,患者尿常规改变轻微,仅有轻度蛋白尿,可有少量红细胞、白细胞及管型。X 线肾盂造影显示肾盂肾盏变形,B 超检查显示肾体积不对称缩小。

【诊断】

根据临床表现可高度疑诊,确诊仍需肾活检病理检查。

【治疗】

(一)病因治疗

对早期慢性间质性肾炎的患者,应积极去除病因,如停用致敏药物、控制感染、处理原发病等,以延缓肾损害的进展。

(二)对症治疗及治疗并发症

可用碳酸氢钠或枸橼酸合剂纠正肾小管酸中毒,促红细胞生成素纠正肾性贫血,并给予降压治疗。若本病进入终末期肾病应进行肾脏替代治疗或肾移植治疗。

小 结

肾小管性酸中毒是由各种病因引起肾脏酸化功能障碍而产生的临床综合征。分为 4 型,即低血钾型远端肾小管性酸中毒(Ⅰ型)、近端肾小管性酸中毒(Ⅱ型)、混合型肾小管性酸中毒、高血钾型远端肾小管性酸中毒(Ⅳ型)。急性间质性肾炎是一组以肾小管变性和肾间质炎症细胞浸润为主要病理表现的急性肾脏病。多有用药史及全身过敏表现;尿检异常,无菌性白细胞尿,血尿,蛋白尿多为轻度;肾功能损害,患者常有腰痛,尿量可减少或无变化,也可突然出现急性肾损伤的临床表现。肾小管功能异常可有肾性糖尿、肾小管性酸中毒、低渗尿等。慢性间质性肾炎是一组以肾间质纤维化和肾小管萎缩为主要病理表现的慢性肾脏病,起病多缓慢,先出现肾小管功能损害,累及肾小球时引起滤过功能障碍,病变逐渐进展直至进入终末期肾病,确诊需进行肾活检。

(崔文君)

知识检测 36

第四十一章 尿路感染

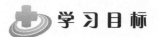

1. 掌握：尿路感染的概念、临床表现、诊断和鉴别诊断、治疗。
2. 熟悉：尿路感染的发病原因。
3. 了解：尿路感染的发病机制、病理表现。
4. 应用：能够对尿路感染患者进行初步诊断、治疗，并进行健康指导。

导学案例

患者，女，35岁。2天前劳累后出现左侧腰痛，伴尿频、尿急、尿痛，发热，测体温38.0℃，自服"消炎药"和"退烧药"后体温下降。昨日出现恶心、呕吐，无腹痛、腹泻等。今晨上述症状加重，再次发热，体温38.5℃，遂到医院就诊。查体：体温39℃，脉搏90次/分，呼吸18次/分，血压125/80 mmHg，精神差，面色晦暗，左肾区叩击痛（+）。辅助检查：血白细胞$13.5×10^9/L$，尿蛋白（+），尿红细胞3~5个/HP，尿白细胞25~30个/HP。

请思考：患者可能的诊断是什么？主要依据有哪些？为进一步明确诊断需要完善哪些检查？

尿路感染（urinary tract infection，UTI）简称尿感，是指各种病原微生物侵犯尿路黏膜或组织引起的尿路炎症，多见于育龄期妇女、老年人、免疫低下及尿道畸形者。多种病原体如细菌、真菌、支原体、衣原体、病毒、寄生虫等均可以引起尿路感染。本章重点介绍由细菌所引起的尿路感染。

分类：①根据感染发生部位，可分为上尿路感染和下尿路感染，前者主要指肾盂肾炎，后者主要指膀胱炎，肾盂肾炎和膀胱炎又有急性和慢性之分。②根据有无临床症状，可分为有症状性尿感和无症状性尿感。③根据有无尿路功能或结构的异常，可分为复杂性尿感和非复杂性尿感。复杂性尿感是指伴有尿路梗阻、尿流不畅、尿路结石、尿道畸形及膀胱输尿管反流等结构或功能的异常所致的尿感，或在慢性肾实质性疾病基础上发生的尿感。不伴有上述情况者称为非复杂性尿感。④根据尿感是初发还是再发，可分为初发（第一次发作的）尿感和再发性尿感（6个月内发作次数达2次或以上，也可以是1年内发作次数达3次或以上），后者包括复发和重新感染。

【病因和发病机制】

（一）病因

95%以上的尿感是革兰阴性杆菌所致，其中以大肠埃希氏菌最为常见，占全部尿感的80%~90%，其次为变形杆菌、克雷白杆菌、产气杆菌和铜绿假单胞菌。5%~15%的尿感由革兰阳性菌引起，主要是粪链球菌和凝固酶阴性的葡萄球菌（柠檬色和白色葡萄球菌）。大肠埃希氏菌多见于无症状性细菌尿、非复杂性尿感，或初发的尿感。医院内感染、复杂性或复发性尿感、尿路器械检查后发生的尿感，多为粪链球菌、变形杆菌、克雷白杆菌和铜绿假单胞菌所致，其中变形杆菌感染多见于伴有尿路结石者，铜绿假单胞菌感染多见于尿路器械检查后,金黄色葡萄球菌常见于血源性尿感。真菌感染多发生于留置导尿管者、糖尿病患者以及使用广谱抗生素或免疫抑制剂的患者。腺病毒感染可以在儿童和一些年轻人中引起急性出血性膀胱炎,甚至引起流行。此外,结核分枝杆菌、衣原体等也可导致尿感。近年来,因抗生素及免疫抑制剂的广泛应用,革兰阳性菌和真菌引起的尿感增多,而且耐药现象甚至耐多药现象呈增加趋势。

(二)发病机制

1. 感染途径

(1)上行感染:病原菌多为粪源性,经尿道上行至膀胱,通过输尿管、肾盂达肾髓质部位引起的感染,称为上行感染。可累及单侧或双侧,约占尿感的95%。正常情况下前尿道、尿道口周围和女性阴道前庭都定居有少量细菌,如链球菌、乳酸菌、葡萄球菌和类白喉杆菌等,但一般不引起感染。某些因素如性生活、尿路梗阻、尿路器械使用、尿道尿液反流等可导致上行感染的发生。

(2)血行感染:指病原菌从体内的感染灶通过血液循环到达肾脏和尿路其他部位引起的感染,此种感染途径少见,不足2%。常见的病原菌有金黄色葡萄球菌、沙门菌属、假单胞菌属和白色念珠菌属等。多发生于肾脏结构或功能受损的患者,如多囊肾、糖尿病、肾脏损伤、肾血管异常等,或者接受免疫抑制剂治疗的患者。

(3)直接感染:泌尿系统邻近器官、组织发生感染时,病原菌向周边蔓延直接侵入到泌尿系统导致感染。

(4)淋巴道感染:盆腔和下腹部的器官感染时,因其与肾的淋巴管相通,病原菌可从淋巴道感染泌尿系统,但罕见。

2. 机体防御功能 正常情况下,细菌进入膀胱后不一定引起尿感。一般正常人群的膀胱在2~3天内可将入侵的细菌清除,最终是否发生尿感除与细菌的数量、毒力有关外,还取决于机体的一系列防御机制,包括:①排尿的冲刷作用,可清除约99%侵入的细菌;②尿道上皮细胞产生的杀菌分子和膀胱黏膜产生的抗黏附因子及抗体可发挥抗菌作用;③尿液中高浓度尿素、高渗透压和低pH值等因素不利于细菌生长;④前列腺分泌物中含有的抗菌成分具有抗革兰阴性肠道细菌的作用;⑤输尿管膀胱连接处的"单向瓣",具有防止尿液反流的作用,可以防止细菌进入输尿管。

3. 易感因素

(1)尿路梗阻:是最重要的易感因素,可由尿路的解剖异常或功能异常引起,如结石,前列腺增生、狭窄、肿瘤等以及肾发育不良、肾盂及输尿管畸形、移植肾、多囊肾等。尿路梗阻可导致尿液积聚,尿流不畅,细菌不易被冲洗清除,而在局部大量繁殖引起感染。尿路梗阻合并感染可使肾组织结构快速破坏,因此及时解除梗阻非常重要。

(2)膀胱输尿管反流及其他尿路畸形和结构异常:膀胱输尿管连接处"单向瓣"的功能可阻止尿液从膀胱输尿管口反流至输尿管,当其功能或结构异常时可使尿液从膀胱逆流到输尿管,甚至肾盂,导致细菌在局部定植,发生感染。如多囊肾、肾下垂、游走肾、肾盂畸形和输尿管畸形等,均易发生尿感。

(3)机体免疫力低下:如长期使用免疫抑制剂、糖尿病、慢性肾脏疾病、慢性腹泻、长期卧床、艾滋病等,易导致尿感。其中女性糖尿病患者所发生的尿感及无症状性细菌尿的发病率,与无糖尿病患者相比增加2~3倍。另外,高尿酸血症、高钙血症、慢性失钾和近期应用抗生素等,也易导致尿感发生。

(4)妊娠:是尿感的重要诱因,2%~8%的妊娠女性可发生尿感,与孕期输尿管蠕动功能减弱、暂时性膀胱输尿管"单向瓣"关闭不全及妊娠后期子宫增大致尿液引流不畅有关。因妊娠所致的尿路解剖和生理改变可持续到产后8周,故产后也易发生尿感。

(5)解剖生理特点:女性尿道较短(仅3~5 cm),且直而宽,距离肛门较近,开口于阴唇下方,是女性容易发生尿感的重要因素。妇科疾病(阴道炎、宫颈炎)以及性生活时尿道黏膜可发生改变有利于细菌入侵膀胱引起尿感。前列腺增生导致的尿路梗阻是中老年男性尿感的一个重要原因。包茎、包皮过长是男性尿感的诱发因素。

(6)尿路的医源性损伤:导尿或留置导尿管、膀胱镜和输尿管镜检查、逆行尿路造影等,不但会把细菌带入后尿道和膀胱,还可损伤尿路黏膜,易引发尿感。据文献报道,即使严格消毒,一次导尿后尿感的发生率为1%～2%,留置导尿管1天尿感的感染率约50%,留置3～4天,感染发生率可高达90%以上。

(7) 遗传因素:遗传因素导致尿路黏膜局部防御能力降低(如上皮细胞P菌毛受体数目增多),可使尿感发生的危险性增加。

4. 细菌的致病力 95%以上尿路感染是由单一种细菌引起,大肠杆菌是最主要的致病菌。细菌进入膀胱后,能否引起尿感,与其致病力有很大关系。如大肠埃希氏菌不是所有的菌株都能引起症状性尿感,能引起的只是其中少数菌株,如O血清型菌株、K血清型菌株和H血清型菌株,这些菌株具有特殊的致病力。大肠埃希氏菌可与尿路移行上皮和鳞状上皮表面的受体结合,导致黏膜上皮细胞分泌IL-6和IL-8,并诱导上皮细胞凋亡和脱落。致病性大肠埃希氏菌还可产生溶血素、铁载体等物质,可以抵抗人体的杀菌作用。

【病理】

急性膀胱炎的病理变化主要表现为膀胱黏膜充血、上皮细胞肿胀、黏膜下组织充血、水肿及白细胞浸润,较重者可出现点状或片状出血,甚至黏膜溃疡。

急性肾盂肾炎的病理变化表现为局限或广泛的肾盂肾盏黏膜充血、水肿,表面有脓性分泌物,黏膜下可有细小脓肿。肾间质水肿,内有炎症细胞浸润。炎症严重时可有广泛性出血,甚至病后局部形成瘢痕。肾小球一般无形态学改变。

慢性肾盂肾炎的病理变化表现为肾脏体积缩小,双侧肾脏病变不对称,表面不光滑,肾盂扩大、畸形,肾乳头瘢痕形成,肾小管萎缩,肾间质淋巴-单核细胞浸润。

【临床表现】

(一) 膀胱炎

膀胱炎占尿感的60%以上。主要表现膀胱刺激征,即尿频、尿急、尿痛、排尿不适、下腹部疼痛等,部分患者迅速出现排尿困难。尿液常混浊,并有异味,约30%患者可出现血尿。一般无明显的全身性感染症状,少数患者可出现腰痛、发热,但体温常不超过38℃。如患者有明显的全身症状,体温超过38.0℃,则应考虑上尿路感染。致病菌多为大肠埃希菌,约占75%以上。

(二) 肾盂肾炎

1. 急性肾盂肾炎 可发生于各年龄段,育龄女性最多见。起病急,主要有以下临床特征:

(1) 全身症状:寒战、发热、头痛、全身酸痛、恶心、呕吐、食欲不振等,体温一般在38℃以上,以弛张热多见,也可呈稽留热或间歇热。少部分病情较重的患者可出现革兰阴性杆菌败血症。

(2) 泌尿系统症状:下腹部疼痛、腰痛和尿频、尿急、尿痛、排尿不适等膀胱刺激征。腰痛程度不一,多为钝痛或酸痛。少数患者膀胱刺激征不典型。

(3) 体格检查:可发现一侧或两侧肋脊角或输尿管点压痛和(或)肾区叩击痛。

2. 慢性肾盂肾炎 临床表现复杂,可无症状或出现全身症状但泌尿系统症状不典型。半数以上患者可有急性肾盂肾炎病史,之后出现乏力、低热、间歇性尿频、排尿不适、腰部酸痛及肾小管功能受损表现,如夜尿增多、低比重尿等,病情持续发展,最终发展为慢性肾衰竭。

(三) 无症状细菌尿

无症状细菌尿是指患者有真性细菌尿,而无任何尿感的临床症状。常在健康人群中进行体检或因其他肾脏疾病作常规尿细菌学检查时发现,也可由症状性尿感演变而来。老年人发病率为40%～50%。致病菌多为大肠埃希菌,患者长期无症状,尿常规无明显异常,但尿培养有真性细菌尿。

【并发症】

尿感及时治疗,一般不出现并发症,但易感因素不消除或肾盂肾炎治疗不当可出现以下几种并发症:①肾乳头坏死:指肾乳头及相邻的肾髓质缺血坏死,常表现为寒战、高热,伴剧烈腰痛或腹痛和血尿等,甚至出现革兰阴性杆菌败血症和(或)急性肾损伤。当坏死组织脱落阻塞输尿管时也可发生肾绞痛。多见于伴有糖尿病或尿路梗阻的肾盂肾炎,为其严重并发症。静脉肾盂造影(IVP)可见肾乳头区有"环形征"特征。②肾周脓肿:除原有症状加剧外,伴有明显的单侧腰痛,常在向健侧弯腰时疼痛加剧。严重肾盂肾炎直接扩展造成肾周脓肿,多有糖尿病、尿路梗阻等易感因素。致病菌常为大肠埃希氏菌。超声检查及影像检查有助于诊断。治疗主要是加强抗感染和(或)局部行切开引流术。

【辅助检查】

(一)尿液检查

1. 尿常规检查 尿液常浑浊,有腐败气味,可见白细胞尿、血尿、蛋白尿。离心后尿沉渣镜检白细胞>5个/HP即为白细胞尿,对尿感诊断意义较大;部分患者有镜下血尿,尿沉渣镜检红细胞数多为3~10个/HP,极少数急性膀胱炎患者可有肉眼血尿;蛋白尿多为阴性或微量。部分肾盂肾炎患者尿中可见白细胞管型。

2. 细菌学检查 细菌学检查是诊断尿感的关键性检查。

(1)尿沉渣镜检细菌:清洁中段尿离心或不离心尿沉渣涂片,革兰染色用油镜或不染色用高倍镜观察,计算10个视野的细菌数,取平均值,若每个视野的细菌数≥1个,提示尿感。本法检出率达80%~90%。

(2)细菌培养:选取清洁中段尿、导尿及膀胱穿刺尿做细菌培养,凡是有真性细菌尿者,均可诊断为尿感。其中以膀胱穿刺尿培养结果最可靠。真性细菌尿包括:①耻骨上膀胱穿刺尿定性培养有细菌生长;②导尿细菌定量培养≥10^5/mL;③清洁中段尿细菌定量培养≥10^5/mL,如临床上无尿感症状,要求做两次中段尿培养,细菌数均≥10^5/mL,且为同一菌种,才能确定为真性细菌尿。尿细菌定量培养10^4~10^5/mL,为可疑阳性,需复查;如定量培养小于10^4/mL,可能为污染。

尿细菌定量培养结果可呈假阳性或假阴性。假阳性见于:①中段尿标本被污染;②室温下尿标本存放超过1h;③检验技术错误等。假阴性见于:①采集标本之前的1周内使用过抗生素;②尿液在膀胱内停留时间小于6h;③收集中段尿时,尿标本内混入消毒药;④尿液因饮水过多被稀释;⑤感染灶间歇性排菌等。

3. 亚硝酸盐还原试验 诊断尿感的敏感性为70%,特异性达99.5%以上,其原理为尿内硝酸盐被大肠埃希氏菌等革兰阴性细菌还原为亚硝酸盐,一般无假阳性,但球菌感染可出现假阴性。

4. 其他实验室检查 慢性肾盂肾炎可有肾功能的异常。肾小管功能异常表现为尿比重和尿渗透压下降,甚至出现肾性糖尿、肾小管性酸中毒等。

(二)血液检查

急性肾盂肾炎时血中白细胞计数通常升高,中性粒细胞增多,伴核左移。血沉增快。慢性肾盂肾炎肾小球功能受损时可出现肾小球滤过率下降,血肌酐升高等。

(三)影像学检查

尿感急性期不宜做静脉肾盂造影(IVP),可作B超检查以排除梗阻。IVP检查的目的是寻找是否有能用外科手术纠正的易感因素。从小就有反复尿感者,还需作排尿期膀胱-输尿管反流检查。对于首次发作的急性女性尿感患者,一般不需要进行影像学检查;对于男性尿感患者,无论初发还是复发,均应进行影像学检查,以排除尿路解剖和功能上的异常。

【诊断与鉴别诊断】

(一)诊断

根据典型症状,再结合尿液改变和尿液细菌学检查,诊断尿感难度不大。上尿路感染常有膀胱刺激征、感染中毒症状、腰部不适等,输尿管和(或)肋脊点压痛、肾区叩击痛等。而下尿路感染常以膀胱刺激征为主要表现,一般少有发热、腰痛等。

如症状不典型,但凡有真性细菌尿者,亦可诊断为尿感。但真性细菌尿不能判断尿感为上尿路感染还是下尿路感染,出现下列情况提示上尿路感染:膀胱冲洗后尿培养阳性;尿沉渣镜检有白细胞管型,并排除狼疮性肾炎、间质性肾炎等疾病;尿液 N-乙酰-β-D 氨基葡萄糖苷酶(UNAG)、$β_2$-微球蛋白升高;尿渗透压降低。

无症状性细菌尿的诊断主要依靠尿细菌学检查,要求两次尿细菌培养均为同一菌种的真性细菌尿。当女性有明显尿频、尿急、尿痛等膀胱刺激征,尿白细胞增多,尿细菌定量培养≥10^2/mL,并为常见致病菌时,也可拟诊为尿感。

慢性肾盂肾炎症状常不明显,诊断需结合影像学及肾脏功能检查。如肾外形凹凸不平,且双肾大小不等,或静脉肾盂造影可见肾盂肾盏变形、缩窄,伴持续性肾小管功能损害者,均可诊断慢性肾盂肾炎。

（二）鉴别诊断

1. 尿道综合征 以妇女多见,患者有尿频、尿急、尿痛及排尿不适等膀胱刺激征,但多次尿细菌检查均无真性细菌尿。其发病机制可能是逼尿肌与膀胱括约肌功能不协调、妇科或肛周疾病、神经焦虑等引起,也可能是衣原体感染所致。

2. 肾结核 膀胱刺激征更明显,病情呈进行性加重,一般抗生素治疗无效,尿沉渣可找到抗酸杆菌,尿培养结核分枝杆菌阳性,而普通细菌培养为阴性,但脓尿持续存在。静脉肾盂造影可发现肾实质虫蚀样缺损等。部分患者伴肺、生殖器等肾外结核病灶,抗结核治疗有效,利于鉴别。但要注意肾结核常与尿感并存,故尿感经抗生素治疗后,仍残留有尿感症状或尿沉渣异常者,应高度警惕肾结核的可能性。

3. 慢性肾小球肾炎 慢性肾盂肾炎有肾功能减退、高血压时应与慢性肾炎相鉴别。后者多为双侧肾脏受累,且肾小球功能受损较肾小管功能受损突出,并有较明显的蛋白尿、血尿和水肿病史;而前者膀胱刺激征较明显,细菌学检查阳性,影像学检查可表现为双肾缩小且不对称。

【治疗】

（一）一般治疗

急性期患者应注意休息,多饮水,勤排尿。发热者给予易消化、高热量、富含维生素的饮食。膀胱刺激征和血尿明显者,可口服碳酸氢钠片 1 g,每天 3 次,以碱化尿液、缓解症状、抑制细菌生长、避免形成血凝块,对应用磺胺类抗生素者还可以增强药物的抗菌活性并避免尿路结晶形成。尿感反复发作者应积极寻找病因,及时去除诱发因素。

（二）抗菌药物的应用

治疗尿感的常用抗菌药物有喹诺酮类、磺胺类、β-内酰胺类（包括青霉素类和头孢菌素类）等。用药原则：①选用对致病菌敏感的药物；无药敏结果前,一般首选对革兰阴性杆菌有效的抗生素,尤其是初发尿感。经治疗 3 天后症状无改善者,按药敏结果调整用药；②抗菌药物在尿和肾内的浓度要高；③选用肾毒性小的抗菌药物；④单一药物治疗失败、严重感染、混合感染、耐药菌株出现时应联合用药；⑤下尿路感染者,多给予 3 天短程疗法；肾盂肾炎者,应予 14 天疗程。

疗效的评定标准为：①有效：治疗后症状缓解,复查细菌尿阴转；②治愈：疗程完毕后症状消失,尿菌阴性,并于第 2 周和第 6 周复查尿菌仍阴性,认为该次尿感治愈；或虽有细菌尿,但为重新感染（新致病菌）,可认为原先的尿感已治愈；③治疗失败：疗程完毕后尿菌定量检查仍阳性,或者治疗后尿菌转阴,但于第 2 周和第 6 周复查时尿菌又转为阳性,且为同一菌种（株）。

1. 首次发作急性尿感的处理

（1）急性膀胱炎：通常采用短程疗法（3 d 疗法）,选用在尿内浓度高的抗菌药。常用抗菌药物：①喹诺酮类：如氧氟沙星 0.2 g,2 次/天,或环丙沙星 0.25 g,2 次/天；②磺胺类：如甲氧苄啶（TMP）0.1 g,2 次/天,或复方磺胺甲噁唑 2 片,2 次/天；③半合成青霉素类：如阿莫西林 0.5 g,3 次/天；④头孢菌素类（常用二代、三代药物）：如头孢呋辛 0.25 g,2 次/天。连用 3 天,约 90% 的患者可治愈。疗程完毕后 1 周复查尿细菌定量培养,如结果阴性为急性细菌性膀胱炎已治愈,如仍有真性细菌尿,继续给予 2 周抗生素治疗。

对于肾盂肾炎、男性患者、孕妇、老年患者、机体免疫力低下者、复杂性尿感、留置尿管者、高度怀疑耐药菌感染的患者不宜用短程疗法,应采用较长疗程。

（2）急性肾盂肾炎：选用抗生素如喹诺酮类、半合成青霉素类、头孢菌素类等。避免应用肾毒性抗生素,如磺胺类、氨基糖苷类抗生素。

病情轻者可口服给药,如选用喹诺酮类、半合成青霉素类或头孢菌素类中的一种(具体剂量同急性膀胱炎),疗程 10～14 天,一般 90% 的患者可治愈,如尿菌仍阳性,参考药敏试验结果,选用有效抗生素继续治疗 4～6 周。

病情严重者需要住院治疗,并静脉给药。可用喹诺酮类如左氧氟沙星 0.2 g,每 12 h 1 次;半合成青霉素类如氨苄西林 1～2 g,每 4 h 1 次;头孢菌素类(三代)如头孢噻肟 2 g,每 8 h 1 次;或必要时联合用药。如病情好转,可于退热后继续用药 3 天再改用口服抗生素,完成 2 周疗程。如未能显效,应按药敏结果更换抗生素。复杂性肾盂肾炎因其致病菌多有耐药性,易于发生革兰阴性杆菌败血症,应联合使用两种或两种以上抗生素静滴治疗。在用药期间,每 1～2 周作尿培养,观察尿菌是否转阴。经治疗仍持续发热者,应注意肾盂肾炎并发症,如肾盂积脓、肾周脓肿等,应及时进行肾脏 B 超等检查。

2. 再发性尿感的处理

尿感的再发可分为重新感染和复发。

(1) 重新感染:治疗后症状消失,尿菌阴性,但在停药 6 周后再次出现真性细菌尿,菌株与上次不同,称为重新感染。多数病例有尿感症状,治疗方法与首次发作相同。对半年内发生 2 次以上者,可用长程低剂量抑菌治疗,即每晚临睡前排尿后服用小剂量抗生素 1 次,如复方磺胺甲噁唑 1～2 片或呋喃妥因 50～100 mg 或氧氟沙星 200 mg,每 7～10 天更换药物 1 次,连用半年。

(2) 复发:治疗后症状消失,尿菌阴转后在 6 周内再出现菌尿,菌种与上次相同且为同一血清型,称为复发。复发多为肾盂肾炎,特别是复杂性肾盂肾炎,在去除诱发因素(如结石、梗阻、尿路异常等)的基础上,应按药敏试验的结果选择强有力的杀菌性抗生素,疗程不少于 6 周。反复发作者,给予长程低剂量抑菌疗法。

3. 慢性肾盂肾炎 慢性肾盂肾炎治疗的关键是积极寻找并去除易感因素。急性发作时治疗同急性肾盂肾炎。

4. 无症状性菌尿 是否治疗目前尚有争议,一般认为有下述情况者应予治疗:①处于妊娠期者;②学龄前儿童;③曾出现有症状感染者;④肾移植、尿路梗阻及其他有尿路复杂情况者。可根据药敏结果选择有效抗生素。主张短程用药,如治疗后复发,可选长程低剂量抑菌疗法。

5. 妊娠期尿感 宜选用毒性小的抗菌药,如阿莫西林、呋喃妥因或头孢菌素类等。孕妇的急性膀胱炎可用阿莫西林 0.25 g,每 8 h 1 次或头孢拉定 0.25 g,4 次/天,疗程 7 天。治疗后复查以确诊治愈。之后每月复查尿细菌培养直至分娩。孕妇急性肾盂肾炎应静脉滴注半合成广谱青霉素或第三代头孢菌素。

6. 男性尿感 在 50 岁以前少见,多见于伴有前列腺炎或尿路异常者,治疗可用复方新诺明或氟喹诺酮类治疗 10～14 天。不能耐受抗生素治疗或为其他非常见病原体的尿感需要选择其他的药物治疗。50 岁以后,由于前列腺增生,易发生尿感,可用氧氟沙星 0.2 g,2 次/天,治疗 14 天。再发者给予上述同样治疗。反复再发者可用长程低剂量抑菌疗法。

【预防与预后】

坚持多饮水、勤排尿,是最有效的预防方法;注意会阴部清洁;避免尿路器械的使用或严格无菌操作;如留置导尿管,前 3 天给予抗生素可延迟尿感的发生;与性生活有关的尿感于性交后即排尿,并服抗生素预防;膀胱输尿管反流者养成"二次排尿"的习惯。

尿感的预后很大程度上取决于患者是否存在导致发病的易感因素,此外,与是否及时、有效的治疗也有关。

小　　结

尿路感染简称尿感,是指各种病原微生物侵犯尿路黏膜或组织引起的尿路炎症。多种病原体均可以引起尿感,最常见的致病菌为大肠埃希氏菌。根据感染发生部位分为上尿路感染(肾盂肾炎)和下尿路感染（膀胱炎），下尿路感染可单独存在，而上尿路感染常伴有下尿路感染。根据有无尿路功能或结构的异常，可分为复杂性尿感和非复杂性尿感。感染途径为上行感染（最常见）、血行感染、直接感染、淋巴道感染。最主要的易感因素是尿路梗阻。尿路感染包括肾盂肾炎（急、慢性肾盂肾炎）、膀胱炎、无症状性菌尿。急性肾盂肾炎表现为全身感染中毒症状、膀胱刺激征伴腰痛、肾区叩痛、尿中可有白细胞尿和白细胞管型；急性膀胱炎主要表现为膀胱刺激征，尿中可有白细胞尿，但无白细胞管型。根据临床表现及尿细菌定量检查，凡有真性细菌尿者，均可诊断为尿感。治疗常用药物有：喹诺酮类、β-内酰胺类（包括青霉素类和头孢菌素类）、磺胺类等。预防最有效的方法为多饮水、勤排尿。

（崔文君）

知识检测 37

第四十二章 慢性肾衰竭

学习目标

1. 掌握：慢性肾衰竭的概念、临床表现、诊断和鉴别诊断、治疗及慢性肾脏病的分期。
2. 熟悉：慢性肾衰竭的病因、危险因素。
3. 了解：慢性肾衰竭的发病机制。
4. 应用：能够对慢性肾衰竭患者进行初步诊断、治疗，以及进行健康指导。

导学案例

患者，男，46岁。于10年前无明显诱因间断出现晨起眼睑水肿和双下肢水肿，尿量正常，无肉眼血尿，当时就诊血压高，尿有蛋白，诊断为"慢性肾炎"，经治疗症状好转。此后间断水肿，劳累及感冒后加重。2年前乏力，夜尿3~4次，有时恶心，诊断为"慢性肾衰竭"。近1周来发热、咳嗽、咳痰入院。查体：体温38.6℃，脉搏100次/分，呼吸22次/分，血压160/100 mmHg。慢性病容，贫血貌，眼睑水肿，口有尿味，双肺呼吸音粗，可闻干、湿性啰音，心、腹未见异常，双下肢水肿。辅助检查：血红蛋白70 g/L，白细胞 $11.2\times10^9/L$，尿蛋白（++），尿红细胞15~20个/HP，血尿素氮30 mmol/L，血肌酐900 μmol/L，肾小球滤过率10 mL/min。B超：双肾缩小，双肾皮质回声增强，皮髓质分界不清。

请思考：目前患者的诊断是什么？主要依据有哪些？还需要完善哪些检查？

慢性肾衰竭（chronic renal failure，CRF）是指慢性肾脏病引起肾小球滤过率下降，因此而产生代谢产物的潴留，表现为水、电解质及酸碱平衡失调和全身各系统症状的临床综合征。慢性肾衰竭是各种慢性肾脏病持续进展的共同结局。我国慢性肾衰竭发病率约为万分之一，高发年龄为40~50岁。

1999年美国肾脏病基金会K/DOQI专家组提出了"慢性肾脏病"（chronic kidney disease，CKD）一词，定义各种原因引起的慢性肾脏结构和功能障碍（肾脏损伤病史）≥3个月，包括肾小球滤过率（GFR）正常和不正常的病理损伤、血液或尿液成分异常及影像学检查异常，或不明原因的肾小球滤过率下降（GFR<60 mL/min）超过3个月，称为慢性肾脏病。目前国际公认的慢性肾脏病分期依据美国肾脏病基金会制定的指南分为5期。

美国肾脏病基金会K/DOQI专家组对CKD分期的建议：

1期：已有肾损害，GFR正常；GFR≥90 mL/min；进行CKD诊治，缓解症状，保护肾功能。
2期：GFR轻度降低；GFR 60~89 mL/min；评估、减慢CKD进展，降低心血管患病危险。
3期：①3a：GFR轻度-中度降低；GFR 45~59 mL/min。②3b：GFR中度-重度降低；GFR 30~44 mL/min；减慢CKD进展，评估、治疗并发症。
4期：GFR重度降低；GFR 15~29 mL/min；综合治疗，透析前准备。
5期：终末期肾病（ESRD）；GFR<15 mL/min或透析；如出现尿毒症，需及时肾脏替代治疗。

应当指出，单纯肾小球滤过率轻度下降（60~89 mL/min），无肾损害其他表现者，不能认为存在慢性肾脏病；只有当肾小球滤过率小于 60 mL/min 时，才可按慢性肾脏病 3 期对待。慢性肾脏病在疾病进展过程中肾小球滤过率可逐渐下降，导致慢性肾衰竭，慢性肾衰竭主要为慢性肾脏病 4～5 期。本章主要介绍慢性肾衰竭。

【病因和危险因素】

（一）病因

慢性肾脏病与慢性肾衰竭的病因主要有糖尿病肾病、高血压肾小动脉硬化、肾小球肾炎、肾小管间质疾病（慢性肾盂肾炎、慢性间质性肾炎、尿酸性肾病、梗阻性肾病等）、肾血管疾病、遗传性肾病（遗传性肾炎、多囊肾）等。在发达国家，糖尿病肾病、高血压肾小动脉硬化是主要病因，但在我国，这两种病因仍位居原发性肾小球肾炎之后，近年也有明显增高趋势。双侧肾动脉狭窄或闭塞所引起的"缺血性肾病"，在老年慢性肾衰竭的病因中占有一定地位。

（二）危险因素

1. 慢性肾衰竭渐进性发展的危险因素 包括蛋白尿、高血压、高血糖控制不满意、低蛋白血症、吸烟等。此外，贫血、高脂血症、高同型半胱氨酸血症、尿毒症毒素（如甲基胍、甲状旁腺激素、酚类）蓄积、老年及营养不良等，在慢性肾衰竭进展中也起一定作用。

2. 慢性肾衰竭急性加重的危险因素 主要有：①有效血容量不足（低血压、脱水、大出血或休克等）；②肾脏局部血供急剧减少[如肾动脉狭窄患者应用血管紧张素转换酶抑制剂（ACEI）、血管紧张素Ⅱ受体拮抗剂（ARB）等药物]；③肾毒性药物；④累及肾脏的疾病（肾小球肾炎、高血压、糖尿病、缺血性肾病等）复发或加重；⑤严重高血压未控制；⑥尿路梗阻；⑦其他如严重感染、高钙血症、肝衰竭、心力衰竭等。在上述因素中，有效血容量不足或肾脏局部血供急剧减少引起残余肾单位低灌注、低滤过，是导致肾功能急剧恶化的主要原因之一；肾毒性药物尤其是非甾体抗炎药、氨基糖苷类抗生素、造影剂等的不当使用，也是导致肾功能恶化的常见原因。

【发病机制】

（一）慢性肾衰竭进展的机制

尚未完全阐明，目前认为可能与以下因素有关：

1. 肾单位高滤过 慢性肾衰竭时残余肾单位肾小球出现高灌注、高压力和高滤过状态，肾小球可显著扩张，使内皮细胞损伤、血小板聚集，肾小球内微血栓、微血管瘤形成，炎症细胞浸润以及系膜细胞凋亡增多等，因而肾小球硬化不断发展，残余肾单位进行性丧失。

2. 肾单位高代谢 慢性肾衰竭时残余肾单位肾小管高代谢状况，引起肾小管氧消耗增加和氧自由基生成增多，小管内液 Fe^{2+} 的生成及代谢性酸中毒引起的补体旁路途径激活和攻膜复合物的形成，均可造成肾小管-间质损伤。肾小管高代谢是引起残余肾单位肾小管萎缩、间质纤维化和肾单位进行性损害的重要原因之一。

3. 肾组织上皮细胞表型转化的作用 肾小球上皮细胞、肾小管上皮细胞、肾间质成纤维细胞等，在某些生长因子[如转化生长因子（$TGF-\beta_1$）]或炎症因子的诱导下，均可转化或分化为肌成纤维细胞，在肾小球硬化、肾间质纤维化过程中起重要作用。

4. 细胞因子和生长因子的作用 慢性肾衰竭肾组织内某些生长因子（如 $TGF-\beta_1$、白细胞介素-1、单个核细胞趋化蛋白-1、血管紧张素Ⅱ、内皮素-1 等），均可促进肾小球系膜、肾间质的细胞外基质增多。某些降解细胞外基质的蛋白酶（如基质金属蛋白酶）表达的下调，金属蛋白酶组织抑制物、纤溶酶原激活抑制物等表达上调，在肾小球硬化和肾间质纤维化过程中也起着重要作用。

5. 其他 在多种慢性肾脏疾病动物模型中，发现肾脏固有细胞凋亡增多与肾小球硬化、肾小管萎缩、肾间质纤维化有密切关系；醛固酮增多也参与肾小球硬化和间质纤维化的过程。

（二）尿毒症症状的发生机制

尿毒症症状的产生主要与毒素，水、电解质和酸碱平衡失调，内分泌功能障碍，代谢异常等有关。另外，在持续炎症状态下，营养素如必需氨基酸、水溶性维生素、微量元素等的缺乏也可引起或加重尿毒症的症状。

尿毒症毒素包括：①小分子物质：相对分子质量<500000，如尿素氮（最多）、胍类（如甲基胍、琥珀酸等）、酚类及胺类等。②中分子物质：相对分子质量500000～5000000，如许多激素、多肽及结合的芳香族氨基酸等，其蓄积与慢性肾衰竭远期并发症相关，如尿毒症脑病、细胞免疫功能低下、内分泌紊乱等。甲状旁腺激素（PTH）是最常见的中分子物质，可引起肾性骨病、软组织钙化等。③大分子物质：相对分子质量>5000000，主要是内分泌激素，如胰岛素、肾素等。核糖核酸酶、β_2微球蛋白、维生素A等也具有某些毒性。

【临床表现】

在慢性肾脏病和慢性肾衰竭的不同阶段，其临床表现各异。慢性肾脏病1～3期患者可无症状，或仅有乏力、腰酸、夜尿多等轻度不适，少数患者有食欲减退、代谢性酸中毒、轻度贫血。进入慢性肾脏病4期以后，上述症状明显，到慢性肾脏病5期，可有急性左心衰竭、严重高钾血症、中枢神经系统障碍、消化道出血等，甚至有生命危险。

（一）水、电解质、酸碱平衡紊乱

1. 代谢性酸中毒　慢性肾衰竭早期机体酸中毒不明显，主要通过肾内外一系列代偿性改变来维持体液正常，但不可避免会产生代偿性损害，如骨的破坏、细胞外K^+浓度升高等。部分肾衰竭患者GFR>25 mL/min，或血肌酐（Scr）<350 μmol/L时，由于肾小管HCO_3^-重吸收能力下降及分泌氢离子障碍，发生阴离子间隙正常的高氯血症性代谢性酸中毒，即为肾小管性酸中毒。当GFR<25 mL/min或Scr>350 μmol/L时，酸性代谢产物如磷酸、硫酸等排泄减少，可发生阴离子间隙增高而血氯正常或增高的代谢性酸中毒，即"尿毒症性酸中毒"。

因病情进展缓慢，经过代偿机制的调节，多数患者能耐受轻度酸中毒，如果酸中毒进一步加重，可出现较明显的症状，如呼吸深长、虚弱乏力、食欲不振、呕吐等，原因可能与酸中毒时，体内多种酶的活性受抑制有关。

2. 水、钠代谢紊乱　主要表现为水、钠潴留，但有时也可表现为血容量降低和低钠血症。肾功能下降时，肾脏对钠负荷过多或容量过多的调节能力逐渐减弱。水、钠潴留时表现出不同程度的皮下水肿和（或）体腔积液，此时易出现血压升高、左心衰竭和脑水肿；少数患者因长期低盐饮食、进食差、呕吐、腹泻等导致低钠血症和血容量降低，血容量降低主要表现为低血压和脱水等。

3. 钾代谢紊乱　当肾小球滤过率降至20～25 mL/min或更低时，肾脏排钾能力逐渐下降，易出现高钾血症，如存在钾摄入过多、感染、应用某些药物（ACEI、ARB、保钾利尿剂）、代谢性酸中毒、出血、输库存血等情况，更易出现高钾血症。如血钾超过6.5 mmol/L，患者常因心律失常等危及生命，需及时救治。也可因钾摄入不足、胃肠道丢失过多、应用排钾利尿剂等因素，导致患者出现低钾血症。

4. 钙、磷代谢紊乱　主要表现为低血钙和高血磷。低血钙主要与钙摄入不足、1,25-$(OH)_2D_3$（骨化三醇）缺乏、代谢性酸中毒、高磷血症等多种因素有关。慢性肾衰竭患者因常有酸中毒，钙在酸性溶液中溶解度较高，即使低血钙的情况下血中游离钙水平也可正常，故不出现低血钙的临床症状，如酸中毒较快纠正可诱发低血钙症状，应予注意。

血磷浓度由肠道对磷的吸收及肾的排泄调节。因肾小球滤过率下降、尿磷排出减少，血磷浓度逐渐升高。高血磷与血钙结合形成磷酸钙沉积于软组织，可致软组织异位钙化，使血钙降低，抑制近曲小管产生1,25-$(OH)_2D_3$，进一步刺激甲状旁腺分泌甲状旁腺激素。在慢性肾衰竭的早期，血钙、血磷可通过自身调节维持在正常范围内，只有在慢性肾衰竭的中、晚期（GFR<20 mL/min）才会出现高磷血症和低钙血症。高磷血症、低钙血症和1,25-$(OH)_2D_3$的缺乏可诱发继发性甲状旁腺功能亢进（简称继发性甲旁亢）和肾性骨营养不良。

5. 镁代谢紊乱　当GFR<20 mL/min时，肾排镁减少致轻度高镁血症。患者虽常无任何症状，仍需注意避免使用含镁的药物，如含镁的泻药、抗酸剂等。有时也可出现低镁血症，原因可能与应用利尿剂与镁摄入不足等有关。

（二）蛋白质、糖类、脂肪和维生素的代谢紊乱

慢性肾衰竭患者蛋白质代谢紊乱一般表现为蛋白质代谢产物蓄积（氮质血症），也可有白蛋白、必需氨基酸水平下降等。上述代谢紊乱主要与蛋白质分解增多和（或）合成减少、负氮平衡、肾脏排出障碍等因素有关。

糖代谢异常主要表现为糖耐量减低和低血糖两种情况，其中糖耐量减低多见，主要与胰高血糖素水平升高、胰岛素受体障碍等因素有关。慢性肾衰竭患者常出现高脂血症，其中多数表现为轻度到中度高甘油三酯血症，少数表现为轻度高胆固醇血症，或二者兼有。维生素代谢紊乱也很常见，如血清维生素 A 增高、维生素 B_6 及叶酸缺乏等，常与饮食摄入不足、某些酶活性减弱有关。

（三）尿毒症毒素引起的各系统表现

1. 心血管系统表现 心血管病变是慢性肾脏病患者的常见并发症和最主要死因。尤其在终末期肾病阶段，动脉粥样硬化性心血管病及心血管不良事件的发生比普通人群高 15～20 倍；死亡率占尿毒症死因的 45%～60%。

（1）高血压和左心室肥厚：慢性肾衰竭患者高血压的发生率达 80%，肾衰竭终末期的患者几乎都有高血压。多由水钠潴留、肾素-血管紧张素-醛固酮系统功能紊乱和（或）某些舒张血管的因子不足所致。长期高血压可引起动脉硬化、左心室肥厚和心力衰竭，也可致脑血管意外。慢性贫血和血液透析时内瘘的使用，使心脏保持持续高搏出量状态，加重左心室负荷并促使左心室肥厚。

（2）心力衰竭：是尿毒症患者最常见的死亡原因，容量负荷增加是引起心力衰竭最常见的原因，其他如高血压、心肌炎、贫血、电解质紊乱、心律失常及代谢性酸中毒等也是重要因素。心力衰竭的患病率随着肾功能的不断恶化明显增加，尿毒症期可达 65%～70%。患者可出现心悸、气促、端坐呼吸、肺水肿等症状，但一般发绀不明显。

（3）尿毒症性心肌病：代谢废物潴留、内环境改变、心肌细胞缺血及贫血等因素使心肌耗氧量增加，逐渐导致心肌病，表现为心脏扩大、心力衰竭及各种心律失常等。部分患者可同时伴有冠状动脉粥样硬化性心脏病等。

（4）心包病变：心包炎分为尿毒症性心包炎和透析相关性心包炎，前者已较少见，后者主要见于透析不充分者，临床表现与一般心包炎相同，若伴毛细血管破裂可出现血性心包积液，严重者出现心包填塞。心包积液在慢性肾衰竭患者中常见，多与尿毒症毒素蓄积、低蛋白血症、心力衰竭等有关，少数与感染、出血等因素有关。

（5）血管钙化和动脉粥样硬化：近年发现，血管钙化在心血管病变中起着重要作用，多由高磷血症、钙分布异常和"血管保护性蛋白"（如胎球蛋白 A）缺乏所致。动脉粥样硬化进展迅速，血液透析患者的病变程度比未透析患者的更明显，除冠状动脉外，脑动脉和全身周围动脉同样发生动脉粥样硬化。

2. 呼吸系统表现 代谢性酸中毒和（或）体液过多都可出现气短，严重酸中毒时可出现呼吸深长（Kussmaul 呼吸）。尿毒症时可出现尿毒症性肺炎、尿毒症性胸膜炎和肺钙化。"尿毒症肺水肿"由尿毒症毒素诱发的肺泡毛细血管渗透性增加、肺水肿、肺充血所致，肺部 X 线检查可出现"蝴蝶翼"征，及时利尿或透析可迅速改善症状。

3. 胃肠道表现 慢性肾衰竭患者最早和最突出的症状，主要表现为食欲减退、恶心、呕吐、腹泻等。口腔炎、口腔黏膜溃疡在尿毒症时也较常见，患者口腔可有尿味。大部分患者还可出现消化道出血，多由胃黏膜糜烂或消化性溃疡引起，尤以前者最常见。

4. 血液系统表现 慢性肾衰竭患者有肾性贫血和出血倾向。多数患者一般有轻度、中度贫血。引起肾性贫血的原因很多，促红细胞生成素（EPO）缺乏是主要原因，如同时伴有铁缺乏、叶酸不足、营养不良、慢性失血及红细胞寿命缩短等因素，亦可加重贫血程度。尿毒症患者有出血倾向，一般为轻度出血，其原因与血小板功能降低、血管壁异常、凝血因子Ⅷ缺乏有关。出血倾向轻的患者表现为有皮下或黏膜出血点、淤斑，重者可发生胃肠道出血、脑出血等。

5. 神经肌肉系统表现 分中枢神经系统病变和周围神经系统病变。中枢神经系统病变早期症状轻微，可有疲乏、注意力不集中、失眠等表现；其后逐渐出现性格改变、抑郁、记忆力减退、判断力降低等；

尿毒症时出现反应淡漠、谵妄、惊厥、幻觉、昏迷、精神异常等表现,也称为"尿毒症性脑病"。周围神经系统病变也很常见,以感觉神经障碍最突出,常表现为肢端袜套样分布的感觉丧失,或肢体麻木、烧灼感或疼痛感、深反射迟钝或消失,也可有神经肌肉兴奋性增加,如肌肉震颤、痉挛、不宁腿综合征,以及肌无力、肌萎缩等。

初次透析患者可有透析失衡综合征,多由血尿素氮等物质减少过快,导致细胞内液和细胞外液间渗透压失衡,引起颅内压增加和脑水肿所致,表现为恶心、呕吐、头痛等,重者可出现惊厥。长期血液透析患者可发生"透析性痴呆",与透析液铝含量过多致铝中毒有关。

6. 内分泌功能紊乱　①肾脏本身内分泌功能紊乱:如 $1,25-(OH)_2D_3$ 和促红细胞生成素生成减少以及肾内肾素-血管紧张素Ⅱ生成过多。②下丘脑-垂体内分泌功能紊乱:泌乳素、促黑色素激素、促卵泡激素、黄体生成素、促肾上腺皮质激素(ACTH)等水平增高。③外周内分泌腺功能紊乱:大多数患者有继发性甲旁亢,甲状旁腺激素水平升高,部分患者(约四分之一)有轻度甲状腺素水平降低。④其他:性激素紊乱也相当常见,女性患者出现闭经、不育,男性患者出现阳痿等。

7. 骨骼病变　以肾性骨营养不良最为常见,包括纤维囊性骨炎、骨质疏松症、骨软化症及骨生成不良。其发生与继发性甲旁亢、$1,25-(OH)_2D_3$ 缺乏、铝中毒、代谢性酸中毒、营养不良等有关。透析前发现骨骼 X 线检查异常者约 35%,而出现骨痛、行走不便和自发性骨折等临床特征者少见(<10%)。而骨活检约 90% 可发现异常,有助于早期诊断。

【诊断与鉴别诊断】

(一) 诊断

典型的慢性肾衰竭,根据病史、实验室检查(尤其是 GFR 降低)结果和肾脏影像学检查,诊断并不困难。但慢性肾衰竭患者早期无症状或症状轻微时易被忽略,致使患者就诊时常已进入晚期。为早期发现早期诊断,临床上对不明原因的恶心、呕吐、嗜睡、视力障碍、贫血、高血压、肤色萎黄、呼吸深快,或有肾脏病家族史者应警惕本病,及时进行尿常规、肾功能检查和影像学检查。既往有慢性肾脏病史,伴贫血、钙磷代谢异常、甲状旁腺激素浓度升高、肾小球滤过率下降、双肾缩小等,应考虑本病。

为完善慢性肾衰竭的诊断,应注意以下问题:①基础疾病的诊断:包括原发性和继发性肾脏病变,如原发性肾小球肾炎、慢性肾盂肾炎、肾结核、狼疮性肾炎、恶性高血压、糖尿病肾病、尿路梗阻等。②寻找引起肾功能恶化的可逆因素:包括血容量不足、使用肾毒性药物、感染、高血压、急性应激状态、高蛋白饮食、尿路梗阻等。③明确慢性肾衰竭的程度,推荐采用慢性肾脏病分期标准。

(二) 鉴别诊断

1. 肾前性氮质血症　肾前性氮质血症患者在有效血容量补足 48~72 h 后,肾功能即可恢复,而慢性肾衰竭患者肾功能难以恢复。

2. 急性肾损伤　根据患者病史即可鉴别。如患者病史不详,需进行影像学检查(如 B 超、CT 等)或肾图检查结果进行分析,可供鉴别。

3. 慢性肾衰竭伴发急性肾损伤　慢性肾衰竭有时可发生急性加重或伴发急性肾损伤。如慢性肾衰竭较轻,而急性肾损伤相对突出,且其病程发展符合急性肾损伤演变过程,称为"慢性肾衰基础上急性肾损伤",其处理原则基本上与急性肾损伤相同;如慢性肾衰竭本身已相对较重,或其病程加重过程不能反映急性肾损伤演变特点,称为"慢性肾衰竭急性加重"。

【预防与治疗】

(一) 早期防治对策和措施

早期诊断、有效治疗原发病和去除引起肾功能恶化的因素是保护肾功能和延缓慢性肾脏病进展的关键,并且是慢性肾衰竭防治的基础。

对正常人群需每年筛查一次,询问病史、查体和检查肾功能,努力做到早期诊断;对已有肾脏疾病或可能引起肾损害的疾病(如糖尿病、高血压等)进行及时有效的治疗,每年定期检查尿常规、肾功能等至少 2 次,以早期发现慢性肾脏病。

对诊断为慢性肾脏病者,要采取措施逆转或延缓慢性肾衰竭的发生,防止进展至终末期肾病,基本对策是:①坚持病因治疗:如对肾小球肾炎、高血压、糖尿病肾病等,坚持长期合理治疗。②避免和消除肾功能急剧恶化的危险因素。③保护健存肾单位,阻断或抑制肾单位损害渐进性发展的各种途径。患者的血压、血糖、糖化血红蛋白(HbA1c)、尿蛋白定量、血肌酐上升速度、肾小球滤过率下降速度等指标,都应控制在"理想范围"(表42-1),具体主要防治措施如下。

表42-1　CKD-CRF患者血压、尿蛋白、血糖、HbA1C、GFR、Scr变化的治疗目标

项　目	目　标
血压	
CKD 1~4 期(GFR≥15 mL/min)	<130/80 mmHg
CKD 5 期(GFR≤15 mL/min)	<140/90 mmHg
血糖(糖尿病患者,mmol/L)	空腹 5.0~7.2,睡前 6.1~8.3
HbA1c(糖尿病患者)	<7%
蛋白尿	<0.5 g/24 h
Scr 上升速度	<50 μmol/(L·year)
GFR 下降速度	<4 mL/(min·year)

1. 有效控制高血压　24 h持续、有效地控制高血压,是保护肾功能、延缓慢性肾脏病进展的最重要措施。目前认为慢性肾脏病患者血压需控制在130/80 mmHg以下。降压治疗需注意个体化,避免因过度降压带来的副作用。

2. ACEI和ARB的作用　ACEI和ARB除具有降压作用,还有独特的减轻尿蛋白(扩张出球小动脉强于入球小动脉)的作用,并且也有抗氧化、减轻肾小球基底膜损害、减少系膜基质沉积等作用,此外,还可减轻心肌重塑,降低心血管事件的发生率。ACEI及ARB可使血钾升高和一过性血肌酐升高,在使用过程中,应注意观察血清钾和肌酐水平的变化。

3. 严格控制血糖　糖尿病患者应将血糖、糖化血红蛋白等指标控制在目标值范围内。

4. 控制蛋白尿　将患者尿蛋白控制在小于0.5 g/24 h,或明显减轻微量白蛋白尿,可改善预后,包括延缓病程进展和提高生存率。

5. 其他　纠正贫血,应用他汀类降脂药、戒烟等,对肾功能可能有一定保护作用。

(二)营养治疗

优质低蛋白饮食能够减少体内含氮代谢产物的生成,减轻症状和相关并发症,甚至可以延缓病情进展。非糖尿病肾病患者在慢性肾脏病1~2期蛋白质摄入量为0.8 g/(kg·d),慢性肾脏病3期蛋白质摄入量为0.6 g/(kg·d)。糖尿病肾病患者出现显性蛋白尿就应限制蛋白质的摄入,蛋白质摄入量为0.8 g/(kg·d)。一旦出现肾小球滤过率下降,蛋白质摄入量应降到0.6 g/(kg·d)以下。在低蛋白饮食中,约50%的蛋白质为高生物价蛋白质(富含必需氨基酸),如蛋、奶、瘦肉及鱼等。如有条件,在低蛋白饮食0.6 g/(kg·d)的基础上,补充适量0.1~0.2 g/(kg·d)的必需氨基酸和(或)α-酮酸。α-酮酸在体内与氨结合生成相应的必需氨基酸,必需氨基酸在蛋白质合成过程中,可利用机体的一部分尿素,使体内尿素氮水平下降,减轻尿毒症症状。每日需要摄入足够的热量,供给热量126~146.7 kJ/(kg·d)[30~35 kcal/(kg·d)]。此外需注意补充维生素、叶酸和微量元素等营养素,控制钾、磷等的摄入,磷的摄入量一般应少于800 mg/d。严重高磷血症患者,应给予磷结合剂。

(三)慢性肾衰竭的药物治疗

1. 纠正代谢性酸中毒和水、电解质紊乱

(1)纠正代谢性酸中毒:主要为口服碳酸氢钠,轻度患者1.5~3.0 g/d,中度、重度患者3~15 g/d,每日分3~6次口服,在48~72 h或更长时间后基本纠正酸中毒;若HCO_3^-<13.5 mmol/L,且有酸中毒症状时,应静脉补碱,一般先将HCO_3^-提高到17.1 mmol/L。每提高HCO_3^- 1 mmol/L,需5%碳酸氢

钠 0.5 mL/kg。纠正酸中毒引起低钙抽搐时,可予 10%葡萄糖酸钙 10 mL 稀释后缓慢静脉注射。心力衰竭患者碳酸氢钠输入量不宜过多,输入速度不宜过快,以免心脏负荷加重;也可根据患者情况予以口服或注射呋塞米(速尿)20～200 mg/d,以增加尿量,防止钠潴留。

(2) 水钠代谢紊乱的防治:慢性肾衰竭患者易出现水、钠潴留,需适当限制水、钠摄入量。水摄入量以前一日尿量加 500 mL 为宜,氯化钠摄入量以不超过 8 g/d 为宜。如有明显水肿、高血压者,钠摄入量 2～3 g/d(氯化钠摄入量 5～7 g/d),个别严重病例钠摄入量为 1～2 g/d(氯化钠摄入量 2.5～5 g/d)。根据需要可给予袢利尿剂,如每次速尿 20～200 mg,2～3 次/天。当慢性肾衰竭患者 Scr>220 μmol/L 时,噻嗪类利尿剂和保钾利尿剂疗效较差,不宜选用。当肾衰竭合并急性左心衰竭、严重肺水肿时,需及时给予血液透析以免病情严重危及生命。

(3) 高钾血症的防治:慢性肾衰竭患者,应积极预防高血钾的发生。当 GFR<25 mL/min(或 Scr>3.5 mg/dL)时,应限制钾的摄入量(一般为 1.5～2 g/d);当 GFR<10 mL/min 或血清钾水平>5.5 mmol/L 时,严格限制钾摄入量(一般少于 1 g/d)。在限制钾摄入量的同时,应及时纠正酸中毒,并适当应用袢利尿剂(呋塞米、布美他尼等),增加尿钾排出。

如已有高钾血症,应采取及时、有效的降钾措施:①口服碳酸氢钠纠正酸中毒,血钾>6 mmol/L 时,可静脉滴注碳酸氢钠 10～25 g,4～6 h 后根据病情需要可重复。②静脉或肌内注射呋塞米 40～80 mg(或布美他尼 2～4 mg),必要时每次静脉注射呋塞米 100～200 mg。③应用葡萄糖-胰岛素溶液输入(葡萄糖 4～6 g 中加胰岛素 1 U)。④口服降钾树脂(聚苯乙烯磺酸钙),每次 5～20 g,3 次/日,增加肠道钾排出。⑤如严重高钾血症(血钾>6.5 mmol/L),应及时血液透析。

2. 贫血的治疗 排除失血、造血原料缺乏等因素,血红蛋白<100 g/L 可开始应用重组人促红细胞生成素(rHuEPO)治疗。合理应用 rHuEPO 能有效纠正慢性肾脏病患者的贫血,提高生活质量和机体活动能力。血红蛋白上升至 110～120 g/L 即达标,不建议维持血红蛋白在 130 g/L 以上。在应用 rHuEPO 时,应重视补充铁剂。口服铁剂有琥珀酸亚铁、硫酸亚铁等,部分透析患者口服铁剂吸收较差,需静脉补铁。慢性肾衰竭贫血患者一般无须进行输注红细胞治疗,因存在输血的相关风险,而且可影响肾移植疗效。

3. 低钙血症、高磷血症和肾性骨营养不良的治疗 当 GFR<30 mL/min 时,除限制磷摄入外,可口服磷结合剂,如碳酸钙(含钙 40%)、醋酸钙(含钙 25%)、司维拉姆、碳酸镧等。一般每次口服碳酸钙 0.5～2 g,3 次/日,餐中服用效果最好。对血磷>2.26 mmol/L(7 mg/dL)或血清钙磷乘积>65 mg^2/dL^2,应暂停钙剂,以防加重转移性钙化,此时可短期服用氢氧化铝制剂(每次 10～30 mL,3 次/日),当钙磷乘积<65 mg^2/dL^2 时,再服用钙剂。

如明显低钙血症,可口服 1,25-$(OH)_2D_3$ 即骨化三醇,0.25 μg/d,连服 2～4 周,若疗效不明显,可将用量增加至 0.5 μg/d;血钙不低者,隔日口服骨化三醇 0.25 μg。口服骨化三醇治疗中要注意监测血钙、磷和甲状旁腺激素浓度,使透析前患者甲状旁腺激素保持在 35～110 pg/mL(正常参考值为 10～65 pg/mL);透析患者应用骨化三醇治疗后血钙磷乘积应小于 55 mg^2/dL^2,血甲状旁腺激素保持在 150～300 pg/mL,以防不良性骨病的发生。

4. 防治感染 慢性肾衰竭患者极易并发感染,特别是肺部和尿路感染,应及时选用合适的抗生素,抗生素的选择和应用原则,与一般感染相同,但剂量需要调整。在疗效相近的情况下,应选用肾毒性最小的药物。注意抗生素中钠、钾的含量,避免加重电解质代谢紊乱。

5. 高脂血症的治疗 慢性肾衰竭患者应积极治疗高脂血症。但维持透析的患者标准宜放宽,血胆固醇水平宜在 6.5～7.8 mmol/L(250～300 mg/dL),血甘油三酯水平宜在 1.7～2.3 mmol/L(150～200 mg/dL)。

6. 口服吸附疗法和导泻疗法 口服氧化淀粉、活性炭制剂或大黄制剂等,通过胃肠道增加尿毒症毒素的排出。主要用于透析前患者,可减轻氮质血症,但不能作为治疗的主要手段。

7. 其他 ①由于糖尿病肾衰竭患者肾小球滤过率下降,胰岛素灭活减少,必须调整胰岛素用量;②高尿酸血症通常不需要药物治疗,有痛风者口服别嘌醇 0.1 g,1～2 次/日;③皮肤瘙痒时口服抗组胺药物,控制高磷血症及强化透析,对部分患者有效。

(四)肾脏替代治疗

肾脏替代治疗包括血液透析、腹膜透析和肾移植。当慢性肾衰竭患者肾小球滤过率<10 mL/min,出现尿毒症症状,便应透析治疗。糖尿病肾病患者,肾小球滤过率在10~15 mL/min时即应开始安排透析。透析疗法可以替代肾脏的一部分排泄功能,如对小分子溶质的清除,仅相当于正常肾脏的10%~15%,但不能代替其内分泌和代谢功能。血液透析和腹膜透析疗效相近,但各有优缺点,在临床应用上可互为补充。

1. 血液透析 一般每周做血液透析3次,每次4~6 h。每次透析时间长短,视透析膜性能及临床病情综合决定。如能坚持合理的透析,不少患者能存活20年以上。

2. 腹膜透析 腹膜透析适用于儿童、心血管情况不稳定的老年人、糖尿病肾病患者或做静脉内瘘有困难者。持续性不卧床腹膜透析疗法,设备简单,易于操作,安全有效,可在患者家中自行操作。持续性不卧床腹膜透析在保存残存肾功能方面优于血液透析,费用较血液透析低。

3. 肾移植 肾移植是目前最佳的肾脏替代疗法,成功的肾移植可以恢复正常的肾功能,包括内分泌和代谢功能。肾移植后,1年存活率为95%以上,5年存活率为80%以上,10年存活率达60%以上,远高于需要应用血液透析和腹膜透析维持的患者。其主要死因为心血管并发症、感染、肿瘤等。

小　结

慢性肾衰竭是指慢性肾脏病引起的肾小球滤过率下降,因此而产生代谢产物的潴留,水、电解质及酸碱平衡失调和表现出全身各系统症状的临床综合征,是各种慢性肾脏病持续进展的共同结局。常见病因为原发性肾小球肾炎、糖尿病肾病、高血压等。患者既往有慢性肾脏病史,伴贫血、钙磷代谢异常、甲状旁腺激素浓度升高、肾小球滤过率下降、影像学检查双肾缩小等,应考虑本病。治疗提倡对慢性肾脏病进行早期预防及干预,营养治疗和药物治疗等,上述治疗无法控制患者的病情进展时,可予肾脏替代治疗。

(崔文君)

知识检测38

第五篇

血液系统疾病

XUEYEXITONGJIBING

第四十三章 血液系统疾病总论

学习目标

1. 掌握：血细胞生成，造血系统疾病的分类、主要表现和诊断。
2. 了解：造血系统常见病的病因、发病机制。

血液系统由血液和造血器官组成。血液由血浆及悬浮在其中的血细胞（红细胞、白细胞及血小板）组成。造血器官包括骨髓、胸腺、淋巴结、肝脏以及脾脏。其中胸腺、淋巴结及脾脏又称淋巴器官。

第一节 血细胞的生成和造血

【造血器官】

（一）胚胎期造血

胚胎期分成三个不同的造血期。

1. 中胚层造血期 大约在人胚发育第 2 周末至第 9 周。卵黄囊的中胚层干细胞是一些未分化的、具有自我更新能力的细胞，这些细胞聚集成团称血岛，血岛是人类最初的造血中心。

2. 肝脏造血期 始于胚胎第 6 周，至胚胎第 7 个月逐渐退化。3～6 个月的胎肝是体内主要的造血场所。

3. 骨髓造血期 在胚胎第 3 个月，长骨骨髓已开始造血，随胚胎发育，骨髓造血日趋发育。胚胎第 8 个月时，骨髓造血已高度发育，髓腔中呈现密集的造血细胞且各系造血细胞均可见到，这时骨髓成为造血中心，肝、脾造血功能减退。

胚胎时期三个造血阶段不是截然分开的，而是互相交替、此消彼长的，各类血细胞形成的顺序分别是：红细胞、粒细胞、巨核细胞、淋巴细胞和单核细胞。

（二）出生后造血

1. 骨髓造血 在正常情况下，骨髓是出生后唯一产生红细胞、粒细胞和血小板的场所，也产生淋巴细胞和单核细胞。骨髓分为红骨髓和黄骨髓。红骨髓有活跃的造血功能，从出生至 4 岁，全部骨髓腔内均充满着能够造血的红骨髓。5 岁后随着年龄的增长，红骨髓逐步脂肪化。18～20 岁以后，红骨髓存在于扁骨和椎骨中。脂肪化的骨髓称为黄骨髓，主要由脂肪细胞组成。健康成人黄骨髓约占骨髓总量的 50%，黄骨髓仍然保持有造血的潜能，当机体需要时，又可重新转变为红骨髓参与造血。

2. 淋巴器官造血 骨髓内的造血干细胞分化出淋巴干细胞后再分化成 T、B 淋巴祖细胞。B 淋巴祖细胞在骨髓内发育；T 淋巴祖细胞随血流迁移至胸腺、脾和淋巴结内发育成熟。

3. 髓外造血 生理情况下，出生 2 个月后，婴儿的肝、脾、淋巴结等已不再制造红细胞、粒细胞和血小板。但在某些病理情况下，如骨髓纤维化、骨髓增殖性疾病及某些恶性贫血时，这些组织又可重新恢复其造血功能，称为髓外造血。髓外造血部位也可累及胸腺、肾上腺、腹腔的脂肪、胃肠道等。

【血细胞的生成】

(一) 血细胞的生成过程

造血干细胞(HSC)是一种多能干细胞,既能自我更新以保持自身数量的稳定,能够在体内长期或永久性重建造血,又具有多向分化的能力,形成各系定向祖细胞,是各种血细胞与免疫细胞的始祖细胞。多能造血干细胞分化为多能造血祖细胞和淋巴系祖细胞。多能造血祖细胞又可分化为红系祖细胞、粒-单核系祖细胞和巨核细胞系祖细胞,进而定向分化为红系、粒系、单核-巨噬细胞系或巨核系细胞。淋巴系祖细胞则分化为B淋巴细胞和T淋巴细胞。

(二) 血细胞生成的调控

体内的造血活动受造血微环境以及神经体液等多种因素的控制和调节。

1. 造血微环境 造血微环境是指造血器官实质细胞四周的支架细胞和组织,包括微血管系统、末梢神经、网状细胞、造血基质细胞以及基质细胞分泌的细胞因子,它是造血细胞赖以生存和发育的场所。造血微环境可能直接与造血细胞接触或释放某些因子,影响造血细胞的活动。有些外界因素,如放射线、药物或缺氧等,可能通过造血微环境的改变影响造血细胞的生成和发育。

2. 体液因素 体内存在着许多影响造血活动的因子,既有刺激造血的正调控因子,也有抑制造血的负调控因子,它们通过一整套严密的反馈机制,对造血过程起着调节和控制作用。当骨髓的造血干细胞处于旺盛增殖阶段时,刺激骨髓细胞生成的正调控因子明显增加,负调控因子明显减少,反之也如此。这两种调控因子,在正常造血过程中,处于动态平衡状态。

第二节 血液系统疾病的分类

【血液与血细胞功能】

(一) 血液

血液由血细胞和血浆组成。血液有运输功能,能不断向组织、器官运送氧、水、电解质和各种营养物质,并从组织带走二氧化碳、乳酸、肌酐、尿素等代谢产物,维持机体水、电解质和酸碱平衡,对维持内环境的稳定有重要意义。

(二) 血细胞的功能

血细胞包括红细胞、白细胞和血小板。红细胞的主要功能是运输氧和二氧化碳。白细胞可分为中性粒细胞、嗜酸性粒细胞、嗜碱性粒细胞、单核细胞和淋巴细胞五类,中性粒细胞和由单核细胞发育而成的巨噬细胞具有吞噬细菌、抗原-抗体复合物及坏死细胞的作用,嗜碱性粒细胞和嗜酸性粒细胞与变态反应的发生和调节有关,淋巴细胞的主要功能是参与特异性免疫应答反应。血小板的主要功能是维持血管壁的完整性和发挥止血、凝血作用。

【血液病的分类】

血液系统疾病即血液病,是指原发或主要累及血液和(或)造血系统的疾病以及非血液病所致的继发性血液病。血液系统疾病包括以下几种。

(一) 造血干细胞疾病

造血干细胞疾病有再生障碍性贫血、白血病、骨髓增生异常综合征等。

(二) 红细胞疾病

1. 数量异常 如各种贫血、真性红细胞增多症等。

2. 质的异常 如遗传性球形红细胞增多症、血红素合成缺陷的卟啉病等,质的改变也常伴有量的改变。

(三) 白细胞疾病

1. 粒细胞疾病 如白细胞减少和粒细胞缺乏症等。

2. 淋巴细胞与浆细胞疾病 如淋巴瘤、多发性骨髓瘤、巨球蛋白血症等。

3. 单核细胞与巨噬细胞疾病 如恶性组织细胞病、反应性组织细胞增多等。

（四）出血及血栓性疾病

1. 血小板异常 ①数量异常：如特发性血小板减少性紫癜、血小板增多症。②质的异常：如血小板无力症。

2. 凝血功能障碍 ①凝血因子缺乏：如血友病、凝血酶原缺乏症等。②循环血液中抗凝物质过多：如抗凝血酶Ⅲ、抗因子Ⅷ抗体等。

3. 血管壁异常 如过敏性紫癜。

4. 复合因素 如弥散性血管内凝血（DIC）。

（五）其他血液病

其他血液病如脾功能亢进、骨髓纤维化等。

第三节 血液系统疾病的诊断

（一）病史采集

详细询问与血液系统疾病有关的病史：①生活史：生活条件、饮食习惯、营养状态、烹饪方式等。②服药史和职业史。③既往史：如手术史、月经生育史及其他病史。④家族史：如血友病，不仅要询问直系亲属，还需要做家系调查。⑤过敏史：食物、药物过敏史。⑥慢性病史：有无引起慢性出血和影响造血的疾病，如钩虫病、消化性溃疡、痔疮、肝病、尿毒症、慢性胃炎等。

（二）体格检查

体格检查要全面，应特别注意体温、脉搏、呼吸和血压；皮肤、黏膜的颜色及有无出血；扁桃体是否肿大及咽峡部是否充血、有无溃疡；牙龈有无出血；肝、脾、淋巴结有无肿大；胸骨下段有无压痛；毛发、指（趾）甲等情况。

（三）辅助检查

实验室检查是诊断血液系统疾病的重要环节和必备条件，根据临床需要和客观实际，选择必要的检查项目，把实验室检查结果和临床表现紧密结合，才能提高血液病诊断的准确率。

1. 血液检查 如血细胞计数、血红蛋白测定、MCV、MCH、MCHC、血涂片细胞形态学检查、血清铁及铁蛋白含量测定、叶酸和维生素 B_{12} 含量测定、出血时间、凝血时间、溶血试验及免疫学检查等。

2. 骨髓检查 骨髓涂片和活检及细胞化学染色是诊断各种血液病最基本的方法，再结合细胞遗传学、免疫学和分子生物学等检查，已成为血液病尤其是急性白血病的完整诊断方法。

3. 影像学检查 如超声显像、CT、MRI、PET/CT 等对血液病的诊断有很大帮助。

4. 其他 如流式细胞分析仪、造血祖细胞培养和造血调控因子测定、染色体技术、基因芯片技术等新技术在临床上的广泛使用，使血液病诊断的准确率有了很大的提高。

第四节 血液系统疾病的治疗

（一）去除病因

对病因明确的患者，应使其尽量脱离致病因素，如避免使用抑制骨髓造血的药物，避免接触放射性物质，积极治疗钩虫病、消化性溃疡、痔疮、肝病和月经过多等。

（二）恢复正常血液成分及其功能

补充造血所需的原料物质，如补充铁剂、叶酸、维生素 B_{12}、维生素 K 等；刺激骨髓造血，如使用雄性激素治疗慢性再生障碍性贫血、造血细胞生长因子促进造血等；切除脾脏减少血细胞的破坏场所；成分输血增加血液中的有效成分，使用抗生素控制感染等。

（三）抑制或去除血液中的异常成分

如化疗、放疗和免疫抑制剂的使用来调控血液中的异常成分；抗凝治疗用于治疗血液的高凝状态和防止血栓形成；溶栓治疗溶解已经形成的血栓使闭塞的血管得以畅通；治疗性血液成分单采清除血液中异常成分。

（四）造血干细胞移植

这是目前根治血液系统恶性肿瘤和遗传性疾病的最为有效的治疗方法。造血干细胞移植是去除患者的异常骨髓造血组织，然后植入供体健康的造血干细胞，使患者重建造血和免疫系统的一种治疗方法。移植类型分为自体造血干细胞移植、同基因造血干细胞移植和同种异基因造血干细胞移植。造血干细胞来源于与人类白细胞抗原（HLA）相匹配的供体的外周血、脐血或骨髓。临床上多采用HLA配型相合的同种异基因造血干细胞移植。

小 结

血液系统疾病包括造血干细胞疾病、红细胞疾病、白细胞疾病、出血及血栓性疾病、其他血液病。血液系统疾病的诊断：包括详细问诊、体格检查、实验室检查及必要的影像学检查，而实验室检查是诊断血液系统疾病的重要环节和必备条件，其中骨髓涂片和活检及细胞化学染色是诊断各种血液病的最基本的方法，结合细胞遗传学、免疫学和分子生物学等检查，有助于进一步明确和完善血液系统疾病尤其是急性白血病的诊断。血液系统疾病的治疗包括去除病因、恢复正常血液成分及其功能、抑制或去除血液中的异常成分、造血干细胞移植等，其中造血干细胞移植是目前根治血液系统恶性肿瘤和遗传性疾病最为有效的治疗方法。

（梁海斯）

知识检测 39

第四十四章 贫 血

1. 掌握:贫血的概念,缺铁性贫血、营养性巨幼细胞贫血、再生障碍性贫血的临床表现、诊断依据和防治原则。
2. 熟悉:溶血性贫血的临床分类、发病机制、实验室检查、诊断、鉴别诊断和治疗。
3. 了解:铁的代谢过程及缺铁性贫血的病因及发病机制。
4. 应用:能够对贫血进行初步诊断、分析病因、治疗,对患者和高危人群进行健康指导。

导学案例

患者,女,33岁,因乏力、面色苍白半个月入院。半个月前无明显诱因出现面色苍白、乏力,进行性加重,不能胜任工作,稍动则心慌、气短,尿色如浓茶,化验有贫血(具体不详),发病以来无发热、关节痛、脱发、光过敏,进食和睡眠稍差,大便正常。既往体健,月经正常,家族中无类似患者。查体:T 36.6 ℃,P 98次/分,R 18次/分,BP 115/75 mmHg,贫血貌,无皮疹和出血点,全身浅表淋巴结未触及,巩膜轻度黄染,甲状腺(一),心肺无异常,腹平软,肝未及,脾肋下1 cm,腹腔积液征(一),双下肢不肿。辅助检查:血 Hb 68 g/L,WBC $6.4×10^9$/L,N 72%,L 24%,M 4%,可见2个晚幼红细胞,可见嗜碱性点彩红细胞,plt $140×10^9$/L,网织红细胞18%,尿常规(一),尿胆红素(一),尿胆原强阳性,大便常规(一),隐血(一),血总胆红素 41 μmol/L,直接胆红素 5 μmol/L,Coombs试验(+)。

请思考:患者较可能的诊断是什么?主要依据有哪些?为进一步明确诊断需完善哪些检查?

第一节 概 述

贫血(anemia)是指单位容积外周血液中红细胞计数、血红蛋白浓度和(或)血细胞比容低于正常值低限的一种临床症状。在海平面地区,成年男性血红蛋白低于 120 g/L、红细胞计数低于 $4.5×10^{12}$/L 和(或)血细胞比容低于 0.40;成年女性血红蛋白低于 110 g/L、红细胞计数低于 $4.0×10^{12}$/L 和(或)血细胞比容低于 0.37,即可诊断为贫血。其中以血红蛋白浓度最为重要,依据血红蛋白浓度,将贫血分为轻度、中度、重度、极重度贫血。轻度贫血,Hb低于正常参考值,但高于 90 g/L;中度贫血,Hb为 60~89 g/L;中度贫血,Hb为 30~59 g/L;极重度贫血,Hb低于 30 g/L。

【分类】

(一)按病因和发病机制分类

1. 红细胞生成减少

(1)造血原料缺乏或利用障碍:见于铁缺乏或利用障碍所致的缺铁性贫血或铁粒幼细胞贫血,叶酸和(或)维生素 B_{12} 缺乏或利用障碍所致的巨幼细胞贫血。缺铁性贫血是临床上最常见的贫血。

(2) 造血干细胞异常：如再生障碍性贫血、先天性红细胞生成异常性贫血、骨髓异常增生综合征及各类造血系统肿瘤性疾病等。

(3) 造血微环境异常：骨髓坏死、骨髓纤维化、骨髓硬化症、各种髓外肿瘤性疾病的骨髓转移以及各种感染或非感染性骨髓炎，均可损伤骨髓基质和基质细胞，造血微环境发生异常，影响血细胞生成，导致贫血。肾功能不全、肝病或甲状腺功能低下时，产生促红细胞生成素不足，而导致贫血。

2. 红细胞破坏过多

(1) 红细胞内在缺陷：①红细胞膜异常：如遗传性球形红细胞增多症、阵发性睡眠性血红蛋白尿等。②红细胞酶缺陷：如丙酮酸缺乏、葡萄糖-6-磷酸脱氢酶缺乏症等。③血红蛋白肽链异常：如地中海贫血、不稳定血红蛋白病等。④卟啉代谢异常：如遗传性红细胞生成性卟啉病。

(2) 红细胞外在异常：①免疫因素：如自身免疫性溶血性贫血、血型不符的输血反应、药物性溶血等。②机械因素：如人工心瓣膜、行军性血红蛋白尿症、微血管病性溶血性贫血等。③生物因素：如蛇毒中毒、疟疾、黑热病等。④理化因素：如大面积烧伤、某些化学毒物中毒等。⑤单核-巨噬细胞系统破坏增多：如脾功能亢进等。

3. 红细胞丢失过多

失血性贫血根据失血速度分急性和慢性，根据出血量分轻度、中度、重度，根据失血的原因可分为出凝血性疾病(如特发性血小板减少性紫癜、血友病和严重肝病等)所致和非出凝血性疾病(如外伤、肿瘤、结核、支气管扩张、消化性溃疡、痔疮和妇科疾病等)所致两类。慢性失血性贫血往往合并缺铁性贫血。

(二) 按红细胞形态特点分类

一般以平均红细胞体积(MCV)、平均血红蛋白量(MCH)和平均红细胞血红蛋白浓度(MCHC)将贫血分为小细胞低色素性贫血、正常细胞性贫血和大细胞性贫血(表 44-1)。

表 44-1 贫血的红细胞形态分类

分类	MCV/fL	MCH/pg	MCHC/(g/L)	临床意义
小细胞低色素性贫血	<80	<26	<320	常见于缺铁性贫血、地中海贫血、铁粒幼细胞贫血等
正常细胞性贫血	80~100	26~34	320~360	常见于再生障碍性贫血、溶血性贫血、急性失血、骨髓病性贫血等
大细胞性贫血	>100	>34	320~360	常见于巨幼细胞贫血、骨髓增生异常综合征、肝病等

(三) 按骨髓增生程度分类

贫血按骨髓增生程度可分为增生性贫血和增生减低性贫血。增生性贫血常见于缺铁性贫血、巨幼细胞贫血、溶血性贫血、急性失血性贫血等。增生减低性贫血常见于再生障碍性贫血等。

【临床表现】

贫血表现的轻重程度取决于原发病的性质、贫血的严重程度和贫血的发生速度及患者的心肺功能与代偿能力。

(一) 皮肤黏膜

皮肤黏膜苍白是各种贫血最常见和最显著的共同体征，以观察口唇黏膜、睑结膜、指甲比较可靠。皮肤黏膜苍白因贫血类型而异，缺铁性贫血者皮肤黏膜粗糙、无光泽、指甲扁平或呈反甲，甲纹粗且易碎；溶血性贫血者皮肤黏膜苍黄而巩膜黄染；再生障碍性贫血者皮肤蜡黄；肾性贫血和巨幼细胞贫血者皮肤水肿而苍白。

（二）神经系统

贫血时由于缺血、缺氧、神经细胞能量供给不足,可出现头晕、头痛、耳鸣、晕厥、失眠、记忆力减退、注意力不集中,严重时可发生昏迷。维生素 B_{12} 缺乏导致的巨幼细胞贫血,并发末梢神经炎,可出现指端麻木、感觉障碍及步态不稳等症状。疲乏无力、易疲劳是肌肉缺氧的表现。

（三）呼吸系统和循环系统

心悸、气短是贫血的常见症状,由血红蛋白减少,活动后组织供氧不足所致,尤其是重体力活动后。严重贫血者可有心脏扩大、心脏杂音、心力衰竭,同时可伴有心律失常,但这些表现在贫血纠正后均可恢复正常。

（四）消化系统

贫血时,胃肠黏膜缺氧导致消化腺分泌减少甚至腺体萎缩,常出现食欲减退、胃肠胀气、厌食、恶心、便秘或腹泻等,严重贫血者可有肝大,合并贫血性心脏病者肝大伴有压痛。缺铁性贫血者可有吞咽异物感或异嗜症,巨幼细胞贫血或恶性贫血可引起舌炎、舌萎缩、牛肉舌、镜面舌。贫血引起消化系统症状者较少见,而消化系统疾病常为贫血的致病因素。

（五）泌尿系统和生殖系统

贫血时,肾脏由于缺氧,肾小球的滤过功能和肾小管的分泌和重吸收功能障碍,患者可出现多尿、尿比重减低、血尿素氮增高、蛋白尿等。长期贫血,可出现男性性功能减退,女性月经失调。

【诊断】

贫血的诊断首先要确定贫血类型和贫血程度,然后查找贫血的病因,做出病因学诊断,只有找到病因才能使贫血得到合理有效的治疗。贫血的诊断方法包括询问病史、体格检查和实验室检查。①详细病史询问:如贫血的发生时间、速度、可能的病因和诱因等;还需注意询问饮食习惯、工作生活环境、既往史、家族史和月经生育史等。②全面体格检查:应特别注意皮肤黏膜有无苍白、黄疸、溃疡、皮下出血;有无毛发干枯、舌乳头萎缩、指甲扁平或呈反甲;有无肝、脾、淋巴结肿大等。③实验室检查:血常规检查、外周血涂片、网织红细胞计数和骨髓检查等都是确诊贫血的可靠依据。为了查找引起贫血的病因,应根据病情的需要选择相应的检查。

【治疗】

（一）病因治疗

治疗贫血的首要原则是消除引起贫血的病因,积极治疗引起贫血的原发病,停止接触有害的化学物质和药物,这样才能使贫血得到有效的治疗。

（二）药物治疗

在贫血病因未明之前不要急于用抗贫血药,以免影响诊断和治疗。一旦病因明确,对造血原料缺乏者则应按缺什么补什么的原则进行,如缺铁性贫血及时补铁,巨幼细胞贫血及时补充叶酸和维生素 B_{12}。对其他贫血应按病因和发病机制来治疗,如溶血性贫血可使用糖皮质激素或行脾切除,肿瘤性贫血可采用化疗或放疗,自身免疫性贫血及时使用免疫抑制剂,造血因子可促进红细胞的生成,如雄性激素类可用于慢性再生障碍性贫血,促红细胞生成素可用于肾性贫血等。

（三）支持治疗

输血是治疗贫血的有效方法,急性失血性贫血(血容量减少大于 20%)、慢性贫血(血红蛋白浓度低于 60 g/L)可根据患者的病情需要选择新鲜全血或成分输血来缓解症状、纠正贫血。对贫血合并出血、感染等症状者予以相应的支持治疗。

（四）造血干细胞移植

造血干细胞异常性贫血可进行骨髓移植、外周血干细胞移植和脐血干细胞移植,重建造血和免疫功能。

第二节 缺铁性贫血

当人体缺铁时,首先引起贮存铁缺乏,继而出现红细胞内缺铁,最后发生缺铁性贫血,这三者总称为铁缺乏症。缺铁性贫血(iron deficiency anemia,IDA)是指体内用来合成血红蛋白的贮存铁缺乏,导致血红蛋白合成量不足而形成的一种小细胞低色素性贫血,是最常见的贫血类型。本病多见于青年女性、婴幼儿、儿童、妊娠和哺乳期妇女。

【铁代谢】

铁是人体必需的元素之一,健康成人体内含铁总量为3~4.5 g,其中65%存在于血红蛋白中,30%为贮存铁,5%分布于肌红蛋白、细胞色素和与氧化还原反应有关的含铁酶中。循环血液中转运的铁仅占总铁量的0.1%左右。

(一)铁的来源

铁的来源有两种:①外源性:正常人每天从食物中获得的铁10~15 mg,5%~10%被吸收,动物性食品铁的吸收率为20%,植物性食品铁的吸收率为2%~10%。人每天从食物中吸收的铁为1~1.5 mg。含铁量丰富的食物有海带、木耳、紫菜、香菇、发菜、瘦肉、蛋类、动物肝脏等。②内源性:红细胞破坏后,血红蛋白分解释放出的铁可以重新被人体利用。

(二)铁的吸收

铁吸收的主要部位在十二指肠和空肠上段的肠黏膜。食物中铁主要以三价铁为主,必须在酸性环境中或还原剂(如维生素C)存在条件下,还原成二价铁才能被肠道吸收。胃酸使铁处于稳定的溶解状态而防止再氧化为三价铁,维生素C能使三价铁还原为二价铁,两者都能促进铁的吸收。但茶、菠菜中所含的鞣酸与铁结合形成难溶的络合物随粪便排出,影响铁的吸收。

(三)铁的转运

吸收入血的二价铁经铜蓝蛋白氧化成三价铁,与转铁蛋白结合后转运到骨髓和其他组织中,再与转铁蛋白分离并被还原成二价铁,参与血红蛋白合成。

(四)铁的贮存

人体内合成血红蛋白后多余的铁以铁蛋白和含铁血黄素的形式贮存于肝、脾、骨髓等器官的单核-巨噬细胞系统中。骨髓中未被利用的铁以小粒的形式贮存在幼红细胞的胞浆中,可被亚铁氰化钾染成蓝色颗粒,这种幼红细胞称为铁粒幼细胞。

(五)铁的排泄

铁主要是通过肠黏膜脱落的细胞随粪便排出,少量随尿液、汗液、乳汁、皮肤细胞新陈代谢排出,哺乳期妇女还通过乳汁排泄。正常男性每天排铁量为0.5~1 mg,女性为1.0~1.5 mg,如果一次月经失血40~80 mL,则失铁为20~40 mg,因此女性排铁比男性快。

【病因和发病机制】

(一)病因

1. 摄入不足 铁的需要量增加和供铁不足是缺铁性贫血的常见原因。婴幼儿、青少年、妊娠期和哺乳期妇女需铁量增加,而一般食物中铁的含量不能满足机体需要,有些青少年还有偏食等因素,容易引起营养性缺铁性贫血。

2. 吸收障碍 胃大部分切除术后、慢性腹泻、慢性肠炎、慢性萎缩性胃炎、克罗恩病、胃酸缺乏等由于胃酸缺乏或肠蠕动过快影响铁的吸收。长期素食、嗜好浓茶也影响铁的吸收。

3. 丢失过多 常见于各种失血,其中慢性失血是引起缺铁性贫血最常见的病因,尤其常见于消化道疾病所致出血和女性月经过多。每失血100 mL就可丢失约50 mg的铁。

(二) 发病机制

缺铁性贫血是体内贮存铁消耗殆尽,红细胞生成受到影响而引起的小细胞低色素性贫血,是体内慢性、渐进性铁缺乏的发展结果。由于红细胞内缺铁,大量的原卟啉不能与铁结合成血红素,血红蛋白生成减少,红细胞内胞浆减少,使红细胞体积变小、染色变淡,出现典型的小细胞低色素性贫血的血象特征。组织缺铁,细胞内含铁酶和铁依赖酶的活性降低,从而影响患者的体力、精神及小儿的生长发育和智力。同时,缺铁可引起外胚层和黏膜组织营养不良。

【临床表现】

(一) 一般表现

贫血一般有疲乏无力、头昏、头痛、眼花、耳鸣、心悸、气短,皮肤、黏膜苍白,心率增快等体征。

(二) 组织缺铁的表现

缺铁时,细胞内含铁酶的活性减低而出现一系列特殊的表现,包括:①精神、神经系统:如注意力不集中、烦躁、易激动、异食癖等。②黏膜损伤:如口角炎、舌炎、舌乳头萎缩,严重者出现缺铁性吞咽困难综合征(Plummer-Vinson综合征)或咽下梗阻感;③皮肤干燥、角化,毛发脱落无光泽,指(趾)甲扁平、条纹隆起、无光泽、薄脆易裂,严重者可出现反甲。

【辅助检查】

(一) 血象

典型血象呈小细胞低色素性贫血。血涂片显示红细胞体积较小,大小不等,中心淡染区扩大。红细胞计数、血红蛋白浓度和血细胞比容降低;红细胞MCV、MCH、MCHC均减低。

(二) 骨髓象

骨髓涂片呈增生活跃或明显活跃;以红细胞系增生为主,红细胞系中以中幼红细胞和晚幼红细胞为主,粒细胞系和巨核细胞系多正常。骨髓铁染色后,铁幼粒细胞大多减少或消失,细胞外铁减少或消失。

(三) 铁代谢

1. 血清铁 循环中与转铁蛋白结合的铁称为血清铁。成人血清铁低于 8.95 μmol/L 可作为缺铁性贫血的诊断指标。

2. 血清总铁结合力 血浆中能与铁结合的转铁蛋白的总量称为总铁结合力。血清铁减低时肝脏代偿性合成转铁蛋白增多,总铁结合力增高常高于 64.44 μmol/L。

3. 转铁蛋白饱和度 血清铁与总结合力的比值,它比单一测定血清铁和总铁结合力更能准确反映体内铁的代谢情况。正常值为20%～50%,缺铁性贫血患者常小于15%。

4. 血清铁蛋白 可准确地反映体内贮存铁的情况。缺铁时,首先贮存铁即血清铁蛋白减低,继之血清铁减少,之后才出现贫血。血清铁蛋白正常值为20～200 μg/L,低于12 μg/L可作为缺铁性贫血的诊断标准。

5. 红细胞内游离原卟啉(FEP) 缺铁时,红细胞内血红素合成障碍,造成红细胞内游离原卟啉蓄积,红细胞内游离原卟啉明显增高,为诊断红细胞内缺铁的有效指标。正常值为0.27～0.63 μmol/L,缺铁性贫血时常大于 0.93 μmol/L。

(四) 血清转铁蛋白受体测定

血清可溶性转铁蛋白受体(sTfR)测定是迄今反映缺铁性红细胞生成的最佳指标,一般 sTfR 浓度大于 26.5 nmol/L(2.25 μg/mL)可诊断为缺铁性贫血。

【诊断与鉴别诊断】

(一) 诊断

缺铁性贫血的诊断主要包括两个方面,首先要确定是否为缺铁引起的贫血,然后要明确引起缺铁的原因。诊断依据包括以下三方面:①小细胞低色素性贫血:MCV、MCH、MCHC均降低,成熟红细胞体积小、染色淡。②有缺铁的证据:血清铁和血清铁蛋白均降低、总铁结合力和红细胞内游离原卟啉增高、骨髓铁染色显示铁幼粒红细胞减少,血清转铁蛋白受体增高。③有引起缺铁的病因和临床表现,并且铁剂治疗有效。

(二)鉴别诊断

1. 慢性病性贫血 常因感染性疾病或肿瘤等疾病引起铁代谢异常所致的小细胞性贫血,是由于单核-巨噬细胞系统对铁的摄取加快,而释放到循环中铁减少,导致血清铁蛋白、骨髓细胞外铁增多,血清铁、总铁结合力减低,属于铁利用性贫血。

2. 铁粒幼细胞性贫血 常因遗传或不明原因引起红细胞的线粒体合成血红素障碍,为铁利用性贫血。可呈小细胞低色素性贫血。血清铁、铁蛋白增高;总铁结合力降低;骨髓铁粒幼细胞增多且细胞内铁蛋白颗粒沿细胞核排列成环形,其计数大于15%有诊断意义。此病一旦确诊禁用铁剂。

3. 地中海贫血 本病为遗传性疾病,常有家族史,是珠蛋白合成障碍致血红蛋白合成减少而出现的小细胞低色素性贫血。此类患者脾脏多肿大。血涂片可见较多的靶形红细胞;血清铁、血清铁蛋白均增多。血红蛋白电泳异常是诊断的重要依据。

4. 转铁蛋白缺乏症 常染色体隐性遗传所致(先天性)或严重肝病、肿瘤继发(获得性)。表现为小细胞低色素性贫血。血清铁、总铁结合力、血清铁蛋白及骨髓含铁血黄素均明显降低。先天性者幼儿时发病,伴发育不良和多脏器功能受累。获得性者有原发病的表现。

【治疗】

(一)病因治疗

对缺铁性贫血的治疗只有去除了病因才能彻底治愈,有效防止复发,单纯补铁可暂时改善症状,但不能彻底治愈。病因治疗的关键是针对引起慢性失血病因的治疗,同时应注意合理的膳食结构。如婴幼儿、青少年和妊娠妇女营养不足引起的缺铁性贫血,应改善饮食;月经过多引起的缺铁性贫血应调理月经;寄生虫感染者应驱虫治疗;恶性肿瘤者应行手术治疗或放、化疗;消化性溃疡引起者应行抑酸治疗等。

(二)铁剂治疗

铁剂治疗是纠正缺铁性贫血的主要方法,常用的铁剂有口服铁剂和注射铁剂两种。

1. 口服铁剂 口服铁剂为首选治疗方法。常用的铁剂有:富马酸亚铁 0.2 g,每天 3 次;硫酸亚铁 0.2~0.3 g,每天 3 次;葡萄糖酸亚铁 0.3 g,每天 3 次;琥珀酸亚铁 0.2 g,每天 3 次。口服铁剂时应注意:①口服铁剂可引起恶心、呕吐、上腹部不适等胃肠道反应,为减轻胃肠道反应宜进餐时或饭后服用;②与维生素 C 同服,可促进铁的吸收;避免与乳类、茶、咖啡、钙剂、四环素和碱性药物等同服以免影响铁的吸收;③服用铁剂期间,粪便的颜色会变黑。口服铁剂若有效,3 天后食欲减退的症状即可改善,网织红细胞升高,5~10 天达高峰,2 周左右血红蛋白浓度上升,2 个月左右恢复正常。在血红蛋白恢复正常后,仍需继续服药 3~6 个月,以补足贮存铁。

2. 注射铁剂 如果患者胃肠道反应明显,不能耐受口服铁剂或吸收障碍者,可选用注射铁剂,如右旋糖苷铁或山梨醇铁做深部肌内注射。少部分患者可出现头痛、面色潮红、关节肌肉疼痛、发热、恶心、呕吐、腹泻等不良反应,严重者可出现过敏性休克。注射铁剂用药总量的计算方法:所需补充铁量(mg)=[150-患者 Hb(g/L)]×体重(kg)×0.33。第一天给 50 mg 铁剂深部肌内注射,如无不良反应,以后隔天给 100 mg,直至补足总量为止。

【预防】

向群众宣传营养知识,鼓励其改变不合理的饮食结构,注意安排合理饮食,特别是婴幼儿、青少年和妇女等高发人群的饮食。鼓励他们多进食动物性富含铁的食物或铁强化食品,对婴幼儿应及时添加含铁的食物,如蛋黄、动物肝脏、瘦肉、海带、发菜、香菇、紫菜和黑木耳等;对青少年应养成良好的饮食习惯,避免偏食;对孕妇和哺乳期妇女除给予含铁丰富的食物外,还需补充铁剂。做好寄生虫病、慢性出血性疾病和肿瘤性疾病人群的防治,可有效预防缺铁性贫血。

第三节 巨幼细胞贫血

巨幼细胞贫血(megaloblastic anemia,MA)是由于维生素 B_{12}(和)或叶酸缺乏引起脱氧核糖核酸(DNA)合成障碍所致的大细胞性贫血。其特点为各期红细胞体积均大于正常值,中性粒细胞和血小板数量减少,中性粒细胞核右移,骨髓出现巨幼红细胞等造血特点,经维生素 B_{12} 及叶酸治疗有效。多见于婴幼儿,尤其是 2 岁以内幼儿。我国华北、东北、西北地区农村多见,近年已明显减少。

【叶酸和维生素 B_{12} 代谢】

(一) 叶酸代谢

叶酸是一种水溶性 B 族维生素,体内不能合成,需由食物供给。食物中的叶酸以蝶酰多聚谷氨酸的形式存在,在小肠内被分解为蝶酰单谷氨酸方被吸收。吸收部位主要在近端空肠,吸收后以 N^5-甲基四氢叶酸的形式存在于血中,在维生素 B_{12} 的作用下去甲基成为四氢叶酸,并再结合成多谷氨酸盐贮存于肝及血红蛋白内。人体内叶酸的贮存量为 5~10 mg,每天叶酸的需要量为 200 μg。叶酸主要由粪便和尿液排出,部分可由胆汁排泄至肠腔。

(二) 维生素 B_{12} 代谢

维生素 B_{12} 也叫氰钴胺,也是水溶性 B 族维生素,虽然肠道细菌可以合成维生素 B_{12},但吸收甚少,主要随粪便排出体外,故人体所需维生素 B_{12} 主要从食物中获得。动物性食物如肝、肾、肉类富含维生素 B_{12},蛋类、奶类次之,蔬菜中含量少。食物中的维生素 B_{12} 在胃内与壁细胞合成的 R 蛋白结合,进入十二指肠后,在胰蛋白酶的作用下,R 蛋白被降解,维生素 B_{12} 释放并与壁细胞分泌的内因子结合成维生素 B_{12}-内因子复合物,在回肠末端吸收。维生素 B_{12} 主要贮存在肝脏和骨髓中,贮存总量为 3~5 mg,维生素 B_{12} 主要通过粪便和尿液排出体外。

【病因和发病机制】

(一) 病因

1. 摄入不足 成人每天维生素 B_{12} 需要量为 2~5 μg,婴幼儿每天为 0.5~1 μg,而体内贮存可供数年消耗,因此维生素 B_{12} 缺乏比叶酸少见。叶酸性质不稳定,光照及煮沸即可分解,食品加工不当可降低其含量,如婴幼儿不及时添加辅食,或年长儿长期偏食,或长期以缺乏叶酸的羊乳喂养的婴幼儿,或食物中缺乏新鲜绿叶蔬菜、烹饪不当、过度加热和腌制过久致叶酸大量破坏,易发生叶酸的缺乏。

2. 吸收利用障碍 先天性或后天性内因子缺乏或体内产生抗内因子抗体,均可影响维生素 B_{12} 的吸收。如胃大部分切除术后、慢性萎缩性胃炎、胃体癌肿浸润破坏壁细胞等均可影响内因子的合成;慢性腹泻、小肠切除、局限性回肠炎、肠结核等均可影响维生素 B_{12} 与叶酸的吸收;肝病、急性感染、胃酸减少或维生素 C 缺乏,皆可影响维生素 B_{12} 与叶酸的代谢和利用。

3. 需要量增加 早产儿、婴幼儿、妊娠和哺乳期妇女,造血物质需要量相对增加,如摄入不足,则易缺乏。甲状腺功能亢进症、恶性肿瘤、白血病、反复感染时,维生素 B_{12} 和叶酸消耗增加,也可导致缺乏。

4. 先天贮存不足 胎儿可通过胎盘,从母体获得维生素 B_{12}、叶酸贮存于肝脏,如孕妇维生素 B_{12} 或叶酸缺乏,则新生儿贮存少,易发生缺乏。

5. 药物影响 结肠细菌含有叶酸,可吸收以供人体所需。长期使用广谱抗生素者结肠内部分细菌被清除,因而影响叶酸的供应。长期使用抗叶酸制剂(如氨甲蝶呤)及某些抗癫痫药(如苯妥英钠、扑米酮、苯巴比妥)可导致叶酸缺乏。

(二) 发病机制

维生素 B_{12} 和叶酸是细胞核内参与 DNA 合成的重要辅酶。一旦缺乏将导致 DNA 合成障碍,使细胞核发育停留在 DNA 合成期,造成核浆发育不平衡,胞核发育落后于胞浆,呈"核老浆幼",细胞体积大而胞浆多,出现巨幼变,这种改变在骨髓造血组织中尤为突出,其中红细胞系巨幼变最为明显,粒细胞系和巨核细胞系也有相应的改变。维生素 B_{12} 缺乏时,因影响叶酸的代谢而间接影响 DNA 合成,还会影响神经纤维髓鞘正常的结构,出现神经纤维脱髓鞘改变,进而出现神经系统并发症。

【临床表现】

起病缓慢,多见于婴幼儿,尤其是 2 岁以内幼儿,其中单纯母乳喂养又不及时添加辅食者占大多数。主要临床表现如下:

(一)一般表现

起病缓慢,常有面色苍白、乏力、心悸、气促、头昏等贫血症状。部分患者可出现轻度黄疸。

(二)精神、神经症状

常有对称性手足麻木、下肢无力或蚁走感、深感觉障碍、步态不稳、共济失调、感觉迟钝、大小便失禁、易激动、健忘以及精神异常,锥体束征阳性。

(三)消化系统症状

食欲不振、腹胀、腹泻,舌炎常见且反复发作,舌质紫红伴有疼痛,随病情进展可出现舌乳头萎缩,舌表面光滑,味觉减退。

【辅助检查】

(一)血象

呈大细胞性贫血,MCV 和 MCH 增高,MCHC 正常,血涂片示红细胞较少,轻度大小不均,偶见幼红细胞,可见嗜碱性点彩红细胞,也可见豪焦小体及卡波环。白细胞数稍低,中性粒细胞核右移,常出现在红细胞改变前,故对早期诊断有重要意义。血小板计数一般均减低,其形态较大。严重者呈全血细胞减少。

(二)骨髓象

骨髓增生活跃,以红细胞增生最为显著。红细胞系体积大,核染色质疏松,胞核发育落后于胞浆,呈"幼核老浆"。各期幼红细胞巨幼变总数可达 30%~50%。粒细胞系中,晚幼粒细胞和杆状核粒细胞亦可见巨幼变,成熟粒细胞分叶增多。巨核细胞中出现核分叶过多,血小板变大,颗粒松散。

(三)血生化检查

血清维生素 B_{12} 低于 74 pmol/L 提示维生素 B_{12} 缺乏。血清叶酸低于 6.8 nmol/L 提示叶酸缺乏。

【诊断与鉴别诊断】

(一)诊断

巨幼细胞贫血的诊断并不难,诊断依据有:①有缺乏叶酸或维生素 B_{12} 的病史:如摄入量不足,吸收障碍,需要量增加等。②临床表现:除一般贫血症状外可有舌炎、消化道症状、神经系统症状及体征。③血象呈大细胞性贫血,中性粒细胞核分叶过多,骨髓象出现典型巨幼样改变。④血清维生素 B_{12} 和叶酸水平低于正常。⑤诊断性治疗:叶酸或维生素 B_{12} 治疗 1 周左右网织红细胞上升者,应考虑叶酸或维生素 B_{12} 缺乏。

(二)鉴别诊断

1. 骨髓增生异常综合征 全血细胞减少,骨髓检查可见巨幼样改变等病态造血现象,叶酸、维生素 B_{12} 水平不低,一般抗贫血治疗无效。

2. 急性红白血病 骨髓中红细胞系>50%,且表现为核染色质呈巨幼趋势。但同时非红细胞系有核细胞中原始粒细胞(或原始粒细胞+幼稚单核细胞)>30%。叶酸、维生素 B_{12} 水平不低。

3. 再生障碍性贫血 全血细胞减少和严重营养性巨幼细胞贫血相似,但红细胞大小正常,叶酸、维生素 B_{12} 水平不低,一般抗贫血治疗无效。

【治疗】

(一)一般治疗

积极去除病因,治疗原发病。合理膳食,如母乳喂养时,应改善乳母的膳食营养,婴幼儿及时添加辅食,按时断奶,纠正偏食习惯。

(二) 药物治疗

叶酸缺乏者口服叶酸,每次 5~10 mg,每天 2~3 次,至贫血表现完全消失。若无原发病,不需维持治疗;如同时有维生素 B_{12} 缺乏,则需同时注射维生素 B_{12},否则可加重神经系统损伤。对维生素 B_{12} 缺乏者,肌内注射维生素 B_{12},每次 500 μg,每周 2 次;无维生素 B_{12} 吸收障碍者可口服维生素 B_{12} 片剂 500 μg,每天 1 次;若有神经系统表现,治疗维持半年到 1 年;恶性贫血患者,治疗维持终身。重症病例可能合并缺铁,应适当补充铁剂。

【预防和预后】

预防应从改善膳食结构及纠正不良烹饪习惯着手,对高危人群可给予适当干预措施,如婴幼儿及时添加辅食;青少年和妊娠妇女多补充新鲜蔬菜,亦可口服小剂量叶酸或维生素 B_{12} 预防;应用干扰核苷酸合成药物的患者,应同时补充叶酸和维生素 B_{12}。

本病预后与原发病有关。多数患者在正确治疗后临床症状迅速改善,但神经系统症状恢复较慢或不恢复。原发病控制较差者,治疗效果不理想。

第四节 再生障碍性贫血

再生障碍性贫血(aplastic anemia,AA),简称再障,是指多种原因导致骨髓造血干细胞数量减少和(或)功能异常、造血微环境障碍,从而引起全血细胞减少的综合征。临床上以进行性贫血、出血及感染为特点,多发生于青中年,男性稍多于女性。

【病因和发病机制】

(一) 病因

按发病原因是否明确分为原发性再障和继发性再障,其中继发性再障的发病可能与下列因素有关:

1. 药物及化学毒物 在继发性再障中以药物引起者多见,有高度危险性的药物如氯霉素、磺胺药、保泰松、抗肿瘤药等。可引起再障的化学毒物有苯及其衍生物、有机砷、染发剂、杀虫剂等。在众多药物和化学毒物中,氯霉素具有高度危险性。药物所致再障有两种情况,一是剂量依赖型,即剂量足够对任何人的骨髓造血功能有抑制;二是剂量无关型,因个体的敏感性过高,即使一般剂量或很小剂量也可引起再障。

2. 物理因素 X 射线、γ 射线、中子、放射性核素等会干扰造血干细胞的 DNA 合成和复制,影响细胞的有丝分裂,使造血干细胞数量减少。骨髓细胞中红细胞系对放射线最为敏感,长时间接触或接触剂量过大可损害造血微环境和基质,造成骨髓增生永久性低下。

3. 生物因素 各型肝炎病毒、EB 病毒、风疹病毒、带状疱疹病毒、登革热病毒、流感病毒、人类免疫缺陷病毒、人类 T 淋巴细胞病毒等,均有损害骨髓造血引起再生障碍性贫血或骨髓造血受抑制的报道。病毒性肝炎患者再障的发生率显著高于一般人群,所有的肝炎病毒均可损害骨髓造血,但 80% 是丙型肝炎病毒所致。

4. 其他因素 阵发性睡眠性血红蛋白尿、系统性红斑狼疮、恶性肿瘤、慢性肾衰竭、妊娠等均可发生骨髓造血功能抑制。而妊娠可使再障加重,分娩后再障可好转。

(二) 发病机制

再障的发病机制比较复杂,目前认为再障的发病机制可能与下列因素有关。

1. 造血干细胞内在缺陷 多种病因使造血干细胞数量减少,造血干(祖)细胞自我复制和分化能力降低,造血干(祖)细胞集落形成能力显著降低,体外培养对造血生长因子反应差,免疫抑制治疗后造血恢复不完整。这些都说明再障与造血干细胞损伤有关。

2. 造血微环境异常 再障患者骨髓活检除发现造血细胞减少外,还有骨髓"脂肪化"、静脉窦壁水肿、出血、毛细血管坏死;部分再障患者骨髓基质细胞体外培养生长情况差,分泌的各类造血调控因子明显不同于正常人;骨髓基质细胞受损的再障患者进行造血干细胞移植不易成功。

3. 免疫异常 部分再障患者存在免疫调节机制的异常,包括抑制性T淋巴细胞增多而辅助性T淋巴细胞减少,自然杀伤细胞活力减低,造血负调控因子如γ干扰素、肿瘤坏死因子和白介素-2等增多,cAMP的含量减低等,都可能影响造血干细胞的增殖和分化,多数患者用免疫抑制剂治疗有效。

【临床表现】

按病情轻重、血象、骨髓象及预后,将再障分为重型再障(SAA)和非重型再障(NSAA);按起病缓急,将再障分为急性型再障(AAA)和慢性型再障(CAA);我国又将急性型再障称为重型再障Ⅰ型(SAA-Ⅰ),慢性型再障恶化为急性型者称为重型再障Ⅱ型(SAA-Ⅱ)。

(一) 重型再障

发病急,进展快,病程短,早期以出血和感染为突出表现,贫血进行性加重。皮肤、黏膜出现广泛而不易控制的出血,60%以上有内脏出血,主要表现为消化道出血、咯血、血尿等,严重者可出现颅内出血,颅内出血是本病的主要死亡原因。多数患者发热,体温多在39℃以上,以呼吸道感染最为常见,其次有皮肤黏膜、口腔、肛门周围和泌尿系统感染,以革兰阴性杆菌、金黄色葡萄球菌和真菌感染多见。此型病情凶险、死亡率高。

(二) 非重型再障

病情轻,发展缓慢,病程长,以贫血为首发症状,主要表现为乏力、心悸、气短、头昏等;出血、感染症状较轻,以皮肤黏膜出血多见,一般不发生内脏出血。合并感染者少见。

【辅助检查】

1. 血象 红细胞、白细胞、血小板计数均减少;白细胞分类中中性粒细胞减少,而淋巴细胞比例增高;网织红细胞明显减少,常小于1%,绝对值小于$15×10^9$/L;呈正常细胞性贫血。

2. 骨髓象 多部位骨髓增生减低,粒细胞系、红细胞系及巨核细胞系明显减少但形态大致正常,淋巴细胞、网状细胞及浆细胞等非造血细胞比例明显增高。骨髓小粒无造血细胞,呈空虚状,可见较多脂肪滴。

3. 骨髓活检 骨髓活检显示造血组织均匀减少,脂肪组织增加。重型再障者几乎全为脂肪髓,非重型再障者在脂肪组织中可见造血灶。三系血细胞减少。

4. 其他检查 骨髓细胞培养显示红系集落形成单位和粒-单核系集落形成单位减少;免疫学检查有T细胞亚群异常,$CD4^+/CD8^+$值降低,Th1/Th2值增高;造血负调控因子,如γ干扰素、肿瘤坏死因子和白介素-2等增高,而cAMP的含量减低。

【诊断与鉴别诊断】

(一) 诊断

1. 再障诊断标准 ①全血细胞减少,网织红细胞绝对值减少;②一般无脾大;③骨髓检查显示至少一个部位增生减低或重度减低(如增生活跃,巨核细胞应明显减少,骨髓小粒成分中应见非造血细胞增多;有条件者应做骨髓活检等检查);④能排除其他引起全血细胞减少的疾病,如阵发性睡眠性血红蛋白尿、骨髓增生异常综合征中的难治性贫血、急性造血功能停滞、骨髓纤维化、急性白血病、恶性组织细胞病等;⑤一般抗贫血药物治疗无效。

2. 重型再障与非重型再障诊断标准

(1) 重型再障:起病急,除有进行性贫血、严重出血和感染外,血象符合下列三项中两项:①网织红细胞<1%,绝对值<$15×10^9$/L;②中性粒细胞绝对值<$0.5×10^9$/L;③血小板<$20×10^9$/L。骨髓象显示多部位重度增生低下,三系造血细胞明显减少,非造血细胞增多,如增生活跃需有淋巴细胞增多,骨髓小粒非造血细胞及脂肪细胞增多。

(2) 非重型再障:起病慢,贫血、感染、出血较轻;血红蛋白下降速度较慢,网织红细胞、白细胞、中性粒细胞及血小板计数常较急性型再障高;骨髓象三系造血细胞减少,至少一个部位增生减低,如增生活跃,红细胞系中常有晚幼红细胞比例增加,巨核细胞明显减少。骨髓小粒脂肪细胞及非造血细胞增多。

(二) 鉴别诊断

1. 阵发性睡眠性血红蛋白尿　阵发性睡眠性血红蛋白尿属于溶血性贫血,除全血细胞减少外,临床上常出现反复发作的血红蛋白尿、黄疸和脾大;酸溶血试验、蔗糖溶解试验和尿含铁血黄素试验均为阳性。临床上阵发性睡眠性血红蛋白尿和再障关系密切,两者可以相互转化,也可以同时存在。

2. 骨髓增生异常综合征　临床上以贫血为主,或同时有出血及反复感染症状,外周血血常规可以呈全血细胞减少,骨髓象呈增生明显活跃,病态造血是其特征,可见红细胞巨幼变,核浆发育不平衡,粒细胞系幼稚细胞通常不减少,可出现淋巴样巨核细胞。

3. 恶性组织细胞病　以异常组织细胞增生并广泛浸润为特点,多有不规则发热,黄疸,出血严重,肝、脾、淋巴结肿大,全血细胞减少,进行性衰竭,死亡率高。血象、骨髓象、淋巴结活检找到异常的组织细胞或多核组织细胞,即可确诊。

4. 急性白血病　应与白细胞减少和骨髓增生低下的低增生性急性白血病进行鉴别。由于全血细胞减少易被误诊为再障,但白血病有肝、脾、淋巴结肿大、胸骨压痛。血象和骨髓象显示原始粒细胞和幼淋巴细胞明显增多,还可通过白血病的融合基因进行鉴别。

【治疗】

(一) 对症及支持治疗

1. 预防和控制感染　注意环境及个人卫生,加强对口腔、皮肤、肛门和外阴的清洁护理,经常用消毒杀菌液漱口,重型再障患者需采取保护性隔离,减少感染机会;一旦出现感染,及时采取经验性广谱抗生素治疗,并积极查找致病菌,以便选择敏感的抗生素。

2. 避免和控制出血　防止外伤及剧烈运动,不用抑制血小板功能的药物;一般出血时,可用止血敏、氨基己酸等常规止血药止血,鼻出血可行鼻腔填塞压迫止血,血小板$<20\times10^9/L$时,可输注血小板悬液。

3. 纠正贫血　当血红蛋白低于60 g/L,且患者对贫血难以耐受时可输血,一般输注浓集红细胞。

(二) 雄激素

雄激素为治疗非重型再障的首选药物。雄激素可促进肾脏产生促红细胞生成素,刺激造血干细胞的增殖和分化,并具有雄性化和蛋白质同化作用。常用药物有:①司坦唑醇2 mg,口服,每天3次。②丙酸睾酮50~100 mg,肌内注射,每天1次。该药为油性制剂,不易吸收,注射部位可形成硬块,甚至发生无菌性坏死,需深部分层肌内注射,并注意轮换注射部位。③十一酸睾酮40 mg,口服,每天3次。④达那唑0.2 g,口服,每天3次。雄激素起效慢,疗程至少6个月,宜长期维持治疗。不良反应有女性男性化、肝功能损害、肝内胆汁淤积、水钠潴留等。

(三) 免疫调节剂治疗

1. 抗淋巴/胸腺细胞球蛋白(ALG/ATG)　能够抑制患者T淋巴细胞或非特异性自身免疫反应,解除骨髓抑制,恢复造血功能,用于重型再障。马抗淋巴细胞球蛋白10~15 mg/(kg·d)或兔抗胸腺细胞球蛋白3~5 mg/(kg·d)连用5天;用药前应做过敏试验。常见不良反应有血清病、过敏反应、感染和出血,静脉滴注可发生静脉炎。

2. 环孢素　3~5 mg/(kg·d),口服,每天2~3次,疗程一般1年以上。常见不良反应有肝、肾功能损害,牙龈增生和消化道反应等。

3. 其他　如环磷酰胺、甲泼尼龙、CD3单克隆抗体等。

(四) 造血细胞生长因子

主要用于重型再障。一般与免疫抑制剂同时或之后使用,宜维持3个月以上。常用药物有:①重组人红细胞生成素50~100 U/(kg·d);②重组人粒细胞集落刺激因子(G-CSF)5 μg/(kg·d),皮下注射,患者偶有皮疹、低热、转氨酶升高、胃肠不适、骨痛等不良反应。

(五)造血干细胞移植

同种异基因造血干细胞移植是目前治疗造血干细胞缺陷所致重型再障的最佳方法,且能达到根治的目的。对年龄在 40 岁以下、无感染及其他并发症的重型再障患者,如有 HLA 相匹配供体可考虑造血干细胞移植,移植后长期无病存活率可达 60%～80%。国内已开始应用异基因造血干细胞移植治疗严重再障,并有获得成功的报道。凡移植成功者则有希望治愈。

【预防和预后】

加强防护措施,避免接触对造血系统有害的化学物质和放射性物品;避免使用影响骨髓造血的药物。加强教育提高自我保护意识,避免滥用化学溶剂、染发剂;保护环境,防止有害物质污染环境。

如治疗得当,NSAA 患者多数可缓解甚至治愈,仅少数进展为 SAA。SAA 发病急、病情重、以往病死率极高(>90%);近 10 年来,随着治疗方法的改进,SAA 的预后得到明显改善,但仍有约 1/3 的患者死于感染和出血。

第五节 溶血性贫血

溶血性贫血(hemolytic anemia,HA)是指由于红细胞破坏过快、过多,超过骨髓造血功能的代偿能力而发生的贫血。临床主要表现有黄疸、贫血、脾大、网织红细胞升高,骨髓红系显著增生。由于骨髓具有很强的代偿能力,可产生正常红细胞 6～8 倍的代偿潜力,当红细胞寿命缩短、破坏加速但仍在骨髓造血代偿范围内时,可不出现贫血,这种状态称为代偿性溶血性疾病;当红细胞寿命缩短,破坏速度超过骨髓造血的代偿能力,出现贫血时称为溶血性贫血。溶血伴黄疸时称溶血性黄疸。

【分类】

溶血性贫血的分类方法有多种:①按起病急缓、病程长短,分为急性溶血性贫血和慢性溶血性贫血。②按溶血部位和机制,分为细胞外溶血和细胞内溶血。③按病因,分为先天性溶血和获得性溶血。④按溶血的发病机制,分为红细胞内在缺陷所致溶血性贫血和红细胞外部因素所致溶血性贫血。其中病因分类和发病机制分类对于临床诊断和治疗具有重要意义。

【病因和发病机制】

(一)病因

1. 红细胞内在缺陷所致溶血性贫血 ①红细胞膜缺陷:如遗传性球形红细胞增多症、遗传性椭圆形红细胞增多症、遗传性棘红细胞增多症、遗传性口形红细胞增多症、阵发性睡眠性血红蛋白尿等。②红细胞酶缺陷:如葡萄糖-6-磷酸脱氢酶缺乏症、丙酮酸激酶缺乏症等。③珠蛋白的肽链异常:如地中海贫血、血红蛋白病等。④血红素异常:先天性红细胞卟啉代谢异常如红细胞生成性卟啉病。

2. 红细胞外部因素所致溶血性贫血 ①机械因素:如心瓣膜钙化狭窄、心脏人工瓣膜、微血管病性溶血性贫血、行军性血红蛋白尿症等。②理化因素:生理因素如大面积烧伤、血浆中渗透压改变等;化学因素如苯肼、亚硝酸盐类中毒等,均可引起获得性高铁血红蛋白血症而溶血。③感染因素:见于蛇毒、疟疾、支原体肺炎及传染性单核细胞增多症等。④免疫因素:如新生儿溶血性贫血、血型不相容性输血、自身免疫性溶血性贫血、药物相关性免疫性溶血性贫血等。

(二)发病机制

1. 血管内溶血 见于血型不相容性输血、输注低渗溶液、阵发性睡眠性血红蛋白尿等。血管内溶血发生时红细胞在循环血流中遭到破坏,血红蛋白释放而引起症状。血红蛋白有时可引起肾小管阻塞、细胞坏死。游离血红蛋白能与血液中的结合珠蛋白相结合,结合体相对分子质量大,不能通过肾小球排出,由肝细胞从血中清除。而未被结合的游离血红蛋白能够从肾小球滤出,形成血红蛋白尿排出体外。部分血红蛋白在近端肾小管被重吸收,在近曲小管上皮细胞内分解为卟啉、铁及珠蛋白。反复血管内溶血时,铁以铁蛋白或含铁血黄素的形式沉积在上皮细胞内,当近曲小管上皮细胞脱落随尿排出,即形成含铁血黄素尿。

2. 血管外溶血 受损红细胞主要在脾脏由单核-巨噬细胞系统吞噬消化,释放的血红蛋白分解为珠蛋白和血红素。珠蛋白被进一步分解利用,血红素则分解为铁和卟啉。铁可再利用,卟啉则分解为游离胆红素,后者经肝细胞摄取,与葡萄糖醛酸结合形成结合胆红素从胆汁中排出。胆汁中结合胆红素在肠道细菌的作用下,被还原为粪胆原,大部分随粪便排出。少量粪胆原又被肠道重吸收进入血液循环,重吸收的粪胆原再次通过肝细胞重新随胆汁排泄到肠腔中去,形成"粪胆原的肠肝循环",小部分粪胆原通过肾脏随尿排出,称之为尿胆原。

在巨幼细胞贫血及骨髓增生异常综合征等疾病时,骨髓内的幼红细胞在进入血液循环之前已在骨髓内破坏,称为原位溶血,或称为无效性红细胞生成。其本质也是一种血管外溶血,严重时可伴有黄疸。

【临床表现】

溶血性贫血的临床表现取决于溶血的病因、速度及部位。

（一）急性溶血

起病急骤,寒战、高热、气憋、恶心、呕吐、腹痛、腰背及四肢酸痛等。面色苍白和黄疸均较显著。若为血管内溶血则有血红蛋白尿。贫血严重者可发生心力衰竭、休克、昏迷、急性肾衰竭,血型不相容性输血可引起急性溶血反应。

（二）慢性溶血

慢性溶血多为血管外溶血,起病缓慢,症状轻微,有贫血、黄疸、肝脾大三个特征。下肢踝部皮肤产生溃疡,不易愈合,常见于镰状细胞贫血患者。慢性溶血性贫血患者由于长期的高胆红素血症可并发胆石症和造成肝功能损害等。

【辅助检查】

溶血性贫血实验室检查的目的:①确定溶血证据;②寻找溶血原因;③确定主要溶血部位,以便分类并制订治疗方案。

（一）确定有无溶血

1. 反映红细胞破坏过多的检查 ①血中游离血红蛋白增多;②高胆红素血症;③血清结合珠蛋白降低;④红细胞寿命缩短(红细胞的寿命测定为诊断溶血的可靠指标,正常红细胞的半衰期为25~30天,溶血性贫血时小于14天);⑤血清结合珠蛋白降低;⑥尿含铁血黄素试验(Rous试验)阳性,主要见于慢性血管内溶血;⑦血红蛋白尿;⑧尿液中尿胆原排出增多;⑨粪胆原排出增多。

2. 反映红细胞代偿性增生的检查 ①网织红细胞增多;②外周血中出现幼红细胞,约1%左右,主要是晚幼红细胞;③骨髓幼红细胞增生,以中幼红细胞和晚幼红细胞最多,形态多正常。

（二）确定溶血的病因

1. 红细胞膜缺陷的检验

（1）红细胞渗透脆性试验:渗透脆性增加见于遗传性球形红细胞增多症、自身免疫性溶血性贫血。渗透脆性降低见于地中海贫血、镰状细胞贫血。

（2）自身溶血试验及纠正试验:遗传性球形红细胞增多症时,自身溶血试验阳性,加入蔗糖后可以纠正。

（3）酸溶血试验(Ham试验):对诊断阵发性睡眠性血红蛋白尿的特异性高,蔗糖溶血试验和热溶血试验仅作为筛选试验,特异性差。

2. 红细胞酶缺陷的检验 红细胞内与葡萄糖酵解通路有关的酶缺陷的分类试验。

（1）变性珠蛋白小体生成试验:是红细胞内变性血红蛋白的沉淀物,检出变性珠蛋白小体对葡萄糖-6-磷酸脱氢酶缺乏症及不稳定血红蛋白溶血性贫血具有诊断价值。

（2）高铁血红蛋白还原试验:正常人高铁血红蛋白还原率大于75%,葡萄糖-6-磷酸脱氢酶缺乏时还原率降低。

（3）葡萄糖-6-磷酸脱氢酶荧光斑点试验:葡萄糖-6-磷酸脱氢酶缺乏时,30 min内不出现荧光斑点。

3. 珠蛋白合成异常的检验

(1) 血红蛋白电泳：用以区分 α 地中海贫血和 β 地中海贫血。

(2) 抗碱血红蛋白试验：胎儿血红蛋白具有抗酸或抗碱作用，珠蛋白合成障碍时，胎儿血红蛋白增高。

4. 免疫性溶血性贫血的检验

(1) 抗人球蛋白试验（Coombs 试验）：直接抗人球蛋白试验阳性提示红细胞膜结合了自身抗体，间接抗人球蛋白试验阳性提示血浆中有游离的自身抗体，病情更重，阳性见于自身免疫性溶血性贫血。

(2) 冷凝集试验：正常人冷凝集试验效价为 1∶40，冷凝集综合征者冷凝集试验阳性，效价增高为 1∶1000。

【诊断与鉴别诊断】

（一）诊断

1. 详细询问病史 了解有无引起溶血性贫血的物理、机械、化学、感染和输血等外部因素。如有家族贫血史，则提示遗传性溶血性贫血的可能。

2. 临床表现与实验室检查 有急性或慢性溶血性贫血的临床表现，实验室检查发现红细胞破坏增多或血红蛋白降解、红系代偿性增生和红细胞缺陷寿命缩短等，并有贫血表现，即可诊断为溶血性贫血。

3. 病因诊断 溶血主要发生在血管内者，提示异型输血、阵发性冷性血红蛋白尿等溶血性贫血的可能较大；溶血主要发生在血管外者，提示自身免疫性溶血性贫血，红细胞膜、红细胞酶、血红蛋白异常所致的溶血性贫血机会较大。Coombs 试验阳性者考虑温抗体型自身免疫性溶血性贫血，并需进一步确定原因。Coombs 试验阴性者则考虑温抗体型自身免疫性溶血性贫血或非自身免疫性的其他溶血性贫血。

（二）鉴别诊断

1. 其他类型贫血 失血性贫血时网织红细胞增加，骨髓红细胞增生，但无溶血的客观证据。缺铁性贫血和巨幼红细胞贫血在治疗有效的初期亦可出现网织红细胞增加等红细胞系增生现象，根据病史、实验室检查、治疗反应可资鉴别。

2. 其他类型黄疸 急性溶血性贫血应与黄疸型肝炎鉴别，黄疸型肝炎无贫血、血红蛋白尿、网织红细胞增加，血清结合胆红素和非结合胆红素均增高，尿胆红素阳性。其他类型黄疸也无红细胞破坏增加和代偿增生的特征。

【治疗】

（一）病因治疗

去除病因和诱因极为重要。如冷型抗体自体免疫性溶血性贫血患者应注意防寒保暖；蚕豆病患者应避免食用蚕豆和具有氧化性质的药物；药物引起的溶血，应立即停药；感染引起的溶血，应予积极抗感染治疗；继发于其他疾病者，要积极治疗原发病。

（二）糖皮质激素

糖皮质激素是治疗自身免疫性溶血性贫血的首选药物，也适用于阵发性睡眠性血红蛋白尿。

（三）免疫抑制剂

对糖皮质激素治疗疗效不佳或需要较大维持剂量的自身免疫性溶血性贫血患者可用环孢素、环磷酰胺或硫唑嘌呤等治疗。

（四）脾切除术

脾切除术适应证：①脾切除术对遗传性球形红细胞增多症有良好疗效；②自身免疫性溶血性贫血应用糖皮质激素治疗无效时，可考虑脾切除术；③地中海贫血伴脾功能亢进者可做脾切除术；④其他溶血性贫血，如丙酮酸激酶缺乏、不稳定血红蛋白病等，亦可考虑做脾切除术，但效果不稳定。

（五）输血

输血虽可暂时改善患者情况，但可能加重自身免疫性溶血性贫血或诱发阵发性睡眠性血红蛋白尿，所以输血指征宜从严掌握。

(六) 其他

溶血患者骨髓造血代偿性加速,对造血原料需求量增加,应额外补充叶酸。长期血红蛋白尿患者可伴发缺铁,应适当补铁。而对阵发性睡眠性血红蛋白尿患者,补铁需慎重,因铁剂可诱使患者发生急性溶血。

小　结

在海平面地区,成年男性血红蛋白低于 120 g/L;成年女性血红蛋白低于 110 g/L 是诊断贫血最重要的依据。按贫血的原因,铁缺乏所致的缺铁性贫血、叶酸和(或)维生素 B_{12} 缺乏或利用障碍所致的巨幼细胞贫血是造血原料缺乏或利用障碍所致的贫血;再生障碍性贫血是造血干细胞异常所致的贫血;溶血性贫血是红细胞破坏过快、过多所致的贫血。

(梁海斯)

知识检测 40

第四十五章 白细胞减少症和粒细胞缺乏症

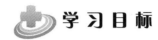
学习目标

1. 熟悉：白细胞减少症和粒细胞缺乏症诊断和治疗原则。
2. 了解：白细胞减少症和粒细胞缺乏症的病因、鉴别诊断。
3. 应用：能够对粒细胞缺乏症进行诊断，对患者进行治疗和预防指导。

白细胞减少症（leucopenia）是指外周血中白细胞计数持续低于 $4.0×10^9/L$。当中性粒细胞绝对值低于 $1.8×10^9/L$ 时称为粒细胞减少症（granulocytopenia）。当白细胞计数低于 $2.0×10^9/L$，中性粒细胞绝对值低于 $0.5×10^9/L$ 时称为粒细胞缺乏症（agranulocytosis）。临床上以头晕、乏力、低热、心悸、腰酸、口腔溃疡、感染等为特征。本病如及早诊治，预后尚好，否则可引起骨髓抑制，预后不良。

【病因和发病机制】

白细胞减少症和粒细胞缺乏症的病因和发病机制与以下几个方面有关。

（一）中性粒细胞生成减少

1. 药物和化学毒物 氯霉素、磺胺药、解热镇痛药、抗肿瘤药等可直接损伤造血干细胞，抑制中性粒细胞的分裂、增殖。化学毒物中苯及其衍生物、二硝基酚、砷、铋等对造血干细胞有毒性作用。

2. 物理因素 X射线、γ射线和中子能直接损伤造血干细胞和骨髓造血微环境，造成急性或慢性放射损害，导致中性粒细胞减少。

3. 肿瘤细胞浸润骨髓 肿瘤细胞骨髓转移、造血系统恶性病及骨髓纤维化等因素造成骨髓造血功能的衰竭。

4. 细胞成熟障碍 如叶酸和维生素 B_{12} 缺乏，影响 DNA 合成。骨髓造血活跃，但细胞成熟停滞且破坏于骨髓内，导致粒细胞减少。

（二）中性粒细胞分布异常

全身感染或过敏反应可引起粒细胞向脾脏或边缘池聚集，可造成循环池粒细胞减少，此时粒细胞的生成和利用均正常，称为假性粒细胞缺乏症。

（三）中性粒细胞破坏增加

中性粒细胞破坏增加见于药物（如布洛芬）通过免疫机制引起粒细胞破坏、自身免疫病（如系统性红斑狼疮）时引起的免疫性粒细胞减少、脾功能亢进、病毒感染、恶性组织细胞病、严重的败血症等。

（四）其他因素

其他因素包括慢性特发性粒细胞减少症、周期性粒细胞减少症等。

【临床表现】

（一）白细胞减少症

起病较缓慢，少数患者可无症状，检查血象时才被发现。多数患者可有头晕、乏力、四肢酸软、食欲减退、低热等症状。有些患者容易发生上呼吸道感染、中耳炎、支气管炎、肺炎和泌尿系统感染等。

（二）粒细胞缺乏症

起病急骤，常突起高热、寒战、头痛、关节痛或极度乏力。常有化脓性扁桃体炎、急性咽峡炎、牙龈溃疡、肛周脓肿、肺炎、败血症等严重感染。严重者皮肤、鼻腔、阴道、肛门、直肠等处发生坏死性溃疡，颌下淋巴结和颈淋巴结明显肿痛。常因严重的肺部感染、败血症或脓毒血症而死亡。

【辅助检查】

（一）血象

红细胞及血小板计数多正常，某些恶性肿瘤浸润骨髓、意外急性放射事故可同时伴贫血和血小板减少。白细胞计数低于 $4.0\times10^9/L$，粒细胞缺乏时中性粒细胞绝对值小于 $0.5\times10^9/L$。淋巴细胞或单核细胞相对增多。中性粒细胞胞质内常有中毒颗粒、空泡变性等。严重感染者可见到核左移或幼稚细胞。

（二）骨髓象

因病因不同而异。早期可无明显变化，也可表现为幼粒细胞正常而成熟粒细胞减少的"成熟障碍"，或疾病极期呈粒细胞系减少，恢复期逐渐出现各阶段粒细胞。

（三）其他

1. 肾上腺素试验 肾上腺素可使中性粒细胞从边缘池进入循环池。假性粒细胞减少症患者注射肾上腺素后，白细胞计数可显著增高。

2. 抗中性粒细胞抗体测定 免疫性粒细胞减少症时抗中性粒细胞抗体阳性。

3. 血清溶菌酶测定 溶菌酶升高提示粒细胞减少或缺乏是因破坏过多所致，而溶菌酶正常或减低则提示粒细胞生成减少。

【诊断与鉴别诊断】

（一）诊断

1. 白细胞减少症 由各种原因导致外周血白细胞计数持续低于 $4.0\times10^9/L$。儿童的诊断标准为 10~14 岁低于 $4.5\times10^9/L$，5~9 岁低于 $5.0\times10^9/L$，5 岁以下低于 $5.5\times10^9/L$。

2. 粒细胞减少症和粒细胞缺乏症 外周血中性粒细胞绝对值在成人低于 $1.8\times10^9/L$ 时称粒细胞减少症，白细胞计数低于 $2.0\times10^9/L$，中性粒细胞绝对值低于 $0.5\times10^9/L$ 时称为粒细胞缺乏症。

在确定本病后，应结合病史、体格检查、实验室检查确定病因。

（二）鉴别诊断

1. 再生障碍性贫血 有贫血、血小板减少，一般无肝、脾和淋巴结肿大，骨髓检查可见三系细胞增生减低或局部增生活跃，但活检可见脂肪组织明显增多，造血组织减少。

2. 骨髓增生异常综合征 多见于老年人，外周血有三系细胞减少，常有染色体异常。骨髓象呈增生明显活跃，病态造血是其特征，可见红细胞巨幼变，核浆发育不平衡，粒细胞系幼稚细胞常不减少，可出现淋巴样巨核细胞。

3. 低增生性白血病 常伴有贫血、出血，肝、脾、淋巴结肿大，胸骨压痛。血象和骨髓象显示原始细胞和幼稚细胞明显增多。

【治疗】

治疗的关键是去除病因，如对化学毒物所致者应终止接触可疑药物或毒物，对感染所致者应积极控制感染。对继发性粒细胞减少者应积极治疗基础疾病。

（一）白细胞减少症的治疗

对确诊为假性粒细胞减少症者无须药物治疗。对原因不明的白细胞减少患者，若症状不明显，骨髓象无明显异常，可随访观察，避免滥用药物。临床常用的升白细胞药物：①碳酸锂 300 mg，口服，3 次/天，见效后减量为 200 mg，2 次/天，维持 2~4 周。副作用可有震颤、胃部不适、腹泻、瘙痒、水肿等，停药即可消失。肾脏疾病者慎用。②利血生 200 mg，口服，3 次/天。③维生素 B_6 10~20 mg，口服，3 次/天。④鲨肝醇 50 mg，口服，3 次/天。⑤肌苷 200~600 mg，肌内或静脉注射，1 次/天。⑥辅酶 A 50 U，肌内注射,1次/天,7～14天为1个疗程。

(二) 粒细胞缺乏症的治疗

1. 保护性隔离 对急性粒细胞缺乏症者必须给予严格的消毒隔离保护,最好安置在隔离室或空气净化的无菌室内,加强皮肤、口腔护理,以防交叉感染。

2. 抗感染治疗 一旦出现发热应立即做血、尿、便、咽拭子和分泌物的培养,并按经验立即给予2～3种广谱抗生素治疗,待病原体明确后再改用敏感抗生素。如有病毒感染,可用阿昔洛韦或干扰素α等。粒细胞缺乏症者的抗感染治疗常为抢救成功与否的关键。

3. 基因重组人粒系生长因子 粒细胞-巨噬细胞集落刺激因子(GM-CSF)和粒细胞集落刺激因子(G-CSF)可诱导造血干细胞进入增殖周期,促进粒细胞增生、分化和成熟,并能增强粒细胞的趋化、吞噬和杀菌活性。用于白细胞计数低于$1.0\times10^9/L$的患者,按$3\ \mu g/(kg\cdot d)$皮下注射,副作用有发热,寒战,骨、关节痛等。

4. 糖皮质激素 糖皮质激素或硫唑嘌呤对免疫性粒细胞减少者有效,在有效控制感染的前提下短期使用,如可使用氢化可的松200～300 mg/d,静脉滴注。

5. 支持治疗 对重症患者或感染难以控制时,可考虑输白细胞悬液或新鲜全血,亦可给予大剂量丙种球蛋白予以支持治疗。

【预防和预后】

放射线及苯等化学毒物接触者和使用易引起粒细胞减少的药物者,需定期检查血常规,以及时诊治。有药物过敏史或发生过用药后粒细胞减少者,应避免服用同类药物。

预后与粒细胞减少的病因及程度、持续时间、进展情况、能否及时去除并控制感染,恢复中性粒细胞数量的治疗措施有关。轻度、中度患者,若病程不进展则预后较好。粒细胞缺乏症者病死率较高。

小 结

白细胞减少症是外周血象白细胞计数持续低于$4.0\times10^9/L$引起的疾病。该病起病较缓慢,少数患者可无症状。当白细胞计数低于$2.0\times10^9/L$,中性粒细胞绝对值低于$0.5\times10^9/L$时称为粒细胞缺乏症。患者常常出现头晕、乏力,甚至出现发热及严重感染。白细胞减少症的治疗以口服升白细胞药物为主。粒细胞缺乏症的治疗需要进行保护性隔离、抗感染治疗、基因重组人粒系生长因子治疗、糖皮质激素治疗及支持治疗。

(梁海斯)

第四十六章 白血病

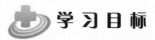

1. 掌握：急性白血病、慢性髓系白血病的临床表现、实验室检查、诊断和鉴别诊断以及化学治疗。
2. 熟悉：慢性粒细胞白血病的临床表现、实验室检查、诊断和鉴别诊断和化学治疗。
3. 了解：白血病的病因及急性白血病的分类分型。
4. 应用：能够对白血病患者进行初步诊断、选择治疗方法，对患者和高危人群进行健康指导。

导学案例

患者，女，19岁，因发热、皮肤出血1个月入院。患者1个月前无明显诱因出现发热，全身皮肤见大片出血点，齿龈肿胀，口腔溃疡，进食和睡眠稍差，大便正常。既往体健，无毒物、放射性物质接触史，家族中无类似患者。查体：T 38.6 ℃，P 98 次/分，R 18 次/分，BP 115/75 mmHg，贫血貌，全身皮肤见大片出血点，全身浅表淋巴结未触及，巩膜无黄染，甲状腺无异常，心肺无异常，腹平软，肝脾未及，腹腔积液征阴性，双下肢无水肿。辅助检查：白细胞计数 $52.0\times10^9/L$，分类可见原始细胞，过氧化酶染色弱阳性，非特异性酯酶染色强阳性。

请思考：患者较可能的诊断是什么？主要依据有哪些？为进一步明确诊断需完善哪些检查？

第一节 概　述

白血病（leukemia）是一种造血干细胞的恶性克隆性疾病。白血病细胞自我更新增强、增殖失控、分化障碍、凋亡受阻而停滞在细胞发育的不同阶段。在骨髓和其他造血组织中，白血病细胞大量增生累积，使正常造血受抑制并浸润其他器官和组织。临床上表现出不同程度的贫血、出血、感染及肝、脾、淋巴结肿大等浸润现象。

我国白血病发病率约为 2.76/10 万，在恶性肿瘤病死率中，男性居第 6 位，女性居第 8 位，在儿童及 35 岁以下成人中则居第一位。我国急性白血病比慢性白血病多见（约 5.5∶1），其中急性髓细胞性白血病最多（1.62/10 万），其次为急性淋巴细胞白血病（0.69/10 万）、慢性髓细胞性白血病（0.36/10 万）、慢性淋巴细胞白血病少见（0.05/10 万）。男性发病率略高于女性（1.81∶1）。成人急性白血病中以急性髓细胞性白血病最多见，儿童中以急性淋巴细胞白血病较多见。慢性髓细胞性白血病随年龄增长而发病率逐渐升高，慢性淋巴细胞白血病发病在 50 岁以后才明显增多。

【病因和发病机制】

（一）病因

目前人类白血病的病因尚不完全清楚，白血病的发生与以下几方面密切相关。

1. 生物因素 人类T细胞病毒Ⅰ型(HTLV-I)是成人T细胞白血病及淋巴瘤的病原体。HTLV-I具有传染性，可通过哺乳、性生活和输血传播。

2. 物理因素 X射线、γ射线等电离辐射有致白血病的作用。一次大剂量或多次小剂量照射均可致白血病，日本广岛、长崎原子弹爆炸后，受严重辐射地区白血病的发病率是未受辐射地区的17～30倍，多次接受小剂量放疗的强直性脊柱炎和真性红细胞增多症，白血病的发病率明显高于对照组。

3. 化学因素 苯及其衍生物与白血病发生有关。有些药物可损伤造血干细胞引起白血病，如氯霉素、保泰松所致造血功能损伤者发生白血病的危险性显著增高。某些抗肿瘤的细胞毒性药物如氮芥、环磷酰胺、甲基苄肼等，都公认有致白血病的作用。化学物质所致的白血病以急性髓细胞性白血病多见，并且在出现白血病之前，有一个全血细胞减少的前期阶段。

4. 遗传因素 白血病患者中有白血病家族史者占8.1%，单卵孪生子，如果一个人发生白血病，另一个人的发病率为20%，比双卵孪生子高12倍。某些染色体有畸变、断裂的遗传性疾病患者常伴有较高的白血病发病率，如Down综合征、Bloom综合征(先天性血管扩张红斑)等。

5. 其他血液病 某些血液病最终可能发展为白血病，如骨髓增生异常综合征、淋巴瘤、多发性骨髓瘤、阵发性睡眠性血红蛋白尿等。

（二）发病机制

白血病的发病机制尚未完全清楚。一般认为，在病毒、辐射及化学物质的影响下，细胞发生癌变导致了白血病。由于基因的突变、缺失可致抑癌基因异常失活，结果往往使致癌基因过度表达而发生细胞恶化。

细胞凋亡是指为维持内环境稳定，由基因控制的细胞自主的有序的死亡。它在生物进化、内环境的稳定、调节免疫、保持组织正常发育中起着重要的作用。细胞凋亡的异常与白血病的发生有关，化疗就是通过诱发细胞凋亡而发挥作用的。

【分类】

（一）根据病情急缓和白血病细胞成熟程度分类

1. 急性白血病 起病急，病程短，骨髓和外周血中以异常的原始及早期幼稚细胞为主，原始细胞常超过30%。

2. 慢性白血病 病程缓慢，骨髓及外周血中以异常的较成熟白细胞为主，伴有幼稚细胞。原始细胞一般不超过15%。

（二）根据增生细胞的类型分类

1. 急性白血病 分为急性淋巴细胞白血病(简称急淋，ALL)和急性髓细胞性白血病(AML)，后者又称急性非淋巴细胞白血病(简称急非淋，ANLL)。

2. 慢性白血病 分为慢性粒细胞白血病(简称慢粒，CML)、慢性淋巴细胞白血病(简称慢淋，CLL)、慢性粒-单核细胞白血病。

3. 少见类型白血病 包括嗜酸性粒细胞白血病、嗜碱性粒细胞白血病、组织嗜碱细胞白血病、浆细胞白血病、多毛细胞白血病、全髓白血病、成人T细胞白血病、急性混合细胞白血病等。

（三）根据外周血白细胞的数量可分类

1. 白细胞增多性白血病 外周血中白细胞数量显著增多，伴大量异常原始和幼稚细胞。

2. 白细胞不增多性白血病 外周血中白细胞数量不增多，甚至减少，血涂片中较难找到原始和幼稚细胞。

（四）白血病的免疫学分类

应用单克隆抗体和分子生物学技术检测白血病细胞的免疫学标记，可区分造血祖细胞、髓细胞系、B淋巴细胞系、T淋巴细胞系、红细胞系和巨核细胞系。如急性淋巴细胞白血病可分为T细胞型、B细胞型、无标记细胞型等。

(五) MICM 分类

以细胞形态学(M)、免疫学(I)、细胞遗传学(C)、分子生物学(M)相结合的分型,更加完善了急性白血病的分型诊断,提高了诊断的准确率,对于判断预后、指导治疗和检测微小残留病变都有重要的价值。

第二节 急性白血病

【FAB 分类】

目前急性白血病常用的分类标准是法国、美国、英国(FAB)协作组提出的分类标准。

(一) 急性淋巴细胞白血病(ALL)分 3 型

L_1型:原始和幼淋巴细胞以小细胞(直径≤12 μm)为主;治疗反应较好。

L_2型:原始和幼淋巴细胞以大细胞(直径>12 μm)为主;治疗反应相对较差。

L_3(Burkitt 型):原始和幼淋巴细胞以大细胞为主,大小一致,胞浆嗜碱性,染色深,细胞内有明显空泡,呈蜂窝状,亦称伯基特白血病,治疗缓解率很低。

(二) 急性髓细胞性白血病(AML)分 8 型

M_0(急性髓细胞性白血病微分化型):骨髓中原始细胞≥30%,无嗜天青颗粒及 Auer 小体,核仁明显,光镜下髓过氧化物酶(MPO)及苏丹黑 B 阳性细胞<3%;在电镜下,MPO 阳性。

M_1(急性粒细胞白血病未分化型):骨髓中原始粒细胞占骨髓非红系有核细胞的 90% 以上。

M_2(急性粒细胞白血病部分分化型):分为 2 个亚型。①M_{2a}:骨髓中原粒细胞占非幼红细胞的 30%~90%,单核细胞<20%,早幼粒细胞以下阶段的细胞>10%。②M_{2b}:骨髓中原始及早幼粒细胞增多,以异常的中性中幼粒细胞增生为主,其胞核常有核仁,有明显的核浆发育不平衡,此类细胞超过 30%。

M_3(急性早幼粒细胞白血病):骨髓中以颗粒增多的异常早幼粒细胞增生为主,占非红系有核细胞 30% 以上,其胞核大小不一,胞浆中有大小不等的颗粒,又分 2 个亚型。①M_{3a}:为粗颗粒型,嗜苯胺蓝颗粒粗大,密集甚或融合。②M_{3b}:为细颗粒型,嗜苯胺蓝颗粒密集而细小。

M_4(急性粒-单核细胞白血病):按粒细胞和单核细胞形态不同,可包括下列 4 种亚型。①M_{4a}:以原始和早幼粒细胞增生为主。②M_{4b}:以原始和幼单核细胞增生为主。③M_{4c}:原始细胞既有粒细胞,又有单核细胞形态特征。④M_{4Eo}:除上述特征外,有粗大颗粒、着色较深的嗜酸性粒细胞,占 5%~30%。

M_5(急性单核细胞白血病):又可分 2 个亚型。①M_{5a}未分化型:骨髓原始单核细胞占非红系有核细胞的≥80%。②M_{5b}部分分化型:其骨髓中原始和幼稚单核细胞占非红系有核细胞超过 30%,原单核细胞<80%。

M_6(急性红白血病):骨髓中有核红细胞≥50%,且常有形态学异常,骨髓非红系有核细胞中原始细胞≥30%。

M_7(急性巨核细胞白血病):骨髓中原始巨核细胞≥30%。

【临床表现】

起病急缓不一,起病急者常以高热或严重出血为主要表现;起病缓慢者可表现为贫血、皮肤紫癜,拔牙后出血难止或月经过多。

(一) 贫血

常为首发症状,呈进行性加重,表现为面色苍白、头昏、乏力、气短、心悸等。由正常红细胞生成减少、无效红细胞生成、溶血和出血所致。

(二) 出血

40% 的患者以出血为早期表现,可出现在全身各部位,常表现为牙龈出血、鼻出血、皮肤淤点、淤斑、月经过多和阴道出血等,眼底出血可致视力障碍。M_3型白血病易并发 DIC,致全身广泛出血。颅内出血为常见死亡原因。血小板减少是出血的主要原因,但血小板功能的异常、凝血因子的减少、白血病细胞浸润和感染毒素对血管的损伤也可引起出血。

（三）感染

多数有发热，伴有寒战、出汗和全身不适。以咽峡炎、口腔炎最常见。肺部感染、肛周炎亦常见，严重者可致败血症，常为致死原因之一。致病菌以革兰阴性杆菌最多见，如肺炎克雷伯菌、铜绿假单胞菌、大肠杆菌等。近年来革兰阳性菌感染呈上升趋势，如表皮葡萄球菌、溶血性链球菌、金黄色葡萄球菌等。真菌感染在中性粒细胞减少患者中也较普遍。病毒感染时，病情常较凶险。感染与白细胞减少、免疫功能缺陷、皮肤黏膜屏障破坏、肠道菌群失调和医院内感染等有关。

（四）白血病细胞浸润的表现

1. 淋巴结和肝脾大　淋巴结肿大多见于急性淋巴细胞白血病。纵隔淋巴结肿大常见于T细胞急性淋巴细胞白血病。大部分急淋患者和少部分急非淋患者可有轻、中度的肝脾大。

2. 骨骼和关节　胸骨下段压痛对本病具有诊断意义，提示骨髓腔内白血病细胞过度增生。白血病细胞浸润关节、骨膜或在髓腔内过度增殖可引起骨和关节疼痛，多见于儿童，疼痛的部位多发生在四肢骨、关节，呈游走性，局部无红、肿、热现象，急淋较急非淋常见且显著。当骨髓坏死时，可出现骨骼剧痛。

3. 口腔和皮肤　多见于急性粒-单核细胞白血病和急性单核细胞白血病。白血病细胞浸润可致牙龈增生、肿胀；皮肤可出现蓝灰色斑丘疹，局部皮肤变硬、隆起，呈紫蓝色结节。

4. 眼部　粒细胞白血病形成的粒细胞肉瘤或绿色瘤，常累及骨膜，以眼眶最常见，可致眼球突出、复视，重者可出现眼肌瘫痪而失明。

5. 中枢神经系统白血病（CNSL）　多见于急性淋巴细胞白血病的缓解期，尤其见于儿童。以蛛网膜及硬脑膜浸润最多见，临床上呈典型脑膜炎或颅内高压的表现，轻者表现为头痛、头晕，重者可出现呕吐、颈强直，甚至抽搐、昏迷，但不发热，脑脊液压力增高。CNSL是白血病髓外复发的主要根源。

6. 睾丸　多见于急性淋巴细胞白血病化疗缓解后的幼儿和青年。临床上表现为一侧睾丸无痛性肿大，但双侧都有白血病细胞浸润，是白血病髓外复发的另一根源。

7. 其他　心包膜、心肌及心内膜皆可被浸润，但有临床表现者较少见，可表现为心包积液、心律失常及心力衰竭等。支气管及肺亦可受到白血病细胞的浸润。

【辅助检查】

（一）血象

白细胞计数可升高、正常或降低。白细胞数超过$100 \times 10^9/L$，称为白细胞增多性白血病；低于$1 \times 10^9/L$，称为白细胞不增多性白血病，白细胞过高或过低均疗效不佳。外周血白细胞分类检查示原始和幼稚细胞增多，可达30%~90%，可出现正常细胞性贫血和血小板减少。

（二）骨髓象

骨髓检查是诊断急性白血病的主要依据。FAB协作组提出原始细胞≥骨髓有核细胞（ANC）的30%为急性白血病的诊断标准，WHO分类将骨髓原始细胞≥AVC的20%定为急性白血病的诊断标准。多数急性白血病骨髓增生明显或极度活跃，以原始细胞为主，而较成熟的中间阶段细胞较少，并残留少量成熟粒细胞，即形成所谓"裂孔现象"。少数骨髓增生低下但原始细胞仍占30%以上者为低增生性急性白血病。根据骨髓的细胞形态学特征可进行白血病细胞的分型。细胞化学染色可辅助白血病的分型诊断（表46-1）。

表46-1　常见急性白血病类型的细胞化学鉴别

染色法	急性淋巴细胞白血病	急性粒细胞白血病	急性单核细胞白血病
过氧化物酶（MPO）	（－）	（＋）	（－/＋）
糖原染色（PAS）	（＋） 块状或颗粒状	（－/＋） 弥漫、淡红色	（－/＋） 弥漫、淡红或颗粒状

续表

染色法	急性淋巴细胞白血病	急性粒细胞白血病	急性单核细胞白血病
非特异性酯酶(NSE)	(−)	(−/+) 不被 NaF 抑制	(+) 被 NaF 抑制
中性粒细胞碱性磷酸酶(NAP)	增加	减少或(−)	正常或增加

(三) 血液生化

白血病患者血清尿酸和乳酸脱氢酶增高,血清和尿液中溶菌酶显著增高见于 M_3 和 M_4 型白血病,ALL 常降低;出现中枢神经系统白血病时,患者的脑脊液压力增高,白细胞数增多,蛋白质增加,糖减少,涂片可发现白血病细胞。

(四) 免疫学检查

根据白血病细胞免疫学标志,不仅可区别急淋与急粒;还可区别 T 细胞急性淋巴细胞白血病和 B 细胞急性淋巴细胞白血病(表 46-2)。

表 46-2 白血病细胞表面免疫学标记

白血病细胞类型	表面免疫学标记
B 细胞	CD10、CD19、CD20、CD22
T 细胞	CD3、CD2、CD5、CD7
髓系细胞	CD13、CD33、CD14、CD15
单核细胞	CD14、CD36、CD11b
巨核细胞	CD41、CD42、CD61
红细胞	血型糖蛋白 A

(五) 染色体和基因改变

多数白血病常伴有特异的染色体和基因改变(表 46-3),而特异性染色体改变已成为急性白血病诊断、分型、预后及检测微小残留病变的有效指标之一。

表 46-3 白血病常见的染色体和基因特异改变

类型	染色体改变	基因改变
M_2	t(8;21)(q22;q22)	AML1/ETO
M_3	t(15;17)(q22;q21)	PML/RARα,RARα/PML
M_4E_0	inv/del(16)(q22)	CBFβ/MYH11
M_5	inv/del(11)(q23)	MLL/ENL
L_3	t(8;14)(q24;q32)	(B-ALL)MYC 与 IgH 并列
ALL(5%~20%)	t(9;22)(q34;q11)	Bcr/abl,m-bcr/abl

(六) 脑脊液检查

中枢神经系统白血病时脑脊液压力增高,白细胞数增多($>0.01×10^9/L$)、蛋白增多(>450 mg/L)、糖减少、$β_2$微球蛋白增多,涂片中可找到白血病细胞。

【诊断与鉴别诊断】

(一) 诊断

根据临床表现、血象和骨髓象,可确诊白血病。应进一步准确地进行分类分型,有助于选择治疗方案和判断预后。

(二) 鉴别诊断

1. 骨髓增生异常综合征 该病外周血中有原始和幼稚细胞,全血细胞减少和染色体异常,易与白血病相混淆。但其骨髓中有病态造血,原始细胞少于30%。

2. 某些感染引起的白细胞异常 传染性单核细胞增多症外周血中异型淋巴细胞增多,但形态与原始细胞不同,血清中嗜异性抗体效价逐步上升,病程短,可自愈。百日咳、风疹等病毒感染时,血象中淋巴细胞增多,但淋巴细胞形态正常,且骨髓中原始细胞不增多,病程良性,多可自愈。

3. 巨幼红细胞性贫血 巨幼红细胞性贫血有时可与急性红白血病混淆,其骨髓中原始细胞不增多,幼红细胞PAS反应常为阴性。叶酸和维生素B_{12}治疗有效。

4. 急性粒细胞缺乏症恢复期 在药物或某些感染引起的粒细胞缺乏症的恢复期,骨髓中早幼粒细胞明显增加。但该症多有明确病因,血小板正常,早幼粒细胞中无Auer小体。短期内骨髓成熟粒细胞恢复正常。

【治疗】

急性白血病的治疗已有显著进展,包括一般治疗、化学治疗、造血干细胞移植和中医中药治疗等综合措施,以联合化疗为最主要的治疗手段。

(一) 一般治疗

1. 防治感染 感染是白血病患者的主要并发症,也是死亡的主要原因,因此防治感染尤为重要。白血病伴有粒细胞减少者,应安置在消毒隔离病房或层流室,加强无菌护理,注意口腔、鼻咽部、肛门周围皮肤卫生等预防感染。一旦患者出现感染征象,应行细菌培养和药敏试验及影像学检查,以明确感染类型和部位。在病原菌未明的情况下,经验性联合应用广谱抗生素静脉给药治疗,待细菌培养结果查明后再做调整。经验用药常首选抗革兰阴性菌的氨基糖苷类或喹诺酮类,病情严重者可选用第三、四代头孢菌素类,用药2~3天无效者改用万古霉素。真菌感染可用制霉菌素、克霉唑、咪康唑等;病毒感染可选择α干扰素、病毒唑。卡氏肺囊虫病可口服乙胺嘧啶。粒细胞减少引起感染时可给予粒细胞集落刺激因子,病情严重者可静脉输注浓集白细胞、大剂量丙种球蛋白。

2. 控制出血 化疗使病情得到缓解是纠正出血最有效的方法,但化疗缓解前易发生血小板减少而出血,可口服安络血预防。有严重出血时可用糖皮质激素、输全血或血小板。急性白血病(尤其是急性早幼粒细胞白血病),易并发DIC,一经确诊应迅速用肝素治疗,当DIC合并纤维蛋白溶解时,在肝素治疗的同时给予抗纤维蛋白溶解药(如对羧基苄胺、止血芳酸等)。必要时可输注新鲜全血或血浆。

3. 纠正贫血 严重贫血者可吸氧、输浓集红细胞使Hb大于80 g/L。因血小板数过低而引起出血,可输注血小板悬液。

4. 防治高尿酸血症肾病 由于化疗使大量白血病细胞被破坏,血、尿中尿酸浓度增高,若积聚在肾小管,可导致肾小管阻塞而引起高尿酸血症肾病。应鼓励患者多饮水,严重者可24 h维持静脉输液,并口服碳酸氢钠碱化尿液。化疗期间,口服别嘌醇0.1 g,3次/天,可抑制尿酸合成。若患者出现少尿或无尿时,应按急性肾衰竭处理。

(二) 化学治疗

化学治疗是目前治疗急性白血病的重要手段,应用化疗药物尽快杀灭白血病细胞,使病情得到完全缓解。所谓完全缓解,即白血病症状和体征消失,血象和骨髓象恢复正常,血涂片中一般找不到白血病细胞,骨髓中原始细胞小于5%。

化学治疗分两个阶段进行:①诱导缓解:其目的是使患者体内的白血病细胞被大量杀灭,机体正常的造血功能得以恢复,获得完全缓解。化学治疗是此阶段治疗的基础和主要方法。②缓解后治疗:完全缓解后,应继续巩固、强化和维持化疗以消灭体内残存的白血病细胞,清除难治和复发的根源,争取患者长期无病生存和治愈。此阶段的主要治疗方法是化学治疗和造血干细胞移植。

化疗的基本原则:①联合:将细胞周期特异性药物、非特异性药物以及作用于细胞周期不同阶段的药物联合使用,以增强药物的协同作用,最大限度地杀灭白血病细胞。②早期和足量:一旦确诊为急性白血病后,应尽早治疗,选择有效的化疗方案,采用足够剂量的药物治疗力争在短期内获得完全缓解。③间歇:白血病细胞的增殖周期为 5 天,因此一个疗程为 7～10 天,一个疗程结束后间歇 1～2 周再进行下一疗程。间歇是为了减轻化疗药物的毒性,使患者正常造血细胞和免疫功能得以恢复,使休眠期的白血病细胞进入增殖周期,有利于下一疗程化疗药物发挥杀灭作用。休眠期的白血病细胞常为白血病复发的根源。④个体化:白血病是一种异质性疾病,个体差异大,不仅不同的白血病类型应选择不同的化疗方案,而且相同的白血病类型、不同的个体对同一化疗方案的疗效差别也很大,甚至同一个体在白血病的不同时期对同一化疗方案的反应也不相同。医生应根据患者的年龄、性别、体质、对药物的耐受性、骨髓增生程度、白血病类型等实际情况选择与之相适宜的化疗方案。

1. 急性淋巴细胞白血病的治疗

(1) 诱导治疗:VP(长春新碱和泼尼松)方案是急性淋巴细胞白血病诱导缓解阶段的基本方案。此方案儿童初治缓解率较成人高。若治疗效果不好或治疗成年患者时,可使用 DVP(柔红霉素、长春新碱和泼尼松)、DVLP(柔红霉素、长春新碱、门冬酰胺酶和泼尼松)等方案。

(2) 缓解后治疗:可每 2 个月左右用原诱导方案或其他更强的化疗方案强化 1 次,间歇期可用 6-巯基嘌呤和氨甲蝶呤联合维持治疗,急性淋巴细胞白血病巩固维持治疗一般需 3 年。

2. 急性髓细胞性白血病的治疗

(1) 诱导治疗:DA(柔红霉素和阿糖胞苷)方案是治疗急性粒细胞白血病的标准方案。国内较常用 HOAP(高三尖杉酯碱、长春新碱、阿糖胞苷和泼尼松)或 HA(高三尖杉酯碱和阿糖胞苷)方案。M_3 型白血病采取全反式维甲酸治疗。

(2) 缓解后治疗:治疗原则为早期强化、定期巩固、不予长期维持。其治疗方法有:①用原诱导方案巩固 4～6 个疗程;②用中剂量阿糖胞苷为主的强化治疗;③用与原诱导方案无交叉耐药的新方案,每 1～2 个月化疗 1 次,共化疗 2 年左右。

(三) 免疫治疗

近年来,免疫治疗已逐渐被临床应用,可能消灭这些残留的白血病细胞。常用的药物有卡介苗、干扰素等。

(四) 造血干细胞移植

造血干细胞移植为白血病的有效治疗方法。根据干细胞的来源不同可分为:①骨髓移植:对 ANLL 疗效较好。同基因骨髓移植,供者为同卵孪生子;同种异基因骨髓移植,供者为与患者人类白细胞抗原(HLA)相匹配的同胞,应在第一次完全缓解期内进行,移植后 5 年无病存活率为 50%;自体骨髓移植,不需选择供者,易推广,但复发率高。②脐血干细胞移植:脐血含有丰富的造血干细胞,排斥反应率低,移植成功率高,来源丰富,可作为造血干细胞移植的重要手段。③胎肝干细胞移植:最为理想,采自同卵孪生子,不发生排斥反应,但复发率高,来源少。

(五) 特殊病例的治疗

1. 高白细胞性白血病的紧急处理 当外周血中白细胞数大于 $200×10^9/L$,可出现白细胞淤滞症,主要表现为低氧血症、呼吸困难、反应迟钝、语言不清、颅内出血等。高白细胞血症不仅增加患者的早期死亡率,而且也增加了髓外白血病的发病率和复发率,需紧急处理。当外周血中白细胞数大于 $100×10^9/L$ 时,需立即使用血细胞分离机单采清除过多的白细胞(M_3 型不首选),同时进行化疗和水化。急性髓细胞性白血病患者在化疗之前先给予羟基脲 4～6 g/d,连用 3 天,使粒细胞迅速减少,在使用羟基脲的第二天开始化疗。急性淋巴细胞白血病患者使用地塞米松 10 mg/(m²·d),使白细胞数降至 $50×10^9/L$,然后进行联合化疗。

2. 中枢神经系统白血病(CNSL)的防治 防治 CNSL 是治疗急性白血病,防止复发的关键,尤其是对于急淋而言。预防 CNSL,应在缓解后开始鞘内注射氨甲蝶呤 10 mg,每周 2 次,共 3 周。如已确诊 CNSL 应立即鞘内缓慢注射氨甲蝶呤 10～15 mg,每周 2 次,直至脑脊液细胞数和生化检查恢复正常,之后改为每次鞘内注射氨甲蝶呤 5～10 mg,每 6～8 周 1 次,随全身化疗的结束而停止。为了减轻氨甲蝶呤对脑膜的刺激作用,可同时鞘内注射地塞米松5～10 mg,也可用阿糖胞苷鞘内注射,每周2次。同时亦可考虑颅脑放射治疗。

3. 复发和难治性白血病 对于复发和难治病例可采用中剂量阿糖胞苷联合安吖啶、柔红霉素、依托泊苷、米托蒽醌等药物中的一至两种进行治疗,取得完全缓解后尽早做造血干细胞移植。

【预后】

急性白血病若不经特殊治疗,平均生存期仅3个月左右,短者甚至在诊断数天后即死亡。经有效治疗,不少患者获得病情缓解以至长期存活。急性淋巴细胞白血病白细胞计数小于$50 \times 10^9/L$者预后最好,完全缓解后经过巩固与维持治疗,50%～70%患者能够长期生存甚至治愈。女性急性淋巴细胞白血病预后好于男性。年龄大、白细胞计数较高的急性白血病者预后不良。急性淋巴细胞白血病有t(9;22)且白细胞计数大于$25 \times 10^9/L$者预后差。此外,继发性急性白血病、复发、合并髓外白血病、有多药耐药者以及需较长时间化疗才能缓解者,预后均较差。

第三节 慢性髓系白血病

慢性髓系白血病(chronic myelogenous leukemia,CML)又称慢性粒细胞白血病,简称慢粒,是一种骨髓造血干细胞增殖性疾病,其特点是外周血粒细胞显著增多并有不成熟性,在受累的细胞系中,可找到Ph染色体和bcr-abl融合基因。本病好发于20～50岁,男性多于女性。

【临床表现】

起病缓慢,早期常无自觉症状。患者可因健康检查或因其他疾病就医时才发现血象异常或脾大而被确诊。

(一)慢性期

患者有乏力、低热、多汗或盗汗、体重减轻等代谢亢进的症状,由于脾大而自觉左上腹坠胀感。常以脾脏肿大为最显著体征,往往就医时已达脐或脐以下,质地坚实,平滑无压痛。如果发生脾梗死,则脾区压痛明显,并有摩擦音。肝脏明显肿大较少见。部分患者胸骨中下段压痛。当白细胞显著增高时,可有眼底充血及出血。白细胞极度增高时,可发生白细胞淤滞症(白细胞在血管内"阻滞"或栓塞而诱发的症状,可引起视物模糊、呼吸窘迫以及阴茎异常勃起等)。原粒细胞在血中不超过5%,骨髓中不超过10%。此期一般持续1～4年。

(二)加速期

常有发热、虚弱、进行性体重下降、骨骼疼痛,逐渐出现贫血和出血。脾持续和进行性肿大,对原来治疗有效的药物无效。血或骨髓中原粒细胞>10%、外周血嗜碱性粒细胞>20%、不明原因的血小板进行性减少或增多。此期可持续几个月到数年。

(三)急变期

急变期为CML的终末期,临床表现与急性白血病类似。多数急粒变,少数为急淋变或急单变,偶有巨核细胞及红细胞等类型的急性变。外周血中原粒细胞和早幼粒细胞之和超过30%,骨髓中原始细胞或原淋巴细胞、幼淋巴细胞或原单核细胞、幼单核细胞之和大于20%,原粒细胞和早幼粒细胞之和超过50%,出现髓外原始细胞浸润。急性变预后极差,往往在数月内死亡。

【辅助检查】

(一)血象

白细胞计数显著升高,常大于$20 \times 10^9/L$,早期多不超过$50 \times 10^9/L$,晚期可达$100 \times 10^9/L$以上,血片中大多为中性杆状核粒细胞和晚幼粒细胞,其余为分叶核中性粒细胞、中幼粒细胞、早幼粒细胞和少数原始粒细胞。嗜酸性粒细胞及嗜碱性粒细胞亦增多。早期血红蛋白及红细胞轻度减少,血小板正常或增加,晚期红细胞和血小板减少。

（二）骨髓象

骨髓增生明显活跃至极度活跃，以中幼、晚幼粒细胞为主，原粒细胞及早幼粒细胞较正常增多，但一般不超过10%，红细胞系相对减少，巨核细胞早期常增多，晚期减少。90%患者成熟的中性粒细胞碱性磷酸酶（NAP）活性明显降低或呈阴性反应。治疗有效时NAP活性可恢复，病情复发时又下降，合并细菌感染时可稍升高。

（三）染色体检查

Ph染色体见于90%以上的慢粒患者。9号染色体长臂上C-abl原癌基因易位到22号染色体长臂的断裂点集中区（bcr），形成bcr-abl融合基因。

（四）血液生化

血清维生素B_{12}浓度及维生素B_{12}结合力显著增高为本病特点之一，增高的幅度与白细胞增多程度成正比。增高的原因是大量正常粒细胞和白血病性粒细胞产生了过多运输维生素B_{12}的转钴胺素蛋白Ⅰ。血清及尿中尿酸浓度增高，尤其是化疗期间。

【诊断与鉴别诊断】

（一）诊断

根据脾大、血象、骨髓象、Ph染色体及bcr-abl融合基因阳性即可确诊，诊断后还应做出分期诊断。

（二）鉴别诊断

1. 类白血病反应　常继发于严重感染、恶性肿瘤等疾病，并有相应原发病的临床表现。白细胞计数一般不超过$50\times10^9/L$，中性粒细胞胞浆中可见中毒颗粒和空泡，嗜酸性粒细胞和嗜碱性粒细胞不增多。NAP反应呈强阳性。Ph染色体呈阴性。治疗原发病后，类白血病反应消失。

2. 原发性骨髓纤维化　此病可出现脾显著增大，外周血中白细胞增多，并出现幼稚粒细胞等，容易与慢性髓性白血病混淆。但该病外周血中白细胞计数小于$30\times10^9/L$，且波动不大。NAP反应呈阳性。此外幼红细胞持续出现于外周血中，红细胞形态异常，特别是泪滴形红细胞易见。Ph染色体呈阴性。多次、多部位骨髓穿刺为干抽，骨髓活检为网状纤维染色阳性。

3. 其他原因引起的脾大　血吸虫病、慢性疟疾、黑热病、肝硬化、脾功能亢进等均可引起脾大。但各病均有各自原发病的临床特点，并且血象及骨髓象无CML的改变。Ph染色体呈阴性。

【治疗】

（一）化学治疗

1. 羟基脲　为细胞周期特异性抑制DNA合成的药物。起效快，但作用持续时间短，为目前治疗慢粒的首选化疗药物。使用该药物两三天后白细胞即开始减少，但停药后又迅速恢复。常用剂量为1g，口服，3次/天，同时服用别嘌醇以防治高尿酸血症。当白细胞计数降至$20\times10^9/L$左右，该药剂量减半；当白细胞计数降至$10\times10^9/L$，改为小剂量0.5～1.0 g/d维持。用药期间检查血象，以便调整剂量。

2. 白消安　白消安是一种烷化剂，作用于早期祖细胞，起效慢且后作用长，剂量不易掌握。初始剂量为4～6 mg/d，分次口服，待白细胞计数下降、脾缩小后适当减量，保持白细胞计数在$(7～10)\times10^9/L$。用药过量常致严重骨髓抑制，且恢复较慢。白消安长期用药可出现皮肤色素沉着、精液缺乏及停经等，甚至有提前发生急变的可能，现已较少使用。

3. 其他　阿糖胞苷、高三尖杉酯碱、环磷酰胺、靛玉红等，多在上述药物无效时才考虑使用。

（二）分子靶向治疗

第一代酪氨酸激酶抑制剂（tyrosine kinase inhibitor，TKI），如甲磺酸伊马替尼（imatinib mesylate，IM）为2-苯胺嘧啶衍生物，能特异性阻断ATP在abl激酶上的结合位置，使酪氨酸残基不能磷酸化从而抑制bcr-abl阳性细胞的增殖。IM也能抑制酪氨酸激酶：c-kit受体和PDGF受体（血小板衍生生长因子受体）的酪氨酸激酶活性。8年无事件生存率达81%，总体生存率可达85%。完全细胞遗传学缓解率83%，且随治疗时间延长疗效提高。IM需要终身服用，治疗剂量400 mg/d。治疗期间应定期检测血液学、细胞遗传学、分子生物学反应,据此调整治疗方案。治疗目标为 18 个月内获得完全细胞遗传学反应。服药的依从性以及严密监测对于获得最佳疗效非常关键。

(三) α 干扰素

α 干扰素常用剂量 300~500 U/(m²·d),皮下注射或肌内注射,每周 3~7 次,持续用数月或数年。该药起效慢,对白细胞显著增多者,在第 1~2 周合用小剂量阿糖胞苷或羟基脲效果更好。常见不良反应有畏寒、发热、疲劳、头痛、厌食、恶心、肌肉及骨骼疼痛等。

(四) 造血干细胞移植

异基因造血干细胞移植是目前认为根治慢性髓系白血病最有效的方法。年龄在 45 岁以下有 HLA 相匹配的同胞供髓者,慢性期缓解后尽早进行造血干细胞移植,疗效较好。移植成功者,一般能获得长期的生存或治愈。

(五) 慢粒急变的治疗

目前尚无满意疗法,可根据急变类型按相应的急性白血病化疗方案治疗,但缓解率低且缓解期短,多数缓解期约 4 个月。一旦缓解尽早行异基因造血干细胞移植。

【预后】

慢粒在化疗后中位生存期为 39~47 个月。5 年生存率 25%~50%,个别可生存 10~20 年。影响预后的主要因素有脾脏大小,血液中原始粒细胞、嗜酸粒细胞和嗜碱粒细胞数的多少,治疗方式和病程演变。

第四节 慢性淋巴细胞白血病

慢性淋巴细胞白血病(CLL)是一种进展缓慢的 B 细胞增殖性肿瘤,以外周血、骨髓、脾脏和淋巴结等淋巴组织中出现大量克隆性 B 细胞为特征。这类细胞形态上类似成熟淋巴细胞,但是一种免疫学不成熟的、功能异常的细胞。CLL 均起源于 B 细胞,病因及发病机制尚未明确。本病在西方国家是最常见的成人白血病,而在我国、日本及东南亚国家较少见。

【临床表现】

本病多见于 50 岁以上患者,男女比例约为 2:1。起病慢,多无自觉症状。许多患者在常规体检或因其他疾病就诊时才被发现。有症状者早期可表现为乏力、疲倦,而后出现食欲减退、消瘦、低热、盗汗等。60%~80% 的患者有淋巴结肿大,多见于头部、锁骨上、腋窝及腹股沟等部位。肿大淋巴结一般为无痛性、中等硬度、无粘连,随病程进展可逐渐增大或融合。可出现纵隔、腹膜后、肠系膜淋巴结肿大,肿大的淋巴结压迫气管、上腔静脉、胆道或输尿管而出现相应症状。半数以上患者有轻至中度的脾大,肝大多为轻度,胸骨压痛少见。晚期患者可出现贫血、血小板减少和粒细胞减少,常易并发感染。由于免疫功能失调,常并发自身免疫病,或继发第二肿瘤。

【辅助检查】

(一) 血象

以淋巴细胞持续性增多为主要特征。白细胞计数 ≥10×10⁹/L,淋巴细胞比例 ≥50%,淋巴细胞绝对值 ≥5×10⁹/L(至少持续 3 个月)。大多数患者的白血病细胞形态与成熟小淋巴细胞类同,胞质少,胞核染色质呈凝块状。少数患者细胞形态异常,胞体较大,不成熟,胞核有深切迹。偶可见原始淋巴细胞。中性粒细胞比值降低。随病情进展,可出现血小板减少和贫血。

(二) 骨髓象

有核细胞增生明显活跃或极度活跃,淋巴细胞比例 ≥40%,以成熟淋巴细胞为主。红系细胞、粒系细胞及巨核系细胞增生受抑,至晚期可见数量明显减少。伴有溶血时,幼红细胞可代偿性增生。

(三) 免疫学检查

淋巴细胞具有单克隆性，呈现 B 细胞免疫表型特征。细胞膜表面免疫球蛋白为弱阳性表达，多为 IgM 或 IgM 和 IgD 型，呈 κ 或 λ 单克隆轻链型；小鼠玫瑰花结试验阳性；CLL 缺乏特异性标记，可应用免疫表型的积分系统来进行鉴别。患者中 60% 有低 γ 球蛋白血症，20% 抗人球蛋白试验阳性，8% 出现自生免疫溶血性贫血 (AIHA)。

(四) 染色体

常规显带 1/3～1/2 的患者有克隆性核型异常。由于 CLL 细胞有丝分裂相较少，染色体异常检出率低，间期荧光原位杂交技术能明显提高检出率，可检测到超过 80% 的患者存在染色体异常。如 50% 的患者 13q14 缺失，20% 的患者 12 号染色体三体，11q22～23 缺失，17p13 缺失等。单纯 13q14 缺失提示预后良好，12 号染色体三体和正常核型预后中等，17p13 缺失及 11q22～23 缺失预后差。

(五) 基因突变

50%～60% 的 CLL 发生免疫球蛋白重链可变区 (IgHV) 基因体细胞突变，IgHV 突变发生于经历了抗原选择的记忆 B 细胞 (后生发中心)，此类病例生存期长；无 IgHV 突变者，起源于未经抗原选择的原始 B 细胞 (前生发中心)。无 IgHV 突变的 CLL 细胞多数高表达 CD38、ZAP70，均与不良预后相关。10%～15% 的 CLL 存在 p53 基因突变 (该基因位于 17p13)，与疾病进展有关，对治疗有抵抗现象，生存期短。

【诊断与鉴别诊断】

(一) 诊断

结合临床表现，外周血中单克隆性淋巴细胞持续性绝对值 $\geq 5 \times 10^9/L$，骨髓中成熟小淋巴细胞 $\geq 40\%$ 以及免疫学表型特征，可以做出诊断。

(二) 鉴别诊断

1. 病毒感染引起的反应性淋巴细胞增多症 淋巴细胞增多呈多克隆性和暂时性，随感染控制淋巴细胞计数可逐步恢复正常。

2. 淋巴瘤细胞白血病 侵犯骨髓的小 B 细胞淋巴瘤 (如滤泡性淋巴瘤、套细胞淋巴瘤、脾边缘区淋巴瘤等) 与 CLL 易混淆，前者除具有原发病淋巴瘤的病史外，细胞形态学、淋巴结及骨髓病理、免疫表型特征及细胞遗传学与 CLL 均不同。

3. 幼淋巴细胞白血病 (PLL) 多见于老年患者，白细胞数增高，脾大明显，淋巴结肿大较少，外周血和骨髓涂片可见较多的 (超过 55%) 带核仁的幼稚淋巴细胞。小鼠玫瑰花结试验阴性。

4. 毛细胞白血病 (HCL) 多数为全血细胞减少伴脾大，淋巴结肿大不常见，易于鉴别。

【治疗】

根据临床分期症状和疾病活动情况而定。CLL 为慢性惰性病程，随访结果表明早期治疗并不能延长患者的生存期，早期患者无须治疗，定期复查即可。出现下列情况之一说明疾病高度活动，应开始治疗：①体重减少超过或等于 10%、极度疲劳、发热 (38℃) 超过 2 周、盗汗；②进行性脾大或脾区疼痛；③淋巴结进行性肿大或直径大于 10 cm；④进行性外周血淋巴细胞增多，2 个月内增加超过 50%，或倍增时间小于 6 个月；⑤出现自身免疫性血细胞减少，糖皮质激素治疗无效；⑥骨髓进行性衰竭，贫血和 (或) 血小板减少进行性加重。在疾病进展期，却无疾病进展表现者，有时也可"观察和等待"。

曾经 CLL 治疗多为姑息性，以减轻肿瘤负荷、改善症状为主要目的。近年来发现，治疗后获得完全缓解 (CR) 的患者生存期较部分缓解和无效者长，因此治疗应致力于提高完全缓解率，并尽可能清除微小残留病。

(一) 化学治疗

1. 烷化剂 苯丁酸氮芥 (chlorambucil, CLB) 有连续和间断两种用法。连续用药剂量为 4～8 mg/(m²·d)，连用 4～8 周。根据血象调整剂量，以防骨髓过度抑制。间断用药总量 0.4～0.8 mg/kg，1 天或分4天口服,根据骨髓恢复情况,每2~4周重复一次。目前多用于年龄较大、不能耐受其他药物化疗或有并发症的患者以及维持治疗。另一种烷化剂环磷酰胺,疗效与CLB相当,组成COP或CHOP方案用药并不优于单药。苯达莫司汀(bendamustine)是一种新型烷化剂,兼具有抗代谢功能和烷化剂作用,单药治疗CLL,不论是对初治患者还是对复发难治性患者,均显示了较高的完全缓解率和治疗反应率。

2. 嘌呤类似物 氟达拉滨(fludarabine,Flu)用量一般为25~30 mg/(m² · d),连续用药3天或5天,每4周重复一次。完全缓解率达20%~30%,总反应率60%~80%,中位缓解期约是CLB的2倍,但两者总生存期无差异。烷化剂耐药者换用Flu仍有效。嘌呤类似物联合烷化剂,如Flu联合环磷酰胺(FC方案),优于单用Flu,能有效延长初治CLL的无进展生存期,也可用于治疗复发难治性CLL。

3. 糖皮质激素 主要用于合并自身免疫性血细胞减少时的治疗,一般不单独应用,但大剂量甲泼尼龙对难治性CLL,尤其是17p缺失患者有较高的治疗反应率。

(二)免疫治疗

利妥昔单抗(rituximab)是人鼠嵌合型抗CD20单克隆抗体,因为CLL细胞表面CD20表达较少、血浆中存在可溶性CD20分子,利妥昔单抗在CLL患者体内清除过快,所以需加大剂量或密度才能对表达CD20的CLL细胞有疗效。与阿仑单抗相比,利妥昔单抗潜在的免疫抑制作用较弱。

(三)化学免疫治疗

利妥昔单抗可以增强嘌呤类似物的抗肿瘤活性,其联合Flu的完全缓解率和生存率高于单用Flu。FC方案联合利妥昔单抗(FCR方案)初治CLL,完全缓解率可高达70%,总治疗反应率大于90%,40%以上CR患者经PCR检测未发现微小残留病,是目前初治CLL获得的最佳治疗反应。

(四)造血干细胞移植

CLL患者年龄较大,多数不适合造血干细胞移植治疗。预后较差的年轻患者可作为二线治疗。

(五)并发症治疗

因低γ球蛋白血症、中性粒细胞缺乏及老龄,CLL患者极易感染,严重感染常为致死原因,应积极治疗。反复感染者可静脉输注免疫球蛋白。并发AIHA或ITP者可用糖皮质激素治疗,治疗无效且脾大明显者,可考虑切脾。有明显淋巴结肿大或巨脾、局部压迫症状明显者,在化疗效果不理想时,可考虑放射治疗。

【预后】

CLL是一种异质性疾病,病程长短不一,有的长达十余年,有的不足2年,患者多死于骨髓衰竭导致的严重贫血、出血和感染。CLL临床尚可发生转化,预后更为不良,如Richter综合征、幼淋巴细胞白血病等。不到1%的CLL向ALL转化。

小　结

根据病情急缓和白血病细胞成熟程度,白血病分为急性白血病、慢性白血病。根据增生细胞的类型及病情急缓,可分为急性淋巴细胞白血病、急性髓细胞性白血病、慢性髓细胞性白血病和慢性淋巴细胞白血病。其中分子靶向治疗甲磺酸伊马替尼可以使部分慢性髓细胞性白血病患者获得长期生存。造血干细胞移植还是目前认为根治白血病最有效的方法。

(梁海斯)

第四十七章 骨髓增生异常综合征

学习目标

1. 熟悉:骨髓增生异常综合征诊断和治疗原则。
2. 了解:骨髓增生异常综合征的病因、鉴别诊断。
3. 应用:能够对骨髓增生异常综合征进行初步诊断及对患者提出治疗建议。

骨髓增生异常综合征(myelodysplastic syndromes,MDS)是一组起源于造血干细胞的异质性克隆性疾病,主要特征是无效造血和异常造血,并可演变为急性白血病。临床主要表现为进行性贫血,可伴有感染或出血。血象可呈全血细胞减少或任何一系及二系血细胞减少。

MDS 发病率为(10~12)/10 万人口,多发于 50 岁以上的中老年人,男女之比为 2∶1。30%~60%的 MDS 转化为白血病。其死亡原因除白血病之外,多数死于感染、出血,尤其是颅内出血。

【病因和发病机制】

原发性 MDS 的病因尚不明确。继发性 MDS 主要为年轻人,与病毒感染、化学药物、电离辐射或遗传因素有关。MDS 患者因基因突变或染色体异常,导致恶变的细胞异常克隆性增殖、分化成熟障碍,出现病态造血,在骨髓原位或释放入血后不久被破坏,导致无效造血。

【临床表现】

(一)症状

MDS 通常起病隐匿,发展缓慢,少数起病急剧。患者常有贫血,多为中度贫血,表现为面色苍白、头晕乏力、活动后心悸气短等。因白细胞和血小板减少而出现感染、发热和出血倾向。感染部位以呼吸道、肛门周围和泌尿系统为多见。内脏出血常见于呼吸道、消化道,也有颅内出血者,脑出血成为患者死亡的主要原因之一。

(二)体征

一般无特殊体征,仅少数病例有肝脾、淋巴结肿大,脾大常为轻度或中度,晚期可有胸骨压痛。

【辅助检查】

(一)血象

全血细胞减少或任何一系、二系血细胞减少。血涂片可见巨大红细胞、有核红细胞、幼稚粒细胞和巨大血小板。

(二)骨髓象

骨髓多呈增生活跃或明显活跃,少数病例可增生低下,以病态造血为其特点,是诊断 MDS 的重要依据。常见的病态造血表现有:①红系:幼红细胞过多或过少,可有巨幼样变、多核或核畸形。②粒-单系:核浆发育不平衡,胞浆颗粒减少或增多,核分叶过多,出现 Auer 小体或单核细胞增多。③巨核细胞系:可见大单圆核或多圆核巨核细胞,淋巴样小巨核细胞的出现为重要特征,血小板体积增大,胞浆颗粒减少。此外,骨髓铁染色可见环形铁粒幼细胞增多,细胞外铁丰富。

(三) 骨髓活检

正常人原粒细胞和早幼粒细胞沿骨小梁内膜分布,MDS患者在骨小梁旁区和间区出现3~5个或更多呈簇状分布的原粒细胞和早幼粒细胞,称为不成熟前体细胞异常定位(ALIP),是MDS骨髓组织的病理学特征。凡ALIP阳性者,其向急性白血病转化的可能性大,早期死亡率高。反之,则预后较好。

(四) 细胞遗传学改变

40%~70%的MDS患者有克隆性染色体核型异常,以5号或7号染色体全部或部分长臂缺失(-5、5q-或-7、7q-)和8号染色体三体(+8)最为常见。

【诊断与鉴别诊断】

(一) 诊断依据

主要依据有:①临床表现有进行性贫血,常伴有感染或出血;②血象呈全血细胞减少或任一系、二系血细胞减少;③骨髓象中有核细胞增生活跃或明显活跃,亦可增生减低,至少有两个细胞系列病态造血;④骨髓活检、细胞遗传学检查和骨髓细胞培养,可见粒-单系祖细胞集落减少、集簇增多;⑤排除其他伴有全血细胞减少、病态造血或血象出现幼稚细胞的疾病,如再生障碍性贫血、巨幼细胞贫血、溶血性贫血、急性白血病、红白血病、CML和骨髓纤维化等。还需与一些致病因素造成的继发性MDS相鉴别。

(二) 临床分型

FAB协作组主要根据MDS患者外周血、骨髓中的原始细胞比例、形态学改变及单核细胞数量,将MDS分为五型:难治性贫血(RA)、环形铁粒幼细胞性难治性贫血(RAS)、难治性贫血伴原始细胞增多(RAEB)、难治性贫血伴原始细胞增多转变型(RAEB-t)、慢性粒单核细胞白血病(CMML)。

WHO提出了新的MDS分型标准,认为骨髓原始细胞达20%即为急性白血病,将RAEB-t归为急性髓细胞性白血病,并将CMML归为骨髓增生异常综合征或骨髓增殖性疾病,保留了FAB的RA、RAS、RAEB;并且将RA或RAS中伴有2系或3系增生异常者单独列为难治性细胞减少伴多系增生异常(RCMD),将仅有5号染色体长臂缺失的RA独立为5q-综合征;还新增加了MDS-未分类(MDS-U)。目前临床MDS分型中平行使用着FAB和WHO标准。

【治疗】

MDS由于分期不同,治疗上应根据患者的病情和分期采用相应的治疗方案,RA、RAS以贫血为主要症状,采用药物刺激骨髓造血为主,兼以诱导分化剂治疗;RAEB患者以小剂量化疗或加诱导分化剂治疗;而容易转化为急性白血病的RAEB-t应采用类似急性白血病的常规联合化疗为主的治疗。

(一) 支持对症治疗

粒细胞减少和缺乏者应注意防治感染。对于严重贫血和有出血症状者可输注红细胞和血小板。长期输血者应注意使用除铁治疗。雄激素、造血生长因子、维生素B_6、叶酸和维生素B_{12}能使部分患者改善造血功能。应加强营养,注意卫生。

(二) 诱导分化剂

主要是诱导有缺陷的造血祖细胞发育成较成熟并带有正常功能特性的血细胞。常用全反式维A酸和$1,25(OH)_2D_3$,少部分患者血象改善。造血生长因子(如G-CSF联合EPO)也有诱导分化剂作用。

(三) 联合化疗

对于脏器功能良好、年龄小于60岁、白细胞计数偏高的高危MDS患者,可考虑联合化疗。可采用急性髓性细胞白血病的化疗方案,如蒽环类抗生素联合阿糖胞苷,预激化疗,部分患者能获一段缓解期。MDS化疗后骨髓抑制期长,要注意加强支持治疗和隔离保护。

(四) 免疫调节治疗

沙利度胺及其衍生物对5q-综合征有较好疗效。免疫抑制治疗低危组MDS患者目前尚有争论。

(五) 造血干细胞移植

异基因造血干细胞移植可治愈MDS。50岁以下年轻患者,特别是高危的RAEB型和RAEB-t型患者应尽早移植。随年龄增加移植相关并发症也会有所增加。

小　结

骨髓增生异常综合征（MDS）是一组起源于造血干细胞的异质性克隆性疾病，可演变为急性白血病。多发于50岁以上的中老年人，男性多见。临床主要表现为进行性贫血，可伴有感染或出血。血象可呈全血细胞减少或任何一系及二系血细胞减少。骨髓象中有核细胞增生活跃或明显活跃，亦可增生减低，至少有两个细胞系病态造血。治疗上应根据患者的病情和分期采用相应的治疗方案，异基因造血干细胞移植可治愈MDS。

（梁海斯）

第四十八章　淋　巴　瘤

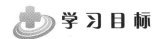

学习目标

1. 掌握：霍奇金淋巴瘤和非霍奇金淋巴瘤的临床表现、实验室检查、诊断与鉴别诊断和化学治疗原则。
2. 熟悉：霍奇金淋巴瘤和非霍奇金淋巴瘤的分类分型及分期。
3. 了解：霍奇金淋巴瘤和非霍奇金淋巴瘤的病因。
4. 应用：能够对淋巴瘤患者进行初步诊断、选择治疗方法，对患者和高危人群进行健康指导。

导学案例

患者，女，32 岁，因右侧颈部肿块 1 个月入院。患者 1 个月前无明显诱因发现右侧颈部肿块，无局部红肿、疼痛，无发热，体重正常，进食和睡眠正常，大小便正常。既往体健，无毒物、放射性物质接触史，家族中无类似患者。查体：T 36.6 ℃，P 88 次/分，R 18 次/分，BP 115/75 mmHg，无皮肤出血点，右颈部淋巴结扪及肿大，约 2 cm×3 cm，质中、无压痛，余浅表淋巴结未触及，巩膜无黄染，甲状腺（一），心肺无异常，腹平软，肝脾未及，腹腔积液征（一），双下肢无水肿。实验室检查未见异常。

请思考：患者可能的诊断是什么？为进一步明确诊断需完善哪些检查？

淋巴瘤（lymphoma）是一组起源于淋巴结或其他淋巴组织的恶性肿瘤。临床上以进行性无痛性淋巴结肿大为主要表现，肝脾常肿大，晚期有恶病质、发热及贫血。20~40 岁多见，男性多于女性。

病因迄今尚不完全清楚。可能与某些病毒（如 EB 病毒、人类 T 细胞病毒Ⅰ型（HTLV-I）等）、细菌（如幽门螺杆菌）及机体的免疫功能低下有关。根据病理学特点分为霍奇金淋巴瘤（Hodgkin lymphoma，HL）和非霍奇金淋巴瘤（non-Hodgkin lymphoma，NHL）两大类。

无痛性、进行性的淋巴结肿大或局部肿块是淋巴瘤共同的临床表现，具有以下两个特点：①全身性。淋巴结、扁桃体、脾及骨髓是最易受到累及的部位。此外，常伴全身症状，如发热、消瘦、盗汗，最后出现恶病质。②多样性。组织器官不同，受压迫或浸润的范围和程度不同，引起的症状也不同。当淋巴瘤浸润血液和骨髓时可形成淋巴瘤细胞白血病，如浸润皮肤时则表现为蕈样肉芽肿或红皮病等。HL 和 NHL 的病理组织学变化不同，各自具有特殊的临床表现。

第一节　霍奇金淋巴瘤

霍奇金淋巴瘤（HL）主要原发于淋巴结，特点是淋巴结进行性肿大，典型的病理特征是 R-S 细胞存在于不同类型反应性炎症细胞的特征背景中，并有不同程度纤维化。

【病理和分型】

霍奇金淋巴瘤可分为结节性淋巴细胞为主型霍奇金淋巴瘤(NLPHL)和经典霍奇金淋巴瘤(CHL)两大类。NLPHL占HL的5%,CHL占95%。典型的病理特征为:在炎症细胞背景下散在肿瘤细胞,即R-S细胞及其变异型细胞,R-S细胞表现为巨大双核和多核细胞,可伴有毛细血管增生和不同程度纤维化改变。

NLPHL中95%以上为结节性,镜下以单一小淋巴细胞为主,其内散在大肿瘤细胞。CHL分为四型:①结节硬化型(NSHL):20%~40%的R-S细胞通常表达CD20、CD15和CD30;光镜下具有双折光胶原纤维束分隔、病变组织呈结节状和"腔隙型"R-S细胞三大特点。②富于淋巴细胞型(LRHL):大量成熟淋巴细胞,R-S细胞少见。③混合细胞型(MCHL):可见嗜酸性粒细胞、淋巴细胞、浆细胞、原纤维细胞等。④淋巴细胞消减型(LDHL):淋巴细胞显著减少,大量R-S细胞,可有弥漫性纤维化及坏死灶。

在国内,混合细胞型最常见,其次是结节硬化型、富于淋巴细胞型、淋巴细胞消减型。几乎所有的HL细胞均来源于B细胞,仅少数来源于T细胞。

【临床表现及分期】

(一)临床表现

本病多见于青年,儿童少见。

1. 无痛性淋巴结肿大 常为首发症状,以颈部或锁骨上最多见,左侧多于右侧,其次为腋下淋巴结和腹股沟淋巴结。淋巴结肿大,初期可活动、不粘连,晚期可互相粘连,融合成块,质坚而有弹性,呈橡皮样硬。深部淋巴结肿大少见,但可引起邻近器官压迫症状。

2. 发热 30%~50%的患者可出现原因不明的持续性或周期性发热,这类患者一般年龄偏大,男性居多,病变弥散,常伴有盗汗、疲乏及消瘦等全身症状。

3. 皮肤瘙痒 部分患者出现局部或全身皮肤瘙痒,多为年轻的女性患者。

4. 肝脾大 脾大不多见,仅占10%左右。肝实质受累可出现肝大和肝区压痛,少数有黄疸。

5. 其他 霍奇金淋巴瘤尚可侵犯其他各系统或器官,出现相应临床表现。

(二)临床分期和分组

通常将霍奇金淋巴瘤分为Ⅰ~Ⅳ期。其中Ⅰ~Ⅳ期按淋巴结病变范围区分,脾和韦氏环淋巴组织分别记为一个淋巴结区域。结外病变定为Ⅳ期,包括骨髓、肺、骨或肝脏受侵犯。此分期方案NHL也参照使用。

Ⅰ期:单个淋巴结区域(Ⅰ)或局灶性单个结外器官(ⅠE)受累。

Ⅱ期:膈肌同侧的两组或多组淋巴结受侵犯(Ⅱ)或局灶性单个结外器官及其区域淋巴结受侵犯,伴或不伴横膈同侧其他淋巴结区域受侵犯(ⅡE)。

Ⅲ期:横膈上下淋巴结区域同时受侵犯(Ⅲ),可伴有局灶性淋巴结相关结外器官(ⅢE)、脾受侵犯(ⅢS)或两者皆有(ⅢS+E)。

Ⅳ期:弥漫性(多灶性)单个或多个结外器官受侵犯,伴或不伴相关淋巴结肿大,或孤立性结外器官受侵犯伴远处(非区域性)淋巴结肿大。如肝或骨髓受累,即使局限也属Ⅳ期。

各期按全身症状有无分为A、B两组。无全身症状者为A组,有全身症状者为B组。全身症状包括三个方面:①原因不明发热38℃以上,连续3天以上;②6个月内体重下降10%以上;③盗汗。

【辅助检查】

(一)血象

早期一般无异常。HL常有轻度或中度贫血,部分患者嗜酸性粒细胞升高。骨髓被广泛浸润或发生脾功能亢进时,血细胞减少。

(二)骨髓象

骨髓未受淋巴瘤侵犯之前,一般无异常。骨髓涂片找到R-S细胞是HL骨髓浸润的依据,骨髓活检可提高阳性率。

（三）影像学检查

CT、B超、放射性核素显像及MRI可以显示霍奇金淋巴瘤病灶及部位。

（四）病理学检查

可以完整取出较大的浅表淋巴结做淋巴结印片及病理切片，深部淋巴结可由B超或CT引导进行细针穿刺涂片，做细胞病理形态学检查。病理学检查是诊断霍奇金淋巴瘤的基本方法。

【治疗】

HL是一种相对少见但治愈率较高的恶性肿瘤。治疗上主要采用化疗加放疗的综合治疗方法。HL一般从原发部位向邻近淋巴结依次转移。ABVD方案缓解率和5年无病生存率均优于MOPP方案，所以ABVD方案已替代MOPP方案成为HL的首选化疗方案。霍奇金淋巴瘤的主要化疗方案见表48-1。

表48-1　霍奇金淋巴瘤的主要化疗方案

方案	药物	用法	备注
MOPP	（M）氮芥	4 mg/(m²·d)静注，第1天和第8天	如氮芥改为环磷酰胺 600 mg/m² 静注，即为COPP方案 疗程间休息2周
	（O）长春新碱	1～2 mg 静注，第1天和第8天	
	（P）甲基苄肼	70 mg/(m²·d)口服，第1～14天	
	（P）泼尼松	40 mg/d 口服，第1～14天	
ABVD	（A）阿霉素	25 mg/m² 静注，第1天和第15天	疗程间休息2周
	（B）博莱霉素	10 mg/m² 静注，第1天和第15天	
	（V）长春碱	6 mg/m² 静注，第1天和第15天	
	（D）甲氮咪胺	375 mg/m² 静注，第1天和第15天	

（一）结节性淋巴细胞为主型

此型淋巴瘤多为ⅠA期，预后多良好。ⅠA期可单纯淋巴结切除等待观察或累及野放疗20～30 Gy，Ⅱ期以上治疗方法同早期霍奇金淋巴瘤。

（二）早期（Ⅰ期、Ⅱ期）霍奇金淋巴瘤的治疗

给予适量全身化疗，而放疗趋向于减小放疗的总剂量，缩小放射野的范围。化疗采用ABVD方案。预后良好组采用ABVD方案治疗2～4个疗程且累及野放疗30～40 Gy；预后差组采用ABVD方案治疗4～6个疗程且累及野放疗30～40 Gy。

（三）晚期（Ⅲ期、Ⅳ期）霍奇金淋巴瘤的治疗

6～8个周期化疗，化疗前有大肿块或化疗后肿瘤残存应做放疗。ABVD方案仍是首选治疗方案。化疗中进展或早期复发，应考虑挽救性大剂量化疗及造血干细胞移植。

（四）复发难治性霍奇金淋巴瘤的治疗

首程放疗后复发可采取常规化疗；化疗抵抗或不能耐受化疗，再分为临床Ⅰ期、Ⅱ期进行放射治疗；常规化疗缓解后复发可行二线化疗或大剂量化疗及自体造血干细胞移植。

第二节　非霍奇金淋巴瘤

NHL是一组具有不同组织学特点和起病部位的淋巴瘤，早期易发生远处扩散。WHO新分类将每一种淋巴类型确定为独立的疾病，2008年提出了淋巴组织肿瘤分型新方案，该方案既考虑了形态学特点，也反映了应用单克隆抗体、细胞遗传学和分子生物学等新技术对淋巴瘤的新认识和确定的新病种，该方案包含了各种淋巴瘤和急性淋巴细胞白血病。

淋巴组织肿瘤WHO(2008)分型见表48-2。

表48-2 淋巴组织肿瘤WHO(2008)分型

前驱肿瘤	成熟B细胞来源淋巴瘤	T细胞和NK细胞淋巴瘤
母细胞性浆细胞样树突状细胞肿瘤	慢性淋巴细胞白血病/小淋巴细胞淋巴瘤	T前淋巴细胞白血病
谱系未定的急性白血病	B前淋巴细胞白血病	T大颗粒淋巴细胞白血病
急性未分化白血病	脾边缘带淋巴瘤	慢性NK细胞淋巴增生性疾病
混合表型急性白血病,有/无重现性遗传学异常	毛细胞白血病	侵袭性NK细胞白血病
	脾淋巴瘤/白血病,不能分类	
前驱淋巴性肿瘤	淋巴浆细胞淋巴瘤	成人T细胞白血病/淋巴瘤
B淋巴母细胞白血病/淋巴瘤,非特殊类型	重链病	EBV相关的克隆性淋巴组织增殖性疾病(儿童)
B淋巴母细胞白血病/淋巴瘤伴重现性细胞遗传学异常	浆细胞骨髓瘤/浆细胞瘤	
	结外黏膜相关性淋巴组织边缘带B细胞淋巴瘤(MALT淋巴瘤)	结外NK/T细胞淋巴瘤,鼻型
T淋巴母细胞白血病/淋巴瘤	原发皮肤滤泡中心淋巴瘤	肠病相关T细胞淋巴瘤
	滤泡性淋巴瘤(FL)	肝脾T细胞淋巴瘤
	结内边缘带B细胞淋巴瘤	皮下脂膜炎样T细胞淋巴瘤
	套细胞淋巴瘤	蕈样肉芽肿
	弥漫大B细胞淋巴瘤(DLBCL),非特殊类型	Sezary综合征
	T细胞/组织细胞丰富的大B细胞淋巴瘤	原发性皮肤间变性大细胞淋巴瘤
	原发性中枢神经系统弥漫大B细胞淋巴瘤	外周T细胞淋巴瘤,非特殊类型
	原发皮肤DLBCL,腿型	血管免疫母细胞T细胞淋巴瘤
	老年人EBV阳性弥漫大B细胞淋巴瘤	ALK阳性间变性大细胞淋巴瘤
	Burkitt淋巴瘤(BL)	ALK阴性间变性大细胞淋巴瘤
	介于弥漫大B细胞淋巴瘤和Burkitt淋巴瘤之间不能分类的B细胞淋巴瘤	
	介于弥漫大B细胞淋巴瘤和经典霍奇金淋巴瘤之间不能分类的B细胞淋巴瘤	

【临床表现及分期】

(一)临床表现

无痛性、进行性的淋巴结肿大或局部肿块是淋巴瘤共同的临床表现。各年龄段均可发病,但随年龄增长发病逐渐增多,男性多于女性。一般疾病发展迅速,有远处扩散和结外侵犯倾向。

1. 无痛性淋巴结肿大 以颈部淋巴结和锁骨上窝淋巴结肿大为首发症状,但较HL少见。

2. 淋巴结以外的表现 弥漫性原淋巴细胞及组织细胞型淋巴瘤易侵犯软腭、扁桃体、鼻腔、鼻窦而引起吞咽困难、鼻塞、鼻衄及颌下淋巴结肿大。侵犯小肠可出现腹痛、腹泻和腹部包块。皮肤损害较常见,多为特异性损害,如肿块、皮下结节、浸润性斑块、溃疡等。另外可侵犯骨髓、肾脏、肺、胸膜、心脏、心包膜、骨等。

3. 其他 全身皮肤瘙痒、盗汗、疲乏及消瘦等，全身症状少见。

(二) 临床分期

非霍奇金淋巴瘤也参照霍奇金淋巴瘤临床分期，分为Ⅰ～Ⅳ期。

【辅助检查】

(一) 血象

NHL白细胞数多数正常，伴有淋巴细胞绝对或相对增多。部分患者的骨髓涂片中可找到淋巴瘤细胞，晚期发生淋巴瘤细胞白血病时，可出现白血病样血象和骨髓象。

(二) 化验检查

疾病活动期有血沉增速，血清乳酸脱氢酶升高现象提示预后不良。如血清碱性磷酸酶活力或血钙浓度增加，提示病变累及骨骼。B细胞非霍奇金淋巴瘤可并发抗人球蛋白试验阳性或阴性的溶血性贫血，少数可出现单株IgG或IgM，累及中枢神经系统时脑脊液中蛋白升高。

(三) 影像学检查

CT、B超、PET/CT及MRI检查可以显示非霍奇金淋巴瘤病灶及部位。

(四) 病理学检查

可以完整取出较大的浅表淋巴结做淋巴结印片及病理切片，深部淋巴结可由B超或CT引导进行细针穿刺涂片，做细胞病理形态学检查。病理学检查是诊断非霍奇金淋巴瘤的基本方法。

【诊断与鉴别诊断】

(一) 诊断

慢性、无痛性、进行性淋巴结肿大，尤其伴不规则发热患者应考虑本病。淋巴结病理检查包括穿刺物涂片、淋巴结印片及病理切片，是确诊最可靠的手段。皮肤活检及印片、骨髓活检及涂片寻找R-S细胞亦可帮助诊断。血沉、血清乳酸脱氢酶等检验可协助判断疾病的活动性。X射线、CT、B超、MRI、PET/CT以及手术探查等可以确定病变的部位和分布范围，便于准确分期和选择治疗方案。

根据组织病理学做出淋巴瘤的诊断和分类分型诊断后，还需根据淋巴瘤的分布范围，按照Ann Arbor(1971年)提出的HL临床分期方案进行分期。

(二) 鉴别诊断

临床上恶性淋巴瘤易被误诊，以浅表淋巴结肿大者，需要和慢性淋巴结炎、淋巴结结核、转移瘤、淋巴细胞白血病、免疫母细胞性淋巴结病、嗜酸性粒细胞增生性淋巴肉芽肿等鉴别。结核性淋巴结炎多局限于颈部大血管附近，可互相融合，质地较硬有压痛，与周围组织粘连、移动性差，晚期由于干酪样坏死、液化、溃破而形成瘘管。以深部纵隔淋巴结起病者，需与肺癌、结节病、巨大淋巴结增生等疾病相鉴别。以发热为主要表现者，需与结核病、恶性组织细胞病、败血症、风湿热、结缔组织病等鉴别。

【治疗】

非霍奇金淋巴瘤多中心发生的倾向使其临床分期的价值和扩大照射的治疗作用不如HL，因此其治疗策略应以化疗为主。

(一) 以化疗为主的化疗、放疗结合的综合治疗

1. 惰性淋巴瘤 B细胞惰性淋巴瘤包括小淋巴细胞淋巴瘤、淋巴浆细胞淋巴瘤、边缘区淋巴瘤和滤泡性淋巴瘤等。T细胞惰性淋巴瘤指覃样肉芽肿。惰性淋巴瘤发展较慢，化疗、放疗有效，但不易缓解。Ⅰ期和Ⅱ期放疗或化疗后存活可达10年，部分患者有自发性肿瘤消退，故主张观察和等待的姑息治疗原则。如病情有所进展，可用苯丁酸氮芥或环磷酰胺口服单药治疗。

Ⅲ期和Ⅳ期患者化疗后虽会多次复发，但中位生存时间也可达10年，联合化疗可用COP方案或CHOP方案(表48-3)。进展不能控制者可试用FC(氟达拉滨、环磷酰胺)方案。

2. 侵袭性淋巴瘤 B细胞侵袭性淋巴瘤包括原始B细胞淋巴瘤、原始免疫细胞淋巴瘤、套细胞淋巴瘤、弥漫大B细胞淋巴瘤和Burkitt淋巴瘤等。T细胞侵袭性淋巴瘤包括原始T细胞淋巴瘤、血管免

疫母细胞性T细胞淋巴瘤、间变性大细胞淋巴瘤和周围性T细胞淋巴瘤等。

侵袭性淋巴瘤不论分期均应以化疗为主，对化疗残留肿块、局部巨大肿块或中枢神经系统累及者，可行局部放疗扩大照射(25Gy)作为化疗的补充。

CHOP方案(表48-3)为侵袭性NHL的标准治疗方案。CHOP方案每2～3周为1个疗程，4个疗程后仍不能缓解者，则应改变化疗方案。完全缓解后巩固2个疗程，但化疗时间不应少于6个疗程。长期维持治疗并无益处。本方案的5年无病生存率达41%～80%。

R-CHOP方案，即化疗前加用利妥昔单抗($375\ mg/m^2$)，可获得更好的疗效，是DLBCL治疗的经典方案。近10年随访结果表明，8个疗程的R-CHOP治疗使DLBCL患者的总生存时间延长达4.9年。

血管免疫母细胞性T细胞淋巴瘤及Burkitt淋巴瘤进展较快，如不积极治疗，几周或几个月内患者即会死亡，应采用较强的化疗方案予以治疗。大剂量环磷酰胺组成的化疗方案对Burkitt淋巴瘤有治愈作用，应考虑使用。

表48-3　非霍奇金淋巴瘤常用联合化疗方案

方案	药物	剂量和用法	备注
CHOP	(C)环磷酰胺	$750\ mg/m^2$静注，第1天	2～3周为1个疗程
	(H)多柔比星	$50\ mg/m^2$静注，第1天	
	(O)长春新碱	$1.4\ mg/m^2$静注，第1天	
	(P)泼尼松	$100\ mg/(m^2 \cdot d)$口服，第1～5天	
R-CHOP	(R)利妥昔单抗	$375\ mg/m^2$静注，第1天	2～3周为1个疗程
	(C)环磷酰胺	$750\ mg/m^2$静注，第2天	
	(H)多柔比星	$50\ mg/m^2$静注，第2天	
	(O)长春新碱	$1.4\ mg/m^2$静注，第2天	
	(P)泼尼松	$100\ mg/m^2$口服，第2～6天	
EPOCH	(E)依托泊苷	$50\ mg/(m^2 \cdot d)$持续静脉滴注，第1～4天	2～3周为1个疗程
	(P)泼尼松	$60\ mg/m^2$，每天2次口服，第1～5天	
	(O)长春新碱	$0.4\ mg/(m^2 \cdot d)$持续静脉滴注，第1～4天	
	(C)环磷酰胺	$750\ mg/m^2$静脉滴注，第5天	
	(H)多柔比星	$10\ mg/m^2$持续静脉滴注，第1～4天	
ESHAP	(E)依托泊苷	$40\ mg/(m^2 \cdot d)$静脉滴注2h，第1～4天	3周为1个疗程，用于复发淋巴瘤
	(SH)甲泼尼龙	$500\ mg/(m^2 \cdot d)$静脉滴注，第1～4天	
	(Ara-C)阿糖胞苷	$2\ g/m^2$静脉滴注3h，第5天	
	(P)顺铂	$25\ mg/m^2$静脉滴注，第1～4天	

注：药物剂量仅供参考，实际应用应按具体情况酌情加减。

全身广泛播散的淋巴瘤患者有白血病倾向或已转化成白血病的患者，可试用治疗淋巴细胞白血病的化疗方案，如DVLP方案。

(二) 生物治疗

NHL大部分为B细胞性，90%表达CD20。HL的淋巴细胞为主型也高密度表达CD20。凡CD20阳性的B细胞淋巴瘤，均可用CD20单抗(利妥昔单抗)治疗。已有临床研究报告，因在R-CHOP、R-EPOCH和R-ESHAP等方案中首先使用一次利妥昔单抗($375\ mg/m^2$)治疗，明显提高了惰性或侵袭性B细胞淋巴瘤的完全缓解率并延长了无病生存时间。B细胞淋巴瘤在造血干细胞移植前用利妥昔单抗做体内净化，可以提高移植治疗的疗效。干扰素对蕈样肉芽肿和滤泡型淋巴瘤有部分缓解作用。胃MALT淋巴瘤经抗幽门螺杆菌治疗后部分患者症状改善，淋巴瘤消失。

(三)造血干细胞移植

55岁以下且重要脏器功能正常者,如属中度、高度恶性或缓解期短、难治易复发的淋巴瘤患者,可考虑全淋巴结放疗及大剂量联合化疗后,进行异基因或自体造血干细胞移植,以期取得较长缓解期和无病存活期。

(四)手术治疗

合并脾功能亢进者如有切脾指征,可行脾切除术以提高血象,为以后化疗创造有利条件。

【预后】

淋巴瘤的治疗已取得了很大进步,霍奇金淋巴瘤已成为化疗可治愈的肿瘤之一。淋巴细胞为主型预后最好,5年生存率为94.3%,其次是结节硬化型,混合细胞型较差,而淋巴细胞削减型最差,5年生存率仅为27.4%。霍奇金淋巴瘤Ⅰ期与Ⅱ期5年生存率在90%以上,Ⅳ期为31.9%;有全身症状者预后较无全身症状者预后差;儿童及老年人的预后一般比中青年差;女性治疗的预后较男性好。年龄大于60岁、分期为Ⅲ期或Ⅳ期、结外病变1处以上、需要卧床或生活需要别人照顾、血清乳酸脱氢酶升高是预后不良的5个因素。

小 结

淋巴瘤是一组起源于淋巴结或其他淋巴组织的恶性肿瘤。临床上以进行性无痛性淋巴结肿大为主要表现,肝脾常肿大,晚期有恶病质、发热及贫血。根据病理学特点分为霍奇金淋巴瘤(HL)和非霍奇金淋巴瘤(NHL)两大类。HL和NHL的分类分型及分期不同,其治疗原则也有所不同。

(梁海斯)

知识检测42

第四十九章 多发性骨髓瘤

学习目标

1. 熟悉：多发性骨髓瘤的诊断和治疗原则。
2. 了解：多发性骨髓瘤的病因、鉴别诊断。
3. 应用：能够对多发性骨髓瘤进行初步诊断及提出治疗建议。

导学案例

患者，男，55岁，因面色苍白半年，头晕乏力2个月入院。患者半年前无明显诱因出现面色苍白，并进行性加重，2个月前出现头晕乏力，稍动则心慌、气短，睡眠稍差，大便正常。既往体健，不嗜烟酒，家族中无遗传病史及肿瘤病史。查体：T 36.8 ℃，P 95次/分，R 18次/分，BP 115/75 mmHg，慢性病容，贫血貌，无牙龈肿胀、口腔溃疡，无皮疹、出血点，全身浅表淋巴结未触及，甲状腺（一），心肺无异常，腹平软，肝脾未触及，腹腔积液征（一），双下肢不肿。辅助检查：血 Hb 68 g/L，MCV 88fl，MCHC 340 g/L，WBC 6.2×10^9/L，PLT 140×10^9/L，尿蛋白（＋＋＋），尿红细胞（＋），尿中本周蛋白>1 g/24 h，大便常规（一），隐血（一），血 Hb 55 g/L，WBC 6.6×10^9/L，PLT 35×10^9/L。骨髓象浆细胞20%。

请思考：患者较可能的诊断是什么？主要依据有哪些？需要进一步做哪些检查？

多发性骨髓瘤（multiple myeloma，MM）是浆细胞异常增生的恶性肿瘤。骨髓瘤细胞在骨髓内克隆性增殖，引起溶骨性破坏；骨髓瘤细胞分泌单克隆免疫球蛋白（M蛋白），正常的多克隆免疫球蛋白合成受抑，本周蛋白（Bence-Jones protein）随尿液排出；常伴有贫血、肾衰竭和骨髓瘤细胞髓外浸润所致的各种损害。MM多见于中年人和老年人，50～60岁之间发病多，男性多于女性，男女之比约为3∶2。

【病因和发病机制】

病因尚未完全阐明。遗传、电离辐射、化学毒物、病毒感染及慢性炎症等可能与MM的发病有关。骨髓瘤细胞起源于记忆细胞或幼浆细胞。IL-6是促进B细胞分化成浆细胞的调节因子，进展性MM患者骨髓中IL-6异常升高，提示以IL-6为中心的细胞因子网络失调导致骨髓瘤细胞增生。有学者认为人类疱疹病毒8型参与了MM的发生。

知识链接
49-1

【临床表现】

多发性骨髓瘤起病徐缓，可数月至十多年无症状，早期易被误诊，其临床表现也是多种多样，常见的有如下几种。

（一）骨髓瘤细胞增殖和浸润引起的临床表现

1. 骨骼破坏 骨髓瘤细胞在骨髓腔内大量的增生，并分泌破骨细胞活动因子，引起溶骨性破坏，同时抑制成骨细胞分化，造成骨质疏松及局限性骨质破坏。骨痛为多发性骨髓瘤最常见的首发症状。疼痛部位以骶部最为多见，其次为胸肋、四肢。骨髓瘤细胞显著浸润可引起胸、肋、锁骨连接处发生串珠样结节,为本病的特征之一。受累骨骼容易发生骨折,并可引起神经或脊髓压迫。

2. 贫血 骨髓瘤细胞浸润骨髓可引起骨髓病性贫血,较常见,可为首发症状。早期贫血轻,后期贫血严重。

3. 髓外浸润 ①肝脾、淋巴结和肾肿大。②神经损害:胸椎、腰椎破坏压迫脊髓所致截瘫较常见,其次为神经根受累,脑神经瘫痪较少见。③髓外骨髓瘤:孤立性病变位于口腔及呼吸道等软组织中。④浆细胞白血病:骨髓瘤细胞浸润外周血所致。

(二)骨髓瘤细胞分泌单克隆免疫球蛋白(M蛋白)引起的表现

1. 感染 感染是导致死亡的第一原因。因正常多克隆免疫球蛋白产生受抑制及中性粒细胞减少,免疫力低下,容易发生各种感染,如细菌性肺炎和尿路感染,甚至败血症。病毒感染以带状疱疹多见。

2. 高黏滞综合征 血清中M蛋白增多,尤其是IgA易聚合成多聚体,使血黏度增高,血流缓慢,造成组织淤血和缺氧,可出现头昏、眩晕、眼花、耳鸣、手足麻木、心肌缺血等表现,甚至昏迷。

3. 出血倾向 鼻衄、牙龈出血及皮肤紫癜多见。主要是由异常免疫球蛋白包裹在血小板表面;也可是异常免疫球蛋白与凝血因子结合成复合体,影响血小板和凝血因子的功能;淀粉样变性损伤血管壁所致。

4. 高钙血症 表现为恶心、呕吐、畏食、多尿、烦渴、烦躁、嗜睡甚至昏迷。主要是由破骨细胞引起的骨再吸收和肾小球滤过率下降进而导致钙的清除能力下降所致。

5. 肾功能损害 肾功能损害是本病的重要表现之一,可出现蛋白尿、管型尿和肾衰竭,为本病仅次于感染的致死原因。肾损害原因:①本周蛋白在肾小管上皮细胞沉积,使肾小管功能受损,如蛋白管型阻塞,可致肾小管扩张;②高血钙;③尿酸过多导致尿酸性肾病。

6. 淀粉样变性 仅见于少数患者,可发生淀粉样变性,病变出现在胃肠道、心脏、皮肤、舌、骨骼肌、韧带、周围神经等部位,表现为肾病、心力衰竭、周围神经病、巨舌、皮肤病等。

【辅助检查】

(一)血液检查

多为正常细胞正常色素性贫血。血涂片可见到红细胞呈缗钱状排列,可伴有少数幼粒细胞、幼红细胞。血沉显著加快。晚期骨髓瘤细胞在血中大量出现,形成浆细胞白血病。

(二)骨髓象

主要是浆细胞系异常增生,并伴有质的改变。骨髓瘤细胞一般多于10%。但因其呈灶状分布,应进行多部位穿刺以便确诊。

(三)生化检查

1. M蛋白的检测 血清蛋白电泳时可见窄底尖峰的染色带,常在γ区或β与γ区之间出现,尖峰所代表的球蛋白称之为M蛋白。

2. 血钙、磷测定 因骨质破坏出现高钙血症,血磷正常;本病的溶骨不伴成骨过程,血清碱性磷酸酶正常。

3. 血清 $β_2$ 微球蛋白和血清白蛋白 $β_2$ 微球蛋白由浆细胞分泌,与全身骨髓瘤细胞总数有显著相关性;血清白蛋白量与骨髓瘤细胞生长因子IL-6的活性呈负相关,这两种蛋白均可用于评估肿瘤负荷及预后。

4. C-反应蛋白(CRP)和血清乳酸脱氢酶(LDH) LDH与肿瘤细胞活动有关,CRP和IL-6呈正相关,可反映疾病严重程度。

5. 尿和肾功能 90%患者有蛋白尿,血清尿素氮和肌酐可增高。约半数患者尿中出现本周蛋白。

(四)X线检查

X线检查可见多发性圆形或椭圆形穿凿样溶骨性病变,周围无骨膜反应,多发于颅骨、盆骨、肋骨和脊椎,可出现骨质疏松和骨折。

【诊断与鉴别诊断】

(一) 诊断

1. 诊断依据　诊断 MM 主要指标为：①骨髓中浆细胞>30%；②活组织检查证实为骨髓瘤；③血清中有 M 蛋白：IgG>35 g/L，IgA>20 g/L 或 24 h 内尿中本周蛋白>1 g。次要指标为：①骨髓中浆细胞占 10%~30%；②血清中有 M 蛋白，但未达上述标准；③出现溶骨性病变；④其他正常的免疫球蛋白低于正常值的 50%。诊断 MM 至少要有一个主要指标和一个次要指标，或者至少包括次要指标①和②在内的三条次要指标。

2. 分型、分期和分组　①分型：临床上以异常增高的单克隆免疫球蛋白的类型进行 MM 分型。常见类型依次为 IgG 型、IgA 型和轻链型，IgD 型少见，IgE 型罕见。②分期：分期的依据包括血红蛋白、血清钙、X 射线检测骨头状况、血液中异常的免疫球蛋白浓度。按国际分期系统(R-SS)进行分期(表 49-1)，可以帮助判断预后和指导治疗。③分组：根据肾功能情况分组。肾功能正常(血清肌酐<2.0 mg/dL)者为 A 组；肾功能异常(血清肌酐≥2.0 mg/dL)者为 B 组。

表 49-1　多发性骨髓瘤的国际分期系统

分　期	血清 β_2 微球蛋白	白蛋白	中位存活时间
Ⅰ	<3.5 mg/L	>3.5 g/dL	62 个月
Ⅱ	3.5~5.5 mg/L	<3.5 g/dL	44 个月
Ⅲ	>5.5 mg/L	<3.5 g/dL	29 个月

(二) 鉴别诊断

早期或不典型病例易被误诊为慢性肾炎、肾盂肾炎、再生障碍性贫血、类风湿性关节炎、肝硬化、骨转移瘤等。因此对原因不明的血沉快、贫血、肾功能不全、反复感染、骨关节疼痛的中老年患者，必须进行血清蛋白电泳、骨髓穿刺与骨骼 X 射线检查，以便鉴别诊断。

【治疗】

对于无症状或无进展的骨髓瘤患者，可不治疗，予以观察，每 3 个月复查一次。但如果疾病进展及有症状的患者则应积极治疗。

(一) 化学治疗

初治病例可选用 MPT 方案，其中沙利度胺有抑制新生血管生长的作用；VAD 方案不含烷化剂，适用于使用 MPT 方案无效者；难治性病例可使用 DT-PAEC 方案(表 49-2)。

表 49-2　骨髓瘤常用联合治疗方案

方案	药物	常用剂量	用法	说明
MPT	米尔法兰(美法仑)	4 mg/(m²·d)	口服，共 7 天	每 4 周重复 1 次，至少半年
	泼尼松	40 mg/(m²·d)	口服，共 7 天	
	沙利度胺	100 mg/d	每天 1 次，连续半年	
VAD	长春新碱	0.4 mg/d	静脉滴注，共 4 天	第 4 周重复给药
	阿霉素	10 mg/d	静脉滴注，共 4 天	
	地塞米松	40 mg/d	口服，1~4，9~12，17~20 天	
DT-PAEC	地塞米松	40 mg/d	口服，1~4 天	
	沙利度胺	100 mg/d	口服，连续	
	顺铂	10 mg/(m²·d)	静脉滴注，共 4 天	
	阿霉素	10 mg/d	静脉滴注，共 4 天	
	环磷酰胺	400 mg/m²	静脉滴注，共 4 天	
	依托泊苷(VP16)	40 mg/(m²·d)	静脉滴注，共 4 天	

(二)对症治疗

疼痛时可给予水杨酸类止痛药,剧痛时可用杜冷丁、吗啡类;贫血和出血严重者可考虑输血或浓集的红细胞;患者多饮水以增加尿量,改善高钙血症和高尿酸血症,减轻对肾脏的损害。加强护理,预防继发感染和病理性骨折。糖皮质激素可缓解骨痛,改善贫血和出血,降低血清异常蛋白和蛋白尿,并且与烷化剂合用可提高抗肿瘤的效果。雄性激素可改善贫血,对抗强的松的脱钙作用。高尿酸血症可口服别嘌醇 0.1 g,每天 3 次。

(三)α干扰素治疗

大剂量 α 干扰素能抑制骨髓细胞瘤的增殖。临床应用干扰素联合化疗的方法治疗本病,能提高化疗的完全缓解率。

(四)造血干细胞移植

自体造血干细胞移植是适合移植患者的标准治疗,可提高缓解率,改善患者总生存期和无事件生存率。清髓性异基因造血干细胞移植可用于难治性复发的年轻患者。

小 结

多发性骨髓瘤是浆细胞异常增生的恶性肿瘤,多见于中老年男性。临床表现多样可有骨骼破坏、贫血、髓外浸润,也可引起感染、高黏滞性综合征、出血倾向、肾功能损害等。骨髓象可见浆细胞增多;血清中有 M 蛋白;出现溶骨性病变。对于无症状或无进展的骨髓瘤患者,可不治疗,但如果疾病进展及有症状的患者则需要治疗,包括化学治疗、对症治疗、α 干扰素治疗、造血干细胞移植等。

(梁海斯)

知识检测 43

第五十章 出血性疾病

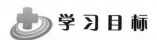

学习目标

1. 掌握：血小板减少性紫癜和过敏性紫癜的临床表现、诊断依据和防治原则。
2. 熟悉：弥散性血管内凝血的临床表现、诊断依据和防治原则。
3. 了解：止血和凝血机制、出血性疾病的病因及发病机制。
4. 应用：能够对出血性疾病进行初步诊断、分析病因、治疗，对患者和高危人群进行健康指导。

导学案例

患者，女，33岁，因反复双下肢淤点，月经过多，5个月入院。5个月前无明显诱因出现反复双下肢淤点并月经增多，发病以来无发热、关节痛、脱发、光过敏，进食和睡眠稍差，大便正常。既往体健，无其他慢性病史，月经量多，可见血块。家族中无类似患者。查体：T 36.4 ℃，P 88次/分，R 18次/分，BP 110/70 mmHg，贫血貌，无皮疹，双下肢皮肤见紫癜，全身浅表淋巴结未触及，巩膜无黄染，甲状腺（−），心肺无异常，腹平软，肝未触及，脾肋下1 cm，腹腔积液征（−），双下肢不肿。化验：血 Hb 83 g/L，WBC 6.4×10^9/L，PLT 35×10^9/L，尿常规（−），大便常规（−），隐血（−）。

请思考：患者较可能的诊断是什么？主要依据有哪些？为进一步明确诊断需完善哪些检查？

第一节 概 述

出血性疾病是指止血功能障碍引起的以自发性出血或轻微损伤后的出血不止为特征的一组疾病。出血发生时机体通过一系列的生理反应使出血停止，即为止血。参与止血的机制包括血管因素、凝血因素和血小板因素。

【正常的止血和凝血机制】

（一）血管因素

血管受损时，人体对出血最早的生理性反应是局部血管发生收缩，管腔变窄，破损伤口缩小或闭合。血管损伤，暴露血管下基底胶原，内皮细胞表达并释放血管性假血友病因子（vWF）等，形成血小板血栓堵塞伤口，进一步止血。血管损伤后启动外源性凝血途径和内源性凝血途径产生凝血块，堵塞伤口，更牢固地止血。

（二）血小板因素

血小板的止血功能包括血小板黏附、聚集、释放及促凝活性等。①血小板黏附：血小板黏附于内皮下暴露的胶原纤维上与血小板膜糖蛋白 Ib(GPIb)有关,而 vWF 是它们中间的桥梁。②血小板聚集:指血小板相互之间的黏附作用,血小板膜糖蛋白Ⅱb/Ⅲa 复合物(GPⅡb/Ⅲa)对聚集起重要作用。GPⅡb/Ⅲa 能形成钙离子复合物,在血小板膜上组成纤维蛋白受体。③血小板的释放反应:血小板释放的活性物质如血栓烷 A_2(TXA$_2$)、血小板第3因子(PF$_3$)均有利于止血。④血小板的促凝活性:血小板表面有吸附的各种凝血因子及活化血小板所激活的凝血因子均能促进凝血。⑤血小板分泌的血栓收缩蛋白可使血栓收缩。

(三)凝血因素

血管内皮受损,内源性、外源性凝血机制启动。血液凝固是一系列无活性的酶原被激活后转化为具有活性酶的连锁反应。正常情况下所有的凝血因子均处于无活性状态,目前已知的参与凝血过程的凝血因子有14个,除以罗马数字编码的12个凝血因子外,还有激肽释放酶原(PK)和高分子量激肽原(HMWK)。在已编码的12个凝血因子中的Ⅰ、Ⅱ、Ⅲ、Ⅳ 分别称为纤维蛋白原、凝血酶原、组织凝血因子及钙离子。除组织凝血因子存在于组织外,其余11种凝血因子都存在于血浆中;除 Ca^{2+} 外,其他都是蛋白质。凝血因子所参与的凝血过程可分为三个阶段。

1. 凝血活酶形成阶段 凝血过程通常根据启动方式和激活因子Ⅹ的途径不同分类:①内源性凝血途径;②外源性凝血途径;③共同凝血途径。现已日益清楚,内源性凝血途径或外源性凝血途径并非绝对独立,而是互有联系的,这就进一步说明凝血机制的复杂性。

(1)外源性凝血途径:当血管壁或组织损伤释放出组织因子与血浆中的因子Ⅶ在 Ca^{2+} 存在的条件下,形成复合物激活因子Ⅹ。

(2)内源性凝血途径:血管损伤时,内皮完整性被破坏,内皮下胶原纤维暴露,因子Ⅻ与带负电荷的胶原纤维接触而被激活,转变为因子Ⅻa。因子Ⅻa 激活因子Ⅺ。在 Ca^{2+} 存在的条件下,因子Ⅺa 激活因子Ⅸ。因子Ⅸa、因子Ⅷ 及 PF$_3$ 在 Ca^{2+} 的参与下形成复合物,进一步激活因子Ⅹ。

上述两种途径激活因子Ⅹ后,凝血过程即进入共同途径。在 Ca^{2+} 存在的条件下,因子Ⅹa、因子Ⅴ与 PF$_3$ 形成复合物,即凝血活酶。

2. 凝血酶生成 凝血酶是凝血瀑布中心反应的产物,在凝血活酶及 Ca^{2+} 的作用下,凝血酶原转化为凝血酶。一旦生成后其作用广泛:①使纤维蛋白原转变为纤维蛋白;②反馈激活因子Ⅴ、因子Ⅷ;③刺激血小板促凝活性;④加速放大瀑布反应等。

3. 纤维蛋白的形成 这是凝血过程的最后阶段。纤维蛋白是止血栓最主要的结构网架。分三步合成:①首先是纤维蛋白单体的形成,纤维蛋白原释放纤维蛋白肽 A 和肽 B 后转变为纤维蛋白单体;②纤维蛋白单体的集合及间质结构形成;③交联纤维蛋白凝块的形成。上述第二步产物是可溶性纤维蛋白凝块,再在因子ⅩⅢa、Ca^{2+} 作用下其 γ 链发生交联反应,就形成了坚固的交联纤维蛋白凝块,至此完成整个凝血过程。

【抗凝和纤维蛋白溶解机制】

凝血系统、抗凝血系统和纤溶系统三者处于动态平衡,使血液能够流畅地以液体状态在心血管系统内循环,完成其运输功能。

(一)抗凝系统

体内存在着多种抗凝物质,其中抗凝血酶(AT)是人体内最重要的抗凝物质,约占血浆生理性抗凝活性物质的75%。主要功能是灭活因子Ⅹa 及凝血酶,在肝素存在的条件下,对其他丝氨酸蛋白酶如因子Ⅸa、因子Ⅺa、因子Ⅻa 等亦有一定灭活作用。蛋白 C 系统通过灭活因子Ⅴ及因子Ⅷ而发挥抗凝作用。组织因子途径抑制物(TFPI)为一种对热稳定的糖蛋白,可灭活因子Ⅹa、抑制 TF-Ⅶa 复合物。肝素可灭活因子Ⅹa 及凝血酶。此外,肝素还有促进内皮细胞释放组织型纤溶酶原激活物(t-PA)、增强纤溶活性等作用。

(二)纤维蛋白溶解系统

纤溶系统主要由纤溶酶原、纤溶酶原激活物(PA)、纤溶酶原激活抑制剂(PAI)、纤溶酶和纤溶酶抑制剂组成。血栓形成后,凝血块的溶解和血管的修复立即开始,通过内源性途径、外源性途径使纤维蛋白酶原被激活转化为纤维蛋白酶,纤维蛋白酶使纤维蛋白转变成纤维蛋白肽(FDP)并阻止纤维蛋白单体进一步合成多聚体,使纤维蛋白和其他凝血因子降解,血凝块溶解。正常情况下血液中还存在着纤溶酶原激活抑制剂,可避免纤溶过度而出血,主要功能是降解沉积在血管壁的纤维蛋白,清除已形成的血栓。

【出血性疾病的分类】

按病因及发病机制,出血性疾病可分为以下几种。

(一)血管壁异常

(1)先天性或遗传性:①遗传性出血性毛细血管扩张症;②家族性单纯性紫癜;③先天性结缔组织病(血管及其支持组织异常)。

(2)获得性:①感染:如败血症。②过敏:如过敏性紫癜。③化学物质及药物:如药物性紫癜。④营养不良:如维生素 C 及维生素 PP 缺乏症。⑤代谢及内分泌障碍:如糖尿病、库欣(Cushing)病。⑥其他:如结缔组织病、动脉硬化、机械性紫癜、体位性紫癜等。

(二)血小板异常

1. 血小板数量异常

(1)血小板减少:①血小板生成减少:如再生障碍性贫血、白血病、放疗及化疗后的骨髓抑制。②血小板破坏过多:发病多与免疫反应等有关,如特发性血小板减少性紫癜(ITP)。③血小板消耗过度:如弥散性血管内凝血(DIC)。④血小板分布异常:如脾功能亢进等。

(2)血小板增多:①原发性:原发性出血性血小板增多症。②继发性:如脾切除术后。

2. 血小板质量异常

(1)遗传性:血小板无力症、巨大血小板综合征、血小板颗粒性疾病。

(2)获得性:由抗血小板药物、感染、尿毒症、异常球蛋白血症等引起。获得性血小板质量异常较多见,但未引起临床上重视。

(三)凝血异常

(1)先天性或遗传性:①血友病 A、血友病 B 及遗传性因子Ⅺ缺乏症。②遗传性凝血酶原、因子Ⅴ、因子Ⅶ、因子Ⅹ缺乏症,遗传性纤维蛋白原缺乏血症,遗传性因子ⅩⅢ缺乏及减少症。

(2)获得性:①肝病性凝血障碍;②维生素 K 缺乏症;③抗因子Ⅷ、因子Ⅸ抗体形成;④尿毒症性凝血异常等。

(四)抗凝及纤维蛋白溶解异常

抗凝及纤维蛋白溶解异常主要为获得性疾病:①肝素使用过量;②香豆素类药物过量及敌鼠钠盐中毒;③免疫相关性抗凝物增多;④蛇咬伤、水蛭咬伤;⑤溶栓药物过量。

(五)复合性止血机制异常

先天性或遗传性疾病如血管性血友病(vWD),获得性疾病如弥散性血管内凝血(DIC)等。

【出血性疾病的诊断】

出血是一种常见症状,许多疾病都可引起,为了明确出血的原因必须结合病史、临床表现、实验室检查等综合分析才能做出正确的诊断。

(一)病史和体征

应注意询问出血的原因、发生时间、出血程度、持续时间、出血部位,是否自幼就有外伤后出血不止的现象,家族或近亲中有无相似出血性疾病,有无与化学药物或毒物的长期接触史,有无过敏史,有无慢性肝病、慢性肾病等病史。

体格检查应注意出血的部位、范围、分布是否对称,是否伴有贫血、肝脾及淋巴结肿大,有无黄疸、蜘蛛痣、腹腔积液、关节畸形,皮肤毛细血管有无扩张等。同时注意呼吸、心率、血压及末梢循环情况。

(二)实验室检查

1. 筛选试验 对血管壁异常、血小板异常及凝血障碍进行初步诊断。常用的检查项目有出血时间(BT)、血小板计数、凝血时间(CT)、血块收缩试验、活化部分凝血活酶时间(APTT)、凝血酶原时间(PT)、凝血酶时间(TT)以及毛细血管脆性试验(束臂试验)等。根据检查结果,可以大致进行分类:①出血时间延长、血小板正常或减少、凝血象正常和束臂试验阳性者,为血管壁异常和(或)血小板异常;②CT及APTT、PT、TT中任一项延长而其他结果正常者,为凝血异常所致的出血性疾病。

2. 确诊试验 ①血管壁异常的检查,如毛细血管镜检查、内皮素-1(ET-1)及血栓调节蛋白(TM)测定等。②血小板异常的检查,如血小板形态检查,血小板黏附、聚集功能,PF_3有效性测定,血小板相关免疫球蛋白(PAIg)及TXB_2测定等。③凝血功能障碍的检查,如凝血活酶生成试验及纠正试验、凝血酶原纠正试验、凝血酶时间、凝血因子含量及活性测定等。④纤溶异常的检查,如鱼精蛋白副凝试验(3P试验)、D-二聚体测定、血尿FDP测定等。

【治疗】

(一)病因防治

加强基础疾病的防治,如控制感染,积极治疗肝、肾疾病,抑制变态反应等。避免接触、使用可加重出血的物质和药物,如血小板质量异常的患者避免使用阿司匹林、保泰松、吲哚美辛、噻氯匹定等抗血小板聚集的药物;血友病应慎用华法令、肝素等抗凝药。

(二)止血措施

1. 止血药物 包括:①合成凝血因子所需药物,如维生素K_1、维生素K_3、维生素K_4等;②抗纤溶药物,如氨基己酸、氨甲苯酸、氨甲环酸等;③收缩血管,增加毛细血管致密度,改善其通透性的药物,如卡巴克络(安络血)、曲克芦丁、垂体后叶素、维生素C及糖皮质激素等;④局部止血药物,如凝血酶、立止血及明胶海绵等;⑤促进止血因子释放的药物,如去氨加压素(DDAVP),有促进血管内皮释放vWF,改善血小板黏附、聚集功能,并稳定血浆FⅧ:C的作用,可提高FⅧ:C水平。

2. 补充凝血因子和(或)血小板 根据不同病因病情,可输新鲜血浆、全血、血小板悬液或相应凝血因子的浓缩制剂。

3. 局部处理 包括局部加压包扎、固定及手术结扎局部血管等。

(三)其他治疗

1. 基因疗法 适用于某些先天性出血性疾病,如血友病等。

2. 抗凝及抗血小板药物 对某些消耗性出血性疾病,如DIC、血栓性血小板减少性紫癜(TTP)等,以肝素等抗凝药物治疗终止异常凝血过程,减少凝血因子、血小板的消耗,可发挥一定的止血作用。

3. 血浆置换 重症ITP、TTP等,通过血浆置换去除抗体或相关致病因素。

4. 手术治疗 包括脾切除、血肿清除、关节成形及置换等。

5. 中医中药 中药中有止血作用的药物相当多,如蒲黄、柿子叶粉、血凝片等有降低血管通透性、收缩血管的作用;血余炭粗晶液、大黄等有增强血小板功能的作用;荆芥炭脂溶性提取液、赤石脂、党参注射液等可增强止血功能。

第二节 过敏性紫癜

过敏性紫癜(anaphylactoid purpura)是指因机体对某些致敏物质发生变态反应,导致毛细血管通透性和脆性增加,血液外渗,从而出现皮肤紫癜、黏膜及某些脏器出血的疾病。临床主要表现为皮肤紫癜、黏膜出血可伴皮疹、关节痛、腹痛和肾损害。本病多见于儿童和青少年,男性发病率高于女性,春秋季多发。

【病因和发病机制】

(一) 病因

1. 感染 包括细菌,如β-溶血性链球菌、金黄色葡萄球菌、肺炎链球菌等;病毒,如麻疹、水痘、风疹、流感病毒等;其他如寄生虫(如蛔虫、钩虫、丝虫、血吸虫)等感染。

2. 食物 如含大量异体蛋白的虾、鱼、蟹、牛奶、蛋等。

3. 药物 包括抗生素,如青霉素、链霉素、氯霉素、头孢菌素类等;解热镇痛药,如水杨酸类、保泰松、吲哚美辛、氨基比林等;其他如异烟肼、磺胺类、阿托品、苯巴比妥、奎宁、噻嗪类利尿剂等。

其他病因有寒冷刺激、花粉、尘埃、虫咬、疫苗接种等。

(二) 发病机制

小分子过敏原作为半抗原,与体内某些蛋白质结合构成抗原,通过Ⅰ型变态反应致肥大细胞释放炎性介质,引起血管炎性反应。蛋白质及其他大分子变应原作为抗原,刺激人体产生抗体(主要为 IgG),后者与抗原结合成抗原-抗体复合物,沉积于血管内膜,激活补体,导致中性粒细胞的游走、趋化及一系列炎性介质的释放,引起血管炎症反应。此种炎性反应除见于皮肤、黏膜小动脉及毛细血管外,尚可累及肠道、肾脏及关节腔等部位小血管。

【临床表现】

多数患者在发病前1~3周有全身不适、低热、乏力及上呼吸道感染等前驱症状。随之出现典型临床表现。根据病变所累及的部位可分为以下类型。

(一) 单纯型(紫癜型)

此型为最常见类型。以真皮层毛细血管和小动脉无菌性炎症为特征,主要表现为皮肤反复出现紫癜,以下肢伸侧和臀部最常见。紫癜常分批出现、对称性分布、大小不等,可融合成片甚至成大血疱,略高出皮面,呈出血性丘疹或小荨麻疹,伴轻微痒感。初期呈深红色,数日内变成紫色、黄褐色、淡黄色,7~14天逐渐消失。

(二) 腹型(Henoch 型)

因消化道黏膜和腹膜脏层毛细血管受累而产生消化道表现,如恶心、呕吐、呕血、腹泻及黏液便、便血、腹痛等,尤以腹痛最常见,常位于脐周、下腹或全腹,呈阵发性绞痛。腹部表现可与皮肤紫癜同时出现,也可发生在皮肤紫癜之前,此时容易误诊急腹症。

(三) 关节型(Schonlein 型)

因关节部位血管受累而产生一系列临床表现,以关节肿胀、疼痛、压痛和功能障碍等为主要表现,关节腔可积液但不化脓。多见于肘、腕、膝、踝等大关节,反复发作、呈游走性,一般经数日即可治愈,不遗留关节畸形。

(四) 肾型

肾型过敏性紫癜也称为过敏性紫癜型肾炎,此型病情最为严重。因肾小球毛细血管炎症反应而出现蛋白尿、血尿和管型尿,偶见水肿、高血压和肾衰竭。肾脏损害常发生在皮肤紫癜出现后1周,多在3~4周内恢复,少数可因反复发作而发展为肾病综合征或慢性肾炎,个别可发生尿毒症。

以上各种临床表现中有两种以上同时存在,称为混合型。此外,病变还可累及中枢神经系统、眼部血管而出现惊厥、瘫痪、视神经萎缩、虹膜炎、视网膜出血及水肿等。

【辅助检查】

患者出血时间延长,血小板计数、血小板功能及凝血检查正常。50%以上患者束臂试验阳性。肾型和有肾型改变的混合型,可有血尿、蛋白尿、管型尿等。腹型或合并腹型表现的混合型,粪便常规检查可见红细胞,隐血试验阳性。毛细血管镜检查显示毛细血管扩张、扭曲和渗出性炎症反应。

【诊断与鉴别诊断】

(一) 诊断

主要诊断依据有:①发病前1~3周有全身不适、低热、乏力等前驱症状;②典型四肢皮肤紫癜,可伴有腹痛、关节痛和(或)蛋白尿、血尿等;③血小板计数、血小板功能及凝血检查均正常;④排除其他可引起血管炎和紫癜的疾病。

(二) 鉴别诊断

单纯型过敏性紫癜应与遗传性出血性毛细血管扩张、单纯性紫癜、特发性血小板减少性紫癜鉴别。关节型过敏性紫癜应与风湿性关节炎鉴别。肾型过敏性紫癜应与肾小球肾炎、系统性红斑狼疮鉴别。腹型过敏性紫癜应与外科急腹症鉴别。

【治疗】

(一) 消除致病因素

积极寻找并消除过敏原,如防治感染、停用过敏食物及药物、避免接触过敏物质等。

(二) 一般治疗

1. 改善血管通透性药物　如维生素 C、曲克芦丁、卡巴克络等,可降低毛细血管通透性和脆性,作为辅助治疗。维生素 C 以大剂量(3~5 g/d)静脉注射效果好,连续用药 5~7 天。

2. 抗组胺药　如异丙嗪、氯苯那敏、阿司咪唑、去氯羟嗪、西咪替丁等,也可静脉注射钙剂等。

3. 糖皮质激素　糖皮质激素可抑制抗原抗体反应,减轻炎性渗出,降低毛细血管通透性等。一般用泼尼松 30 mg/d,顿服或分次口服;重者可用氢化可的松 100~200 mg/d,或地塞米松 5~15 mg/d 静脉滴注,症状减轻后可改口服。糖皮质激素的使用疗程一般不超过 30 天,肾型过敏性紫癜可酌情延长。

4. 其他　如上述治疗效果不佳或近期反复发作时,可选用:①免疫抑制剂:如环孢素、环磷酰胺等。②中医中药:适用于肾型或慢性反复发作者,以凉血解毒、活血化瘀为主。

(三) 对症治疗

腹痛较重者可给予阿托品、东莨菪碱或山莨菪碱口服或皮下注射;关节痛者可给予止痛药等治疗;呕吐者可给予止吐药。

【预后】

本病病程一般在 2 周左右,大多预后良好,少数肾型可转化为肾病综合征或慢性肾炎。

第三节　特发性血小板减少性紫癜

特发性血小板减少性紫癜(idiopathic thrombocytopenic purpura,ITP)是一种复杂的多种机制共同参与的获得性自身免疫病。该病的发生是由于患者对自身血小板抗原的免疫失耐受,产生体液免疫和细胞免疫介导的血小板过度破坏和血小板生成受抑,出现血小板减少,伴或不伴皮肤黏膜出血的临床表现。2007 年 ITP 国际工作组将本病更名为原发免疫性血小板减少症。本节重点介绍成人 ITP。

ITP 的发病率为(5~10)/10 万人口。男女发病率相近,育龄期女性发病率高于同年龄段男性,60 岁以上人群的发病率为 60 岁以下人群的 2 倍。

【病因和发病机制】

ITP 的病因迄今未明。发病机制如下。

(一) 体液免疫和细胞免疫介导的血小板过度破坏

将 ITP 患者血浆输给健康受试者可造成后者一过性血小板减少。50%~70% 的 ITP 患者血浆和血小板表面可检测到血小板膜糖蛋白特异性自身抗体。自身抗体致敏的血小板被单核-巨噬细胞系统过度破坏。另外,ITP 患者的细胞毒性 T 细胞可直接破坏血小板。

(二) 体液免疫和细胞免疫介导的巨核细胞数量和质量异常,血小板生成不足

自身抗体还可损伤巨核细胞或抑制巨核细胞释放血小板,造成 ITP 患者血小板生成不足;另外,$CD8^+$ 细胞毒性 T 细胞可通过抑制巨核细胞凋亡,使血小板生成障碍。血小板生成不足是 ITP 发病的

另一重要机制。

【临床表现】

成人ITP一般起病隐匿，主要表现：出血倾向，多数较轻且局限，但易反复发生；皮肤、黏膜出血，如瘀点、紫癜、瘀斑及外伤后止血不易等，鼻出血、牙龈出血亦很常见；严重内脏出血较少见，但月经过多较常见，是部分患者唯一的临床症状。患者病情可因感染等骤然加重，出现广泛、严重的皮肤黏膜及内脏出血。部分患者通过偶然的血常规检查发现血小板减少，无出血症状。乏力是ITP的临床症状之一，部分患者表现明显。长期月经过多可出现失血性贫血。ITP不仅是一种出血性疾病，具有血栓形成倾向，也是一种血栓前疾病。

【辅助检查】

（一）血小板检查

①血小板计数减少，急性型发作期血小板低于 $20\times10^9/L$，慢性型常为 $50\times10^9/L$ 左右；②血小板平均体积增大；③出血时间延长。血小板功能一般正常。

（二）骨髓象

①骨髓巨核细胞正常或增加；②巨核细胞成熟障碍，表现为巨核细胞体积变小，胞浆内颗粒减少，幼稚巨核细胞增加；③形成血小板的巨核细胞显著减少；④红系、粒系和单核系细胞均正常。

（三）其他

80%患者的血小板表面相关抗体及血小板相关补体C3阳性，可出现正常细胞或小细胞低色素性贫血等。

【诊断与鉴别诊断】

（一）诊断

ITP的诊断需要符合以下条件：①广泛皮肤、黏膜和内脏出血；②至少2次化验血小板减少；③骨髓中巨核细胞正常或增多，伴有成熟障碍；④脾不肿大或轻度肿大；⑤泼尼松或切脾治疗有效；⑥排除其他继发性血小板减少症。

（二）鉴别诊断

血小板减少可以继发于多种疾病，如脾功能亢进、再生障碍性贫血、白血病、MDS、SLE等，结合各疾病的临床特点、实验室检查进行鉴别诊断。

【治疗】

ITP治疗的目的是控制出血症状，减少血小板破坏，提高血小板数量。

（一）一般治疗

出血严重者应注意休息。血小板低于 $20\times10^9/L$ 者，应严格卧床，避免外伤。出血较严重者应给予局部或全身止血药治疗。

（二）糖皮质激素

糖皮质激素是治疗本病的首选药物。糖皮质激素能抑制抗血小板抗体产生及抗原抗体反应；抑制单核-巨噬细胞对血小板的破坏；改善毛细血管通透性；刺激骨髓造血及向外周血释放血小板。常用泼尼松 $0.5\sim1$ mg/(kg·d) 口服。若血小板恢复正常水平或接近正常水平后，逐渐减量，小剂量给药（5～10 mg/d），维持治疗3～6个月后停药。病情严重者给予地塞米松或甲泼尼龙静脉滴注，好转后改泼尼松口服。

（三）脾切除

脾切除是治疗本病的有效方法之一。手术适应证有：①糖皮质激素治疗3～6个月无效者；②糖皮质激素维持剂量大于30 mg/d者；③有糖皮质激素使用禁忌证者。手术禁忌证有：①妊娠期妇女；②年龄小于2岁的儿童；③不能耐受手术者。

(四) 免疫抑制剂

一般不作为首选,在糖皮质激素或脾切除治疗效果不佳或有糖皮质激素使用和脾切除禁忌证时使用。常用药物有:①长春新碱 1~2 mg,持续静脉滴注 6~8 h,1 次/周;②环磷酰胺 50~100 mg/d 口服;③硫唑嘌呤 100~200 mg/d,分 2~3 次口服。免疫抑制剂一般疗程为4~6周甚至数月,用药中应注意观察其不良反应。

(五) 其他治疗

1. 达那唑 人工合成的雄激素衍生物,400~600 mg/d,分 2~4 次口服,其治疗作用与调节免疫、抗雌激素有关。无男性化副作用,但可损伤肝功能。

2. 氨肽素 能促进血细胞增殖、分化、成熟和释放,是增加白细胞和血小板的药物。用法为 1 g/d,分次口服,8 周为 1 个疗程。

(六) 急症处理

ITP 治疗适用于有广泛、严重的出血、血小板低于 $20\times10^9/L$、有颅内出血倾向、近期将分娩或实施手术者。可采用:①输注血小板悬液,成人每次输注 10~20 U。②静脉滴注大剂量免疫球蛋白 0.4 g/(kg·d),4~5 天为 1 个疗程。③大剂量静脉滴注甲泼尼龙 1 g/d,3~5 次为 1 个疗程。④血浆置换。

第四节　弥散性血管内凝血

弥散性血管内凝血(disseminated intravascular coagulation,DIC)是由于多种致病因素作用引发凝血途径被激活,导致全身广泛微血栓形成、大量凝血因子被消耗并继发纤溶亢进,引起全身出血及微循环衰竭的临床综合征。

【病因和发病机制】

(一) 病因

1. 感染性疾病 最常见的病因,占 31%~43%。细菌、病毒、钩端螺旋体、立克次体、疟原虫感染等都可引起。

2. 恶性肿瘤 占 24%~34%。常见的恶性肿瘤如急性早幼粒细胞白血病、淋巴瘤、前列腺癌、胰腺癌及其他实体瘤。

3. 病理产科 占 4%~12%。见于羊水栓塞、感染性流产、死胎滞留、重症妊娠高血压综合征、子宫破裂、胎盘早剥、前置胎盘等。

4. 手术及创伤 占 1%~5%。富含组织因子(TF)的器官如脑、前列腺、胰腺、子宫及胎盘等,可因手术及创伤等释放组织因子,诱发 DIC。大面积烧伤、严重挤压伤、骨折及蛇咬伤也易致 DIC。

5. 医源性疾病 占 4%~8%。其发病率日趋增高,主要与药物、手术、放疗、化疗及不正常的医疗操作有关。

6. 全身各系统疾病 占 6%~26%。如恶性高血压、肺心病、巨大血管瘤、急性胰腺炎、重症肝炎、溶血性贫血、血型不合输血、糖尿病酮症酸中毒、中暑等均可能合并或诱发 DIC。

(二) 发病机制

DIC 发生过程中,凝血酶与纤溶酶的过度生成是 DIC 发生的共同特征,为血管内微血栓形成、凝血因子减少及纤溶亢进等改变的重要机制。此外,单核-巨噬细胞系统受抑制,纤溶系统活性降低,血液处于高凝状态以及缺氧、酸中毒、脱水、休克等都可促进 DIC 的发生。

由于病因不同,其发病机制也不尽相同,多数情况下往往是综合因素所致。其主要发病机制有:①组织损伤,激活外源性凝血系统;②血管内皮损使胶原蛋白暴露,启动内源性凝血系统;③血小板活化,诱发血小板聚集及释放反应,通过多种途径激活凝血;④纤溶系统激活。上述致病因素亦可同时直接或间接激活纤溶系统,进而导致凝血-纤溶平衡进一步失调。

【病理及病理生理】

（一）微血栓形成

微血栓形成是 DIC 的基本和特异性病理变化，主要为纤维蛋白血栓及纤维蛋白-血小板血栓。其发生部位广泛，多见于肺、肾、脑、肝、心、肾上腺、胃肠道及皮肤黏膜等部位。

（二）凝血功能异常

①初发性高凝期：为 DIC 的早期改变。②消耗性低凝期：出血倾向显著，PT 显著延长，血小板及多种凝血因子水平低下；此期持续时间较长，常造成 DIC 的主要临床特点及实验室检查异常。③继发性纤溶亢进期：多出现在 DIC 后期。

（三）微循环障碍

毛细血管微血栓形成、血容量减少、血管舒缩功能失调、心功能受损等因素造成微循环障碍。

【临床表现】

DIC 分急性、亚急性和慢性三种，其中急性占大多数。急性型常突发性起病，一般持续数小时至 3 天，病情凶险；可呈暴发型，出血倾向严重，常伴有休克，如暴发型流脑、病理产科等。亚急性型在数天或数周内发病，进展较缓慢。常如恶性肿瘤、死胎滞留等。慢性型少见，起病缓慢，病程可达数月，初发性高凝期明显，出血不严重，如红斑狼疮、巨大血管瘤等。DIC 的临床表现除原发病的征象外，主要有以下几种。

（一）出血倾向

出血倾向发生率为 84%～95%，是 DIC 最早期、最突出的症状，以广泛的自发性、多发性皮肤黏膜出血，或伤口及注射部位出血不止最常见。严重者可有内脏出血甚至颅内出血。

（二）微血管栓塞

微血管栓塞发生率为 40%～70%。微血管内有广泛的纤维蛋白和（或）血小板形成微血栓时，可导致受累器官缺血、缺氧、功能障碍或缺血性坏死。临床上可出现相应脏器栓塞的症状和体征，如肺栓塞可出现呼吸困难、胸痛、咳嗽、咯血及发绀；肾栓塞可出现少尿、无尿或蛋白尿；胃肠道缺血、坏死可有恶心、呕吐、腹痛、黑便等；脑栓塞可引起头痛、偏瘫、瞳孔改变及意识障碍；皮肤栓塞可出现指、趾、鼻、颊及耳部发绀甚至干性坏死。

（三）休克或微循环衰竭

休克或微循环衰竭发生率为 30%～80%，为一过性或持续性血压下降，早期即出现肾、肺、大脑等器官功能不全，表现为肢体湿冷、少尿、呼吸困难、发绀及神志改变等。休克程度与出血量常不成比例。顽固性休克是 DIC 病情严重、预后不良的征兆。

（四）微血管病性溶血

微血管病性溶血约见于 25% 的患者。微血栓使血管腔变窄，红细胞通过时被纤维蛋白条索损伤和碎裂，产生微血管病性溶血。可有贫血、黄疸，血象中出现破碎红细胞和异形红细胞。溶血较轻微，早期一般不易发现。

【诊断与鉴别诊断】

（一）诊断标准

1. 临床表现

（1）存在易引起 DIC 的基础疾病。

（2）有下列两项以上临床表现：①多发性出血倾向；②不易用原发病解释的微循环衰竭或休克；③多发性微血管栓塞的症状、体征，如皮肤、皮下黏膜栓塞性坏死及早期出现的肺、肾、脑等脏器功能衰竭；④抗凝治疗有效。

2. 实验室检查指标

（1）同时有下列三项以上表示异常：①血小板计数 $<100\times10^9/L$ 或进行性下降，肝病、白血病患者血小板计数 $<50\times10^9/L$。②血浆纤维蛋白原含量 $<1.5\ g/L$ 或进行性下降，或 $>4\ g/L$；白血病及其恶性肿瘤患者血浆纤维蛋白含量<1.8 g/L,肝病患者血浆纤维蛋白含量<1.0 g/L。③3P试验阳性或血浆FDP>20 mg/L,或D-二聚体水平升高或呈阳性;肝病患者FDP>60 mg/L。④PT缩短或延长3 s以上,肝病延长5 s以上,或APTT缩短或延长10 s以上。

(2) 疑难或特殊病例有下列一项以上表示异常:①纤溶酶原含量及活性降低;②AT含量、活性及vWF水平降低(不适用于肝病);③血浆因子Ⅷ:C活性<50%(与严重肝病所致的出血鉴别时有价值);④血浆凝血酶-抗凝血酶复合物(TAT)或凝血酶原肽段1+2(F_{1+2})水平升高;⑤血浆纤溶酶-纤溶酶抑制物复合物(PIC)浓度升高;⑥血(尿)纤维蛋白肽A(FPA)水平增高。

(二) 鉴别诊断

1. 重症肝病 因有多发性出血、黄疸、意识障碍、肝功能衰竭、血小板和纤维蛋白原下降,凝血酶原时间延长,易与DIC混淆。但肝病无血栓表现,3P试验阴性,FDP和优球蛋白溶解时间正常。

2. 血栓性血小板减少性紫癜(TTP) 本病是在毛细血管广泛形成微血栓,具有微血管病性溶血、血小板减少性紫癜、肾脏及神经系统损害,极似DIC。但本病具有特征性透明血栓,血栓中无红细胞、白细胞,无消耗性凝血,故凝血酶原时间及纤维蛋白原一般正常,有时亦可异常,病理活检可以确诊(表50-1)。

表50-1 弥散性血管内凝血与血栓性血小板减少性紫癜的鉴别要点

鉴 别 要 点	DIC	TTP
起病及病程	多数急骤、病程短	可急可缓、病程长
微循环衰竭	多见	少见
黄疸	轻,少见	较重,极常见
FⅧ:C	减少	正常
蛋白C含量及活性	减少	正常
FPA	增高	正常
F_{1+2}	增高	正常
D-二聚体	增高	正常
血栓性质	纤维蛋白血栓为主	血小板血栓为主

3. 原发性纤溶亢进 本病极罕见。多为手术、产科意外所致,微循环衰竭少见,微血管病性溶血罕见,血小板计数及其活化产物正常,D-二聚体正常或阴性,红细胞形态正常,肝素治疗无效。两者区别主要是纤溶部位,DIC继发纤溶是对血栓形成生理性反应,典型部位局限于微循环;原发性纤溶亢进是在大血管,由内皮细胞释放致活因子所致。

【治疗】

(一) 消除病因及治疗原发病

治疗原发病是治疗DIC的根本措施,控制原发病的不利因素对治疗DIC有重要意义,如积极控制感染、清除子宫内死胎以及抗肿瘤治疗等。其他如补充血容量、防治休克、改善缺氧及纠正水、电解质紊乱等,也有积极作用。输血时更应预防溶血反应。在去除病因后,病情可迅速缓解,消除DIC的诱因也有利于防止DIC的发生和发展。

(二) 抗凝治疗

抗凝治疗是终止DIC的病理过程,减轻器官损伤,重建凝血-抗凝平衡的重要措施。抗凝治疗应在治疗基础疾病的前提下,与凝血因子补充同步进行。临床上常用的抗凝药物为肝素,包括普通肝素和低分子量肝素。

1. 适应证 ①DIC早期(初发性高凝期);②血小板及凝血因子呈进行性下降,微血管栓塞表现明显的患者;③消耗性低凝期但病因短期内不能去除者,在补充凝血因子的情况下使用。

2. 禁忌证 ①DIC 晚期,患者有多种凝血因子缺乏及明显纤溶亢进;②手术创口尚未愈合;③原有严重出血如肺结核咯血、溃疡出血或脑出血等;④蛇毒所致 DIC;⑤原有造血功能障碍和血小板减少者。

3. 使用方法 ①肝素钠:急性 DIC 剂量为 10 000～30 000 U/d,一般 15 000 U/d 左右,每 6 h 用量不超过 5000 U,静脉滴注,可连用 3～5 天。②低分子量肝素:与肝素钠相比,其抑制 FXa 作用较强,较少依赖 AT,较少引起血小板减少,出血并发症较少,半衰期较长,生物利用度较高。常用剂量 75～150IUA Xa(抗活化因子 X 国际单位)/(kg·d),皮下注射,连用 3～5 天。

(三) 补充血小板及凝血因子

补充血小板及凝血因子适用于有明显血小板或凝血因子减少症状,且已进行病因及抗凝治疗,DIC 未能得到良好控制者。主要包括:①新鲜冷冻血浆:每次 10～15 mL/kg,需肝素化(全血输注现已少用)。②血小板悬液:未出血的患者血小板计数低于 20×10^9/L,或者存在活动性出血且血小板计数低于 50×10^9/L 的患者,需紧急输入血小板悬液。③纤维蛋白原:首次剂量 2.0～4.0 g,静脉滴注,24 h 内给予 8.0～12.0 g,可使血浆纤维蛋白原升至 1.0 g/L,一般每 3 天用药一次。④因子Ⅷ及凝血酶原复合物:偶在严重肝病合并 DIC 时考虑应用。

(四) 使用纤溶抑制剂

临床上一般不使用纤溶抑制剂,仅适用于 DIC 基础病因及诱发因素已控制,并有明显纤溶亢进的临床及实验证据,继发性纤溶亢进已成为迟发性出血的主要原因者。常用药物有氨甲苯酸、氨甲环酸、氨基己酸、抑肽酶等。

(五) 溶栓疗法

由于 DIC 主要形成微血管血栓,并多伴有纤溶亢进,原则上不使用溶栓剂。溶栓治疗主要用于 DIC 后期、脏器功能衰竭及经上述治疗无效者,常用药物为尿激酶或组织型纤溶酶原激活剂(t-PA)。

(六) 其他治疗

糖皮质激素不作为常规应用,但下列情况可予以考虑:①基础疾病需糖皮质激素治疗者;②感染中毒性休克并 DIC 已经有效抗感染治疗者;③并发肾上腺皮质功能不全者。山莨菪碱有助于改善微循环及纠正休克,DIC 早期、中期可应用,每次 10～20 mg,静脉滴注,每天 2～3 次。

小 结

出血性疾病是指止血功能障碍引起的以自发性出血或轻微损伤后的出血不止为特征的一组疾病。过敏性紫癜是过敏引起血管壁异常所致的出血性疾病,治疗上积极寻找并消除过敏原至关重要。特发性血小板减少性紫癜与免疫反应等有关,是血小板破坏过多所致的出血性疾病,治疗目的是控制出血症状,减少血小板破坏,提高血小板数量。弥散性血管内凝血为复合性止血机制异常所致的出血性疾病,DIC 的治疗消除病因及治疗原发病至关重要。

(梁海斯)

知识检测 44

第六篇

内分泌系统和营养代谢性疾病

NEIFENMIXITONGHEYINGYANGDAIXIEXINGJIBING

第五十一章 内分泌系统和营养代谢性疾病总论

1. 掌握：内分泌系统的反馈调节；内分泌系统疾病、营养代谢性疾病的诊治原则。
2. 熟悉：内分泌系统疾病的分类；营养代谢性疾病的临床特点。
3. 了解：物质代谢过程。
4. 应用：能运用内分泌系统的反馈调节机制解释内分泌腺体功能异常时的激素检查结果。

第一节 内分泌系统疾病

为适应内外环境的变化并保持内环境的相对稳定性，人体必须依赖神经、内分泌和免疫系统的相互配合和调控，使各器官系统的活动协调一致，共同担负起机体的代谢、生长、发育、生殖、运动、衰老和病态等生命现象。内分泌系统除其固有的内分泌腺（垂体、甲状腺、甲状旁腺、肾上腺、性腺和胰岛）外，还有分布在心血管及胃、肠、肾、脂肪组织、脑（尤其下丘脑）的内分泌组织和细胞。它们所分泌的激素可通过血液传递（内分泌）、细胞外液局部或邻近传递（旁分泌）、直接作用于自身细胞（自分泌）、细胞内的化学物质直接作用在自身细胞（胞内分泌）等方式，作用于相应受体来发挥生物学效能。

【激素分类与生化】

内分泌系统是一个重要的体液调节系统，其所有的调节活动最终都是通过作为信使的激素来实现的。激素是体内含量甚少但极其重要的生理物质，其水平和作用的异常是导致多种疾病特别是内分泌系统疾病的重要原因。

（一）激素的分类

根据激素的化学特性可将激素分为以下四类：

1. 肽类激素 如胰岛素、生长激素、促肾上腺皮质激素、降钙素等。它们由多肽组成，经基因转录，翻译出蛋白质和肽类激素前体，经裂解和（或）加工成具有活性的物质而发挥作用。

2. 氨基酸类激素 如甲状腺素（T_4）和三碘甲腺原氨酸（T_3），经酪氨酸碘化和偶联生成。

3. 胺类激素 由氨基酸转化而来。如肾上腺素、去甲肾上腺素、多巴胺可由酪氨酸转化而来。5-羟色胺（血清素）、褪黑素则由色氨酸转化而来。

4. 类固醇激素 胆固醇在多个酶的参与和作用下，转变成为糖皮质激素（皮质醇）、盐皮质激素（醛固酮）、雄性激素（脱氢表雄酮、雄烯二酮、睾酮）等。

（二）激素降解与转换

激素通过血液、淋巴液和细胞外液转运到靶细胞部位发挥作用，并经肝、肾和靶细胞代谢降解而灭活。血液中水溶性肽类激素的半衰期仅 3～7 min，而非水溶性激素，如甲状腺激素、类固醇激素可与转运蛋白结合，半衰期延长。激素的浓度、激素与转运蛋白结合量、亲和性均可影响结合型激素和游离型激素的比值。游离型激素可进入细胞内发挥其生物作用并参与激素合成的反馈调节。激素的分泌、在血中与蛋白结合及降解,使激素水平保持动态平衡,作用于相应受体而发挥其生物学效能。

(三)激素的作用机制

激素要发挥作用,首先必须转变为具有活性的激素,如 T_4 转变为 T_3,以便与其特异性受体结合。根据激素受体所在部位不同,可将激素作用机制分为两类:①肽类激素、胺类激素、细胞因子、前列腺素作用于细胞膜受体;②类固醇激素、T_3、维生素 D、视黄酸(维生素 A 酸)作用于细胞核内受体。受体的功能一是识别激素,二是与激素结合后将信息在细胞内转变为生物活性信号。

【内分泌系统的调节】

(一)神经系统与内分泌系统的相互调节

内分泌系统直接由下丘脑调控,下丘脑内的神经核具有神经分泌细胞的功能,可以合成释放激素和抑制激素,通过垂体门静脉系统进入腺垂体,调节腺垂体各种分泌细胞激素的合成和分泌(表 51-1)。下丘脑视上核及室旁核分别分泌血管升压素(抗利尿激素)和催产素,经过神经轴突进入神经垂体,贮存并向血液释放。通过腺垂体所分泌的激素对靶腺如肾上腺、甲状腺和性腺进行调控。下丘脑是联系神经系统和内分泌系统的枢纽,也受中枢神经系统其他各部位的调控。神经细胞具有传导神经冲动的能力,它们可分泌各种神经递质,如去甲肾上腺素、乙酰胆碱、5-羟色胺、多巴胺、γ-氨基丁酸等,通过突触后神经细胞表面的膜受体,影响神经分泌细胞。

表 51-1 下丘脑、垂体激素及其靶器官(组织)

下丘脑激素	腺垂体细胞	垂体激素	靶腺(组织)	靶腺(组织)激素
促肾上腺皮质激素释放激素(CRH)	促肾上腺皮质激素分泌细胞	促肾上腺皮质激素(ACTH)	肾上腺	皮质醇
促甲状腺激素释放激素(TRH)	促甲状腺激素分泌细胞	促甲状腺素(TSH)	甲状腺	甲状腺激素(T_3、T_4)
促性腺激素释放激素(GnRH)	促性腺激素分泌细胞	黄体生成素(LH)、卵泡刺激素(FSH)	性腺(睾丸、卵巢)	睾酮(男性)、雌二醇、黄体酮(女性)、抑制素
生长激素释放激素(GHRH)	生长激素分泌细胞	生长激素(GH)	肝	胰岛素样生长因子 1(IGF-1)
生长抑素(SS,SRIF)	生长激素分泌细胞	生长激素(GH)	多种细胞	
催乳素释放因子(PRF)	催乳素分泌细胞	催乳素(PRL)	乳腺	
催乳素释放抑制素(PRIH)	催乳素分泌细胞	催乳素(PRL)		

(二)内分泌系统的反馈调节

下丘脑、垂体与靶腺(甲状腺、肾上腺皮质和性腺)之间存在反馈调节。垂体在下丘脑释放或抑制激素的调节下分泌相应垂体激素,刺激相应靶腺腺体增生并分泌激素,而各种靶腺激素反作用于下丘脑及垂体,对其相应的激素起抑制或兴奋作用,称反馈作用。这种通过先兴奋后抑制达到相互制约保持平衡的机制,称为负反馈。当靶腺因炎症、肿瘤、结核、自身免疫等因素发生功能减退分泌激素减少时,对下丘脑-垂体的反馈抑制作用减弱,引起下丘脑、垂体促激素或促激素释放激素增多。当靶腺功能亢进或长期给予大量外源性激素治疗时,使相应下丘脑-垂体功能受抑制,促激素或促激素释放激素减少。

(三)免疫系统和内分泌功能

内分泌、免疫和神经三个系统之间可通过相同的肽类激素和共有的受体相互作用,形成一个完整的调节环路。神经内分泌系统对机体免疫有调节作用，淋巴细胞膜表面有多种神经递质及激素的受体，表明神经内分泌系统通过其递质或激素与淋巴细胞膜表面受体结合介导免疫系统的调节。

免疫系统在接受神经内分泌系统调节的同时，亦有反向调节作用。如神经内分泌细胞膜上有免疫反应产物如白细胞介素（IL-1、IL-2、IL-3、IL-6等）、胸腺肽等细胞因子的受体；免疫系统也可通过细胞因子对神经内分泌系统的功能产生影响，如在下丘脑神经元上有IL-1特异的结合受体，IL-1通过受体作用于下丘脑的CRH合成神经元，促进CRH的分泌。

内分泌系统不但调控正常的免疫反应，在自身免疫反应中也起作用。内分泌系统常见的自身免疫病有桥本甲状腺炎、Graves病、1型糖尿病、Addison病等。自身免疫病好发于育龄女性，用肾上腺皮质激素治疗有效，也说明内分泌激素与自身免疫病的发病有关。

【内分泌系统的疾病】

内分泌系统疾病根据其功能可分为功能亢进、功能减退或功能正常病。根据其病变发生在下丘脑、垂体或周围靶腺有原发性和继发性之分。内分泌腺或靶组织对激素的敏感性或反应性降低可导致疾病。非内分泌组织恶性肿瘤可异常地产生过多激素。此外，应用药物或激素的治疗，可导致医源性内分泌系统疾病。

（一）原发于内分泌腺或组织的疾病

原发于内分泌腺或组织的内分泌疾病，如下丘脑综合征，各种垂体肿瘤所致的巨人症、肢端肥大症，垂体生长激素不足导致的生长激素缺乏性侏儒症，甲状腺激素不足引起的黏液性水肿等。还有腺体功能正常但组织异常者，如甲状腺腺瘤。

（二）继发于非内分泌疾病的内分泌异常

本组病变共同特点为内分泌异常继发于某些非内分泌疾病所引起的激素异常和物质代谢紊乱，如慢性充血性心力衰竭、肝硬化腹腔积液、肾病综合征等引起有效血容量不足、水盐代谢紊乱，以致发生继发性醛固酮增多症；慢性血吸虫病引起肝硬化及营养障碍等因素，影响腺垂体分泌生长激素和促性腺激素等功能而导致血吸虫病性侏儒症。

（三）激素受体异常

1. 激素受体敏感性降低 当体内激素受体的数目减少、亲和力降低或产生受体抗体时，可致对激素不敏感而引起疾病，患者血液循环中激素浓度可增高，但其效应很低，甚至缺乏。如由于肾小管上皮细胞ADH受体不敏感而导致肾性尿崩症；肥胖型2型糖尿病，与脂肪细胞等膜上胰岛素受体数减少及亲和力降低、对胰岛素不敏感有关。

2. 激素受体敏感性增高 如原因未明的增生型原发性醛固酮增多症中肾上腺皮质球状层对血管紧张素敏感性增高；甲状腺素可使心血管等周围组织中儿茶酚胺受体敏感性增高。

（四）激素代谢异常

激素由腺体或组织分泌后经血液循环分布全身，除作用于靶细胞外，有其自身代谢过程，在此过程中可由于某些代谢环节异常而致病。如由于缺乏相应的转化酶，胰岛素原不能转化为胰岛素，使胰岛素生成减少，血糖升高；有些肝病患者，由于对雌激素灭能减慢，致血浆浓度升高，可诱发男性乳房发育等。

（五）异位（源）激素

有些非内分泌肿瘤分泌激素、类激素，或分泌某种不属于此肿瘤应分泌的异种激素或类激素，可刺激相应内分泌腺或组织而分泌过多激素，此种不正常来源的激素或促激素称为异位激素。如肺癌分泌ACTH引起皮质醇增多症，分泌ADH引起抗利尿激素不适当分泌综合征，分泌血清素（5-HT）而引起类癌综合征等。

（六）外源性激素

长时间应用外源性激素，可影响内分泌系统，对体内相应内分泌腺或组织产生抑制作用。如长期应用大剂量地塞米松治疗，可引起相应下丘脑-垂体-肾上腺皮质轴的反馈抑制而发生功能减退，甚至靶腺萎缩,而在临床上可有医源性皮质醇增多症表现。这些改变在停药后很久才能渐渐恢复。

【内分泌疾病诊断原则】

完整的内分泌疾病的诊断应包括功能诊断、定位诊断和病因诊断三个方面。一些典型的患者(如甲状腺功能亢进症、甲状腺功能减退症、肢端肥大症、库欣综合征等患者)具有特殊的面容和病理性特征(如甲状腺肿大、眼部特征、异常毛发分布、生殖器幼稚等),对于诊断可提供一定的线索,但是对于轻症不典型患者,因缺乏症状和(或)体征,早期识别并非易事,必须配合实验室检查才能早期诊断、早期防治。

(一) 功能诊断

1. 临床表现 典型症状和体征对诊断内分泌疾病有重要参考价值,如闭经、月经过少、性欲和性功能改变、毛发改变、生长障碍、体重改变、头痛、视力减退、精神兴奋、抑郁、软弱无力、皮肤色素改变、紫纹、多饮多尿、多血质、贫血、消化道症状等。应注意从非特异性临床表现中寻找内分泌功能紊乱和内分泌疾病的诊断线索。

2. 实验室检查

(1) 代谢紊乱证据:各种激素可以影响不同的物质代谢,包括糖、脂质、蛋白质、电解质和酸碱,可测定基础状态下血糖、血脂以及血中的钠、钾、钙、磷、碳酸氢根等。

(2) 激素分泌测定:血液激素水平是内分泌腺功能的直接证据。一般采取空腹静脉血液标本测定,少数激素呈脉冲式分泌,需要限定特殊的采血时间。如血浆皮质醇需采集早晨8时和下午4时的标本。尿液中激素代谢产物也可反应激素的水平,例如,17-羟皮质类固醇可反映肾上腺分泌皮质醇的情况。通常收集 24 h 尿标本,可间接反映全天的激素分泌量,避免单点采血带来的误差。

(3) 动态功能测定:主要有兴奋试验与抑制试验两类。兴奋试验多适用于分泌功能减退的情况,可估计激素的贮备功能,应用促激素试验探测靶腺的反应,如 ACTH、TSH、HCG、TRH、GnRH、CRH 刺激试验,胰岛素低血糖兴奋试验,胰高血糖素兴奋试验,左旋多巴、精氨酸兴奋试验等。抑制试验多适用于分泌功能亢进的情况,观察其正常反馈调节是否消失,有无自主性激素分泌过多,是否有功能性肿瘤存在,如地塞米松抑制试验等。

(二) 定位诊断

影像学检查是重要的检查手段,如蝶鞍 X 线检查、分层摄影、CT、MRI、B 超等。放射性核素检查主要用于腺体的显像和功能测定,如 ^{131}I 甲状腺扫描。细胞学检查,如细针穿刺活检、免疫细胞化学检查、精液检查、激素受体测定等。静脉导管检查,用选择性静脉导管在不同部位取血测定激素水平以明确垂体、胰岛、甲状腺、肾上腺等病变部位。

(三) 病因诊断

自身抗体检测有助于明确内分泌疾病的性质以及自身免疫病的发病机制,甚至可作为早期诊断和长期随访的依据。如检测甲状腺球蛋白抗体(TGAb)、甲状腺过氧化物酶抗体(TPDAb)、促甲状腺激素受体抗体(TRAb)、胰岛细胞抗体(ICA)、抗肾上腺抗体(AAA)等。通过染色体检查了解有无畸变、缺失、增多等情况。还可结合病情需要进行 HLA 鉴定等。

【内分泌疾病的防治原则】

(一) 病因治疗

对病因明确者,应积极治疗病因,如结核性肾上腺皮质功能减退症,应积极抗结核治疗。而对许多内分泌疾病病因不明确,主要治疗在于纠正功能异常。

(二) 内分泌腺功能亢进的治疗

对功能亢进者可采用:①手术切除导致功能亢进的肿瘤或增生组织;②放射治疗毁坏肿瘤或增生组织,减少激素的分泌;③药物治疗,包括抑制激素的合成和释放,如奥曲肽抑制多种激素(GH、PRL、胰岛素等)的分泌;溴隐亭抑制 PRL、GH 的分泌并有缩小肿瘤的作用;咪唑类和硫脲类药物抑制甲状腺激素合成,治疗 Graves 病。针对激素受体的药物治疗,如米非司酮可以阻断糖皮质激素受体,缓解库欣综合征患者的症状,肾上腺素能受体拮抗药普萘洛尔可以缓解甲状腺激素过多引起的肾上腺素能受体活性增强。针对内分泌腺肿瘤的化疗治疗,如米托坦(双氯苯二氯乙烷)可治疗肾上腺皮质癌。

(三)内分泌腺功能减退的治疗

内分泌腺功能减退的治疗主要采用:①外源性激素替代治疗或补充治疗,如甲状腺功能减退者补充甲状腺激素(左甲状腺素、干甲状腺片)。②内分泌腺或组织移植,如胰腺或者胰岛细胞移植治疗糖尿病。③化学药物刺激某种激素的分泌或直接补充激素产生的效应物质,如甲状旁腺功能减退者补充钙与活性维生素 D。

第二节　营养代谢性疾病

新陈代谢是人体生命活动的基础。通过新陈代谢,机体与环境之间不断进行物质交换和能量转化,同时体内物质又不断进行分解、利用与更新,为个体的生存、劳动、生长、发育、生殖和维持内环境恒定提供物质和能量。新陈代谢包括合成代谢和分解代谢两个过程。合成代谢是营养物质进入人体内,参与众多化学反应,合成为较大的分子并转化为自身物质,其中三大营养物质以糖原、蛋白质和脂肪的形式在体内合成和贮存;分解代谢是体内的糖原、蛋白质和脂肪等大分子物质分解为小分子物质的降解反应,是产生能量的变化过程。中间代谢指营养物质进入机体后在体内合成代谢和分解代谢过程中的一系列化学反应,营养物质不足、过多或比例不当,都能引起营养性疾病。中间代谢某一环节出现障碍,则引起代谢性疾病。营养性疾病和代谢性疾病关系密切,往往并存,彼此影响。

【营养和代谢的生理】

(一)营养物质的供应和摄取

人类通过摄取食物以维持生存和健康,保证生长发育和各种活动。这些来自外界以食物形式摄入的物质就是营养素。人体所需要的营养物质(表51-2)中有些必须由外界供给,主要来自食物,另一些可在体内合成。食物营养价值高低取决于其所含营养素的种类是否齐全、数量是否充足、各种营养素之间比例是否合适,是否容易被人体消化吸收等。同一种食物的营养价值还因贮存、加工和烹调方法不同而异。必需营养物质需要量指正常情况下可维持机体正常组织结构与生理功能,并可防止因缺乏而出现相应生理、生化或病理变化所需营养素的最少量。为维持体重稳定,能量的供给和消耗必须平衡。

表 51-2　人体所需要的营养物质

糖类(碳水化合物):可在体内合成,但实际上大部分由体外供给
蛋白质
必需氨基酸:异亮氨酸、亮氨酸、赖氨酸、蛋氨酸、苯丙氨酸、苏氨酸、色氨酸、缬氨酸
半必需氨基酸:组氨酸(为婴幼儿所必需)、精氨酸
非必需氨基酸:可在体内合成
脂类
必需脂肪酸:亚油酸、亚麻酸、花生四烯酸
非必需脂肪酸:可在体内合成
矿物质
常量元素:钠、钾、钙、镁、磷、氯、硫、碳、氢、氧、氮
微量元素:铁、锌、铜、锰、钴、碘、铬、镍、钒、锡、钼、硒、氟、矽、砷
维生素
水溶性:维生素 B_1、维生素 B_2、维生素 B_6、维生素 B_{12}、烟酸、叶酸、泛酸、生物素、维生素 C
脂溶性:维生素 A、维生素 D、维生素 E、维生素 K
水、膳食纤维

(二)营养物质的消化、吸收、代谢和排泄

食物进入胃肠道在消化液、酶等作用下,转变为单糖、氨基酸、短链和中链脂肪酸、甘油,与水、盐、维生素等一起被吸收入血,中性脂肪酸和多数长链脂肪酸则经淋巴入血,到达肝和周围组织被利用,合成物质或提供能量。机体自身的物质亦随时被分解提供能量或合成新的物质。各种营养物质的中间代谢受基因控制,在酶、激素和神经内分泌水平进行调节,代谢底物的质和量、辅助因子、体液组成、离子浓度等反应环境,以及中间产物和最终产物的质和量等对调节中间代谢亦起一定作用。中间代谢所产生的物质,除被机体贮存重新利用外,最后以水、二氧化碳、含氮物质或其他代谢产物的形式,经肺、肾、肠、皮肤、黏膜等排出体外。

【病因和发病机制】

(一)营养性疾病

机体对各种营养物质均有一定的需要量、允许量和耐受量,因此营养性疾病可因一种或多种营养物质不足、过多或比例不当而引起。按其病因和发病机制可分为以下两类。

1. 原发性营养失调 摄取营养物质不足、过多或比例不当引起,如摄取蛋白质不足引起蛋白质缺乏症,能量摄取超过消耗引起肥胖症等。

2. 继发性营养失调 器质性或功能性疾病所致。

(1)进食障碍:如口、咽、食管疾病所致摄食困难,精神因素所致摄食过少、过多或偏食。

(2)消化、吸收障碍:消化道疾病或某些药物如新霉素、考来烯胺等所致。

(3)物质合成障碍:如肝硬化失代偿期白蛋白合成障碍引起的低白蛋白血症。

(4)机体对营养需求的改变:如发热、甲状腺功能亢进症、肿瘤、慢性消耗性疾病以及生长发育、妊娠等生理性因素,使机体需要营养物质增加,如供应不足可致营养缺乏。

(5)排泄失常:如多尿可致失水,腹泻可致失钾,长期大量蛋白尿可致低白蛋白血症。

(二)代谢性疾病

代谢性疾病指中间代谢某个环节障碍所引起的疾病。

1. 遗传性代谢病(先天性代谢缺陷) 基因突变引起蛋白质结构和功能紊乱,特异性的酶催化反应消失、降低或(偶然地)升高,导致细胞和器官功能异常。

2. 获得性代谢病 可由环境因素和遗传因素引起。肥胖症和糖尿病是遗传因素和环境因素共同作用的结果。有些遗传性代谢疾病以环境因素为其发病诱因,例如,苯丙酮尿症是由苯丙酸羟化酶缺乏引起,若能在出生后3周内确诊,限制摄入含苯丙氨酸的食物,则可以不出现智能障碍。

【分类】

(一)营养性疾病

一般按某一营养物质的不足或过多分类。包括:①蛋白质营养障碍,蛋白质和氨基酸不足,如蛋白质-能量营养不良症、蛋白质缺乏症、赖氨酸缺乏症;氨基酸过多,如肝硬化肝功能失代偿期酪氨酸、蛋氨酸过多可诱发肝性脑病。②糖类营养障碍,如糖类摄取过多易引起肥胖症,摄取不足且伴有能量不足时常致消瘦。③脂类营养障碍,如脂类摄取过多易引起肥胖症或血脂异常,摄取过少易引起脂溶性维生素缺乏。④维生素营养障碍,如各种维生素缺乏症或过多症。⑤水、盐、无机元素营养障碍。⑥复合营养障碍,多种营养物质障碍的不同组合。

(二)代谢性疾病

一般按中间代谢的主要途径分类。包括:①蛋白质代谢障碍,可继发于器官疾病,如严重肝病时的低白蛋白血症,淀粉样变性的免疫球蛋白代谢障碍。也可是先天性代谢缺陷,如白化病、血红蛋白病、先天性氨基酸代谢异常等。②糖代谢障碍,如各种原因所致糖尿病、糖耐量减低以及低糖血症等;先天性代谢缺陷,如半乳糖血症、果糖不耐受症、糖原贮积症等。③脂类代谢障碍,主要表现为血脂或脂蛋白异常。④水、电解质代谢障碍,多为获得性代谢障碍,亦可见于先天性肾上腺皮质增生症等。⑤无机元素代谢障碍,如铜代谢异常所致肝豆状核变性,铁代谢异常所致含铁血黄素沉着症等。⑥其他代谢障碍,如嘌呤代谢障碍所致痛风,卟啉代谢障碍所致血卟啉病等。

【临床特点】

临床特点主要是:①营养性疾病多与营养物质的供应情况、饮食习惯、生活条件与环境因素、消化功能、生理或病理附加因素等有关。先天性代谢性疾病常有家族史、环境诱发因素以及发病年龄和性别特点等,如痛风主要见于男性,苯丙酮尿症在新生儿期即可检出。②营养代谢性疾病早期常先有生化、生理改变,逐渐出现病理变化。早期治疗能使病理变化逆转。③营养代谢性疾病可引起多个器官、系统病理变化,但以某些器官或系统受累的临床表现较为突出。④长期营养和代谢障碍影响个体的生长、发育、衰老,甚至影响下一代。

【诊断原则】

尽可能了解疾病的病因和诱因、发病机制的主要环节、发展阶段和具体病情。营养代谢性疾病常具有特殊的症状和体征,为诊断提供了首要线索,同时需要进行详细的病史询问和体格检查。实验室检查是确诊的依据,对临床前期患者更有价值,如有些无症状的糖尿病患者可通过筛查血糖而确诊。除常规检查外,可根据病史线索进行有关的特殊检查。对一些不明原因的症状和体征应进行随访观察。

1. 病史　询问症状的发生、发展和相互关系,并从现病史和个人史中了解发病因素、病理特点、每日进食情况等。必要时做详细的家系调查。

2. 体格检查　需注意发育和营养状态、体形和骨骼、神经精神状态、智能、毛发、皮肤、视力和听力、舌、齿、肝、脾以及四肢等。

3. 辅助检查　根据需要选择检查手段,包括:①血、尿、粪和各项生化检查以及激素、物质代谢的正常或异常产物测定等;②溶血及凝血检查,主要用于遗传性血液病的鉴别诊断;③代谢试验,如葡萄糖耐量试验,氮平衡试验,水、钠、钾、钙、磷平衡试验等;④影像学检查,如骨密度测定、CT 和 MRI 等;⑤组织病理和细胞学检查以及细胞染色体、酶类检查等;⑥血氨基酸分析诊断氨基酸异常所引起的先天性代谢性疾病;⑦基因诊断遗传性代谢性疾病等。

【防治原则】

(一) 病因和诱因的防治

对营养性疾病和以环境因素为主引起的代谢性疾病,多数能进行病因防治。推广平衡饮食、合理摄取营养以促进健康。以先天性代谢缺陷为主的代谢性疾病,一般只能针对诱因和发病机制进行治疗,目前基因治疗已显示出一定前景。

(二) 临床前期和早期防治

早期诊断和采取防治措施可避免不可逆的形态和功能改变,使病情不致恶化,甚至终身不出现症状。糖尿病患者如在早期使病情得到良好控制,可避免出现严重并发症。葡萄糖耐量降低患者经饮食、运动干预后可减少糖尿病的发生。

(三) 针对发病机制的治疗

1. 避开和限制环境因素　如葡萄糖-6-磷酸脱氢酶缺乏症患者应避免进食蚕豆和乙酰氨基酚、阿司匹林、磺胺、伯氨喹等药物;苯丙酮尿症患者限制进食含苯丙氨酸的食物等。

2. 替代治疗　如对蛋白质缺乏症患者补充蛋白质,对血友病患者给予抗血友病球蛋白等。有些代谢病是由作为酶反应辅助因子的维生素合成不足,或由酶缺陷以致与维生素辅酶因子的亲和力降低所致,补充相应维生素可纠正代谢异常。

3. 调整治疗　如用皮质醇治疗先天性肾上腺皮质增生症;用别嘌醇抑制尿酸生成以治疗痛风;用青霉胺促进肝豆状核变性患者的铜排出等。

(四) 遗传咨询和生育指导

对已生育过遗传性代谢性疾病患儿、具有 X 连锁隐性遗传病家族史或某些遗传性代谢性疾病高发区的孕妇进行产前羊水检查,对防治遗传性代谢性疾病有重要价值。

小 结

内分泌系统通过分泌激素发挥生物学作用。内分泌系统由下丘脑-垂体-靶腺构成调节轴,内分泌系统通过反馈调节机制维持体内内环境的稳定。完整的内分泌系统疾病的诊断需包括功能诊断、定位诊断和病因诊断。内分泌系统疾病的防治包括病因治疗,针对内分泌腺功能亢进可进行手术治疗、放射治疗、介入治疗、药物治疗。而对于内分泌腺功能减退者可行激素替代治疗、药物治疗、人工内分泌腺、内分泌腺或组织移植。

机体通过新陈代谢与环境之间不断进行物质交换和转化。营养物质不足、过多、比例不当或中间代谢某一环节出现障碍,都能引起营养代谢性疾病。营养代谢性疾病常具有特殊的症状和体征,是提供诊断的首要线索,须进行详细的病史询问和体格检查,实验室检查是确诊依据。营养代谢性疾病,多数能进行病因防治。早期诊断并采取防治措施可避免不可逆的形态和功能改变,使病情不致恶化,甚至终身不出现症状。

(张朝霞)

知识检测45

第五十二章 腺垂体功能减退症

学习目标

1. 掌握：腺垂体功能减退症的临床表现及诊断。
2. 熟悉：腺垂体功能减退症的治疗。
3. 了解：腺垂体功能减退症的病因和发病机制。
4. 应用：能够对腺垂体功能减退症典型病例进行诊断并指导患者进行激素替代治疗。

导学案例

患者，女，37岁，3年前分娩时失血过多伴晕厥，产后无乳汁，闭经1年伴怕冷、乏力，食欲减退，嗜睡，体位性头晕，餐前经常手抖，心悸，饥饿感。查体：T 36.5℃，P 58次/分，R 16次/分，BP 80/60 mmHg。神志清，消瘦，嗓音低哑，反应迟钝，毛发稀疏，腋毛、阴毛脱落。双乳房萎缩，双肺呼吸音清，未闻及干、湿性啰音。腹平软，双下肢无水肿。

请思考：患者可能的诊断是什么？为明确诊断需完善哪些检查？

腺垂体功能减退症指各种原因引起腺垂体激素分泌减少，致使其调节的甲状腺、肾上腺、性腺等靶腺功能减退。可以是单种激素减少，也可以是多种垂体激素同时缺乏。腺垂体功能减退症可原发于垂体病变，或继发于下丘脑病变。临床症状变化较大，补充所缺乏的激素治疗后症状可迅速缓解。成年人腺垂体功能减退症又称为西蒙病（Simmonds' disease）。生育后妇女因产后腺垂体缺血性坏死所致的称为席汉综合征（Sheehan syndrome）。

【病因和发病机制】

（一）原发性

（1）先天遗传：腺垂体激素合成障碍可有基因遗传缺陷，如垂体先天发育缺陷等。

（2）垂体瘤：为成人最常见原因。腺瘤增大压迫正常垂体组织，使其功能减退。

（3）垂体缺血性坏死：如产后引起大出血、休克、血栓形成，使腺垂体大部缺血坏死。

（4）蝶鞍区手术、放疗和创伤。

（5）垂体感染和炎症：如脑炎、脑膜炎、流行性出血热、梅毒或疟疾等。

（6）垂体卒中或浸润性病变：如淋巴瘤、白血病等。

（7）其他：自身免疫性垂体炎、空泡蝶鞍、海绵窦处颈内动脉瘤也可压迫垂体引起。

（二）继发性

（1）垂体柄破坏：如手术、创伤、肿瘤等。

（2）下丘脑病变：如肿瘤、炎症、浸润性病变、肉芽肿、糖皮质激素长期治疗和营养不良等。

【临床表现】

本病临床表现各异，无特异性。LH、FSH、GH和PRL缺乏为最早表现；TSH缺乏次之；然后可伴有 ACTH 缺乏。席汉综合征患者常因围生期大出血休克而有全垂体功能减退症,即所有垂体激素均缺乏;垂体及鞍旁肿瘤引起者除有垂体功能减退外,还伴占位性病变的体征,如头痛、喷射性呕吐、视力及视野改变等。腺垂体功能减退主要表现为各靶腺(性腺、甲状腺、肾上腺)功能减退。

(一)性腺(卵巢、睾丸)功能减退

女性有产后大出血、休克、昏迷病史,产后无乳、月经不再来潮、性欲减退、不育、阴道分泌物减少、外阴子宫和阴道萎缩、阴道炎、性交痛,毛发脱落,尤以阴毛、腋毛为甚。成年男子性欲减退、阳痿、睾丸松软缩小,胡须稀少,无男性气质,肌力减弱,皮脂分泌减少,骨质疏松。

(二)甲状腺功能减退

患者怕冷、易疲劳、记忆力减退、反应迟钝、嗜睡、精神抑郁、便秘、心率变慢、心电图低电压。严重者出现精神失常,有幻觉、妄想、木僵。不同于原发性甲状腺功能减退症,此病患者皮肤粗糙、黏液水肿少见。

(三)肾上腺功能减退

由于 ACTH 缺乏,皮质醇减少,患者常疲乏无力、体重减轻、食欲减退、恶心、呕吐、血压偏低。对胰岛素敏感,可出现低血糖,伴有生长激素缺乏时,出现严重的低血糖。与原发性慢性肾上腺功能减退所不同的是本病由于缺乏黑素细胞刺激素,故有皮肤色素减退,面色苍白,乳晕色素浅淡,而原发性慢性肾上腺功能减退症则皮肤色素加深。

(四)垂体功能减退性危象(简称垂体危象)

在全垂体功能减退症基础上,各种应激如感染、败血症、腹泻、呕吐、失水、饥饿、寒冷、急性心肌梗死、脑血管意外、手术、外伤、麻醉及使用镇静药、安眠药、降糖药等均可诱发垂体危象。临床呈现:①高热型(>40 ℃);②低温型(<30 ℃);③低血糖型;④低血压、循环虚脱型;⑤水中毒型;⑥混合型。各种类型可伴有相应的症状,突出表现为消化系统、循环系统和神经精神方面的症状,如高热、循环衰竭、休克、恶心、呕吐、头痛、神志不清、谵妄、抽搐、昏迷等严重垂危状态。

【辅助检查】

(一)腺垂体功能检查

垂体激素 FSH、LH、TSH、ACTH、PRL 及 GH 均低于正常值,因垂体激素呈脉冲式分泌,故宜相隔 15~20 min 连续抽取等量抗凝血液 3 次,等量混合后送检。如需了解垂体功能或鉴别下丘脑者,可做兴奋试验。

(二)靶腺功能检测

1. 性腺功能测定　女性有血清雌二醇水平降低,无排卵及基础体温改变,阴道涂片未见雌激素作用的周期性改变;男性见血清睾酮水平降低或正常低值,精液检查精子数量减少,形态改变,活动度差,精液量少。

2. 肾上腺皮质功能测定　24 h 尿中 17-羟皮质类固醇及游离皮质醇排量减少,血浆皮质醇浓度降低,但节律正常,葡萄糖耐量试验示血糖低平曲线。

3. 甲状腺功能测定　血清总 T_4、游离 T_4 均降低,而总 T_3、游离 T_3 可正常或降低。

【诊断与鉴别诊断】

(一)诊断

本病诊断需根据病史、症状、体检并结合实验室检查和影像学检查进行全面分析,排除其他影响因素和疾病后才能确诊。

(二)鉴别诊断

1. 多内分泌腺功能减退综合征　主要表现为靶腺激素水平低,而垂体激素促激素水平升高,可同时伴有其他内分泌腺体功能异常,如 Schmidt 综合征。

2. 神经性厌食　有精神症状、恶病质和闭经,但无阴毛、腋毛脱落,可伴有神经性贪食交替出现。

知识链接 52-1

3. 失母爱综合征 因得不到家庭尤其是母亲的关怀而表现为生长障碍、营养不良、情绪紊乱。与心理、社会因素有关,改变环境、得到关怀和改善营养后可显著恢复生长。

【治疗】

(一) 病因治疗

腺垂体功能减退症可由多种原因所引起,治疗应针对病因治疗,尤其肿瘤患者可通过手术、放疗和化疗等措施,对于鞍区占位性病变,首先必须解除压迫及破坏作用,减轻和缓解颅内高压症状,提高生活质量。对于出血、休克而引起缺血性垂体坏死,关键在于预防,加强产妇围生期的监护,及时纠正产科病理状态。

(二) 激素替代治疗

腺垂体功能减退症采用相应靶腺激素替代治疗,能取得满意的效果,如改善精神和体力活动,改善全身代谢及性功能,防治骨质疏松,但需要长期治疗,甚至终身维持治疗。应激情况下需要适当增加糖皮质激素的剂量。所有替代治疗宜口服给药。一般情况下左甲状腺素 50～150 μg/d;泼尼松 5～7.5 mg/d,应急时剂量应增加。中年以上妇女可不用或小剂量使用激素,年龄较轻者,可做人工月经周期治疗。

治疗过程中应先补给糖皮质激素,然后再补充甲状腺激素,以防肾上腺危象的发生。对于老年人、冠心病、骨密度低的患者,补充甲状腺激素宜从小剂量开始,并以缓慢递增剂量为原则,一般不必补充盐皮质激素。

(三) 垂体危象处理

首先给予静脉推注 50% 葡萄糖液 40～60 mL 以抢救低血糖,继而补充 10% 葡萄糖氯化钠溶液,每 500～1000 mL 中加入氢化可的松 50～100 mg 静脉滴注,以解除急性肾上腺功能减退危象。循环衰竭者按休克原则治疗,感染败血症者应积极抗感染治疗,水中毒者主要应加强利尿,可给予泼尼松或氢化可的松治疗。低温者与甲状腺功能减退有关,可给予小剂量甲状腺激素,并用保暖毯逐渐加温。禁用或慎用麻醉剂、镇静药、催眠药或降糖药等。

小 结

腺垂体功能减退症最常见的病因为垂体肿瘤。本病主要表现为各靶腺(性腺、甲状腺、肾上腺)功能减退,性腺功能减退最早出现,甲状腺功能减退次之,然后可伴有肾上腺功能减退,严重者还可出现垂体危象。诊断主要依据典型的多靶腺功能减退的症状、体征,实验室检查有垂体激素和靶激素的减少。靶腺激素长期甚至终身治疗为其主要的治疗方案。

(张朝霞)

第五十三章 甲状腺肿

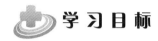

1. 掌握：甲状腺肿的临床表现及诊断。
2. 熟悉：甲状腺肿的病因、治疗。
3. 了解：甲状腺肿的流行病学。
4. 应用：能够诊断典型病例并对高危人群进行健康指导。

导学案例

患者，女，35岁，因"颈部逐渐增粗1年"就诊。患者平时身体健康，近1年发现颈部逐渐增粗，无怕热、多汗、心悸、体重减轻等症状，自发病以来，睡眠、饮食及大小便均正常。查体：T 36.8℃，P 75次/分，R 18次/分，BP 100/70 mmHg。患者神清语利，无颜面水肿，颈软，双侧甲状腺Ⅱ度肿大，质软，表面光滑，无压痛，未闻及血管杂音。双肺呼吸音清，心率76次/分，心律齐，各瓣膜听诊区未闻及杂音。双下肢无水肿。甲状腺彩超：甲状腺弥漫性肿大。

请问：患者目前的诊断是什么？应进一步完善哪些检查？如何对该患者进行健康教育？

甲状腺肿（goiter）是指良性甲状腺上皮细胞增生形成的甲状腺肿大。单纯性甲状腺肿也称为非毒性甲状腺肿，是指非炎症和非肿瘤原因，不伴有临床甲状腺功能异常的甲状腺肿。单纯性甲状腺肿患者约占人群的5%，女性发病率是男性的3~5倍。如果一个地区儿童中单纯性甲状腺肿的患病率超过10%，称之为地方性甲状腺肿（endemic goiter）。

【病因和发病机制】

（一）地方性甲状腺肿

地方性甲状腺肿的最常见原因是碘缺乏。多见于远离海洋的地区，在流行地区，土壤、水、食物中的碘含量与发病成反比。碘是甲状腺合成甲状腺激素的重要原料之一，碘缺乏时，合成甲状腺激素不足，反馈引起垂体分泌过量的TSH，刺激甲状腺增生肥大。甲状腺在长期TSH刺激下出现增生或萎缩的区域出血、纤维化及钙化，也可出现自主性功能增高和毒性结节性甲状腺肿。

WHO推荐的成年人每日碘摄入量为150 μg。在儿童生长期、青春期、妊娠期、哺乳期或感染、创伤、寒冷等情况下，人体对甲状腺素和碘的需要量增加，可诱发和加重本病。

尿碘是监测碘营养水平的公认指标，尿碘中位数（MUI）100~199 μg/L代表最适当的碘营养状态（表53-1）。一般用学龄儿童的尿碘值反映地区的碘营养状态，甲状腺肿的患病率和甲状腺体积随碘缺乏的加重而增加，补充碘剂后，甲状腺肿的患病率显著下降。碘与甲状腺肿的患病率呈现一条"U"形曲线，即碘缺乏时，甲状腺肿的患病率增加，称之为"低碘性甲状腺肿"；随着碘摄入量的增加，甲状腺肿的患病率逐渐下降，达到5%以下（即"U"形曲线的底端）；如果碘摄入量继续增加，甲状腺肿的患病率则回升，部分学者称这类甲状腺肿为"高碘性甲状腺肿"。

表 53-1 碘营养状态的流行病学评估标准

MUI/(μg/L)	碘摄入量	碘营养状态
<20	不足	重度碘缺乏
20~49	不足	中度碘缺乏
50~99	不足	轻度碘缺乏
100~199	足量	适应
200~299	超足量	易感个体有发生 IIH 危险
≥300	过量	发生 IIH 和 AITD 的危险

注:IIH:碘致甲状腺功能亢进;AITD:自身免疫甲状腺病;MUI:尿碘中位数。

(二) 散发性甲状腺肿

散发性甲状腺肿原因复杂。外源性因素包括食物中的碘化物、致甲状腺肿物质和药物等。内源性因素包括儿童先天性甲状腺激素合成障碍,如甲状腺内的碘转运障碍、过氧化物酶活性缺乏、碘化酪氨酸偶联障碍、异常甲状腺球蛋白形成等。上述障碍导致甲状腺激素合成减少,TSH 分泌反馈性增加,导致甲状腺肿。严重者可以出现甲状腺功能减退症。

【病理】

早期甲状腺呈弥漫性轻度或中毒肿大,血管丰富,甲状腺滤泡上皮细胞常呈增生肥大,并向滤泡腔内突出,腔内胶质较少,激素含量低。随着病程延长,甲状腺组织因不规则增生或再生,逐渐出现结节。由于滤泡内积聚大量胶质,形成巨大滤泡,上皮细胞受压或扁平,部分滤泡可发生坏死、出血、囊性变、纤维化或钙化。

【临床表现】

临床上一般无明显症状。甲状腺常呈现轻、中度肿大,表面平滑,质地较软。重度肿大的甲状腺可引起压迫症状,出现咳嗽、气促、吞咽困难或声音嘶哑等。胸骨后甲状腺肿可使头部、颈部和上肢静脉回流受阻。

【诊断与鉴别诊断】

诊断主要依据甲状腺肿大而功能基本正常,血清总甲状腺素(TT_4)、血清游离甲状腺素(FT_4)正常,TT_4/TT_3 值常增高,血清 TSH 水平一般正常。血清甲状腺球蛋白(Tg)水平增高,增高程度与甲状腺肿的体积呈正相关。该病需与早期的自身免疫甲状腺炎鉴别。早期自身免疫甲状腺炎主要表现为甲状腺肿,长期可无甲状腺功能的改变或表现为亚临床甲状腺功能减低和(或)血清甲状腺自身抗体阳性。

【防治】

除有压迫症状者可手术治疗外,甲状腺肿一般不需要治疗,主要是改善碘营养状态。食盐加碘是目前国际上公认的预防碘缺乏病的有效措施。1996 年起,我国立法推行普遍食盐碘化防治碘缺乏病,并于 2011 年修正了食盐加碘标准,将碘浓度从原来不低于 40 mg/kg 修改为 20~30 mg/kg,碘缺乏病得到了有效的控制。各地可以根据本地区的自然碘资源基础制定本地的食盐加碘浓度。

防治碘缺乏病要注意碘过量的倾向,碘超足量(MUI>200 μg/L)和碘过量(MUI>300 μg/L)可致甲状腺功能亢进症(IIH)、自身免疫甲状腺病(AITD)。

防治碘缺乏病的重点在妊娠和哺乳期妇女。尤其在碘缺乏地区,在妊娠碘需求增加的条件下,母体的低甲状腺素血症显现出来。在妊娠的前半期,胎儿大脑发育依赖的甲状腺素完全来源于母体,所以母体碘缺乏可以导致后代神经智力发育障碍。妊娠和哺乳期妇女除保证正常饮食的碘摄入量之外,每日需要额外补碘 150 μg。

小 结

单纯性甲状腺肿主要的病因为缺碘。该症多见于女性,一般无明显的临床症状,以甲状腺弥漫性肿大、质软、无压痛,无血管杂音为临床特点。诊断主要依据甲状腺肿大而功能基本正常,血清 TT_4、FT_4 正常,TT_4/TT_3 值常增高,血清 TSH 水平一般正常。治疗以病因治疗为主,对于缺碘所致者,多食含碘高食物,食盐加碘是有效措施。

(张朝霞)

知识检测 47

第五十四章 甲状腺功能亢进症

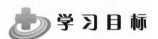

1. 掌握：甲状腺功能亢进症的诊断、药物治疗原则；甲状腺危象的诊断和处理原则。
2. 熟悉：甲亢的病因分类、Graves病的临床表现。
3. 了解：甲状腺肿的流行病学。
4. 应用：学会诊断和治疗Graves病，学会识别和处理甲状腺危象。

导学案例

患者，女，35岁，因"心悸、乏力、消瘦，伴颈部增粗3个月"就诊。患者3个月前无明显诱因出现心悸、乏力，体重减轻约7kg，怕热、多汗、食欲亢进、失眠，自己发现颈部增粗，脾气急躁。自发病以来，患者易激动，睡眠欠佳，小便正常，大便次数增多，3~5次/天。查体：T 37.8℃，P 118次/分，R 20次/分，BP 130/80 mmHg，发育正常，消瘦体形，神志清楚，皮肤潮湿、细腻。双侧眼球突出，甲状腺Ⅱ度肿大，质软，无压痛，甲状腺上、下极可闻及血管杂音。双肺呼吸音清，心率115次/分，律齐无杂音。双手平举有震颤。心电图示心房颤动。

请思考：该患者目前诊断考虑什么？应进一步完善哪些检查？提出本病的治疗方案。

甲状腺毒症是指体内甲状腺激素过多，引起以神经、循环、消化等系统兴奋性增高和代谢亢进为主要表现的一组临床综合征。根据甲状腺功能状态，甲状腺毒症可分为甲状腺功能亢进类型和非甲状腺功能亢进类型（表54-1）。甲状腺功能亢进症简称甲亢，是指甲状腺腺体本身产生甲状腺激素过多而引起的甲状腺毒症。甲亢的患病率为1%，其中80%以上是毒性弥漫性甲状腺肿（Graves病）引起，本章重点介绍Graves病。

表54-1 甲状腺毒症的病因分类

甲状腺功能亢进症	非甲状腺功能亢进症
1. 毒性弥漫性甲状腺肿（Graves病）	1. 亚急性甲状腺炎
2. 毒性结节性甲状腺肿	2. 无症状型甲状腺炎
3. 甲状腺自主高功能腺瘤（Plummer病）	3. 桥本甲状腺炎
4. 碘致甲状腺功能亢进症（碘甲亢，IIH）	4. 产后甲状腺炎
5. 桥本甲亢	5. 外源甲状腺激素替代
6. 新生儿甲状腺功能亢进症	6. 异位甲状腺激素产生（卵巢甲状腺肿等）
7. 垂体TSH腺瘤	

【病因和发病机制】

本病病因尚未完全阐明，目前认为与自身免疫反应有关，属器官特异性自身免疫病。它与自身免疫甲状腺炎等同属于自身免疫性甲状腺病。

本病有显著的遗传倾向,是一个复杂的多基因疾病。同胞兄妹发病危险为11.6%,单卵孪生子发病有较高的一致率。Graves病的主要特征是血清中存在针对甲状腺细胞TSH受体的特异性自身抗体,称为TSH受体抗体(TSH receptor antibodies,TRAb),TRAb有两种类型,即TSH受体刺激性抗体(TSHR stimulation antibody,TSAb)和TSH受体刺激阻断性抗体(TSH receptor stimulation-blocking antibody,TSBAb)。TSAb与TSH受体结合,激活腺苷酸环化酶信号系统,导致甲状腺细胞增生和甲状腺激素合成、分泌增加,所以TSAb是Graves病的致病性抗体。95%未经治疗的Graves病患者TSAb阳性,母体的TSAb也可以通过胎盘导致胎儿或新生儿发生甲亢。TSBAb与TSHR结合,占据了TSH的位置,使TSH无法与TSHR结合,所以产生抑制效应,甲状腺细胞萎缩,甲状腺激素产生减少。50%~90%的Graves病患者也存在针对甲状腺的其他自身抗体。

环境因素可能参与了Graves病的发生,如精神刺激、感染、应激等都对本病的发生和发展有影响。

【病理】

甲状腺呈不同程度的弥漫性对称性肿大,腺体内血管增生、充血,滤泡上皮细胞增生肥大成立方形或高柱状。滤泡腔内腔内胶质减少或消失,滤泡间可有不同程度的淋巴细胞浸润。Graves眼病的淋巴细胞浸润,纤维组织增生,大量黏多糖和糖胺聚糖沉积,透明质酸增多,导致突眼、眼外肌损伤和纤维化,眼外肌组织可见淋巴细胞浸润,主要是T细胞。

【临床表现】

(一)甲状腺毒症表现

1. 高代谢综合征 甲状腺激素分泌增多导致交感神经兴奋性增高和新陈代谢加速,患者常有疲乏无力、怕热多汗、皮肤潮湿、多食善饥、体重显著下降等。

2. 精神神经系统 多言好动、紧张焦虑、焦躁易怒、失眠不安、注意力不集中、记忆力减退,手和眼睑震颤。

3. 心血管系统 患者可出现心悸、多种心律失常,甚至出现心脏增大、心力衰竭等甲亢性心脏病的表现。

(1)心律失常:窦性心动过速最常见,一般心率90~120次/分,休息或睡眠心率仍快,与代谢升高呈正相关,为本病的主要特征之一,是诊断和观察疗效的一个重要参数;还可有房性期前收缩,可有阵发性或持久性心房颤动,偶为房室传导阻滞。

(2)心音和杂音:心尖部第一心音亢进,常有收缩期杂音,偶为舒张期杂音。

(3)血压变化:收缩压升高、舒张压正常或降低,脉压增大,可有水冲脉与毛细血管搏动征。

4. 消化系统 常有食欲亢进,多食消瘦。排便次数增多,大便一般呈糊状。重者可有肝大及肝功能损害,偶有黄疸。

5. 运动系统 主要是甲状腺毒症性周期性瘫痪,发病诱因包括剧烈运动、高碳水化合物饮食、注射胰岛素等,病变主要累及下肢,有低钾血症。病程呈自限性,甲亢控制后可以自愈。少数患者发生甲亢性肌病,肌无力多累及近心端的肩胛和骨盆带肌群。

6. 造血系统 血淋巴细胞比例增加,单核细胞增加,但是白细胞总数减低。可伴发血小板减少性紫癜。

7. 生殖系统 女性月经减少或闭经。男性阳痿,偶有乳腺增生。

(二)甲状腺肿大

多数患者有程度不等的甲状腺肿大,甲状腺肿为弥漫性、对称性,质地不等,无压痛。甲状腺上下极可触及震颤,闻及血管杂音。少数病例甲状腺可以不肿大。

(三)眼征

Graves病的眼部表现分为单纯性突眼和和浸润性突眼两种类型。

1. 单纯性突眼 与甲状腺毒症所致的交感神经兴奋性增高有关。常有下列眼征:①眼球轻度突出。②Stellwag征：瞬目减少，炯炯发亮。③Dalrymple征：上睑挛缩，睑裂增宽。④Von Graefe征：双眼向下看时，上眼睑不能随眼球下落，显现白色巩膜。⑤Joffroy征：眼球向上看时，前额皮肤不能皱起。⑥Mobius征：双眼看近物时，眼辐辏不良。

2. 浸润性突眼 也称Greaves眼病（简称GO），除了上述眼征外，患者有畏光、流泪、眼部胀痛、刺痛、异物感，甚至有复视、视野缩小、视力减退。突眼度超过正常上限4 mm。由于眼球高度突出，眼睑不能闭合，结膜和角膜经常暴露，易受外界刺激而发生结膜充血、水肿、角膜炎、角膜溃疡等，严重者会导致失明。

（四）特殊临床表现和类型

1. 甲状腺危象 也称甲亢危象，是甲状腺毒症急性加重的一个综合征，多发生于较重甲亢未予治疗或治疗不充分的患者。常见诱因有感染、手术、创伤、精神刺激等。临床表现有：高热、大汗、心动过速（>140次/分）、烦躁、焦虑不安、谵妄、恶心、呕吐、腹泻，严重患者可有心力衰竭、休克及昏迷等。甲亢危象的诊断主要靠临床表现综合判断。临床高度疑似本症及有危象前兆者应按甲亢危象处理。甲亢危象的病死率在20%以上。

2. 甲亢性心脏病 甲亢伴有心律失常（主要为心房颤动）、心脏增大、心力衰竭、二尖瓣脱垂、心绞痛或心电图改变，而无其他心脏病时，有其中一项或一项以上者，可诊断甲亢性心脏病。甲亢控制后，心脏病有明显好转或消失。

3. 淡漠型甲亢 多见于老年患者。起病隐袭，高代谢综合征、眼征和甲状腺肿均不明显。主要表现为明显消瘦、心悸、乏力、震颤、头晕、昏厥、神经质或神志淡漠、腹泻、厌食。可伴有心房颤动和肌病等，70%患者无甲状腺肿大。临床中患者常因明显消瘦而被误诊为恶性肿瘤，因心房颤动被误诊为冠心病，所以老年人不明原因的突然消瘦、新发生心房颤动时应考虑本病。

4. T_3型甲亢 甲状腺功能亢进时，产生T_3和T_4的比例失调，T_3产生量显著多于T_4所致。发病原因目前不明确，可能是甲状腺腺体内碘不足，致代偿性合成含碘少的T_3，或在甲亢病程中T_3上升较多较快，而治疗中T_4下降较快所致。

5. 妊娠期甲亢 妊娠期甲状腺激素结合球蛋白（TBG）增高，引起血清TT_4和TT_3增高，所以妊娠期甲亢诊断应依赖血清FT_4、FT_3和TSH；妊娠一过性甲状腺毒症，绒毛膜促性腺激素（HCG）在妊娠三个月达到高峰，过量的HCG能够刺激TSH受体，产生妊娠期甲状腺功能亢进症。

6. 胫前黏液性水肿 属于自身免疫病，约5%的Graves病患者伴发本症。多发生在胫骨前下部，也见于足背、踝关节、肩部、手背处，偶见于面部。皮损多为对称性，早期皮肤增厚、变粗，有广泛大小不等的棕红色、红褐色或暗紫色突起的斑块或结节，边界清楚，皮损周围的表皮稍发亮，薄而紧张，病变表面及周围可有毳毛增生、变粗、毛囊角化，可伴感觉过敏或减退或伴痒感；后期皮肤粗厚如橘皮或树皮样，皮损融合形成下肢粗大似"象皮腿"。

【辅助检查】

（一）甲状腺激素测定

1. 血清总甲状腺素（TT_4）、血清总三碘甲状腺原氨酸（TT_3） 该指标稳定，是判定甲亢的主要指标。受血中甲状腺素结合球蛋白（TBG）的影响。

2. 血清游离甲状腺素（FT_4）与游离三碘甲状腺原氨酸（FT_3） FT_3、FT_4是甲状腺激素的活性部分，不受血中TBG变化的影响，直接反映甲状腺功能状态，但因血中含量甚微，测定的稳定性不如TT_3、TT_4。

3. 血清TSH测定 反映甲状腺功能最敏感的指标，它的改变发生在T_4、T_3水平改变之前。甲亢患者TSH降低。

4. 促甲状腺激素释放激素（TRH）兴奋试验 甲亢时血清T_3、T_4增高，反馈抑制TSH，所以TSH不受TRH兴奋。

（二）影像学检查

（1）甲状腺摄^{131}I率：摄^{131}I率正常值（盖革计数管测定）为3 h为5%～25%、24 h为20%～45%，

高峰在24 h出现。甲亢患者摄^{131}I率3 h>25%、24 h>45%,且摄取高峰前移。孕妇和哺乳期禁用。

(2)甲状腺放射性核素扫描:主要用于诊断甲状腺自主高功能腺瘤。肿瘤区有核素增强,其他区域的核素分布稀疏。

(3)甲状腺B超、CT、MRI检查可根据需要选择。

(三)甲状腺自身抗体测定

甲状腺自身抗体测定是鉴别甲亢病因、诊断Graves病的指标之一,新诊断的Graves病患者75%~96%TRAb阳性。需要注意的是TRAb中包括刺激性(TSAb)和阻断性(TSBAb)两种抗体,而检测到的TRAb仅能反映有针对TSH受体的自身抗体存在,不能反映这种抗体的功能。当临床表现符合Graves病时,一般都将TRAb视为TSH受体刺激性抗体(TSAb)。

(四)其他检查

血常规检查示白细胞正常或偏低,淋巴细胞比例升高。24 h尿肌酐排出增多。血清胆固醇可低于正常。

【诊断与鉴别诊断】

甲亢的诊断程序:①甲状腺毒症的诊断:心悸气促、怕热多汗、手抖等典型症状;测定TSH和甲状腺水平。②确定甲状腺毒症是否为甲状腺功能亢进。③确定甲亢的病因。

(一)诊断

1. 甲亢的诊断 ①高代谢症状和体征;②甲状腺肿大;③血清TT_4、FT_4增高,TSH减低。具备以上三项诊断即可成立。应注意,淡漠型甲亢的高代谢症状不明显,仅表现为明显消瘦或心房颤动,尤其在老年患者。

2. GD的诊断 ①甲亢诊断成立;②甲状腺弥漫性肿大;③伴浸润性突眼;④胫前黏液性水肿;⑤TRAb、TSAb、甲状腺过氧化物酶抗体(TPOAb)阳性。具备①、②项者诊断即可成立,其他3项为诊断辅助条件。

(二)鉴别诊断

1. 甲状腺毒症原因的鉴别 主要是甲亢所致的甲状腺毒症与破坏性甲状腺毒症(如亚急性甲状腺炎、无症状性甲状腺炎等)的鉴别。两者均有高代谢表现、甲状腺肿和血清甲状腺激素水平升高,而病史、甲状腺体征和^{131}I摄取率是主要的鉴别手段。

2. 甲亢的病因鉴别 Graves病、毒性结节性甲状腺肿和甲状腺自主高功能腺瘤分别约占病因的80%、10%和5%。伴浸润性眼征、TRAb和(或)TSAb阳性、胫前黏液性水肿等均支持Graves病的诊断。多结节性毒性甲状腺肿、甲状腺自主高功能腺瘤鉴别的主要手段是甲状腺放射性核素扫描和甲状腺B超,Graves病的放射性核素扫描可见核素均质性地分布增强;毒性结节性甲状腺肿者可见核素分布不均,增强和减弱区呈灶状分布;甲状腺自主性功能性腺瘤则仅在肿瘤区有核素浓聚,其他区域的核素分布稀疏。甲状腺B超可以发现肿瘤。

【治疗】

目前尚无成熟的病因治疗措施,针对甲亢有三种疗法,即抗甲状腺药物(antithyroid drugs,ATD)、^{131}I治疗和手术治疗。ATD的作用是抑制甲状腺合成甲状腺激素,^{131}I和手术治疗则是通过破坏甲状腺组织、减少甲状腺激素的产生来达到治疗目的。

(一)抗甲状腺药物

ATD治疗是甲亢的基础治疗,也用于手术和^{131}I治疗前的准备阶段。常用的ATD分为硫脲类和咪唑类两类。硫脲类包括丙硫氧嘧啶(PTU)和甲硫氧嘧啶(MPU)等;咪唑类包括甲巯咪唑(MMI)和卡比马唑(CMZ)等。比较普遍使用的是MMI和PTU。两药比较:MMI半衰期长,血浆半衰期为4~6 h,可以每天单次使用;PTU血浆半衰期为60 min,具有在外周组织抑制T_4转换为T_3的独特作用,所以发挥作用较MMI迅速,控制甲亢症状快,但是必须保证6~8 h给药一次。PTU与蛋白结合紧密,通过胎盘和进入乳汁的量均少于MMI,所以在妊娠伴发甲亢时优先选用。

1. 适应证 ①病情轻、中度患者；②甲状腺轻、中度肿大；③年龄<20岁；④孕妇、高龄或由于其他严重疾病不适宜手术者；⑤手术前和^{131}I治疗前的准备；⑥手术后复发且不适宜^{131}I治疗者。

2. 剂量与疗程 ①治疗期：MMI 10～20 mg，每天1次，口服，或PTU每次50～150 mg每天2～3次，口服。每4周复查血清甲状腺激素水平一次。②维持期：当血清甲状腺激素达到正常后减量。维持剂量每次MMI 5～10 mg，每天1次，口服或PTU每次50 mg，每天2～3次，口服。维持时间12～18个月；每两个月复查血清甲状腺激素。治疗间不主张合用左甲状腺素。

甲亢缓解：停药一年，血清TSH和甲状腺激素正常。甲亢不易缓解的因素包括男性、吸烟、甲状腺显著肿大、TRAb持续高滴度、甲状腺血流丰富等。ATD治疗的复发率大约在50%，75%在停药后的3个月内复发。复发可以选择^{131}I或者手术治疗。

3. 不良反应 有粒细胞减少、皮疹、中毒性肝病、关节痛等。皮疹出现可先试用抗组胺药，严重时应及时停药，以免发生剥脱性皮炎。治疗开始后的2～3个月，外周血白细胞计数低于3×10^9/L或中性粒细胞计数低于1.5×10^9/L时应当停药。中毒性肝病表现为变态反应性肝炎，转氨酶显著上升，死亡率高达25%～30%。

(二) ^{131}I治疗

^{131}I治疗的主要机制是利用甲状腺具有高度聚碘能力，甲状腺摄取^{131}I后释放出β射线，破坏甲状腺组织细胞，达到治疗目的。

1. 适应证 ①甲状腺肿大Ⅱ度以上；②对ATD过敏；③ATD治疗或手术后复发；④甲亢合并心脏病；⑤甲亢合并白细胞和(或)血小板减少或全血细胞减少；⑥甲亢合并肝、肾等脏器功能损害；⑦拒绝手术或有手术禁忌证；⑧浸润性突眼。

2. 禁忌证 妊娠和哺乳期妇女。

3. 并发症 主要并发症是甲状腺功能减退，是^{131}I治疗甲亢难以避免的结果。

(三) 手术治疗

1. 适应证 ①中、重度甲亢，长期服药无效，或停药复发，或不能坚持服药者；②甲状腺肿大显著，有压迫症状；③胸骨后甲状腺肿；④细胞学检查怀疑恶变；⑤ATD治疗无效或过敏的妊娠患者，手术需要在妊娠4～6个月施行。

2. 禁忌证 ①重度活动性GO；②合并较重心脏、肝、肾疾病，不能耐受手术；③妊娠初3个月和第6个月以后。

3. 手术方式 通常为甲状腺次全切除术，主要并发症是手术损伤导致甲状旁腺功能减退症和喉返神经损伤。

(四) 其他治疗

1. 碘剂 应用碘剂治疗1～2 h即可抑制T_3、T_4的释放，减少碘摄入量是甲亢的基础治疗之一，过量碘的摄入会加重和延长病程，增加复发的可能性。复方碘化钠溶液仅在手术前和甲状腺危象时使用。

2. β受体阻滞剂 主要在ATD初治期使用，可较快控制甲亢的临床症状。通常应用普萘洛尔每次10～40 mg，每天3～4次。对于有支气管疾病者，可选用$β_1$受体阻滞剂，如阿替洛尔、美托洛尔等。

(五) 甲状腺危象的治疗

1. 针对诱因治疗 避免感染、手术、创伤、精神刺激等诱发因素。

2. 抑制甲状腺激素合成 首选PTU 500～1000 mg首次口服或经胃管注入，以后给予250 mg每4 h口服。

3. 碘剂 复方碘口服溶液5滴，每6 h一次。服用PTU 1 h后开始服用，一般使用3～7天。

4. β受体阻滞剂 普萘洛尔60～80 mg每4 h口服一次。

5. 糖皮质激素 氢化可的松300 mg首次静滴，以后每次100 mg，每8 h一次。

6. 其他 在上述常规治疗效果不满意时，可选用腹膜透析、血液透析或血浆置换等措施迅速降低血浆甲状腺激素浓度，高热者予物理降温，避免用乙酰水杨酸类药物。

(六) Graves 眼病(GO)的治疗

1. 一般治疗 高枕卧位,限制钠盐及使用利尿剂。注意眼睛保护,戴有色眼镜。白天使用人工泪液,夜间使用1%甲基纤维素眼药水。睡眠时眼睛不能闭合者使用盐水纱布或眼罩保护角膜;戒烟。

2. 活动性 GO 在上述治疗基础上强化治疗。

(1) 糖皮质激素:泼尼松 40～80 mg/d,分次口服,持续 2～4 周。然后每 2～4 周减量 2.5～10 mg/d。糖皮质激素治疗需要持续 3～12 个月。

(2) 球后外照射:球后外照射与糖皮质激素联合使用可增加疗效。严重病例或不能耐受大剂量糖皮质激素时用本疗法。一般不单独使用。

(3) 眶减压手术:目的是切除眶壁和(或)球后纤维脂肪组织,增加眶容积。

(4) 控制甲亢:甲亢根治性治疗可以改善 GO 的治疗效果。处于进展期的 GO 患者在糖皮质激素保护下对甲状腺实施^{131}I 治疗。

(七) 妊娠期甲亢的治疗

1. ATD 治疗 首选 PTU,因该药不易通过胎盘。母体血清 FT_4 是主要的监测指标和调整药物剂量的依据。每 2 周～1 个月测定一次,使其维持在轻度高于非妊娠成人参考值上限的水平。为避免增加 ATD 的剂量,不合用左甲状腺素治疗。

2. 手术治疗 经 PTU 治疗控制甲亢症状后的妊娠初期,可选择做甲状腺次全切除术。

3. 哺乳期的 ATD 治疗 首选 MMI,监测方法同妊娠期。

小 结

甲亢最常见的病因是 Graves 病,主要表现为高代谢症群、甲状腺肿大、眼征、胫前黏液性水肿。FT_4、FT_3 的测定结果较 TT_4、TT_3 更正确地反映甲状腺功能状态,是诊断临床甲亢的首选指标;甲状腺功能改变时 TSH 变化较 T_3、T_4 更迅速而显著,是反映下丘脑-垂体-甲状腺轴功能的敏感指标,尤其对亚临床型甲状腺功能异常的诊断有临床意义。治疗包括药物、甲状腺次全切除术、放射性^{131}I 治疗三种方法。甲亢危象是内科急症,确定诱因并积极治疗是良好治疗效果的保证,抑制甲状腺激素的合成首选丙硫氧嘧啶。

(张朝霞)

知识检测 48

第五十五章 甲状腺功能减退症

学习目标

1. 掌握：甲状腺功能减退症的临床表现、诊断和治疗原则。
2. 熟悉：水肿黏液性昏迷的治疗；甲状腺功能减退症的实验室检查。
3. 了解：甲状腺功能减退症的分类。
4. 应用：能够对典型患者进行诊断，明确替代治疗的注意事项；对患者和高危人群进行健康指导。

导学案例

患者，女，37岁，因"颜面部水肿、乏力、怕冷1年"就诊。患者于1年前无明显诱因出现颜面部水肿，全身乏力，怕冷。体重增加约5kg，伴脱发、腹胀、便秘。查体：T 36.5 ℃，P 60次/分，R 16次/分，BP 100/80 mmHg，发育正常，神志清楚，皮肤苍白而干燥，颜面部水肿，头发及眉毛稀疏，甲状腺Ⅱ度肿大，质韧，未触及结节及触痛，双肺呼吸音清，心率60次/分，律齐无杂音，心音较低钝，双下肢轻度水肿，无病理征。

请思考：患者目前诊断是什么？为明确诊断，下一步需要做哪些检查？

甲状腺功能减退症（hypothyroidism）简称甲减，是由多种原因引起的低甲状腺激素血症或甲状腺激素抵抗的一种全身低代谢综合征。其病理特征是黏多糖在组织和皮肤堆积，表现为黏液性水肿。

【分类和病因】

（一）根据病变发生的部位分类

1. 原发性甲减 由于甲状腺腺体本身病变引起的甲减，占全部甲减的95%以上，且90%以上原发性甲减是由自身免疫、甲状腺手术和甲亢^{131}I治疗所致。

2. 中枢性甲减 由下丘脑和垂体病变引起的促甲状腺激素释放激素（TRH）或者促甲状腺激素（TSH）产生和分泌减少所致的甲减，垂体外照射、垂体大腺瘤、颅咽管瘤及产后大出血是其较常见的原因；其中由下丘脑病变引起的甲减称为散发性甲减。

3. 甲状腺激素抵抗综合征 由机体内存在结合甲状腺激素的抗体或外周组织对甲状腺素敏感性降低引起的综合征。

（二）根据病变的病因分类

甲减根据病变的病因分为药物性甲减、手术后甲减、^{131}I治疗后甲减、特发性甲减等。

（三）根据甲状腺功能减低的程度分类

根据甲状腺功能减低的程度分为临床甲减和亚临床甲减。

【临床表现】

1. 主要症状 病情轻的早期患者可以没有特异症状，主要以代谢率减低和交感神经兴奋性下降为主。典型患者畏寒、乏力、手足肿胀感、嗜睡、记忆力减退、少汗、关节疼痛、体重增加、便秘，女性月经紊乱,或者月经过多、不孕。

2. 体格检查 患者表情淡漠、面色苍白、皮肤干燥发凉、粗糙脱屑,颜面、眼睑和手皮肤水肿,声音嘶哑,毛发稀疏、眉毛外1/3脱落。由于高胡萝卜素血症,手脚皮肤呈姜黄色。少数病例出现胫前黏液性水肿。脉搏缓慢,心音低弱,可出现心包积液和心力衰竭。重症患者可出现黏液性水肿昏迷。

【辅助检查】

(一) 甲状腺功能检查

原发性甲减血清 TSH 增高,TT_3 和 TT_4、FT_3 和 FT_4 下降,以 FT_4 变化最敏感。亚临床甲减仅有血清 TSH 增高,但是血清 T_4 或 T_3 正常。

(二) 甲状腺过氧化物酶(TPOAb)和甲状腺球蛋白抗体(TGAb)

这是确定原发性甲减病因的重要指标和诊断自身免疫甲状腺炎的主要指标。一般认为 TPOAb 的意义较为肯定。

(三) 其他检查

其他检查可示轻度或中度贫血;血清总胆固醇、血清酶(CK、LDH)增高。

【诊断与鉴别诊断】

(一) 诊断

根据甲减的症状、体征及实验室检查血清 TSH 增高、FT_4 降低,原发性甲减即可以诊断。进一步寻找甲减的病因,如果 TPOAb 阳性,可考虑甲减的病因为自身免疫甲状腺炎。血清 TSH 减低或者正常,TT_4、FT_4 减低,考虑中枢性甲减,应做 TRH 兴奋试验证实,进一步寻找垂体和下丘脑的病变。

(二) 鉴别诊断

甲减贫血应与其他原因的贫血鉴别。原发性甲减时 TRH 分泌增加可以导致高 PRL 血症、溢乳及蝶鞍增大,酷似垂体催乳素瘤,可行 MRI 鉴别。甲减引起的心包积液需与其他原因的心包积液鉴别。严重的全身性疾病、创伤和心理疾病等都可导致甲状腺激素水平的改变所致的低 T_3 综合征,它反映了机体内分泌系统对疾病的适应性反应,主要表现在血清 TT_3、FT_3 水平减低,血清 rT_3 增高,血清 T_4、TSH 水平正常。

【治疗】

(一) 替代治疗

首选左甲状腺素($L-T_4$)。治疗的目标是将血清 TSH 和甲状腺激素水平恢复到正常范围内,需要终身服药。治疗的剂量取决于患者的病情、年龄、体重和个体差异。成年患者 $L-T_4$ 替代剂量 50~200 μg/d,平均 125 μg/d。$L-T_4$ 的半衰期是 7 天,可以每天早晨服药一次。一般从 25~50 μg/d 开始,每 1~2 周增加 25 μg,直到达到治疗目标。甲状腺片是动物甲状腺的干制剂,因其甲状腺激素含量不稳定和 T_3 含量过高已很少使用。

(二) 亚临床甲减的处理

因为亚临床甲减引起的血脂异常可以促进动脉粥样硬化的发生、发展。部分亚临床甲减可发展为临床甲减。亚临床甲减有高胆固醇血症、血清 TSH>10 mU/L 需要给予治疗。

(三) 黏液性水肿昏迷的治疗

(1) 补充甲状腺激素:首选 T_3 静脉注射,10 μg/4h,直至患者症状改善,清醒后改为口服;或 $L-T_4$ 首次静脉注射 300 μg,以后 50 μg/d,至患者清醒后改为口服。如无注射剂可予片剂鼻饲。

(2) 对症支持治疗:保温、供氧、保持呼吸道通畅,必要时行气管切开、机械通气等。根据需要补液,但是入水量不宜过多。

(3) 使用糖皮质激素:氢化可的松 200~300 mg/d 持续静滴,患者清醒后逐渐减量。

(4) 控制感染,治疗原发疾病。

小　结

甲减是由多种原因引起的一种全身低代谢综合征,主要症状表现以代谢率减低和交感神经兴奋性下降。根据甲减的症状和体征及血清 TSH 增高、FT_4 降低,原发性甲减即可以确诊。替代治疗首选左甲状腺素,目标是将血清 TSH 和甲状腺激素水平恢复到正常范围内,需要终身服药。

（张朝霞）

知识检测 49

第五十六章 甲状腺炎

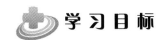

1. 掌握：甲状腺炎的临床表现。
2. 熟悉：甲状腺炎的诊断、治疗。
3. 应用：能够对甲状腺炎的典型病例进行诊断。

导学案例

患者，女，36岁，3天前着凉后出现咽痛、发热，体温在37.5～38.5℃之间波动，伴颈部疼痛、心悸、多汗、体重减轻症状。查体：T 38.5℃，P 110次/分，R 20次/分，BP 100/80 mmHg，发育正常，神志清楚，颜面潮红，急性面容，眼球不突出，咽部充血，扁桃体无肿大，甲状腺左叶Ⅱ度肿大，质硬触痛明显，双肺呼吸音清。心率110次/分，节律齐，双下肢无水肿，甲状腺彩超：甲状腺弥漫性肿大。

请思考：该患者目前诊断考虑什么？为明确诊断，下一步需要做哪些检查？

甲状腺炎（thyroiditis）是因甲状腺组织变性、渗出、坏死、增生等炎症性病理改变导致的临床病症，临床上可分为急性、亚急性和慢性。常见的有亚急性甲状腺炎与自身免疫性甲状腺炎。

第一节 亚急性甲状腺炎

亚急性甲状腺炎（subacute thyroiditis）又称为肉芽肿性甲状腺炎、巨细胞性甲状腺炎和De Quervain甲状腺炎，是一种与病毒感染有关的自限性甲状腺炎，一般不遗留甲状腺功能减退症。

【病因和发病机制】

本病约占甲状腺疾病的5%，多见于40～50岁的女性。病因与病毒感染有关，如流感病毒、柯萨奇病毒、腺病毒和腮腺炎病毒等，可在患者甲状腺组织发现这些病毒，或在患者血清发现这些病毒抗体。

【病理】

特征性改变是多核巨细胞肉芽肿形成。甲状腺轻中度肿大，甲状腺滤泡结构破坏，组织内存在许多巨噬细胞包括巨细胞，所以又称巨细胞性甲状腺炎。

【临床表现】

起病前1～3周常有病毒性咽炎、腮腺炎、麻疹或其他病毒感染的症状。甲状腺区出现明显疼痛，可放射至耳部，吞咽时疼痛加重。可有全身不适、食欲减退、肌肉疼痛、发热、心动过速、多汗等。体格检查发现甲状腺轻至中度肿大，有时单侧肿大明显，甲状腺质地较硬，显著触痛，少数患者有颈部淋巴结肿大。

【辅助检查】

根据实验室结果可分为三期,即毒症期、甲减期和恢复期。

1. 毒症期 急性期由于甲状腺滤泡被破坏,血清 T_3、T_4 升高,TSH 降低,^{131}I 摄取率减低(24 h 小于 2%),呈现特征性的血清甲状腺激素水平和甲状腺摄碘能力的"分离现象"。此期血沉加快,可超过 100 mm/h。

2. 甲减期 血清 T_3、T_4 逐渐下降至正常水平以下,TSH 回升至高于正常值,^{131}I 摄取率逐渐恢复。这是因为储存的甲状腺激素释放殆尽,甲状腺细胞正处于恢复之中。

3. 恢复期 血清 T_3、T_4、TSH 和 ^{131}I 摄取率恢复至正常。

【诊断】

诊断依据:急性炎症的全身症状;甲状腺肿大、疼痛、有触痛;典型患者实验室检测呈现上述三期表现。

【治疗】

本病为自限性病程,预后良好。轻型患者仅需应用非甾体抗炎药,如阿司匹林、布洛芬、吲哚美辛等;中、重型患者可给予泼尼松每日 20~40 mg,可分 3 次口服,能明显缓解甲状腺疼痛,8~10 天后逐渐减量,维持 4 周。少数患者有复发,复发后泼尼松治疗仍然有效。针对甲状腺毒症表现可给予普萘洛尔;针对一过性甲减者,可适当给予左甲状腺素(L-T_4)替代治疗。

第二节 自身免疫性甲状腺炎

自身免疫性甲状腺炎(autoimmune thyroiditis,AIT)属于自身免疫性甲状腺疾病。与同属自身免疫性甲状腺疾病 Graves 病相比,其共同特点是二者具有共同的遗传背景、血清存在针对甲状腺的自身抗体、甲状腺存在淋巴细胞浸润,不同之处在于甲状腺炎症的程度和破坏程度不同,Graves 病的甲状腺炎症较轻,以 TSAb 引起的甲亢为主,AIT 则以甲状腺的炎症破坏为主,严重者发生甲减。二者之间可以相互转化,桥本甲状腺毒症(Hashitoxicosis)即是一种转化形式,临床表现为 Graves 病的甲亢和桥本甲状腺炎的甲减交替出现。

AIT 包括五种类型:①桥本甲状腺炎(Hashimoto thyroiditis,HT):甲状腺显著肿大,50% 伴临床甲减。②萎缩性甲状腺炎(atrophic thyroiditis,AT):甲状腺萎缩,多数伴临床甲减。③甲状腺功能正常的伴临床甲状腺炎(euthyroid thyroiditis,ET):甲状腺自身抗体阳性,甲状腺功能正常。④无痛性甲状腺炎(painless thyroiditis):也称安静性甲状腺炎,既有不同程度的淋巴细胞浸润,也有甲状腺功能的改变,即甲亢和(或)甲减,部分患者发展为永久性甲减。产后甲状腺炎是无痛性甲状腺炎的一个亚型,发生在妇女产后。⑤桥本甲状腺毒症(Hashitoxicosis):少数 Graves 病和桥本甲状腺炎并存。

本节重点介绍桥本甲状腺炎。

【病因和发病机制】

桥本甲状腺炎(HT)是器官特异性自身免疫病,有一定的遗传倾向,本病的特征是血清中存在高滴度的甲状腺过氧化物酶抗体(TPOAb)和抗甲状腺球蛋白抗体(TGAb)。

HT 甲状腺滤泡破坏的直接原因是甲状腺细胞凋亡。碘摄入量是影响本病发生发展的重要环境因素,随碘的摄入量增加,发病率显著增高,特别是碘摄入量增加可以促进隐性的患者发展为临床甲减。

【病理】

HT 的甲状腺坚硬,肿大。正常的滤泡结构广泛地被浸润的淋巴细胞、浆细胞及其淋巴生发中心代替。甲状腺滤泡孤立,呈小片状,滤泡变小、萎缩,其内胶质稀疏。残余的滤泡上皮细胞增大,胞浆嗜酸性染色。纤维化程度不等,间质内可见淋巴细胞浸润。发生甲减时,90% 的甲状腺滤泡被破坏。

【临床表现】

本病多见于中年妇女,女性发病率是男性的 3~4 倍,以 30~50 岁多见。本病早期仅表现为

TPOAb 阳性,没有临床症状。病程晚期出现甲状腺功能减退的表现。多数病例以甲状腺肿或甲减症状首次就诊。HT 表现为甲状腺中度肿大,质地坚韧。萎缩性甲状腺炎表现为甲状腺萎缩。

【辅助检查】

甲状腺功能正常时,患者 TPOAb 和 TGAb 滴度显著增高,是最有意义的诊断指标。早期 TT_3 和 TT_4 在正常范围,但 TSH 升高,^{131}I 摄取率正常且可被 T3 抑制。本病后期 ^{131}I 摄取率下降,TT_3 和 TT_4 也下降,此时出现甲减。甲状腺细针穿刺细胞学检查可见大量淋巴细胞和纤维组织增生,可有淋巴生发中心形成,有助于诊断的确立。

【诊断】

凡是弥漫性甲状腺肿大,特别是伴峡部锥体叶肿大,不论甲状腺功能有否改变,都应怀疑 HT。如血清 TPOAb 和 TGAb 显著增高,诊断即可成立。萎缩性甲状腺炎患者甲状腺无肿大,但是抗体显著增高,并且伴甲减的表现。部分病例甲状腺肿质地坚硬,需要与甲状腺癌鉴别。

【治疗】

本病无针对病因的治疗措施。仅有甲状腺肿、无甲减者一般不需要治疗。限制碘摄入量,可能有助于阻止甲状腺自身免疫破坏进展。左甲状腺素(L-T_4)治疗可以减轻甲状腺肿。临床甲减或亚临床甲减主要给予 L-T_4 替代治疗。甲状腺迅速肿大、伴局部疼痛或压迫症状时,可给予糖皮质激素治疗(泼尼松 30 mg/d,分 3 次口服,症状缓解后减量)。

小 结

甲状腺炎是一种与病毒感染有关的自限性甲状腺炎,常见的有亚急性甲状腺炎与自身免疫性甲状腺炎。亚急性甲状腺炎甲状腺肿大疼痛,触痛明显。血清甲状腺激素水平和甲状腺摄碘能力的"分离现象"是本病特征性改变。轻型患者仅需应用非甾体抗炎药,中、重型患者可给予泼尼松治疗。桥本甲状腺炎以无痛性弥漫性甲状腺肿大为主要表现,如血清 TPOAb 和 TGAb 显著增高,诊断即可成立。限制碘摄入量,有助于阻止甲状腺自身免疫破坏进展。

(张朝霞)

知识检测 50

第五十七章　库欣综合征

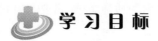

1. 熟悉：库欣综合征的临床表现、病因分类。
2. 了解：库欣综合征的治疗。

导学案例

患者,女,28岁,因"头痛、失眠、月经紊乱1年"入院。患者近1年来逐渐出现乏力、头晕、头痛、失眠,食欲较差,并频繁出现月经紊乱,两次月经间隔15~60天不等,自认为劳累所致而未予以重视。休息一段时间后,上述症状未缓解,故来本院就诊。患者平时体健,月经史:15岁初潮,3~5天/次,月经周期为28~30天,24岁结婚,孕1产1,顺产。查体:T 36.5 ℃,P 70次/分,R 18次/分,BP 150/100 mmHg。发育正常,营养中等,下腹两侧皮肤呈紫红色条纹。满月脸,甲状腺未触及。抬举样心尖搏动,心率70次/分,心律齐,各瓣膜区未闻及杂音。辅助检查:尿游离皮质醇390 nmol/24h。

请思考:患者较可能的诊断是什么?为进一步明确诊断需完善哪些检查?

库欣综合征(Cushing综合征)又称皮质醇增多症,为各种病因造成肾上腺分泌过多糖皮质激素(主要是皮质醇)所致病症的总称,其中最常见者为垂体促肾上腺皮质激素(ACTH)分泌亢进引起的临床类型,称为库欣病(Cushing病)。

【病因及分类】

1. 依赖ACTH的库欣综合征　包括:①库欣病:垂体ACTH分泌过多,伴肾上腺皮质增生。垂体多有微腺瘤,少数为大腺瘤。②异位ACTH综合征:垂体以外肿瘤分泌大量ACTH,伴肾上腺皮质增生。

2. 不依赖ACTH的库欣综合征　包括:①肾上腺皮质腺瘤;②肾上腺皮质癌;③不依赖ACTH的双侧肾上腺小结节性增生,可伴或不伴Carney综合征;④不依赖ACTH的双侧肾上腺大结节性增生。

【临床表现】

典型库欣综合征临床表现主要是由于皮质醇长期分泌过多引起蛋白质、脂肪、糖、电解质代谢的严重紊乱,并干扰了其他多种激素的分泌。

(一) 向心性肥胖、满月脸、多血质外貌

面圆而呈暗红色,胸、腹、颈、背部脂肪甚厚。至疾病后期,因肌肉消耗,四肢显得相对瘦小。多血质与皮肤菲薄、微血管易透见,红细胞数、血红蛋白增多(皮质醇刺激骨髓红细胞增生)有关。

(二) 全身肌肉及神经系统

肌无力,下蹲后起立困难。常有不同程度的精神、情绪变化,如情绪不稳定、烦躁、失眠,严重者精神变态,个别可发生类偏狂。

(三)皮肤表现

皮肤薄,微血管脆性增加,轻微损伤即可引起淤斑。常见于下腹两侧、大腿外侧等处出现紫纹(由肥胖、皮肤薄、蛋白分解亢进、皮肤弹性纤维断裂所致),手、脚、指(趾)甲、肛周常出现真菌感染。异位ACTH综合征者及较重Cushing病患者皮肤色素沉着、颜色加深。

(四)心血管表现

高血压常见。同时,常伴有动脉硬化和肾小球动脉硬化。长期高血压可并发左心室肥大、心力衰竭和脑血管意外。由于凝血功能异常、脂代谢紊乱,易发生动静脉血栓,使心血管并发症发生率增加。

(五)对感染抵抗力减弱

长期皮质醇分泌增多使免疫功能减弱,肺部感染多见;化脓性细菌感染不容易局限化,可发展成蜂窝织炎、菌血症、感染中毒症。患者在感染后,炎症反应往往不显著,发热不明显,易漏诊而造成严重后果。

(六)性功能障碍

女性患者由于肾上腺雄激素产生过多以及皮质醇对垂体促性腺激素的抑制作用,大多出现月经减少、不规则或停经;痤疮常见;明显男性化(乳房萎缩、生胡须、喉结增大、阴蒂肥大)者少见,如出现,要警惕肾上腺皮质癌。男性患者性欲减退,阴茎缩小,睾丸变软。

(七)代谢障碍

大量皮质醇促进肝糖原异生,并有拮抗胰岛素的作用,减少外周组织对葡萄糖的利用,肝葡萄糖输出增加,引起糖耐量减低,部分患者出现类固醇性糖尿病。明显的低血钾性碱中毒主要见于肾上腺皮质癌和异位ACTH综合征。低钾血症使患者乏力加重,引起肾浓缩功能障碍。部分患者因潴钠而有水肿。病程较久者出现骨质疏松,脊椎可发生压缩畸形,身材变矮。儿童患者生长发育受抑制。

【诊断与鉴别诊断】

(一)诊断依据

1. 临床表现 有典型症状体征者,从外观即可做出诊断,但早期及不典型病例,特征性症状不明显或未被重视,而以某一系统症状就医者易漏诊。

2. 各型库欣综合征共有的糖皮质激素分泌异常 皮质醇分泌增多,失去昼夜分泌节律,且不能被小剂量地塞米松抑制。

(1)小剂量地塞米松抑制试验:每6 h口服地塞米松0.5 mg,或每8 h服0.75 mg,连服2天,第2天尿17-羟皮质类固醇不能被抑制到对照值的50%以下,或尿游离皮质醇不能抑制在55 nmol/24 h以下;也可采用一次口服地塞米松法:测第1天血浆皮质醇作为对照值,当天午夜口服地塞米松1 mg,次日晨血浆皮质醇不能抑制到对照值的50%以下。

(2)尿游离皮质醇测定:多在304 nmol/24 h以上(正常成人尿排泄量为130~304 nmol/24 h,均值为(207±44)nmol/24 h),因其反映血中游离皮质醇水平,且少受其他色素干扰,诊断价值优。

(3)血浆皮质醇昼夜节律:正常成人早晨8时均值为(276±66)nmol/L(范围165~441 nmol/L);下午4时均值为(129.6±52.4)nmol/L(范围55~248 nmL/L);午夜12时均值为(96.5±33.1)nmol/L(范围55~138 m/L),患者血皮质醇浓度早晨高于正常,晚上不明显低于清晨(表示正常的昼夜节律消失)。

(二)病因诊断

不同病因患者的治疗不同,需熟悉上述各型的临床特点,配合影像学检查,血、尿皮质醇增高程度,血ACTH水平(增高或仍处于正常范围提示为ACTH依赖型,如明显降低则为非ACTH依赖型)及地塞米松抑制试验结果,可做出正确的病因诊断及处理,最困难者为库欣病和异位ACTH综合征中缓慢发展型的鉴别;需时时警惕异位ACTH综合征的可能性,患者血ACTH,血、尿皮质醇增高较为明显,大剂量地塞米松抑制试验抑制作用较差。胸部病变占异位ACTH综合征的60%左右,常规摄X线胸

知识链接

57-1

片,必要时做胸部 CT 薄层(5 mm)检查,如仍未发现病变做腹部影像学检查。

（三）鉴别诊断

①肥胖症患者可有高血压、糖耐量减低、月经少或闭经,腹部可有条纹(大多数为白色,有时可为淡红色,但较细)。尿游离皮质醇不高,血皮质醇昼夜节律保持正常。②酗酒兼有肝损害者可出现假性库欣综合征,包括临床症状,血、尿皮质醇分泌增高,不能被小剂量地塞米松抑制,在戒酒一周后,生化异常即消失。③抑郁症患者尿游离皮质、17-羟皮质类固醇、17-类固醇可增高,也不能被地塞米松正常地抑制,但无库欣综合征的临床表现。

【治疗】

应根据不同的病因进行相应的治疗。

（一）库欣病

经蝶窦切除垂体微腺瘤为治疗本病的首选疗法。手术创伤小,并发症较少,术后需补充糖皮质激素可避免发生暂时性垂体肾上腺皮质功能不足。如未能发现并摘除垂体微腺瘤,病情严重者,宜做一侧肾上腺全切,另一侧肾上腺大部分或全切除术,术后做激素替代治疗,术后应做垂体放疗,最好用直线加速器治疗。如不做垂体放疗,术后发生纳尔逊(Nelson)综合征的可能性较大,表现为皮肤黏膜色素沉着加深,血浆 ACTH 明显升高,并可出现垂体瘤或原有垂体瘤增大。对垂体大腺瘤患者,需做开颅手术切除肿瘤,术后辅以放疗。经上述治疗仍未满意奏效者可用阻滞肾上腺皮质激素合成的药物,必要时行双侧肾上腺切除术,术后激素替代治疗。

（二）肾上腺腺瘤

肾上腺腺瘤手术切除可获根治。术后需较长期使用氢化可的松(每日 20～30 mg)或可的松(每日 25.0～37.5 mg)作替代治疗,在肾上腺功能逐渐恢复时,可的松的剂量也随之递减,大多数患者于 6 个月至 1 年或更久可逐渐停用替代治疗。

（三）肾上腺腺癌

肾上腺腺癌应尽可能早期手术治疗。未能根治或已有转移者用肾上腺皮质激素合成阻滞药物治疗,减少腺皮质激素的产生。

（四）不依赖 ACTH 的小结节性或大结节性双侧肾上腺增生

行双侧肾上腺切除术,术后做激素替代治疗。

（五）异位 ACTH 综合征

应治疗原发性恶性肿瘤,视具体病情做手术、放疗和化疗;若不能根治,则需要用肾上腺皮质激素合成阻滞药。

（六）阻滞肾上腺皮质激素合成的药物

①米托坦:主要用于肾上腺癌,开始每日 2～6 g,分 3～4 次口服,必要时可增至每日 8～10 g,直到临床缓解或达到最大耐受量,以后再减少至无明显不良反应的维持量。用药期间为避免肾上腺皮质功能不足,需适当补充糖皮质激素。②美替拉酮:抑制皮质醇的生物合成,每日 2～6 g,分 3～4 次口服。③氨鲁米特:对肾上腺癌不能根治的病例有一定疗效。每日用量为 0.75～1.0 g,分次口服。④酮康唑:可使皮质类固醇产生量减少,开始时每日 1000～1200 mg,维持量每日 600～800 mg,治疗过程中需观察肝功能。

小　结

库欣综合征,又称皮质醇增多症,根据病因可分为依赖 ACTH 和不依赖 ACTH 的库欣综合征。库欣综合征患者肾上腺皮质分泌过多皮质醇(主要是糖皮质激素),主要表现为满月脸、向心性肥胖、皮肤紫纹、痤疮、高血压、糖尿病和骨质疏松等。以此为基础,结合实验室及影像学检查进行功能和定位诊断库欣综合征。根据病因不同,选择不同的治疗方法,以手术治疗为主,辅以药物及其他治疗,尽可能恢复正常的皮质醇水平。

(张朝霞)

知识检测 51

第五十八章 原发性醛固酮增多症

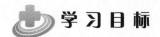

学习目标

1. 掌握：原发性醛固酮增多症的定义、临床表现、诊断和鉴别诊断、治疗。
2. 熟悉：原发性醛固酮增多症的病因、辅助检查。
3. 了解：原发性醛固酮增多症的病理表现。
4. 应用：学会对原发性醛固酮增多症患者进行诊断、治疗。

导学案例

患者，女，34岁。5年前无明显诱因出现头痛，自测血压140/90 mmHg，未予以重视，未监测血压。4年前因"呼吸道感染、乏力"到当地医院就诊，发现血钾降低（不详），对症治疗后症状缓解；逐渐出现口干，每日饮水量2～2.5 L，排尿2～3 L。3年前到医院就医，测血压150/90 mmHg，血钾2.3 mmol/L，24 h尿钾62.37 mmol，间断服用"珍菊降压片"，血压波动在130～140/80～90 mmHg；多于劳累后出现面麻、手麻、双下肢无力，自行服用"氯化钾缓释片"，症状可缓解，未监测血钾。患者入院时精神状态一般，体力下降，食欲、睡眠可，体重无明显变化，大便正常，夜尿3次/晚。

请思考：患者最可能的诊断是什么？主要依据有哪些？为进一步明确诊断需完善哪些检查？

原发性醛固酮增多症（primary aldosteronism）简称原醛症，是由于肾上腺皮质病变致醛固酮分泌增多，导致水、钠潴留及体液容量扩张，进而血压升高并一直抑制肾素-血管紧张素系统，以高血压、低血钾为主要特征的综合征。

【病因和病理】

（一）醛固酮瘤

醛固酮瘤最多见，占原醛症的60%～90%，多为一侧腺瘤，直径大多为1～2 cm，包膜完整，切面呈现金黄色，由大量透明细胞组成。患者血浆醛固酮浓度与血浆ACTH的昼夜节律平行，而对血浆肾素的变化无明显反应。少数腺瘤患者对站立位所致肾素升高呈醛固酮增多，称为肾素反应性腺瘤。

（二）特发性醛固酮增多症（简称特醛症）

本症为成人原醛症第二多见的类型，占原醛症的10%～40%。双侧肾上腺球状带增生，有时伴结节。可能与对血管紧张素Ⅱ的敏感性增强有关，血管紧张素转换酶抑制剂可使患者醛固酮分泌减少，高血压减轻，低血钾上升。

（三）醛固酮癌

醛固酮癌较少见，为分泌大量醛固酮的肾上腺皮质癌，往往还分泌糖皮质激素、雄激素。肿瘤体积大，直径多在3 cm以上，切面常显示出血、坏死，肿瘤的恶性程度在细胞学上常难以确定，转移灶的存在帮助确诊。

（四）糖皮质激素可治性醛固酮增多症（GRA）

糖皮质激素可治性醛固酮增多症多见于青少年男性，可为家族性或散发性，家族性者以常染色体显性方式遗传。肾上腺呈大、小结节性增生，其血浆醛固酮浓度与ACTH的昼夜节律平行，用生理代替性的糖皮质激素数周后可使醛固酮分泌量、血压、血钾恢复正常。

（五）异位醛固酮分泌肿瘤

异位醛固酮分泌肿瘤较罕见，可发生肾内的肾上腺残余或卵巢、睾丸肿瘤。

【病理生理】

过量醛固酮引起钠潴留、排钾、细胞外液扩张，血容量增多，血管壁内及血液循环钠离子浓度增加，血管对去甲肾上腺素的反应加强等原因引起高血压。细胞外液扩张达一定程度后，肾近曲小管重吸收钠减少，心钠肽分泌增多，使钠代谢达到近于平衡的状态，避免了细胞外液的进一步扩张和出现水肿、心力衰竭。此种情况称为对盐皮质激素的"脱逸"现象。大量失钾引起一系列神经、肌肉、心脏及肾的功能障碍。细胞内钾离子丢失后，钠、氢离子增加，细胞内pH值减小，细胞外液氢离子减少，pH值增大致碱血症。碱中毒时细胞外液游离钙减少，加上醛固酮促进尿镁排出，故可出现肢端麻木和手足搐搦。

【临床表现】

原醛症的发展可分为以下阶段：①早期：仅有高血压，无低血钾症状，醛固酮分泌增多及肾素系统活性受抑制，导致血浆醛固酮与肾素的比值上升。②高血压、轻度钾缺乏期：血钾轻度下降，或呈间歇性低血钾，或在某种诱因（如利尿剂、腹泻）下出现低血钾。③高血压、严重钾缺乏期：出现肌麻痹。其主要临床表现如下。

（一）高血压

高血压为最常见的首发症状，临床表现酷似原发性高血压，有头痛、头晕、乏力、耳鸣等。可早于低钾血症2~7年前出现，大多数表现为缓慢发展的良性高血压过程，呈轻至中度高血压，随着病程、病情的进展，大多数患者有舒张期高血压和头痛。

（二）神经肌肉功能障碍

①肌无力及周期性瘫痪：诱因为劳累、久坐、利尿、呕吐、腹泻，常见于下肢，可累及四肢，呼吸困难、吞咽困难。低钾程度重、细胞内外钾浓度差大者症状愈重。②肢端麻木、手足搐搦：游离钙和血镁（随尿排出过多）降低。严重低钾血症时，神经肌肉应激性降低，手足搐搦不明显，补钾后加重。

（三）心脏表现

心电图呈低血钾表现：Q-T间期延长，T波增宽、降低或倒置，U波上升。可出现期前收缩（室性早搏多见）、室上性心动过速等心律失常。

（四）肾脏表现

①慢性失钾致肾小管上皮细胞空泡变性，浓缩功能下降，伴多尿、夜尿增加；②常并发尿路感染；③尿蛋白增多，少数发生肾功能减退。

（五）糖耐量减低

缺钾时胰岛素的释放减少、作用减弱，可出现糖耐量减低。

【辅助检查】

（一）血、尿生化检查

本病表现为：①低血钾：大多数患者血钾低于正常，多在2~3 mmol/L，也可低于1 mmol/L，低钾呈持续性。②高血钠：轻度增高。③碱血症：血pH值和二氧化碳结合力在正常高限或轻度升高。④尿钾高：与低血钾不成比例，在低血钾情况下尿钾排泄量仍大于25 mmol/24 h。⑤尿钠排出量较摄入量为少或接近平衡。

（二）尿液检查

①尿pH为中性或偏碱性；②尿比重较为固定且降低，通常为1.010~1.018，少数呈低渗尿；③部分

患者有蛋白尿。

（三）醛固酮测定

原醛症患者血浆、尿醛固酮皆增高，并受体位和钠摄入量影响。正常成人参考值：血浆醛固酮卧位时为50～250 pmol/L，立位时为80～970 pmol/L。尿醛固酮在钠摄入量正常时为6.4～86 nmol/L，低钠摄入时为47～122 nmol/L，高钠摄入时为0～13.9 nmol/L。原醛症伴严重低钾血症者，醛固酮分泌受抑制，血、尿醛固酮增高可不太严重，在补钾后，醛固酮增多更为明显。

（四）肾素、血管紧张素Ⅱ测定

患者血浆肾素、血管紧张素Ⅱ基础值降低。正常参考值：血浆肾素为(0.55±0.09)pg/(mL·h)，血管紧张素Ⅱ为(26.0±1.9)pg/(mL·h)。经肌内注射呋塞米0.7 mg/kg并立位2 h后，正常人血浆肾素、血管紧张素Ⅱ兴奋值较基础值增加数倍，而原醛症患者兴奋值较基础值只有轻微增加或无反应。醛固酮瘤患者较特发性原醛症患者肾素、血管紧张素Ⅱ值降低更显著。血浆醛固酮水平高而肾素、血管紧张素Ⅱ水平降低是原醛症的特点。血浆醛固酮(ng/dL)与血浆肾素[ng/(mL·h)]的比值更具诊断价值，大于30提示原醛症可能，大于50具有诊断意义。

【诊断】

高血压及低血钾的患者，血及尿醛固酮高，而血浆肾素活性、血管紧张素Ⅱ降低，螺内酯能纠正电解质代谢紊乱并降低高血压，则诊断可成立。须进一步明确病因，可通过动态试验、影像学检查及肾上腺静脉血激素测定等进行病因鉴别。

（一）动态试验（主要用于鉴别醛固酮瘤与特发性原醛症）

上午直立位前后血浆醛固酮浓度的变化：正常人在隔夜卧床，上午8时测血浆醛固酮，继而保持卧位到中午12时，血浆醛固酮浓度下降，和血浆ACTH、皮质醇浓度的下降相一致；如取立位时，则血浆醛固酮上升，这是由于站立后肾素-血管紧张素升高的作用超过ACTH的影响。特发性原醛症患者在上午8时至12时取立位时血浆醛固酮上升明显，并超过正常人，主要由患者站立后血浆肾素有轻度升高，加上此型对血管紧张素的敏感性增强所致；醛固酮瘤患者在此条件下，血浆醛固酮不上升，反而下降，这是因为患者肾素-血管紧张素系统受抑制更重，立位后也不能升高，而血浆ACTH浓度下降的影响更为明显。

（二）影像学检查

通过肾上腺B超、CT和MRI检查可协助鉴别肾上腺腺瘤与增生，并可确定腺瘤的部位。

（三）肾上腺静脉血激素测定

可做肾上腺导管术采双侧肾上腺静脉血测定醛固酮与皮质醇的比值，此法有助于确定单侧或双侧肾上腺醛固酮分泌过多。

【鉴别诊断】

对于有高血压、低血钾的患者，鉴别诊断至关重要，误诊将导致错误的治疗。

（一）原发性高血压

本病使用排钾利尿剂，又未及时补钾，或因腹泻、呕吐等病因出现低血钾，尤其是低肾素型患者，需做鉴别。但原发性高血压患者，血、尿醛固酮不高，普通降压药治疗有效，由利尿剂引起低血钾，停药后血钾可恢复正常，必要时结合上述一些检查不难鉴别。

（二）继发性醛固酮增多症

继发性醛固酮增多症是指由肾素-血管紧张素系统激活所致的醛固酮增多，并出现低血钾。应与原醛症相鉴别的主要有以下两种。①肾动脉狭窄及恶性高血压：此类患者一般血压比原醛症更高，病情进展快，常伴有明显的视网膜损害。恶性高血压患者往往在短期内发展为肾功能不全。肾动脉狭窄的患者约1/3在上腹正中、脐两侧或肋脊角区可听到肾血管杂音，进行放射性肾图、静脉肾盂造影及分侧肾功能检查，可显示病侧肾功能减退、肾脏缩小。肾动脉造影可证实狭窄部位、程度和性质。另外，患者肾素-血管紧张素系统活性增高，可与原醛症相鉴别。②失盐性肾炎或肾盂肾炎晚期：常有高血压伴低血钾有时与本症不易区别，尤其是原醛症后期有上述并发症者。但肾炎或肾盂肾炎晚期往往肾功能损害严重,伴酸中毒和低血钠。低钠试验不能减少尿钾,血钾不升,血压不降。螺内酯试验不能纠正失钾与高血压。血浆肾素活性增高证实为继发性醛固酮增多症。

（三）其他肾上腺疾病

①皮质醇增多症:尤其是腺癌或异位 ACTH 综合征所致者,但有其原发病的各种症状、体征可以鉴别。②先天性肾上腺皮质增生症:如 11β-羟化酶和 17α-羟化酶缺陷者都有高血压和低血钾。前者高血压、低血钾为大量去氧皮质酮引起,于女性引起男性化,于男性引起性早熟,后者雌激素及雄激素、皮质醇均降低,女性性发育不全,男性呈假两性畸形,临床上不难鉴别。

（四）其他

假性醛固酮增多症(Liddle 综合征)、肾素分泌瘤、服甘草制剂、甘珀酸(生胃酮)及避孕药等均可引起高血压和低血钾。血浆肾素-血管紧张素Ⅱ-醛固酮系统检查,现病史和家族史有助于鉴别。

【治疗】

原醛症的治疗取决于病因。醛固酮瘤应及早手术治疗,术后大部分患者可治愈。特发性增生者单侧或次全切除术亦有效,但术后部分患者症状复发,故近年来,多采用药物治疗。醛固酮癌早期发现、病变局限、无转移者,手术可望提高生存率。如临床难以确定是腺瘤还是增生,可行手术探查,亦可药物治疗,并随病情发展、演变,根据最后诊断决定治疗方案。

（一）手术治疗

为保证手术顺利进行,必须做术前准备。术前应纠正电解质紊乱、低血钾性碱中毒,以免发生严重心律失常。每日螺内酯 120～240 mg,分次口服,待血钾正常,血压下降后,减至维持量时,即进行手术。手术前肌内注射醋酸可的松 100 mg,术中静脉滴注氢化可的松 100～300 mg,术后逐步递减,约一周后停药。

（二）药物治疗

对于不能手术(未做手术或手术治疗效果欠佳)的肿瘤患者及特发性增生型患者,用螺内酯治疗,用法同手术前准备。长期应用螺内酯,男性可出现乳腺发育、阳痿,女性可出现月经不调等不良反应,可改为氨苯蝶啶或阿米洛利,以协助排钠潴钾。必要时加用降血压药物。钙通道阻滞药可抑制醛固酮分泌,并能抑制血管平滑肌的收缩,减少血管阻力,降低血压。血管紧张素转换酶抑制剂可使醛固酮分泌减少,改善钾的平衡并使血压降至正常。对 GRA,可用糖皮质激素治疗,通常成人用地塞米松每日 0.5～1 mg,用药后 3～4 周症状缓解,一般血钾上升较快但高血压较难纠正,可加用其他降压药治疗,如钙通道阻滞药。儿童地塞米松用量为每日 0.05～0.1 mg/(kg·d),也可用氢化可的松 12～15 mg/m^2 体表面积,分 3 次口服,后者对儿童生长发育的影响较小。

醛固酮癌预后不良,发现时往往已失去手术根治机会,化疗药物如米托坦、氨鲁米特、酮康唑等可暂时减轻醛固酮分泌过多所致的临床症状,但对病程演变无明显改善。

小　　结

原发性醛固酮增多症是肾上腺皮质病变致醛固酮分泌增多,临床表现为高血压、低血钾,血及尿醛固酮高,而血浆肾素活性、血管紧张素Ⅱ降低。螺内酯能纠正电解质代谢紊乱并降低高血压。诊断时须明确病因,治疗方法有手术治疗及药物治疗。不同病因,治疗方法不一样。

（王丽红）

知识检测 52

第五十九章 原发性慢性肾上腺皮质功能减退症

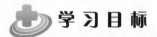

1. 掌握:原发性慢性肾上腺皮质功能减退症的典型临床表现、诊断和治疗原则;肾上腺危象的诊断和治疗。
2. 熟悉:原发性慢性肾上腺皮质功能减退症的鉴别诊断。
3. 了解:原发性慢性肾上腺皮质功能减退症的病因。
4. 应用:学会诊断及治疗原发性慢性肾上腺皮质功能减退症。

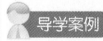

患者,男,38岁,1年前行双侧肾上腺切除术,术后氢化可的松替代治疗,早晨20 mg,下午10 mg,但服药不规律,逐渐出现皮肤色素沉着,掌纹、乳晕处明显,经常感觉疲乏无力,头晕,食欲差,偶尔恶心、呕吐。1天前受凉后出现腹痛、恶心、呕吐,1 h前出现昏迷。查体:脉搏120次/分,血压70/40 mmHg,昏迷,双侧瞳孔等大等圆,对光反射迟钝。皮肤湿冷,全身皮肤广泛色素沉着,生理反射存在,病理反射未引出。

请思考:患者较可能的诊断是什么?为进一步明确诊断需完善哪些检查?

原发性慢性肾上腺皮质功能减退症(chronic adrenocortical hypofunction),又称 Addison 病,由双侧肾上腺绝大部分被毁所致。继发性者由下丘脑-垂体病变引起。

【病因】

(一)感染

①肾上腺结核:为常见病因,由血行播散所致,可以伴随其他系统的结核,如肺、肾、肠等。双侧肾上腺组织包括皮质和髓质破坏严重,常常超过90%。肾上腺皮质三层结构消失,代以大片干酪样坏死、结核性肉芽肿和结节,继而发生纤维化病变,肾上腺钙化常见。②肾上腺真菌感染:真菌感染引起肾上腺皮质发生类似结核病的病理改变而致功能低下。③艾滋病晚期:可出现肾上腺皮质功能减退。④坏死性肾上腺炎:常由巨细胞病毒感染引起。⑤严重流行性脑膜炎:患者出现肾上腺出血坏死可引起急性肾上腺皮质功能减退。⑥严重败血症:尤其是儿童可引起肾上腺内出血伴功能减退。

(二)自身免疫性肾上腺炎

自身免疫性肾上腺炎一般不影响髓质。自身免疫性肾上腺炎可以独立存在,多见于男性;也可以和其他自身免疫病同时存在,多见于女性。两种或两种以上的内分泌腺体受累的自身免疫病称为自身免疫多内分泌腺体综合征(APS),分为Ⅰ型和Ⅱ型。Ⅰ型具有显著的家族性特征,常伴有皮肤黏膜念珠菌病(75%)、肾上腺皮质功能减退(60%)和原发性甲状旁腺功能低下(89%),还可有卵巢功能早衰(45%)、恶性贫血、慢性活动性肝炎、吸收不良综合征和脱发等;这是一种常染色体隐性遗传性疾病,与HLA 无关联,同胞中可有多个受累;多在儿童期发病,平均发病年龄为12岁。Ⅱ型常在成年期起病,平均发病年龄在24岁,包括肾上腺皮质功能减退、慢性淋巴细胞性甲状腺炎、甲状腺功能减退症、Graves病、1型糖尿病,呈显性遗传。

(三)其他较少见病因

其他较少见病因如恶性肿瘤转移,淋巴瘤、白血病浸润,淀粉样变性,肾上腺放疗和手术后,以及药物(如利福平、酮康唑、氨鲁米特、米托坦等)的长期应用,血管栓塞等。肾上腺脑白质营养不良症为先天性长链脂肪酸代谢异常疾病,脂肪酸 β-氧化受阻,累及神经组织与分泌类固醇激素的细胞,致肾上腺皮质和性腺功能低下,同时出现神经损害。

【病理生理】

原发性慢性肾上腺皮质功能减退症特征性的病理生理变化:①肾上腺皮质激素分泌不足;②ACTH分泌增多,可引起皮肤和黏膜下黑色素沉着;如继发于垂体者则ACTH明显减少,无色素沉着。

【临床表现】

慢性肾上腺皮质功能减退症发病隐匿,病情逐渐加重。其主要表现如下。

(一)皮肤黏膜色素沉着

皮肤黏膜色素沉着是原发性慢性肾上腺皮质减退症最具有特征性的表现。色素为棕褐色,有光泽,不高出皮面,色素沉着分布是全身性的,但以暴露部位及易摩擦部位更明显,如脸部、手部、掌纹、乳晕、甲床、足背、瘢痕和束腰带的部位,齿龈、舌表面和颊黏膜也常常有明显的色素沉着。

(二)其他症状

1. 神经、精神系统 全身不适、无精打采、乏力、倦怠,重者嗜睡、意识模糊,可出现精神失常。

2. 胃肠道 食欲减退,嗜咸食,胃酸过少,消化不良;有恶心、呕吐、腹泻者提示病情加重。

3. 心血管系统 血压降低,心脏缩小,心音低钝,有头晕、眼花、直立性昏厥。

4. 代谢障碍 糖异生作用减弱,肝糖原耗损,可发生低血糖症状。

5. 肾 排泄水负荷能力减弱,在大量饮水后可出现稀释性低钠血症,糖皮质激素缺乏及血容量不足时,抗利尿激素的释放增多,也是造成低血钠的原因。

6. 生殖系统 女性阴毛、腋毛减少或脱落、稀疏,月经失调或闭经,但病情轻者仍可生育;男性常有性功能减退。

7. 对感染、外伤等各种应激的抵抗力减弱,并可诱发肾上腺危象 如患病是因为结核且病灶活跃或伴有其他脏器活动性结核者,常有低热、盗汗等症状,体质虚弱者消瘦更严重。

(三)肾上腺危象

大多数患者有发热,体温可达40℃以上,很可能有感染,而肾上腺危象本身也可发热;消化道症状常常比较突出,表现为恶心、呕吐、腹痛、腹泻,腹痛常伴有深压痛和反跳痛而被误诊为急腹症,但常常缺乏特异性定位体征;有严重低血压,甚至低血容量性休克,伴有心动过速、四肢厥冷、发绀和虚脱;患者极度虚弱无力,萎靡、淡漠、嗜睡;也可表现烦躁不安、谵妄、惊厥甚至昏迷;低糖血症、低钠血症,血钾可低可高,如不及时抢救,可发展至休克、昏迷、死亡。

【辅助检查】

(一)一般检查

一般应检查血钠、血钾,可示低血钠、高血钾。脱水严重者低血钠可不明显,高血钾一般不严重,如甚明显需考虑肾功能不良或其他原因。少数患者可有轻度或中度高血钙(糖皮质激素有促进肾、肠排钙作用),如有低血钙和高血磷则提示合并有甲状旁腺功能减退症。脱水明显时有氮质血症。常有正细胞性、正色素性贫血,少数患者合并有恶性贫血。白细胞分类示中性粒细胞减少,淋巴细胞相对增多,嗜酸性粒细胞明显增多。

(二)血糖和糖耐量试验

血糖和糖耐量试验可检查有空腹低血糖,口服糖耐量试验示低平曲线。

（三）激素测定

1. 基础血、尿皮质醇、尿 17-羟皮质类固醇测定 通常低于正常。

2. 血浆基础 ACTH 测定 原发性肾上腺皮质功能减退症者 ACTH 明显增高（>55pmol/L）。而继发性肾上腺皮质功能减退症者，ACTH 浓度降低。

3. ACTH 兴奋试验 原发性肾上腺皮质功能减退症由于内源性 ACTH 已经最大限度地兴奋肾上腺分泌皮质醇，因此外源性 ACTH 不能进一步刺激皮质醇分泌，血浆总皮质醇基础值低于正常或在正常低限，刺激后血浆总皮质醇很少上升或不上升。静脉滴注 ACTH 25U，维持 8 h，观察尿 17-羟皮质类固醇和（或）皮质醇变化，正常人在兴奋第一天较对照日增加 1~2 倍，第二天增加 1.5~2.5 倍，原发性慢性肾上腺皮质功能减退症刺激无反应或低反应；而继发性肾上腺皮质功能减退症呈延迟反应。对于病情严重且高度疑诊本病者，同时予地塞米松（静注或静滴）和 ACTH，在用药前、后测血浆皮质醇，既有治疗作用又可作为诊断手段。

（四）其他辅助检查

心电图可示低电压，T 波低平或倒置，P-R 间期与 Q-T 间期时间可延长。胸片检查可示心脏缩小。肾上腺区摄片及 CT 检查于结核病患者可示肾上腺增大及钙化阴影。其他感染、出血、转移性病变在 CT 扫描时也示肾上腺增大（一般病程多在 2 年以内）。自身免疫性疾病所致者肾上腺不增大。针对下丘脑和垂体占位病变，可做蝶鞍 CT 和 MRI。B 超或 CT 引导下肾上腺细针穿刺活检有助于肾上腺病因诊断。

【诊断与鉴别诊断】

（一）诊断

依据典型临床症状，实验室检查提示血 ACTH 水平升高，血、尿皮质醇和尿 17-羟皮质类固醇降低，ACTH 兴奋试验呈低反应或无反应可诊断。肾上腺自身抗体、影像学检查有利于病因诊断。

（二）鉴别诊断

皮肤色素沉着需与长期日晒或慢性肝病等鉴别；乏力、消瘦、畏食等表现需与结核病或癌症等鉴别。在原发和继发性鉴别时，后者无色素沉着，反而变浅，同时有甲状腺、性腺等多腺体功能减退，实验室检查血浆皮质醇和 ACTH 均降低，ACTH 兴奋试验呈延迟反应等。

【治疗】

（一）激素替代治疗

使患者了解疾病的性质，应终身使用肾上腺皮质激素，基本原则是长期坚持、尽量个体化选择剂量、应激时增加剂量。

1. 糖皮质激素替代治疗 根据身高、体重、性别、年龄、体力劳动强度等，确定合适的基础量。宜模仿生理性激素分泌昼夜节律，在清晨睡醒时服全日量的 2/3，下午 4 时前服余下的 1/3。于一般成人，每日剂量开始时，氢化可的松 20~30 mg 或可的松 25~37.5 mg，以后可逐渐减量，氢化可的松 15~20 mg 或相当量的可的松。在有发热等并发症时适当加量。

2. 食盐及盐皮质激素 食盐的摄入量应充分，每日至少 8 g，如有大量出汗、腹泻时应酌情加大食盐摄入量。大部分患者在服用氢化可的松和充分摄盐下即可获得满意疗效。有的患者仍感头晕、乏力、低血压，则需加用盐皮质激素，每日口服氟氢可的松 0.05~0.1 mg，于上午 8 时一次口服。如果有水肿、高血压、低血钾则减量。

（二）病因治疗

有活动性结核者应积极给予抗结核治疗，补充替代糖皮质激素并不影响对结核的控制。如果为自身免疫病者同时有其他内分泌腺体或脏器受累，则应予以相应的治疗。

（三）肾上腺危象的治疗

1. 补充液体 一般认为肾上腺危象时脱水很少超过总体液量的 10%，估计液体量的补充约为正常体重的6%。初24 h内可静脉补充葡萄糖生理盐水2000～3000 mL。补液量应根据脱水程度及患者的年龄和心脏情况而定。注意观察电解质和血气分析情况。必要时补充钾和碳酸氢钠,应同时注意预防和纠正低血糖。

2. 补充糖、盐皮质激素 此为关键性治疗措施,在取血标本送检ACTH和皮质醇后应立即开始治疗。可先静脉注射氢化可的松100 mg,然后每6 h静滴50～100 mg,前24 h总量为200～400 mg。多数患者病情24 h内获得控制。此时可将氢化可的松减至50 mg,每6 h 1次,在第4～5日后减至维持量。若有严重的疾病同时存在,则氢化可的松减量速度可减慢。如同时口服氟氢可的松0.05～0.2 mg/24 h,则氢化可的松用量可减少。

3. 消除诱因和支持疗法 应积极控制感染及其他诱因,病情控制不满意者多半因为诱因未消除或伴有严重的脏器功能衰竭,或肾上腺危象诊断不确切。应给予全身性的支持疗法。

（四）外科手术或其他应激时治疗

在发生严重应激时,应每日给予氢化可的松300 mg或更多。大多数手术应激为时短暂,故可在数日内逐步减量,直到维持量。较轻的短暂应激,每日给予氢化可的松100 mg即可,以后按情况递减。

【预防】

结核病患者应积极进行抗结核治疗,其他原发性疾病(如真菌感染、白血病、肿瘤等)患者应予积极控制。对肾上腺手术、放疗或应用影响肾上腺皮质的药物,如酮康唑及肾上腺皮质激素等,注意避免引起本病的发生和发展。注意避免引起肾上腺危象的诱发因素。

小 结

原发性慢性肾上腺皮质功能减退症是由于感染、自身免疫等因素破坏双侧绝大部分肾上腺,导致肾上腺皮质激素分泌不足。慢性肾上腺皮质功能减退症分原发性和继发性两类。原发性又称Addison病,临床表现为色素沉着,低血压,水、电解质异常,疲乏无力,胃肠功能紊乱等。典型症状及血ACTH水平升高,血、尿皮质醇和尿17-羟皮质类固醇降低,ACTH兴奋试验呈低反应或无反应可诊断。激素替代治疗是关键治疗,应长期坚持,个体化选择剂量,应激时增加剂量,氢化可的松为首选,适当加用盐皮质激素。患者发生肾上腺危象时应积极抢救。在进行肾上腺手术、放疗或应用肾上腺皮质激素等时应注意避免引起本病的发生和发展。

（王丽红）

知识检测53

第六十章 嗜铬细胞瘤

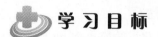

1. 掌握：嗜铬细胞瘤的临床表现、诊断和鉴别诊断、治疗。
2. 熟悉：嗜铬细胞瘤的病理改变、辅助检查。
3. 了解：嗜铬细胞瘤的病因、预后。
4. 应用：学会嗜铬细胞瘤患者的诊断、治疗。

嗜铬细胞瘤（pheochromocytoma）起源于肾上腺髓质、交感神经节或其他部位的嗜铬组织，这种瘤持续或间断地释放大量儿茶酚胺，引起持续性或阵发性高血压和多个器官功能代谢紊乱。某些患者可因长期高血压致严重的心、脑、肾损害或因突发严重高血压而导致危象，危及生命。

【病因】

嗜铬细胞瘤在高血压患者中患病率为 0.05%～0.2%。嗜铬细胞瘤位于肾上腺者占80%～90%，且多为一侧性；肾上腺外的瘤主要位于腹膜外、腹主动脉旁。嗜铬细胞瘤多为良性，恶性者占 10%。散发型嗜铬细胞瘤的病因仍不清楚。家族型嗜铬细胞瘤则与遗传有关。

【病理】

嗜铬细胞瘤 90% 以上为良性肿瘤。肿瘤切面呈棕黄色，血管丰富，间质很少，常有出血。肿瘤细胞较大，为不规则多角形，胞浆中颗粒较多；细胞可被铬盐染色，因此称为嗜铬细胞瘤。据统计，80%～90%嗜铬细胞瘤发生于肾上腺髓质嗜铬细胞，其中 90% 左右为单侧单个病变。多发肿瘤，包括发生于双侧肾上腺者，约占 10%。起源肾上腺以外的嗜铬细胞瘤约占 10%。恶性嗜铬细胞瘤占 5%～10%，可造成淋巴结、肝、骨、肺等转移。少数嗜铬细胞瘤可同时有多发性皮下神经纤维瘤。嗜铬细胞瘤也是 Ⅱ 型多发性内分泌肿瘤的主要病变，发病呈家族性，属常染色体显性遗传；嗜铬细胞瘤能自主分泌儿茶酚胺，包括肾上腺素、去甲肾上腺素以及多巴胺。

【临床表现与并发症】

（一）临床表现

嗜铬细胞瘤多见于青壮年，高发年龄为 20～50 岁，男女发病率无明显差异。

1. 心血管系统表现 ①由于大量的儿茶酚胺间歇地进入血液循环，使血管收缩，末梢阻力增加，心率加快，心排血量增加，导致血压阵发性急骤升高，收缩压可达 26.6 kPa(200 mmHg)以上，舒张压也明显升高。发作时可伴有心悸、气短、胸部压抑、头痛、面色苍白、大量出汗、视物模糊等，严重者可出现脑血管意外或肺水肿等高血压危象。发作缓解后患者极度疲劳、衰弱，可出现面部等皮肤潮红。本病发作可由体位突然改变、情绪激动、剧烈运动、咳嗽及大小便等活动引发，发作频率及持续时间个体差异较大，并不与肿瘤的大小呈正相关性。②有的患者可表现为持续性高血压。约 90% 的儿童患者表现为持续性高血压，成人也有 50% 左右表现为持续性高血压。少数患者可出现发作性低血压、休克等。这可能与肿瘤坏死、瘤内出血，使儿茶酚胺释放骤停，或发生严重心脏意外等有关。出现这种情况预后常较差。③由于儿茶酚胺对心肌的直接毒性作用，使心肌肥厚、水肿、灶性出血、内膜肥厚及炎症细胞浸润等。本病临床表现似心肌炎,严重者可出现心力衰竭及严重心律失常。

2. 代谢紊乱 ①儿茶酚胺使胰岛素分泌减少,周围组织利用糖减少,因而血糖升高或糖耐量下降。②儿茶酚胺还能促进垂体 TSH 及 ACTH 的分泌增加,使甲状腺素及肾上腺皮质激素的分泌增加,导致基础代谢增高,血糖升高,脂肪分解加速,引起消瘦。③少数患者可出现低血钾,可能与儿茶酚胺促使钾离子进入细胞内及促进肾素、醛固酮分泌有关。

3. 其他临床表现 儿茶酚胺可松弛胃肠平滑肌,使胃肠蠕动减弱,故可引起便秘,有时甚为顽固。胃肠小动脉严重收缩痉挛,可使胃肠黏膜缺血,偶有坏死穿孔等症状。由于肿瘤生长对邻近器官的压迫,临床上可出现相应的表现。

(二) 并发症

1. 心血管并发症 如儿茶酚胺性心脏病、心律失常、休克等。

2. 脑部并发症 如脑卒中、短暂性脑缺血发作(TIA)、高血压脑病、精神失常等。

3. 其他 如糖尿病、缺血性小肠结肠炎、胆石症等。

【诊断与鉴别诊断】

本病的早期诊断甚为重要。肿瘤多为良性,为可治愈的继发性高血压。切除肿瘤后大多数患者可恢复健康。而未被诊断者有巨大的潜在危险,可在药物、麻醉、分娩、手术等情况下诱发高血压危象或休克。对临床提示本病者,应做以下检查。

(一) 血、尿儿茶酚胺及代谢产物的测定

血、尿儿茶酚胺及代谢产物的测定作为特异性检查。持续性高血压型患者尿儿茶酚胺及其代谢物香草基杏仁酸(VMA)及甲氧基肾上腺素(MN)和甲氧基去甲肾上腺素(NMN)皆升高,常在正常高限的两倍以上,其中 MN、NMN 的敏感性和特异性最高。阵发性者平时儿茶酚胺可不明显升高,而在发作后才高于正常,故需测定发作后血或尿儿茶酚胺。某些药物(如左旋多巴、普萘洛尔、四环素等)及食物(如咖啡、香蕉等)会使测定结果受到影响,对这些因素应给予足够的重视。

(二) 药理试验

药理试验特异性不强,有一定的假阴性、假阳性及副作用。对于持续性高血压患者,尿儿茶酚胺及代谢物明显增高,不必做药理试验。但对临床可疑而儿茶酚胺测定未发现异常者做药理试验具有一定的诊断意义。对于阵发性发作者,如果一直等不到发作,可考虑做胰高血糖素激发试验。给患者静注胰高血糖素 1 mg,注射后 1~3 min,如为本病患者,血浆儿茶酚胺增加 3 倍以上,或升至 2000 pg/mL,血压上升。

(三) 影像学检查

影像学检查应在用 α 受体阻滞剂控制高血压后进行。B 型超声和 CT 扫描对嗜铬细胞瘤的诊断准确率高,而且无创伤,有条件应作为首选检查方法。①B 型超声做肾上腺及肾上腺外(如心脏等处)肿瘤定位检查:对直径 1 cm 以上的肾上腺肿瘤,阳性率较高。②CT 扫描:90% 以上的肿瘤可准确定位,CT 扫描除能对肿瘤进行定位和测量大小外,还可根据肿瘤边界等情况,判断其是否浸润、转移等,以利于选取合适的治疗方法。③MRI:其优点是不需要注射造影剂,患者不暴露于放射线,可显示肿瘤与周围组织的关系及某些组织学特征,有助于鉴别嗜铬细胞瘤和肾上腺皮质肿瘤,可用于孕妇。④放射性核素标记的间碘苄胍(MIBG):可被肾上腺髓质和嗜铬细胞瘤摄取,故对嗜铬细胞瘤检查有特异性,能鉴别肾上腺或肾上腺以外其他部位的肿瘤是否为嗜铬细胞瘤。⑤腔静脉分段取血定位检查:对嗜铬细胞瘤定位,尤其对体积小的肿瘤、异位肿瘤或其他检查未能定位的肿瘤,有较高的价值。

【治疗】

应用药物长期控制嗜铬细胞瘤高血压是困难的,且其中有小部分是恶性者,故手术治疗是首选。手术治疗有一定危险性,要获得满意的手术效果,须内科、外科密切配合,术前应用药物控制血压,术后仍有高血压者也需降压治疗。

（一）内科治疗

控制嗜铬细胞瘤高血压的药物有非选择性α受体阻滞剂（如酚苄明、酚妥拉明等）、选择性α_1受体阻滞剂（如哌唑嗪、特拉唑嗪等）、钙拮抗剂（如尼卡地平、维拉帕米等）、血管扩张剂（如硝普钠、硝酸甘油等）、血管紧张素转换酶抑制剂（如卡托普利、依那普利等）。目前多采用α受体阻滞剂酚苄明，剂量10～20 mg，每日2次，用2～6周（一般不得少于2周）。术前β受体阻滞剂不必常规应用，如患者有心动过速，可应用普萘洛尔10 mg，每日2～3次，术前服1周左右；在用β受体阻滞剂之前，必须先用α受体阻滞剂使血压下降。

当突发阵发性高血压症候群时，应立即抢救，主要措施包括：给氧，静脉注射酚妥拉明1～5 mg（用5％葡萄糖溶液稀释），同时进行心电监护，继之以酚妥拉明10～50 mg溶于5％葡萄糖氯化钠注射液缓慢静滴维持并观察。

（二）手术治疗

手术治疗为本病的根治措施，如为增生则应做次全切除术。为避免麻醉诱导期、手术剥离、接扎血管和切除肿瘤时的血压波动以致诱发高血压危险和休克，充分的术前准备、术中及术后处理显得尤为重要。目前，腹腔镜手术已逐渐替代传统的开放手术应用于大部分嗜铬细胞瘤的治疗。

【预后】

大多数病例如能及早诊治，预后良好。已发生转移的恶性肿瘤预后不一，重者在数月内死亡，少数可活10年以上，5年生存率为45％，转移最常见的部位为骨骼、肝、淋巴结、肺，其次为脑、胸膜、肾等。

小　结

嗜铬细胞瘤持续或间断地释放大量儿茶酚胺，引起持续性或阵发性高血压和多个器官功能代谢紊乱。本病恶性肿瘤占少数，多数在肾上腺。临床上可表现阵发性或持续性高血压，同时有心血管异常表现、代谢紊乱及各个系统表现。血、尿儿茶酚胺及代谢产物的测定明显增高，影像学检查可做出定位诊断。手术切除嗜铬细胞瘤是最有效的治疗方法。术前应采用α受体阻滞剂控制血压，以减少手术风险，为手术的成功创造条件。

（王丽红）

知识检测54

第六十一章 糖 尿 病

学习目标

1. 掌握:糖尿病的分型、临床表现、并发症、诊断标准、治疗原则。
2. 熟悉:糖尿病的鉴别诊断,口服降糖药和胰岛素的作用机制及不良反应。
3. 了解:糖尿病的病因、发病机制。
4. 应用:学会对糖尿病患者进行诊断、治疗,对患者和高危人群进行健康指导。

导学案例

患者,女,50岁。乏力、多尿伴体重下降两年半。两年半前无明显诱因出现全身乏力、多尿,每日尿量3000~3500 mL,无心悸、多汗等其他症状。发病以来,食欲佳,睡眠尚好,体重下降4 kg。既往无服用特殊药物史。查体:身高161 cm,体重66 kg,脉搏82次/分,呼吸18次/分,血压135/85 mmHg,神清,营养中等,浅表淋巴结未触及。甲状腺不大,未闻及血管杂音。双肺呼吸音正常,心率82次/分,律齐。腹平软,肝脾肋下未触及,双下肢无水肿。神经系统检查无异常。空腹血糖9.0 mmol/L,餐后2 h血糖13.1 mmol/L。

请思考:患者诊断什么病?主要依据有哪些?为进一步明确诊断需完善哪些检查?

第一节 糖 尿 病

糖尿病(diabetes mellitus,DM)是一组由多种病因引起的以慢性高血糖为特征的代谢疾病。高血糖是由于胰岛素分泌缺陷和(或)作用缺陷而引起。因长期碳水化合物及脂肪、蛋白质代谢紊乱,导致眼、肾、神经、心脏、血管等组织器官的慢性进行性病变、功能减退及衰竭。病情严重或应激时可发生急性代谢紊乱,如糖尿病酮症酸中毒、高渗高血糖综合征等。

糖尿病是常见病、多发病。随着生活水平的提高,糖尿病发病率逐年增加,已成为发达国家继心血管和肿瘤之后第三大非传染性疾病,是严重威胁人类健康的世界性公共卫生问题。2015年全球糖尿病患者已达4.15亿,我国成年人糖尿病患病率高达11%以上,已成为糖尿病第一大国。

【糖尿病分型】

目前国际上通用WHO糖尿病专家委员会提出的分型标准。

糖尿病分型如下。

1. 1型糖尿病(T1DM) 胰岛β细胞破坏,常导致胰岛素绝对不足。

(1)免疫介导性急进型及缓发型。

(2)特发性无自身免疫证据。

2. 2型糖尿病(T2DM) 主要是胰岛素抵抗和分泌障碍。

3. 其他特殊类型糖尿病

(1) 胰岛β细胞功能遗传缺陷：①青少年的成人发病型糖尿病(MODY)；②线粒体DNA基因突变糖尿病；③其他。

(2) 胰岛素作用的基因缺陷：①A型胰岛素抵抗；②妖精貌综合征；③Rabson-Mendenhall综合征；④脂肪萎缩性糖尿病；⑤其他。

(3) 胰腺外分泌性疾病：①胰腺炎；②胰腺外伤或胰腺切除；③胰腺肿瘤；④胰腺囊性纤维化病；⑤血色病；⑥纤维钙化性胰腺病；⑦其他。

(4) 内分泌疾病：①肢端肥大症；②库欣综合征；③胰高血糖素瘤；④嗜铬细胞瘤；⑤甲状腺功能亢进症；⑥生长抑素瘤；⑦醛固酮瘤；⑧其他。

(5) 药物或化学因素诱发：①吡甲硝苯脲(灭鼠剂)；②喷他脒；③烟酸；④糖皮质激素；⑤甲状腺激素；⑥二氮嗪；⑦β受体激动剂；⑧噻嗪类利尿剂；⑨苯妥英钠；⑩α干扰素及其他。

(6) 感染：①先天性风疹；②巨细胞病毒感染；③其他。

(7) 不常见的免疫介导性糖尿病：①僵人综合征；②抗胰岛素受体抗体；③其他。

(8) 伴有糖尿病的其他遗传综合征：①Down综合征；②Klinefelter综合征；③Turner综合征；④Wolfram综合征；⑤Friedreich共济失调；⑥Huntington舞蹈症；⑦Lawrence-Moon-Beidel综合征；⑧强直性肌营养不良；⑨卟啉病；⑩Prader-Willi综合征及其他。

4. 妊娠糖尿病(GDM)

【病因和发病机制】

糖尿病病因和发病机制复杂，至今尚未阐明。

(一) 1型糖尿病

由于胰岛β细胞完全破坏，导致胰岛素绝对缺乏。其中绝大多数患者与自身免疫有关，称免疫介导性糖尿病，免疫介导性糖尿病是相对比较明显的独立疾病，包括急进型(儿童青少年发病)及缓发型(成年人发病，又称晚发性成人自身免疫性糖尿病)。其发病机制主要是遗传因素加上胰岛β细胞的自身免疫性破坏，往往由病毒感染促发。仅很少一部分1型糖尿病患者无自身免疫反应的证据，称特发性糖尿病。

1. 遗传因素 在同卵双生子中1型糖尿病同病率达30%~40%，提示遗传与其发病有密切关系。现已知位于6号染色体短臂的HLA基因为主效基因。

2. 自身免疫性 免疫介导性糖尿病是由于在胰岛β细胞发生了细胞介导的自身免疫性损伤而引起，患者体内的免疫损伤性抗体有胰岛细胞抗体(ICA)、胰岛素自身抗体(IAA)、谷氨酸脱羧酶抗体(GADA)、蛋白质酪氨酸酶(IA-2A及IA-2BA)、锌转运体-8自身抗体(ZnT8A)等。在最初发现有空腹高血糖时，85%~90%的患者体内至少存在一种抗体，通常是多种自身抗体，病理组织学上可观察到胰岛有淋巴细胞等浸润呈自身免疫性胰岛炎。另外，这些人容易发生其他类型的自身免疫病，如慢性淋巴细胞性甲状腺炎、Graves病、慢性肾上腺皮质功能减退症等。胰岛细胞自身抗体检测可预测1型糖尿病的发病和确定高危人群，并可协助糖尿病的分型及指导治疗。

3. 病毒感染 与1型糖尿病发病有关的病毒有柯萨奇病毒、腮腺炎病毒、风疹病毒、巨细胞病毒、脑心肌炎病毒及传染性单核细胞增多症病毒等。可直接损伤胰岛β细胞，或损伤胰岛β细胞而暴露其抗原成分并启动自身免疫反应进而破坏胰岛β细胞。

1型糖尿病的发生发展可分为6个期：①第1期：具有遗传学易感性。②第2期：某些环境因素如病毒感染启动自身免疫反应。③第3期：免疫学异常，血液中可出现一组自身抗体。④第4期：进行性胰岛β细胞功能减退。⑤第5期：临床糖尿病。⑥第6期：胰岛β细胞功能衰竭。

特发性糖尿病是1型糖尿病中很少的一部分，其病因学尚未十分清楚。这种类型的糖尿病有很强的遗传性，缺乏胰岛β细胞自身免疫性损伤的免疫学证据，与HLA无关联，大多数发生在非洲或亚洲的某些种族。

(二) 2 型糖尿病

占所有糖尿病患者的 90%~95%。发病除有较强的遗传易感性外,与环境因素密切相关。

1. 遗传因素　2 型糖尿病在不同种族中患病率差别很大,有明显的家族史。同卵双生子中 2 型糖尿病的同病率接近 100%。

2. 环境因素　包括肥胖、摄食过多、体力劳动强度减低、生活方式改变、年龄增长、子宫内环境及应激、化学毒物等,可使易感人群的糖尿病患病率显著增加。在遗传和环境因素的共同作用下引起的肥胖,特别是中心性肥胖,与胰岛素抵抗和 2 型糖尿病的发生密切相关。

3. 胰岛素抵抗和 β 细胞功能缺陷　胰岛素抵抗和 β 细胞功能缺陷导致的不同程度的胰岛素缺乏是 2 型糖尿病的两个主要环节。

(1) 胰岛素抵抗(IR):胰岛素降低血糖的主要机制是抑制肝脏葡萄糖产生,刺激内脏(如肝脏)组织对葡萄糖的摄取和促进外周组织(骨骼肌和脂肪)对葡萄糖的利用。胰岛素抵抗是指胰岛素作用的器官(主要是肝脏、肌肉和脂肪组织)对胰岛素作用的敏感性降低。胰岛素抵抗是 2 型糖尿病的特性,胰岛素抵抗和胰岛素相对缺乏使肝脏葡萄糖产生增加和周围组织对葡萄糖利用减少,使血糖升高,而血糖升高又使胰岛 β 细胞代偿性增加胰岛素分泌,但仍不能使血糖恢复正常水平,最终导致高血糖,而高血糖又加重胰岛素抵抗和胰岛素分泌不足,使高血糖持久存在。

(2) β 细胞功能缺陷:是糖尿病发病机制中最重要的继发性因素。在糖尿病发生发展过程中所发生的高血糖和脂质代谢紊乱,进一步加重胰岛素抵抗和降低胰岛 β 细胞功能,因此,β 细胞功能缺陷在 2 型糖尿病的发病中起关键作用。

4. 胰岛 α 细胞功能缺陷和胰高血糖素样肽-1(GLP-1)分泌缺陷　胰岛 α 细胞功能缺陷和胰高血糖素样肽-1(GLP-1)分泌缺陷在 2 型糖尿病的发病中起重要作用。

胰岛中 α 细胞分泌胰高血糖素,在保持血糖稳定方面起重要作用。正常情况下,进餐后血糖升高刺激早期时相的胰岛素分泌和 GLP-1 的分泌,抑制 α 细胞分泌胰高血糖素,从而减少肝糖输出,防止餐后高血糖,2 型糖尿病患者由于胰岛 β 细胞明显减少,α 细胞/β 细胞的比例增加,另外 α 细胞对葡萄糖敏感性降低,从而导致胰高血糖素水平升高,肝糖输出增加。

GLP-1 是由肠道 L 细胞产生,主要作用是刺激 β 细胞葡萄糖介导的胰岛素合成和分泌,抑制胰高血糖素的分泌。已经证实,2 型糖尿病患者负荷后 GLP-1 的释放曲线低于正常,提高 2 型糖尿病患者 GLP-1 水平后,可观察到葡萄糖依赖性的促胰岛素分泌和抑制胰高血糖素分泌,并可恢复 α 细胞对葡萄糖的敏感性。

2 型糖尿病的自然病程有 4 个阶段:①第 1 阶段,遗传易感性;②第 2 阶段,胰岛素抵抗和(或)高胰岛素血症;③第 3 阶段,糖耐量减低(IGT),大多数 2 型糖尿病患者均经过 IGT 阶段;④第 4 阶段,临床糖尿病,每年有 1%~5% 的 IGT 发展成 2 型糖尿病。

(三) β 细胞功能遗传缺陷引起的糖尿病

β 细胞功能遗传缺陷引起的糖尿病是一种单基因遗传性疾病,由于某些基因的突变而使胰岛 β 细胞分泌功能缺陷、胰岛素分泌减少而导致糖尿病,主要包括 MODY 和线粒体糖尿病。

(四) 妊娠糖尿病(GDM)

妊娠糖尿病指妊娠期间发生的不同程度的糖代谢异常。GDM 妇女分娩后血糖可恢复正常,但有发生 2 型糖尿病的高度危险性,故 GDM 患者应在产后 6~12 周筛查糖尿病,并长期追踪观察。妊娠前已知患有糖尿病者,称为糖尿病合并妊娠。

【病理】

(一) 胰腺病变

1 型糖尿病胰岛 β 细胞数量减少,细胞核深染,胞浆稀少呈脱颗粒现象,α 细胞相对增多。胰岛内毛细血管及纤维组织增生,严重者可见广泛纤维化。1 型糖尿病早期 50%~70% 病例在胰岛及其周围可见淋巴细胞和单核细胞浸润,称为胰岛炎。2 型糖尿病患者胰岛病变较轻,在光学显微镜下约 1/3 病例在组织学上无肯定性病变。

（二）血管病变

血管病变包括微血管和大血管病变。约70%糖尿病患者在全身小血管和微血管出现病变,其基本病变是过碘酸希夫染色(PAS)阳性物质沉着于内皮下而引起毛细血管基底膜增厚,此病变具有较高特异性,称为糖尿病性微血管病变。常见于肾、视网膜、肌肉、神经、皮肤等组织。糖尿病性大血管病变,是动脉粥样硬化和继发于高血压的中、小动脉硬化。因该病变亦可见于非糖尿病患者,故缺乏特异性。

（三）神经病变

糖尿病性神经病变多见于病程较长、病情控制不佳的患者,周围神经纤维呈轴突变性,继以节段性或弥漫性脱髓鞘改变,神经营养血管亦可出现微血管病变。病变有时累及神经根、椎旁交感神经节和脑神经,脊髓和脑实质病变罕见。

（四）肾脏病变

糖尿病性肾小球硬化占25%~44%,尤以1型糖尿病中多见,肾盂肾炎、肾小动脉硬化也常见,坏死性乳突炎罕见。

（五）心脏病变

除冠状动脉及其分支呈广泛性动脉粥样硬化伴心肌梗死外,心肌细胞肌丝明显减少,严重者出现心肌纤维灶性坏死,心肌病也已肯定。

（六）肝脏病变

脂肪肝是糖尿病控制不佳时常见的肝脏脂肪沉积和变性。

【病理生理】

糖尿病代谢紊乱主要是由胰岛素绝对或相对不足或伴胰岛素抵抗引起。

（一）糖代谢紊乱

由于胰岛素不足或抵抗,葡萄糖不能进入细胞;同时,由于葡萄糖激酶活性降低,葡萄糖在细胞内磷酸化减少;磷酸果糖激酶和丙酮酸激酶合成减少,糖酵解减弱;磷酸戊糖通路减弱;三羧酸循环减弱,能量供给明显减少;糖原合成减少、分解增多。总之,葡萄糖在肝、肌肉和脂肪组织的利用减少,肝糖输出增多,因而发生高血糖。

（二）脂肪代谢紊乱

由于胰岛素不足或抵抗,脂肪组织摄取葡萄糖及从血浆移除甘油三酯减少,脂肪合成减少;脂蛋白酶活性低下,血游离脂肪酸和甘油三酯浓度升高;在胰岛素极度缺乏时,激素敏感性脂酶活性增强,储存脂肪分解加速,血游离脂肪酸浓度更为增高,肝细胞摄取脂肪酸后,因再酯化代谢通路受阻,脂肪酸与辅酶A结合生成脂肪酰辅酶A,经β氧化生成乙酰辅酶A,因草酰醋酸生成不足,乙酰辅酶A进入三羧酸循环受阻而大量缩合为乙酰乙酸,转化为丙酮和β羟丁酸(三者统称为酮体),当酮体生成超过组织利用和排泄的能力时,大量酮体堆积形成酮症或进一步发展为酮症酸中毒。

（三）蛋白质代谢紊乱

肝、肌肉等组织摄取氨基酸减少,蛋白质合成减弱,分解代谢加速,呈负氮平衡;血浆中的成糖氨基酸如丙氨酸、甘氨酸、苏氨酸和谷氨酸浓度降低,同时血中成酮氨基酸(包括蛋氨酸、异亮氨酸和缬氨酸等支链氨基酸)水平增高,提示肌肉摄取氨基酸合成蛋白质能力减弱,导致患者消瘦、乏力、组织修复能力和抵抗力降低,儿童生长发育迟缓。

2型糖尿病患者,当轻度胰岛素不足或抵抗时,由于基础胰岛素分泌量和敏感性尚足以维持正常糖代谢,故空腹血糖一般正常,但由于胰岛素分泌不足和敏感性下降,故出现餐后高血糖;当胰岛素分泌量和敏感性中度不足时,空腹血糖可出现增高;随着病情进展,糖原合成减少,分解增多进一步加重,可导致严重高血糖,甚至发生酮症酸中毒或高渗性昏迷。

【临床表现与并发症】

(一)代谢紊乱症状

出现以高血糖为主的一系列代谢紊乱。典型表现为"三多一少",即多饮、多食、多尿和体重减轻。"三多一少"症状在1型糖尿病初发时较为明显,而相当一部分2型糖尿病患者无明显的"三多一少"症状,常于出现各种并发症就诊时才确诊。另外一部分患者是在健康检查时发现高血糖。也有患者因皮肤外阴瘙痒、双眼模糊、反应性低血糖等就诊时发现。

(二)急性并发症

急性并发症有糖尿病酮症酸中毒、高渗高血糖综合征、乳酸酸中毒等。

(三)慢性并发症

1. 糖尿病性血管病变

(1)大、中动脉粥样硬化:主要侵犯主动脉、冠状动脉、脑动脉、肾动脉和肢体外周动脉,可引起冠心病、缺血性或出血性脑血管病、肾动脉硬化、肢体动脉硬化等。

(2)微血管病变:是糖尿病特异性并发症,其典型改变是微循环障碍和微血管基底膜增厚。可累及全身各组织器官,主要表现在视网膜、肾脏、神经和心肌。①糖尿病肾病:表现为肾小球硬化,是1型糖尿病的主要死因。②糖尿病视网膜病变:眼底出现微血管瘤、出血、渗出等,是导致失明的主要原因。③糖尿病心肌病:心脏微血管病变和心肌代谢紊乱可引起心肌广泛灶性坏死,称为糖尿病心肌病,可诱发心力衰竭、心律失常、心源性休克或猝死。可与其他心脏病共存,预后更差。

2. 糖尿病性心脏病 糖尿病性心脏病包括在广泛的糖及脂肪等代谢紊乱基础上所发生的大血管病变、微血管病变及心脏自主神经病变所引起的心脏病变。在后期可发生心肌损害、心律失常、心脏扩大及心功能不全等,预后较差。控制糖尿病,纠正代谢紊乱及应用相应的治疗措施,可有效防止和减少其发生和发展。

3. 眼部病变 除糖尿病视网膜病变外,还可见白内障、青光眼、屈光改变及虹膜睫状体病变等。

4. 糖尿病神经病变 糖尿病神经病变包括多发性周围神经病变、脑神经和自主神经病变等。

5. 糖尿病足 与下肢远端神经异常和不同程度的周围血管病变相关的足部(踝关节或踝关节以下的部分)感染、溃疡和深层组织破坏。

6. 感染 感染包括疖、痈、手癣、脚癣、体癣、肺结核、胆囊炎、牙周炎、尿路感染、真菌性阴道炎等。

【辅助检查】

(一)尿糖测定

尿糖阳性是诊断糖尿病的重要线索。尿糖阳性提示血糖值超过肾糖阈值,肾糖阈正常情况下,尿糖阳性提示血糖高。但当并发糖尿病肾病时,肾糖阈升高,虽然血糖高,但尿糖可呈阴性;妊娠时肾糖阈降低,血糖正常也可出现尿糖阳性。

(二)血糖测定

血糖升高是诊断糖尿病的主要依据。通常用葡萄糖氧化酶法测定静脉血浆葡萄糖。正常空腹血糖范围在 $3.9 \sim 6.0$ mmol/L。血糖测定是判断血糖控制情况的主要指标,便携式血糖仪采毛细血管全血进行测定,可指导药物剂量的调整。

(三)口服葡萄糖耐量试验(OGTT)

当血糖高于正常范围而又未达到糖尿病诊断标准者,须进行 OGTT。应在清晨空腹进行,WHO 推荐成人口服 75 g 无水葡萄糖,溶于 $250 \sim 300$ mL 水中,$5 \sim 10$ min 饮完,分别于空腹和开始饮葡萄糖水后 2 h 各抽血 1 次,测定静脉血浆血糖值。

(四)糖化血红蛋白 A_1 和糖化血浆白蛋白测定

糖化血红蛋白 A_1($GHbA_1$)正常值为 $3\% \sim 6\%$,反映患者近 $8 \sim 12$ 周内总的血糖水平。血糖控制不佳者其 $GHbA_1$ 较正常人高,且与血糖控制不良的程度呈正相关。空腹血糖只反映瞬时血糖值,$GHbA_1$ 可以补充空腹血糖的不足,成为监控糖尿病病情的指标之一。糖化血浆白蛋白可反映患者近

2~3周总的血糖水平,为糖尿病患者近期病情监测的指标。

(五) 血浆胰岛素和 C 肽测定

胰岛素和 C 肽以等分子数从胰岛 β 细胞中生成和释放,故可用于胰岛 β 细胞功能的评价。由于 C 肽清除慢,外周血中 C 肽与胰岛素的比值常大于 5,且不受外源性胰岛素的影响,可较胰岛素更加准确地反映胰岛 β 细胞功能。正常人空腹基础血浆胰岛素水平为 5~20 mU/L,C 肽水平不小于 400 pmol/L。正常人口服 75 g 葡萄糖后,血浆胰岛素水平在 30~60 min 上升至高峰,可为基础值的 5~10 倍,3~4 h 恢复到基础水平;C 肽则升高 5~6 倍。

(六) 自身免疫标记物测定

1 型糖尿病患者胰岛细胞自身抗体(ICA)、胰岛素自身抗体(IAA)、谷氨酸脱羧酶抗体(GADA)常呈阳性。

【诊断与鉴别诊断】

目前国际上通用 WHO 糖尿病专家委员会提出的诊断标准(表 61-1)。

(一) 血糖异常的定义

1. 空腹血糖(FPG) 正常空腹血糖为 3.9~6.0 mmol/L(70~108 mg/dL);6.1~6.9 mmol/L(100~125 mg/dL)为空腹血糖受损(IFG);大于或等于 7.0 mmol/L(126 mg/dL)应考虑糖尿病。

2. OGTT 中 2 h PG 小于 7.7 mmol/L(139 mg/dL)为正常糖耐量;7.8~11.0 mmol/L(140~199 mg/dL)为糖耐量减低(IGT);大于或等于 11.1 mmol/L(200 mg/dL)应考虑糖尿病。

表 61-1 糖尿病及其他类型高血糖的诊断标准(WHO 糖尿病专家委员会,1999 年)

类型	静脉血浆血糖浓度/(mmol/L)	
	空腹血糖	服糖后 2 h 血糖
糖尿病(DM)	≥7.0	≥11.1
糖耐量减低(IGT)	<7.0	7.8~11.0
空腹血糖受损(IFG)	6.1~6.9	<7.8
正常血糖(NGR)	<6.1	<7.8

(二) 糖尿病的诊断标准

(1) 糖尿病症状+空腹血糖≥7.0 mmol/L(126 mg/dL),或任意时间血浆葡萄糖≥11.1 mmol/L(200 mg/dL)或 OGTT 2 h PG≥11.1 mmol/L(200 mg/dL),需重复一次确认,诊断才能成立。糖尿病的症状是指多尿、烦渴多饮和难以解释的体重减轻;空腹是指至少 8 h 内无任何热量摄入;任意时间是指一日内任何时间,不论上次进餐时间及食物摄入量。

(2) 无糖尿病症状时,上述指标应当在另一日复查核实而确定诊断。不主张做第三次 OGTT。如果复查结果未达到糖尿病诊断标准,应定期复查。在急性感染、创伤或各种应激情况下可出现血糖暂时升高,不能以此诊断为糖尿病,应追踪随访。

(3) 儿童糖尿病诊断标准与成人相同。

(三) 1 型和 2 型糖尿病诊断要点

1. 1 型糖尿病 ①起病较急,可发生于任何年龄,但多发生于青少年;②"三多一少"症状较明显,容易发生酮症酸中毒;③起病早期血中自身免疫抗体,如 ICA、IAA、GADA 等阳性率高;④空腹血浆胰岛素和 C 肽测定值低于正常,胰岛素释放试验呈低水平曲线;⑤主要需要胰岛素治疗。

2. 2 型糖尿病 ①起病较缓慢,可发生于任何年龄,但多发生于成年,以 40 岁以后更多;②"三多一少"症状相对轻或缺如,一般无酮症酸中毒倾向,但在一定诱因下亦可发生;③胰岛细胞自身抗体基本上阴性;④空腹血浆胰岛素和 C 肽测定值可正常轻度降低或高于正常,胰岛素释放试验,胰岛素分泌量可稍低、正常或高于正常,分泌高峰可延迟;⑤一般不需要胰岛素治疗,但在饮食和口服降糖药治疗不能控制或因并发症和伴发病致病情加重时,亦需要用胰岛素治疗。

（四）鉴别诊断

排除其他原因所致尿糖阳性、血糖升高或糖耐量降低,包括:①内分泌疾病,如肢端肥大症、皮质醇增多症、甲状腺功能亢进症等。②胰腺疾病,如胰腺炎、胰腺癌、胰腺切除术后。③颅脑疾病,如脑出血、脑肿瘤、脑外伤等。④消化系统疾病,如胃空肠疾病和弥漫性肝脏疾病等。⑤药物性,如噻嗪类利尿剂、糖皮质激素、口服避孕药等。⑥肾性糖尿,因肾糖阈降低所致,血糖及糖耐量均正常。

【治疗】

由于糖尿病的病因和发病机制尚未完全阐明,目前仍缺乏病因治疗,主要采取综合治疗措施,包括饮食控制、运动疗法、降糖药物治疗、病情监测和糖尿病健康教育5个方面。治疗的近期目标是通过控制高血糖和相关代谢紊乱,消除糖尿病症状和防治急性严重代谢紊乱;远期目标是通过良好的代谢控制达到预防和(或)延缓糖尿病慢性并发症的发生发展,维持良好健康和学习、劳动能力,保障儿童生长发育,提高生活质量,降低病死率、延长寿命的目的(表61-2)。

表61-2　2型糖尿病综合控制目标(2010年中国2型糖尿病防治指南)

检测项目	目标值
空腹血浆葡萄糖/(mmol/L)	3.9~7.2
餐后2h血浆葡萄糖/(mmol/L)	≤10.0
Hb A_{1c}/(%)	<7.0
血压/mmHg	<130/80
体重指数/(kg/m²)	<24
LDL-C/(mmol/L)合并冠心病	<2.07
LDL-C/(mmol/L)未合并冠心病	<2.6
HDL-C/(mmol/L)	男性>1.0,女性>1.3
TG/(mmol/L)	<1.7
尿白蛋白/肌酐/(mg/mmol)	男性<2.5(22 mg/g),女性<3.5(31 mg/g)
或尿白蛋白排泄率	<20 μg/min(30 mg/24 h)
主动有氧活动/(分/周)	≥150

（一）健康教育

健康教育是糖尿病现代综合治疗的重要措施之一。医护人员应该让患者了解糖尿病的基础知识,学会使用便携式血糖仪和胰岛素注射技巧,掌握饮食治疗的具体措施和体育锻炼的具体内容。

（二）饮食治疗

饮食治疗是另一项重要的基础治疗措施,应长期和严格执行。饮食治疗总的原则是确定合理的总能量摄入,合理均衡分配各种营养物质,恢复并维持理想体重。

1. 计算总热量　首先按患者性别、年龄、身高查体重表或者用简易公式计算患者的理想体重(理想体重(kg)= 身高(cm)-105),然后根据理想体重和工作性质,参照生活习惯等,计算每日所需总热量。成人休息状态下每日每千克理想体重所需热量如下:休息时为25~30 kcal;轻体力劳动时为30~35 kcal;中度体力劳动时为35~40 kcal;做重度体力活时为40 kcal以上。儿童、妊娠及哺乳期妇女、营养不良及低体重者应酌情增加,而肥胖者酌减,使体重逐渐恢复至理想体重的±5%。

2. 营养物质的摄入量　①碳水化合物:占总热量的50%~60%,提倡用粗制米、面和一定量的杂粮,禁忌食用葡萄糖、蔗糖、蜜糖及其制品(如糖果、饼干、甜点等)。②蛋白质:占总热量的10%~15%。成人一般以每日每千克体重0.8~1.2 g计算,妊娠及哺乳期妇女、营养不良及有消耗性疾病者可酌情增加至1.5 g左右。伴糖尿病肾病肾功能正常者应限制在0.8 g,肾功能异常者应限制在0.6 g。蛋白质最好有1/3来自动物蛋白质,以保证必需氨基酸的供给。③脂肪:占总热量的比例不超过30%。

3. 合理分配 确定每日各种营养物质的热量后,将热量换算为食物重量。每克碳水化合物、蛋白质和脂肪的产热量分别为4 kcal、4 kcal和9 kcal。将其换算后制订食谱,并根据生活习惯等因素按每日三餐分配为1/5、2/5、2/5或1/3、1/3、1/3,或按每日五餐分配为1/7、2/7、2/7、2/7、2/7。

(三)运动疗法

运动能促进血液循环,降低2型糖尿病患者的体重,提高胰岛素敏感性,改善胰岛素抵抗,改善糖代谢,降低血脂,减少血栓形成,改善心肺功能,促进全身代谢。运动形式有行走、慢跑、爬楼梯、游泳、骑自行车、跳舞、打太极拳等有氧运动,每周3~5次,每次30 min以上。运动量不宜过大,量力而行,因个人而宜。宜在早餐后或晚餐后0.5~1 h运动,避免空腹运动,空腹运动容易发生低血糖。

(四)降糖药物治疗

降糖药物分为口服降糖药物和胰岛素注射剂。口服降糖药物促胰岛素分泌剂(如磺脲类、格列奈类)和非促胰岛素分泌剂(如双胍类、α-葡萄糖苷酶抑制剂、噻唑烷二酮类)。

1. 口服降糖药

(1)磺脲类(sulfonylureas,SU):目前临床上较广泛使用的主要口服降糖药。选用时必须根据各种SU的特点并结合病情判断(表61-3)。

表61-3 磺酰脲类药物主要特点

名称	片剂量/mg	剂量范围/(mg/d)	服药次数/天	作用时间/h	肾脏排泄/(%)
格列本脲(glibenclamide)	2.5	2.5~15.0	1~2	16~24	50
格列吡嗪(glipizide)	5	2.5~30.0	1~2	8~12	89
格列吡嗪控释片	5	5~20	1	6~12	
格列齐特(gliclazide)	80	80~320	1~2	10~20	80
格列齐特缓释片	30	30~120	1	12~20	
格列喹酮(gliquidone)	30	30~180	1~2	8	5
格列苯脲(glimepiride)	1.2	1~8	1	24	60

作用机制:SU与胰岛β细胞膜上受体结合,关闭钾离子通道,减少细胞内钾离子外流,细胞膜去极化,开放钙离子通道,细胞内钙离子增加,促进内源性胰岛素分泌。SU降血糖作用的前提是机体尚保存相当数量(30%以上)有功能的β细胞。

适应证:SU作为单药治疗主要选择应用于新诊断的T2DM非肥胖患者、用饮食和运动治疗血糖控制不理想时。随着疾病进展,SU需与其他作用机制不同的口服降糖药或胰岛素联合应用。当T2DM晚期β细胞功能衰竭时,SU及其他胰岛素促分泌剂均不再有效,而需采用外源性胰岛素替代治疗。

禁忌证:T1DM;有严重并发症或β细胞功能很差的T2DM;儿童糖尿病;孕妇、哺乳期妇女;大手术围术期;全胰腺切除术后;对SU过敏或有严重不良反应者等。

临床应用:各种SU虽存在作用强度的差别(格列苯脲最强),但相同片数的各种SU临床效能大致相似,各种SU最大剂量时降糖作用也大致一样。建议从小剂量开始,早餐前半小时一次服用,根据血糖逐渐增加剂量,剂量较大时改为早、晚餐前两次服药,直到血糖达到良好控制。格列吡嗪和格列齐特的控释药片,也可每天服药一次。一般来说,格列本脲作用强、价廉,目前应用仍较广泛,但容易引起低血糖,老年人及肝、肾、心、脑功能不好者慎用。格列吡嗪、格列齐特和格列喹酮作用温和,较适用于老年人;轻度肾功能减退时几种药物均仍可使用,中度肾功能减退时宜使用格列喹酮,重度肾功能减退时格列喹酮也不宜使用。应强调不宜同时使用两种SU,也不宜与其他胰岛素促分泌剂(如格列奈类)合用。

不良反应:①低血糖反应:最常见且重要,常发生于老年患者(60岁以上)、肝肾功能不全或营养不良者、药物剂量过大、体力活动过度、进食不规则或减少、饮含酒精饮料等为常见诱因。②体重增加。③皮肤过敏反应：皮疹、皮肤瘙痒等。④消化系统：上腹不适、食欲减退等，偶见肝功能损害、胆汁淤滞性黄疸。⑤心血管系统：某些SU可减弱心肌缺血的预处理能力，可能会给心血管系统带来不利影响，但目前尚无资料证实会增加T2DM患者心血管疾病的发病率和病死率。

(2) 格列奈类：非磺脲类促胰岛素分泌剂，是一类快速作用的胰岛素促分泌剂。

作用机制：该类药物的降血糖机制与磺脲类相似，与磺脲类不同点为受体的结合位点不同，且药物不进入细胞，吸收和代谢迅速，使胰岛素快速释放，可有效地降低餐后高血糖。在每次进餐前即刻口服，因此又称餐时血糖调节剂。

适应证：同磺脲类，较适合于T2DM早期餐后高血糖阶段或以餐后高血糖为主的老年患者。因该类药物主要从胃肠道排泄，伴肾功能损害者也能使用。禁忌证同磺脲类。

临床应用：瑞格列奈，剂量0.5～4 mg，每日3次；那格列奈，剂量60～120 mg，每日3次；进餐前即刻服药，不进餐不服用。

不良反应：常见是低血糖和体重增加，但低血糖风险和程度较SU轻。

(3) 双胍类：目前广泛应用的是二甲双胍。

作用机制：主要是通过抑制肝脏葡萄糖输出，改善外周组织对胰岛素的敏感性，增加对葡萄糖的摄取和利用而降低血糖。二甲双胍可以使HbA_{1c}下降1%～2%。二甲双胍不增加体重，并可改善血脂谱、增加纤溶系统活性、降低血小板聚集性、使动脉壁平滑肌细胞和成纤维细胞生长受抑制等，被认为可能有助于延缓或改善糖尿病血管并发症。我国及许多国家和国际学术组织的糖尿病指南中均推荐二甲双胍作为T2DM患者控制高血糖的一线用药和联合用药中的基础用药。

适应证：①作为T2DM治疗的一线用药，可单用或联合其他药物。②T1DM：与胰岛素联合应用有可能减少胰岛素用量和血糖波动。

禁忌证：①肾功能不全（血肌酐水平男性大于1.5 mg/dL，女性大于1.4 mg/dL或肾小球滤过率<60 mL/min）、肝功能不全、缺氧及高热患者禁忌使用，慢性胃肠病、慢性营养不良者不宜使用。②T1DM患者不宜单独使用本药。③T2DM合并急性严重代谢紊乱、严重感染、缺氧、外伤、大手术者、孕妇和哺乳期妇女等。④对药物过敏或有严重不良反应者。⑤酗酒者。

临床应用：年老患者慎用，药量酌减，并监测肾功能。行静脉注射碘造影剂检查的术前、后暂停服用至少48 h。现有两种制剂：①二甲双胍（metformin）：500～1500 mg/d，分2～3次口服，最大剂量一般不超过2 g/d。②苯乙双胍（phenformin）：50～150 mg/d，分2～3次服用，此药现已少用，有些国家禁用。

不良反应：①消化道反应为主要副作用，进餐时服药，从小剂量开始，逐渐增加剂量，可减少消化道不良反应。②皮肤过敏反应。③乳酸性酸中毒为最严重的副作用，但罕见，须注意严格按照推荐用药。④单独用药极少引起低血糖，但与胰岛素或促胰岛素分泌剂联合使用时可增加低血糖发生的危险。

(4) 噻唑烷二酮类（TZD，格列酮类）

作用机制：主要通过激活过氧化物酶体增殖物激活受体起作用，增加靶组织对胰岛素作用的敏感性而降低血糖；还有改善血脂谱、提高纤溶系统活性、改善血管内皮细胞功能、使C-反应蛋白下降等作用，对心血管系统有保护作用。TZD促进脂肪重新分布（从内脏组织转移至皮下组织），可能与其提高胰岛素敏感性的作用有关。也可改善B细胞功能。TZD可以使HbA_{1c}下降1.0%～1.5%。

适应证：可单独或与其他降糖药物合用治疗T2DM，尤其是肥胖、胰岛素抵抗明显者。

禁忌证：不宜用于T1DM患者、孕妇、哺乳期妇女和儿童。有心力衰竭[纽约心脏病协会（NYHA）心功能分级Ⅱ级以上]、活动性肝病或转氨酶升高超过正常上限2.5倍以及严重骨质疏松和骨折病史的患者应禁用。现有或既往有膀胱癌病史的患者或存在不明原因肉眼血尿的患者禁用吡格列酮。

不良反应：单独使用时不导致低血糖，但与胰岛素或促胰岛素分泌剂联合使用时可增加低血糖发生的风险。体重增加和水肿是TZD的常见副作用，在与胰岛素合用时更加明显。TZD还与骨折和心力衰竭风险增加相关。近年因发现罗格列酮可增加糖尿病患者心血管事件，现其使用在我国受到较严格的限制,应权衡用药利弊后才决定是否选用。

临床应用:①罗格列酮,4~8 mg/d,每日1次或分2次口服。②吡格列酮,15~30 mg/d,每日1次口服。

(5) α-葡萄糖苷酶抑制剂(AGI):主要降低餐后高血糖。

作用机制:竞争性抑制位于小肠上皮细胞刷状缘内的 α-糖苷酶,包括葡萄糖淀粉酶、蔗糖酶和麦芽糖酶,使淀粉分解为葡萄糖,蔗糖分解为葡萄糖和果糖的速度均减慢,肠道葡萄糖的吸收亦减慢,因而降低餐后高血糖。

适应证:适用于以碳水化合物为主要食物成分,或空腹血糖正常而餐后血糖明显升高者。可单独或与降糖药物合用。T1DM 患者在胰岛素治疗基础上加用 AGI 有助于降低餐后高血糖。

禁忌证:有明显消化吸收障碍者;肝、肾功能损害者;妊娠期和哺乳期;对此药有过敏反应者;18岁以下;严重贫血及有严重造血系统功能障碍者。T1DM 患者不宜单独应用此类药。

临床应用:①阿卡波糖:主要抑制 α-淀粉酶,开始 50 mg 口服,每日 2~3 次,以后逐渐根据药效进行调整,100 mg 口服,每日 3 次。②伏格列波糖:主要抑制蔗糖酶和麦芽糖酶,0.2 mg,每日 3 次,饮食成分中应有一定量的碳水化合物,否则不能发挥作用。α-葡萄糖苷酶抑制剂应与第一口饭一起服下。

不良反应:常见胃肠道反应,如腹部不适、胀气、腹泻,偶有顽固性便秘。单用不会低血糖,但与胰岛素或磺脲类药物合用可出现低血糖,一旦发生低血糖,必须静脉注射葡萄糖治疗,进食双糖或淀粉类食物无法纠正低血糖。

2. 胰岛素治疗

(1) 适应证:①T1DM;②各种严重糖尿病急性或慢性并发症;③新发病且与 T1DM 鉴别困难的消瘦糖尿病者;④新诊断的 T2DM 伴明显高血糖或在糖尿病病程中无明显诱因出现体重显著下降者;⑤T2DM β细胞功能明显减退者;⑥手术、妊娠和分娩;⑦某些特殊类型糖尿病。

(2) 胰岛素和胰岛素类似物分类:①根据来源和结构不同,可分为动物胰岛素、人胰岛素和胰岛素类似物。②根据起效快慢和维持时间,胰岛素(包括人和动物)分为短效、中效、长效和预混胰岛素;胰岛素类似物分为速效、长效和预混胰岛素类似物(表 61-4)。

表 61-4 胰岛素和胰岛素类似物制剂的特点

胰岛素制剂	起效时间	峰值时间	作用持续时间
胰岛素			
短效(RI)	15~60 min	2~4 h	5~8 h
中效胰岛素(NPH)	2.5~3 h	5~7 h	13~16 h
长效胰岛素(PZI)	3~4 h	8~10 h	长达 20 h
预混胰岛素(HI30R,HI70/30R)	0.5 h	2~12 h	14~24 h
预混胰岛素(50R)	0.5 h	2~3 h	10~24 h
胰岛素类似物			
速效胰岛素类似物(门冬胰岛素)	10~15 min	1~2 h	4~6 h
速效胰岛素类似物(赖脯胰岛素)	10~15 min	1.0~1.5 h	4~5 h
长效胰岛素类似物(甘精胰岛素)	2~3 h	无峰	长达 30 h
长效胰岛素类似物(地特胰岛素)	3~4 h	3~14 h	长达 24 h
预混胰岛素类似物(预混门冬胰岛素 30)	10~20 min	1~4 h	14~24 h
预混胰岛素类似物(预混赖脯胰岛素 25)	15 min	30~70 min	16~24 h
预混胰岛素类似物(预混赖脯胰岛素 50)	15 min	30~70 min	16~24 h

注:因个体差异及剂量、吸收、降解等因素影响,胰岛素作用时间仅供参考。

(3)使用原则和方法：①使用原则：胰岛素应在综合治疗的基础上进行；治疗方案力求模拟生理性胰岛素分泌模式；从小剂量开始，根据血糖水平逐渐调整至合适剂量。②使用方法：1型糖尿病一经确诊就应立即开始胰岛素终生替代治疗。针对患者体内残存的β细胞数量和功能差异，制订个体化治疗方案。多数1型糖尿病患者需要胰岛素强化治疗，尤其是妊娠和胰岛功能已经衰竭时，可采用多次皮下胰岛素注射方案或持续静脉胰岛素输注(俗称胰岛素泵)，初始剂量为 0.5~1.0 U/(kg·d)，以全日剂量的 40%~50% 提供基础胰岛素，剩余部分于每餐前，持续静脉胰岛素输注方法可提供更接近生理胰岛素分泌模式，低血糖发生风险小；某些 LADA 患者早期可使用预混胰岛素每日2次注射，但预混不可用于1型糖尿病患者的长期治疗。2型糖尿病有以下情况考虑胰岛素治疗：经生活方式干预和较大剂量口服多种降糖联合治疗，血糖仍未达标；在治疗过程中无明显诱因体重下降时；新诊患者血细胞明显升高，尤其基线 HbA$_{1c}$ 很高(≥9.0%)，可以联合或不联合其他药物。可根据患者具体血糖情况，选择每日1~2次的预混胰岛素或选择基础胰岛素(通常白天继续服用口服降糖药，睡前注射中效或长效胰岛素类似物)。

在胰岛素强化治疗时，低血糖发生率增加，应注意避免、及早识别和处理。老年患者、已有严重并发症及2岁以下幼儿不宜采用胰岛素强化治疗。

在胰岛素强化治疗时，有时空腹血糖仍高，要考虑以下原因：①索莫基现象(Somogyi phenomenon)：是过量胰岛素治疗出现低血糖后又迅速出现代偿性高血糖的现象，其常可掩饰严重低血糖，而造成治疗错误。因此，对于大剂量使用胰岛素治疗的患者，当病情不稳定时，不应只想到病情恶化、胰岛素不足，还要警惕 Somogyi 现象。②夜间胰岛素用量不足。③黎明现象(dawn phenomenon)：夜间血糖控制良好，也无低血糖发生，仅于黎明时因皮质醇、生长激素等拮抗胰岛素的激素分泌过多引起的高血糖现象，分别于0、2、4、6、8时多次监测血糖可鉴别空腹高血糖发生的原因。

(4)不良反应：①低血糖反应：是胰岛素的主要不良反应，常见于胰岛素过量、注射胰岛素后未按时进餐或活动量过大时。②胰岛素过敏反应：局部反应为注射部分产生红、肿、热反应，甚至形成结节。多发生在开始注射的前几周，以后消失。少数对胰岛素本身的过敏反应，临床表现有荨麻疹，甚至休克。③屈光改变：注射胰岛素早期有时出现一过性双眼老视，视力模糊，可能是晶状体和眼组织液中渗透压改变的结果。当糖尿病有效控制后，可自行调整恢复。④胰岛素水肿：当胰岛素治疗使高血糖得到控制时，患者多有水肿。原有心血管疾病或糖尿病心血管并发症者，钠潴留可引起急性心功能不全。⑤胰岛素抵抗：在无酮症酸中毒、感染及其他疾病的影响下，每日胰岛素需要量超过 100 或 200 U，至少历时 48 h 以上者，称为胰岛素抵抗，包括免疫性和非免疫性抵抗。长期注射胰岛素(牛或猪胰岛素)会产生抗体，结合大量胰岛素，使之应用量增大，此为免疫性抵抗；有免疫性抵抗的部分患者，在严格饮食管理，大量胰岛素应用一段时间后，常能自行恢复对胰岛素的敏感性，使需用量逐渐减少；也可使用泼尼松每日 40 mg，至少 10 日，在 7~10 日胰岛素用量可逐渐减少。非免疫性抵抗常见于肥胖型糖尿病患者，机制尚未完全阐明，但降低体重可纠正胰岛素抵抗。⑥胰岛素性脂肪营养不良：多次皮下注射，在同一部位出现脂肪萎缩或肿块形成两种反应。儿童或成年妇女皮下注射，往往引起无痛性皮下脂肪萎缩；成年男性则出现注射部位肿胀，此由于多次注射后局部纤维组织增生，形成血供不足的肿块。

3. 人胰高血糖素样肽-1(GLP-1)类似物和二肽基肽酶Ⅳ(DPP-Ⅳ)抑制剂 GLP-1是一种强降血糖肽，是前胰高血糖素原的片段，在摄入脂类和碳水化合物时由小肠上皮L细胞分泌发挥作用，主要是刺激胰岛β细胞分泌胰岛素，抑制胰高血糖素的分泌，减少肝葡萄糖输出；延缓胃内容物排空；改善外周组织对胰岛素敏感性；抑制食欲；并可促进胰岛β细胞增殖，增加其数量，减少其凋亡。GLP-1在体内迅速被DPP-Ⅳ降解，半衰期不足 2 min。采用长作用 GLP-1 类似物或 DPP-Ⅳ 抑制剂可延长其作用时间。可单独使用或与二甲双胍联合应用治疗2型糖尿病，尤其适用于治疗肥胖、胰岛素抵抗显著者。长作用GLP-1类似物有利拉鲁肽和艾塞那肽等，均须皮下注射。DPP-Ⅳ 抑制剂抑制 DPP-Ⅳ 活性而减少GLP-1的失活，提高内源性 GLP-1 水平。可单独使用或与二甲双胍联合应用治疗2型糖尿病。目前国内有西格列汀、维格列汀等。

(五)胰岛素泵

胰岛素泵分为闭环型和开环型2种。前者有血糖感受器、电子计算机及注射泵，胰岛素注射量受连续不断测定血糖浓度反馈调节,并加有葡萄糖及或高血糖素注射器,基本上可防止低血糖的发生。开环型胰岛素泵不用血糖感受器及电子计算机,按照预先设定的程序按时按量向体内自动输注胰岛素,是一种小型糖尿病治疗仪器,其结构比较简单,由微型电机、微型泵、驱动电路、控制电路、电源和胰岛素容器组成,微型泵工作方式采用脉冲释放法,根据不同情况,采取基础量和加速量两种不同速度,适量地释放胰岛素,使血糖和尿糖控制在正常或接近正常水平。

(六)胰腺移植和胰岛细胞移植

胰腺移植和胰岛细胞移植是糖尿病很有前景的治疗方法,治疗对象多为1型糖尿病患者,可解除对胰岛素依赖,改善生活质量,但需长期使用免疫抑制剂。

(七)病情监测

病情监测包括血糖监测、其他CVD危险因素和并发症的监测。血糖监测基本指标包括空腹血糖、餐后血糖和HbA_{1c}。建议患者应用便携式血糖仪进行自我血糖监测(SMBG),指导调整治疗方案。持续血糖监测(CGM)可作为无症状低血糖和(或)频发低血糖患者SMBG的补充。HbA_{1c}用于评价长期血糖控制情况,也是临床指导、调整治疗方案的重要依据之一,患者初诊时都应常规检查,开始治疗时每3个月检测1次,血糖达标后每年应至少监测2次。也可用糖化血清白蛋白来评价近2~3周的血糖控制情况。患者每次就诊时均应测量血压,每年至少1次全面了解血脂以及心、肾、神经、眼底等情况,尽早给予相应处理。

【预防】

糖尿病预防分为三级:一级预防是对糖尿病的高危人群(如肥胖或超重、巨大胎儿史、糖尿病或肥胖家族史者),提倡合理膳食,经常运动等避免糖尿病发病;二级预防是及早确诊并有效治疗糖尿病;三级预防是延缓和(或)防治糖尿病并发症。

第二节 糖尿病酮症酸中毒

糖尿病酮症酸中毒(diabetic ketoacidosis,DKA)是糖尿病严重的急性并发症,多发生于1型糖尿病,2型糖尿病在有诱因情况下亦可发生,以高血糖、酮症、酸中毒为主要表现。其是胰岛素不足、拮抗胰岛素的各种激素如胰高血糖素、生长激素、皮质醇、儿茶酚胺等的增多共同作用所致的严重代谢紊乱综合征。其诱因有感染、创伤、麻醉、大手术、饮食不当、妊娠、分娩、胰岛素抵抗、停用或减少胰岛素剂量等。一旦发生应积极抢救治疗。

【发病机制】

由于胰岛素严重不足引起糖代谢紊乱加重,脂肪分解加速,血清酮体上升超过正常,临床上发生高酮血症。酮体中酸基积聚,而发生代谢性酸中毒,称糖尿病酮症酸中毒。严重时引起昏迷。除胰岛素的相对或绝对不足外,拮抗胰岛素的各种激素如胰高血糖素、生长激素、皮质醇、儿茶酚胺等的增多,在DKA的发病机制中也起着重要的作用。

【临床表现】

DKA分为以下几个阶段:①早期血酮升高称高酮血症;②酮症酸中毒,早期代偿晚期失代偿;③酮症酸中毒昏迷。除感染等诱因引起的症状外,早期酮症或酸中毒代偿阶段常仅有多尿、口渴、多饮、乏力、疲劳等原有糖尿病症状加重或首次出现。当酸中毒发展至失代偿后,病情迅速恶化,出现食欲减退、恶心、呕吐或有腹痛(易误诊为急腹症),极度口渴、尿量显著增多等症状,常伴有头痛、烦躁、嗜睡、呼吸深大,呼气中含有烂苹果味,面颊潮红,口唇樱红。后期患者严重失水,尿量减少,皮肤黏膜干燥、弹性差、眼球下陷、声音嘶哑、脉搏细速、血压下降、四肢厥冷,甚至并发心、肾功能不全。出现低体温或与感染不相称的"正常体温"是一个重要的体征。发展至晚期,各种反射迟钝甚至消失,终致昏迷。

【辅助检查】

(一) 尿

尿糖、尿酮体强阳性,可有蛋白尿和管型尿。当肾功能不全而肾糖阈值增高时,尿糖和尿酮体可减少。

(二) 血

血糖显著升高,多数在 16.7～33.3 mmol/L(300～600 mg/dL),有时可达 55.5 mmol/L 以上。血酮体增高,>1.0 mmol/L 为高血酮,>3.0 mmol/L 提示可酸中毒。二氧化碳结合力降低,轻者为 13.5～18.0 mmol/L,重者在 9.0 mmol/L 以下。血钠、氯常降低,血钾在早期可正常或偏低,尿量减少后可偏高,治疗后如补钾不足,常降低。血尿素氮和肌酐常偏高。血浆渗透压可轻度升高。血白细胞计数增高,即使无合并感染时,也可高达 15×10^9/L,以中性粒细胞增多为主。

【诊断与鉴别诊断】

(一) 诊断

根据糖尿病史,或有诱发因素、原糖尿病症状急剧加重及酸中毒性深大呼吸等临床表现,结合尿糖、尿酮体阳性,血糖、血酮体升高,二氧化碳结合力降低等变化,可诊断为糖尿病酮症酸中毒。对昏迷、酸中毒、失水、休克的患者,均应考虑有本病单独或合并存在的可能性,特别对原因未明、呼吸有烂苹果味或虽血压低而尿量仍较多者,应警惕本病。

(二) 鉴别诊断

1. 高渗高血糖综合征　多见于高龄糖尿病患者,发病率较酮症酸中毒低,但较严重;常有诱发因素。主要有显著高血糖(血糖一般在 33.3 mmol/L 以上)、严重失水和高钠血症,因而引起血浆渗透压升高(>330 mmol/L),导致神经细胞及各种组织的脱水,出现各种症状如反应迟钝、嗜睡、谵妄、反射亢进或消失、肢体瘫痪、抽搐,重度昏迷。尿糖强阳性,尿酮体阴性或轻度阳性,血糖升高,而血二氧化碳结合力正常或轻度降低。

2. 乳酸性酸中毒　多见于高龄糖尿病患者,往往有较重的心、肺、肝或肾脏病变。在血压降低或缺氧状态下,很容易发生,也可因感染、应激、酗酒、服用苯乙双胍等药物而诱发。临床上有酸中毒表现:呼吸深快、恶心、呕吐、脱水、低血压、意识模糊、昏迷等或并发其他脏器功能不全。血浆乳酸可大于 5 mmol/L。

3. 低血糖昏迷　常见于应用胰岛素或口服降血糖药物治疗的糖尿病患者,临床表现有饥饿感、头晕、心悸、手抖、出汗、软弱、乏力、脸色苍白,甚至抽搐、昏迷,但呼吸正常,无脱水,血压正常或偏高。尿糖、尿酮体均阴性。发作时血糖明显低于 2.8 mmol/L 为确诊依据(糖尿病患者血糖未低至 2.8 mmol/L 就可发生昏迷)。怀疑低血糖昏迷时,可试用 50% 葡萄糖 40 mL 静脉注射,低血糖者会迅速好转。

4. 脑血管病变　长期糖尿病患者,尤其中年以上伴高血压及动脉硬化者,容易并发脑血管病变,起病急骤,有神经系统阳性体征,尿酮体阴性,血二氧化碳结合力正常。

【防治】

DKA 强调预防为主,良好控制糖尿病,及时防治感染和其他诱因。对早期酮症患者,仅需给予足量胰岛素和补充液体,严密观察病情,监测血糖、血酮,并调整胰岛素剂量。一旦 DKA 患者昏迷,应立即积极抢救。

(一) 补液

补液是治疗的关键,因为组织微循环灌注不足,胰岛素发挥生物效应差。补液基本原则为"先快后慢、先盐后糖"。轻度脱水不伴酸中毒时可以口服补液,中度以上者,须进行静脉补液。开始一般先给生理盐水或复方氯化钠溶液,心、肾功能正常者可于前 1～2 h 快速滴入 1000～2000 mL,以迅速纠正失水和失钠,以后再视失水、血压及尿量等具体情况决定补液量。一般第一日输液总量为 3000～5000 mL,失水严重者可更多,当血糖下降至 13.9 mmol/L 以下时,可用 5% 葡萄糖或葡萄糖生理盐水,每 3～4 g 葡萄糖加 1 U 胰岛素给予患者。鼓励患者多饮水,减少静脉补液量。对心、肾功能不全者,应避免补液过度诱发心力衰竭、肾衰竭。

(二) 胰岛素治疗

一般采用小剂量短效胰岛素治疗方案,即以每小时 0.1 U/kg 的胰岛素剂量连续静脉滴注,可使血清胰岛素浓度恒定达到 100~200 μU/mL,这一血清胰岛素水平已有抑制脂肪分解及酮体生成的最大效应,并有相当强的降低血糖的生物效应,而对钾离子转运的作用较弱。血糖下降的速度以每小时降低 3.9~6.1 mmol/L 为宜,每 1~2 h 复查血糖。当血糖降至 13.9 mmol/L 时,应将胰岛素用量减至每小时 1.0~2.0 U,此时仍需每 4~6 h 复查血糖,维持 12 h 左右。当血糖逐渐下降,且不再升高,患者神志、血压、酮症等均得以改善后,可改为胰岛素皮下注射常规治疗。

(三) 纠正酸中毒及电解质紊乱

在补液和应用胰岛素治疗过程中,代谢性酸中毒可得以改善和纠正。如血 pH 值大于 7.1 或碳酸氢根浓度＞10 mmol/L(相当于二氧化碳结合力 11.2~13.5 mmol/L),无明显酸中毒深大呼吸时,可暂不补碱;如 pH 值低于 7.1 或碳酸氢根浓度低于 5 mmol/L(相当于二氧化碳结合力 4.5~6.7 mmol/L)应给予 5% 碳酸氢钠 100 mL,复查血 pH 值,升至 7.25 即可停用。补充碳酸氢钠过多过快,可诱发或加重脑水肿,使血钾下降,引起反跳性碱中毒等,危害更大,因此"宁酸勿碱"。糖尿病酮症酸中毒患者有不同程度缺钾,治疗前血钾水平不能真实反映体内缺钾程度,当循环好转,尿量增多,血糖下降时,血钾可骤降,出现低钾血症,引起四肢无力、腹胀、尿潴留等,严重时可导致心律失常,故在治疗过程中要定时监测血钾和尿量(见尿补钾),注意适当补钾,一般第一日可补氯化钾 6~8 g,部分稀释后静脉滴注,部分口服。神志清醒者,可口服氯化钾、枸橼酸钾、鲜橘汁等。同时应注意纠正血镁、血磷。

(四) 处理诱发病和防治并发症

寻找和处理诱发因素,特别应注意寻找感染灶,必要时做血、尿、痰培养及药物敏感试验,选择敏感抗生素控制感染。积极治疗并发症如休克、心衰、肾衰竭、脑水肿、DIC 等。

(五) 护理

良好的护理是抢救糖尿病酮症酸中毒的重要环节。按时清洁口腔、皮肤、肛周、会阴等,预防压疮和继发性感染。同时细致地观察病情变化,准确记录神志、瞳孔变化和生命体征、液体出入量等。

第三节　高渗高血糖综合征

高渗高血糖综合征(hyperosmolar hyperglycemia syndrome, HHS)是糖尿病急性并发症之一,以严重高血糖、高血浆渗透压、脱水为特征,有不同程度的意识模糊和昏迷,无酮症或较轻,多见于年龄 50~70 岁的 T2DM 患者。约 50% 患者发病前无糖尿病病史。常见诱因有感染、急性胃肠炎、胰腺炎、脑血管意外、严重烧伤、血液或腹膜透析、静脉内高营养及不合理限制水分;使用某些药物如糖皮质激素、免疫抑制剂、噻嗪类利尿剂、苯妥英钠等;误输较多葡萄糖液或大量饮用含糖饮料等。

【发病机制】

发病机制尚未完全阐明。在诱因下,可引起极度高血糖和严重失水,使血液浓缩和继发性醛固酮分泌增多,加重高钠血症,使血浆渗透压增高,脑细胞脱水,从而导致本症突出的神经精神症状。缺乏酮症的原因尚未明确,可能与患者体内尚有一定量的胰岛素能抑制脂肪分解生成酮体有关。此外,高血糖、高渗透压本身也可能抑制酮体生成。

【临床表现】

起病比较缓慢,通常需数天甚至数周。常先有多尿、烦渴、多饮,但多食不明显,或反而食欲减退,畏食,以致常被忽视。失水程度逐渐加重,出现神经精神症状,表现为嗜睡、幻觉、定向障碍、偏盲、上肢拍击样粗震颤、癫痫样抽搐(多为局限性发作)等。本症容易并发脑血管意外、心肌梗死或肾功能不全等。

【辅助检查】

尿糖强阳性,但无酮症或较轻。血尿素氮和肌酐升高。血糖常高至 33.3 mmol/L(600 mg/dL)以上,血钠升高可达 155 mmol/L,但也有正常甚或偏低者。血浆渗透压显著增高达 330～460 mOsm/L。

【诊断】

本病病情危重、并发症多、病死率高,强调早期诊断和治疗。临床上凡遇不明原因的脱水、休克、意识模糊及昏迷,均应考虑本病的可能,尤其血压低而尿量多者,无论有无糖尿病史,均应进行有关检查以肯定或排除本病。

【治疗】

治疗原则同 DKA。本症失水比 DKA 更为严重,可达体重的 10%～15%,输液要更为积极小心,24 h 补液量可达 6000～10000 mL。主张先用等渗 0.9% 氯化钠溶液,因大量输入等渗液不会引起溶血,有利于恢复血容量,纠正休克,改善肾血流量,恢复肾脏调节功能。休克患者应另予血浆或全血。如无休克或休克已纠正,在输入生理盐水后血浆渗透压>350 mOsm/L,血钠>155 mmol/L 时,考虑输入适量低渗溶液,如 0.45% 氯化钠溶液,视病情可考虑同时给予胃肠道补液。当血糖下降至 16.7 mmol/L 时应开始输入 5% 葡萄糖溶液,并按每 2～4 g 葡萄糖加入 1 U 胰岛素的标准加入适量胰岛素。

应注意高血糖是维护患者血容量的重要因素,如血糖迅速降低而补液不足,将导致血容量和血压进一步下降。胰岛素治疗方法与 DKA 相似,以每小时每公斤体重 0.05～0.1 U 的速率静脉滴注。本症患者对胰岛素较敏感,因而胰岛素用量较小。补液要更及时,一般不补碱。应密切观察从脑细胞脱水转为脑水肿的可能,患者可一直处于昏迷状态,或稍有好转后又陷入昏迷,应密切观察病情变化,及早发现和处理。

【预防】

早期发现与及时控制糖尿病;防治各种诱因,如感染、高热、失水、应激等;避免应用影响糖代谢的药物,如糖皮质激素、免疫抑制剂、噻嗪类利尿剂、苯妥英钠等。

小　结

糖尿病是一组由多种病因引起的以慢性高血糖为特征的代谢疾病。高血糖是由胰岛素分泌缺陷和(或)胰岛素作用缺陷而引起。分为 1 型糖尿病、2 型糖尿病、其他特殊类型糖尿病、妊娠糖尿病等临床类型。典型表现"三多一少",即多饮、多食、多尿,体重下降,长期发展可引起眼、肾、神经、心脏、血管等组织器官慢性进行性病变,导致功能缺陷及衰竭,病情严重或应激时可发生急性代谢紊乱,如糖尿病酮症酸中毒、高渗高血糖综合征等。糖尿病症状+空腹血糖≥7.0 mmol/L,或任意时间血浆葡萄糖≥11.1 mmol/L 或 OGTT 2 h PG≥11.1 mmol/L 可诊断糖尿病。治疗措施包括糖尿病健康教育、饮食控制、运动疗法、降糖药物治疗和病情监测等 5 个方面,其中降糖药物包括口服降糖药和胰岛素。治疗的近期目标是通过控制高血糖和相关代谢紊乱,消除糖尿病症状和防止出现急性严重代谢紊乱;远期目标是通过良好的代谢控制达到预防和(或)延缓糖尿病慢性并发症的发生发展,维持良好的健康和学习、劳动能力,保障儿童生长发育,提高生活质量,降低病死率、延长寿命的目的。

(王丽红)

知识检测 55

第六十二章 血脂异常和脂蛋白异常症

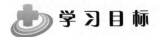

1. 掌握:血脂异常和脂蛋白异常症的诊断和治疗。
2. 熟悉:血脂异常和脂蛋白异常症的预防。
3. 了解:血脂、脂蛋白和载脂蛋白的构成和代谢。
4. 应用:学会对血脂异常和脂蛋白异常症者诊断、治疗及健康指导。

导学案例

患者,男,56岁,退休干部。父亲20年前死于"急性心肌梗死"。因于爬坡、上楼梯时感胸闷半个月就诊。查体:身高170 cm,体重75 kg,体温36.5 ℃,双肺呼吸音清,心率82次/分,律齐。双下肢无水肿。辅助检查:血清TC 6.5 mmol/L,LDL-C 5.1 mmol/L 初步诊断:冠心病心绞痛,高脂血症。

请问:该患者是否开始饮食及药物治疗?若需治疗,治疗目标值是多少?

血脂异常(dyslipidemia)指血浆中脂质的量和质出现异常。由于脂质不溶或微溶于水,在血浆中必须与蛋白质结合以脂蛋白的形式存在,因此,血脂异常实际上表现为脂蛋白异常症(dyslipoproteinemia)。血脂异常少数为全身性疾病所致(继发性),多数是遗传缺陷与环境因素相互作用的结果(原发性)。长期血脂异常可导致动脉粥样硬化,增高心脑血管病的发病率和死亡率。随着生活水平提高和生活方式改变,我国血脂异常的患病率已明显升高。防治血脂异常对延长寿命、提高生活质量具有重要意义。

【血脂和脂蛋白概述】

(一) 血脂、脂蛋白和载脂蛋白

血脂是血浆中的中性脂肪(甘油三酯和胆固醇)和类脂(磷脂、糖脂、固醇、类固醇)的总称。

血浆脂蛋白是由蛋白质[载脂蛋白(apoprotein,Apo)]和甘油三酯、胆固醇、磷脂等组成的球形大分子复合物。血浆脂蛋白分为5大类:乳糜微粒(CM)、极低密度脂蛋白(VLDL)、中间密度脂蛋白(IDL)、低密度脂蛋白(LDL)和高密度脂蛋白(HDL)。这5类脂蛋白的密度依次增加,而颗粒则依次变小。此外,还有脂蛋白(a)[LP(a)]。各类脂蛋白的CM、VLDL、LDL和HDL的组成及其比例不同,因而其理化性质、代谢途径和生理功能也各有差异(表62-1)。

表62-1 脂蛋白的主要特性

脂蛋白	主要来源	主要脂质	主要Apo	主要功能
CM	肠道	饮食甘油三酯	B_{48},C,E	运送外源性甘油三酯到外周组织
VLDL	肝脏	肝脏甘油三酯	B_{100},C,E	运送内源性甘油三酯到外周组织

续表

脂蛋白	主要来源	主要脂质	主要Apo	主要功能
LDL	VLDL分解代谢	胆固醇酯	B_{100}	运送内源性胆固醇到外周组织
HDL	肝脏、肠道	胆固醇酯	A、C	逆向转运胆固醇

载脂蛋白是脂蛋白中的蛋白质,因其与脂质结合在血浆中转运脂类的功能而命名。已发现有20多种Apo。常用分类法是按载脂蛋白的组成分为Apo A、B、C、D、E。由于氨基酸组成的差异,每一型又分为若干亚型。例如,Apo A可分AⅠ、AⅡ、AⅢ、AⅣ;Apo B可分B_{48}、B_{100};Apo C可分CⅠ、CⅡ、CⅢ;Apo E有EⅠ、EⅢ等。载脂蛋白除了与脂质结合形成水溶性物质、成为转运脂类的载体以外,还可参与酶活动的调节以及参与脂蛋白与细胞膜受体的识别和结合反应。

(二)脂蛋白及代谢

人体脂蛋白有两条代谢途径:外源性代谢途径是指饮食摄入的胆固醇和甘油三酯在小肠中合成CM及其代谢过程;内源性代谢途径是指由肝脏合成的VLDL转变为IDL和LDL,以及LDL被肝脏或其他器官代谢的过程。此外,还有一个胆固醇逆转运途径,即HDL的代谢。

1. 乳糜微粒 CM颗粒最大,密度最小,富含甘油三酯,但Apo比例最小。CM的主要功能是把外源性甘油三酯运送到体内肝外组织。由于CM颗粒最大,不能进入动脉壁内,一般不致引起动脉粥样硬化,但易诱发急性胰腺炎;CM残粒可被巨噬细胞表面受体所识别而摄取,可能与动脉粥样硬化有关。

2. 极低密度脂蛋白 VLDL颗粒比CM小,密度为1,也富含甘油三酯,但所含胆固醇、磷脂和Apo比例增大。VLDL的主要功能是把内源性甘油三酯运送到体内肝外组织,也向外周组织间接或直接提供胆固醇。目前多认为VLDL水平升高是冠心病的危险因素。

3. 低密度脂蛋白 LDL颗粒比VLDL小,密度比VLDL高,胆固醇所占比例特别大,Apo B_{100}占其Apo含量的95%。LDL的主要功能是将胆固醇运送到肝外组织,为导致动脉粥样硬化的重要脂蛋白。经过氧化或其他化学修饰后的LDL,具有更强的致动脉粥样硬化作用。LDL为异质性颗粒,其中LDL_3为小而致密的LDL(sLDL)。由于小颗粒LDL容易进入动脉壁内,且更容易被氧化修饰,所以具有更强的致动脉粥样硬化作用。

4. 高密度脂蛋白 HDL颗粒最小,密度最高,蛋白质和脂肪含量约各占一半,载脂蛋白以Apo AⅠ和Apo AⅡ为主。HDL的生理功能是将外周组织包括动脉壁在内的胆固醇转运到肝脏进行代谢,这一过程称为胆固醇的逆转运,可能是HDL抗动脉粥样硬化作用的主要机制。

(三)血脂及其代谢

1. 胆固醇 食物中的胆固醇(外源性)主要为游离胆固醇,在小肠腔内与磷脂、胆酸结合成微粒,在肠黏膜吸收后与长链脂肪酸结合形成胆固醇酯。大部分胆固醇酯形成CM,少量组成VLDL,经淋巴系统进入体循环。内源性胆固醇在肝和小肠黏膜由乙酸合成而来,碳水化合物、氨基酸、脂肪酸代谢产生的乙酰辅酶A是合成胆固醇的基质,合成过程受3羟基-3甲基戊二酰辅酶A(HMG-CoA)还原酶催化。循环中胆固醇的去路包括构成细胞膜,生成类固醇激素、维生素D、胆酸盐,储存于组织等。未被吸收的胆固醇在小肠下段转化为类固醇随粪便排出。排入肠腔的胆固醇和胆酸盐可再吸收经肠肝循环回收肝脏再利用。

2. 甘油三酯 外源性甘油三酯来自食物,消化、吸收后成为乳糜颗粒的主要成分。内源性甘油三酯主要由小肠(利用吸收的脂肪酸)和肝(利用乙酸和脂肪酸)合成,构成脂蛋白(主要是VLDL)后进入血浆。血浆中的甘油三酯是机体恒定的能量来源,它在LPL作用下分解为游离脂肪酸(FFA)促肌细胞氧化或储存于脂肪组织。脂肪组织中的脂肪又可被脂肪酶水解为FFA和甘油,进入循环后供其他组织利用。

【分类】

临床上可简单地将血脂异常分为高胆固醇血症、高甘油三酯血症、混合性高脂血症和低高密度脂蛋白胆固醇血症(表62-2)。

表 62-2　血脂异常的临床分型

分型	TC	TG	HDL-C
高胆固醇血症	↑↑		
高甘油三酯血症		↑↑	
混合性高脂血症	↑↑	↑↑	
低高密度脂蛋白胆固醇血症			↓

【病因和发病机制】

（一）原发性血脂异常

大多数原发性血脂异常原因不明，呈散发性，是多个基因与环境因素综合作用的结果。有关的环境因素包括不良的饮食习惯、体力活动不足、肥胖、年龄增加以及吸烟、酗酒等。临床上血脂异常常与肥胖症、高血压、冠心病、糖耐量异常或糖尿病等疾病同时发生，伴有高胰岛素血症，这些被认为均与胰岛素抵抗有关，称为代谢综合征。血脂异常可能参与上述疾病的发病，至少是其危险因素，或与上述疾病有共同的遗传或环境发病基础。

（二）继发性血脂异常

1. 全身系统性疾病　如糖尿病、甲状腺功能减退症、库欣综合征、肝肾疾病、系统性红斑狼疮、骨髓瘤等可引起继发性血脂异常。

2. 药物　如噻嗪类利尿剂、β受体阻滞剂等，长期大量使用糖皮质激素可促进脂肪分解，血浆总胆固醇和甘油三酯水平升高。

【临床表现】

血脂异常可见于不同年龄、性别的人群，患病率随年龄而增高，高胆固醇血症高峰在 50~69 岁，50 岁前男性高于女性，50 岁后女性高于男性。多数血脂异常患者无任何症状和异常体征，在常规体检做血液生化检查时发现。主要临床表现如下。

（一）黄色瘤、早发性角膜环和脂血症眼底改变

由脂质局部层积所引起，以黄色瘤较为常见。黄色瘤是局限性皮肤异常隆起，颜色为黄色、棕红色或橘黄色，多呈结节、斑块或丘疹样，质地柔软，最常见于眼睑周围。早发性角膜环出现于 40 岁以下，伴有血脂异常。严重患者可出现脂血症眼底改变。

（二）动脉粥样硬化

脂质在血管内皮沉积引起动脉粥样硬化，引起早发性或进展迅速的心脑血管和周围血管病变。某些家族性血脂异常可在青春期就发生冠心病，甚至心肌梗死。

血脂异常可作为代谢综合征的组成之一，与多种疾病如肥胖症、2 型糖尿病、高血压、冠心病、脑卒中等密切相关。此外，严重的高胆固醇血症有时可出现游走性多关节炎，严重的高甘油三酯血症可引起急性胰腺炎，应予重视。

【辅助检查】

测定在空腹状态下（禁食 12~14 h）血浆或血清 TG、TC、LDL-C 和 HDL-C 是最常用的实验室检查方法。TC 是所有脂蛋白中胆固醇的总和，TG 是所有脂蛋白中甘油三酯的总和，LDL-C 和 HDL-C 分别指 LDL 和 HDL 中胆固醇含量。

【诊断】

详细询问病史，包括个人饮食和生活习惯、有无引起血脂异常的相关疾病、用药史及家族史等。体格检查应注意有无角膜环和脂血症眼底等。血脂检查的重点对象包括：①已有冠心病、脑血管病或周围动脉粥样硬化者；②有高血压、糖尿病、肥胖、过量饮酒及吸烟者；③有冠心病家族史者，尤其是直系家属中有早发冠心病或其他动脉粥样硬化证据者；④有家族性高脂血症者。因此，从预防角度出发，建议 20 岁以上的成年人至少每 5 年测定一次血脂；40 岁以上的男性和绝经后女性每年进行血脂检查；对于缺

血性心血管疾病及其高危人群,每3~6个月测定一次,首次发现血脂异常时应在2~4周内再复查,若仍异常,则可确立诊断。

目前我国血脂水平分层标准如表62-3所示。

表62-3 血脂水平分层标准

	TC /[mmol/L(mg/dL)]	LDL-C /[mmol/L(mg/dL)]	HDL-C /[mmol/L(mg/dL)]	TG /[mmol/L(mg/dL)]
合适范围	<5.18(200)	<3.37(130)	≥1.04(40)	<1.76(150)
边缘升高	5.18~6.18(200~239)	3.37~4.13(130~159)		1.76~2.26(150~199)
升高	≥6.19	≥4.14(60)	≥1.55(60)	≥2.27(200)
减低			<1.04(40)	

【治疗】

血脂异常与动脉粥样硬化密切相关,以LDL-C最为重要,而HDL-C被认为是保护因素,纠正血脂异常的目的在于降低缺血性心血管疾病的患病率和死亡率。

(一)治疗原则

1. 继发性血脂异常应以治疗原发病为主 如糖尿病、甲状腺功能减退症经控制后,血脂有可能恢复正常。但是原发性和继发性血脂异常可能同时存在,如原发病经过治疗正常一段时期后,血脂异常仍然存在,考虑同时有原发性血脂异常,需给予相应治疗。

2. 治疗措施应是综合性的 治疗性生活方式改变为首要的基本的治疗措施,药物治疗需严格掌握指征,必要时考虑血浆净化疗法或外科治疗,基因治疗有发展前景。

3. 防治目标水平 治疗血脂异常最主要的目的在于防治缺血性心血管疾病。首先,根据是否有冠心病或冠心病等危症以及有无心血管危险因素,结合血脂水平来综合评估心血管病的发病危险,将人群进行血脂异常危险分层(表62-4)。危险性越高,则调脂治疗应越积极。

表62-4 血脂异常危险分层

血脂[mmol/L(mg/dL)]	TC 5.18~6.18(200~239) 或 LDL-C 3.37~4.13(130~159)	TC≥6.19(240) 或 LDL-C≥4.14(160)
无高血压且其他危险因素数<3	低危	低危
高血压或其他危险因素≥3	低危	中危
高血压且其他危险因素数≥1	中危	高危
冠心病及其等危症	高危	高危

其次,根据血脂异常患者心血管病危险等级指导临床治疗措施及决定TC和LDL C的目标水平(表62-5)。此外,血清TG的理想水平是小于1.70 mmol/L(150 mg/dL),HDL-C的理想水平为不小于1.04 mmol/L(40 mg/dL)。

表62-5 血脂异常患者开始调脂治疗的TC和LDL-C值及其目标值[单位:mmol/L(mg/dL)]

危险等级	TLC开始	药物治疗开始	治疗目标值
低危	TC≥6.21(240) LDL-C≥4.14(160)	TC≥6.99(270) LDL-C≥4.92(190)	TC<6.21(240) LDL-C<4.14(160)
中危	TC≥5.18(200) LDL-C≥3.37(130)	TC≥6.21(240) LDL-C≥4.14(160)	TC<5.18(200) LDL-C<3.37(130)

续表

危险等级	TLC 开始	药物治疗开始	治疗目标值
高危	TC≥4.14(160)	TC≥4.14(160)	TC<4.14(160)
	LDL-C≥2.59(100)	LDL-C≥2.59(100)	LDL-C<2.59(100)
极高危	TC≥3.11(120)	TC≥4.14(160)	TC<3.11(120)
	LDL-C≥2.07(80)	LDL-C≥2.07(80)	LDL-C<2.07(80)

注：TLC 表示"治疗性生活方式改变"。

（二）生活方式改变

恰当的生活方式改变对多数血脂异常者能起到与降脂药相近似的治疗效果，在有效控制血脂的同时可以有效减少心血管事件的发生。生活方式改变是针对已明确的可改变的危险因素如饮食、缺乏体力活动和肥胖，采取积极的生活方式改善措施，其对象和内容与一般保健不同。主要内容包括：①减少饱和脂肪酸和胆固醇的摄入。②选择能够降低 LDL-C 的食物（如植物甾醇、可溶性纤维）。③减轻体重。④增加有规律的体力活动。⑤采取针对其他心血管病危险因素的措施如戒烟、限盐以降低血压等。

（三）药物治疗

1. 羟甲基戊二酰辅酶 A（HMG-CoA）还原酶抑制剂（他汀类） 竞争性抑制胆固醇合成过程中限速酶（HMG-CoA 还原酶）的活性，阻断胆固醇的生成，继而上调细胞表面 LDL 受体，加速血浆 LDL 的分解代谢，主要降低血清 TC 和 LDL-C，也一定程度降低 TG 和 VLD，轻度升高 HDL-C。适应证为高胆固醇血症和以胆固醇升高为主的混合性高脂血症。他汀类药物有：洛伐他汀（lovastatin）、辛伐他汀（simvastatin）、普伐他汀（pravastatin）、氟伐他汀（fluvastatin）和阿托伐他汀（atorvastatin）。大多数人对他汀类药物的耐受性良好，副作用通常较轻且短暂，包括头痛、失眠、抑郁，以及消化不良、腹泻、腹痛、恶心等消化道症状。儿童、孕妇、哺乳期妇女和准备生育的妇女不宜服用。

2. 贝特类（亦称苯氧芳酸类）药物 此类药物通过激活过氧化物酶增生体激活受体（PPAR）α，刺激脂蛋白脂酶（LPL）、ApoAⅠ和 ApoAⅡ基因表达，以及抑制 ApoCⅢ基因表达，增强 LPL 的脂解活性，促进 VLDL 和 TG 分解以及胆固醇的逆向转运。主要降低 VLDL-C 和 TG，也可降低 TC、LDL-C，升高 HDL-C 水平。主要制剂有：非诺贝特片剂或微粒化胶囊；苯扎贝特或缓释剂。此类药物的常见不良反应为消化不良、胆石症等，也可引起肝脏血清酶升高和肌病。禁用于严重肾病、严重肝病者，儿童、孕妇和哺乳期妇女。

3. 烟酸类 烟酸属 B 族维生素，其用量超过作为维生素作用的剂量时，有调脂作用。作用机制未明，可能与抑制脂肪组织脂解和减少肝脏中 VLDL 合成和分泌有关。能使血清 VLDL-C 和 TG 降低，TC、LDL-C 也降低，HDL-C 轻度升高。适应证为高甘油三酯血症和以甘油三酯升高为主的混合性高脂血症。主要制剂有：烟酸、阿昔莫司等。烟酸的常见不良反应有颜面潮红、高血糖、高尿酸（或痛风）、上消化道不适等。这类药物的绝对禁忌证为慢性肝病和严重痛风；相对禁忌证为溃疡病和高尿酸血症。缓释剂的不良反应轻，易耐受。

4. 胆酸螯合剂（树脂类） 主要为碱性阴离子交换树脂，在肠道内能与胆酸呈不可逆结合，因而阻碍胆酸的肠肝循环，促进胆酸随大便排出体外，阻断胆汁酸中胆固醇的重吸收。通过反馈机制刺激肝细胞膜表面的 LDL 受体，加速血液中 LDL 清除，降低 TC 和 LDL-C。适应证为高胆固醇血症和以胆固醇升高为主的混合性高脂血症。常用的胆酸螯合剂有考来烯胺、考来替泊等。胆酸螯合剂常见不良反应有胃肠道不适、便秘，影响某些药物的吸收，如叶酸、地高辛、贝特类、他汀类、抗生素、甲状腺素、脂溶性维生素等。

5. 胆固醇吸收抑制剂 依折麦布口服后被迅速吸收，且广泛的结合成依折麦布-葡萄醛甘酸，作用于小肠细胞的刷状缘，有效地抑制胆固醇和植物固醇的吸收，促进肝脏 LDL 受体的合成，又加速 LDL 的代谢，降低 LDL-C 水平。常用剂量为 10 mg，每天 1 次。适应证为高胆固醇血症和以胆固醇升高为主的混合性高脂血症。常见副作用为头痛和恶心,有可能引起转氨酶升高。

6. 普罗布考　通过掺入到脂蛋白颗粒中影响脂蛋白代谢,而产生调脂作用。可降低 TC 和 LDL-C,而 HDL-C 也明显降低,但可改变后者的结构和代谢,使其逆向转运胆固醇的功能得到提高。适应证为高胆固醇血症,尤其是纯合子型家族性高胆固醇血症。常用剂量为 500 mg,每天 2 次口服。常见副作用为恶心。偶见 Q-T 间期延长,为最严重的不良反应。

7. n-3 脂肪酸制剂　n-3(ω-3)长链多不饱和脂肪酸为海鱼油的主要成分,调脂机制尚不清楚。n-3 脂肪酸制剂可降低 TG 和轻度升高 HDL-C,对 TC 和 LDL-C 无影响。适应证为高甘油三酯血症和以甘油三酯升高为主的混合性高脂血症。常用剂量为 0.5～1 g,每天 3 次口服。常见副作用为鱼腥味所致的恶心。有出血倾向者禁用。

调脂药物的选择须依据患者血脂异常的分型、药物的调脂作用机制以及药物的其他作用特点等。①高胆固醇血症:首选他汀类,如单用他汀类不能使血脂达到治疗目标值可加用依折麦布。②高甘油三酯血症:首选贝特类和烟酸类,也可选用 n-3 脂肪酸制剂。③混合性高脂血症:如以 TC 和 LDL-C 增高为主,首选他汀类;如以 TG 升高为主则选用贝特类;如 TC、LDL-C 和 TG 均显著升高,可考虑联合用药。他汀类与依折麦布合用可强化降脂作用而不增加副作用。他汀类与贝特类或烟酸类联合使用可明显改善血脂谱,但增加肌病和肝脏毒性的可能性,应予重视。轻型混合性高脂血症可联合应用他汀类与 n-3 脂肪酸制剂。

(四) 其他治疗措施

其他治疗措施包括血液净化疗法、外科手术治疗和基因治疗等。

1. 血液净化疗法　通过滤过、吸附和沉淀等方法选择性去除血中部分 LDL,能降低 TC、LDL-C,但不能降低 TG,也不能升高 HDL-C。

2. 外科手术治疗　在少数情况下,对非常严重的高胆固醇血症,如纯合子型家族性高胆固醇血症或对药物无法耐受的严重高胆固醇血症患者,可考虑手术治疗,包括部分小肠切除术、门腔静脉分流术和肝脏移植术等。

3. 基因治疗　对单基因缺陷所致的家族性高胆固醇血症是一种有希望的治疗方法。

【预后和预防】

普及健康教育,提倡均衡饮食,增加体力活动及体育运动,预防肥胖,避免不良生活习惯,并与肥胖症、糖尿病、心血管疾病等慢性病防治工作的宣教相结合,以降低血脂异常的发病率。经积极的综合治疗,本病预后良好。

小　结

血脂异常实际上表现为脂蛋白异常血症,多数是遗传缺陷与环境因素相互作用的结果(原发性),少数为全身性疾病所致(继发性)。血脂异常的临床表现为脂质沉积所引起的黄色瘤、动脉粥样硬化等。多数血脂异常患者并无任何症状和异常体征发现,常常是在进行血液生化检验时被发现的。治疗性生活方式改变为首要的基本的治疗措施,药物治疗需严格掌握指征,必要时考虑血浆净化疗法或外科治疗,基因治疗有发展前景。普及健康教育,提倡均衡饮食,增加体力活动及体育运动,预防肥胖,避免不良生活习惯,以降低血脂异常的发病率。

(王丽红)

第六十三章 痛　风

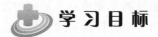

1. 掌握：痛风的临床表现、诊断和治疗。
2. 熟悉：痛风的预防。
3. 了解：痛风的常见病因和发病机制。
4. 应用：学会对痛风患者进行诊断、治疗，对患者和高危人群进行健康指导。

患者，男，62岁，教师。15年前开始出现右足第一跖趾关节红肿痛、活动障碍，于当地县医院诊断为关节炎，予止痛药对症处理症状缓解。之后，在劳累或大量饮啤酒后经常发作。每隔数月发作一次，每次自服止痛药均能缓解。6年前出现头痛、乏力、下肢水肿，测血压偏高，查尿发现蛋白+，红细胞5/HP，近2年乏力、水肿逐渐加重，伴恶心、呕吐。查体：体温37.1℃，脉搏72次/分，呼吸18次/分，血压165/100 mmHg，慢性病容，贫血貌，神清。双肺呼吸音正常，心率72次/分，律齐。腹软，双下肢中度凹陷性水肿。双踝关节肿胀，压痛，活动受限。肾功能检查：肌酐855 μmol/L，尿素氮30 mmol/L。

请问：患者较可能的诊断是什么？主要依据有哪些？为进一步明确诊断需完善哪些检查？

痛风（gout）是嘌呤代谢障碍和（或）尿酸排泄减少所引起尿酸增高的一组代谢性疾病。痛风发病率有明显异质性，除高尿酸血症外，还可表现为特征性急性关节炎、痛风石形成、慢性关节炎、关节畸形、慢性间质性肾炎和尿酸性尿路结石。高尿酸血症患者只有出现上述临床表现时才称之为痛风。

【病因和发病机制】

临床上分为原发性和继发性两大类，前者多由先天性嘌呤代谢异常所致，常与肥胖、糖脂代谢紊乱、高血压、动脉硬化和心血管疾病等聚集发生，认为其共同发病基础为胰岛素抵抗。目前高尿酸血症是心血管疾病独立的危险因素。继发者则主要由肾脏疾病致尿酸排泄减少，骨髓增生性疾病致尿酸生成增多，某些药物抑制尿酸的排泄等多种原因所致。

并非所有高尿酸血症均可引起痛风，临床上仅有部分高尿酸血症患者发展为痛风。当血尿酸浓度过高和（或）在酸性环境下，尿酸可析出针状结晶，沉积在骨关节、肾脏、皮下等组织，引起组织病理学改变，导致痛风性骨关节炎、痛风肾和皮下痛风石等。

【临床表现】

本病可见于各个年龄段，临床以40岁以上男性为多，女性多在绝经后发病。10%～20%的患者有家族遗传史；肥胖和体力活动减少者更容易患本病。

（一）无症状期

血尿酸水平增高，无任何临床表现，从血尿酸增高到症状出现的时间不等，可长达数年至数十年，甚至终身不出现症状。一般情况下,高尿酸血症的水平和持续时间与痛风的症状密切相关。

(二)急性关节炎期

常见的诱因有受凉、疲劳、饮酒、高蛋白高嘌呤饮食以及外伤应激、手术、感染等;典型发作起病急,常在午夜或清晨突然发病,呈剧痛,可因疼痛而惊醒,数小时内出现受累关节红、肿、热、痛和功能障碍,可伴发热,血沉增快,血白细胞增高;发作常呈自限性,数日内可自行缓解,此时受累关节局部皮肤出现脱屑和瘙痒;初次发作多损伤单关节,以单侧踇趾及第一跖趾关节常见,其次为踝、膝、腕、指、肘关节,反复发作可损伤多关节;关节腔可有积液,关节腔滑囊液偏振光显微镜检查如发现双折光针形尿酸盐结晶是确诊本病的依据;秋水仙碱治疗可快速缓解症状。

(三)痛风石及慢性关节炎期

痛风石(tophi)是痛风的特有表现,多位于耳廓、跖趾关节、指间和掌指关节等处。外观呈隆起的大小不一的黄白色赘生物,严重时患处皮肤破溃,排出白色的糊状物,虽不易愈合但很少继发感染。急性关节炎反复发作可发展为慢性关节炎,表现为持续疼痛、肿胀僵硬、关节畸形、活动受限及周围组织的纤维化和变性。

(四)肾脏病变

肾脏病变主要表现在以下两方面。

1. 痛风性肾病 起病隐匿,可表现为蛋白尿、轻度血尿。当肾脏浓缩功能受损时,出现夜尿增多、低比重尿,晚期可致水肿、高血压、氮质血症等肾功能不全表现。

2. 尿酸性肾石病 10%~25%的痛风患者肾脏有尿酸结石,较小时为泥沙样,可随尿排出,常无症状;较大者可发生肾绞痛、血尿、肾积水、肾盂肾炎及肾周围炎,严重时可导致急性肾衰竭,而感染可加速结石的增长和肾实质的损害。

【辅助检查】

(一)血、尿尿酸的测定

血尿酸增高是诊断痛风的重要指标。测定方法采用血清尿酸氧化酶法,正常男性为150~380 μmol/L(2.5~6.4 mg/dL),女性为100~300 μmol/L(1.6~5.0 mg/dL),绝经后尿酸水平接近男性。由于血尿酸存在较大波动,应反复多次测定。限制嘌呤饮食5日后,每日尿酸排出量超过3.57 mmol(600 mg),可认为尿酸生成增多。

(二)滑囊液检查或痛风石内容物检查

偏振光显微镜下发现针形尿酸盐结晶。

(三)X线检查

急性关节炎期可见非特征性软组织肿胀,关节显影正常;病情进展反复发作后可见软骨缘破坏,关节面不规则,慢性期特征性改变为穿凿样、虫蚀样圆形或弧形的骨质透亮缺损。纯尿酸结石能被X线透过而不显影,若少数情况与草酸钙、磷酸钙混合则可显影。

(四)CT与MRI检查

CT扫描可见受累部位不均匀的斑点状高密度痛风石影像;MRI的T_1和T_2加权呈斑点状低信号。

【诊断与鉴别诊断】

(一)诊断

中老年男性或女性绝经后如出现关节红肿热痛或活动障碍,同时伴尿路结石或肾绞痛发作,化验检查提示高尿酸血症,应考虑痛风的存在。正常嘌呤饮食状态下非同日2次空腹血尿酸水平>420 μmol/L(男性)或>360 μmol/L(女性),可诊断为高尿酸血症。

关节囊液穿刺或痛风石活检证实为尿酸盐结晶可做出诊断。X线检查、CT或MRI等影像学检查进一步明确诊断。部分急性关节炎期诊断有困难者,秋水仙碱试验性治疗有效可确诊。

(二) 鉴别诊断

1. 风湿性关节炎 起病急,青少年多见,呈游走性多关节炎,发病部位常见于膝、髋、踝等下肢大关节,手足小关节少见;亦可侵犯心脏,并有发热、皮下结节和皮疹等表现。

2. 类风湿性关节炎 该病好发于手、腕、足等小关节,反复发作,呈对称分布,常伴有晨僵。类风湿因子多为阳性,血尿酸不高。

3. 化脓性关节炎 全身中毒症状明显,关节滑囊液可培养出细菌。

4. 假性痛风 老年人多见,膝关节易受累;系关节软骨钙化所致;发作时血沉增快,白细胞增高,血尿酸正常;关节滑囊液检查可发现有焦磷酸钙结晶或磷灰石,X线可见软骨呈线状钙化或关节旁钙化。

【防治】

原发性高尿酸血症与痛风的防治目的:控制高尿酸血症,预防尿酸盐沉积;迅速控制急性关节炎的发作;防止尿酸结石形成和肾损害。

(一) 一般治疗

控制饮食总热量,保持理想体重;限制蛋白质摄入,少食富含嘌呤食物;杜绝饮酒;鼓励患者多饮水,每天2000 mL以上;慎用抑制尿酸排泄的药物,如噻嗪类利尿剂等;避免诱发因素(受凉受潮、过度紧张与劳累、暴饮暴食等),积极治疗相关疾病等。

(二) 急性痛风性关节炎的治疗

绝对卧床,抬高患肢,避免关节负重,尽早使用秋水仙碱,越早用药疗效越好。

1. 非甾体抗炎药(NSAIDs) 通过抑制前列腺素的合成而达到消炎镇痛的作用,为急性痛风性关节炎的一线用药。常用药物:①吲哚美辛,50 mg口服,每日3~4次;②双氯芬酸,50 mg口服,每日2~3次;③布洛芬,0.3~0.6 g口服,每日2次;④依托考昔,120 mg口服,每日1次。症状缓解应减量,5~7日停用。常见的不良反应为胃、十二指肠溃疡及出血,心血管系统毒性反应。

2. 秋水仙碱(colchicine) 秋水仙碱是控制急性痛风性关节炎的传统药物,因其药物毒性现已少用。通过降低中性粒细胞活性、黏附性及趋化性,抑制粒细胞向炎症区域的游走,从而发挥抗炎作用。初始口服剂量为1 mg,随后0.5 mg/h,24 h总量不超过6 mg。不良反应较多,主要是严重的胃肠道反应,如恶心、呕吐、厌食、腹胀和水样腹泻等。还可以引起白细胞减少、血小板减少等骨髓抑制表现,以及肝功能受损、脱发等。

3. 糖皮质激素 上述药物治疗无效或使用禁忌时,可考虑使用糖皮质激素短程治疗。如泼尼松每日20~40 mg,3~7日后逐渐减量,疗程不超过2周。停药后症状容易反跳。

(三) 发作间歇和慢性期的处理

治疗目的是维持血尿酸正常水平,较大痛风石或经皮溃破者可手术剔除。

1. 排尿酸药 通过抑制肾小管对尿酸的重吸收,从而增加尿酸的排泄。剂量应从小剂量开始逐步递增,用药期间应多饮水,并每日口服碳酸氢钠3~6 g以碱化尿液,减少尿酸结晶形成。常用药物:①苯溴马隆:每日口服25~100 mg,该药不良反应轻,一般不影响肝肾功能;少数有胃肠道反应、过敏性皮炎、发热等。②丙磺舒:初始剂量为0.25 g,每日2次口服,两周后逐渐增加剂量,最大剂量不超过每日2 g。主要不良反应有胃肠道反应、皮疹、骨髓抑制等。

2. 抑制尿酸合成药 别嘌呤醇通过抑制黄嘌呤氧化酶,减少尿酸的合成,适用于尿酸生成过多或使用排尿酸药物有禁忌者。常用剂量为每次100 mg口服,每日2~4次,与排尿酸药合用效果更佳。不良反应有胃肠道反应、过敏性皮疹、发热、肝损害、骨髓抑制等,对肾功能不全或老年人使用时应酌情减少剂量。

(四) 其他治疗

痛风性肾脏病治疗时应碱化尿液,多饮水多排尿非常重要。利尿剂可选用螺内酯或乙酰唑胺,兼有利尿和碱化尿液作用。高尿酸血症与痛风常和代谢综合征同时发生,应行积极控制体重和血压,调节脂代谢紊乱,改善胰岛素抵抗等综合治疗。

小 结

痛风是嘌呤代谢障碍和（或）尿酸排泄减少所引起尿酸增高的一组代谢性疾病。痛风除高尿酸血症外，还可表现为特征性急性关节炎、痛风石形成、慢性关节炎、关节畸形、慢性间质性肾炎和尿酸性尿路结石。原发性痛风主要由先天性嘌呤代谢异常所致；诊断依据包括高尿酸血症，关节囊液穿刺或痛风石活检证实为尿酸盐结晶，特征性 X 线改变，秋水仙碱为治疗痛风性急性关节炎的传统药，因药物毒性已较少应用，慢性关节炎期主要是使用促进尿酸排泄及减少尿酸形成的药物。同时注意低嘌呤饮食，多饮水，碱化尿液等。

（王丽红）

知识检测 57

第六十四章 肥 胖 症

学习目标

1. 掌握：肥胖症的诊断、鉴别诊断和治疗。
2. 熟悉：肥胖症的病因和发病机制。
3. 了解：肥胖症的病理生理、实验室及其他检查、预防。
4. 应用：学会肥胖症患者的诊断、治疗，对患者和高危人群进行健康指导。

导学案例

患者，男，9岁，近3年体形肥胖，2016年1年内体重增长10 kg，2017年1月至2018年2月体重增长10 kg，无明显多吃。5个月前体检发现转氨酶异常，查ALT 327U/L，AST 205 U/L，乙肝两对半均阴性，B超提示肝未见占位，肝大，轻度脂肪肝，脾脏轻度肿大，诊断"轻度脂肪肝"。

请问：患者还需完善哪些检查？如何治疗？

肥胖症（obesity）指体内脂肪堆积过多和（或）分布异常，体重增加，是包括遗传和环境因素在内多种因素相互作用所引起的慢性代谢性疾病。肥胖症是代谢综合征的主要组分之一，与多种疾病如2型糖尿病、血脂异常、高血压、冠心病、卒中和某些癌症密切相关。如无明显病因者称单纯性肥胖症，有明确病因者称为继发性肥胖症，约占肥胖症的1%。肥胖症及其相关疾病可损害患者身心健康，使生活质量下降，预期寿命缩短，成为重要的世界性健康问题之一。我国成人超重率为32.1%，肥胖率9.9%。

【病因和发病机制】

肥胖症是一组异质性疾病，病因未明，是遗传因素和环境因素等多种因素相互作用的结果。脂肪的积聚是由于摄入的能量超过消耗的能量，即多食或消耗减少，或两者兼有。这一能量平衡紊乱的原因尚未阐明，肥胖者这些因素与正常人的微小差别在统计学上未能显示，但长期持续下去则可能使脂肪逐渐积聚而形成肥胖症。

（一）遗传因素

人类单纯性肥胖的发病有一定的遗传背景。有研究认为，双亲中一方为肥胖，其子女肥胖率约为50%；双亲中双方均为肥胖，其子女肥胖率上升至80%。人类肥胖一般认为属多基因遗传，遗传在其发病中起着一个易发的作用。

（二）环境因素

主要是饮食和体力活动。坐位生活方式、体育运动少、体力活动不足使能量消耗减少；饮食习惯不良，如进食多、喜甜食或油腻食物使摄入能量增多。饮食构成也有一定影响，在超生理所需热量的等热卡食物中，脂肪比糖类更容易引起脂肪积聚。文化因素则通过饮食习惯和生活方式而影响肥胖症的发生。此外，胎儿期母体营养不良、蛋白质缺乏，或出生时低体重婴儿，在成年期饮食结构发生变化时，也容易发生肥胖症。

【病理生理】

（一）脂肪细胞和脂肪组织

脂肪细胞是一种高度分化的细胞,可以储存和释放能量,而且是一个内分泌器官,能分泌数十种脂肪细胞因子、激素或其他调节物,包括肿瘤坏死因子-α、血浆纤维蛋白溶酶原激活物抑制因子-1、血管紧张素原、瘦素、抵抗素、脂联素和游离脂肪酸等,影响局部或远处组织器官,在机体代谢及内环境稳定中发挥重要作用。肥胖患者的脂肪组织的增大可由于脂肪细胞数量增多(增生型)、体积增大(肥大型)或同时数量增多、体积增大(增生肥大型),伴随炎症反应如吞噬细胞和其他免疫细胞浸润,脂肪因子分泌增多,出现胰岛素抵抗和低度的系统炎症(C-反应蛋白、白介素-6、肿瘤坏死因子-α 等因子轻度升高)。

（二）脂肪的分布

脂肪分布有性别差异。男性型脂肪主要分布在内脏和上腹部皮下,称为"腹型"或"中心性"肥胖。女性型脂肪主要分布于下腹部、臀部和股部皮下,称为"外周性"肥胖。中心性肥胖者发生代谢综合征的危险性较大,而外周性肥胖者减肥更为困难。

（三）"调定点"上调

长期高热量、高脂肪饮食,体重增加后,即使恢复正常饮食,也不能恢复到原先体重。持续维持高体重可引起适应,体重调定点不可逆升高,即调定点上调。

【临床表现】

肥胖症见于任何年龄,女性较多见。有进食过多和(或)运动不足的病史。常有肥胖家族史。轻度肥胖多无症状。中重度肥胖可引起气急、关节痛、肌肉酸痛、体力活动减少以及焦虑、抑郁等。临床上肥胖症、血脂异常、脂肪肝、冠心病、高血压、糖耐量异常或糖尿病等疾病常同时发生,即代谢综合征。肥胖症还可伴随或并发睡眠中阻塞性呼吸暂停、胆囊疾病、高尿酸血症和痛风、骨关节病、静脉血栓、生育功能受损(女性出现多囊卵巢综合征)以及某些癌肿(女性乳腺癌、子宫内膜癌,男性前列腺癌、结肠和直肠癌等)发病率增高等,且麻醉或手术并发症增多。肥胖可能参与上述疾病的发病,至少是其诱因和危险因素,或与上述疾病有共同的发病基础。肥胖症及其一系列慢性伴随病、并发症严重影响患者健康、正常生活及工作能力和寿命,精神上自我感觉不良及社会关系不佳。

【诊断与鉴别诊断】

（一）诊断

详细询问病史,包括个人饮食、生活习惯、体力活动量,肥胖病程,肥胖家族史、用药史、心理健康状况等,是否存在引起继发性肥胖疾病史,如皮质醇增多症、甲状腺功能减退症等。

肥胖症的评估包括测量身体肥胖程度、体脂总量和脂肪分布,其中后者对预测心血管疾病危险性更为准确。常用测量方法:①体重指数(body mass index,BMI):测量身体肥胖程度,BMI(kg/m^2) = 体重(kg)/[身高(m)]^2。BMI 是诊断肥胖症最重要的指标。②理想体重(ideal body weight,IBW)可测量身体肥胖程度,但主要用于计算饮食中热量和各种营养素供应量。IBW(kg) = 身高(cm) - 105 或 IBW(kg) = [身高(cm) - 100] × 0.9(男性)或 0.85(女性)。③腰围或腰/臀比(waist/hip ratio,WHR):反应脂肪分布。受试者站立位,双足分开25～30 cm,使体重均匀分配。腰围测量髂前上棘和第 12 肋下缘连线的中点水平,臀围测量环绕臀部的骨盆最突出点的周径。目前认为测量腰围更为简单可靠,是诊断腹部脂肪积聚最重要的临床指标。④CT 或 MRI:计算皮下脂肪厚度或内脏脂肪量,是评估体内脂肪分布最准确的方法,但不作为常规检查。⑤其他:身体密度测量法、生物电阻抗测定法、双能 X 线吸收法测定体脂总量等。

对肥胖症的并发症及伴随病也须进行相应检查,如糖尿病或糖耐量异常、血脂异常、高血压、冠心病、痛风、胆石症、睡眠呼吸暂停综合征以及代谢综合征等应予以诊断以便给予相应治疗。

诊断标准:通常情况下 BMI≥24 kg/m^2 为超重,≥28 kg/m^2 为肥胖;腰围男性≥85 cm(女性≥80 cm)为腹型肥胖。2010 年中华医学会糖尿病学分会建议将代谢综合征中肥胖的定义为 BMI≥

$25\ kg/m^2$。应注意肥胖症并非单纯体重增加,若体重增加是肌肉发达,则不应认为肥胖;反之,某些个体虽然体重在正常范围,但存在高胰岛素血症和胰岛素抵抗,有易患2型糖尿病、血脂异常和冠心病的倾向,因此应全面衡量。用CT或MRI扫描腹部第4~5腰椎间水平面计算内脏脂肪面积时,以腹内脂肪面积≥$100\ cm^2$作为判断腹内脂肪增多的切点。

（二）鉴别诊断

主要与继发性肥胖症相鉴别,如库欣综合征、原发性甲状腺功能减退症、下丘脑性肥胖、多囊卵巢综合征等,有原发病的临床表现和实验室检查特点。药物引起的肥胖症有服用抗精神病药、糖皮质激素等病史。

【治疗】

治疗的两个主要环节是减少热量摄取及增加热量消耗。强调以行为、饮食、运动为主的综合治疗,必要时辅以药物或手术治疗。继发性肥胖症应针对病因进行治疗。各种并发症及伴随病应给予相应的处理。

（一）行为治疗

通过宣传教育使患者及其家属对肥胖症及其危害性有正确的认识,从而配合治疗,采取健康的生活方式,改变饮食和运动习惯,自觉地长期坚持是肥胖症治疗首位及最重要的措施。

（二）控制饮食及增加体力活动

轻度肥胖者,控制进食总量,采用低热卡、低脂肪饮食,避免摄入高糖高脂类食物,使每日总热量低于消耗量。多做体力劳动和体育锻炼,如能使体重每月减轻500~1000 g而渐渐达到正常标准体重,则不必用药物治疗。中度以上肥胖更须严格控制总热量,女性患者要求限制进食量在1200~1500 kcal/d,如超过1500 kcal/d者,则无效。男性应控制在1500~1800 kcal/d,以此标准每周可望减重1~2磅(0.45~0.9 kg)。食物中宜保证含适量必需氨基酸的动物性蛋白(占总蛋白量的三分之一较为合适),蛋白质摄入量为每日每公斤体重不少于1 g。脂肪摄入量应严格限制,同时应限制钠的摄入,以免体重减轻时发生水钠潴留,并对降低血压及减少食欲也有好处。此外,应限制甜食、啤酒等。如经以上饮食控制数周体重仍不能降低者,可将每日总热量减至800~1200 kcal,但热量摄入过少,患者易感疲乏软弱、畏寒乏力、精神萎靡等,必须严密观察。据研究,饮食治疗早期蛋白质消耗较多,以致体重下降较快而呈负氮平衡,当持续低热卡饮食时,发生保护性氮质潴留反应,逐渐重建氮平衡,于是脂肪消耗渐增多。但脂肪产热量约10倍于蛋白质,故脂肪组织消失量明显少于蛋白质组织量,而蛋白质相反合成较多时,反可使体重回升,这是人体对限制热卡后的调节过程。因此饮食治疗往往效果不显著,在此情况下,宜鼓励运动疗法以增加热量消耗。关于活动量或运动量的制订应该因人而异,原则上采取循序渐进的方式。

（三）药物治疗

对严重肥胖患者可应用药物减轻体重,然后继续维持。药物减重的适应证:①食欲旺盛,餐前饥饿难忍,每餐进食量较多;②合并高血糖、高血压、血脂异常和脂肪肝;③合并负重关节疼痛;④肥胖引起呼吸困难或有睡眠呼吸暂停综合征;⑤BMI≥$24\ kg/m^2$有上述并发症情况,或BMI≥$28\ kg/m^2$不论是否有并发症,经过3~6个月单纯控制饮食和增加活动量处理仍不能减重5%,甚至体重仍有上升趋势者,可考虑用药物辅助治疗。下列情况不能应用减重药物:①儿童;②孕妇、乳母;③对该类药物有不良反应者;④正在服用其他选择性血清素再摄取抑制剂。

1. 非中枢性作用减重药 奥利司他是胃肠道胰脂肪酶、胃脂肪酶抑制剂,减慢胃肠道中食物脂肪水解过程,减少对脂肪的吸收,促进能量负平衡从而达到减重效果。治疗早期有轻度消化系统副作用如胃肠胀气、大便次数增多和脂肪便等,需关注是否影响脂溶性维生素吸收等,需长期追踪及临床评估。推荐剂量为120 mg,每天3次,餐前服。

2. 中枢性作用减重药 主要通过下丘脑调节摄食的神经递质如儿茶酚胺、血清素等发挥作用。包括拟儿茶酚胺类制剂,如苯丁胺等;拟血清素制剂,如氟西汀。可引起不同程度口干、失眠、乏力、便秘、月经紊乱、心率加快和血压增高等副作用。老年人和糖尿病患者慎用。高血压、冠心病、充血性心力衰竭、心律不齐或卒中患者禁用。西布曲明兼有拟儿茶酚胺和拟血清素作用,因增加心血管疾病风险而不再在临床上使用。

3. 兼有减重作用的降糖药物 二甲双胍促进组织摄取葡萄糖和增加胰岛素的敏感性,有一定的减重作用,但尚未获批用于肥胖症的治疗,但对伴有糖尿病和多囊卵巢综合征的患者有效。给予0.5 g,每日3次,其不良反应主要是胃肠道反应,乳酸酸中毒较少见。

(四) 外科治疗

可使用吸脂术、切脂术及各种减少食物吸收的手术,如空回肠短路手术、胆管胰腺短路手术、胃短路手术、胃成形术、迷走神经切断术及胃气囊术等,可供选择。手术有效(指体重降低>20%)率可达95%,死亡率<1%。不少患者可获得长期疗效,术前并发症可不同程度地得到改善或治愈。但手术可能并发吸收不良、贫血、管道狭窄等,有一定的危险性,仅用于重度肥胖、减肥失败又有严重并发症,而这些并发症有可能通过体重减轻而改善者。术前要对患者的全身情况做出充分估计,特别是对糖尿病、高血压和心肺功能等,应给予相应的监测和处理。

【预防】

肥胖症的发生与遗传及环境因素有关,环境因素的可变性提供了预防肥胖的可能性。应做好宣传教育工作,鼓励人们采取健康的生活方式,尽可能使体重维持在正常范围内;早期发现有肥胖趋势的个体,并对个别高危个体具体进行指导。预防肥胖应从儿童时期开始,尤其是加强健康教育。

小 结

肥胖症是指体内脂肪堆积过多和(或)分布异常,体重增加,是包括遗传和环境因素在内多种因素相互作用所引起的慢性代谢性疾病。有单纯性肥胖和继发性肥胖,诊断主要依据体重指数和腹围。治疗的两个主要环节是减少热量摄取及增加热量消耗。强调以行为、饮食、运动为主的综合治疗,必要时辅以药物或手术治疗。应做好宣传教育工作,鼓励人们采取健康的生活方式,减少肥胖的发生。

(王丽红)

知识检测58

第七篇

风湿性疾病

FENGSHIXINGJIBING

第六十五章 风湿性疾病总论

学习目标

1. 掌握：风湿性疾病的分类和临床特点。
2. 熟悉：风湿性疾病的防治。
3. 了解：风湿性疾病的诊断。
4. 应用：能够对常见风湿关节炎患者进行初步诊断，对患者和高危人群进行健康指导。

风湿性疾病(rheumatic diseases)是泛指影响骨、关节及其周围软组织，如肌肉、滑囊、肌腱、筋膜、神经等的一组疾病。其病因、发病机制病因、发病机制可以是感染性、免疫性、代谢性、内分泌性、退行性、地理环境性、遗传性、肿瘤性等。它可以是周身性或系统性的，也可以是局限性的；可以是器质性的，也可以是精神性或功能性的。

第一节 风湿性疾病的分类和特点

【风湿性疾病的分类】

风湿性疾病根据其发病机制、病理及临床特点可分为10大类200多种疾病：表65-1是对这一分类的简单归纳。

表65-1 风湿性疾病的范畴和分类

分类	常见疾病
1. 弥漫性结缔组织病	系统性红斑狼疮、类风湿关节炎、硬皮病、多发性肌炎、血管炎病等
2. 与脊柱相关的关节病	强直性脊柱炎、反应性关节炎、银屑病关节炎、炎症性肠病关节炎等
3. 退行性变	原发性和继发性骨关节炎
4. 与感染相关的风湿病	反应性关节炎、风湿热等
5. 与代谢或内分泌相关的风湿病	痛风、假性痛风、马方综合征等
6. 肿瘤相关的风湿病	滑膜瘤、滑膜肉瘤、多发性骨髓瘤等
7. 神经血管疾病	神经性关节痛、压迫性神经病变、雷诺病等
8. 骨及软骨疾病	骨质疏松、骨软化、骨炎等
9. 非关节性风湿病	关节周围病变、椎间盘病变、特发性腰痛等
10. 其他有关节症状的疾病	周期性风湿病、药物相关的风湿性综合征等

总体来讲，风湿性疾病是一常见病，但其中有些疾病相对少见。据我国不同地区流行病学的调查：类风湿关节炎(RA)患病率为0.32%~0.36%，强直性脊柱炎(AS)约为0.25%，系统性红斑狼疮(SLE)

约为0.07%,原发性干燥综合征(pSS)约为0.3%,骨关节炎(OA)在50岁以上者可达50%,痛风性关节炎也日益增多。因为链球菌已能被青霉素有效地控制,与之相关的风湿热已明显地减少,这说明风湿病病谱也随时代不同而改变。

【常见风湿性疾病的临床特点】

弥漫性结缔组织病简称结缔组织病(connective tissue disease,CTD)是风湿性疾病中的一大类,它除有风湿病的慢性病程、肌肉关节病变外,尚有以下特点。

(1) 属自身免疫病,曾称胶原病。自身免疫病有器官特异性(如慢性甲状腺炎、1型糖尿病等)和非器官特异性两大类。CTD属非器官特异性自身免疫病,自身免疫性是CTD的发病基础。自身免疫性(autoimmunity)是指淋巴细胞丧失了对自身组织(抗原)的耐受性,以至于淋巴细胞对自身组织出现免疫反应并导致组织的损伤。促发自身免疫性的病因不完全清楚,在各个CTD的发病中可能不完全相同,大致有遗传基础和环境因素中的病原体、药物、理化等因素。其发病机制可能与淋巴细胞活化有关,活化后的T淋巴细胞可以分泌大量的致炎症细胞因子造成组织的损伤破坏,同时又激活B淋巴细胞产生大量抗体。引起自身免疫性反应的可能因素如下:①病原体:沙门菌、志贺菌、耶尔森菌入侵HLA-B27阳性者后不仅引发感染,同时因这类细菌和人基因HLA-B27间有非常密切的相关性,它们通过相同的氨基酸序列出现分子模拟交叉反应而引起脊柱关节病。又如EB病毒、腺病毒可抑制细胞凋亡产物的清除,诱发自身免疫反应。②遗传基础:通过流行病学可以证明许多常见的风湿病,如强直性脊柱炎(AS)、系统性红斑狼疮(SLE)、类风湿关节炎(RA)等均有不同程度的遗传倾向性。基因分子水平的研究,也说明这些疾病与HIA及HLA以外的多个基因相关。这些相关的易感性基因调控了免疫反应并可能引起发病及影响疾病的严重性。③隐藏的细胞表位被暴露而成为新的自身抗原。④性激素。⑤其他:如超抗原等。

(2) 以血管和结缔组织慢性炎症的病理改变为基础。

(3) 病变累及多个系统,包括肌肉、骨骼系统。

(4) 异质性,即同一疾病,在不同患者的临床表现和预后差异甚大。

(5) 对糖皮质激素的治疗有一定反应。

(6) 疾病多为慢性病程,逐渐累及多个器官和系统,只有早期诊断、合理治疗才能使患者得到良好的预后。

第二节 风湿性疾病的诊断

风湿性疾病是一类涉及多学科、多系统的疾病,完整的病史、全面的体格检查对风湿性疾病的诊断是非常重要的,实验室及其他检查对风湿病的确诊很有帮助。

【病史采集】

1. 发病年龄和性别

对诊断具有参考价值,如系统性红斑狼疮多见于育龄期妇女,强直性脊柱炎多见于青年男性,痛风多见于中年男性,骨性关节炎多见于中老年人。

2. 有无关节病变及病变特点

大多数风湿性疾病的患者有关节病变,详细询问关节病变的起病方式、受累部位、数目、疼痛的性质与程度,功能状况及其演变,有助于诊断和鉴别诊断。

(1) 关节病变的分布与疼痛的性质:类风湿关节炎常侵犯四肢小关节,如掌指、近端指间关节,多发性对称性分布,活动后疼痛减轻;强直性脊柱炎主要侵犯脊柱、髋、踝等大关节,常呈非对称性受累,疼痛为持续性;骨性关节炎为单侧或双侧关节受累,休息后疼痛可缓解。

(2) 关节肿胀和疼痛:关节肿胀是关节炎的重要特征。关节周围组织水肿、关节腔积液、滑膜增生及骨性隆起都可以使关节发生肿胀和疼痛。

(3) 晨僵：指患者晨起或较长时间休息后病变关节出现胶粘样的僵硬感觉。晨僵是类风湿关节炎最突出的症状，其持续的时间与关节炎症的程度成正比。因此，可作为判断病情活动的指标之一。其他原因的关节病变也可能出现晨僵，但没有类风湿性关节炎明显。

(4) 关节畸形和功能障碍：关节畸形可由骨增大、韧带破坏、组织挛缩或脱位所引起，当关节结构破坏，便出现关节活动范围缩小，甚至不能活动。常见于类风湿关节炎。

3. 有无关节外其他系统受损的表现

风湿性疾病常侵犯多器官、多系统，要注意询问有无皮肤、肾、心、肺、肝、脾等部位的表现。

【体格检查】

体格检查除一般内科体格检查外，必须做皮肤、肌肉、关节、脊柱的检查，包括皮损的分布特征、肌力、关节肿痛及压痛、关节畸形、关节与脊柱功能等的检查。

【实验室检查】

（一）一般性检查

对风湿病的确诊很有帮助。血常规、尿常规、肝肾功能检查是必需的，它有助于病情分析，如溶血性贫血、血小板减少、白细胞数量变化、蛋白尿都可能与 CTD 有关。而肝肾功能又可为用药后可能出现的损害和比较打下基础。

（二）特异性检查

包括关节液、血清自身抗体和补体水平。

1. 关节镜和关节液的检查　关节镜是通过直视来观察关节腔表层结构的变化，目前多应用于膝关节。本检查对关节病的诊治和研究均有一定作用，在某些情况下，直视下可以鉴别关节病的性质，活检的组织标本病理检查对疾病的诊断也有重要作用。其治疗作用有关节液引流（化脓性关节炎），关节腔灌洗清除破坏的软骨碎片、残物（OA），滑膜的剔除（RA）等。抽取关节液的检查主要是鉴别炎症性或非炎症性的关节病变以及导致炎症性反应的可能原因，如尿酸盐结晶、焦磷酸盐结晶和细菌的存在。因此所有抽得的关节液都要做白细胞的分类与计数检查：非炎症性关节液的白细胞总数往往小于 $2000×10^6/L$，中性粒细胞不高；而炎症性关节液的白细胞总数高达 $20000×10^6/L$ 以上，中性粒细胞达 70% 以上，化脓性关节液不仅外观呈脓性且白细胞数更高。光学显微镜和偏振光显微镜检查各种结晶是必要的，需要时可做细菌革兰染色和培养。

2. 自身抗体的检测　对风湿病的诊断和鉴别诊断，尤其是 CTD 的早期诊断至为重要。现在应用于风湿病学临床的主要自身抗体如下。

(1) 抗核抗体(anti-nuclear antibodies，ANAs)：抗细胞核内成分的抗体。因为细胞核包含多种成分，所以 ANAs 其实是抗核内多种物质的抗体谱。根据细胞核内各种成分的理化特性和分布部位及其临床意义，将 ANAs 分成抗 DNA、抗组蛋白、抗非组蛋白和抗核仁抗体四大类。其中抗非组蛋白抗体，是指抗不含组蛋白，而可被盐水提取的可溶性抗原(extractable nuclear antigens，ENA)抗体，通常称抗 ENA 抗体。ANAs 阳性的患者要考虑结缔组织病的可能性，但应多次或多个实验室检查证实为阳性。此外，正常老年人或其他非结缔组织病患者，血清中可能存在低滴度的 ANAs。因此，绝不能只满足于 ANAs 阳性，而应对阳性标本进行稀释度测定。另外，ANAs 存在一个谱，对 ANAs 阳性患者，除了检测其滴度外，还应分清是哪一类 ANAs，不同成分的 ANAs 有其不同的临床意义，具有不同的诊断特异性。

(2) 类风湿因子(rheumatoid factor，RF)：见于 RA，pSS，SLE，SSc 等多种 CTD，但亦见于急性病毒性感染如单核细胞增多症、肝炎、流行性感冒等，寄生虫感染如疟疾、血吸虫病等，慢性感染如结核病、亚急性细菌性心内膜炎等，某些肿瘤以及约 5% 的正常人群。因此 RF 的特异性较差，对 RA 诊断有局限性，但在诊断明确的 RA 中，RF 滴度可判断其活动性和预后。

(3) 抗中性粒细胞胞质抗体(antineutrophil cytoplasmic antibodies，ANCA)：对血管炎病尤其是 Wegener 肉芽肿的诊断和活动性判定有帮助。中性粒细胞胞质内含有多种抗原成分，其中以丝氨酸蛋白酶-3(PR3)和髓过氧化物酶(MPO)与血管炎病相关密切。

(4) 抗磷脂抗体(antiphospholipid antibodies,APA):目前临床应用的抗磷脂抗体包括抗心磷脂抗体、狼疮抗凝物、梅毒血清试验反应假阳性等。本抗体与血小板减少、动静脉血栓、习惯性自发性流产有关。

(5) 抗角蛋白抗体谱:是一组不同于 RF 而对 RA 有较高特异性的自身抗体。抗核周因子抗体(APF)、抗角蛋白抗体(AKA)的靶抗原为细胞骨架的基质蛋白,即聚角蛋白微丝蛋白,抗原纤维蛋白抗体(AFA)与 APF、AKA 均可出现在 RA 的早期。环瓜氨酸肽(CCP)段是聚角蛋白微丝蛋白的主要抗原,以人工合成的 CCP 所测到的抗 CCP 抗体在 RA 有较 AFA 更好的敏感性和特异性。

自身抗体对 CTD 的早期诊断极有价值,但敏感性、特异性有一定范围,而且检测的技术也可引起假阳性或假阴性结果,因此临床的判断仍是诊断的基础。

3. 补体测定 血清总补体(CH_{50})、C3 和 C4 有助于对 SLE 和血管炎的诊断、活动性和治疗后疗效反应的判定。CH_{50} 的降低提示免疫反应引起的或遗传性个别补体成分缺乏或低下,在 SLE 时 CH_{50} 的降低往往伴有 C3 或 C4 的低下。除 SLE 外,其他 CTD 出现补体水平降低者少。

4. 病理 活组织检查对诊断有决定性意义,并有指导治疗的作用。如唇腺炎对 SS、肾组织对狼疮肾炎、血管炎不同病理表现对应各种血管炎病等。

【影像学检查】

影像学在风湿病学中是一个重要的辅助检测手段,有助于各种关节脊柱病的诊断、鉴别诊断、疾病严重性分期、药物疗效的判断等。

(一) X 线平片

X 线平片是骨和关节检查的最常用影像学技术,有助于诊断、鉴别诊断和随访。其缺点是不易发现较小的关节破坏病灶,对关节周围软组织病变除肿胀和钙化点外很难发现其他改变,因此 X 线平片对早期的关节炎不敏感。

(二) 电子计算机体层显像(CT)

CT 用于检测有多层组织重叠的病变部位,如骶髂关节、股骨头、胸锁关节、椎间盘等,其敏感性较 X 线平片高。脑 CT 亦用于 SLE 的中枢神经病变的诊断,高分辨率肺 CT 则用来发现合并有 CTD 早期尚可治疗的肺间质病变和较晚期的肺间质纤维化。多排螺旋 CT 也可用于对大动脉炎的血管进行检查。

(三) 磁共振显像(MRI)

MRI 对脑病、脊髓炎、关节炎、骨坏死、软组织脓肿、肌肉外伤、肌炎急性期的诊断均有帮助。

(四) 血管造影

血管造影对疑有血管炎病者有帮助,在结节性多动脉炎、大动脉炎时血管造影可以明确诊断和病变范围。但它属创伤性检查,故临床应用有一定限制性。

第三节 风湿性疾病的防治

风湿病一旦诊断明确应早期开始相应治疗。治疗的目的是改善预后,保持关节、脏器的功能,缓解相关症状,提高生活质量。治疗措施包括教育、物理治疗、矫形、锻炼、药物、手术等。现将抗风湿病药物种类和应用原则加以叙述,具体将在各病中再予以分述。

药物治疗主要包括非甾体抗炎药、改善病情抗风湿药、生物制剂、糖皮质激素等。另有些辅助治疗可应用于某些病况。

(一) 非甾体抗炎药(nonsteroidal anti-inflammatory drugs,NSAIDs)

临床应用广泛,用作改善风湿病的各类关节肿痛的对症药物,它不能控制原发病的病情进展。现知各类 NSAID 的镇痛抗炎机制相同,即抑制组织细胞产生环氧化酶(COX),减少 COX 介导产生的炎症介质——前列腺素。因 NSAID 兼有抑制 COX-1 和 COX-2 的作用,抑制 COX-2 达到抗炎镇痛的疗效,抑制 COX-1 后出现胃肠道不良反应，严重者甚至出现溃疡、出血、穿孔。肾的 COX-1 受抑制后出现水肿、电解质紊乱、血压升高，严重者出现可逆性肾功能不全。为减少 NSAID 的胃肠不良反应，20 世纪末选择性抑制 COX-2 的 NSAID 塞来昔布问世，其疗效与传统 NSAID 相似，对肾的不良反应与传统 NSAID 相似，但减少了胃肠道反应。

（二）改善病情抗风湿药（disease modifying antirheumatic drug，DMARDs）

是指可以防止和延缓 RA 关节骨结构破坏的药物，是一组有不同化学结构的药物或物制剂，其特点是起效慢，停药后作用的消失亦慢，故曾被称为慢作用抗风湿药。

这组药物借其抑制淋巴细胞作用（抗疟药例外）而达到缓解 RA 或其他 CTD 的病情，但不能消除低度的免疫炎症反应，因此非根治药物。常用的有金制剂、青霉胺、柳氮磺胺吡啶、氯喹、硫唑嘌呤、氨甲蝶呤、环孢素、环磷酰胺、麦考酚酸等。

（三）生物制剂

近年来上市的生物制剂如 TNF-α、IL-1 的拮抗剂和抗 CD20 单克隆抗体等生物制剂有特异性"靶"拮抗作用，可以阻断免疫反应中某个环节而起效，是未来用于治疗风湿性疾病的重要发展方向之一。应用生物制剂的顾虑：①价格昂贵，不宜普遍应用；②缺乏对远期疗效和长期应用后不良反应情况的了解和总结。

（四）糖皮质激素（简称激素）

糖皮质激素是治疗多种 CTD 的一线药物，但非根治药物。它有强而快速的抗炎作用，通过受体发挥作用，具有抗炎和调节代谢的作用。激素对免疫系统的作用有抑制巨噬细胞吞噬和抗原递呈作用，减少循环中的淋巴细胞和 NK 细胞数量，对产生抗体的成熟 B 淋巴细胞抑制作用很少，说明激素以抑制细胞免疫作用为主。激素的制剂众多，目前使用的激素半衰期短的有可的松、氢化可的松，半衰期中度的有泼尼松、甲泼尼龙等，半衰期长的有地塞米松等。

（五）辅助性治疗

静脉输注免疫球蛋白、血浆置换、血浆免疫吸附等可用于有一定指征的风湿病患者。

除上述药物外，必须重视风湿病患者及其家属的有关教育，解除他们的心理障碍，进行康复训练等。

小　结

风湿性疾病是一个涉及多个学科、多个系统的常见疾病，根据其发病机制、病理及临床特点可分为 10 大类 200 多种疾病。其病因可以是感染性、免疫性、代谢性、内分泌性、退行性、地理环境性、遗传性、肿瘤性等。完整的病史、全面的体格检查对风湿性疾病的诊断是非常重要的，实验室及其他检查对风湿病的确诊很有帮助。治疗原则是早诊断、早治疗；治疗目的是去除病因，缓解症状，保护关节和脏器功能，改善疾病预后；治疗措施包括教育、物理治疗、矫形、锻炼、药物、手术等，药物主要包括非甾体抗炎药、糖皮质激素、改善病情抗风湿药等。

（胡建刚）

知识检测 59

第六十六章 类风湿关节炎

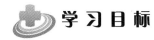

学习目标

1. 掌握：类风湿关节炎的临床表现、诊断、鉴别诊断和治疗。
2. 熟悉：特殊类风湿关节炎影像表现及特点。
3. 了解：类风湿关节炎的病理和临床分期及特点。
4. 应用：能够对类风湿关节炎患者进行诊断、治疗，对患者和高危人群进行健康指导。

导学案例

患者，女，55 岁，对称性多关节疼痛和肿胀六年。受累的关节包括双侧掌指、近端指间、腕、肘、膝和跖趾关节。患者感到非常疲倦，并有一小时晨僵。无皮下结节、血管炎、肺间质性病变、浆膜炎、巩膜炎/巩膜外层炎、乙型和丙型肝炎、结核病及肉芽肿病史。查体：双侧中指近端指间关节变形，活动受限，掌指关节、近端指间、腕、肘、膝和跖趾关节有肿胀，并伴有压痛。

辅助检查：RF 阳性（102 U/mL）、IFANA 阴性、ESR 15 mm/h、血小板 254×10^9/L、肝功能正常、肾功能正常、甲状腺功能正常、抗乙肝和丙肝抗体阴性、血清蛋白电泳正常。X 线检查：双侧、近端指间关节骨破坏。

请问：该患者最可能患了什么病？诊断的依据是什么？应如何治疗？

类风湿关节炎（rheumatoid arthritis，RA）是以侵蚀性、对称性多关节炎为主要临床表现的异质性、系统性、自身免疫病。异质性指患者遗传背景不同，病因可能也非单一，因而发病机制不尽相同。临床可有不同亚型，表现为病程、轻重、预后、结局都会有差异。但本病是慢性、进行性、侵蚀性疾病，如未适当治疗，病情逐渐加重发展。因此早期诊断、早期治疗至关重要。本病呈全球性分布，是造成人类丧失劳动力和致残的主要原因之一。我国 RA 的患病率略低于 0.5%～1% 的世界平均水平，为 0.32%～0.36%。

【病因和发病机制】

RA 的病因研究迄今尚无定论，MHC-Ⅱ抗原以及各种炎症介质、细胞因子、趋化因子在 RA 发病过程中的作用都被深入研究过，但其发病机制仍不清楚。

（一）环境因素

未证实有导致本病的直接感染因子，但目前认为一些感染因素如细菌、支原体和病毒等通过某些途径影响 RA 的发病和病情进展，其机制为：①活化 T 淋巴细胞和巨噬细胞并释放细胞因子；②活化 B 淋巴细胞产生 RA 抗体，滑膜中的 B 淋巴细胞可能分泌致炎因子如 TNF-α，B 淋巴细胞可以作为抗原呈递细胞（APC），提供 $CD4^+$ 细胞克隆增殖和效应所需要的共刺激信号；③感染因子的某些成分和人体自身抗原通过分子模拟而导致自身免疫性的产生。

（二）遗传易感性

流行病学调查显示，RA 的发病与遗传因素密切相关。家系调查发现 RA 先证者的一级亲属发生

RA 的概率为 11%。对孪生子的调查结果显示，单卵双生子同时患 RA 的概率为 12%~30%，而双卵孪生子同患 RA 的概率只有 4%。许多地区和国家进行研究发现 HLA-DR4 单倍型与 RA 的发病相关。

（三）免疫紊乱

免疫紊乱是 RA 主要的发病机制。滑膜关节组织的某些特殊成分或体内产生的内源性物质也可能作为自身抗原被 APC 呈递给活化 $CD4^+$ T 淋巴细胞，启动特异性免疫应答，导致相应的关节炎症状。另外，活化的 B 淋巴细胞、巨噬细胞、滑膜成纤维细胞等作为抗原呈递及自身抗体来源细胞，在 RA 滑膜炎症性病变的发生及演化中发挥了重要作用。

可见，RA 是遗传易感因素、环境因素及免疫系统失调等各种因素综合作用的结果。

【病理】

RA 的基本病理改变是滑膜炎，急性期滑膜表现为渗出性和细胞浸润性。滑膜下层小血管扩张，内皮细胞肿胀、细胞间隙增大，间质有水肿和中性粒细胞浸润。病变进入慢性期，滑膜变得肥厚，形成许多绒毛样突起，突向关节腔内或侵入到软骨和软骨下的骨质。绒毛又名血管翳，有很强的破坏性，是造成关节破坏、畸形、功能障碍的病理基础。

血管炎可发生在类风湿关节炎患者关节外的任何组织。它累及中、小动脉和（或）静脉，管壁有淋巴细胞浸润、纤维素沉着，内膜有增生，导致血管腔的狭窄或堵塞。类风湿结节是血管炎的一种表现，常见于关节伸侧受压部位的皮下组织，也可发生于任何内脏器官。结节中心为纤维素样坏死组织，周围有上皮样细胞浸润，排列成环状，外被以肉芽组织。肉芽组织间有大量的淋巴细胞和浆细胞。

【临床表现】

RA 的临床表现个体差异性大，RA 多以缓慢而隐匿的方式起病，以对称性双手、腕、足等多关节肿痛为首发表现，常伴有晨僵，可伴有低热、乏力、肌肉酸痛、体重下降等症状。少数患者起病较急，数天内出现典型的关节症状。

（一）关节表现

1. 晨僵 早晨起床后病变关节感觉僵硬，称"晨僵"（日间长时间静止不动后也可出现），如胶黏着样的感觉，持续时间至少 1 h 者意义较大。常被作为观察本病活动指标之一，只是主观性很强。其他病因的关节炎也可出现晨僵，但不如本病明显和持久。

2. 关节痛与压痛 关节痛往往是最早的症状，最常出现的部位为腕、掌指关节、近端指间关节，其次是足趾、膝、踝、肘、肩等关节。多呈对称性、持续性，但时轻时重，疼痛的关节往往伴有压痛，受累关节的皮肤出现褐色色素沉着。

3. 关节肿 多因关节腔内积液或关节周围软组织炎症引起，病程较长者可因滑膜慢性炎症后的肥厚而引起肿胀。凡受累的关节均可肿胀，常见的部位为腕、掌指关节、近端指间关节、膝等关节，亦多呈对称性。

4. 关节畸形 见于较晚期患者，关节周围肌肉的萎缩、痉挛则使畸形更为加重。最为常见的晚期关节畸形是腕和肘关节强直、掌指关节的半脱位、手指向尺侧偏斜和呈"天鹅颈"样及"纽扣花"样表现。重症患者关节呈纤维性或骨性强直失去关节功能，致使生活不能自理。

5. 特殊关节

（1）颈椎的可动小关节及周围腱鞘受累出现颈痛、活动受限，有时甚至因颈椎半脱位而出现脊髓受压。

（2）肩、髋关节：其周围有较多肌腱等软组织包围，由此很难发现肿胀。最常见的症状是局部痛和活动受限，髋关节往往表现为臀部及下腰部疼痛。

（3）颞颌关节：出现于 1/4 的 RA 患者，早期表现为讲话或咀嚼时疼痛加重，严重者有张口受限。

6. 关节功能障碍 关节肿痛和结构破坏都引起关节的活动障碍。美国风湿病学会将因本病而影响了生活的程度分为 4 级：Ⅰ级：能照常进行日常生活和各项工作。Ⅱ级：可进行一般的日常生活和某种职业工作，但参与其他项目活动受限。Ⅲ级：可进行一般的日常生活，但参与某种职业工作或其他项目活动受限。Ⅳ级：日常生活的自理和参与工作的能力均受限。

(二) 关节外表现

1. 类风湿结节 这是本病较常见的关节外表现,可见于20%～30%的患者,多位于关节隆突部及受压部位的皮下,如前臂伸面、肘鹰嘴突附近、枕部、跟腱等处。其大小不一,结节直径由数毫米至数厘米、质硬、无压痛、对称性分布。此外,几乎所有脏器如心、肺、眼等均可累及。其存在提示本病具有活动性。

2. 类风湿血管炎 RA患者的系统性血管炎少见,体格检查能观察到的有指甲下或指端出现的小血管炎,其表现和滑膜炎的活动性无直接相关性,少数引起局部组织的缺血性坏死。眼受累多为巩膜炎,严重者因巩膜软化而影响视力。RF阳性的患者可出现亚临床型的血管炎,如无临床表现的皮肤和唇腺活检可有血管壁免疫物质的沉积,亚临床型血管炎的长期预后尚不明确。

3. 肺 肺受累很常见,其中男性多于女性,有时可为首发症状。

(1) 肺间质病变:最常见的肺病变,见于约30%的患者,逐渐出现气短和肺功能不全,少数出现慢性纤维性肺泡炎则预后较差。肺功能和肺影像学检查异常,特别是高分辨率CT有助于早期诊断。

(2) 结节样改变:肺内出现单个或多个结节,为肺内的类风湿结节表现。结节有时可液化,咳出后形成空洞。

(3) Caplan综合征:尘肺患者合并RA时易出现大量肺结节,称为Caplan综合征,也称类风湿性尘肺病。临床和胸部X线表现均类似肺内的类风湿结节,数量多,较大,可突然出现并伴关节症状加重。病理检查结节中心坏死区内含有粉尘。

(4) 胸膜炎:见于约10%的患者。为单侧或双侧性的少量胸腔积液,偶为大量胸腔积液。胸腔积液呈渗出性,葡萄糖含量低。

(5) 肺动脉高压:一部分是肺内动脉病变所致,另一部分为肺间质病变引起。

4. 心脏受累 急性和慢性的RA患者都可以出现心脏受累,其中心包炎最常见,多见于RF阳性、有类风湿结节的患者,但多数患者无相关临床表现。通过超声心动图检查约30%的患者出现少量心包积液。

5. 胃肠道 患者可有上腹不适、胃痛、恶心、食欲减退,甚至黑便,多与服用抗风湿药物(尤其是非甾体抗炎药)有关,很少由RA本身引起。

6. 肾 本病的血管炎很少累及肾,偶有轻微膜性肾病、肾小球肾炎、肾内小血管炎以及肾脏的淀粉样变等报道。

7. 神经系统 神经受压是RA患者出现神经系统病变的常见原因。受压的周围神经病变与相应关节的滑膜炎的严重程度相关。最常受累的神经有正中神经、尺神经以及桡神经,神经系统的受累可以根据临床症状和神经定位来诊断,如正中神经在腕关节处受压而出现腕管综合征。随着炎症的减轻,患者的神经病变逐渐减轻,但有时需要手术减压治疗。脊髓受压表现为渐起的双手感觉异常和力量的减弱,腱反射多亢进,病理反射阳性。多发性单神经炎则因小血管炎的缺血性病变所造成。

8. 血液系统 患者的贫血程度通常和病情活动度相关,尤其是和关节的炎症程度相关。RA患者的贫血一般是正细胞正色素性贫血,本病出现小细胞低色素性贫血时,贫血可因病变本身或因服用非甾体抗炎药而造成胃肠道长期少量出血所致。此外,与慢性疾病性贫血的发病机制有关,在患者的炎症得以控制后,贫血也可以得以改善。在病情活动的RA患者常见血小板增多,其增高的程度和滑膜炎活动的关节数正相关,并受关节外表现的影响。

RA患者出现Felty综合征时并非都处于关节炎活动期,其中很多患者合并有下肢溃疡、色素沉着、皮下结节、关节畸形,以及发热、乏力、食欲减退和体重下降等全身表现。

9. 干燥综合征 30%～40%RA患者在疾病的各个时期均可出现此综合征,随着病程的延长,干燥综合征的患病率逐渐增多。口干、眼干是此综合征的表现,但部分患者症状不明显,必须通过各项检查证实有干燥性角膜炎、结膜炎和口干燥症。

【辅助检查】

(一) 实验室检查

有轻至中度贫血。活动期患者血小板可增高。白细胞及分类多正常。

(二) 炎性标志物

血沉和C-反应蛋白(CRP)常升高,并且和疾病的活动度相关。

(三) 自身抗体

检测自身抗体有利于RA与其他炎性关节炎如银屑病关节炎、反应性关节炎和退行性关节炎的鉴别。RA新的抗体不断被发现,其中有些抗体诊断的特异性较RF明显提高,且可在疾病早期出现,如抗环瓜氨酸肽(CCP)抗体、抗核周因子抗体(APF)、抗角蛋白抗体(AKA)以及抗Sa抗体等。

1. 类风湿因子 可分为IgM、IgG和IgA型RF。在常规临床工作中主要检测IgM型RF,它见于约70%的患者血清,其滴度一般与本病的活动性和严重性呈比例。但RF并非RA的特异性抗体,甚至在5%的正常人也可以出现低滴度的RF,因此RF阳性者必须结合临床表现,方能诊断本病。

2. 抗角蛋白抗体谱 包括抗核周因子抗体(APF)、抗角蛋白抗体(AKA)、抗原纤维蛋白抗体(AFA)和抗环瓜氨酸肽(CCP)抗体。这组抗体的靶抗原为细胞基质的聚角蛋白微丝蛋白,环瓜氨酸肽是该抗原中主要的成分,因此抗CCP抗体在此抗体谱中对RA的诊断敏感性和特异性高,已在临床中普遍使用。这些抗体有助于RA的早期诊断,尤其是血清RF阴性、临床症状不典型的患者。

(四) 免疫复合物和补体

70%患者血清中出现各种类型的免疫复合物,尤其是活动期和RF阳性患者。在急性期和活动期,患者血清补体均有升高,只有少数有血管炎者出现低补体血症。

(五) 关节滑液

正常人关节腔内的滑液不超过3.5 mL。在关节有炎症时滑液增多,滑液中的白细胞明显增多,达$2000×10^6/L$~$75000×10^6/L$,且中性粒细胞占优势,滑液黏度差,含葡萄糖量低(低于血糖)。

(六) 关节影像学检查

1. X线平片 对RA诊断、关节病变分期、病变演变的监测均很重要。初诊至少应摄手指及腕关节的X线片,早期可见关节周围软组织肿胀影、关节端骨质疏松(Ⅰ期);进而关节间隙变窄(Ⅱ期);关节面出现虫蚀样改变(Ⅲ期);晚期可见关节半脱位和关节破坏后的纤维性和骨性强直(Ⅳ期)。诊断应有骨侵蚀或肯定的局限性或受累关节近旁明显脱钙。

2. 其他 包括关节X线数码成像、CT及MRI,它们对诊断早期RA有帮助。MRI可显示关节软组织早期病变,如滑膜水肿、骨破坏病变的前期表现骨髓水肿等。CT可以显示在X线片上尚看不出的骨损坏。

(七) 类风湿结节的活检

其典型的病理改变有助于本病的诊断。

【诊断和鉴别诊断】

(一) 诊断

目前RA的诊断仍沿用美国风湿病学会(ACR)1987年修订的分类标准:①关节内或周围晨僵持续至少1h;②至少同时有3个关节区软组织肿或积液;③腕、掌指、近端指间关节区中,至少1个关节区肿胀;④对称性关节炎;⑤有类风湿结节;⑥血清RF阳性(所用方法正常人群中不超过5%阳性);⑦X线片改变(至少有骨质疏松和关节间隙狭窄)。符合以上7项中4项可诊断为RA(第①至第④项病程至少持续6周)。

上述分类标准不仅适用于大规模的流行病学调查、药物验证等病例的选择,在临床医疗工作中也以此作为诊断标准,但容易遗漏一些早期或不典型的患者,2010年ACR和欧洲抗风湿病联盟(EULAR)联合提出了新的RA分类标准和评分系统,具体见表66-1,患者按照表中的标准评分,总得分在6分以上者可以确诊为 RA。

表 66-1　2010 年 ACR/EULAR 的 RA 分类标准

项目	评分
关节受累情况	（0~5 分）
1 个中大关节	0
2~10 个中大关节	1
1~3 小关节	2
4~10 小关节	3
超过 10 个小关节	5
血清学指标	（0~3 分）
RF 和抗 CCP 均阴性	0
RF 或抗 CCP 低滴度阳性	2
RF 或抗 CCP 高低度阳性（正常上限 3 倍）	3
滑膜炎持续的时间	（0~1 分）
<6 周	0
≥6 周	1
急性期反应物	（0~1 分）
CRP 和 ESR 均正常	0
CRP 或 ESR 异常	1

注：受累关节指肿胀疼痛，小关节包括掌指关节、近端指间关节、第 2~5 跖趾关节、腕关节，不包括第 1 腕掌关节、第 1 跖趾关节和远端指间关节；大关节指肩、肘、髋、膝和踝关节。

（二）鉴别诊断

RA 需与以下疾病进行鉴别：

1. 骨关节炎（OA）　本病多见于 50 岁以上者。主要累及膝、脊柱等负重关节。活动时关节痛加重，可有关节肿、积液。手指骨关节炎常被误诊为 RA，尤其在远端指间关节出现赫伯登（Heberden）结节和近端指关节出现布夏尔（Bouchard）结节时易被视为滑膜炎。OA 通常无游走性疼痛，大多数患者血沉正常，RF 阴性或低滴度阳性。X 线片示关节间隙狭窄、关节边缘呈唇样增生或骨疣形成。

2. 强直性脊柱炎（AS）　主要侵犯脊柱，当周围关节受累，特别是以膝、踝、髋关节为首发症状者，需与 RA 相鉴别。AS 多见于青壮年男性，外周关节受累以非对称性的下肢大关节炎为主，极少累及手关节，骶髂关节炎具典型的 X 线改变。可有家族史，90% 以上患者 HLA-B27 阳性。血清 RF 阴性。

3. 银屑病关节炎　本病多发生于皮肤银屑病后若干年，其中 30%~50% 的患者表现为对称性多关节炎，与 RA 极为相似。其不同点为本病累及远端指关节处更明显，且表现为该关节的附着端炎和手指炎。同时可有骶髂关节炎和脊柱炎，血清 RF 多阴性。

4. 系统性红斑狼疮　部分患者手指关节肿痛为首发症状，且部分患者 RF 阳性，而被误诊为 RA。然而本病的关节病变较 RA 为轻，一般为非侵蚀性，且关节外的系统性症状如蝶形红斑、脱发、蛋白尿等较突出。血清 ANA、抗双链 DNA（dsDNA）抗体等多种自身抗体阳性。

5. 其他病因的关节炎

【治疗】

由于本病的病因和发病机制未完全明确，目前临床上尚缺乏根治及预防本病的有效措施。减轻关节症状、延缓病情进展、防止和减少关节的破坏、保护关节功能、最大限度地提高患者的生活质量，是目前的治疗目标。为达到上述目的，应按照早期、达标、个体化方案治疗原则，密切监测病情，减少致残。

治疗措施包括：一般性治疗、药物治疗、外科手术治疗，其中以药物治疗最为重要。

（一）一般性治疗

包括休息、关节制动（急性期）、关节功能锻炼（恢复期）、物理疗法等。卧床休息只适宜于急性期、发热以及内脏受累的患者。

（二）药物治疗

根据药物性能，治疗 RA 的常用药物分为五大类，即非甾体抗炎药（NSAIDs）、改变病情抗风湿药（DMARDs）、生物制剂、糖皮质激素（glucocorticoid，GC）和植物药制剂等。

1. 非甾体抗炎药 NSAIDs 具有镇痛消肿作用，是改善关节炎症状的常用药，但不能控制病情，必须与改变病情抗风湿药同服。选择药物要注意胃肠道不良反应，剂量都应个体化；只有在一种 NSAIDs 足量使用 1~2 周后无效才更改为另一种；应避免两种或两种以上 NSAIDs 同时服用，因其疗效不叠加，而不良反应增多；老年人宜选用半衰期短的 NSAIDs 药物，对有消化性溃疡病史的老年人，宜服用选择性 COX-2 抑制剂以减少胃肠道的不良反应。

2. 改变病情抗风湿药 该类药物较 NSAIDs 发挥作用慢，临床症状的明显改善需 1~6 个月，有改善和延缓病情进展的作用。一般认为 RA 诊断明确都应使用 DMARDs，药物的选择和应用的方案要根据患者的病情活动性、严重性和进展而定。根据病情可单用或两种及两种以上 DMARDs 药物联合使用，各个 DMARDs 有其不同的作用机制及不良反应，在应用时需谨慎监测。现将本类常用药物详述如下。

（1）氨甲蝶呤（MTX）：RA 治疗首选 MTX，并将它作为联合治疗的基本药物。本药抑制细胞内二氢叶酸还原酶，使嘌呤合成受抑，同时具抗炎作用。每周剂量为 7.5~25 mg，以口服为主，亦可静脉注射或肌内注射，4~6 周起效，疗程至少半年。不良反应有肝损害、胃肠道反应、骨髓受抑制和口角糜烂等，停药后多能恢复。

（2）柳氮磺吡啶：剂量为每日 2~3 g，分两次服用，由小剂量开始，会减少不良反应，对磺胺过敏者禁用。

（3）来氟米特（leflunomide）：主要抑制合成嘧啶的二氢乳清酸脱氢酶，使活化淋巴细胞的生长受抑。其服法为 50 mg，每日 1 次，3 天以后 10~20 mg，每日 1 次。

（4）羟氯喹和氯喹：前者每日 0.2~0.4 g，分两次服。后者每日 0.25 g，1 次服。长期服用可出现视物盲点，眼底有"牛眼"样改变，因此每 6~12 个月宜做眼底检测，少数患者服用氯喹后出现心肌损害。

（5）其他 DMARDs：①金制剂：分为注射及口服两种剂型。常用的注射剂为硫代苹果酸金钠，每周肌内注射 1 次，由最小剂量开始，逐渐增至每次 50 mg，待有效后注射间隔可延长，现很少使用。口服金诺芬，每日剂量 6 mg，分两次口服，3 个月后起效。口服金制剂不良反应少，适于早期或轻型患者。②硫唑嘌呤：抑制细胞核酸的合成和功能。每日口服剂量为 100 mg，病情稳定后可改为 50 mg 维持，服药期间需监测血常规及肝肾功能。③环孢素：近年来治疗本病的免疫抑制剂，每日剂量为每 3~5 mg/kg，分 1~2 次口服。其突出的不良反应为血肌酐和血压上升，服药期间宜严密监测。

3. 生物制剂靶向治疗 生物制剂如 TNF-α 拮抗剂、IL-1 拮抗剂、CD20 单克隆抗体、细胞毒 T 淋巴细胞活化抗原-4（CTLA-4）抗体等，近年在国内外都在逐渐使用，临床试验提示它们有抗炎及防止骨破坏的作用。为增加疗效和减少不良反应，本类生物制剂宜与 MTX 联合应用。其主要的副作用包括注射部位局部的皮疹、感染（尤其是结核感染），长期使用淋巴系统肿瘤患病率增加，TNF-α 单抗则可诱发短暂自身免疫病，出现自身抗体。有关它们的长期疗效、疗程、停药复发和副作用还有待进一步研究。

4. 糖皮质激素（GC） 本药有强大的抗炎作用，可使关节炎症状得到迅速而明显地缓解，治疗原则为小剂量、短疗程。使用 GC 必须同时应用 DMARDs。在关节炎急性发作可给予短效 GC，其剂量依病情严重程度而调整。有系统症状如伴有心、肺、眼和神经系统等器官受累的重症患者，可予泼尼松每日量为 30~40 mg，症状控制后递减，以每日 10 mg 或低于 10 mg 维持。但由于它不能根治本病，停药后症状会复发。长期使用糖皮质激素造成的依赖性导致停药困难，并可出现许多不良反应。关节腔注射 GC 有利于减轻关节炎症状，改善关节功能。但一年内不宜超过 3 次。过频的关节腔穿刺除了并发感染外,还可发生类固醇晶体性关节炎。

5. 植物药制剂 常有的植物药制剂包括:①雷公藤多苷:有抑制淋巴细胞、单核细胞及抗炎作用。用法:30~60 mg/d,分3次服用,其主要不良反应为对性腺的毒性抑制,出现月经减少、停经、精子活力减弱及数目减少、骨髓抑制及肝损害等。②青藤碱:青藤碱60 mg,饭前口服,每日三次。常见不良反应有皮肤瘙痒、皮疹等过敏反应,少数患者出现白细胞减少。③白芍总苷:常用剂量为0.6 g,每日2~3次。其不良反应有大便次数增多,轻度腹痛,纳差等。

（三）外科手术治疗

外科手术治疗包括关节置换和滑膜切除手术,前者适用于较晚期有畸形并失去功能的关节。滑膜切除术可以使病情得到一定的缓解,但当滑膜再次增生时病情又趋复发,所以必须同时应用DMARDs。

【预后】

大多数RA患者病程迁延,在病程早期的2~3年内致残率较高,如未能及时诊断和及早合理治疗,3年内关节破坏达70%。积极、正确的治疗可使50%~80%以上的RA患者病情缓解。仅有少数(10%)在短期发作后可以自行缓解,不留后遗症。

小　结

类风湿关节炎是以侵蚀性、对称性多关节炎为主要临床表现的慢性、进行性、异质性、系统性自身免疫病。确切的病因和发病机制仍不完全清楚,可能是遗传易感因素、环境因素及免疫系统失调等各种因素综合作用的结果。目前RA的诊断仍沿用ACR 1987年修订的分类标准,主要依靠临床表现、实验室检查及影像学检查。目前RA不能根治,主要目标是防止关节破坏,保护关节功能,最大限度地提高患者的生活质量,治疗原则是早期、达标、个体化方案,密切监测病情,减少致残。治疗措施包括一般性治疗、药物治疗、外科手术治疗,其中以药物治疗最为重要,常用药物主要为非甾体抗炎药(NSAIDs)、改变病情抗风湿药(DMARDs)、生物制剂、糖皮质激素和植物药制剂等五大类。

(胡建刚)

知识检测60

第六十七章 系统性红斑狼疮

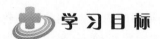

1. 掌握：系统性红斑狼疮的分类和临床特点。
2. 熟悉：系统性红斑狼疮的防治。
3. 了解：系统性红斑狼疮的诊断。
4. 应用：能够对系统性红斑狼疮患者进行诊断、治疗，对患者和高危人群进行健康指导。

导学案例

患者，女，30岁，不规则低热、面部皮疹半年，双下肢水肿2个月，伴胸闷、乏力。无咳喘，无吐泻，无四肢关节疼痛。查体：T 37.5 ℃，P 92 次/分，R 19 次/分，BP 180/110 mmHg。神清，面部蝶形红斑，两肺呼吸音清晰，无啰音。心界不大，心率 82 次/分，律齐，无杂音。腹平软，无压痛、反跳痛，肝脾肋下未触及。双下肢明显水肿，足背可见红斑。余无异常。

辅助检查：血 Hb 85 g/L，RBC 2.77×10^{12}/L，WBC 3.4×10^9/L，N 72%，L 25%，E 3%；ESR 40 mm/h；抗核抗体（+）；血尿素氮 4.5 mmol/L。尿蛋白（+），尿白细胞 0~2个/HP，尿红细胞 3~5个/HP。肝功能正常。X线胸片正常。

请问：该患者可能的诊断是什么？主要依据有哪些？应如何治疗？

系统性红斑狼疮（systemic lupus erythematosus，SLE）是一种体内有大量致病性自身抗体和免疫复合物，造成多系统、多脏器损害的自身免疫性结缔组织病。本病女性约占 90%，发病年龄以 20~40 岁最多，儿童和老年人亦可发病。我国患病率为 0.7‰~1‰。

【病因】

本病病因不明，可能与遗传、环境、性激素等因素有关。

（一）遗传

1. 流行病学及家系调查 资料表明 SLE 患者第 1 代亲属中患 SLE 者 8 倍于无 SLE 患者家庭，单卵双胞胎患 SLE 者 5~10 倍于异卵双胞胎。然而，大部分病例不显示有遗传性。

2. 易感基因 多年研究已证明 SLE 是多基因相关疾病。有 HLA-Ⅲ类的 C2 或 C4 的缺损，HLA-Ⅱ类的 DR2、DR3 频率异常。它们的异常又和自身抗体的种类和症状有关，如 DR2/DQ1（与抗 SSA 抗体相关）、DR3/DQ2（与抗 SSA、SSB 抗体相关）、DR2/DR6（与抗 Sm 抗体相关）。DR4 则减少 SLE 与狼疮肾炎的易感性。HLA 以外的易感基因有 1q23、1q41~42 及染色体 2、3、4、6 等多个部位。

（二）环境因素

（1）阳光：紫外线使皮肤上皮细胞出现凋亡，新抗原暴露而成为自身抗原。
（2）药物、化学试剂、微生物病原体等也可诱发疾病。

（三）雌激素

女性患者明显高于男性，在更年期前阶段为9∶1，儿童及老人为3∶1。

【发病机制】

发病机制尚不明确。易感者在上述各种因素的作用下，导致免疫系统发生异常的免疫应答，持续产生大量的自身抗体引起组织损伤。其中T淋巴细胞减少、功能下降，过多地产生对B淋巴细胞刺激性的细胞因子，而抑制性的细胞因子不足，导致B淋巴细胞高度活化，产生大量自身抗体。自身抗体可直接与细胞或组织中的抗原结合或与循环中的自身抗原结合形成免疫复合物，免疫复合物沉积在组织，引起多系统、多脏器损伤。

【病理】

本病的主要病理改变是炎症反应和血管异常，可以出现在任何器官。中小血管因免疫复合物的沉积或抗体的直接侵袭而出现管壁的炎症和坏死，继发的血栓使管腔变窄，导致局部组织的缺血和功能障碍。受损器官的特征性改变：①苏木紫小体，是由于细胞核受抗体作用变性为的嗜酸性团块；②"洋葱皮样"病变，即小动脉周围有显著向心性纤维组织增生。

【临床表现】

本病多起病隐匿，也可急性或暴发性发病。临床表现复杂多样，早期症状往往不典型。

1. 全身表现 活动期SLE患者常出现发热，以低中度热为常见。发热应除外感染因素，尤其是在免疫抑制剂治疗中出现的发热。此外，疲乏、体重下降也较常见。

2. 皮肤与黏膜表现 约80%患者有皮肤损害，常见于皮肤暴露部位。蝶形红斑是SLE特征性的皮肤病变，表现为鼻梁和双颧颊部呈蝶形分布的不规则水肿性红斑。病情缓解时，红斑可消退，留有棕黑色素沉着。除蝶形红斑外，还有光敏感、盘状红斑、手足掌面和甲周红斑、结节性红斑、水疱、大疱和血疱。皮疹无明显瘙痒，明显瘙痒则提示过敏。黏膜损害以口腔溃疡或黏膜糜烂常见。40%患者有脱发，30%患者有雷诺现象。

3. 关节与肌肉表现 关节痛是常见的症状之一，出现在指、腕、膝关节，为对称性多关节肿胀、疼痛，伴晨僵和轻度功能障碍，通常不引起骨质破坏。10%的患者因关节周围肌腱受损而出现Jaccoud关节病，其特点为可复的非侵蚀性关节半脱位，可以维持正常关节功能，关节X线片多无关节骨破坏。可以出现肌痛和肌无力，5%～10%出现肌炎。有小部分患者在病程中出现股骨头坏死，目前尚不能肯定是由本病所致，或为糖皮质激素的不良反应之一。

4. 肾脏表现 狼疮肾炎是SLE最常见和严重的临床表现，SLE患者肾活检肾受累几乎为100%，其中45%～85%有肾损害的临床表现。最早为无症状的尿异常，随着病程的发展，患者可出现大量蛋白尿、血尿、各种管型尿、氮质血症、水肿和高血压等，晚期发生肾衰竭。肾衰竭是SLE死亡的常见原因。

5. 心血管表现 70%患者有心血管表现，其中以心包炎最常见。可为纤维素性心包炎，主要表现为心前区疼痛和心包摩擦音。也可为渗出性心包炎，但心包填塞少见。约10%患者有心肌损害，可有气促、心前区不适、心律失常，严重者可发生心力衰竭导致死亡。SLE可出现疣状心内膜炎，病理表现为瓣膜赘生物，与感染性心内膜炎不同，其常见于二尖瓣后叶的心室侧，且并不引起心脏杂音性质的改变。通常疣状心内膜炎不引起临床症状，但可以引起栓塞，或并发感染性心内膜炎。SLE可以有冠状动脉受累，表现为心绞痛和心电图ST-T改变，甚至出现急性心肌梗死。约50%病例可有动脉炎和静脉炎。

6. 肺与胸膜表现 约35%的SLE患者可发生胸膜炎，大多为中小量、双侧性胸腔积液。少数患者可有急性狼疮性肺炎，表现为发热、干咳、气急等，X线显示单侧或双侧肺部片状浸润阴影，以两下肺野多见。SLE所引起的肺间质性病变主要是急性和亚急性期的磨玻璃样改变和慢性期的纤维化，表现为活动后气促、干咳、低氧血症，肺功能检查常显示弥散功能下降。约2%患者合并弥漫性肺泡出血，病情凶险，病死率高达50%以上。临床主要表现为咳嗽、咯血、低氧血症、呼吸困难，X线胸片显示弥漫肺浸润，血红蛋白下降及血细胞比容减低常是较特征性表现。

7. 消化系统表现 约30%患者有食欲减退、腹痛、呕吐、腹泻或腹腔积液等，其中部分患者以上述症状为首发，若不警惕，易于误诊。约40%患者血清转氨酶升高，肝不一定肿大，一般不出现黄疸。少数可并发急腹症，如胰腺炎、肠坏死、肠梗阻，这些往往与SLE活动性相关。消化系统症状与肠壁和肠系膜的血管炎有关。有消化道症状者需首先除外继发的各种常见感染、药物不良反应等病因。

8. 神经系统表现 SLE常在急性期或终末期出现神经系统表现，又称神经精神狼疮（neuropsychiatric lupus, NP-SLE）。轻者仅有偏头痛、性格改变、记忆力减退或轻度认知障碍；重者可表现为脑血管意外、昏迷、癫痫持续状态等。存在上述表现，并除外感染、药物等继发因素的情况下，结合影像学、脑脊液、脑电图等检查可诊断NP-SLE。少数患者出现脊髓损伤，表现为截瘫、大小便失禁等，虽经治疗后往往有后遗症，脊髓的磁共振检查可明确诊断。有NP-SLE表现的均为病情活动者。引起NP-SLE的病理基础为脑局部血管炎的微血栓，来自心瓣膜赘生物脱落的小栓子，或有针对神经细胞的自身抗体，或并存抗磷脂抗体综合征。

9. 血液系统表现 活动性SLE常出现贫血、白细胞减少和（或）血小板减少。贫血以正色素正细胞性贫血为常见，少数患者出现自身免疫溶血性贫血。血小板减少与血清中存在抗血小板抗体、抗磷脂抗体以及骨髓巨核细胞成熟障碍有关。约20%患者有无痛性轻或中度淋巴结肿大，以颈部和腋下为多见。约15%患者有脾大。

10. 其他 有约30%的SLE有继发性干燥综合征并存，有唾液腺和泪腺功能不全。约15%患者有眼底变化，如出血、视乳头水肿、视网膜渗出物等。其原因是视网膜血管炎。另外，血管炎可累及视神经，两者均影响视力，重者可数日内致盲。早期治疗，多数可逆转。

【辅助检查】

一、一般实验室检查

有正色素正细胞性贫血，白细胞减少，血小板减少。血沉增快。尿液中出现蛋白、红细胞、白细胞、管型等。

二、自身抗体

患者血清中可以查到多种自身抗体，它们的临床意义是SLE诊断的标记、疾病活动性的指标及可能出现的临床亚型。常见而且有用的自身抗体依次为抗核抗体谱、抗磷脂抗体和抗组织细胞抗体。

（一）抗核抗体谱

抗核抗体谱是针对细胞核或胞浆内核酸和核蛋白的自身抗体，无器官和种属特异性，主要为IgG，也可为IgM和IgA。常出现者有3类：抗核抗体（ANA）、抗双链DNA抗体（dsDNA）、抗ENA（可提取核抗原）抗体。

1. 抗核抗体（ANA） 见于几乎所有的SLE患者，但特异性低，它的阳性不能将SLE与其他结缔组织疾病相鉴别。

2. 抗双链DNA（dsDNA）抗体 诊断SLE的标记抗体之一，多出现在SLE的活动期，抗dsDNA抗体的含量与疾病活动性密切相关。

3. 抗ENA抗体 主要有7种，包括抗Sm抗体、抗SSA(Ro)抗体、抗SSB(La)抗体、抗Scl-70抗体、抗Jo-1抗体、抗RNP抗体、抗r-RNP抗体，是一组临床意义不相同的抗体。

（1）抗Sm抗体：诊断SLE的标记抗体之一。特异性99%，但敏感性仅25%，有助于早期和不典型患者的诊断或回顾性诊断，它与病情活动性不相关。

（2）抗RNP抗体：阳性率40%，对SLE诊断特异性不高，往往与SLE的雷诺现象和肌炎相关。

（3）抗SSA(Ro)抗体：往往出现在亚急性皮肤型红斑狼疮（SCLE）、SLE合并干燥综合征时有诊断意义。有抗SSA(Ro)抗体的母亲所产婴儿易患新生儿红斑狼疮综合征。

（4）抗SSB(La)抗体：其临床意义与抗SSA抗体相同，但阳性率低于抗SSA(Ro)抗体。

（5）抗rRNP抗体：血清中出现本抗体代表SLE的活动，同时往往提示有NP-SLE或其他重要内脏的损害。

（二）抗磷脂抗体

包括抗心磷脂抗体、狼疮抗凝物、梅毒血清试验假阳性抗体等对自身不同磷脂成分的自身抗体。结合其特异的临床表现（动脉或静脉血栓形成，习惯性自发性流产，血小板减少，患者血清不止一次出现抗磷脂抗体）可诊断是否合并有继发性抗磷脂抗体综合征。

（三）抗组织细胞抗体

抗红细胞膜抗体，现以 Coombs 试验测得。抗血小板相关抗体导致血小板减少，抗神经元抗体多见于 NP-SLE。

（四）其他

有少数的患者血清出现 RF 和抗中性粒细胞胞浆抗体。

三、补体

总补体（CH50）、C3 和 C4 下降，尤其是在疾病的活动期。C3 和 C4 水平与 SLE 活动度呈负相关，C4 缺乏尚可能是 SLE 易感性的表现。

四、狼疮带试验

用免疫荧光法检测皮肤的真皮和表皮交界处有否免疫球蛋白（Ig）沉积带。SLE 的阳性率约 50%，狼疮带试验阳性代表 SLE 活动性。必须采取腕上方的正常皮肤做检查，可提高本试验的特异性。

五、肾活检

对狼疮肾炎的诊断、治疗和预后估计均有价值，尤其对指导狼疮肾炎治疗有重要意义。如肾组织示慢性病变为主，而活动性病变少者，则对免疫抑制治疗反应差；反之，治疗反应较好。

六、影像学检查

有助于早期发现器官损害。如头颅 MRI、CT 对患者脑部的梗死性或出血性病灶的发现和治疗提供帮助；高分辨率 CT 有助于早期肺间质性病变的发现。超声心动图对心包积液、心肌和心脏瓣膜病变、肺动脉高压等有较高敏感性而有利于早期诊断。

【诊断和鉴别诊断】

（一）诊断标准

目前普遍采用美国风湿病学会 1997 年推荐的 SLE 分类标准（表 67-1）。该诊断标准 11 项中符合 4 项或 4 项以上者，在除外感染、肿瘤和其他结缔组织疾病后，可诊断 SLE。其敏感性和特异性分别为 95% 和 85%。11 条分类标准中，免疫学异常和高滴度抗核抗体更具有诊断意义。一旦患者免疫学异常，即使临床诊断不够条件，也应密切随访，以便尽早做出诊断和及时治疗。

表 67-1　美国风湿病学会 1997 年推荐的 SLE 分类标准

标　准	具 体 内 容
1. 颊部红斑	固定红斑，扁平或隆起，在两颧突出部位
2. 盘状红斑	片状隆起于皮肤的红斑，黏附有角质脱屑和毛囊栓；陈旧病变可发生萎缩性瘢痕
3. 光过敏	对日光有明显的反应，引起皮疹，从病史中得知或医生观察到
4. 口腔溃疡	经医生观察到的口腔或鼻咽部溃疡，一般为无痛性
5. 关节炎	非侵蚀性关节炎，累及 2 个或更多的外周关节，有压痛、肿或积液
6. 浆膜炎	胸膜炎或心包炎
7. 肾脏病变	尿蛋白>0.5 g/d 或（+++），或有管型（红细胞、血红蛋白、颗粒或混合管型）

续表

标　准	具 体 内 容
8. 神经病变	癫痫发作或精神病,除外药物或已知的代谢紊乱
9. 血液学疾病	溶血性贫血,或白细胞减少,或淋巴细胞减少,或血小板减少
10. 免疫学异常	抗 dsDNA 阳性,或抗 Sm 抗体阳性,或抗磷脂抗体阳性(包括抗心磷脂抗体,或狼疮抗凝物,或至少持续 6 个月的梅毒血清试验假阳性三者中具备一项阳性)
11. 抗核抗体	在任何时候和未用药物诱发"药物性狼疮"的情况下,抗核抗体滴度异常

(二) 病情判断

诊断明确后则要判定患者的病情以便采取相应的治疗。可以根据以下三方面来判定。

1. 疾病的活动性或急性发作　较为简明实用评估标准为 SLEDAI,内容如下:抽搐(8 分)、精神异常(8 分)、脑器质性症状(8 分)、视力下降(8 分)、颅神经受累(8 分)、狼疮性头痛(4 分)、脑血管意外(8 分)、血管炎(8 分)、关节炎(4 分)、肌炎(4 分)、管型尿(4 分)、血尿(4 分)、蛋白尿(4 分)、脓尿(4 分)、新出现皮疹(2 分)、脱发(2 分)、发热(1 分)、血小板减少(1 分)、白细胞减少(1 分)。根据患者前 10 天内是否出现上述症状而定分,凡总分在 10 分或 10 分以上者则考虑为疾病活动。

2. 疾病的严重性　依据受累器官的部位和程度确定。如:出现脑受累表明病变严重;出现肾病变者,其严重性又高于仅有发热、皮疹者,有肾功能不全者较仅有蛋白尿的狼疮肾炎为严重;狼疮危象是指急性的危及生命的重症 SLE,包括急进性狼疮性肾炎、严重的中枢神经系统损害、严重的溶血性贫血、血小板减少性紫癜、粒细胞缺乏症、严重心脏损害、严重狼疮性肺炎、严重狼疮性肝炎和严重的血管炎。

3. 并发症　有肺部或其他部位感染、高血压、糖尿病等则往往使病情加重。

(三) 鉴别诊断

SLE 应与下述疾病鉴别:RA、各种皮炎、癫痫病、精神病、特发性血小板减少性紫癜和原发性肾小球肾炎等,也需和其他结缔组织病做鉴别。有些药物如肼屈嗪等,如长期服用,可引起类似 SLE 表现(药物性狼疮),但极少有神经系统表现和肾炎,抗 dsDNA 抗体、抗 Sm 抗体阴性,血清补体常正常,可资鉴别。

【治疗】

SLE 目前虽不能根治,但合理治疗后可缓解,尤其是早期患者,因此应争取早期诊断和早期治疗。治疗原则是病情活动且病情重者给予强有力的药物控制,病情缓解后接受维持性治疗。

一、一般治疗

非药物性一般治疗很重要,包括:①进行心理治疗使患者对疾病树立乐观情绪;②急性活动期要卧床休息,病情稳定的慢性患者可适当工作,但注意勿过劳;③及早发现和治疗感染;④避免使用可能诱发 SLE 的药物,如避孕药等;⑤避免强阳光暴晒和紫外线照射;⑥缓解期才可做防疫注射,但尽可能不用活疫苗。

二、药物治疗

(一) 轻型治疗

以皮损和(或)关节痛为主,则可选用氯喹,辅以非甾体类抗炎药,治疗无效应早服糖皮质激素。

1. 非甾体抗炎药　主要用于发热和关节、肌肉酸痛,而无明显内脏或血液病变的轻症患者。常用药物有阿斯司匹林、吲哚美辛、布洛芬等。有肾炎者慎用,因其能使肾功能恶化。

2. 抗疟药　氯喹口服后主要积聚于皮肤,能抑制 DNA 与抗 DNA 抗体相结合,具有抗光敏和控制 SLE 皮疹的作用。氯喹每次 0.25 g,1 次/日。羟氯喹每次 0.1~0.2 g,2 次/日。

3. 小剂量糖皮质激素　泼尼松每日量为 0.5 mg/kg,晨起顿服。

(二) 一般型治疗

有发热、皮损、关节痛及浆膜炎，并有轻度蛋白尿，宜用泼尼松，每日量为 0.5~1 mg/kg，晨起顿服。病情稳定后 2 周或疗程 8 周内，开始以每 1~2 周减 10% 的速度缓慢减量，减至小于每日 0.5 mg/kg 后，减药速度按病情适当调慢；如果病情允许，维持治疗的糖皮质激素，如泼尼松的剂量尽量少于每日 10 mg。长期使用会出现向心性肥胖、血糖升高、高血压、诱发感染、股骨头无菌性坏死和骨质疏松等不良反应，应予以密切监测。

(三) 重型治疗

1. 糖皮质激素 适用于急性暴发性狼疮、脏器受累、急性溶血性贫血、血小板减少性紫癜等，是目前治疗重型 SLE 的主要药物。常采用大剂量泼尼松，1 mg/(kg·d)，晨起顿服，一般用 4~6 周，病情好转后开始减量。对急性暴发性危重 SLE，如急进性肾衰竭、NP-SLE 的癫痫发作或明显精神症状、严重溶血性贫血等，即用甲基泼尼松冲击治疗：甲基泼尼松 500~1000 mg，溶于 5% 葡萄糖 250 mL 中，缓慢静脉滴注，1 次/天，连用 3 天为 1 个疗程。疗程间隔期为 5~30 天，间隔期和冲击后需每日口服泼尼松 0.5~1 mg/kg 维持。NP-SLE 也可选用鞘内注射地塞米松 10 mg 及氨甲蝶呤 10 mg，每周一次。有抽搐者同时给抗癫痫药、降颅压等支持对症治疗。

2. 免疫抑制剂 适用于病情反复、重症患者，一般不单独使用，通常与糖皮质激素同时使用。常用药物有环磷酰胺(CTX)、硫唑嘌呤、环孢素、雷公藤总苷等，本类药物的不良反应主要为胃肠道不适、头晕、头痛、脱发、口腔溃疡、肝损害及骨髓抑制等，应用过程中应定期查血象及肝功能。

(1) CTX 冲击疗法：每次剂量 0.5~1.0 g/m² 体表面积，加入 0.9% 氯化钠溶液 250 mL 内，缓慢静脉滴注，时间要超过 1 h。除病情危重每 2 周冲击 1 次外，通常每 4 周冲击 1 次，冲击 8 次后，如病情明显好转(如尿蛋白转阴)，则改为每 3 个月冲击一次，至活动静止后至少 1 年，可停止冲击。CTX 口服剂量为每日 1~2 mg/kg，分 2 次服。冲击疗法比口服疗效好。CTX 有胃肠道反应、脱发、肝损害等不良反应，尤其是血白细胞减少，应定期做检查，当血白细胞 $<3\times10^9$/L 时，暂停使用。

(2) 硫唑嘌呤：适用于中等度严重病例，脏器功能恶化缓慢者。硫唑嘌呤不良反应主要是骨髓抑制、肝损害、胃肠道反应等，剂量每日 1~2 mg/kg。

(3) 环孢素：每日 3~5 mg/kg，分 2 次口服，服用 3 个月。以后每月减少 1~3 mg/kg 作维持治疗。其主要不良反应为肾、肝损害，使用期间应予以监测。在需用 CTX 治疗的病例，由于血白细胞减少而暂不能使用者，亦可用本药暂时替代。

3. 静脉注射大剂量丙种球蛋白 适用于某些病情严重而体质极度衰弱者和(或)并发全身性严重感染者。本疗法是一种强有力的辅助治疗措施，对危重的难治性 SLE 颇有效。一般 0.4 g/(kg·d)，静脉滴注，连用 5 天为一个疗程，以后每月一次维持治疗。

三、血浆置换

通过清除血浆中循环免疫复合物、游离的抗体、免疫球蛋白及补体成分，使血浆中抗体滴度减低，并改善网状内皮系统的吞噬功能，对于危重患者或经多种治疗无效的患者有迅速缓解病情的功效。

四、人造血干细胞移植

人造血干细胞移植是通过异体或自体的造血干细胞植入受体内而获得造血和免疫功能重建的医疗手段。其可能的作用机制如下：①患者在免疫清除治疗后的免疫功能重建过程中，可以对自身抗原重新产生耐受；②在免疫治疗过程中，对自身抗原反应的细胞克隆凋亡，达到新的免疫平衡，异常免疫反应减弱，自身抗体减少，有利于组织免疫损伤的修复。多项研究已经证实，人造血干细胞移植，能使传统免疫抑制剂治疗无效的患者病情得以缓解，但移植后复发是自体干细胞移植的突出问题，其远期疗效尚待长期随访后确定。

五、生物制剂

目前用于临床和临床试验治疗 SLE 的药物主要有抗 CD20 单抗(利妥昔单抗，rituximab)和

CTLA-4。生物制剂的应用为 SLE 治疗尤其是难治性复发患者开辟了一条新途径。然而,目前报道或研究多为小样本量,其在 SLE 治疗中的定位还需大规模、长期随访研究。

【SLE 与妊娠】

没有中枢神经系统、肾脏或其他脏器严重损害,病情处于缓解期达半年以上者,一般能安全地妊娠,并分娩出正常婴儿。非缓解期的 SIE 患者容易出现流产、早产和死胎,发生率约 30%,故应避孕。妊娠前 3 个月至妊娠期应用环磷酰胺、氨甲蝶呤、硫唑嘌呤者均可能影响胎儿的生长发育,故必须停用以上药物至少 3 个月方能妊娠。妊娠可诱发 SLE 活动,特别在妊娠早期和产后 6 周。有习惯性流产病史或抗磷脂抗体阳性者,妊娠时应服小剂量阿司匹林(50 mg/d)。糖皮质激素通过胎盘时被灭活(但是地塞米松和倍他米松是例外)不会对胎儿有害,妊娠时及产后一个月可按病情需要给予糖皮质激素治疗。产后避免哺乳。

【预后】

随着早期诊断的手段增多和治疗 SLE 水平的提高,SLE 预后已明显改善。目前 1 年存活率约 96%,5 年约 85%,10 年约 75%,20 年约 68%。急性期患者的死亡原因主要是 SLE 的多脏器严重损害和感染,尤其是伴有严重神经精神性狼疮和急进性狼疮性肾炎者。慢性肾功能不全和药物(尤其是长期使用大剂量糖皮质激素)的不良反应,如冠状动脉粥样硬化性心脏病等,是 SLE 远期死亡的主要原因。

小 结

系统性红斑狼疮一种表现为多系统损害的慢性系统性自身免疫病,病程以病情缓解和急性发作交替为特点,病因不明,可能与遗传、环境、雌激素等因素有关,发病机制为外来抗原(如病原体、药物等)引起人体 B 淋巴细胞活化,易感者因免疫耐受性减弱,B 淋巴细胞通过交叉反应与模拟外来抗原的自身抗原相结合,并将抗原呈递给 T 淋巴细胞,使之活化,在 T 淋巴细胞活化刺激下,B 淋巴细胞得以产生大量不同类型的自身抗体,造成大量组织损伤。目前普遍采用美国风湿病学会 1997 年推荐的 SLE 分类标准。SLE 目前虽不能根治,但合理治疗后可以长期缓解,尤其是对于早期患者。治疗原则是活动且病情重者,予强有力的药物控制,病情缓解后,则接受维持性治疗。

(胡建刚)

知识检测 61

第六十八章 骨质疏松症

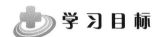

1. 掌握:骨质疏松症的病因、临床表现、诊断、鉴别诊断和治疗。
2. 熟悉:绝经后骨质疏松症影像表现及特点。
3. 了解:骨代谢转换率的评价。
4. 应用:能够对骨质疏松症患者进行诊断、治疗,对患者和高危人群进行健康指导。

导学案例

患者,女,58岁,从事财务工作。腰背疼痛3年余,身材变矮4 cm。近3年来腰背部疼痛,活动及劳累时加重。近2年来发现身高变矮,年轻时身高166 cm,目前162 cm。否认背部外伤史。55岁退休,活动少,因饮用牛奶后腹胀或腹泻,一直不喝牛奶或酸奶。14岁初潮,50岁闭经,期间月经规律,未行性激素替代治疗(HRT)。G3P2,共哺乳3年。其母亲72岁时右侧股骨颈骨折。

查体:血压130/80 mmHg,身高162 cm,BMI 18.1 kg/m^2,HR 80次/分,心肺(一),腹部(一),腰椎侧弯,L_1棘突压痛阳性。

辅助检查:①血尿常规及肝肾功能均正常。血钙2.24 mmol/l,磷1.03 mmol/l,碱性磷酸酶80 IU/L,24 h尿钙2.0 mmol,PTH 68 pg/mL,25-羟维生素D_3 10 ng/mL,血Ⅰ型胶原羧基末端肽交联(CTX)0.6ng/mL。②骨密度(DXA)腰椎1~4:0.834 g/cm^2,Tscore －2.8;股骨颈:0.624 g/cm^2,Tscore －2.5;全髋:0.613 g/cm^2,Tscore －2.6。

请问:该患者最可能患了什么病?你诊断的依据是什么?该如何治疗?

骨质疏松症(osteoporosis,OP)是一种以骨量降低和骨组织微结构破坏为特征,导致骨脆性增加和易于骨折的代谢性骨病。按病因可分为原发性和继发性两类。继发性OP的原发病因明确,常由内分泌代谢疾病(如性腺功能减退症、甲亢、甲旁亢、库欣综合征、1型糖尿病等)或全身性疾病引起。Ⅰ型原发性OP即绝经后骨质疏松症(postmenopausal osteoporosis,PMOP),发生于绝经后女性;Ⅱ型原发性OP即老年性OP,见于老年人。本章主要介绍原发性OP中的PMOP。

【病因和危险因素】

正常成熟骨的代谢主要以骨重建形式进行。更年期后,男性的骨密度(BMD)下降速率一般慢于女性,因为后者除增龄外,还有雌激素缺乏因素的参与。凡使骨吸收增加和(或)骨形成减少的因素都会导致骨丢失和骨质量下降,脆性增加,直至发生骨折。

(一)骨吸收因素

1. 性激素缺乏　雌激素缺乏使破骨细胞功能增强,骨丢失加速,这是PMOP的主要病因;而雄激素缺乏在老年性OP的发病率中起了重要作用。

2. 活性维生素 D 缺乏和 PTH 增高 由于高龄和肾功能减退等原因致肠钙吸收和 $1,25(OH)_2D_3$ 生成减少，PTH 呈代偿性分泌增多，导致骨转换率加速和骨丢失。

3. 细胞因子表达紊乱 骨组织的 IL-1、IL-6 和 TNF 增高，而护骨素（osteoprotegerin，OPG）减少，导致破骨细胞活性增强和骨吸收。

（二）骨形成因素

1. 峰值骨量降低 青春发育期是人体骨量增加最快的时期，在 30 岁左右达到峰值骨量（PBM）。PBM 主要由遗传因素决定，并与种族、骨折家族史、瘦高身材等临床表现，以及发育、营养和生活方式等相关联。性成熟障碍致 PBM 降低，成年后发生 OP 的可能性增加，发病年龄提前。PBM 后，OP 的发生主要取决于骨丢失的量和速度。

2. 骨重建功能衰退 可能是老年性 OP 的重要发病原因。成骨细胞的功能与活性缺陷导致骨形成不足和骨丢失。

（三）骨质量下降

骨质量主要与遗传因素有关，包括骨的几何形态、矿化程度、微损伤累积、骨矿物质与骨基质的理化与生物学特性等。骨质量下降导致骨脆性和骨折风险增高。

（四）不良的生活方式和生活环境

OP 和 OP 性骨折的危险因素很多，如高龄、吸烟、制动。体力活动过少、酗酒、跌倒、长期卧床、长期服用糖皮质激素、光照减少、钙和维生素 D 摄入不足等。蛋白质摄入不足、营养不良和肌肉功能减退是老年性 OP 的重要原因。危险因素越多，发生 OP 和 OP 性骨折的概率越大。

【临床表现】

（一）骨痛和肌无力

轻者无症状，仅在 X 线摄片或 BMD 测量时被发现。较重患者常诉腰背疼痛、乏力或全身骨痛。骨痛通常为弥漫性，无固定部位，检查不能发现压痛区（点）。乏力常于劳累或活动后加重，负重能力下降或不能负重。四肢骨折或髋部骨折时肢体活动明显受限，局部疼痛加重，有畸形或骨折阳性体征。

（二）骨折

常因轻微活动、创伤、弯腰、负重、挤压或摔倒后发生骨折。多发部位为脊柱、髋部和前臂，其他部位亦可发生，如肋骨、盆骨、肱骨甚至锁骨和胸骨等。脊柱压缩性骨折多见于 PMOP 患者，可单发或多发，有或无诱因，其突出表现为身材缩短；有时出现突发性腰痛、卧床而取被动体位。髋部骨折多在股骨颈部（股骨颈骨折），以老年性 OP 患者多见，通常于摔倒或挤压后发生。第一次骨折后，患者发生再次或反复骨折的概率明显增加。

（三）并发症

驼背和胸廓畸形者常伴胸闷、气短、呼吸困难，甚至发绀等表现。肺活量、肺最大换气量和心排血量下降，极易并发上呼吸道和肺部感染。髋部骨折者常因感染、心血管病或慢性衰竭而死亡；幸存者生活自理能力下降或丧失，长期卧床加重骨丢失，使骨折极难愈合。

【诊断和鉴别诊断】

（一）诊断

1. 诊断线索 ①绝经后或双侧卵巢切除后女性；②不明原因的慢性腰背疼痛；③身材变矮或脊椎畸形；④脆性骨折史或脆性骨折家族史；⑤存在多种 OP 危险因素，如高龄、吸烟、制动、低体重、长期卧床、服用糖皮质激素等。

2. 诊断标准 详细的病史和体检是临床诊断的基本依据，但确诊有赖于 X 线检查或 BMD 测定，并确定是低骨量（低于同性别 PBM 的 1 个标准差（SD）以上但小于 2.5 个 SD）、OP（低于 PBM 的 2.5 个 SD 以上）或严重 OP（OP 伴一处或多处骨折）。OP 性骨折的诊断主要根据年龄、外伤骨折史、临床表现以及影像学检查确立。正、侧位 X 线片（必要时可加特殊位置片）确定骨折的部位、类型、移位方向和程度;CT 和 MRI 对椎体骨折和微细骨折有较大诊断价值;CT 三维成像能清晰显示关节内或关节周围骨折;MRI 对鉴别新鲜和陈旧性椎体骨折有较大意义。

3. 病因诊断 查找其病因,并对骨折概率做出预测。

4. 骨代谢转换率评价 一般根据骨代谢生化指标测定结果来判断骨转换状况。骨代谢生化指标分为骨形成指标和骨吸收指标两类,前者主要有血清骨源性碱性磷酸酶、骨钙素和Ⅰ型胶原羧基前肽等;后者包括尿钙/尿肌酐值、吡啶啉、脱氧吡啶啉和血抗酒石酸酸性磷酸酶(TRAP)等。

(二) 鉴别诊断

1. 老年性 OP 与 PMOP 的鉴别 在排除继发性 OP 后,老年女性患者要考虑 PMOP、老年性 OP 或两者合并存在等可能,可根据既往病史、BMD 和骨代谢生化指标测定结果予以鉴别。

2. 内分泌性 OP 根据需要,选择必要的生化或特殊检查逐一排除。甲旁亢者的骨骼改变主要为纤维囊性骨炎,早期可仅表现为低骨量或 OP。测定血 PTH、血钙和血磷一般可予鉴别,如仍有困难可行特殊影像学检查或动态试验。其他内分泌疾病均因本身的原发病表现较明显,鉴别不难。

3. 血液系统疾病 血液系统肿瘤的骨损害有时可酷似原发性 OP 或甲旁亢,此时有赖于血 PTH、PTH 相关蛋白(PTHrP)和肿瘤特异标志物测定等进行鉴别。

4. 原发性或转移性骨肿瘤 转移性骨肿瘤(如肺癌、前列腺癌、胃肠癌等)或原发性骨肿瘤(如多发性骨髓瘤、骨肉瘤和软骨肉瘤等)的早期表现可酷似 OP。当临床高度怀疑为骨肿瘤时,可借助骨扫描或 MRI 明确诊断。

5. 结缔组织疾病 成骨不全的骨损害特征是骨脆性增加,多数是由Ⅰ型胶原基因突变所致。临床表现依缺陷的类型和程度而异,轻者可仅表现为 OP 而无明显骨折,必要时可借助特殊影像学检查或Ⅰ型胶原基因突变分析予以鉴别。

6. 其他继发性 OP 有时,原发性与继发性 OP 也可同时或先后存在,应予注意。

【治疗】

按我国的 OP 诊疗指南确定治疗病例。强调综合治疗、早期治疗和个体化治疗;治疗方案和疗程应根据疗效、费用和不良反应等因素确定。合适的治疗可减轻症状,改善预后,降低骨折发生率。

(一) 一般治疗

1. 改善营养状况 补给足够的蛋白质有助于 OP 和 OP 性骨折的治疗,但伴有肾衰竭者要选用优质蛋白饮食,并适当限制其的摄入量。多进富含异黄酮类食物对保存骨量也有一定作用。

2. 补充钙剂和维生素 D 不论何种 OP 均应补充适量钙剂,使每日钙的总摄入量达 800~1200 mg。除增加饮食钙含量外,尚可补充碳酸钙、葡萄糖酸钙、枸橼酸钙等制剂。同时补充维生素 D 400~600 IU/d。非活性维生素 D 主要用于 OP 的预防,而活性维生素 D 可促进肠钙吸收,增加肾小管对钙的重吸收,抑制 PTH 分泌,故可用于各种 OP 的治疗。骨化三醇或阿法骨化醇的常用量 0.25 μg/d,应用期间要定期监测血钙、磷变化,防止发生高钙血症和高磷血症。

3. 加强运动 多从事户外活动,加强负重锻炼,增强应变能力,减少骨折意外的发生。运动的类型、方式和量应根据患者的具体情况而定。需氧运动和负重锻炼的重点应放在提高耐受力和平衡能力上,降低摔倒和骨折风险。避免肢体制动,增强抵抗力,加强个人护理。

4. 纠正不良生活习惯和行为偏差 提倡低钠、高钾、高钙和高非饱和脂肪酸饮食,戒烟忌酒。

5. 避免使用致 OP 药物 如抗癫痫药、苯妥英、苯巴比妥、卡巴马嗪、扑米酮、丙戊酸、拉莫三嗪、氯硝西泮、加巴喷丁和乙琥胺等。

6. 对症治疗 有疼痛者可给予适量非甾体抗炎药,如阿司匹林,每次 0.3~0.6 g,每日不超过 3 次;或吲哚美辛(消炎痛)片,每次 25 mg,每日 3 次;或桂美辛(吲哚拉新)每次 150 mg,3 次/日;或塞来昔布,每次 100~200 mg,每日 1 次。发生骨折或遇顽固性疼痛时,可应用降钙素制剂。骨畸形者应局部固定或采用其他矫形措施防止畸形加剧。骨折者应给予牵引、固定、复位或手术治疗,同时应辅以物理康复治疗,尽早恢复运动功能。必要时由医护人员给予被动运动,避免因制动或废用而加重病情。

(二) 特殊治疗

1. 性激素补充治疗

1) 雌激素补充治疗：

(1) 治疗原则：雌激素补充治疗主要用于 PMOP 的预防，有时也可作为治疗方案之一。雌激素补充治疗的原则是：①确认患者有雌激素缺乏的证据；②优先选用天然雌激素制剂（尤其是长期用药时）；③青春期及育龄期妇女的雌激素用量应使血雌二醇的目标浓度达到中、晚卵泡期水平（150～300 pg/mL 或 410～820 pmol/L），绝经后 5 年内的生理性补充治疗目标浓度为早卵泡期水平（40～60 pg/mL）；④65 岁以上的绝经后妇女使用时应选择更小的剂量。

(2) 禁忌证：①子宫内膜癌和乳腺癌；②子宫肌瘤或子宫内膜异位；③不明原因阴道出血；④活动性肝炎或其他肝病伴肝功能明显异常；⑤系统性红斑狼疮；⑥活动性血栓栓塞性病变；⑦其他情况，如黑色素瘤、阴道流血、血栓栓塞史、冠心病、耳硬化症、血卟啉症和镰状细胞贫血等。伴有严重高血压、糖尿病、胆囊疾病、偏头痛、癫痫、哮喘、泌乳素瘤、母系乳腺癌家族史和乳腺增生者慎用雌激素制剂。

(3) 常用制剂和用量：①微粒化 17-β-雌二醇，或戊酸雌二醇 1～2 mg/d；②炔雌醇 10～20 μg/d；③替勃龙 1.25～2.5 mg/d；④尼尔雌醇每周 1～2 mg；⑤雌二醇皮贴剂 0.05～0.1 mg/d。雌、孕激素合剂或雌、孕、雄激素合剂的用量小；皮肤贴剂可避免药物首经肝及胃肠道；鼻喷雌激素制剂具有药物用量小、疗效确切等优点。

(4) 注意事项：①雌激素补充治疗的疗程一般不超过 5 年，治疗期间要定期进行妇科和乳腺检查；如子宫内膜厚度＞5 mm，必须加用适当剂量和疗程的孕激素；反复阴道出血者宜减少用量或停药。②一般口服给药，伴有胃肠、肝胆、胰腺疾病者，以及轻度高血压、糖尿病、血甘油三酯升高者应选用经皮给药；以泌尿生殖道萎缩症状为主者宜选用经阴道给药。③青春期和育龄期妇女的雌、孕激素的配伍可选用周期序贯方案，绝经后妇女可选用周期或连续序贯方案、周期或连续联合方案。

2) 雄激素补充治疗：用于男性 OP 的治疗。天然的雄激素主要有睾酮、雄烯二酮及二氢睾酮，但一般宜选用雄酮类似物苯丙酸诺龙或司坦唑醇（吡唑甲睾醇）。雄激素对肝有损害，并常导致水钠潴留和前列腺增生，因此长期治疗宜选用经皮制剂。

2. 选择性雌激素受体调节剂（selective estrogen receptor modulators, SERM）和选择性雄激素受体调节剂（SARM） SERM 主要适用于 PMOP，可增加 BMD，降低骨折发生率，但偶可导致血栓栓塞性病变。SARM 具有较强的促合成代谢作用，有望成为治疗老年男性 OP 的较理想药物。

3. 二膦酸盐 二膦酸盐抑制破骨细胞生成和骨吸收，主要用于骨吸收明显增强的代谢性骨病（如变形性骨炎、多发性骨髓瘤、甲旁亢等），亦可用于高转换型原发性和继发性 OP、高钙血症危象和骨肿瘤的治疗，对类固醇性 OP 也有良效；但老年性 OP 不宜长期使用该类药物，必要时应与 PTH 等促进骨形成类药物合用。

常用的有三种：①依替膦酸二钠（1-羟基乙膦酸钠）400 mg/d：于清晨空腹时口服，服药 1 h 后方可进餐或饮用含钙饮料，一般连服 2～3 周。通常需隔 1 个疗程。②帕米膦酸钠：用注射用水稀释成 3 mg/mL 浓度后加入生理盐水中，缓慢静脉滴注（不短于 6 h），每次 15～60 mg，每月注射 1 次，可连用 3 次，此后每 3 个月注射 1 次或改为口服制剂。本药的用量要根据血钙和病情而定，两次给药的间隔时间不得少于 1 周。③阿仑膦酸钠的常用量为 10 mg/d，服药期间无须间歇；或每周口服 1 次，每次 70 mg。④其他新型二膦酸盐制剂有氯屈膦酸二钠、因卡膦酸二钠等，可酌情选用。

用药期间需补充钙剂，偶可发生浅表性消化性溃疡；静脉注射可导致二膦酸盐钙螯合物沉积，有血栓栓塞性疾病、肾功能不全者禁用。治疗期间追踪疗效，并监测血钙、磷和骨吸收生化标志物。

4. 降钙素 降钙素为骨吸收的抑制剂，主要适用于：①高转换型 OP；②OP 伴或不伴骨折；③变形性骨炎；④急性高钙血症或高钙血症危象。主要制剂：①鲑鱼降钙素为人工合成鲑鱼降钙素，每日 50～100 U，皮下或肌内注射；有效后减为每周 2～3 次，每次 50～100 U。②鳗鱼降钙素是半人工合成的，每周肌内注射 2 次，每次 20 U，或根据病情酌情增减。③降钙素鼻喷剂，100 IU/d，其疗效与注射剂相同。孕妇和过敏反应者禁用。应用降钙素制剂前需补充数日钙剂和维生素 D。

5. 甲状旁腺素（PTH） 小剂量 PTH 可促进骨形成，增加骨量。对老年性 OP、PMOP、雌激素缺乏的年轻妇女和糖皮质激素所致的 OP 均有治疗作用。PTH 可单用（400～800 U/d），疗程 6～24 个月，或与雌激素、降钙素、二膦酸盐或活性维生素 D 联合应用。

6. 其他药物 包括小剂量氟化钠、GH 和 IGF-1 等。

（三）OP 性骨折的治疗

治疗原则包括复位、固定、功能锻炼和抗 OP 治疗。

【预防】

加强卫生宣教，早期发现 OP 易感人群，以提高 PBM 值，降低 OP 发生风险。提倡运动和充足的钙摄入。成年后的预防主要包括降低骨丢失速率与预防骨折的发生。妇女围绝经期和绝经后 5 年内是治疗 PMOP 的关键时段。

小 结

骨质疏松症是一种以骨量降低和骨组织微结构破坏为特征，导致骨脆性增加和易于骨折的代谢性骨病。按病因可分为原发性和继发性两类。继发性 OP 的原发病因明确，常由内分泌代谢疾病（如性腺功能减退症、甲亢、甲旁亢、库欣综合征、1 型糖尿病等）或全身性疾病引起。原发性 OP 分 Ⅰ 型原发性 OP 即绝经后骨质疏松症和 Ⅱ 型原发性 OP 即老年性 OP，主要危险因素为骨吸收因素、骨形成因素、骨质量下降、不良的生活方式和生活环境等。详细的病史和体检是临床诊断的基本依据，但确诊有赖于 X 线片检查或 BMD 测定。强调综合治疗、早期治疗和个体化治疗；治疗方案和疗程应根据疗效、费用和不良反应等因素确定。特殊治疗包括性激素补充治疗、选择性激素受体调节剂、二膦酸盐、降钙素、甲状旁腺素等药物治疗。

（胡建刚）

知识检测 62

第八篇 理化因素所致疾病
LIHUAYINSUSUOZHIJIBING

第六十九章 理化因素所致疾病总论

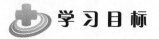

1. 掌握：理化因素所致疾病的诊断原则和防治原则。
2. 了解：引起发病的主要物理致病因素和化学因素有哪些。
3. 应用：能够对理化因素所致疾病的患者或高危人群进行预防宣教和健康指导。

人类所处的生活环境中，存在一些危害身心健康的因素，如物理因素和化学因素等。本篇主要论述几种常见环境理化因素所致的疾病，以介绍急性发病者为主。

【物理因素】

在特殊环境下，引起发病的主要物理致病因素如下。

1. **高温** 作用于人体引起中暑或烧伤。
2. **低温** 在低温环境中意外停留时间较长，易发生冻僵。
3. **高气压** 水下作业，气压过高，返回地面速度太快时，常易发生减压病，此时血液和组织中溶解的氮气释放形成气泡，发生栓塞，导致血液循环障碍和组织损伤。
4. **低气压** 在高山或高原停留或居住，空气中氧分压降低，引起缺氧，常发生高原病。
5. **电流** 意外接触强度不同的电流后可引起不同临床表现的电击。

此外，由于颠簸、摇动和旋转等引起的晕车、晕船和晕机（即晕动病），主要与前庭神经功能障碍等因素有关。

【化学因素】

环境中致病化学因素，可来自自然界，也可来自工业生产中产生的"三废"（即废水、废气和废渣）污染。毒物可通过呼吸道、消化道或皮肤黏膜等途径进入人体引起中毒。

1. **农药** 能杀灭有害的动植物。人体意外摄入可中毒致死。
2. **药物** 常见过量使用麻醉镇痛药、镇静催眠药和精神兴奋药等引起的中毒。长期滥用镇静催眠或麻醉镇痛药会产生药物依赖，突然停药或减量会发生戒断综合征，表现为神经精神异常。
3. **乙醇** 一次大量饮酒可发生急性乙醇中毒。
4. **其他** 误服清洁剂或有机溶剂等中毒；毒蛇等咬伤中毒；一氧化碳、氰化物和硫化氢为窒息性化合物，能使机体发生缺氧性中毒；强酸或强碱能引起接触性组织损伤；工业生产排出有毒化学物质，污染空气或水源，长期接触会发生慢性中毒；汞和砷等引起摄入中毒；有毒化学物品意外泄露和军用毒剂引起急性中毒等。

近年来由于工业发展和军事需要，人们开始对环境有害物理因素（如高温、低温、高气压、噪声和振动等）对人体生理的影响及人体环境适应性和适应不全的危害等进行研究，并取得了很大进展。

【理化因素所致疾病的诊断原则】

理化因素所致疾病的特点是病因明确，有特殊的临床表现。

知识链接
69-1

Note

(一) 病因

此类疾病都在一定环境条件下发病,多数病因明确并有相应检测的方法。如:药物过量或毒物中毒均可通过检测估计出中毒量,空气中的毒物可检测其浓度;环境温度、海拔高度和海水深度等都能测量。随着检测方法增多、敏感性和特异性提高,对多数理化因素所致疾病的病因可明确诊断。

(二) 受损靶部位

多种毒物都有其作用的靶器官和部位,如:有机磷杀虫药(OPI)吸收后抑制胆碱酯酶(ChE);四氯化碳主要作用于肝;慢性苯中毒的靶器官是骨髓等。物理致病因素也各有其作用靶部位,如噪声主要作用于听神经;加速运动主要作用于前庭神经。

(三) 剂量与效应关系(简称量效关系)

量效关系是评估理化致病因素作用的基本规律,暴露毒物的量,高、低温环境时间长短等都与病情严重程度相关,可作为判断预后的依据。

(四) 流行病学调查分析

大多数理化因素致疾病特点是在同一时间可能有多数人发病,利用人群发病情况的流行病学调查方法,有助于明确环境中致病因素和预防发病。

理化因素所致疾病虽然会出现一个或多个器官损伤或衰竭,但临床上往往缺乏特异性表现。诊断时,在考虑环境因素的同时,尚需结合接触史、临床表现和实验室检查,然后再与其他类似临床表现的疾病鉴别,综合分析判断。

【理化因素所致疾病的防治原则】

(一) 迅速脱离有害环境和危害因素

这是治疗理化因素所致疾病的首要措施。急性中毒时,尽快脱离毒物接触和清除体内或皮肤上的毒物,如处理局部污染、洗胃,对吸收入血的毒物采用血液净化疗法等。发现中暑或电击伤患者,立即转移到安全环境,再施行急救复苏措施。平时,应加强教育,防患于未然。

(二) 稳定患者生命体征

理化因素所致疾病患者易出现神志、呼吸和循环障碍或衰竭,生命体征常不稳定,急救复苏主要目的是稳定生命体征,加强监护,为进一步处理打下基础。

(三) 针对病因和发病机制治疗

急性中毒时,首先应用解毒药,如:碘解磷定用于OPI中毒时磷酰化胆碱酯酶(ChE)复活;抑制毒蕈碱样症状的阿托品治疗;一氧化碳中毒时的氧治疗等。

物理因素所致疾病的病因治疗:中暑高热时降温;冻僵时复温;急性高原病主要发病机制是缺氧,给氧是主要治疗措施;减压病主要是由高气压环境快速返回到低气压环境减压过速所致,治疗方法是进入高压氧舱重新加压,再缓慢减压。

(四) 对症治疗

理化因素所致疾病有特效疗法的为数有限,多采取对症治疗,减少痛苦,促进康复。

总之,人类在生存过程中不断受到环境有害因素影响而致病,如各种中毒、中暑、高原病等,无不给人类健康带来危害。因此应学习有关理化因素所致疾病,对可以预测的有害因素做好预防;对已罹病者,要尽快诊断和进行有效治疗。

小　结

理化因素所致疾病在日常生活中很常见,多数病因明确并有相应检测的方法,理化因素所致疾病虽然会出现一个或多个器官损伤或衰竭,但临床上往往缺乏特异性表现。诊断时,在考虑环境因素的同时,尚需结合接触史、临床表现和实验室检查,然后再与其他类似临床表现的疾病鉴别,综合分析判断。防治原则首要是迅速脱离有害环境和危害因素,迅速稳定患者生命体征,针对病因和发病机制进行急救治疗,减少患者痛苦,促进康复,对患者和高危人群进行预防宣教和健康指导。

(胡建刚)

知识检测 63

第七十章 中 毒

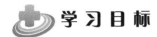

1. 掌握:常见毒物中毒的临床表现、诊断要点和治疗。
2. 熟悉:毒物中毒的病因和防治措施。
3. 了解:毒物中毒途径和引起人体发病的规律。
4. 应用:能够对毒物中毒患者进行诊断、治疗,对患者和高危人群进行健康指导。

导学案例

患者,女,35岁,昏迷1h。患者1h前因与家人不和,自服药水1小瓶,把药瓶打碎扔掉,家人发现后5 min患者出现腹痛、恶心,并呕吐一次,吐出物有大蒜味,逐渐神志不清,急送来诊。病后大小便失禁,出汗多。

查体:T 36.5 ℃,P 60次/分,R 30次/分,BP 110/80 mmHg,平卧位,神志不清,呼之不应,压眶上有反应,皮肤湿冷,肌肉颤动,巩膜无黄染,瞳孔呈针尖样大小,对光反射弱,口腔流涎,肺叩诊呈清音,两肺较多哮鸣音和散在湿啰音,心界不大,心率60次/分,律齐,无杂音,腹平软,肝脾未触及。

辅助检查:血 Hb 125 g/L,WBC 7.4×10^9/L,N 68%,L 30%,M 2%,Plt 156×10^9/L。

请问:该患者最可能患了什么病?诊断的依据是什么?该做哪些进一步检查?该病如何治疗?

第一节 概 述

进入人体的化学物质达到中毒量产生组织和器官损害引起的全身性疾病称为中毒。引起中毒的化学物质称毒物。毒物根据来源和用途分为:①工业性毒物;②药物;③农药;④有毒动植物。掌握和运用这些知识,可以指导预防和诊治疾病。

根据接触毒物的毒性、剂量和时间,通常将中毒分为急性中毒和慢性中毒两类:急性中毒是由短时间内吸收大量毒物引起,发病急,症状严重,变化迅速,如不积极治疗,可危及生命;慢性中毒是由长时间小量毒物进入人体蓄积引起,起病缓慢,病程较长,缺乏特异性中毒诊断指标,容易误诊和漏诊。因此,对于怀疑慢性中毒的要认真询问病史和查体。慢性中毒多见于职业中毒。

【病因和中毒机制】

(一)病因

1. 职业中毒 在生产过程中,接触有毒的原料、中间产物或成品,如果不注意劳动保护,即可发生中毒。在保管、使用和运输方面,如不遵守安全防护制度,也会发生中毒。

2. 生活中毒 误食、意外接触毒物、用药过量、自杀或谋害等情况下,过量毒物进入人体都可引起中毒。

(二) 中毒机制

1. 体内毒物代谢

1) 毒物侵入途径 毒物对机体产生毒性作用的快慢、强度和表现与毒物侵入途径和吸收速度有关。通常,毒物可经消化道、呼吸道或皮肤黏膜等途径进入人体引起中毒。

(1) 消化道:生活中毒的常见途径,如有毒食物、有机磷杀虫药(OPI)和镇静安眠药等常经口摄入中毒。毒物经口腔或食管黏膜很少吸收,OPI和氰化物等在胃中吸收较少,主要由小肠吸收,经过小肠液和酶作用后,毒物性质部分发生改变,然后进入血液循环,经肝脏解毒后分布到全身组织和器官。

(2) 呼吸道:因肺泡表面积较大和肺毛细血管丰富,经呼吸道吸入的毒物能迅速进入血液循环发生中毒,较经消化道吸收入血的速度快20倍。因此,患者中毒症状严重,病情发展快。职业中毒时,毒物常以粉尘、烟雾、蒸汽或气体状态经呼吸道吸入。生活中毒的常见病例是一氧化碳中毒。

(3) 皮肤黏膜:健康皮肤表面有一层类脂质层,能防止水溶性毒物侵入机体。对少数脂溶性毒物(如苯、苯胺、硝基苯、乙醚、氯仿或有机磷化合物等),皮肤即失去其屏障作用,可经皮脂腺或黏膜吸收中毒。能损伤皮肤的毒物(如砷化物、芥子气等)也可通过皮肤吸收中毒。在皮肤多汗或有损伤时,都可加速毒物吸收。有的毒物也可经球结膜吸收中毒。毒蛇咬伤时,毒液可经伤口入血中毒。

2) 毒物代谢 毒物吸收入血后,与红细胞或血浆中某些成分相结合,分布于全身的组织和细胞。脂溶性较大的非电解质毒物在脂肪和部分神经组织中分布量大;不溶于脂类的非电解质毒物,穿透细胞膜的能力差。电解质毒物(如铅、汞、锰、砷和氟等)在体内分布不均匀。毒物主要在肝脏通过氧化、还原、水解和结合等作用进行代谢,然后与组织和细胞内的化学物质作用,分解或合成不同化合物。如:乙醇氧化成二氧化碳和水;乙二醇氧化成乙二酸;苯氧化成酚等。大多数毒物代谢后毒性降低,此为解毒过程。少数代谢后毒性反而增强,如对硫磷氧化为毒性更强的对氧磷。

3) 毒物的排泄 进入体内的多数毒物经过代谢后排出体外。毒物排泄速度与其在组织中溶解度、挥发度、排泄和循环器官功能状态有关。肾脏是毒物排出的主要器官,水溶性毒物经肾脏排泄较快,使用利尿药可加速肾脏毒物排泄。重金属(如铅、汞和锰)及生物碱主要由消化道排出;一些易挥发毒物(如氯仿、乙醚、酒精和硫化氢等)可以原形经呼吸道排出,潮气量越大,排泄毒物作用越强;一些脂溶性毒物可由皮肤皮脂腺及乳腺排出,少数毒物经皮肤汗液排出时常引起皮炎。此外,铅、汞和砷等毒物可由乳汁排出,易引起哺乳婴儿中毒。有些毒物蓄积在体内一些器官或组织内,排出缓慢,当再次释放时又可产生中毒。

2. 中毒机制 毒物种类繁多,其中毒机制不一。

(1) 局部刺激和腐蚀作用:强酸或强碱吸收组织中水分,与蛋白质或脂肪结合,使细胞变性和坏死。

(2) 引起机体组织和器官缺氧:如一氧化碳、硫化氢或氰化物等毒物阻碍氧的吸收、转运或利用。对缺氧敏感的脑和心肌,易发生中毒损伤。

(3) 对机体的麻醉作用:亲脂性强的毒物(如过量的有机溶剂和吸入性麻醉药)易通过血脑屏障进入含脂量高的脑组织,抑制其功能。

(4) 抑制酶的活力:有些毒物及其代谢物通过抑制酶活力产生毒性作用。例如,OPI抑制ChE;氰化物抑制细胞色素氧化酶,含金属离子的毒物能抑制含巯基的酶等。

(5) 干扰细胞或细胞器的功能:在体内,四氯化碳经酶催化形成三氯甲烷自由基,后者作用于肝细胞膜中不饱和脂肪酸,引起脂质过氧化,使线粒体及内质网变性和肝细胞坏死。酚类如二硝基酚、五氯酚和棉酚等可使线粒体内氧化磷酸化作用解偶联,阻碍三磷酸腺苷形成和贮存。

(6) 竞争相关受体:如阿托品过量时通过竞争性阻断毒蕈碱受体产生毒性作用。

3. 影响毒物作用的因素

(1) 毒物状态:化学毒物毒性与其化学结构及理化性质密切相关。空气中有毒的气雾胶颗粒愈小,吸入肺内量愈多，毒性即愈大。此外，毒物中毒途径、摄入量大小及作用时间长短都直接影响到毒物对机体的作用。

（2）机体状态：中毒个体的性别、年龄、营养及健康状况、生活习惯和对毒物的毒性反应不同，同一毒物中毒预后也不同。例如，婴幼儿神经系统对缺氧耐受性强，对一氧化碳中毒有一定抵抗力，老年人则相反。营养不良、过度疲劳和患有重要器官（心、肺、肝或肾）疾病等会降低机体对毒物的解毒或排毒能力。肝硬化患者，肝功能减退和肝糖原含量减少，机体抗毒和解毒能力降低，即使摄入某些低于致死剂量的毒物时也可引起死亡。

（3）毒物相互影响：同时摄入两种毒物时，有可能产生毒性相加或抵消作用。例如，一氧化碳可以增强硫化氢的毒性作用；酒精可以增强四氯化碳或苯胺的毒性作用。相反，曼陀罗可以抵消OPI的毒性作用。

【临床表现】

（一）急性中毒

不同化学物质急性中毒表现不完全相同，严重中毒时共同表现有发绀、昏迷、惊厥、呼吸困难、休克和少尿等。

1. 皮肤黏膜表现

（1）皮肤及口腔黏膜灼伤：见于强酸、强碱、甲醛、苯酚、甲酚皂溶液（来苏儿）等腐蚀性毒物灼伤。硝酸灼伤皮肤黏膜痂皮呈黄色，盐酸痂皮呈棕色，硫酸痂皮呈黑色。

（2）发绀：引起血液氧合血红蛋白减少的毒物中毒可出现发绀。亚硝酸盐、苯胺或硝基苯等中毒时，血高铁血红蛋白含量增加出现发绀。

（3）黄疸：毒蕈、鱼胆或四氯化碳中毒损害肝脏会出现黄疸。

2. 眼部表现 瞳孔扩大见于阿托品、莨菪碱类中毒；瞳孔缩小见于OPI、氨基甲酸酯类杀虫药中毒；视神经炎见于甲醇中毒。

3. 神经系统表现

（1）昏迷：见于催眠、镇静或麻醉药中毒；有机溶剂中毒；窒息性毒物（如一氧化碳、硫化氢、氰化物）中毒；高铁血红蛋白生成性毒物中毒；农药（如OPI、有机汞杀虫药、拟除虫菊酯类杀虫药、溴甲烷）中毒。

（2）谵妄：见于阿托品、乙醇或抗组胺药中毒。

（3）肌纤维颤动：见于OPI、氨基甲酸酯类杀虫药中毒。

（4）惊厥：见于窒息性毒物或异烟肼中毒，有机氯或拟除虫菊酯类杀虫药等中毒。

（5）瘫痪：见于蛇毒、三氧化二砷、可溶性钡盐或磷酸三邻甲苯酯等中毒。

（6）精神失常：见于一氧化碳、酒精、阿托品、二硫化碳、有机溶剂、抗组胺药等中毒，成瘾药物戒断综合征等。

4. 呼吸系统表现

（1）呼出特殊气味：乙醇中毒呼出气有酒味；氰化物有苦杏仁味；OPI、黄磷、铊等有蒜味；苯酚、甲酚皂溶液有苯酚味。

（2）呼吸加快：水杨酸类、甲醇等兴奋呼吸中枢，中毒后呼吸加快；刺激性气体中毒引起脑水肿时，呼吸加快。

（3）呼吸减慢：催眠药或吗啡中毒时过度抑制呼吸中枢导致呼吸麻痹，使呼吸减慢。

（4）肺水肿：刺激性气体、OPI或百草枯等中毒常发生肺水肿。

5. 循环系统表现

（1）心律失常：洋地黄、夹竹桃、蟾蜍等中毒时兴奋迷走神经，拟肾上腺素药、三环类抗抑郁药等中毒时兴奋交感神经和氨茶碱中毒等通过不同机制引起心律失常。

（2）心脏骤停：①心肌毒性作用：见于洋地黄、奎尼丁、锑剂或依米丁（吐根碱）等中毒。②缺氧：见于窒息性气体毒物（如甲烷、丙烷和二氧化碳等）中毒。③严重低钾血症：见于可溶性钡盐、棉酚或排钾利尿药中毒等。

（3）休克：三氧化二砷中毒引起剧烈呕吐和腹泻；强酸和强碱引起严重化学灼伤致血浆渗出；严重巴比妥类中毒抑制血管中枢，引起外周血管扩张。以上因素都可通过不同途径引起有效循环血容量相对和绝对减少发生休克。

6. 泌尿系统 表现中毒后肾脏损害有肾小管堵塞（如砷化氢中毒产生大量红细胞破坏物堵塞肾小管）、肾缺血或肾小管坏死（如头孢菌素类、氨基糖苷类抗生素、毒蕈和蛇毒等中毒）导致急性肾衰竭，出现少尿或无尿。

7. 血液系统表现 如砷化氢中毒、苯胺或硝基苯等中毒可引起溶血性贫血和黄疸；水杨酸类、肝素或双香豆素过量、敌鼠和蛇毒咬伤中毒等引起止凝血障碍致出血；氯霉素、抗肿瘤药或苯等中毒可引起白细胞减少。

8. 发热 见于阿托品、二硝基酚或棉酚等中毒。

（二）慢性中毒

因接触毒物不同，表现有异。

1. 神经系统表现 痴呆（见于四乙铅或一氧化碳等中毒）、震颤麻痹综合征（见于一氧化碳、吩噻嗪或锰等中毒）和周围神经病（见于铅、砷或OPI等中毒）。

2. 消化系统表现 砷、四氯化碳、三硝基甲苯或氯乙烯中毒常引起中毒性肝病。

3. 泌尿系统表现 镉、汞、铅等中毒可引起中毒性肾脏损害。

4. 血液系统表现 苯、三硝基甲苯中毒可出现再生障碍性贫血或白细胞减少。

5. 骨骼系统表现 氟中毒可引起氟骨症；黄磷中毒可引起下颌骨坏死。

【诊断】

对于中毒患者，需要向患者同事、家属、保姆、亲友或现场目击者了解情况。蓄意中毒患者，往往不能正确提供病史。因此，中毒诊断通常要根据接触史、临床表现、实验室毒物检查分析和调查周围环境有无毒物存在，还要与其他症状相似的疾病进行鉴别诊断后再进行诊断。急性中毒患者需要迅速诊断。慢性中毒如不注意病史和病因，容易误诊和漏诊。

（一）病史

病史通常包括接触毒物时间、中毒环境和途径、毒物名称和剂量、初步治疗情况和既往生活及健康状况。

1. 毒物接触史 对生活中毒，如怀疑服毒时，要了解患者发病前的生活情况、精神状态、长期用药种类，有无遗留药瓶、药袋，家中药物有无缺少等以判断服药时间和剂量。对一氧化碳中毒要了解室内炉火、烟囱、煤气及同室其他人员情况。食物中毒时，常为集体发病，散发病例，应调查同餐者有无相同症状。水源或食物污染可造成地区流行性中毒，必要时应进行流行病学调查。对职业中毒应询问职业史，包括工种、工龄、接触毒物种类和时间、环境条件、防护措施及工作中是否有过类似情况等。总之，对任何中毒都要了解发病现场情况，查明接触毒物的证据。

2. 既往史 对于中毒患者，尚应了解发病前健康、生活习惯、嗜好、情绪、行为改变、用药及经济情况。上述情况都有助于对中毒患者进行分析判断。

（二）临床表现

对不明原因的突然昏迷、呕吐、惊厥、呼吸困难和休克患者或不明原因的发绀、周围神经麻痹、贫血、白细胞减少、血小板减少及肝损伤患者都要想到中毒。

对有确切接触毒物史的急性中毒患者，要分析症状和体征出现的时间顺序是否符合某种毒物中毒表现规律。然后迅速进行重点体格检查，根据神志、呼吸、脉搏、血压情况，紧急处理。病情允许时，认真进行系统检查。例如，考虑OPI中毒时，要注意呼出气有无蒜味和有无瞳孔缩小、肌纤维颤动、支气管分泌物增多和肺水肿等。经过鉴别诊断，排除其他疾病后，才能得出急性中毒诊断。

（三）实验室检查

急性中毒时，应常规留取剩余的毒物或可能含毒的标本，如呕吐物、胃内容物、尿、粪和血标本等。

必要时进行毒物分析或细菌培养。对于慢性中毒,检查环境中和人体内有无毒物存在,有助于确定诊断。

【治疗】

(一) 治疗原则

①立即终止毒物接触;②紧急复苏和对症支持治疗;③清除体内尚未吸收的毒物;④应用解毒药;⑤预防并发症。

(二) 急性中毒的治疗

1. 立即终止毒物接触 立即将患者撤离中毒现场,转到空气新鲜的地方;立即脱去污染的衣服;用温水或肥皂水清洗皮肤和毛发上的毒物,不必用药物中和;用清水彻底冲洗清除眼内的毒物,局部一般不用解毒药;清除伤口中的毒物。

2. 紧急复苏和对症支持治疗 复苏和支持治疗目的是保护和恢复患者重要器官功能,帮助危重症患者度过危险期。对急性中毒昏迷患者,要保持呼吸道通畅、维持呼吸和循环功能;观察神志、体温、脉搏、呼吸和血压等情况。严重中毒出现心搏骤停、休克、循环衰竭、呼吸衰竭、肾衰竭、水电解质和酸碱平衡紊乱时,立即采取有效急救复苏措施,稳定生命体征。惊厥时,选用抗惊厥药,如苯巴比妥钠、异戊巴比妥(阿米妥钠)或地西泮等;脑水肿时,应用甘露醇或山梨醇和地塞米松等。给予鼻饲或肠外营养。

3. 清除体内尚未吸收的毒物 经口中毒者,早期清除胃肠道尚未吸收的毒物可使病情明显改善,愈早、愈彻底愈好。

1) 催吐 催吐法易引起误吸和延迟活性炭的应用,目前临床上已不常规应用。合作者可选用此法;昏迷、惊厥、休克状态、腐蚀性毒物摄入和无呕吐反射者禁用此法。

(1) 物理法刺激催吐:对于神志清楚的合作患者,嘱其用手指或压舌板、筷子刺激咽后壁或舌根诱发呕吐。未见效时,嘱其饮温水 200~300 mL,然后再用上述方法刺激呕吐,如此反复进行,直到呕出清亮胃内容物为止。

(2) 药物催吐:①依米丁(吐根碱):是一种强有力的催吐剂,通过局部直接刺激胃肠和中枢神经系统作用引起呕吐。口服吐根糖浆 30 mL,继而饮水 240 mL。20 min 后出现呕吐,持续 30~120 min。由于依米丁治疗易发生吸入性肺炎,目前不再主张作为中毒患者的催吐治疗。②阿扑吗啡:为吗啡衍生物,是半合成中枢性催吐药,用于意外中毒不能洗胃者。一次 2~5 mg,皮下注射,5~10 min 后即发生催吐作用。为增强催吐效果,给药前,先饮水 200~300 mL。本品不宜重复应用或用于麻醉药中毒者。

处于昏迷、惊厥状态或吞服石油蒸馏物、腐蚀剂的患者,催吐可能引起出血或食管撕裂、胃穿孔,禁忌催吐。

2) 鼻胃管抽吸(nasogastric aspiration) 应用小口径的鼻胃管经鼻放置于胃内,抽吸出胃内容物。有效用于口服液体毒物者。

3) 洗胃(gastric lavage)

(1) 适应证:用于口服毒物 1 h 以内者;对于服用吸收缓慢的毒物、胃蠕动功能减弱或消失者,服毒 4~6 h 后仍应洗胃。

(2) 禁忌证:吞服强腐蚀性毒物、食管静脉曲张、惊厥或昏迷患者,不宜进行洗胃。

(3) 洗胃方法:洗胃时,患者取左侧卧位,头稍低并转向一侧。应用较大口径胃管,涂液体石蜡润滑后由口腔将胃管向下送进 50 cm 左右。向胃管注入适量空气,如在胃区听到"咕噜"声,证明在胃内。首先吸出全部胃内容物,留送毒物分析。然后,每次向胃内注入 200~300 mL 温开水。一次注入量过多则易促使毒物进入肠腔内。洗胃时,需要反复灌洗,直至洗出液清亮为止。洗胃液总量至少 2 L,甚至可用到 6~8 L,或更多。

(4) 洗胃液的选择:根据进入胃内的毒物种类不同,选用洗胃液不同:①胃黏膜保护剂:吞服腐蚀性毒物时,用牛奶、蛋清、米汤、植物油等保护胃肠黏膜。②溶剂:口服脂溶性毒物(如汽油或煤油等)时,先用液体石蜡 150~200 mL,使其溶解不被吸收,然后洗胃。③活性炭吸附剂:活性炭是强力吸附剂,能吸附多种毒物。不能被活性炭很好吸附的毒物有乙醇、铁和锂等。活性炭的效用有时间依赖性,因此应在摄毒60 min内给予活性炭。活性炭结合是一种饱和过程,需要应用超过毒物的足量活性炭来吸附毒物。首次1~2 g/kg,加水200 mL,由胃管注入,2~4 h重复应用0.5~1.0 g/kg,直至症状改善。活性炭解救对氨基水杨酸盐中毒的理想比例为10:1,推荐活性炭剂量为25~100 g。应用活性炭主要并发症有呕吐、肠梗阻和吸入性肺炎。④中和剂:强酸用弱碱(如镁乳、氢氧化铝凝胶等)中和,不要用碳酸氢钠,因其遇酸后可生成二氧化碳,使胃肠充气膨胀,有造成穿孔危险。强碱可用弱酸类物质(如食醋、果汁等)中和。⑤沉淀剂:有些化学物与毒物作用,生成溶解度低、毒性小的物质,因而可用作洗胃剂。乳酸钙或葡萄糖酸钙与氟化物或草酸盐作用,生成氟化钙或草酸钙沉淀。2%~5%硫酸钠与可溶性钡盐作用,生成不溶性硫酸钡。生理盐水与硝酸银作用生成氯化银。⑥解毒药:解毒药与体内存留毒物起中和、氧化和沉淀等化学作用,使毒物失去毒性。根据毒物种类不同,选用1:5000高锰酸钾液,可使生物碱、蕈类氧化而解毒。

(5) 洗胃并发症:胃穿孔或出血,吸入性肺炎或窒息等。

4) 导泻　洗胃后,灌入泻药以清除肠道内毒物。一般不用油脂类泻药,以免促进脂溶性毒物吸收。导泻常用硫酸钠或硫酸镁,15 g溶于水内,口服或由胃管注入。镁离子吸收过多对中枢神经系统有抑制作用。肾或呼吸衰竭、昏迷和磷化锌、OPI中毒晚期者不宜使用。

5) 灌肠　除腐蚀性毒物中毒外,用于口服中毒6 h以上、导泻无效及抑制肠蠕动毒物(巴比妥类、颠茄类或阿片类)中毒者。应用1%温肥皂水连续多次灌肠。

4. 促进已吸收毒物排出

1) 强化利尿和改变尿液酸碱度

(1) 强化利尿:目的在于增加尿量和促进毒物排出。主要用于毒物以原形由肾脏排除的中毒。根据血浆电解质和渗透压情况选用静脉液体,有心、肺和肾功能障碍者勿用此疗法。方法为:①快速大量静脉输注5%~10%葡萄糖溶液或5%葡萄糖氯化钠溶液,每小时500~1000 mL;②同时静脉注射呋塞米20~80 mg。

(2) 改变尿液酸碱度:根据毒物溶解后酸碱度不同,选用相应能增强毒物排除的液体改变尿液酸碱度:①碱化尿液:弱酸性毒物(如苯巴比妥或水杨酸类)中毒,静脉应用碳酸氢钠碱化尿液(pH≥8.0),促使毒物由尿排出。②酸化尿液:碱性毒物(苯丙胺、士的宁和苯环己哌啶)中毒时,静脉输注维生素C(4~8 g/d)或氯化铵(2.75 mmol/kg,每6 h一次)使尿液pH<5.0。

2) 供氧　一氧化碳中毒时,吸氧可促使碳氧血红蛋白解离,加速一氧化碳排出。高压氧治疗是一氧化碳中毒的特效疗法。

3) 血液净化　一般用于血液中毒物浓度明显增高、中毒严重、昏迷时间长、有并发症和经积极支持疗法病情日趋恶化者。

(1) 血液透析(hemodialysis):用于清除血液中分子量较小和非脂溶性的毒物(如苯巴比妥、水杨酸类、甲醇、茶碱、乙二醇和锂等)。短效巴比妥类、格鲁米特(导眠能)和OPI因具有脂溶性,一般不进行血液透析。氯酸盐或重铬酸盐中毒能引起急性肾衰竭,是血液透析的首选指征。一般中毒12 h内进行血液透析效果好。如中毒时间过长,毒物与血浆蛋白结合,则不易透出。

(2) 血液灌流(hemoperfusion):血液流过装有活性炭或树脂的灌流柱,毒物被吸附后,再将血液输回患者体内。此法能吸附脂溶性或与蛋白质结合的化学物,能清除血液中巴比妥类(短效、长效)和百草枯等,是目前最常用的中毒抢救措施。应注意,血液灌流时,血液的正常成分如血小板、白细胞、凝血因子、葡萄糖、二价阳离子也能被吸附排出,因此需要认真监测和行必要的补充。

(3) 血浆置换(plasmapheresis):本疗法用于清除游离或与蛋白结合的毒物,特别是生物毒(如蛇毒、蕈中毒)及砷化氢等溶血毒物中毒。一般需在数小时内置换3~5 L血浆。

5. 解毒药

1) 金属中毒解毒药　此类药物多属螯合剂,常用的有氨羧螯合剂和巯基螯合剂。①依地酸钙钠:本品是最常用的氨羧螯合剂,可与多种金属形成稳定而可溶的金属螯合物排出体外。用于治疗铅中毒。1 g加于5%葡萄糖液250 mL,稀释后静脉滴注,每日一次,连用3天为1个疗程,间隔3~4天后可重复用药。②二巯丙醇:此药含有活性巯基(—SH),巯基解毒药进入体内可与某些金属形成无毒、难解离但可溶的螯合物由尿排出。此外,还能夺取已与酶结合的重金属,使该酶恢复活力,从而达到解毒。用于治疗砷、汞中毒。急性砷中毒治疗计量:第1~2天,2~3 mg/kg,每4~6 h一次,肌内注射;第3~10天,每天2次。本药不良反应有恶心、呕吐、腹痛、头痛或心悸等。③二巯丙磺钠(二巯基丙磺酸钠):作用与二巯丙醇相似,但疗效较好,不良反应少。用于治疗汞、砷、铜或锑等中毒。汞中毒时,用5%二巯丙磺钠5 mL,每天1次,肌内注射,用药3天为1个疗程,间隔4天后可重复用药。④二巯丁二钠:用于治疗锑、铅、汞、砷或铜等中毒。急性锑中毒出现心律失常时,首次2.0 g,注射用水10~20 mL稀释后缓慢静脉注射,此后每小时一次,每次1.0 g,连用4~5次。

2)高铁血红蛋白血症解毒药 亚甲蓝(美蓝):小剂量亚甲蓝可使高铁血红蛋白还原为正常血红蛋白,用于治疗亚硝酸盐、苯胺或硝基苯等中毒引起的高铁血红蛋白血症。剂量:1%亚甲蓝5~10 mL(1~2 mg/kg)稀释后静脉注射,根据病情可重复应用。药液注射外渗时易引起组织坏死。

3)氰化物中毒解毒药 中毒后,立即吸入亚硝酸异戊酯。继而,3%亚硝酸钠溶液10 mL缓慢静脉注射。随即,用50%硫代硫酸钠50 mL缓慢静脉注射。适量的亚硝酸盐使血红蛋白氧化,产生一定量的高铁血红蛋白,后者与血液中氰化物形成氰化高铁血红蛋白。高铁血红蛋白还能夺取已与氧化型细胞色素氧化酶结合的氰离子。氰离子与硫代硫酸钠作用,转变为毒性低的硫氰酸盐排出体外。

4)甲吡唑 它和乙醇是治疗乙二醇和甲醇中毒的有效解毒药。甲吡唑和乙醇都是乙醇脱氢酶(ADH)抑制剂,前者较后者作用更强。乙二醇能引起肾衰竭,甲醇能引起视力障碍或失明。在暴露甲醇和乙二醇后未出现中毒表现前给予甲吡唑,可预防其毒性;出现中毒症状后给予可阻滞病情进展。乙二醇中毒患者肾损伤不严重时,应用甲吡唑可避免血液透析。静脉负荷量15 mg/kg,加入100 mL以上生理盐水或5%葡萄糖溶液输注30 min以上。维持量10 mg/kg,每12 h一次,连用4次。

5)奥曲肽 它能降低胰岛β细胞作用,用于治疗磺酰脲类药物过量引起的低血糖。它抑制胰岛素分泌较生长抑素强2倍。有过敏反应者禁用。成人剂量50~100 μg,每8~12 h皮下注射或静脉输注。

6)高血糖素 能诱导释放儿茶酚胺,是β受体阻滞剂和钙通道阻断药中毒的解毒剂,也可用在普鲁卡因、奎尼丁和三环抗抑郁药过量。主要应用指征是心动过缓和低血压。首次剂量5~10 mg静脉注射。上述剂量可以反复注射。维持药输注速率1~10 mg/h。常见不良反应为恶心和呕吐。

7)中枢神经抑制剂解毒药

(1)纳洛酮:阿片类麻醉药的解毒药,对麻醉镇痛药引起的呼吸抑制有特异性拮抗作用。近年来临床发现,纳洛酮不仅对急性酒精中毒有催醒作用,而且对各种镇静催眠药,如地西泮等中毒也有一定疗效。机体处于应激状态时,促使腺垂体释放β-内啡肽,可引起心肺功能障碍。纳洛酮是阿片受体拮抗剂,能拮抗β-内啡肽对机体产生的不利影响。纳洛酮0.4~0.8 mg静脉注射。重症患者1小时后重复一次。

(2)氟马西尼:苯二氮䓬类中毒的解毒药。

8)OPI中毒解毒药 应用阿托品和碘解磷定(PAM)。

6. 预防并发症 预防并发症惊厥时,保护患者避免受伤;卧床时间较长者,要定时翻身,以免发生坠积性肺炎、压疮或血栓栓塞性疾病等。

(三)慢性中毒的治疗

1. 解毒疗法 慢性铅、汞、砷、锰等中毒可采用金属中毒解毒药。用法详见本节"急性中毒的治疗"部分。

2. 对症疗法 有周围神经病、震颤麻痹综合征、中毒性肝病、中毒性肾病、白细胞减少、血小板减少、再生障碍性贫血的中毒患者,治疗参见有关章节。

【预防】

(一)加强防毒宣传

在厂矿、农村、城市居民中结合实际情况,因时、因地制宜地进行防毒宣传,向群众介绍有关中毒的预防和急救知识。在初冬宣传预防煤气中毒常识;喷洒农药或防鼠、灭蚊蝇季节,向群众宣传防治农药中毒常识。

(二) 加强毒物管理

严格遵守有关毒物管理、防护和使用规定,加强毒物保管。防止化学物质跑、冒、滴、漏。厂矿中有毒物车间和岗位,加强局部和全面通风,以排出毒物。遵守车间空气中毒物最高允许浓度规定,加强防毒措施。注意废水、废气和废渣治理。

(三) 预防化学性食物中毒

食用特殊的食品前,要了解有无毒性。不要吃有毒或变质的动植物性食物。不易辨认有无毒性的蕈类,不可食用。河豚、木薯、附子等经过适当处理后,可消除毒性,如无把握不要进食。不宜用镀锌器皿存放酸性食品,如清凉饮料或果汁等。

(四) 防止误食毒物或用药过量

盛药物或化学物品的容器要加标签。医院、家庭和托儿所的消毒液和杀虫药要严加管理。医院用药和发药要进行严格查对制度,以免误服或用药过量。家庭用药应加锁保管,远离小孩。精神病患者用药,更有专人负责。

(五) 预防地方性中毒病

地方饮水中含氟量过高,可引起地方性氟骨症。经过打深井、换水等方法改善水源可以预防。有的地方井盐中钡含量过高,可引起地方性麻痹病。井盐提取出氯化钡后,此病随之消除。棉籽油中含有棉酚,食后可引起中毒。棉籽油加碱处理,使棉酚形成棉酚钠盐,即可消除毒性。

第二节 农药中毒

农药是指用来杀灭害虫、啮齿动物、真菌和莠草等为防治农业病虫害的药品。农药种类很多,目前常用的包括杀虫药(有机磷类、氨基甲酸酯类、拟除虫菊酯类和甲脒类等)、灭鼠药和除草剂等。上述农药在生产、运输、分销、贮存和使用过程中,被过量接触及残留在农作物上的量过多、污染食物和被意外摄入均可引起人畜中毒。

急性有机磷杀虫药(OPI)中毒

有机磷杀虫药(OPI)中毒主要通过抑制体内胆碱酯酶(cholinesterase,ChE)活性,失去分解乙酰胆碱(acetylcholine,ACh)能力,引起体内生理效应部位 ACh 大量蓄积,使胆碱能神经持续过度兴奋,表现毒蕈碱样、烟碱样和中枢神经系统等中毒症状和体征。严重者,常死于呼吸衰竭。

OPI 属于有机磷酸酯或硫化磷酸酯类化合物,大都为油状液体,呈淡黄色至棕色,稍有挥发性,有大蒜臭味,难溶于水,不易溶于多种有机溶剂,在酸性环境中稳定,在碱性环境中易分解失效。甲拌磷和三硫磷耐碱,敌百虫遇碱能变成毒性更强的敌敌畏。常用剂型有乳剂、油剂和粉剂等。

由于取代基不同,各种 OPI 毒性相差很大。国内生产的 OPI 的毒性按大鼠急性经口进入体内的半数致死量(LD50)分为 4 类,对 OPI 中毒有效抢救具有重要参考价值。

(一) 剧毒类

LD50<10 mg/kg,如甲拌磷(thimet,3911)、内吸磷(demeton,1059)、对硫磷(1605)、速灭磷和特普等。

(二) 高毒类

LD50 10~100 mg/kg,如甲基对硫磷、甲胺磷、氧乐果、敌敌畏(DDVP)、磷胺、久效磷、水胺硫磷、杀扑磷和亚砜磷等。

(三) 中度毒类

LD50 100~1000 mg/kg,如乐果、倍硫磷、除线磷、乙硫磷(1240)、敌百虫、乙酰甲胺磷、敌匹硫磷和亚胺硫磷等。

（四）低毒类

LD50 1000～5000 mg/kg，如马拉硫磷（4049）、肟硫磷（辛硫磷）、甲基乙酯磷、碘硫磷和溴硫磷等。

【病因】

OPI中毒的常见原因如下。

（一）生产中毒

在生产过程中引起中毒的主要原因是在杀虫药精制、出料和包装过程，手套破损或衣服和口罩污染；也可因生产设备密闭不严，化学物跑、冒、滴、漏，或在事故抢修过程中，杀虫药污染手、皮肤或吸入呼吸道引起。

（二）使用中毒

在使用过程中，施药人员喷洒时，药液污染皮肤或湿透衣服由皮肤吸收，以及吸入空气中杀虫药所致；配药浓度过高或手直接接触杀虫药原液也可引起中毒。

（三）生活性中毒

在日常生活中，急性中毒主要由于误服、故意吞服，或饮用被杀虫药污染水源或食入污染食品；也有因滥用OPI治疗皮肤病或驱虫而中毒。

【毒物代谢】

OPI主要经过胃肠道、呼吸道、皮肤或黏膜吸收。吸收后迅速分布全身各器官，其中以肝内浓度最高，其次为肾、肺、脾等，肌肉和脑含量最少。OPI主要在肝内进行生物转化和代谢。有的OPI氧化后毒性反而增强，如对硫磷通过肝细胞微粒体的氧化酶系统氧化为对氧磷，后者对ChE抑制作用要比前者强300倍；内吸磷氧化后首先形成亚砜，其抑制ChE能力增加5倍，然后经水解后毒性降低。敌百虫在肝内通过侧链脱去氧化氢转化为敌敌畏，毒性增强，而后经水解、脱胺、脱烷基等降解后失去毒性。马拉硫磷在肝内经酯酶水解而解毒。OPI吸收后6～12 h血中浓度达高峰，24 h内通过肾由尿排泄，48 h后完全排出体外。

【中毒机制】

OPI能抑制许多酶，但对人畜毒性主要表现在抑制ChE。体内ChE分为真性胆碱酯酶（genuinecholinesterase）或乙酰胆碱酯酶（acetylcholinesterase，AChE）和假性胆碱酯酶或丁酰胆碱酯酶两类。真性ChE主要存在于脑灰质、红细胞、交感神经节和运动终板中，水解ACh作用最强。假性ChE存在于脑白质的神经胶质细胞、血浆以及肝、肾、肠黏膜下层和一些腺体中，能水解丁酰胆碱等，但难以水解ACh，在严重肝损害时其活力亦可下降。真性ChE被OPI抑制后，在神经末梢恢复较快，少部分被抑制的真性ChE在第二天基本恢复；红细胞真性ChE被抑制后，一般不能自行恢复，需待数月至红细胞再生后全血真性ChE活力才能恢复。假性ChE对OPI敏感，但抑制后恢复较快。

OPI的毒性作用是与真性ChE酯解部位结合成稳定的磷酰化胆碱酯酶，使ChE丧失分解ACh能力，ACh大量积聚引起一系列毒蕈碱、烟碱样和中枢神经系统症状，严重者常死于呼吸衰竭。

【临床表现】

（一）急性中毒

急性中毒发病时间与毒物种类、剂量、侵入途径和机体状态（如空腹或进餐）密切相关。口服中毒在10 min至2 h发病，吸入后约30 min，皮肤吸收后2～6 h发病。中毒后，出现急性胆碱能危象，表现如下。

1. 毒蕈碱样症状 又称M样症状。主要是副交感神经末梢过度兴奋，产生类似毒蕈碱样作用。平滑肌痉挛表现为瞳孔缩小、胸闷、气短、呼吸困难、恶心、呕吐、腹痛、腹泻；括约肌松弛表现为大小便失禁；腺体分泌增加表现为大汗、流泪和流涎；气道分泌物明显增多表现为咳嗽、气促，双肺有干或湿啰音，严重者发生肺水肿。

2. 烟碱样症状 又称N样症状。在横纹肌神经肌肉接头处ACh蓄积过多，出现肌纤维颤动，甚至全身肌肉强直性痉挛,也可出现肌力减退或瘫痪,呼吸肌麻痹引起呼吸衰竭或停止。交感神经节受ACh刺激,其节后交感神经纤维末梢释放儿茶酚胺,表现血压增高和心律失常。

3. 中枢神经系统症状 过多ACh刺激所致,表现头晕、头痛、烦躁不安、谵妄、抽搐和昏迷,有的发生呼吸、循环衰竭死亡。

4. 局部损害 有些OPI接触皮肤后发生过敏性皮炎、皮肤水疱或剥脱性皮炎;污染眼部时,出现结膜充血和瞳孔缩小。

（二）迟发性多发神经病

急性重度和中度OPI(甲胺磷、敌敌畏、乐果和敌百虫等)中毒患者症状消失后2~3周出现迟发性神经损害,表现感觉、运动型多发性神经病变,主要累及肢体末端,发生下肢瘫痪、四肢肌肉萎缩等。目前认为这种病变不是ChE受抑制引起,可能是由OPI抑制神经靶酯酶(neuropathy target esterase, NTE),使其老化所致。全血或红细胞ChE活性正常;神经-肌电图检查提示神经源性损害。

（三）中间型综合征

多发生在重度OPI(甲胺磷、敌敌畏、乐果、久效磷)中毒后24~96 h及复能药用量不足患者,经治疗胆碱能危象消失、意识清醒或未恢复和迟发性多发神经病发生前,突然出现屈颈肌和四肢近端肌无力和第Ⅲ、Ⅶ、Ⅸ、Ⅹ对脑神经支配的肌肉无力,出现睑下垂、眼外展障碍、面瘫和呼吸肌麻痹,引起通气障碍性呼吸困难或衰竭,可导致死亡。其发病机制与ChE长期受抑制,影响神经肌肉接头处突触后功能有关。全血或红细胞ChE活性在30%以下;高频重复刺激周围神经的肌电图检查,肌诱发电位波幅进行性递减。

【实验室检查】

（一）血ChE活力测定

血ChE活力是诊断OPI中毒的特异性实验指标,对判断中毒程度、疗效和预后极为重要。以正常人血ChE活力值作为100%,急性OPI中毒时,ChE活力值在50%~70%为轻度中毒;30%~50%为中度中毒;30%以下为重度中毒。对长期OPI接触者,血ChE活力值测定可作为生化监测指标。

（二）尿中OPI代谢物测定

在体内,对硫磷和甲基对硫磷氧化分解为对硝基酚,敌百虫代谢为三氯乙醇。尿中测出对硝基酚或三氯乙醇有助于诊断上述毒物中毒。

【诊断】

根据患者OPI接触史、呼出气大蒜味、瞳孔缩小、多汗、肌纤维颤动和意识障碍等,一般不难诊断。对于不明原因的意识障碍、瞳孔缩小,并伴有肺水肿患者,也要考虑到OPI中毒。如监测血ChE活力降低,可确诊。

OPI中毒应与中暑、急性胃肠炎或脑炎等鉴别,尚需与拟除虫菊酯类中毒及甲脒类中毒鉴别。前者口腔和胃液无特殊臭味,血ChE活力正常;后者以嗜睡、发绀、出血性膀胱炎为主要表现,而无瞳孔缩小和腺体分泌增加等表现。

此外,诊断时尚需注意:口服乐果和马拉硫磷中毒患者,急救后病情好转,在数日至一周后突然恶化,可重新出现OPI急性中毒症状,或肺水肿,或突然死亡。这种临床"反跳"现象可能与残留在皮肤或体内的OPI重吸收或解毒药停用过早有关。

急性中毒诊断分级如下。

轻度中毒:仅有M样症状,ChE活力值为50%~70%。

中度中毒:M样症状加重,出现N样症状,ChE活力值为30%~50%。

重度中毒:具有M、N样症状,并伴有肺水肿、抽搐、昏迷、呼吸肌麻痹和脑水肿,ChE活力值在30%以下。

【治疗】

(一) 迅速清除毒物

立即将患者撤离中毒现场。彻底清除未被机体吸收进入血的毒物,如迅速脱去污染衣服,用肥皂水清洗污染皮肤、毛发和指甲;眼部污染时,用清水、生理盐水、2%碳酸氢钠溶液或3%硼酸溶液冲洗。口服中毒者,用清水、2%碳酸氢钠溶液(敌百虫忌用)或1:5000高锰酸钾溶液(对硫磷忌用)反复洗胃,即首次洗胃后保留胃管,间隔3~4 h重复洗胃,直至洗出液清亮为止。然后用硫酸钠20~40 g溶于20 mL水,口服,观察30 min,无导泻作用时,再口服或经鼻胃管注入水500 mL。

(二) 紧急复苏

OPI中毒常死于肺水肿、呼吸肌麻痹、呼吸中枢衰竭。对上述患者,要紧急采取复苏措施:清除呼吸道分泌物,保持呼吸道通畅,给氧,据病情应用机械通气。肺水肿应用阿托品,不能应用氨茶碱和吗啡。心脏停搏时,行体外心脏按压复苏等。

(三) 解毒药

在清除毒物过程中,同时应用ChE复能药和胆碱受体阻断药治疗。

1. 用药原则 根据病情,要早期、足量、联合和重复应用解毒药,并且选用合理给药途径及择期停药。中毒早期即联合应用抗胆碱能药与ChE复能药才能取得更好疗效。

2. ChE复能药(cholinesterase reactivator) 肟类化合物能使被抑制的ChE恢复活性。ChE复能药尚能作用于外周N_2受体,对抗外周N受体活性,能有效解除烟碱样毒性作用,对M样症状和中枢性呼吸抑制作用无明显影响。所用药物如下。

(1) 氯解磷定(pyraloxime methylchloride,PAM-CI,氯磷定):复能作用强,毒性小,水溶性大,可供静脉或肌内注射,是临床上首选的解毒药。

首次给药要足量,指征为外周N样症状(如肌颤)消失,血液ChE活性值恢复至50%以上。如洗胃彻底,轻度中毒无须重复给药;中度中毒首次足量给药后一般重复1~2次即可;重度中毒首次给药后30~60 min未出现药物足量指征时,应重复给药。如口服大量乐果中毒、昏迷时间长,对ChE复能药疗效差及血ChE活性低者,解毒药维持剂量要大,时间可长达5~7天。若中毒表现消失,血ChE活性值在50%以上,即可停药。

(2) 碘解磷定(pralidoxime iodide,PAM-I,解磷定):复能作用较差,毒性小,水溶性小,仅能静脉注射,是临床上次选的解毒药。

(3) 双复磷(obidoxime,DMO4):重活化作用强,毒性较大,水溶性大,能静脉或肌内注射。

ChE复能药对甲拌磷、内吸磷、对硫磷、甲胺磷、乙硫磷和肟硫磷等中毒疗效好,对敌敌畏、敌百虫中毒疗效差,对乐果和马拉硫磷中毒疗效不明显。双复磷对敌敌畏及敌百虫中毒疗效较碘解磷定为好。ChE复能药对中毒24~48 h后已老化的ChE无复活作用。对ChE复能药疗效不佳者,以胆碱受体阻断药治疗为主。

ChE复能药不良反应有短暂眩晕、视力模糊、复视、血压升高等。用量过大能引起癫痫样发作和抑制ChE活力。碘解磷定剂量较大时,尚有口苦、咽干、恶心。注射速度过快可导致暂时性呼吸抑制;双复磷不良反应较明显,有口周、四肢及全身麻木和灼热感、恶心、呕吐和颜面潮红,剂量过大可引起室性期前收缩和传导阻滞,有的发生中毒性肝病。

3. 胆碱受体阻断药 胆碱受体分为M和N二类。M有三个亚型:M_1、M_2和M_3。肺组织有M_1受体,心肌为M_2受体,平滑肌和腺体上主要有M_3受体。N受体有N_1、N_2二个亚型,神经节和节后神经元为N_1受体,骨骼肌上为N_2受体。

由于OPI中毒时,积聚的ACh首先兴奋中枢N受体,使N受体迅速发生脱敏反应,对ACh刺激不再发生作用,并且脱敏的N受体还能改变M受体构型,使M受体对ACh更加敏感,对M受体阻断药(如阿托品)疗效降低。因此,外周性与中枢性抗胆碱能药具有协同作用。

(1) M受体阻断药:又称外周性抗胆碱能药。阿托品和山莨菪碱等主要作用于外周M受体,能缓解M样症状,对N受体无明显作用。根据病情,阿托品每10～30 min或1～2 h给药一次,直到患者M样症状消失或出现"阿托品化"。阿托品化指征为瞳孔较前扩大、口干、皮肤干燥、心率增快(90～100次/分)和肺湿啰音消失。此时,应减少阿托品剂量或停用。如出现瞳孔明显扩大、神志模糊、烦躁不安、抽搐、昏迷和尿潴留等为阿托品中毒,立即停用阿托品。

(2) N受体阻断药:又称中枢性抗胆碱能药,如东莨菪碱、苯那辛、苯扎托品、丙环定等,对中枢M和N受体作用强,对外周M受体作用弱。盐酸戊乙奎醚(penehyclidine,长托宁)对外周M受体和中枢M、N受体均有作用,但选择性作用于M_1、M_3受体亚型,对M_2受体作用极弱,对心率无明显影响;较阿托品作用强,有效剂量小,作用时间(半衰期6～8 h)长,不良反应少;首次用药需与氯解磷定合用。

根据OPI中毒程度,可采用胆碱酯酶复活剂与阿托品联合用药。轻度中毒可单用ChE复能药。两药合用时,应减少阿托品用量,以免发生阿托品中毒。

4. 复方制剂 将生理性拮抗剂与中毒酶复能药组成的复方制剂。国内有解磷注射液(每支含阿托品3 mg、苯那辛3 mg和氯解磷定400 mg)。首次剂量:轻度中毒1/2～1支肌内注射;中度中毒1～2支;重度中毒2～3支。但尚需分别另加氯解磷定,轻度中毒0～0.5 g,中度中毒0.5～1.0 g,重度中毒1.0～1.5 g。

对重度患者,症状缓解后逐渐减少解毒药用量,待症状基本消失,全血胆碱酯酶活力升至正常的50%～60%后停药观察,通常至少观察3～7天再出院。

(四) 对症治疗

重度OPI中毒患者常伴有多种并发症,如酸中毒、低钾血症、严重心律失常、脑水肿等。特别是合并严重呼吸和循环衰竭时如处理不及时,应用的解毒药尚未发挥作用患者即已死亡。

(五) 中间型综合征治疗

立即给予人工机械通气。同时应用氯解磷定1.0 g/次,肌内注射,酌情选择给药间隔时间,连用2～3天。积极对症治疗。

【预防】

对生产和使用OPI人员要进行宣传普及防治中毒常识;在生产和加工OPI的过程中,严格执行安全生产制度和操作规程;搬运和应用农药时应做好安全防护。对于慢性接触者,定期体检和测定全血胆碱酯酶活力。

急性百草枯中毒

百草枯(PQ)又名一扫光、克芜踪等,是全球使用的除草剂,对人畜具有很强毒性。急性百草枯中毒是指口服吸收后突出表现为进行性弥漫性纤维化,最终死于急性呼吸窘迫综合征(ARDS)和(或)多器官功能障碍综合征(MODS),病死率高达90%～100%。

【病因】

误服或自服百草枯引起急性中毒,已成为农药中毒致死事件的常见病因,注射途径极为少见。

【毒物的吸收和代谢】

百草枯经口服吸收后迅速分布于全身组织器官,1～4 h血浓度达高峰,肺组织及骨骼肌浓度最高,24 h经肾排出50%～70%,约30%随粪排出,也可经乳汁排出。

【发病机制】

百草枯中毒机制尚不完全清楚,主要参与体内细胞氧化还原反应,形成大量活性氧自由基及过氧化物离子,引起组织细胞膜脂质过氧化,导致MODS死亡。过氧化物离子损伤Ⅰ、Ⅱ型肺泡上皮,肺表面活性物质生成减少。由于肺组织对PQ的主动摄取和蓄积,导致其严重损伤和破坏,渐进性出现不可逆性肺纤维化和呼吸衰竭,最终死于顽固性低氧血症。

【临床表现】

1. **系统损伤** 有口腔烧灼感,口腔、食管黏膜糜烂溃疡、恶心、呕吐、腹痛、腹泻,甚至呕血、便血,严重者并发胃穿孔、胰腺炎等;部分患者出现肝大、黄疸和肝功能异常,甚至肝功能衰竭。可有头晕、头痛,少数患者发生幻觉、恐惧、抽搐、昏迷等中枢神经系统症状。肾损伤最常见,表现为血尿、蛋白尿、少尿、血 BUN、Cr 升高,严重者发生急性肾衰竭。肺损伤最为突出也最为严重,表现为咳嗽、胸闷、气短、发绀、呼吸困难,查体可发现呼吸音减低,两肺可闻及干、湿啰音。大量口服者,24 h 内出现肺水肿、肺出血,常在数天内因 ARDS 死亡;非大量摄入者呈亚急性经过,多于 1 周左右出现胸闷、憋气,2~3 周呼吸困难达高峰,患者常死于呼吸衰竭。少数患者发生气胸、纵隔气肿、中毒性心肌炎、心包出血等并发症。

2. **局部损伤** 临床表现为接触性皮炎和黏膜化学烧伤,如皮肤红斑、水疱、溃疡等;眼结膜、角膜灼伤形成溃疡,甚至穿孔。长时间大量接触可出现全身性损害,甚至危及生命。

3. **注射途径(血管、肌肉、皮肤等)接触百草枯者** 注射途径(血管、肌肉、皮肤等)接触百草枯罕见,但临床表现凶险,预后差。

【诊断】

根据有百草枯服用或接触史、临床表现特点和实验室检查等,可做出急性百草枯中毒的临床诊断。

【治疗】

1. **减少毒物吸收** 主要措施有催吐、洗胃与吸附、导泻、清洗等。

(1) 催吐、洗胃与吸附:可刺激咽喉部催吐,争分夺秒洗胃。洗胃液首选清水,也可用肥皂水或 1%~2%碳酸氢钠溶液。洗胃液不少于 5000 mL,直到无色无味。上消化道出血可用去甲肾上腺素冰盐水洗胃。洗胃完毕注入吸附剂 15%漂白土溶液。

(2) 导泻:用 20%甘露醇、硫酸钠或硫酸镁等导泻,促进肠道毒物排出,减少吸收。患者可连续口服漂白土或活性炭 2~3 天,也可试用中药(大黄、芒硝、甘草)导泻。

(3) 清洗:皮肤接触者,立即脱去被百草枯污染或呕吐物污染的衣服,用清水和肥皂水彻底清洗皮肤、毛发,不要造成皮肤损伤,防止增加毒物的吸收。百草枯眼接触者需要用流动的清水冲洗 15~20 min,然后专科处理。

2. **增加毒物排出**

(1) 补液利尿:百草枯急性中毒者都存在脱水,适当补液联合静脉注射利尿剂有利于维持循环血量与尿量(200 mL/h)。

(2) 血液净化:口服百草枯中毒后应尽快行血液灌流(HP),2~4 h 内开展效果好,其 PQ 清除率是血液透析(HD)的 5~7 倍。

3. **药物治疗**

(1) 免疫抑制剂:早期静脉注射大剂量甲基泼尼松龙、氢化可的松、环磷酰胺等。

(2) 抗氧化剂:抗氧化剂可清除氧自由基,减轻肺损伤。超氧化物歧化酶(SOD)、谷胱甘肽、N-乙酰半胱氨酸(NAC)、金属硫蛋白(MT)、维生素 C、维生素 E、褪黑素等治疗急性百草枯中毒。

4. **支持对症治疗**

(1) 氧疗及机械通气:急性百草枯中毒应避免常规给氧。基于对百草枯中毒毒理机制的认识,建议将 $PaO_2 < 40$ mmHg(5.3 kPa)或 ARDS 作为氧疗指征。尚无机械通气增加存活率的证据,若有条件行肺移植,机械通气可延长患者存活时间。

(2) 抗生素的应用:急性百草枯中毒可导致多器官损伤,使用糖皮质激素及免疫抑制剂,可预防性应用抗生素,推荐使用大环内酯类,该类药物对防治肺纤维化有一定作用。有感染证据者,应立即应用强效抗生素。

(3) 营养支持:急性百草枯中毒因消化道损伤严重而禁食者,注意肠外营养支持,必要时给予深静脉高营养。肠内、肠外营养支持对急性百草枯中毒预后影响有待探讨。

(4) 对症处理:对呕吐频繁者,可用 5-羟色胺受体拮抗剂或吩噻嗪类止吐剂控制症状,避免用胃复安等多巴胺拮抗剂,因为药物有可能减弱多巴胺对肾功能的恢复作用。

灭鼠药中毒

灭鼠药(rodenticide)是指一类可以杀灭啮齿类动物(如鼠类)的化合物。当今国内外已有10多种灭鼠药。目前,灭鼠药广泛用于农村和城市。因此,群体和散发灭鼠药中毒事件屡有发生。按灭鼠起效的急缓和灭鼠药毒理作用分类,对有效抢救灭鼠药中毒,具有重要参考价值。

【中毒分类】

(一)按灭鼠起效急缓分类

1. 急性灭鼠药 鼠食后24 h内致死,包括毒鼠强和氟乙酰胺。

2. 慢性灭鼠药 鼠食后数天内致死,包括抗凝血类敌鼠钠盐和灭鼠灵等。

(二)按灭鼠药的毒理作用分类

1. 抗凝血类灭鼠药

(1)第一代抗凝血高毒灭鼠药:灭鼠灵即华法林、克灭鼠、敌鼠钠盐、氯敌鼠。

(2)第二代抗凝血剧毒灭鼠药:溴鼠隆和溴敌隆。

2. 兴奋中枢神经系统类灭鼠药 毒鼠强、氟乙酰胺和氟乙酸钠等。

3. 其他类灭鼠药 有增加毛细血管通透性药物安妥(ANTU);抑制烟酰胺代谢药杀鼠优;OPI,如毒鼠磷;维生素B_6的拮抗剂鼠立死。

【病因】

灭鼠药中毒的常见原因如下。

(1)误食、误用灭鼠药制成的毒饵。

(2)有意服毒或投毒。

(3)二次中毒:灭鼠药被动、植物摄取后,以原形存留其体内,当人食用或使用中毒的动或植物后,造成二次中毒。

(4)皮肤接触或呼吸道吸入:在生产加工过程中,经皮肤接触或呼吸道吸入引起中毒。

【中毒机制】

(一)毒鼠强

对人致死量为一次口服5~12 mg(0.1~0.2 mg/kg),对中枢神经系统有强烈的兴奋性,中毒后出现剧烈的惊厥。研究证明其惊厥是毒鼠强拮抗γ-氨基丁酸(GABA)的结果。由于其剧烈的毒性和稳定性,易造成二次中毒,且无解毒药。

(二)氟乙酰胺

人口服致死量为0.1~0.5 g,经消化道、呼吸道及皮肤接触进入机体,经脱胺(钠)后形成氟乙酸,氟乙酸与三磷酸腺苷和辅酶结合,在草酰乙酸作用下生成氟柠檬酸。由于氟柠檬酸与柠檬酸虽在化学结构上相似,但不能被乌头酸酶作用,反而拮抗乌头酸酶,使柠檬酸不能代谢产生乌头酸,中断三羧酸循环,称为"致死代谢合成"。同时,因柠檬酸代谢堆积,丙酮酸代谢受阻,使心、脑、肺、肝和肾脏细胞发生变性、坏死,导致肺、脑水肿。氟乙酰胺也易造成二次中毒。

(三)溴鼠隆

干扰肝脏利用维生素K,抑制凝血因子Ⅱ、Ⅶ、Ⅸ、Ⅹ及影响凝血酶原合成,导致凝血时间延长。其分解产物苄叉丙酮能严重破坏毛细血管内皮作用。

(四)磷化锌

人致死量为4.0 mg/kg。口服后在胃酸作用下分解产生磷化氢和氯化锌。磷化氢抑制细胞色素氧化酶,使神经细胞内呼吸功能障碍。氯化锌对胃黏膜的强烈刺激与腐蚀作用导致上消化道出血、溃疡。磷化锌吸入后会对心血管、内分泌、肝功能和肾功能产生严重损害,发生多脏器功能衰竭。

【临床特点与诊断要点】

详见表 70-1。

表 70-1　灭鼠药中毒的临床特点与诊断要点一览表

灭鼠药种类	诊断根据		
	中毒病史	主要临床特点	诊断要点
毒鼠强	误服、误吸、误用，与皮肤接触及职业密切接触史	经呼吸道或消化道黏膜迅速吸收后导致严重阵挛性惊厥和脑干刺激的癫痫大发作	1. 薄层层析法和气相色谱分析，检出血液、尿液及胃内容物中的毒物成分 2. 中毒性心肌炎致心律失常和 ST 段改变 3. 心肌酶谱增高和肺功能损害
氟乙酰胺	同上	潜伏期短，起病迅速，临床分以下三型 1. 轻型：头痛头晕、视力模糊、乏力、四肢麻木、抽动、口渴、呕吐、上腹痛 2. 中型：除上述，尚有分泌物多、烦躁、呼吸困难、肢体痉挛、心脏损害、血压下降 3. 重型：昏迷、惊厥、严重心律失常、瞳孔缩小、肠麻痹、大小便失禁、心肺功能衰竭	1. 疏靛反应法在中毒患者检测标本中，查出氟乙酰胺或氟乙酸钠代谢产物氟乙酸 2. 气相色谱法检出氟乙酸钠 3. 血与尿中柠檬酸含量增高、血酮↑↑、血钙↓↓ 4. 心肌酶活力↑↑，CK 明显↑↑↑ 5. 心肌损伤表现：QT 延长，ST-T 改变
溴鼠隆	同上	1. 早期：恶心、呕吐、腹痛、低热、食欲不佳、情绪不好 2. 中晚期：皮下广泛出血、血尿、鼻和牙龈出血、咯血、呕血、便血和心、脑、肺出血、休克	1. 出血时间延长，凝血时间和凝血酶原时间延长 2. Ⅱ、Ⅶ、Ⅸ、Ⅹ凝血因子减少或活动度下降 3. 胃内容物中检出毒物成分
磷化锌	同上	1. 轻者表现：胸闷、咳嗽、鼻咽发干、呕吐、腹痛 2. 重者表现：惊厥、抽搐、肌肉抽动、口腔黏膜糜烂、呕吐物有大蒜味 3. 严重者表现：肺水肿、脑水肿、心律失常、昏迷、休克	1. 检验标本中，检出毒物成分 2. 血中检出血磷↑↑、血钙↓↓ 3. 心、肝和肾功能异常

【临床救治】

灭鼠药中毒的救治要点详见表 70-2。

表 70-2　灭鼠药中毒的救治要点

灭鼠药种类	综合疗法	特效疗法
毒鼠强	1. 迅速洗胃：越早疗效越好 2. 清水洗胃后管内注入： (1) 活性炭 50～100 g 吸附毒物 (2) 20%～30%硫酸镁导泻 3. 保护心肌：静脉滴注极化液，1,6 二磷酸果糖和维生素 B_6 4. 禁用阿片类药	1. 抗惊厥： (1) 地西泮每次 10～20 mg 静脉注射，或 50～100 mg 加入 10%葡萄糖液 250 mL 静脉滴注，总量 200 mg (2) 苯巴比妥钠 0.1 g,q6～12 h,肌内注射，用 1～3 天 (3) γ-羟基丁酸钠 60～80 mg/(kg·h),静脉滴注 (4) 异丙酚 2～12 mg/(kg·h),静脉滴注 (5) 硫喷妥钠 3 mg/(kg·h)间断静脉注射，直至抽搐停止 (6) 二巯基丙磺酸钠：第 1～2 天，0.125～0.25 g,q8 h 一次,肌内注射；第 3～4 天,0.125 g,q12 h 一次,肌内注射；第 5～7 天,0.125 g,qd,肌内注射 2. 血液净化(血液灌流、血液透析、血浆置换)加速毒鼠强排出体外

续表

灭鼠药种类	综合疗法	特效疗法
氟乙酰胺	1.迅速洗胃:越早越好 2. 1:5000 高锰酸钾溶液或 0.15％石灰水洗胃,使其氧化或转化为不易溶解的氟乙酰(酸)钙而减低毒性 (1)洗胃后,胃管内注入适量乙醇(白酒),在肝内氧化成乙酸以达解毒目的 (2)洗胃后,胃管内注入食醋 150～300 mL 有解毒作用 3. 1,6 二磷酸果糖静滴,防治心脏意外 4. 昏迷患者,尽快应用高压氧疗法	1.特效解毒剂:乙酰胺(解氟灵),规格 5 mL:2.5 g,每次 2.5～5.0 g,肌内注射,3 次/天。或按 0.1～0.3 g/(kg·d)计算总量分 3 次,肌内注射。重症患者,首次肌内注射剂量为全日量的 1/2 即 10 g,连用 5～7 天为 1 个疗程 2. 醋精(甘油酸酯)6～30 mg 肌内注射,每 30 min 一次;或按 0.1～0.5 mg/kg 肌内注射,每 30 min 一次
溴鼠隆	1. 立即清水洗胃,催吐,导泻 2. 胃管内注入活性炭 50～100 g 吸附毒物 3. 胃管内注入 20%～30% 硫酸镁导泻	1.特效对抗剂: (1)维生素 K_1 10～20 mg 肌内注射每 3～4 h 1 次 (2)维生素 K_1 10～20 mg 静注后,改静滴维持 (3)维生素 K_1 60～80 mg 静滴,总量 120 mg/d,1～2 周为 1 个疗程 2. 输新鲜冰冻血浆 300 mL
磷化锌	1.皮肤接触中毒:应更换衣服,清洗皮肤 2. 吸入中毒:应立即转移患者,置于空气新鲜处 3. 口服中毒:应立即催吐、洗胃、导泻 (1)催吐:0.5%～1% 硫酸铜溶液,首次口服 10 mL,每次间隔 5～10 min,3～5 次为 1 个疗程。 (2)洗胃:反复洗至无磷臭味、澄清液止。 ①0.2% 硫酸铜溶液洗胃,使磷变成不溶性的黑色磷化铜。 ②0.05% 硫酸铜溶液洗胃,使磷氧化成磷酸酐而失去毒性。 (3)导泻:洗胃毕后立即导泻,用硫酸钠 20～30 g 口服导泻。 禁用硫酸镁、蓖麻油及其他油类	1.头痛、头晕:应用布洛芬、索米痛 2. 烦躁:苯巴比妥 0.1 g,肌内注射;地西泮 10 mg 肌内注射 3. 呕吐、腹痛:阿托品 0.6 mg,肌内注射 4. 抽搐、惊厥:10% 水合氯醛 15～20 mL,保留灌肠 5. 禁用:牛奶、鸡蛋清、油类、脂肪性食物,以免促进磷的吸收和溶解

第三节　急性乙醇中毒

乙醇别名酒精,是无色、易燃、易挥发的液体,具有醇香气味,能与水和大多数有机溶剂混溶。一次饮入过量酒精或酒类饮料引起兴奋继而抑制的状态称为急性乙醇中毒或称急性酒精中毒。

【病因】

工业上乙醇是重要的溶剂。酒是含乙醇的饮品,谷类或水果发酵制成的酒含乙醇浓度较低,常以容量浓度(L/L)计,啤酒为 3%～5%,黄酒 12%～15%,葡萄酒 10%～25%;蒸馏形成烈性酒,如白酒、白兰地、威士忌等含乙醇40%～60%。酒是人们经常食用的饮料,大量饮用含乙醇高的烈性酒易引起中毒。

【发病机制】

(一) 乙醇的代谢

乙醇经胃和小肠在0.5～3 h内完全吸收,分布于体内所有含水组织和体液中,包括脑和肺泡气中。血中乙醇浓度可直接反映全身的浓度。乙醇由肾和肺排出最多占总量的10%,90%在肝内代谢、分解。乙醇先在肝内由醇脱氢酶氧化为乙醛,乙醛经醛脱氢酶氧化为乙酸,乙酸转化为乙酰辅酶A进入三羧酸循环,最后代谢为CO_2和H_2O。乙醇的代谢是限速反应。乙醇清除率为2.2 mmol/(kg·h)(100 mg/(kg·h)),成人每小时可清除乙醇7 g(100%乙醇9 mL)。血中乙醇浓度下降速度约0.43 mmol/h。虽然对血中乙醇浓度升高程度的耐受性个体差异较大,但血液乙醇致死浓度并无差异。大多数成人致死量为一次饮酒相当于纯酒精250～500 mL。

(二) 中毒机制

1. 急性毒害作用

(1) 中枢神经系统抑制作用:乙醇具有脂溶性,可迅速透过大脑神经细胞膜,并作用于膜上的某些酶而影响细胞功能。乙醇对中枢神经系统的抑制作用,随着剂量的增加,由大脑皮质向下,通过边缘系统、小脑、网状结构到延髓。小剂量出现兴奋作用,这是由于乙醇作用于大脑细胞突触后膜苯二氮䓬-GABA受体,从而抑制GABA对脑的抑制作用。血中乙醇浓度增高,作用于小脑,引起共济失调,作用于网状结构,引起昏睡和昏迷。极高浓度乙醇抑制延髓中枢引起呼吸或循环衰竭。

(2) 代谢异常:乙醇在肝细胞内代谢生成大量还原型烟酰胺腺嘌呤二核苷酸(NADH),使之与氧化型的比值(NADH/NAD)增高,甚至可高达正常的2～3倍。相继发生乳酸增高、酮体蓄积导致的代谢性酸中毒以及糖异生受阻所致低血糖。

2. 耐受性、依赖性和戒断综合征

(1) 耐受性:饮酒后产生轻松、兴奋的欣快感。继续饮酒后,产生耐受性,需要增加饮酒量才能达到原有的效果。

(2) 依赖性:为了获得饮酒后特殊快感,渴望饮酒,这是精神依赖性。生理依赖性是指机体对乙醇产生的适应性改变,一旦停用则产生难以忍受的不适感。

(3) 戒断综合征:长期饮酒后已形成身体依赖,一旦停止饮酒或减少饮酒量,可出现与酒精中毒相反的症状。机制可能是戒酒使酒精抑制GABA的作用明显减弱,同时血浆中去甲肾上腺素浓度升高,出现交感神经兴奋症状如多汗、战栗等。

3. 长期酗酒的危害

(1) 营养缺乏:酒饮料中每克乙醇供给29.3 kJ(7 kcal)热量,但不含维生素、矿物质和氨基酸等必需营养成分,因而酒是高热量而无营养成分的饮料。长期大量饮酒时进食减少,可造成明显的营养缺乏。缺维生素B_1可引起Wernicke-Korsakoff综合征、周围神经麻痹。个体对维生素B_1需要量增多的遗传性,也可能作为发病的原因。叶酸缺乏可引起巨幼细胞贫血。长期饮酒饥饿时,应补允糖和多种维生素。

(2) 毒性作用:乙醇对黏膜和腺体分泌有刺激作用,可引起食管炎、胃炎、胰腺炎。乙醇在体内代谢过程中产生自由基,可引起细胞膜脂质过氧化,造成肝细胞坏死及肝功能异常。

【临床表现】

(一) 急性中毒

一次大量饮酒中毒可引起中枢神经系统抑制,症状与饮酒量和血乙醇浓度以及个人耐受性有关,临床上分为以下三期。

1. 兴奋期 血乙醇浓度达到11 mmol/L(50 mg/dL)即感头痛、欣快、兴奋。血乙醇浓度超过16 mmol/L(75 mg/dL),健谈、饶舌、情绪不稳定、自负、易激怒,可有粗鲁行为或攻击行动,也可能沉默、孤僻。浓度达到 22 mmol/L(100 mg/dL)时,驾车易发生车祸。

2. 共济失调期 血乙醇浓度达到 33 mmol/L(150 mg/dL),肌肉运动不协调,行动笨拙,言语含糊不清,眼球震颤,视力模糊,复视,步态不稳,出现明显共济失调。浓度达到 43 mmol/L(200 mg/dL),出现恶心、呕吐。

3. 昏迷期 血乙醇浓度升至 54 mmol/L(250 mg/dL),患者进入昏迷期,表现为昏睡、瞳孔散大、体温降低。血乙醇超过 87 mmol/L(400 mg/dL)患者陷入深昏迷,心率快、血压下降、呼吸慢而有鼾音,可出现呼吸、循环麻痹而危及生命。

酒醉醒后可有头痛、头晕、无力、恶心、震颤等症状。上述临床表现见于对酒精尚无耐受性者。如已有耐受性,症状可能较轻。此外,重症患者可发生并发症,如轻度酸碱平衡失常、电解质紊乱、低糖血症、肺炎和急性肌病等。个别人在酒醒后发现肌肉突然肿胀、疼痛,可伴有肌球蛋白尿,甚至出现急性肾衰竭。

(二) 戒断综合征

长期酗酒者在突然停止饮酒或减少酒量后,可发生下列 4 种不同类型戒断综合征的反应。

1. 单纯性戒断反应 在减少饮酒后 6~24 h 发病。出现震颤、焦虑不安、兴奋、失眠、心动过速、血压升高、大量出汗、恶心、呕吐。多在 2~5 天内缓解自愈。

2. 酒精性幻觉反应 患者意识清晰,定向力完整。幻觉以幻听为主,也可见幻视、错觉及视物变形。多为被害妄想,一般可持续 3~4 周后缓解。

3. 戒断性惊厥反应 往往与单纯性戒断反应同时发生,也可在其后发生癫痫大发作。多数只发作 1~2 次,每次数分钟。也可数日内多次发作。

4. 震颤谵妄反应 在停止饮酒 24~72 h 后,也可在 7~10 h 后发生。患者精神错乱,全身肌肉出现粗大震颤。谵妄是在意识模糊的情况下出现生动、恐惧的幻视,可有大量出汗、心动过速、血压升高等交感神经兴奋的表现。

(三) 慢性中毒

长期酗酒可引起渐进性多器官系统损害。

1. 神经系统

(1) Wernicke 脑病:眼部可见眼球震颤、外直肌麻痹。有类似小脑变性的共济失调和步态不稳。精神错乱显示无欲状态,少数有谵妄。维生素 B_1 治疗效果良好。

(2) 柯萨可夫精神病:近记忆力严重丧失,时空定向力障碍,对自己的缺点缺乏自知之明,用虚构回答问题。病情不易恢复。

(3) 周围神经麻痹:双下肢远端感觉减退,跟腱反射消失,手足感觉异常麻木、烧灼感、无力。恢复较慢。

2. 消化系统

(1) 胃肠道疾病:可有反流性食管炎、胃炎、胃溃疡、小肠营养吸收不良、胰腺炎。

(2) 酒精性肝病:由可逆的脂肪肝、酒精中毒性肝炎转化为肝硬化。脂肪肝有肝大、肝功能异常。酒精中毒性肝炎有食欲减退、恶心、呕吐、发热、肝大、黄疸、肝功能异常。肝硬化有门静脉高压症和肝功能异常。

3. 心血管系统 酒精中毒性心肌病往往未被发现,表现为逐渐加重的呼吸困难、心脏增大、心律失常以及心功能不全。

4. 造血系统 可有巨幼细胞贫血或缺铁性贫血。由于凝血因子缺乏或血小板减少和血小板凝聚功能受抑制可引起出血。

5. 呼吸系统 肺炎多见。

6. 代谢性疾病和营养性疾病

(1) 代谢性酸中毒:多为轻度。

(2) 电解质失常:血钾、血镁轻度降低。

(3) 低糖血症:明显降低时可诱发抽搐。
(4) 维生素 B_1 缺乏:可引起 Wernicke 脑病和周围神经麻痹。

7. 生殖系统　男性性功能低下,睾酮减少。女性宫内死胎率增加。胎儿酒精中毒可出现畸形、发育迟钝、智力低下。

【实验室检查】

1. 血清乙醇浓度　急性酒精中毒时呼出气中乙醇浓度与血清乙醇浓度相当。

2. 动脉血气分析　急性酒精中毒时可见轻度代谢性酸中毒。

3. 血清电解质浓度　急性和慢性酒精中毒时均可见低钾血症、低镁血症和低钙血症。

4. 血浆葡萄糖浓度　急性酒精中毒时可见低血糖。

5. 肝功能检查　慢性酒精中毒性肝病时可有明显肝功能异常。

6. 心电图检查　酒精中毒性心肌病可见心律失常和心肌损害。

【诊断与鉴别诊断】

饮酒史结合临床表现,如急性酒精中毒的中枢神经抑制症状,呼气酒味;戒断综合征的精神症状和癫痫发作;慢性酒精中毒的营养不良和中毒性脑病等表现,血清或呼出气中乙醇浓度测定可以做出诊断。鉴别诊断包括:

(一) 急性中毒

主要与引起昏迷的疾病相鉴别,如镇静催眠药中毒、一氧化碳中毒、脑血管意外、糖尿病昏迷、颅脑外伤等。

(二) 戒断综合征

主要与精神病、癫痫、窒息性气体中毒、低糖血症等相鉴别。

(三) 慢性中毒

智能障碍和人格改变应与其他原因引起的痴呆鉴别。肝病、心肌病、贫血、周围神经麻痹,也应与其他原因的有关疾病相鉴别。

【治疗】

(一) 急性中毒

(1) 轻症患者无须治疗,兴奋躁动的患者必要时加以约束。

(2) 共济失调患者应休息,避免活动以免发生外伤。

(3) 昏迷患者应注意是否同时服用其他药物。重点是维持生命脏器的功能:①维持气道通畅,供氧充足,必要时人工呼吸,气管插管。②维持循环功能,注意血压、脉搏,静脉输入 5% 葡萄糖氯化钠溶液。③心电图监测心律失常和心肌损害。④保暖,维持正常体温。⑤保持水、电解质、酸碱平衡,血镁低时补镁。治疗 Wernicke 脑病,可肌内注射维生素 B_1 100 mg。⑥保护大脑功能,应用纳洛酮 0.4~0.8 mg 缓慢静脉注射,有助于缩短昏迷时间,必要时可重复给药。

(4) 严重急性中毒时可用血液透析促使体内乙醇排出。透析指征有:血乙醇含量>108 mmol/L(500 mg/dL),伴酸中毒或同时服用甲醇或其他可疑药物时。静脉注射 50% 葡萄糖 100 mL,肌内注射维生素 B_1、维生素 B_6 各 100 mg,以加速乙醇在体内氧化。对烦躁不安或过度兴奋者,可用小剂量地西泮,避免用吗啡、氯丙嗪、苯巴比妥类镇静药。

(二) 戒断综合征

患者应安静休息,保证睡眠。加强营养,给予维生素 B_1、B_6。有低血糖时静脉注射葡萄糖。重症患者宜选用短效镇静药控制症状,而不致嗜睡和共济失调。常选用地西泮,根据病情每 1~2 h 口服地西泮 5~10 mg。病情严重者可静脉给药。症状稳定后,可给予维持镇静的剂量,每 8~12 h 服药一次。以后逐渐减量,一周内停药。有癫痫病史者可用苯妥英钠。有幻觉可用氟哌啶醇。

(三) 慢性中毒

Wernicke 脑病注射维生素 B_1 100 mg 有明显效果。同时应补充血容量和电解质。葡萄糖应在注射

维生素 B_1 后再给,以免在葡萄糖代谢过程中大量消耗维生素 B_1 使病情急剧恶化。柯萨可夫精神病治疗同 Wernicke 脑病。还应注意加强营养,治疗贫血和肝功能不全。注意防治感染、癫痫发作和震颤谵妄。

嗜酒的患者应立即戒酒,并接受精神科医生治疗。

【预后】

急性酒精中毒如经治疗能生存超过 24 h 多能恢复。若有心、肺、肝、肾病变者,昏迷长达 10 h 以上,或血中乙醇浓度>87 mmol/L(400 mg/dL)者,预后较差。酒后开车发生车祸可招致死亡。酒精性精神病戒酒后可好转,但不易完全恢复。长期饮酒可导致中毒性脑、周围神经、肝、心肌等病变以及营养不良,预后与疾病的类型和程度有关。早期发现、早期治疗可以好转。不及时戒酒,难以恢复。

【预防】

(1) 开展反对酗酒的宣传教育。
(2) 实行酒类专卖制度,以低度酒代替高度酒。
(3) 创造替代条件,加强文娱体育活动。
(4) 早期发现嗜酒者,早期戒酒,进行相关并发症的治疗及康复治疗。

第四节　急性一氧化碳中毒

在生产和生活环境中,含碳物质不完全燃烧可产生一氧化碳(carbon monoxide,CO)。CO 是无色、无臭和无味气体,比重 0.967。空气中 CO 浓度达到 12.5% 时,有爆炸危险。吸入过量 CO 引起的中毒称急性一氧化碳中毒(acute carbon monoxide poisoning),俗称煤气中毒。急性一氧化碳中毒是较为常见的生活中毒和职业中毒。

【病因】

工业上,高炉煤气和发生炉含 CO 30%～35%;水煤气含 CO 30%～40%。在炼钢、炼焦和烧窑等生产过程中,如炉门、窑门关闭不严、煤气管道漏气或煤矿瓦斯爆炸产生大量 CO,会导致吸入中毒。失火现场空气中 CO 浓度高达 10%,也可引起现场人员中毒。

煤炉产生的气体含 CO 量高达 6%～30%,应用时不注意防护可发生中毒。每日吸烟一包,可使血液碳氧血红蛋白(COHb)浓度升至 5%～6%,连续大量吸烟也可致 CO 中毒。

【发病机制】

CO 中毒主要引起组织缺氧。CO 吸入体内后,85% 与血液中红细胞的血红蛋白结合,形成稳定的 COHb。CO 与血红蛋白的亲和力比氧与血红蛋白的亲和力大 240 倍。吸入较低浓度 CO 即可产生大量 COHb。COHb 不能携带氧,且不易解离,是氧合血红蛋白解离速度的 1/3600。COHb 存在还能使血红蛋白氧解离曲线左移,血氧不易释放给组织而造成细胞缺氧。

CO 中毒时,体内血管吻合支少且代谢旺盛的器官如大脑和心脏最易遭受损害。缺氧时,脑内酸性代谢产物蓄积,使血管通透性增加而产生脑细胞间质水肿。脑血液循环障碍可致脑血栓形成、脑皮质和基底节局灶性的缺血性坏死以及广泛的脱髓鞘病变,致使少数患者发生迟发性脑病。

【病理】

急性 CO 中毒在 24 h 内死亡者,血呈樱桃红色;各器官充血、水肿和点状出血。昏迷数日后死亡者,脑明显充血、水肿;苍白球出现软化灶;大脑皮质可有坏死灶,海马区因血管供应少,受累明显;小脑有细胞变性;有少数患者大脑半球白质可发生散在性、局灶性脱髓鞘病变;心肌可见缺血性损害或心内膜下多发性梗死。

【临床表现】

(一) 急性中毒

正常人血液中 COHb 含量可达 5%～10%。急性 CO 中毒的症状与血液中 COHb 浓度有密切关系,同时也与患者中毒前的健康状况,如有无心、脑血管病及中毒时体力活动等情况有关。按中毒程度可为以下3级。

1. 轻度中毒 血液COHb浓度为10%～20%。患者有不同程度头痛、头晕、恶心、呕吐、心悸和四肢无力等。原有冠心病的患者可出现心绞痛。脱离中毒环境吸入新鲜空气或氧疗，症状很快消失。

2. 中度中毒 血液COHb浓度为30%～40%。患者出现胸闷、气短、呼吸困难、幻觉、视物不清、判断力降低、运动失调、嗜睡、意识模糊或浅昏迷。口唇黏膜可呈樱桃红色，临床罕见。氧疗后患者可恢复正常且无明显并发症。

3. 重度中毒 血液COHb浓度达40%～60%。迅速出现昏迷、呼吸抑制、肺水肿、心律失常或心力衰竭。患者可呈去皮质综合征状态。部分患者因吸入呕吐物引起吸入性肺炎。受压部位皮肤可出现红肿和水疱。眼底检查可发现视乳头水肿。

（二）急性一氧化碳中毒迟发性脑病（神经精神后发症）

急性一氧化碳中毒患者在意识障碍恢复后，经过2～60天的"假愈期"，可出现下列临床表现之一：①精神意识障碍：呈现痴呆木僵、谵妄状态或去皮质状态。②锥体外系神经障碍：由于基底神经节和苍白球损害出现震颤麻痹综合征（如表情淡漠、四肢肌张力增强、静止性震颤、前冲步态）。③锥体系神经损害：如偏瘫、病理反射阳性或小便失禁等。④大脑皮质局灶性功能障碍：如失语、失明、不能站立及继发性癫痫。⑤脑神经及周围神经损害：如视神经萎缩、听神经损害及周围神经病变等。

【实验室检查】

（一）血液COHb测定

可采用简易测定方法，如：①加碱法：取患者血液1～2滴，用蒸馏水3～4 mL稀释后，加10%氢氧化钠溶液1～2滴，混匀。血液中COHb增多时，加碱后血液仍保持淡红色不变，正常血液则呈绿色。本实验在COHb浓度高达50%时才呈阳性反应。②分光镜检查法：取血数滴，加入蒸馏水10 mL，用分光镜检查可见特殊的吸收带。监测血中COHb浓度，不仅能明确诊断，而且有助于分型和估计预后。

（二）脑电图检查

可见弥漫性低波幅慢波，与缺氧性脑病进展相平行。

（三）头部CT检查

脑水肿时可见脑部有病理性密度减低区。

【诊断与鉴别诊断】

根据吸入较高浓度CO的接触史，急性发生的中枢神经损害的症状和体征，结合及时血液COHb测定的结果，按照国家诊断标准（GB 8781—1988），可做出急性CO中毒诊断。职业性CO中毒多为意外事故，接触史比较明确。疑有生活性中毒者，应询问发病时的环境情况，如炉火烟囱有无通风不良或外漏现象及同室人有无同样症状等。

急性CO中毒应与脑血管意外、脑震荡、脑膜炎、糖尿病酮症酸中毒以及其他中毒引起的昏迷相鉴别。既往史、体检、实验室检查有助于鉴别诊断。血液COHb测定是有价值的诊断指标，但采取血标本要求在脱离中毒现场8 h以内尽早抽取静脉血，因为脱离现场数小时后COHb即逐渐消失。

【治疗】

（一）终止CO吸入

迅速将患者转移到空气新鲜处，终止CO继续吸入。卧床休息，保暖，保持呼吸道畅通。

（二）氧疗

给予氧疗，迅速纠正缺氧状态。

1. 吸氧 中毒者给予吸氧治疗，如鼻导管和面罩吸氧。吸入新鲜空气时，CO由COHb释放出50%约需4 h，吸入纯氧时可缩短至30～40 min，吸入3个大气压的纯氧可缩短至20 min。

2. 高压氧舱治疗 能增加血液中物理溶解氧，提高总体氧含量，促进氧释放和加速CO排出，可迅速纠正组织缺氧，缩短昏迷时间和病程，预防CO中毒引发的迟发性脑病。

（三）机械通气

呼吸停止时，应行气管内插管，吸入100%氧，进行机械通气。危重患者可考虑血浆置换。

（四）防治脑水肿

严重中毒后，脑水肿可在24~48 h发展到高峰。在积极纠正缺氧同时给予脱水治疗。20%甘露醇1~2 g/kg静脉快速滴注(10 mL/min)。待2~3天后颅内压增高现象好转，可减量。也可注射呋塞米（速尿）脱水。三磷酸腺苷、糖皮质激素（如地塞米松）也有助于缓解脑水肿。如有频繁抽搐者，首选地西泮，10~20 mg静注。抽搐停止后再静脉滴注苯妥英钠0.5~1 g，剂量可在4~6 h内重复应用，亦可实施人工冬眠疗法。

（五）促进脑细胞代谢

应用能量合剂，常用药物有三磷酸腺苷、辅酶A、细胞色素C、大量维生素C及甲氯芬酯（氯酯醒）250~500 mg，肌内注射；胞磷胆碱（胞二磷胆碱）500~1000 mg加入5%葡萄糖溶液250 mL中静脉滴注，每天一次。

（六）防治并发症和后发症

昏迷期间护理工作非常重要。保持呼吸道通畅，必要时行气管切开。定时翻身以防发生压疮和肺炎。注意营养，必要时鼻饲。高热能影响脑功能，可采用物理降温方法，如头部用冰帽，体表用冰袋，使体温保持在32 ℃左右。如降温过程中出现寒战或体温下降困难时，可用冬眠药物。急性CO中毒患者从昏迷中苏醒后，应做咽拭子、血液、尿液培养。如有后遗症，给予相应的治疗，严防神经系统和心脏后遗症的发生。为有效控制肺部感染，应选择广谱抗生素。尽可能地严密临床观察2周。

【预后】

轻度中毒可完全恢复。昏迷时间过长者预后严重。迟发性脑病恢复较慢，少数可留有永久性症状。

【预防】

加强预防CO中毒的宣传。居室内火炉要安装烟筒管道，防止管道漏气。

厂矿工作人员应认真执行安全操作规程。煤气发生炉和管道要经常检修以防漏气。有CO的车间和场所要加强通风。加强矿井下空气中CO浓度的监测和报警。进入高浓度CO环境时，要戴好防毒面具。

要经常监测工作环境空气中CO浓度，我国规定车间空气中CO最高容许浓度为30 mg/m³。

第五节 镇静催眠药中毒

镇静催眠药是中枢神经系统抑制药，具有镇静、催眠作用，过大剂量可麻醉全身，包括延髓。一次服用大剂量可引起急性镇静催眠药中毒。长期滥用催眠药可引起耐药性和依赖性而导致慢性中毒。突然停药或减量可引起戒断综合征。

【病因】

1950年以前常用的镇静催眠药是巴比妥类，随后由苯二氮䓬类药物取代。目前镇静催眠药分为以下几类。

（一）苯二氮䓬类

1. 长效类（半衰期＞30 h） 氯氮䓬、地西泮、氟西泮。

2. 中效类（半衰期6~30 h） 阿普唑仑、奥沙西泮、替马西泮。

3. 短效类 三唑仑。

（二）巴比妥类

1. 长效类 巴比妥和苯巴比妥。

2. 中效类 戊巴比妥、异戊巴比妥、布他比妥。

3. 短效类 司可巴比妥、硫喷妥钠。

（三）非巴比妥非苯二氮䓬类（中效～短效）

水合氯醛、格鲁米特、甲喹酮、甲丙氨酯。

（四）吩噻嗪类（抗精神病药）

抗精神病药是指能治疗各类精神病及各种精神症状的药物，又称强安定剂或神经阻滞剂。按化学结构共分为五大类，其中吩噻嗪类药物按侧链结构的不同，又可分为三类：①脂肪族：如氯丙嗪。②哌啶类：如硫利达嗪（甲硫达嗪）。③哌嗪类：如奋乃静、氟奋乃静和三氟拉嗪。

【发病机制】

（一）药代动力学

镇静催眠药均具有脂溶性，其吸收、分布、蛋白结合、代谢、排出以及起效时间和作用时间，都与药物的脂溶性有关。脂溶性强的药物易通过血脑屏障，作用于中枢神经系统，起效快，作用时间短，称为短效药。

（二）中毒机制

苯二氮䓬类中枢神经抑制作用与增强γ-氨基丁酸（GABA）能神经的功能有关。苯二氮䓬类与苯二氮䓬类受体结合后，可加强 GABA 与 GABA 受体结合的亲和力，使与 GABA 受体耦联的氯离子通道开放而增强 GABA 对突触后的抑制功能。

巴比妥类主要作用于网状结构上行激活系统而引起意识障碍。巴比妥类对中枢神经系统的抑制有剂量-效应关系，随着剂量的增加，由镇静、催眠到麻醉，以至延髓麻痹。

吩噻嗪类药主要作用于网状结构，能减轻焦虑紧张、幻觉妄想和病理性思维等精神症状。这类作用是由药物抑制中枢神经系统多巴胺受体，减少邻苯二酚胺生成所致。该类药物又能抑制脑干血管运动和呕吐反射，阻断α受体，有抗组胺及抗胆碱能等作用。

（三）耐受性、依赖性和戒断综合征

各种镇静催眠药均可产生耐受性和依赖性，因而都可引起戒断综合征。发生机制尚未完全阐明。长期服用苯二氮䓬类使苯二氮䓬类受体减少，是发生耐受的原因之一。长期服用苯二氮䓬类突然停药时，发生苯二氮䓬类受体密度上调而出现戒断综合征。巴比妥类、非巴比妥类以及乙醇发生耐受性、依赖性和戒断综合征的情况更为严重。发生依赖性的证据是停药后发生戒断综合征。戒断综合征的特点是出现与药理作用相反的症状，如停用巴比妥类出现躁动和癫痫样发作；停用苯二氮䓬类出现焦虑和睡眠障碍。镇静催眠药间可有交叉耐受。致死量不因产生耐受性而有所改变。

吩噻嗪类药物临床用途较多，以氯丙嗪使用最广泛。本组药物口服后肠道吸收很不稳定，有抑制肠蠕动作用，肠内常可滞留很长时间，吸收后分布于全身组织，以脑及肺组织中含量最多，主要经肝代谢，大部分以葡萄糖醛酸盐或硫氧化合物形式排泄。药物排泄时间较长，半衰期为 10～20 h，作用持续数大。

【临床表现】

（一）急性中毒

1. 巴比妥类中毒 一次服大剂量巴比妥类，引起中枢神经系统抑制，症状严重程度与剂量有关。

（1）轻度中毒：嗜睡、情绪不稳定、注意力不集中、记忆力减退、共济失调、发音含糊不清、步态不稳和眼球震颤。

（2）重度中毒：进行性中枢神经系统抑制，由嗜睡到深昏迷。呼吸抑制由呼吸浅而慢到呼吸停止。可发生低血压或休克。常见体温下降。肌张力下降。腱反射消失。胃肠蠕动减慢。皮肤可起大疱。长期昏迷患者可并发肺炎、肺水肿、脑水肿和肾衰竭。

2. 苯二氮䓬类中毒 中枢神经系统抑制较轻，主要症状是嗜睡、头晕、言语含糊不清、意识模糊和共济失调。很少出现严重的症状如长时间深度昏迷和呼吸抑制等。如果出现,应考虑同时服用了其他镇静催眠药或酒等。

3. 非巴比妥非苯二氮䓬类中毒 其症状虽与巴比妥类中毒相似,但各有其特点。

(1) 水合氯醛中毒:可有心律失常和肝肾功能损害。

(2) 格鲁米特中毒:意识障碍有周期性波动。有抗胆碱能神经症状,如瞳孔散大等。

(3) 甲喹酮中毒:可有明显的呼吸抑制,出现锥体束征(如肌张力增强、腱反射亢进和抽搐等)。

(4) 甲丙氨酯中毒:常有血压下降。

4. 吩噻嗪类中毒 最常见的为锥体外系反应,临床表现有以下三类:①震颤麻痹综合征;②静坐不能;③急性肌张力障碍反应,如斜颈、吞咽困难和牙关紧闭等。此外,在治疗过程中尚有直立性低血压、体温调节紊乱等。对氯丙嗪类药物有过敏的患者,即使治疗剂量也有引起剥脱性皮炎、粒细胞缺乏症及胆汁淤积性肝炎而死亡者。一般认为当一次剂量达 2~4 g 时,可有急性中毒反应。由于这类药物有明显抗胆碱能作用,患者常有心动过速、高热及肠蠕动减少;对 α 肾上腺素能阻滞作用导致血管扩张及血压降低。由于药物具有奎尼丁样膜稳定及心肌抑制作用,中毒患者有心律失常、心电图 PR 及 Q-T 间期延长,ST 段和 T 波变化。一次过量也可有锥体外系症状,中毒后有昏迷和呼吸抑制;全身抽搐少见。

(二) 慢性中毒

长期滥用大量催眠药的患者可发生慢性中毒,除有轻度中毒症状外,常伴有精神症状,主要有以下三点。

1. 意识障碍和轻躁狂状态 出现一时性躁动不安或意识蒙眬状态。言语兴奋、欣快、易疲乏,伴有震颤、咬字不清和步态不稳等。

2. 智能障碍 记忆力、计算力和理解力均有明显下降,工作学习能力减退。

3. 人格变化 患者丧失进取心,对家庭和社会失去责任感。

(三) 戒断综合征

长期服用大剂量镇静催眠药患者,突然停药或迅速减少药量时,可发生戒断综合征。主要表现为自主神经兴奋性增高和轻重度神经和精神异常。

1. 轻症 最后一次服药后 1 日内或数日内出现焦虑、易激动、失眠、头痛、厌食、无力和震颤。2~3 日后达到高峰,可有恶心、呕吐和肌肉痉挛。

2. 重症 突然停药后 1~2 日,有的在药物停用 7~8 日后出现癫痫样发作,有时出现幻觉、妄想、定向力丧失、高热和谵妄,数日至 3 周内恢复,患者用药量多为治疗量 5 倍以上,时间超过 1 个月。用药量大、时间长而骤然停药者症状严重。滥用巴比妥类者停药后发病较多、较早,且症状较重,出现癫痫样发作及轻躁狂状态者较多。滥用苯二氮䓬类者停药后发病较晚,原因可能与中间代谢产物排出较慢有关,症状较轻,以焦虑和失眠为主。

【实验室检查】

1. 血液、尿液、胃液中药物浓度测定 对诊断有参考意义。血清苯二氮䓬类浓度测定对诊断帮助不大,因其活性代谢物半衰期及个人药物排出速度不同。

2. 血液生化检查 如血糖、尿素氮、肌酐和电解质等。

3. 动脉血气分析 略。

【诊断与鉴别诊断】

(一) 诊断

1. 急性中毒 有服用大量镇静催眠药史,出现意识障碍和呼吸抑制及血压下降。胃液、血液、尿液中检出镇静催眠药。

2. 慢性中毒 长期滥用大量催眠药,出现轻度共济失调和精神症状。

3. 戒断综合征 长期滥用催眠药突然停药或急速减量后出现焦虑、失眠、谵妄和癫痫样发作。

(二) 鉴别诊断

镇静催眠药中毒应与以下疾病相鉴别。

1. 急性中毒与其他昏迷疾病 询问有无原发性高血压、癫痫、糖尿病、肝病、肾病等既往史,以及一氧化碳、酒精、有机溶剂等毒物接触史。检查有无头部外伤、发热、脑膜刺激征、偏瘫、发绀等。再做必要的实验室检查。经综合考虑,可做出鉴别诊断。

2. 慢性中毒与躁郁病 慢性中毒轻躁狂状态患者易疲乏,出现震颤和步态不稳等。结合用药史可资鉴别。

3. 戒断综合征与神经精神病相鉴别 原发性癫痫以往有癫痫发作史。精神分裂症、酒精中毒均可有震颤和谵妄,但前者有既往史,后者有酗酒史。

【治疗】

(一) 急性中毒的治疗

1. 维持昏迷患者重要器官功能

(1) 保持气道通畅:深昏迷患者应予气管插管,以保证吸入足够的氧和排出二氧化碳。

(2) 维持血压:急性中毒出现低血压多由血管扩张所致,应输液补充血容量,如无效,可考虑给予适量多巴胺($0\sim20~\mu g/(kg \cdot min)$作为参考剂量)。

(3) 心脏监护:心电图监护,如出现心律失常,酌情给予抗心律失常药。

(4) 促进意识恢复:给予葡萄糖、维生素B_1和纳洛酮。用纳洛酮促醒有一定疗效,每次$0.4\sim0.8$ mg,静脉注射,可根据病情间隔15 min重复一次。

2. 清除毒物

(1) 洗胃。

(2) 活性炭:对吸附各种镇静催眠药有效。

(3) 碱化尿液与利尿:用呋塞米和碱化尿液治疗,只对长效巴比妥类中毒有效,对吩噻嗪类中毒无效。

(4) 血液净化:血液透析、血液灌流对苯巴比妥和吩噻嗪类药物中毒有效,危重患者可考虑应用,对苯二氮䓬类无效。

3. 特效解毒疗法 巴比妥类中毒无特效解毒药。氟马西尼是苯二氮䓬类拮抗剂,能通过竞争抑制苯二氮䓬类受体而阻断苯二氮䓬类药物的中枢神经系统作用。剂量:0.2 mg静脉注射30 s以上,每分钟重复应用$0.3\sim0.5$ mg,通常有效治疗量为$0.6\sim2.5$ mg。其清除半衰期约57 min。此药禁用于已合用可致癫痫发作的药物,特别是三环类抗抑郁药,不用于对苯二氮䓬类已有躯体性依赖和为控制癫痫而用苯二氮䓬类药物的患者,亦不用于颅内压升高者。

4. 对症治疗 吩噻嗪类药物中毒无特效解毒剂,应用利尿和腹膜透析无效。因此,首先要彻底清洗胃肠道。治疗以对症及支持疗法为主。中枢神经系统抑制较重时可用苯丙胺、安钠咖(苯甲酸钠咖啡因)等。如进入昏迷状态,可用盐酸哌甲酯(利他林)$40\sim100$ mg肌内注射,必要时每半小时至1 h重复应用,直至苏醒。如有震颤麻痹综合征可选用盐酸苯海索(安坦)、氢溴酸东莨菪碱等。若有肌肉痉挛及张力障碍,可用苯海拉明$25\sim50$ mg口服或肌内注射$20\sim40$ mg。应积极补充血容量,以提高血压。拟交感神经药物很少需用,必要时可考虑重酒石酸间羟胺及盐酸去氧肾上腺素(新福林)等α受体激动剂。至于β受体激动剂如异丙基肾上腺素及多巴胺,即使用小剂量,也应慎重,否则可加重低血压(因周围β受体激动有血管扩张作用)。用利多卡因纠正心律不齐,最为适当。由于本类药物与蛋白质结合,所以应用强力利尿排出毒物的意义不大。病情急需时,可考虑血液透析,但因药物在体内各组织分布较广,效果也不肯定。

5. 治疗并发症

(1) 肺炎:昏迷患者应常翻身、拍背和吸痰。发生肺炎时,针对病原体给予抗生素。

(2) 皮肤大疱:防止肢体压迫,清洁皮肤,保护创面。

(3) 急性肾衰竭:多由休克所致,应及时纠正休克。少尿期,应注意水和电解质平衡。

(二) 慢性中毒的治疗原则

(1) 逐步缓慢减少药量,最终停用镇静催眠药。

(2) 请精神科医师会诊,进行心理治疗。

(三) 戒断综合征

治疗原则是用足量镇静催眠药控制戒断症状,稳定后,逐渐减少药量以至停药。具体方法是将原用短效药换成长效药如地西泮或苯巴比妥。可用同类药,也可调换成另一类药物。地西泮10～20 mg或苯巴比妥1.7 mg/kg,每小时一次,肌内注射,直至戒断症状消失。然后以其总量为一日量,分为3～4次口服,待情况稳定2天后,逐渐减少剂量。在减药时,每次给药前观察患者病情,如不出现眼球震颤、共济失调、言语含糊不清,即可减少5%～10%。一般在10～15天内可减完,停药。如有谵妄,可静脉注射地西泮使患者安静。

【预后】

轻度中毒无须治疗即可恢复。中度中毒经精心护理和适当治疗,在24～48 h内可恢复。重度中毒患者可能需要3～5天才能恢复意识。其病死率低于5%。

【预防】

镇静药、催眠药的处方、使用保管应严加控制,特别是对情绪不稳定和精神不正常的人应慎重用药。要防止药物的依赖性。长期服用大量催眠药的人,包括长期服用苯巴比妥的癫痫患者,不能突然停药,应逐渐减量后停药。

第六节 急性毒品中毒

【概述】

毒品是指国家规定管制的能使人成瘾的麻醉(镇痛)药和精神药,该类物质具有成瘾(或依赖)性、危害性和非法性。毒品是一个相对概念,临床上用作治疗目的即为药品,如果非治疗目的的滥用就成为毒品。目前我国的毒品不包括烟草和酒类中的成瘾物质。国际上通称的药物滥用也即我国俗称的吸毒。短时间内滥用、误用或故意使用大量毒品超过个体耐受量产生相应临床表现时称为急性毒品中毒。急性毒品中毒者常死于呼吸或循环衰竭,有时发生意外死亡。全球有200多个国家和地区存在毒品滥用。2005年底,世界吸毒人数已超过2.54亿,主要吸食的毒品有大麻、苯丙胺类、海洛因、可卡因和氯胺酮等。我国吸毒者吸食的主要毒品是海洛因和苯丙胺类毒品。

【毒品分类】

目前,我国将毒品分为麻醉(镇痛)药品和精神药品两大类。本文重点介绍常见的毒品。

(一) 麻醉(镇痛)药

1. 阿片(opium,鸦片)类 阿片是由未成熟的罂粟蒴果浆汁风干获取的干燥物,具有强烈镇痛、止咳、止泻、麻醉、镇静和催眠等作用。阿片含有20余种生物碱(如吗啡、可待因、蒂巴因和罂粟碱等),其中蒂巴因与吗啡和可待因作用相反,改变其化学结构后能形成具有强大镇痛作用的埃托啡。罂粟碱不作用于体内阿片受体。阿片类镇痛药能作用于体内的阿片受体,包括天然阿片制剂、半合成阿片制剂和人工合成的阿片制剂。体内尚有作用于阿片受体的内源性类阿片肽,其药理作用与阿片类药相似。

2. 可卡因类 包括可卡因、古柯叶和古柯膏等。可卡因(化学名甲苯酰甲基芽子碱)为古柯叶中提取的古柯碱。

3. 大麻类 滥用最多的是印度大麻,含有主要的精神活性物质依次是$\triangle^9$-四氢大麻酚($\triangle^9$-THC)、大麻二酚、大麻酚及其相应的酸。大麻类包括大麻叶、大麻树脂和大麻油等。

(二) 精神药

1. 中枢抑制药 镇静催眠药和抗焦虑药中毒详见本书相关内容。

2. 中枢兴奋药 经常滥用的有苯丙胺及其衍生物,如甲基苯丙胺(俗称冰毒)、3,4-亚甲基二氧基苯丙胺(MDA)和3,4-亚甲基二氧基甲基苯丙胺(MDMA,俗称摇头丸)等。

3. 致幻药 包括麦角二乙胺、苯环己哌啶(PCP)、西洛西宾和麦司卡林等。氯胺酮俗称 K 粉,是 PCP 衍生物,属于一类精神药品。

【中毒原因】

绝大多数毒品中毒为过量滥用引起,滥用方式包括口服、吸入(如鼻吸、烟吸或烫吸)、注射(如皮下、肌内、静脉或动脉)或黏膜摩擦(如口腔、鼻腔或直肠)。有时误食、误用或故意大量使用也可中毒。毒品中毒也包括治疗用药过量或频繁用药超过人体耐受所致。使用毒品者伴有以下情况时更易发生中毒:①严重肝肾疾病;②严重肺部疾病;③胃排空延迟;④严重甲状腺或肾上腺皮质功能减低;⑤阿片类与酒精或镇静催眠药同时服用更易发生中毒;⑥体质衰弱的老年人。滥用中毒绝大多数为青少年。

【中毒机制】

(一)麻醉药

1. 阿片类药 不同的阿片类药进入体内途径不同,其毒性作用起始时间也不同。口服1~2 h 后吸收发生作用,鼻腔黏膜吸入 10~15 min,静注 10 min,肌内注射 30 min,皮下注射约 90 min 发生作用。阿片类药作用时间取决于肝脏代谢速度,约 90% 以无活性代谢物由尿中排出,小部分以原形经尿和通过胆汁、胃液经粪便排泄。一次用药后,绝大部分 24 h 排出体外,48 h 后尿中几乎测不出。脂溶性阿片类药(如吗啡、海洛因、丙氧芬、芬太尼和丁丙诺啡)进入血液后很快分布于体内组织,包括胎盘组织,可储存于脂肪组织,多次给药可延长作用时间。吗啡进入体内后在肝脏主要与葡萄糖醛酸结合或脱甲基形成去甲基吗啡;海洛因较吗啡脂溶性强,易通过血脑屏障,在脑内分解为吗啡起作用;哌替啶活性代谢产物为去甲哌替啶,神经毒性强,易致抽搐。

进入体内的阿片类药通过激活中枢神经系统内阿片受体起作用,产生镇痛、镇静、抑制呼吸、恶心、呕吐、便秘和兴奋、致幻或欣快等作用。长期应用阿片类药者易产生药物依赖性。阿片依赖性或戒断综合征可能具有共同发病机制,主要是摄入的阿片类药与阿片受体结合,使内源性阿片样物质(内啡肽)生成受抑制,停用阿片类药后,内啡肽不能很快生成补充,即会出现成瘾或戒断现象。

通常成年人干阿片口服致死量为 2~5 g。吗啡肌内注射急性中毒量为 60 mg,致死量为 250~300 mg,首次应用者口服 120 mg 或肌内注射 30 mg 以上即可发生中毒,成瘾者 24 h 静脉注射硫酸吗啡 5 g 也可不出现中毒。可待因中毒剂量 200 mg,致死量 800 mg。海洛因中毒量为 50~100 mg,致死量为 750~1200 mg。哌替啶致死剂量为 1.0 g。

2. 可卡因 它是一种脂溶性物质,为很强的中枢兴奋剂和古老的局麻药。通过黏膜吸收后迅速进入血液循环,容易通过血脑屏障,有中枢兴奋和拟交感神经作用,通过使脑内 5-羟色胺和多巴胺转运体失去活性产生作用。滥用者常有很强的精神依赖性,反复大量应用还会产生生理依赖性,断药后可出现戒断症状,但成瘾性较吗啡和海洛因小。急性中毒剂量个体差异较大,中毒剂量为 20 mg,致死量为 1200 mg。有时纯可卡因 70 mg 能使 70 kg 的成年人即刻死亡。大剂量中毒时抑制呼吸中枢,静脉注射中毒可使心脏停搏。

3. 大麻 作用机制尚不清楚,急性中毒时与酒精作用相似,产生神经、精神、呼吸和循环系统损害。长期应用产生精神依赖性,而非生理依赖性。

(二)精神药

1. 苯丙胺类 苯丙胺是一种非儿茶酚胺的拟交感神经胺低分子量化合物,吸收后易通过血脑屏障,主要作用机制是促进脑内儿茶酚胺递质(多巴胺和去甲肾上腺素)释放,减少抑制性神经递质 5-羟色胺的含量,产生神经兴奋和欣快感。此类药物急性中毒量个体差异很大,一般静注甲基苯丙胺 10 mg 数分钟可出现急性中毒症状,有的静注 2 mg 即可发生中毒,吸毒者静脉注射 30~50 mg 及耐药者静脉注射 1000 mg 以上才能发生中毒;成人苯丙胺口服致死量为 20~25 mg/kg。

2. 氯胺酮 为新的非巴比妥类静脉麻醉药,静脉给药后首先进入脑组织发挥麻醉作用,绝大部分在肝内代谢转化为去甲氯胺酮,然后进一步代谢为具有活性的脱氢去甲氯胺酮。此外,在肝内尚可与葡萄糖醛酸结合等。进入体内的氯胺酮少量原形和绝大部分代谢物通过肾脏排泄。氯胺酮为中枢兴奋性氨基酸递质 N-甲基-D-天门冬氨酸(N-methyl-D-aspartate,NMDA)受体特异性阻断药,选择性阻断痛觉冲动向丘脑-新皮层传导,具有镇痛作用;对脑干和边缘系统有兴奋作用,能使意识与感觉分离;对交感神经有兴奋作用,快速大剂量给予时抑制呼吸;尚有拮抗 μ 受体和激动 κ 受体作用。

【诊断与鉴别诊断】

通常根据滥用相关毒品史、临床表现、实验室检查及解毒药试验诊断,但要注意同时吸食几种毒品时诊断较为困难。

(一) 用药或吸食史

麻醉类药用于治疗药中毒者病史相对清楚;非法滥用中毒者往往不易询问出病史,但查体可发现用毒品的痕迹,如经口鼻烫吸者,常见鼻黏膜充血、鼻中隔溃疡或穿孔;经皮肤或静脉吸食者可见注射部位皮肤有多处注射痕迹。

精神药品滥用常见于经常出入特殊社交和娱乐场所的青年人。

(二) 急性中毒临床表现

1. 麻醉药

(1) 阿片类中毒:此类药物严重急性中毒常发生昏迷、呼吸抑制和瞳孔缩小等改变。吗啡中毒典型表现为昏迷、瞳孔缩小或针尖样瞳孔和呼吸抑制(每分钟仅有 2~4 次呼吸,潮气量无明显变化)"三联征",并伴有发绀和血压下降;海洛因中毒时除具有吗啡中毒"三联征"外,并伴有严重心律失常、呼吸浅快和非心源性肺水肿,中毒病死率很高;哌替啶中毒时除血压降低、昏迷和呼吸抑制外,与吗啡不同的是心动过速、瞳孔扩大、抽搐、惊厥和谵妄等;芬太尼等常引起胸壁肌强直;美沙酮尚可出现失明、下肢瘫痪等。急性重症中毒患者,大多数 12 h 内死于呼吸衰竭,存活 48 h 以上者预后较好。

(2) 可卡因中毒:急性重症中毒时,表现为奇痒难忍、肢体震颤、肌肉抽搐、癫痫大发作、体温和血压升高、瞳孔扩大、心率增快、呼吸急促和反射亢进等。

(3) 大麻中毒:一次大量吸食会引起急性中毒,表现为精神和行为异常,如高热性谵妄、惊恐、躁动不安、意识障碍或昏迷。有的出现短暂抑郁状态,悲观绝望,有自杀念头。检查可发现球结膜充血、心率增快和血压升高等。

2. 精神药

(1) 苯丙胺类中毒:表现为精神兴奋、动作多、焦虑、紧张、幻觉和神志混乱等;严重者,出汗、颜面潮红、瞳孔扩大、血压升高、心动过速或室性心律失常、呼吸增强、高热、震颤、肌肉抽搐、惊厥或昏迷,也可发生高血压伴颅内出血,常见死亡原因为 DIC、循环或肝肾衰竭。

(2) 氯胺酮中毒:表现为神经精神症状,如精神错乱、语言含糊不清、幻觉、高热及谵妄、肌颤和木僵等。

(三) 实验室检查

1. 毒物检测 口服中毒时留取胃内容物、呕吐物或尿液、血液进行毒物定性检查,有条件时测定血药浓度协助诊断。

(1) 尿液检查:怀疑海洛因中毒时,可在 4 h 后留尿检查毒物。应用高效液相色谱法可以对尿液苯丙胺及其代谢产物检测。尿液中检测出氯胺酮及其代谢产物也可协助诊断。

(2) 血液检测。

①吗啡:治疗剂量血药浓度为 0.01~0.07 mg/L,中毒的血药浓度为 0.1~1.0 mg/L,致死的血药浓度大于 4.0 mg/L。

②美沙酮:治疗剂量血药浓度为 0.48~0.85 mg/L,中毒血药浓度为 2.0 mg/L,致死血药浓度为 74.0 mg/L。

③苯丙胺:中毒血药浓度为 0.5 mg/L,致死血药浓度大于 2.0 mg/L。

2. 其他检查

(1) 动脉血气分析:严重麻醉药类中毒者表现为低氧血症和呼吸性酸中毒。

(2) 血液生化检查:血糖、电解质和肝肾功能检查。

(四) 鉴别诊断

阿片类中毒出现谵妄时,可能为同时使用其他精神药物或合并脑部疾病所致。瞳孔缩小者还应与镇静催眠药、吩噻嗪、OPI、可乐定中毒或脑桥出血鉴别。海洛因常掺杂其他药(如奎宁、咖啡因或安定等),以致中毒表现不典型,此时应想到掺杂物的影响。

(五) 诊断性治疗

如怀疑某种毒品中毒时,给予相应解毒药后观察疗效有助于诊断。如怀疑吗啡中毒,静脉给予纳洛酮后可迅速缓解。

【治疗】

(一) 复苏支持治疗

毒品中毒合并呼吸循环衰竭时,首先应进行复苏治疗。

1. 呼吸支持 呼吸衰竭者应采取以下措施:①保持呼吸道通畅,必要时行气管内插管或气管造口;②应用阿托品兴奋呼吸中枢,或应用中枢兴奋药安钠咖、尼可刹米。禁用士的宁或印防己毒素,因其能协同吗啡引起或加重惊厥;③呼吸机辅助呼吸,采用呼气末正压(PEEP)可有效纠正海洛因和美沙酮中毒引起的非心源性肺水肿,同时给予高浓度吸氧、血管扩张药和袢利尿药,禁用氨茶碱。

2. 循环支持 血流动力学不稳定者,取头低足高位,同时静脉输液,必要时应用血管升压药。丙氧芬诱发的心律失常避免用Ⅰa类抗心律失常药。可卡因中毒引起的室性心律失常应用拉贝洛尔或苯妥英钠治疗。

3. 纠正代谢紊乱 伴有低血糖、酸中毒和电解质平衡失常者应给予相应处理。

(二) 清除毒物

1. 催吐 神志清楚者禁用阿扑吗啡催吐,以防加重毒性。

2. 洗胃 口服中毒者,胃排空延迟,不应常规洗胃。摄入致命剂量毒品时,1 h内洗胃,先用0.02%~0.05%高锰酸钾溶液洗胃,后用50%硫酸镁导泻。

3. 活性炭吸附 应用活性炭混悬液吸附未吸收的毒物。丙氧芬过量或中毒时,由于进入肠肝循环,多次给予活性炭疗效较好。

(三) 解毒药

1. 纳洛酮 可静脉、肌内、皮下或气管内给药。阿片类中毒伴呼吸衰竭者,立即静注纳洛酮2 mg;必要时重复,阿片成瘾中毒者3~10 min重复,非成瘾中毒者2~3 min重复应用,总剂量达20 mg仍无效时应注意合并非阿片类毒品(如巴比妥等)中毒、头部外伤、其他中枢神经系统疾病和严重缺氧性脑损害。长半衰期阿片类(如美沙酮)或强效阿片类(如芬太尼)中毒时,需静脉输注纳洛酮。纳洛酮对吗啡的拮抗作用是烯丙吗啡的30倍,较烯丙左吗南强6倍。1 mg纳洛酮能对抗静脉注射25 mg海洛因作用。

纳洛酮对芬太尼中毒所致的肌肉强直有效,但不能拮抗哌替啶中毒引起的癫痫发作和惊厥,对海洛因、美沙酮中毒的非心源性肺水肿无效。

2. 纳美芬 治疗吗啡中毒优于纳洛酮,给药途径多,作用时间长,不良反应少。尚可用于乙醇中毒。0.1~0.5 mg,静注,2~3 min渐增剂量,最大剂量为每次1.6 mg。

3. 烯丙吗啡 化学结构与吗啡相似,对吗啡有直接拮抗作用,用于吗啡及其衍生物或其他镇痛药急性中毒的治疗。5~10 mg,肌内注射或静注,必要时每20 min重复,总量不超过40 mg。

4. 左洛啡烷 为阿片拮抗药,能逆转阿片中毒引起的呼吸抑制。对于非阿片类中枢抑制药(如乙醇等)中毒的呼吸抑制非但不能逆转,反而加重病情。首次1~2 mg静脉注射,继而5~15 min注射0.5 mg,连用1~2次。

5. 纳曲酮 系羟氢吗啡酮衍生物,与纳洛酮结构相似,与阿片受体亲和力强,能完全阻断外源性阿片物质与阿片受体结合,与μ受体亲和力是纳洛酮的3.6倍。其作用强度2倍于纳洛酮,17倍于烯丙吗啡。口服吸收迅速,半衰期4~10 h,作用持续时间24 h,主要代谢物和原形由肾脏排除。适用于阿片类药中毒的解毒和预防复吸。推荐用量50 mg/d。

(四) 对症治疗措施

1. 高热 应用物理降温,如酒精、冰袋或冰帽等。

2. 惊厥 精神类毒品中毒惊厥者可应用硫喷妥钠或地西泮。

3. 胸壁肌肉强直 应用肌肉松弛药。

4. 严重营养不良者 应给予营养支持治疗。

【预防】

(1) 要严格对麻醉镇痛药和精神药品加强管理,专人负责保管。

(2) 严格掌握适应证、用药剂量和时间,避免滥用和误用。

(3) 肝、肾或肺功能障碍患者应避免使用,危重症患者或年老体弱者有应用指征时要减量。

(4) 用于治疗药时,勿与有呼吸抑制作用的药物合用。

第七节 毒蛇咬伤中毒

世界上有毒蛇近500种,我国至少有50种,常见的毒蛇主要有:①眼镜科(眼镜蛇、眼镜王蛇、金环蛇、银环蛇);②蝰蛇科分为蝰亚蛇科(蝰蛇),蝮亚蛇科(尖吻蝮、竹叶青和蝮蛇);③海蛇科(海蛇)。长江以北以蝮蛇为常见,东南沿海有海蛇。全世界每年被毒蛇咬伤致死者有20000~25000人。被毒蛇咬伤机会较多的人群为农民、渔民、野外工作者和从事毒蛇研究人员。咬伤部位以手、臂、足和下肢为常见。毒蛇咬伤以夏、秋两季为多见。

【发病机制】

毒蛇口内有毒腺,由排毒管与牙相连。当毒蛇咬人时,毒腺收缩,蛇毒通过排毒管,经有管道或沟的牙,注入人体组织。毒腺内贮有蛇毒液0.1~1.5 mL,大蛇可有5 mL,咬时约射出毒腺内贮量的一半。蛇毒液呈淡黄色、琥珀色、白色或无色。蛇毒成分复杂,干蛇毒约90%为蛋白质,主要为酶和非酶多肽毒素以及非毒蛋白质。

蛇毒对伤口局部的作用:蛇毒中的神经毒可麻痹感觉神经末梢,引起肢体麻木;阻断运动神经与横纹肌之间的神经冲动,引起瘫痪。所含磷脂酶A_2可促使释放组胺、5-羟色胺和缓动素,引起伤口局部组织水肿、炎症反应和疼痛;透明质酸酶使局部炎症进一步扩展。蛋白质溶解酶破坏血管壁,引起出血,损伤组织或局部坏死。

蛇毒对全身的作用:由于各种毒蛇的蛇毒成分不完全相同,因此对全身的损害亦有差别。已知蝰蛇的L-氨基酸氧化酶是一种多肽神经毒;α-银环蛇毒和眼镜蛇毒是突触后α神经毒,可与运动终板的乙酰胆碱受体结合,使乙酰胆碱不发挥作用;β-银环蛇毒或响尾蛇毒等是突触前β神经毒,抑制乙酰胆碱的释放。眼镜蛇、金环蛇的磷脂酶A_2作用在突触前,阻断神经肌肉传导,引起骨骼肌和心肌损伤。海蛇毒的肌毒远较神经毒为重,特别对骨骼肌的损害更为明显,产生大量肌红蛋白和钾离子。尖吻蝮蛇毒具有凝血酶样作用,进入血液后直接作用于纤维蛋白原,使其转化为纤维蛋白,加速血液凝固,其最终结果可引起弥散性血管内凝血(DIC)。蝮亚蛇科的另一种蛋白水解酶则裂解纤维蛋白分子而引起出血。

【临床表现】

眼镜蛇科和海蛇科的蛇毒分子小,咬后迅速进入受害者血液循环,因而发病很快;蝰蛇的蛇毒分子较大,缓慢地由淋巴系统吸收后才出现症状。眼镜蛇和烙铁头的蛇毒接触黏膜被吸收后可引起全身中毒。根据蛇毒的主要毒性作用,毒蛇咬伤的临床表现可归纳为以下三类:

(一) 神经毒损害

被眼镜蛇咬伤后,局部伤口反应较轻,仅有微痒和轻微麻木、疼痛或感觉消失。1~6 h后出现全身中毒症状。首先感到全身不适、四肢无力、头晕、眼花,继而出现胸闷、呼吸困难、恶心和晕厥。接着出现神经症状并迅速加剧,主要为眼睑下垂、视力模糊、斜视、语言障碍、咽下困难、流涎、眼球固定和瞳孔散大。重症患者呼吸由浅而快且不规则,最终出现中枢性或周围性呼吸衰竭。

(二) 心脏毒和凝血障碍毒损害

被蝰蛇和竹叶青蛇咬伤后,症状大都在 0.5～3 h 出现。局部有红肿、疼痛,常伴有水疱、出血和坏死。肿胀迅速向肢体上端扩展,并引起局部淋巴结肿痛。全身中毒症状有恶心、呕吐、口干、出汗,少数患者尚有发热。美洲尖吻蝮蛇和亚洲蝰蛇咬伤后引起全身广泛出血,包括颅内和消化道出血。大量溶血引起血红蛋白尿,出现血压下降、心律失常、循环衰竭和急性肾衰竭。

(三) 肌毒损害

被海蛇咬伤的局部仅有轻微疼痛,甚至无症状。约 30 min 至数小时后,患者感觉肌肉疼痛、僵硬和进行性无力;腱反射消失、眼睑下垂和牙关紧闭。横纹肌大量坏死,释放钾离子引起严重心律失常;产生肌红蛋白可堵塞肾小管,引起少尿、无尿,甚至急性肾衰竭。海蛇神经毒害的临床表现与眼镜蛇相似。

一些眼镜蛇和蝰蛇蛇毒兼有神经、心脏及止凝血障碍毒等。蝮蛇咬伤后表现与眼镜蛇相似。临床上难以鉴别是哪一种毒蛇咬伤。患者出现面部麻木、休克、肌肉抽搐、血尿、咯血、消化道出血、颅内出血、呼吸困难、心肌炎、急性肾衰竭、DIC 和呼吸衰竭时预后严重。

【诊断】

蛇咬伤的诊断一般并不困难,特别已确认为某种蛇咬伤或已捕获到咬伤人的蛇。用 ELISA 方法测定伤口渗液、血清、脑脊液和其他体液中的特异蛇毒抗原,15～30 min 即可测得系何种蛇毒。毒蛇咬伤有时尚需与毒蜘蛛或其他昆虫咬伤鉴别。

【治疗】

被蛇咬伤,如不能确切排除毒蛇咬伤者,应按毒蛇咬伤观察和处理。密切注意患者的神志、血压、脉搏、呼吸、尿量和局部伤口等情况。要分秒必争抢救,被咬伤者要保持安静,不要惊慌奔走,以免加速毒液吸收和扩散。

(一) 局部处理

1. 绷扎 被毒蛇咬伤的肢体应限制活动。在伤口上方的近心端肢体,伤口肿胀部位上方用绷带压迫,阻断淋巴回流,可延迟蛇毒扩散。避免用止血带,以免影响结扎远端肢体的血液供应,引起组织缺血性坏死。直至注射抗蛇毒血清或采取有效伤口局部清创措施后,方可停止绷扎。

2. 伤口清创 为预防蛇毒吸收,将肢体放在低位。在伤口近心端有效绷扎后,局部伤口消毒,将留在组织中的残牙用刀尖或针细心剔除。常用 1∶5000 高锰酸钾溶液,净水或盐水彻底清洗伤口。毒蛇咬伤 15 min 内,在伤口处用吸引器持续吸引 1 h,能吸出 30%～50% 毒液。咬伤 30 min 后,伤口切开和吸引有害。不要因绷扎和清创而延迟应用抗蛇毒血清。

(二) 抗蛇毒血清

抗蛇毒血清是中和蛇毒的解毒药,应尽早使用,在 20～30 min 内使用更好。如确知何种毒蛇咬伤,首先选用单价抗蛇毒血清。不能确定时,选用多价抗蛇毒血清。抗蛇毒血清用前先做皮内试验,一般用静脉注射,肌内注射疗效差。过敏试验方法:取 0.1 mL 抗血清,加 1.9 mL 生理盐水稀释 20 倍,取 0.1 mL 于前臂掌侧皮内注射,20～30 min 后注射部位皮丘在 2 cm 以内,且周围无红晕和蜘蛛足者为阴性。反应阴性者方可使用。皮内试验阳性患者如必须应用抗蛇毒血清时,应按常规脱敏,并同时用异丙嗪和糖皮质激素。各地所生产的抗蛇毒血清效价不一,通常剂量每次 3～5 支,先用 5% 葡萄糖溶液稀释,每支 10 mL,然后加至 500 mL 内,静脉滴注。我国精制抗蛇毒血清的一次剂量:精制蝮蛇抗毒血清 8000 U,精制尖吻蝮蛇、银环蛇和眼镜蛇抗毒血清均为 10000 U。国外,海蛇抗毒血清 100 mL,印度眼镜蛇多价特异抗蛇毒血清 100 mL,尖吻蝮蛇多价特异抗蛇毒血清 40 mL。抗蛇毒血清注射后见效迅速,患者可见血压逐步升高,神志渐渐清醒,约 30 min 到数小时后神经症状和出血有好转。蛇毒的半衰期为 26～95 h,因此抗蛇毒血清需用 3～4 天。有 3%～54% 患者注射抗蛇毒血清 10 min 到 3 h 后出现过敏反应。轻者有皮肤瘙痒、荨麻疹、咳嗽、恶心、呕吐、发热、心跳加快和自主神经功能紊乱,重者出现血压下降、气管痉挛、血管神经性水肿或休克。因此,在应用抗蛇毒血清前必须准备好肾上腺素、氢化可的松或地塞米松和抗组胺药物。一旦发生抗蛇毒血清过敏反应时,应立即停止抗蛇毒血清的注射,并肌内注射0.1%肾上腺素0.5 mL或0.5 mL加入葡萄糖溶液20 mL内,静脉缓慢注射,10 min注射完毕。同时用琥珀酰氢化可的松200 mg或地塞米松10 mg静脉滴注;亦可肌内注射异丙嗪25 mg。

(三)中医中药治疗

临床实践证明中医中药在抢救毒蛇咬伤中有丰富的经验和实际的效果。我国毒蛇研制的中药制剂有广东蛇药、南通蛇药和上海蛇药等中成药,首次口服10片,以后每隔4～6 h服5片,3～5天为1个疗程。以选择当地蛇药为好。中医辨证论治毒蛇咬伤亦为各地所采用。

(四)并发症治疗

呼吸衰竭在毒蛇咬伤中出现早,发生率高,常需要数周到10周以上才能恢复。因此,应及时正确地应用人工呼吸机。休克、心力衰竭、急性肾衰竭及弥散性血管内凝血等治疗,请参阅有关章节。

(五)辅助治疗

1. 糖皮质激素 糖皮质激素能抑制和减轻组织过敏反应和坏死,对减轻伤口局部反应和全身中毒症状均有帮助。每日剂量:氢化可的松200～400 mg或地塞米松10～20 mg,连续3～4天。

2. 防治感染 蛇咬伤的伤口已被污染,故应给予抗生素和破伤风抗毒素1500 U。

【预防】

预防蛇咬伤,重点应对多蛇地区的居民和被蛇咬伤机会较多的人群进行蛇生活习惯和蛇咬伤防治知识的宣传教育。农民、渔民、野外工作者和毒蛇研究人员要根据情况穿戴防护手套和靴鞋。对住宅周围的杂草、乱石要经常清理,使蛇无藏身之地。并有计划地按有关管理部门规定开展防蛇和捕蛇活动。

小　结

本章主要介绍了几种常见化学物质引起的中毒,这些致毒物质包括工业性毒物、药物、农药、有毒动植物等,其病因为职业中毒和生活中毒,中毒类型分为急性中毒和慢性中毒,急性中毒是由短时间内吸收大量毒物引起,发病急,症状严重,变化迅速,如不积极治疗,可危及生命;慢性中毒由长时间少量毒物进入人体蓄积引起,起病缓慢,病程较长,缺乏特异性。中毒诊断通常要根据接触史、临床表现、实验室毒物检查分析和调查周围环境有无毒物存在,还要与其他症状相似的疾病进行鉴别诊断后再进行诊断。急性中毒患者需要迅速诊断。慢性中毒如不注意病史和病因,容易误诊和漏诊。治疗原则为立即终止毒物接触、紧急复苏和对症支持治疗、清除体内尚未吸收的毒物、应用解毒药及预防并发症的发生。

(胡建刚)

知识检测64

第七十一章 中 暑

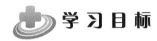

学习目标

1. 掌握:中暑的病因、临床表现、诊断和治疗。
2. 了解:中暑的发病机制。
3. 应用:能够对中暑患者进行现场急救治疗,加强防暑卫生宣传教育。

导学案例

患者,男,35 岁,工人,夏季中午在建筑工地浇注水泥 4 h 后,高热、昏迷、抽搐 1 h 送入院。平素身体健康。查体:T 42 ℃,P 120 次/分,R 24 次/分,BP 96/60 mmHg,意识昏迷,皮肤干燥,四肢间断抽搐。

请问:患者最可能患了什么病?诊断的依据是什么?需做哪些进一步检查?该病如何治疗?

中暑(heat illness)是在暑热天气、湿度大和无风的环境条件下,表现以体温调节中枢功能障碍,汗腺功能衰竭和水、电解质丧失过多为特征的疾病。根据发病机制和临床表现不同,通常将中暑分为热痉挛、热衰竭和热(日)射病。上述三种情况可顺序发展,也可交叉重叠。热射病是一种致命性疾病,病死率较高。

【病因】

对高温环境不能充分适应是致病的主要原因。在大气温度升高(>32 ℃)、湿度较大(>60%)和无风的环境中,长时间工作或强体力劳动,又无充分防暑降温措施时,缺乏对高热环境适应者极易发生中暑。此外,在室温较高和通风不良的环境中,年老体弱、肥胖者也易发生中暑。通常情况下,湿热(气温高和湿度大)环境较干热(气温高和辐射强)环境更易发生中暑。促使中暑的原因有:①环境温度过高:人体由外界环境获取热量。②人体产热增加:如从事重体力劳动、发热、甲状腺功能亢进症和应用某些药物(如苯丙胺)。③散热障碍:如湿度较大、过度肥胖或穿透气不良的衣服等。④汗腺功能障碍:见于系统性硬化病、广泛皮肤烧伤后瘢痕形成或先天性汗腺缺乏症等患者。

【发病机制】

下丘脑体温调节中枢能控制产热和散热,以维持正常体温的相对稳定。正常人腋窝温度波动在 36~37.4 ℃,直肠温度在 36.9~37.9 ℃。

(一) 体温调节

正常人体内产热和散热过程保持相对平衡,以维持体温相对稳定。

1. 体温调节方式

(1) 产热:人体产热主要来自体内氧化代谢过程,运动和寒战也能产生热量。气温在 28 ℃ 左右时,静息状态下,人体产热主要来自基础代谢,产热量为 210~252 kJ/(h·m²)。剧烈运动时产热增加

2520～3780 kJ/(h·m²)或600～900 kcal/(h·m²)。运动时肌肉产热占90%。

(2) 散热：体温升高时，通过自主神经系统调节皮肤血管扩张，血流量增加约为正常的20倍，大量出汗促进散热。大量出汗又会引起水盐丢失。人体与环境之间通过以下方式进行热交换：①辐射：约占散热量的60%。室温在15～25℃时，辐射是人体主要散热方式。②蒸发：约占散热量的25%。在高温环境下，蒸发是人体主要散热方式。蒸发1L汗液，散热2436 kJ(580 kcal)。湿度大于75%时，蒸发减少。相对湿度达90%～95%时，蒸发完全停止。③对流：约占散热量的12%。散热速度取决于皮肤与环境的温度差和空气流速。④传导：约占散热量的3%。如果人体皮肤直接与水接触，因水较空气热传导性强，散热速度是正常的20～30倍。

2. 高温环境适应 在高温环境中工作7～14天后，人体对热应激的适应能力增强，具有对抗高温的代偿能力，表现心排血量和出汗量增加，汗液中钠含量较正常人少等。完全适应后，出汗散热量为正常的2倍。无此种适应代偿能力者，易发生中暑。

(二) 高温环境对人体各系统影响

中暑损伤主要是由于体温过高(>42℃)对细胞直接损伤作用，引起酶变性、线粒体功能障碍、细胞膜稳定性丧失和有氧代谢途径中断，导致多器官功能障碍或衰竭。

1. 中枢神经系统 高热能引起大脑和脊髓细胞的快速死亡，继发脑局灶性出血、水肿、颅内压增高和昏迷。小脑Purkinje细胞对高热反应极为敏感，常发生构音障碍、共济失调和辨距不良。

2. 心血管系统 中暑早期，皮肤血管扩张引起血液重新分配，同时心排血量增加，心脏负荷加重。此外，持续高温引起心肌缺血、坏死，促发心律失常、心功能障碍或心力衰竭，继而引起心排血量下降和皮肤血流减少，进一步影响散热，形成恶性循环。

3. 呼吸系统 高热时，呼吸频率增快和通气量增加，持续不缓解会引起呼吸性碱中毒。热射病时可致肺血管内皮损伤发生ARDS。

4. 水和电解质代谢 正常人出汗最大速率为1.5 L/h。热适应后的个体出汗速率是正常人的2倍。大量出汗常导致水和钠丢失，引起脱水和电解质平衡失常。

5. 肾脏 由于严重脱水、心血管功能障碍和横纹肌溶解等，可发生急性肾衰竭。

6. 消化系统 中暑时的直接热损伤和胃肠道血液灌注减少可引起缺血性溃疡，容易发生消化道大出血。热射病患者，发病2～3天后几乎都有不同程度的肝坏死和胆汁淤积。

7. 血液系统 严重中暑患者，发病后2～3天可出现不同程度的DIC。DIC又可进一步促使重要器官(心、肝、肾)功能障碍或衰竭。

8. 肌肉 劳力性热射病患者，由于肌肉局部温度增加、缺氧和代谢性酸中毒，常发生严重肌损伤，引起横纹肌溶解和血清肌酸激酶升高。

【病理】

热射病患者病死后尸检发现，小脑和大脑皮质神经细胞坏死，特别是Purkinje细胞病变较为突出。心脏有局灶性心肌细胞出血、坏死和溶解，心外膜、心内膜和瓣膜组织出血；不同程度肝细胞坏死和胆汁淤积；肾上腺皮质出血。劳力性热射病病死后病理检查可见肌肉组织变性和坏死。

【临床表现】

中暑可分为热痉挛、热衰竭和热射病。

(一) 热痉挛

在高温环境下进行剧烈运动大量出汗，活动停止后常发生肌肉痉挛，主要累及骨骼肌，持续约数分钟后缓解，无明显体温升高。肌肉痉挛可能与严重体钠缺失(大量出汗和饮用低张液体)和过度通气有关。热痉挛也可为热射病的早期表现。

(二) 热衰竭

热衰竭常发生于老年人、儿童和慢性疾病患者。严重热应激时，由体液和体钠丢失过多引起循环容量不足所致。表现为多汗、疲乏、无力、头晕、头痛、恶心、呕吐和肌痉挛，可有明显脱水征：心动过速、直立性低血压或晕厥。体温轻度升高,无明显中枢神经系统损伤表现。根据病情轻重不同,检查可见血细胞比容增高、高钠血症、轻度氮质血症和肝功能异常。热衰竭可以是热痉挛和热射病的中介过程,治疗不及时,可发展为热射病。

（三）热射病

热射病是一种致命性急症,主要表现为高热(直肠温度≥41 ℃)和神志障碍。早期受影响的器官依次为脑、肝、肾和心脏。根据发病时患者所处的状态和发病机制,临床上分为两种类型:劳力性和非劳力性(或典型性)热射病。劳力性主要是在高温环境下内源性产热过多;非劳力性主要是在高温环境下体温调节功能障碍引起散热减少。

1. 劳力性热射病　多在高温、湿度大和无风天气进行重体力劳动或剧烈体育运动时发病。患者多为平素健康的年轻人,在从事重体力劳动或剧烈运动数小时后发病,约50%患者大量出汗,心率可达160～180次/分,脉压增大。此种患者可发生横纹肌溶解、急性肾衰竭、肝衰竭、DIC或多器官功能衰竭,病死率较高。

2. 非劳力性热射病　在高温环境下,多见于居住拥挤和通风不良的城市老年体衰居民。其他高危人群包括精神分裂症、帕金森病、慢性酒精中毒及偏瘫或截瘫患者。表现皮肤干热和发红,84%～100%病例无汗,直肠温度常在41 ℃以上,最高可达46.5 ℃。病初表现行为异常或癫痫发作,继而出现谵妄、昏迷和瞳孔对称缩小,严重者可出现低血压、休克、心律失常及心力衰竭、肺水肿和脑水肿。约5%病例发生急性肾衰竭,可有轻、中度DIC,常在发病后24 h左右死亡。

【实验室检查】

中暑时,应行紧急血生化检查和动脉血气分析。严重病例常出现肝、肾、胰和横纹肌损伤的实验室参数改变。住院后,应检查血清门冬氨酸氨基转移酶(AST)、丙氨酸氨基转移酶(ALT)、乳酸脱氢酶(LDH)、肌酸激酶(CK)及有关止、凝血功能等参数,以尽早发现重要器官功能障碍的证据。怀疑颅内出血或感染时,应行脑CT和脑脊液检查。

【诊断与鉴别诊断】

在炎热夏季热浪期,遇有体温过高伴有昏迷患者首先应考虑到中暑诊断。在诊断中暑前,应与脑炎、脑膜炎、脑血管意外、脓毒病、甲状腺危象、伤寒及抗胆碱能药物中毒相鉴别。

【治疗】

虽然中暑类型和病因不同,但基本治疗措施相同。

（一）降温治疗

对于重症高热患者,降温速度决定预后,应在1 h内使直肠温度降至37.8～38.9 ℃。

1. 体外降温　将患者转移到通风良好的低温环境,脱去衣服,同时进行皮肤肌肉按摩,促进散热。对无循环虚脱的中暑患者,可用冷水擦浴或将躯体浸入27～30 ℃水中传导散热降温。对循环虚脱者可采用蒸发散热降温,如用15 ℃冷水反复擦拭皮肤或同时应用电风扇或空调。有条件者,可将患者放置在特殊蒸发降温房间。

2. 体内降温　体外降温无效者,用冰盐水进行胃或直肠灌洗,也可用无菌生理盐水进行腹膜腔灌洗或血液透析,或将自体血液体外冷却后回输体内降温。

3. 药物降温　应用药物降温无效。患者出现寒战时可应用氯丙嗪25～50 mg加入生理盐水500 mL中静脉输注1～2 h,用药过程中应监测血压。

（二）并发症治疗

1. 昏迷　应进行气管内插管,保持呼吸道通畅,防止误吸。颅内压增高者常规静脉输注甘露醇1～2 g/kg,30～60 min输入。癫痫发作者,可静脉输注地西泮。

2. 低血压　应静脉输注生理盐水或乳酸林格液恢复血容量,提高血压。必要时也可静脉滴注异丙肾上腺素提高血压。勿用血管收缩药,以免影响皮肤散热。

3. 心律失常、心力衰竭和代谢性酸中毒　应予对症治疗。心力衰竭合并肾衰竭伴有高钾血时,慎用洋地黄。

4. 肝衰竭合并肾衰竭 为保证肾血流灌注,可静脉输注甘露醇。发生急性肾衰竭时,可行血液透析或腹膜透析治疗。应用 H_2 受体拮抗药或质子泵抑制药预防上消化道出血。肝衰竭者可行肝移植。

(三)监测

(1)降温期间应连续监测体温变化。

(2)放置 Foley 导尿管,监测尿量,应保持尿量 30 mL/h 以上。

(3)中暑高热患者,动脉血气结果应予校正。体温超过 37 ℃时,每升高 1 ℃,PaO_2 降低7.2%,$PaCO_2$ 增加 4.4%,pH 值降低 0.015。

(4)严密监测凝血酶原时间(PT)、活化部分凝血活酶时间(APTT)、血小板计数和纤维蛋白原。

【预后】

热射病病死率介于 20%~70%,50 岁以上患者可高达 80%。中暑后体温升高程度及持续时间与病死率直接相关。影响预后的因素主要与神经系统、肝、肾和肌肉损伤程度及血乳酸浓度有关。昏迷超过 6~8 h 或出现 DIC 者预后不良。体温恢复正常后,大脑功能通常可很快恢复,但有些患者会遗留大脑功能障碍。轻或中度肝、肾衰竭病例可以完全恢复;严重肌损伤者,肌无力可持续数月。

【预防】

(1)暑热季节要加强防暑卫生宣传教育。改善年老体弱者、慢性病患者及产褥期妇女居住环境。

(2)有慢性心血管、肝、肾疾病和年老体弱者不应从事高温作业。暑热季节要改善劳动及工作条件。在高温环境中停留 2~3 周时,应饮用含钾、镁和钙盐的防暑饮料。

(3)炎热天气应穿宽松透气的浅色服装,避免穿着紧身绝缘服装。

(4)中暑恢复后数周内,应避免室外剧烈活动和暴露阳光。

小 结

中暑是一种热损伤性疾病,对高温环境适应不充分是致病的主要原因。根据发病机制和临床表现不同,通常将中暑分为热痉挛、热衰竭和热(日)射病,其中,热射病致死率高。临床表现主要以体温调节中枢功能障碍,汗腺功能衰竭和水、电解质丧失过多为特征,结合炎热夏季热浪期,遇有体温过高伴有昏迷患者首先应考虑到中暑诊断,但应与脑炎、脑膜炎、脑血管意外、脓毒病、甲状腺危象、伤寒及抗胆碱能药物中毒相鉴别。治疗措施首先是降温治疗,其次是并发症治疗,同时注意监测体温变化、尿量、动脉血气结果、凝血酶原时间(PT)、活化部分凝血活酶时间(APTT)、血小板计数和纤维蛋白原等指标。影响预后的因素主要与神经系统、肝、肾和肌肉损伤程度及血乳酸浓度有关。

(胡建刚)

知识检测 65

第七十二章 电 击

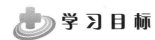

1. 掌握：电击的现场急救和院内处理原则。
2. 熟悉：电击的临床表现。
3. 了解：电击的类型、病因和发病机制。
4. 应用：能够对电击伤患者进行现场急救治疗，加强高危人群的预防宣传教育和急救常识培训。

导学案例

患者，男，40岁，建筑工人，当日下午3时，在工地上不慎被断落之裸包电线击倒，切断电源后，该男子依然昏迷不醒，抽搐片刻，呼叫无反应，面色苍白，口唇发黑，呼吸停止。遂要求指导现场处理和立即派人出诊。

查体：面色青紫，昏迷，双瞳孔散大，对光反射消失，颈静脉无搏动，无自主呼吸。

请问：该患者目前处于何危急状态？如果是你接电话应该如何答复？出诊时应注意什么？院内抢救措施有哪些？

一定量电流或电能（静电）通过人体，引起不同程度的组织损伤或器官功能障碍，甚至死亡，称为电击，俗称触电。电击包括低压电（≤380V）、高压电（>1000V）和超高压电或雷击（电压几百万伏至几亿万伏）三种电击类型。绝大多数电击发生于男性青少年和电工。

【病因】

电击常见原因是人体直接接触电源，或在高压电和超高压电场中，电流或静电电荷经空气或其他介质电击人体。意外电击常发生于违反用电操作规程者。风暴、地震或火灾使电线断裂也可使人体意外遭受电击。雷击多发生于农村旷野。

【发病机制】

在接触电流时，人体作为导电体成为电路的一部分。电击对人体损伤程度与接触电压高低、电流类型、电流强度、频率高低、触电部位皮肤电阻、触电时间长短、电流通过途径和所在环境气象条件有密切关系。500 V以下交流电较直流电危害性大，它能使肌细胞膜除极导致肌肉持续痉挛性收缩，使触电者的手紧紧握住电源线不能脱离开电源，故交流电对人体伤害较直流电更大。不同频率交流电对人体损伤也不同，15～150 Hz低频交流电较高频交流电危害性大，50～60 Hz家用低频交流电易引起心室颤动，危害性更大。电流通过中枢神经系统会立即引起呼吸及心搏停止，导致死亡。

尸检发现，电击致死者中枢神经系统和全身组织器官均有充血、水肿、出血及坏死。

【临床表现】

(一) 全身表现

轻度电击者，出现惊恐、心悸、头晕、头痛、痛性肌肉收缩和面色苍白等。高压电击特别是雷击时，常发生意识丧失、心搏和呼吸骤停。如不及时复苏,常发生死亡。幸存者,可有定向力丧失和癫痫发作。部分病例有心肌和心脏传导系统损伤,心电图显示非特异性ST段降低、心房颤动或心肌梗死改变。大面积体表烧伤处或组织损伤部位液体丢失过多时,出现低血容量性休克。直接肾脏损伤、肌肉坏死组织产生肌球蛋白尿、肌红蛋白及溶血后血红蛋白尿都能促使急性肾衰竭发生;脱水或血容量不足更能加速或恶化急性肾衰竭。

(二)局部表现

触电部位释放电能最大,局部皮肤组织损伤最严重。电击处周围部位皮肤组织烧伤较轻。如有衣服点燃可出现与触电部位无关的大面积烧伤。电流通过途径的组织和器官常发生隐匿性损伤。高压电击的严重烧伤常见于电流进出躯体的部位,烧伤部位组织炭化或坏死成洞,组织解剖结构清楚。高压电流损伤时,常发生前臂腔隙综合征。因肌肉组织损伤、水肿和坏死,使肌肉筋膜下组织压力增加,出现神经和血管受压体征,脉搏减弱,痛觉消失。由于触电后大肌群强直性收缩,可发生脊椎压缩性骨折或肩关节脱位。

(三)并发症和后遗症

电击后24~48 h常出现并发症和后遗症,如:心肌损伤、严重心律失常和心功能障碍;吸入性肺炎和肺水肿;消化道出血或穿孔、麻痹性肠梗阻;DIC或溶血;肌球蛋白尿或肌红蛋白尿和急性肾衰竭;骨折、肩关节脱位或无菌性骨坏死;大约半数电击者有单或双侧鼓膜破裂、听力丧失;烧伤处继发细菌感染。电击后数天到数月可出现上升或横断性脊髓炎、多发性神经炎或瘫痪等;角膜烧伤、视网膜脱离、单侧或双侧白内障和视力障碍。孕妇电击后,常发生流产、死胎或宫内发育迟缓。

【治疗】

(一)切断电源

发现电击后,立即切断电源,应用绝缘物将患者与电源隔离。

(二)心肺脑复苏

对心脏停搏和呼吸停止者立即进行心肺复苏,挽救患者生命。对所有电击患者,应连续进行48 h心电监测,以便发现电击后迟发性心律失常。对心律失常者,选用相关抗心律失常药。

(三)急性肾衰竭防治

静脉输注乳酸钠林格液,迅速恢复循环容量,维持适当尿量(50~75 mL/h)。出现肌球蛋白尿时,维持尿量在100~150 mL/h。同时静脉输注碳酸氢钠(50 mmol/L)碱化尿液,使血液pH值维持在7.45以上,预防急性肾衰竭。严重肌球蛋白尿患者恢复有效血容量后尿量仍未增加时,可在乳酸钠林格液1000 mL中加入甘露醇12.5 g。尿内肌球蛋白消失后,即停用甘露醇。热灼伤者,常有严重血容量不足,未恢复有效循环容量前,避免静脉输注甘露醇。急性肾衰竭者,有指征进行血液透析。

(四)外科问题处理

对于广泛组织烧伤、肢体坏死和骨折者,应进行相应处置。坏死组织应进行清创术,预防注射破伤风抗毒素(3000 U)。有继发感染者,给予抗生素治疗。对腔隙综合征患者,如果腔隙压力超过30 mmHg,需要行筋膜切开减压术。对于肢体电击伤后深部组织损伤情况不明者,可应用动脉血管造影或放射性核素^{133}氙洗脱术或^{99m}锝焦磷酸盐肌扫描术检查,指导治疗。

【预防】

普及宣传用电常识。经常对所用电器和线路进行检查和检修。雷雨天气,不宜打伞、骑摩托车或自行车外出,不应进行游泳或其他水上运动。从事室外工作者,切勿站在高处或在田野上走动,或在树下避雨;不能接触天线、水管或铁丝网,远离带电设备。

小 结

电击绝大多数发生于男性青少年和电工,常见原因是人体直接接触电源,意外电击常发生于违反用电操作规程者。风暴、地震或火灾使电线断裂也可使人体意外遭受电击。雷击多发生于农村旷野。可引起不同程度的组织损伤或器官功能障碍,甚至死亡。根据电击病史局部皮肤组织损伤和全身临床表现,不难做出诊断。电击的患者需要进行院前急救和院内急诊治疗,预防电击,加强宣传安全用电常识。

(胡建刚)

知识检测 66

第七十三章 淹　　溺

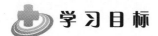

1. 掌握：淹溺的病因、临床表现、诊断和治疗。
2. 熟悉：淹溺的发病机制和防治原则。
3. 应用：能够对淹溺患者进行现场急救治疗，加强社区和农村地区高危人群的预防宣传教育和急救常识培训。

患儿，男，8岁，于2015年8月12日在河边玩耍时不慎掉入河中，8 min后被救出。当时查体：患儿昏迷，躯体四肢冰冷，面色铁青，唇最明显，口鼻腔内有大量泡沫液，呼吸慢而浅，不规整，心率94次/分，心音弱，双肺布满湿啰音。

请问：该患儿最可能患了什么病？诊断的依据是什么？应做哪些进一步检查？如何进行现场急救和入院处理？

人体浸没于水或其他液体后液体充塞呼吸道及肺泡或反射性引起喉痉挛发生窒息和缺氧，处于临床死亡状态称为淹溺。浸没后暂时性窒息，尚有大动脉搏动，经处理后至少存活24 h或浸没后经紧急心肺复苏存活者称近乎淹溺。淹溺后短暂恢复数分钟到数日，最终死于淹溺并发症者为继发性淹溺。浸没冰水后出现心脏停搏或猝死称为淹没综合征。淹没综合征是ARDS的一种类型，继发于肺泡毛细血管内皮损伤和渗漏致肺部炎症反应，引起肺泡表面活性物质减少或灭活，见于72 h内近乎淹溺患者。

约90%淹溺者发生于淡水，其中50%发生在游泳池。淹溺是世界上最常见意外死亡原因之一。在我国，淹溺是伤害死亡的第三位原因。

【发病机制】

人体溺水后数秒钟内，本能地屏气，引起潜水反射（呼吸暂停、心动过缓和外周血管剧烈收缩），保证心脏和大脑血液供应。继而，出现高碳酸血症和低氧血症，刺激呼吸中枢，进入非自发性吸气期，随着吸气水进入呼吸道和肺泡，充塞气道导致严重缺氧、高碳酸血症和代谢性酸中毒。淹溺分为：①湿性淹溺：喉部肌肉松弛吸入大量水分（22 mL/kg）充塞呼吸道和肺泡而发生窒息。大量水进入呼吸道数秒钟后神志丧失，继而发生呼吸和心搏停止。②干性淹溺：喉痉挛导致窒息，呼吸道和肺泡很少或无水吸入。

根据浸没的介质不同，分为淡水淹溺和海水淹溺。

（一）淡水淹溺

淡水（江河、湖泊或池塘）较血浆或其他体液渗透压低。浸没后，通过呼吸道或胃肠道进入体内的淡水迅速吸收到血液循环，使血容量增加。严重病例引起溶血，出现高钾血症和血红蛋白尿。淡水吸入最重要的临床意义是肺损伤。肺泡表面活性物质灭活、肺顺应性下降、肺泡塌陷萎缩、呼吸膜破坏、肺泡容积急剧减小，发生通气/血流比例失调。即使迅速复苏，仍不能终止急性肺损伤过程，出现广泛肺水肿或微小肺不张。此外,肺泡内液体也妨碍正常气体交换,使氧合作用发生障碍。

(二)海水淹溺

海水含钠量是血浆的3倍以上。因此,吸入的海水较淡水在肺泡内停留时间长,并能使血液中的水进入肺泡腔,产生肺水肿及肺内分流,减少气体交换,发生低氧血症。此外,海水对肺泡上皮及肺毛细血管内皮细胞的化学损伤作用更易促使肺水肿发生。

人体溺水吸入淡水或海水后,尽管血容量、血电解质浓度和心血管功能变化不同,但都可引起肺顺应性降低、肺水肿、肺内分流、低氧血症和混合性酸中毒。发生严重脑缺氧者,还可促使神经源性肺水肿发生。大多数淹溺者猝死的原因是严重心律失常。冰水淹没迅速致死原因常为寒冷刺激迷走神经,引起心动过缓或心搏停止和神志丧失。

【病理】

对溺死者尸检发现,双侧肺含水量多、重量明显增加,并伴有不同程度出血、水肿、肺泡壁破裂。约70%溺死者呼吸道有呕吐物、泥沙或水生植物吸入。继发溺死病例有肺泡上皮细胞脱落、出血、透明膜形成和急性炎性渗出。镜检显示,急性肾小管坏死性病变。

【临床表现】

淹溺患者出现神志丧失、呼吸停止或大动脉搏动消失,处于临床死亡状态。近乎淹溺患者临床表现个体差异较大,与溺水持续时间长短、吸入水量多少、吸入介质的性质和器官损伤严重程度有关。

(一)症状

近乎淹溺者可有头痛或视觉障碍、剧烈咳嗽、胸痛、呼吸困难和咯粉红色泡沫样痰。溺海水者,口渴感明显,最初数小时可有寒战和发热。

(二)体征

淹溺者口腔和鼻腔内充满泡沫或泥污、皮肤发绀、颜面肿胀、球结膜充血和肌张力增加;精神和神志状态改变包括烦躁不安、抽搐、昏睡和昏迷;呼吸表浅、急促或停止,肺部可闻及干、湿啰音;心律失常、心音微弱或心搏停止;腹部膨隆,四肢厥冷。跳水或潜水发生淹溺者可伴有头部或颈椎损伤。

【实验室和其他检查】

(一)血和尿液检查

外周血白细胞轻度增高。淡水淹溺者,血和尿液中能检测出游离血红蛋白,血钾升高。海水淹溺者,轻度高钠血症或高氯血症。淹溺者罕见致命性电解质平衡失常。严重者,出现DIC的实验室表现。

(二)心电图检查

心电图常见有窦性心动过速、非特异性ST段和T波改变。出现室性心律失常或完全性心脏传导阻滞时,提示病情严重。

(三)动脉血气检查

约75%病例有严重混合性酸中毒;几乎所有患者都有不同程度的低氧血症。

(四)X线检查

胸片常显示斑片状浸润,有时出现典型肺水肿征象。住院12~24h吸收好转或进展恶化。疑有颈椎损伤时,应进行颈椎X线检查。

【治疗】

(一)院前急救

1. 现场急救 尽快将溺水者从水中救出;采取头低俯卧位行体位引流;迅速清除口鼻腔中污水、污物、分泌物及其他异物;拍打背部促使气道液体排出,保持气道通畅。

2. 心肺复苏 对于心搏及呼吸停止者,立即现场施行心肺复苏。复苏期间常会发生呕吐,注意防止呕吐物误吸。有条件时,进行气管内插管和吸氧。在患者转送过程中,也不应停止心肺复苏。

（二）院内处理

进入医院后，给予进一步生命支持。

1. 供氧 吸入高浓度氧或高压氧治疗，根据病情可采用机械通气。

2. 复温 体温过低者，可采用体外或体内复温措施。

3. 脑复苏 有颅内压升高者，应用呼吸机增加通气，使 $PaCO_2$ 保持在 25～30 mmHg。同时，静脉输注甘露醇降低颅内压，缓解脑水肿。

4. 处理并发症 对合并惊厥、低血压、心律失常、肺水肿、ARDS、应激性溃疡伴出血、电解质和酸碱平衡失常者进行相应处理。

【预后】

近乎淹溺经治疗后存活者常无后遗症。治疗 1 h 恢复神志的淹溺者预后较好。由水中救出后到自主呼吸恢复时间越短预后越好。约 20% 淹溺者恢复后遗留不同程度的脑功能障碍、中枢性四肢瘫痪、锥体外系综合征和外周神经或肌肉损伤。近年来，淹溺病死率明显降低。

【预防】

（1）对从事水上作业者，应进行严格健康检查。

（2）有慢性或潜在疾病者，不宜从事水上工作或运动。

（3）由于酒精能损害判断能力和自我保护能力，下水作业前不要饮酒。

（4）经常进行游泳、水上自救互救知识和技能训练；水上作业者应备有救生器材。

（5）避免在情况复杂的自然水域游泳，或在浅水区潜泳或跳水。

（6）下水前要做好充分准备活动。在水温较低的水域游泳易引起腿脚抽搐，促发淹溺。

小　结

淹溺是伤害死亡的常见原因，多发生于初学游泳、不慎落水及投水自杀者；意外事故中以洪涝灾害、翻船、水上工程意外多见。淹溺患者常出现神志丧失、呼吸停止或大动脉搏动消失，处于临床死亡状态。根据淹溺病史以及口鼻咽喉内污物，缺氧、昏迷、肺水肿等症状和体征，不难做出诊断。淹溺的患者需要进行院前急救和院内处理治疗，应加强高危人群的预防宣传教育和急救常识培训。

（胡建刚）

知识检测 67

第九篇 神经系统疾病

第七十四章 神经系统疾病总论

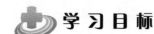

1. 掌握:神经系统常见的功能障碍和特点。
2. 熟悉:神经系统疾病的定位及定性诊断方法。
3. 了解:神经系统疾病的治疗原则。
4. 应用:能够根据患者的神经系统症状,准确的做出诊断。

神经系统疾病是指由多种原因引起的脑、脊髓和周围神经的病变,一部分肌肉疾病也列入神经系统疾病的范畴。神经系统的功能紊乱可导致其他系统功能障碍,而其他系统的病变也能引起神经系统功能障碍。

第一节 神经系统功能障碍和特点

(一)头痛

头痛是神经系统疾病最常见的症状,其病因非常复杂,可以是颅内病变,也可以是颅外病变,可以是器质性病变,也可以是功能性病变。头痛的程度轻重不同,有的为一过性,可以自愈,但有的头痛可能是后果严重,甚至危及生命疾病的先兆。所以,对头痛必须给以足够重视,认真仔细地进行问诊和查体,不要轻易放过每一个头痛的患者。

(二)眩晕

眩晕是指因空间定位错觉引起的自感身体或周围物体在运动的一种幻觉,如感觉到自己在空间内转动,或者周围物体围绕自己在转动,常伴有平衡失调,一般无意识障碍,是神经系统疾病仅次于头痛的一个常见症状。按发病机制可分为假性眩晕(中枢性眩晕)和真性眩晕(周围性眩晕)。假性眩晕在发作时没有自身或周围物体的转动,常见病因有神经官能症、高血压、贫血、发热等,多为持续性,程度轻。真性眩晕在发作时伴有明显的平衡障碍和自主神经症状,如恶心、呕吐等,最常见的病因为前庭神经系统病变,其次为脑血管病(如椎-基底动脉系统供血不足)、颅内肿瘤等。二者的鉴别见表74-1。

表74-1 中枢性眩晕和周围性眩晕的鉴别

临床特征	周围性眩晕	中枢性眩晕
眩晕的特点	突发,严重,持续时间短(数十分、数小时、数天)	较轻,持续时间长(数周、数月至数年)
发作与头位或体位的关系	改变加重,闭目不减轻	与改变无关,闭目减轻
眼震	水平性或旋转性	粗大、持续,向健侧注视加重
平衡障碍	向左右摇摆	向一侧倾斜

续表

临床特征	周围性眩晕	中枢性眩晕
自主神经症状	伴恶心、呕吐、出汗等	不明显
耳鸣和听力下降	有	无
脑损害表现	无	有如头痛、颅内压增高、脑神经损害、瘫痪和痫性发作等
病变	前庭器官病变	前庭核及中枢联络径路病变

(三) 意识障碍

意识障碍是高级神经活动的一种抑制状态,表现为意识水平下降或意识内容改变,人体对外界环境的一切反应减弱或消失。引起意识障碍的病因很多,最常见的有中枢神经系统疾病(如感染、血管病、肿瘤、外伤)和全身性疾病(如各种中毒)。临床上为了方便观察,将意识障碍进行区分。

1. 以觉醒程度改变为主的意识障碍

(1) 嗜睡:意识障碍的早期表现,程度轻,表现为持续的睡眠状态,给以刺激可被唤醒,能回答问题,但停止刺激后又入睡。这一时期如果能及时救治,患者预后良好。否则容易进入昏迷。

(2) 昏睡:是一种较深的睡眠状态,较重刺激方可唤醒,但答非所问,很快又入睡。

(3) 昏迷:是最严重的意识障碍,这时给以任何刺激患者均不能被唤醒。按昏迷的深浅分为三度:①浅昏迷:患者的随意运动丧失,对外界刺激全无反应,但强烈的疼痛刺激如压迫眶上神经,患者可出现痛苦表情、呻吟及四肢无意识的自发动作;各种生理反射均存在,生命体征平稳。②中度昏迷:对周围事物及各种刺激均无反应,但剧烈刺激可出现防御反射。各种生理反射减弱,生命体征轻度改变,如血压下降及呼吸节律改变。③深昏迷:全身肌肉松弛,对外界任何刺激均无反应,各种生理反射消失,生命体征变化明显,如血压下降,出现潮式呼吸、叹气样呼吸,中枢性高热等,病情不可逆转。

2. 以意识内容改变为主的意识障碍

(1) 意识模糊:对周围事物反应迟钝,是较轻的意识障碍,主要表现为错觉,常有定向力障碍,可嗜睡或躁动,能简单回答问题。

(2) 谵妄状态:较意识模糊严重,患者在出现意识障碍的同时,主要表现为激动或烦躁不安,定向力障碍,语无伦次,幻觉明显。

3. 特殊类型意识障碍

(1) 去皮质综合征:是由于大脑皮质广泛性病变引起的意识丧失。表现为无意识地睁眼闭眼和眼球活动,光反射、角膜反射存在,无自发性语言和有目的的动作,有吞咽动作,但无情感反应,四肢肌张力增高,呈现上肢屈曲,下肢伸直的姿势,双侧病理征阳性。

(2) 无动性缄默症:是由于上行网状激活系统部分损害而引起的意识障碍,较少见。患者能注视周围环境及人物,貌似清醒,但不能活动和言语,二便失禁。

(3) 植物状态:是指大脑半球严重受损而脑干功能相对保留的一种状态。患者对自身和外界的认知功能全部丧失,呼之不应,不能与外界交流,有自发或反身性睁眼,可有无意义的哭笑,存在吸吮、咀嚼、吞咽等原始反射。

知识链接
74-1

(四) 语言障碍

语言障碍是大脑高级神经中枢功能损伤所致,包括失语症、失用症、失认症。最常见的病因是脑血管病,其次是肿瘤、炎症和外伤等。

1. 失语症 失语症是后天性脑损害导致的语言交流能力障碍,病变部位在优势半球大脑皮层的语言中枢。表现为患者在意识清楚、发音器官无病变的情况下,却听不懂自己和别人的讲话,或知道自己想说什么,但不能用语言表达。临床上失语分多种类型,最常见的有 Broca 失语和 Wernicke 失语。Broca 失语既往也称运动性失语,主要特点为口语表达障碍,患者理解相对较好,也能听懂别人的语言,但自己完全不能说话；Wernicke 失语也称感觉性失语，主要特点为患者听力正常，能表达，但听不懂自己和别人的语言，即口语理解障碍，经常答非所问，言语错乱，空话连篇，所说的话他人难以理解。

2. 失用症 失用症是指颅脑发生病变时，患者在无任何运动麻痹、共济失调、感觉障碍和肌张力障碍，也无意识和智能障碍等情况下，能理解检查者的命令，却不能准确地执行命令去完成自己所熟悉的动作，但在不经意情况下可自发地做这些动作，如洗脸、刷牙、穿衣、吞咽、拼图等。

3. 失认症 失认症是指在脑损害时，患者虽然无视觉、听觉、触觉及意识和智能等障碍，但不能通过某一感觉来辨认既往熟悉的客观事物，而通过其他感觉来辨认，如患者看到钢笔不能辨认，但可通过触摸来认识钢笔。临床上表现为视觉失认、听觉失认、触觉失认、体象障碍等。

（五）感觉障碍

感觉是外界各种刺激和信号作用于感受器后在人脑中的直接反映，是神经系统的基本功能。分为一般感觉、特殊感觉。前者包括浅感觉（如痛觉、温觉、触觉）和深感觉（如运动觉、位置觉、振动觉）；后者包括视觉、听觉、嗅觉、味觉。感觉通路的任何部位发生病变均可引起感觉障碍。临床上常见的感觉障碍有感觉减退或缺失、感觉异常、感觉过敏、感觉过度、感觉倒错和疼痛等。因病变部位不同其临床表现多种多样，可有末梢型、神经干型、神经根型、传导束型、交叉型、偏身型、单肢型等。

（六）瘫痪

瘫痪是指肌肉随意运动功能的减退或丧失，为神经系统的常见症状。是因运动神经元和（或）周围神经病变而导致的骨骼肌活动障碍。临床上按病变的部位将瘫痪分为下运动神经元性瘫痪，也称迟缓性瘫痪、周围性瘫痪、软瘫，和上运动神经元性瘫痪，也称痉挛性瘫痪、中枢性瘫痪、硬瘫。按瘫痪分布有单瘫、偏瘫、截瘫、交叉瘫、四肢瘫等。

（七）共济失调

共济失调是指因小脑、本体感觉和前庭功能障碍所引起的随意运动笨拙和不协调。按病变发生的部位分为小脑性、大脑性、感觉性和前庭性共济失调。

1. 小脑性共济失调 ①姿势和步态改变：小脑蚓部病变引起躯干性共济失调，上蚓部受损向前倾倒，下蚓部受损向后倾倒，小脑半球病变时行走向患侧偏斜。②随意运动障碍：可出现辨距不良和意向性震颤，上肢较重，动作愈接近目标时震颤愈明显，快复轮替运动异常，大写症，为小脑半球损害所致。③唇、舌、喉等发音肌共济失调：出现吟诗样或爆发性语言。④眼球运动肌共济失调：出现粗大眼震、眼球来回摆动。⑤肌张力减低：呈钟摆样腱反射，表现为当前臂抵抗外力收缩时，如突然撤去外力而出现回弹的现象。

2. 大脑性共济失调 症状轻，眼震少见。额叶性病变时，可见对侧肢体共济失调，常伴精神症状、强握反射、肌张力增高和病理征（＋）等。

3. 感觉性共济失调 脊髓后索损害引起震动觉、关节位置觉缺失，不能辨别肢体位置及运动方向，闭目难立征（Romberg 征）（＋）。

4. 前庭性共济失调 前庭病变以空间定向障碍和平衡障碍为主，患者站立不稳，行走时向病侧倾倒，改变头位症状加重，四肢共济运动多正常，常伴眩晕、呕吐和眼震等。

（八）不自主运动

不自主运动是指患者在意识清醒的状态下出现非意识支配的骨骼肌的不正常运动，其表现形式多种多样，一般为情绪激动时增强，睡眠后停止，病因较复杂。临床症状主要包括静止性震颤、舞蹈症、手足徐动症、偏身投掷运动、肌张力障碍、抽动秽语综合征。

第二节 神经系统疾病的诊断

（一）病史

1. 现病史 病史中最重要的部分，一个完整而准确的现病史可以为诊断提供充分的依据。神经系统疾病的发生、发展和临床表现都有较强的规律性,所以在采集病史时应重点注意以下几方面:①起病情况:对神经系统疾病的定性诊断有非常重要的作用,包括发病时间、地点、急缓、诱因以及患者发病时的处境等,如高血压脑出血一般在活动或情绪激动时发病,时间清楚,起病突然,脑梗死通常在安静状态下发病,癫痫可在任何场所发病,一氧化碳中毒有明显的环境因素,颅内感染一般有前驱感染史等。②疾病的发展变化情况:主要症状出现后是进行性加重,还是趋于稳定或逐渐缓解;如果多种症状同时出现,各症状之间有什么关系;患者发病后对抢救治疗的反应情况如何等,尤其是神经系统的常见症状要仔细询问。③要特别注意神经系统的阳性体征,是定位诊断的主要依据。

2. 既往史　神经系统的既往史要重点注意患者过去有无类似发作史,有无外伤、感染、中毒、预防接种等病史,有无心、肝、肾等重要脏器病史。

3. 个人史　主要了解患者的生长发育情况、母亲在孕期的健康状况、出生是否顺利、主要经历、生活习惯、工作环境、手足习惯(右利手或左利手)等,另外,对女性患者应注意询问月经史和生育史。

4. 家族史　要重点询问家族中有无遗传病史。

(二) 神经系统体格检查

神经系统体格检查是诊断疾病最基础的检查方法,也是临床医生的最基本技能,体检所获得的第一手资料,为疾病的诊断提供了可靠依据,是其他检查无法代替的。包括患者的意识、精神状态、脑膜刺激征,头颈部、躯干和四肢的检查,以及脑神经、感觉运动功能、神经反射、自主神经和语言功能的检查(详见诊断学的相关内容)。

(三) 辅助检查

1. 脑脊液检查　参考诊断学。

2. 神经影像学检查

(1) X线检查:①头颅平片:主要检查颅骨有无异常、颅内有无钙化等,尤其对颅脑外伤的诊断具有重要的价值。②脊柱平片:最常用、最基本的检查方法,可观察脊柱的形态、骨质结构、椎间孔的大小、椎间隙有无改变,以及有无骨质增生、骨折、韧带钙化等。常规取正、侧位拍片,必要时加拍斜位片,如颈椎的病变。③脊髓造影:主要了解脊髓有无受压、椎管有无狭窄等。④脊髓血管造影:主要用于脊髓血管畸形的诊断,但目前已被CT和MRI取代。

(2) 电子计算机体层扫描(computerized tomography,CT):可用于颅内各种疾病的诊断,尤其是脑肿瘤和出血性脑血管病,并通过CT强化提高诊断率。也可对某些疾病进行动态观察,如脑出血后了解血肿的吸收情况。

(3) CT血管造影(computed tomography angiography,CTA):静脉注射造影剂后再进行CT扫描,可清楚地显示血管的病变。

(4) 磁共振成像(MRI):MRI在T1、T2形成了不同信号强度的图像,对比明显、分辨率高,在神经系统疾病的诊断上显示了很大的优势,尤其适用于脑干和小脑疾病、脱髓鞘疾病、脑白质病变、脑肿瘤的诊断,鉴别陈旧性脑出血和脑梗死等。

(5) 数字减影血管造影(digital subtraction angiography,DSA):主要用于血管畸形和血管瘤的诊断。

3. 神经电生理检查

(1) 脑电图(electroencephalography,EEG):有助于了解脑功能有无异常,对癫痫的诊断有着重要的价值,也可用于脑炎、脑肿瘤、中毒代谢性脑病等疾病的诊断,并作为判断脑死亡的诊断指标。

(2) 肌电图(electromyography,EMG):记录肌肉在安静状态下、主动收缩时和周围神经受刺激后的电活动,用于周围神经病、肌肉病、神经-肌肉接头病变的诊断和鉴别诊断。

(3) 诱发电位:中枢神经系统受到人为的特定刺激后所产生的生物电活动,包括躯体感觉诱发电位(SEP)、视觉诱发电位(VEP)和脑干听觉诱发电位(BAEP),主要用于多发性硬化等疾病的诊断。

4. 经颅多普勒(transcranial doppler,TCD)　用于检测颅内外大血管的病变,如狭窄、闭塞、畸形、动脉瘤、痉挛以及血流中微栓子检测等。

5. 放射性同位素 包括单光子发射计算机断层显像(SPECT)、正电子发射断层扫描(PET)、局部脑血流测定等,用于检查脑血流和脑代谢等。

6. 脑组织、神经和肌肉活检 用于病因的确诊。

7. 基因诊断 主要用于确诊神经系统的遗传病。

(四) 诊断原则

神经系统疾病的诊断包括两方面,即定位诊断和定性诊断,前者确定病变的部位,后者确定病变的性质。

1. 定位诊断 根据神经解剖学知识、生理学和病理学的知识,结合患者的临床表现,对疾病发生部位做出的诊断。定位诊断原则及注意事项:①尽量用一个局限性的病灶解释所有的临床表现,如果不合理或无法解释,再考虑多灶性或弥散性病变的可能。②要重视患者的首发症状,这些症状常具有定位价值,可提示病变的主要部位,也能为病因诊断提供重要的线索。③确定神经系统病损的水平,即是中枢性还是周围性,是神经系统的病变还是其他系统病变的并发症。④明确病变的分布:局灶性,指中枢或周围神经系统某一部位的损害,如面神经麻痹、一侧丘脑出血等;多灶性,指损害发生在神经系统两个或两个以上的部位,如多发性脑梗死;播散性,指病变广泛,侵犯脑、周围神经或肌肉两侧对称性结构,如周期性瘫痪;系统性,指病变选择性损害某些功能系统或传导束,如运动神经元病。

2. 定性诊断 即病因诊断,神经系统疾病的病因复杂,但不同疾病都有各自不同的特点及规律。所以,在诊断时要高度重视疾病的演变过程,同时结合详细的神经系统检查和针对性的辅助检查手段,最后做出正确的结论。

(1) 感染性疾病:多数呈急性或亚急性起病,数日甚至数周内达高峰,少数呈暴发性起病,在数小时内达高峰。常伴有发热、畏寒、外周血白细胞增加等全身感染的症状和体征,神经系统的症状较为弥散,可有脑、脑膜和脊髓同时损害的表现,血和脑脊液检查可找到病原菌。

(2) 血管性疾病:临床以脑血管病最多见。特点:常起病急剧,发病后数分钟甚至数小时达高峰,常有头痛、头晕、呕吐、意识障碍、肢体偏瘫、失语等,患者多有高血压、糖尿病、高血脂、动脉硬化等病史。但有动脉瘤和血管畸形的患者在发病前可无任何病史和症状。

(3) 颅脑外伤:患者有外伤史,神经系统的症状和体征与外伤有关,X线、CT检查提示外伤的证据如骨折、硬膜下血肿等。部分病例在外伤当时可无异常,经过数日后才出现神经系统的表现,如外伤后引起的继发性癫痫、慢性硬膜下血肿等,应引起注意。

(4) 肿瘤:多数慢性起病,逐渐加重,出现头痛、呕吐、视乳头水肿等颅内高压的症状,头痛以晨起后明显,午后缓解,同时伴有神经系统局灶性症状和体征。

(5) 营养和代谢障碍性疾病:常有引起营养和代谢障碍的原因,如偏食、酗酒、胃肠道手术、慢性腹泻等,或有糖代谢紊乱等。

(6) 中毒性疾病:患者常有毒物接触史和长期服药史,神经系统的表现以中毒性脑病为主,可急性或慢性起病。

(7) 脱髓鞘疾病:常呈急性或亚急性起病,部分病例慢性起病,病灶弥散,临床表现常不典型,病程中表现为缓解与复发交替出现,进行性加重。

(8) 遗传病:有家族史,多在儿童及青春期起病,少数成年后发病,缓慢进展,逐渐加重。基因检查有助于诊断。

(9) 神经变性病:神经系统较为常见的疾病,起病缓慢,进展也缓慢,主要累及某一系统。

(10) 其他:如产伤、发育异常、其他系统疾病伴发神经系统损害等。

第三节 神经系统疾病的防治

(一) 神经系统疾病的治疗

1. 治疗原则 根据神经系统疾病对治疗的反应,可将其归纳为以下几种情况:①能治愈或基本治愈,如面神经炎、脑炎等;②能控制或缓解,如重症肌无力、帕金森病等;③无有效治疗方法,如运动神经元病、肿瘤、遗传病等。对能治愈的疾病,在治疗上要达到最满意的疗效,对不能治愈的疾病,要早发现、早诊断、早治疗,在最大程度上改善预后。因此,在治疗过程中,应将各种基础治疗、心理治疗和康复治疗等结合起来,及时合理地应用各种方法,进行综合治疗,使患者得到最大程度的康复,同时要注意个体化治疗。

2. 治疗方法

(1) 基础治疗:常用的药物有维生素、抗生素、激素和液体。

(2) 高压氧治疗:指在超过 1 个绝对大气压的环境下给氧治疗,以提高血氧含量,增加血氧弥散和组织的血氧含量,迅速改善或纠正组织缺氧,防止和减轻缺氧性损害的发生和发展,以达到治疗和抢救的目的,适用于急性或慢性缺氧性疾病的治疗。

(3) 血液疗法:包括血浆交换疗法、血液稀释疗法、紫外线照射充氧自血回输疗法、免疫球蛋白静脉注射等,适用于与自身免疫反应有关的疾病以及缺血性脑血管病的治疗。

(4) 物理治疗:应用电、磁、光、声、热等物理因子防治疾病的一种方法,是综合治疗的重要组成部分。

(5) 康复治疗:康复是指应用一切有关的措施,以减轻致残因素或条件造成的影响,并使残疾者能重新回到社会。随着社会的发展和医学的进步,医生和患者已经不能满足临床治愈的标准。治疗的最终目的是使患者的功能障碍得到全面康复,从而重返社会,提高生活质量。所以,康复治疗在神经系统疾病的治疗中起着非常重要的作用,并越来越受到人们重视。康复治疗应在疾病的早期开始,并贯穿于全部的治疗过程。

(二) 神经系统疾病的预防

因为神经细胞死亡后不能再生,所以神经系统的疾病重在预防。首先,要预防脑血管病的发生,脑血管病是神经系统的常见病和多发病,目前已经成为引起疾病死亡的重要原因之一,所以,要对有脑卒中危险因素的人群,进行宣传教育,提倡戒烟、限酒、控制高血压、低盐饮食、调整血糖和血脂、治疗心律失常、保持情绪稳定等,培养良好的生活方式,以减少脑血管病的患病率和发病率。其次,要重视如外伤、中毒、营养缺乏、传染病等引起神经系统疾病的环境因素的预防;对于有神经系统遗传病的患者,进行监控,以降低遗传病的发病率;对孕妇要预防孕期感染和胎儿宫内缺氧,避免新生儿窒息和产伤、婴幼儿惊厥的发生。另外,对已经发生的疾病,要在最大程度上减轻残疾影响,并注意预防复发。

(李秀霞)

第七十五章 周围神经病

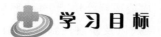

1. 掌握：常见周围神经病的临床表现、诊断、鉴别诊断和治疗。
2. 熟悉：常见周围神经病的病因。
3. 了解：常见周围神经病的发病机制。
4. 应用：能够对常见周围神经病的患者进行诊断和治疗，并对患者进行健康指导。

导学案例

患者，男，61岁。右面部发作性剧痛2年，疼痛自上唇开始，延至外眦下方，每次持续数秒钟，讲话、进食和洗脸可诱发，无神经系统体征。

请问：1. 患者最可能的诊断是什么？
2. 诊断依据有哪些？
3. 为进一步明确诊断需完善哪些检查？
4. 治疗措施有哪些？

周围神经由脊神经和脑神经组成，是中枢神经系统的特殊延伸，包括感觉传入纤维、运动传出纤维和自主神经，但不包括嗅神经和视神经。其主要功能是在中枢神经系统的支配和协调下，完成人体的一系列生理活动。周围神经病是指由多种原因引起的脊神经和脑神经病变。

第一节 三叉神经痛

三叉神经痛（trigeminal neuralgia）是指三叉神经分布区内反复发作的阵发性疼痛，是常见的脑神经疾病。好发于中老年人，发病率随年龄而增长，40岁以上患者占70%～80%，女性多于男性，女：男＝3：2，右侧多于左侧。

【病因与发病机制】

原发性三叉神经痛的病因目前尚未明了，可能与多种原因引起的三叉神经受压，导致神经脱髓鞘改变，从而产生异常冲动，引起三叉神经分布区域阵发性剧烈疼痛。

【临床表现】

1. 疼痛特点　三叉神经痛的发作常无预兆，突然发生、持续时间短、易反复发作。初期起病时发作次数较少，间歇期亦长，为数分钟甚至数小时，随病情发展，发作逐渐频繁，间歇期逐渐缩短，疼痛亦逐渐加重而剧烈，甚至持续性发作，很少自愈。

2. 疼痛的性质　在头面部三叉神经分布区域内出现电击样、刀割样、烧灼样、撕裂样、顽固性、难以忍受的剧烈性疼痛，严重病例可因疼痛出现面肌反复性抽搐，口角牵向患侧即痛性抽搐。每次疼痛发作时间由仅持续数秒、数分钟到骤然停止。疼痛呈周期性发作,间歇期完全正常。

3. 疼痛范围 三叉神经痛常局限于三叉神经1或2支分布区,以上颌支、下颌支最为常见,右侧多于左侧,疼痛由面部、口腔或下颌的某一点开始扩散到三叉神经某一支或多支。其疼痛范围绝对不超越面部中线,亦不超过三叉神经分布区域。偶尔有双侧三叉神经痛者。

4. 扳机点 扳机点亦称"触发点",常位于口角、上唇、鼻翼、颊部或舌部等处。轻触或刺激扳机点可激发疼痛发作,如患者说话、吃饭、洗脸、剃须、刷牙以及风吹等均可诱发疼痛发作,以致患者常常精神萎靡不振,行动谨小慎微,甚至不敢洗脸、刷牙、进食等。

5. 体征 神经系统检查无异常体征,患者主要表现为表情恐惧、紧张、焦虑等。

【诊断与鉴别诊断】

(一)诊断

三叉神经痛的诊断主要依据临床症状,包括疼痛的部位、性质、扳机点以及神经系统检查无阳性体征等。通过必要的检查如X线、颅脑CT、MRI等与其他疾病鉴别。

(二)鉴别诊断

1. 继发性三叉神经痛 疼痛常呈持续性,伴患侧面部感觉减退、角膜反射迟钝等,常合并其他脑神经损害,多见于40岁以下中、青年人,通常没有扳机点,诱发因素不明显,见于多发性硬化、延髓空洞症、颅底肿瘤等。

2. 牙痛 牙病引起的疼痛为持续性疼痛,多局限于牙龈部,局部有龋齿或其他病变,可因进食冷、热食物加剧,X线及牙科检查可以确诊。

3. 舌咽神经痛 见于年轻妇女,疼痛局限于软腭、扁桃体、咽、舌根及外耳道等处,呈阵发性,吞咽、讲话、呵欠、咳嗽可诱发,局部用1%可卡因等喷涂疼痛可消失。

【治疗】

1. 药物治疗

(1)卡马西平:首选治疗药物,有效率达70%~80%。首次剂量为100 mg,2次/天,每天增加100 mg,直至疼痛控制为止,最大剂量不超过1000 mg/天。以有效剂量维持治疗2~3周,逐渐减量至最小有效剂量,再服用数月。不良反应有嗜睡、眩晕、口干、消化道不适等。如果出现皮疹、共济失调、再生障碍性贫血、昏迷、肝功能受损、心绞痛、精神症状需立即停药。孕妇禁用。

(2)奥卡西平:虽然卡马西平疗效优于奥卡西平,但是卡马西平安全性较差,许多患者因其副作用而终止治疗。因此,目前临床上仍首选奥卡西平作为三叉神经痛的首选治疗药物。用法:300 mg,2次/天,增量至疼痛缓解后逐渐减量,有效维持量在600~1200 mg/天,最大剂量1800 mg/天,疗程4~12周。奥卡西平主要影响中枢神经系统,最常见的不良反应有嗜睡、眩晕、烦躁不安,但发生率只有卡马西平的1/3,严重的不良事件非常罕见。奥卡西平的唯一禁忌证是过敏反应。

(3)苯妥英钠:初始剂量100 mg,3次/天。如无效可加大剂量,最大剂量不超过400 mg/天。如产生头晕、步态不稳、眼球震颤等中毒症状应减量至中毒症状消失为止。如仍有效,即以此为维持剂量,疼痛消失后逐渐减量。但疗效不及卡马西平。

(4)加巴喷丁:第一日300 mg,一天一次口服,每2~3天逐渐增加300 mg,最大剂量1800 mg/天。

(5)普瑞巴林:初始剂量75 mg,2次/天,或50 mg,3次/天,之后根据疗效及患者的耐受性在1周内逐渐增加至150 mg,2次/天。常见不良反应有头晕、嗜睡、共济失调,而且与剂量有关。停药时需逐渐减量。

(6)其他:①大剂量维生素B_{12}肌内注射对治疗三叉神经痛有效,通常采用维生素B_{12} 1000~2000 μg,肌内注射,每周2~3次,4~8周为1个疗程。肌内注射大剂量维生素B_{12}多无副作用,偶见一过性头晕、全身瘙痒、复视。②针灸治疗:常用穴位有合谷、风池、四白、地仓、手三里等。

2. 外科治疗

(1)封闭治疗:对于服药无效或有明显副作用、拒绝手术或不能手术者,可采用无水酒精或甘油封闭三叉神经分支或及半月神经节,破坏感觉神经细胞,使之变性,达到止痛效果。不良反应为局部面部感觉缺失。

（2）经皮半月神经节射频电凝治疗：其为一种安全有效的治疗方法，疗效达 90% 以上，副作用小。其方法是在 X 线或 CT 引导下将射频针电极插入半月神经节内，通电后逐渐加热至 65～75 ℃，维持 1 min，对靶点进行毁损，选择性破坏三叉神经内的痛觉纤维，保留触觉纤维。此法适用于年老体衰、不能耐受手术的患者。复发率为 21%～28%，重复应用有效。

（3）三叉神经显微血管减压术：目前广泛应用的最安全有效的手术方法。此方法是通过显微技术将位于颅神经根部走行异常、并对其造成压迫的血管推移开，解除血管的压迫，在止痛的同时不产生感觉及运动障碍。

（4）其他：三叉神经感觉根部分切除术、伽马刀治疗等。

第二节　特发性面神经麻痹

特发性面神经麻痹又称面神经炎或贝尔麻痹（Bell palsy），是茎乳孔内面神经的非特异性炎症，主要表现为周围性面瘫。

【病因与发病机制】

到目前为止，引起面神经炎的病因尚不十分清楚。多因局部受风着凉或病毒感染导致局部神经的营养血管痉挛、肿胀、受压，造成面神经缺血而引起周围性面瘫。早期的病理变化为面神经水肿、脱髓鞘，严重者出现轴突的不同程度变性。

【临床表现】

（1）任何年龄均可发病，以 20～40 岁最为常见，男性多于女性，通常呈急性起病，症状于数小时或 1～3 天内达高峰。

（2）多为一侧受累，常于着凉后发生，在晨间洗漱时无意中发现，有的病例可有下颌角、耳内或耳后疼痛。

（3）周围性面神经麻痹　表现为面部肌肉运动障碍，患侧眼裂增大，眼睑不能闭合或闭合无力，额纹减少或消失，不能皱眉，面肌松弛，口角低垂，歪向健侧，说话"漏气"，患侧流涎，常有食物停留于该侧口颊。

（4）检查　闭目时患侧眼球向上外方转动，露出白色巩膜，称贝尔现象。鼓腮漏气，不能吹口哨，露齿时口角歪向健侧，患侧鼻唇沟变浅。部分病例舌前 2/3 味觉减退，泪腺分泌减少。

（5）有少数患者可有外耳道、耳廓外侧及耳后疱疹，称亨特面瘫，其恢复较一般面瘫差。

【诊断与鉴别诊断】

根据本病典型的临床表现，诊断一般不难。但要注意：首先鉴别是周围性面瘫还是中枢性面瘫（表 75-1）；其次是与引起周围性面瘫的其他疾病进行鉴别。

表 75-1　周围性面瘫和中枢性面瘫的鉴别

临床特点	周围性面瘫	中枢性面瘫
病变部位	面神经核或面神经	面神经核以上的锥体束或皮质运动区
额纹改变	消失	正常
眼裂	增宽	正常
闭目	患侧不能闭合	正常
鼻唇沟	变浅	变浅

(1) 急性炎症性脱髓鞘性多发性神经病(吉兰-巴雷综合征) 本病也可引起周围性面瘫,但常为双侧,同时还有四肢对称性软瘫和感觉障碍,脑脊液有典型的蛋白-细胞分离现象。

(2) 颅脑病变 如颅后窝的肿瘤、脑膜炎等引起的周围性面瘫,多数起病缓慢,有原发病的表现及其他颅神经的病变。

(3) 脑血管病 急性脑血管病尤其是脑干病变引起的周围性面瘫,常伴有肢体的瘫痪,呈典型的交叉瘫,应加以鉴别。

(4) 中耳炎、乳突炎、迷路炎等引起的周围性面瘫都有原发病的症状和体征。

【治疗】

治疗原则为及时改善面部血液循环、消除局部的炎症和水肿,避免面神经的进一步损伤,尽快促进其功能恢复,同时要注意保护患侧角膜,避免感染。

1. 药物治疗 ①激素治疗:急性期无胃溃疡、高血压、糖尿病等禁忌证者可用泼尼松 30 mg/d,5～10 天后逐渐减量,共用 2～3 周,可促进炎症和水肿消退。②促进神经营养代谢和改善微循环的药物:维生素 B_1、维生素 B_{12}、加兰他敏等肌内注射,ATP、地巴唑、烟酸等口服。③疱疹感染引起者可用抗病毒药物如无环鸟苷,5 mg/kg,3 次/天,连服 7～10 天。④对症治疗:保护角膜可应用眼罩、眼药水、眼药膏等。

2. 中医治疗 ①理疗:尽快早期进行,急性期在茎乳孔耳后区采用超短波透热疗法、红外线照射或局部热敷等,均有助于改善局部血液循环,消除面神经水肿。恢复期可用碘离子导入治疗。②针灸:一般在发病 7～10 天后进行,可进行电针治疗,但不适用于已有面肌痉挛的患者。

3. 康复疗法 面肌自我功能训练,应尽早开始。可对着镜子做皱眉、闭眼、露齿、鼓腮等动作,每日数次,每次数分钟,或局部按摩,每次 5～10 min,每日数次。

4. 手术治疗 对于病后 2 年面神经功能仍不能恢复者,可考虑手术治疗,重者进行整容手术。

【预防】

应注意避免局部受风、着凉和感染。

知识链接
75-2

第三节 坐骨神经痛

坐骨神经由腰 4～骶 3 神经根组成,是全身最长最粗的神经,经梨状肌下孔出骨盆后分布于整个下肢。坐骨神经痛是指沿坐骨神经通路及其分布区内的疼痛综合征。以青壮年男性多见,单侧居多。疼痛位于臀部、大腿后侧、小腿后外侧和足外侧。

【病因与发病机制】

坐骨神经痛按病因不同分为原发性和继发性两种。

原发性坐骨神经痛又称为坐骨神经炎,临床上少见,病因不明。可能与受凉、感冒以及牙齿、鼻窦、扁桃体感染有关,导致间质性神经炎。

继发性坐骨神经痛临床多见,是坐骨神经通路受周围组织或病变的压迫、刺激所致,少数继发于全身疾病如糖尿病、结缔组织病等。根据受损部位可分为根性和干性坐骨神经痛。前者较多见,最常见的病因是腰椎间盘突出症,其他的原因有椎管狭窄、椎管内肿瘤、血管畸形、脊柱结核、腰椎脊柱炎症、腰椎骨关节病等。干性坐骨神经痛常由骶髂关节病、髋关节炎、腰大肌脓肿、盆腔肿瘤、子宫附件炎、妊娠子宫压迫、臀肌注射部位不当所致。

【临床表现】

1. 症状

(1) 疼痛部位 主要沿坐骨神经分布区由腰部、臀部向股后、小腿后外侧和足外侧出现放射痛。

(2) 疼痛性质 持续性钝痛,阵发性加剧,也可为电击样、刀割样或烧灼样疼痛。

(3) 疼痛影响因素 行走或牵拉坐骨神经时疼痛加剧,根性疼痛在咳嗽、喷嚏、用力时加剧。

2. 体征

（1）姿势改变　疼痛剧烈的患者可出现直立位时脊柱向患侧侧突，坐下时健侧臀部先着力，健侧卧位时患肢屈曲，行走时屈膝、脚尖着地等。

（2）患侧肌力减退、跟腱反射减退或消失，膝反射可因刺激而增高。

（3）患侧小腿外侧和足背出现感觉减退或消失。

（4）腰4、腰5棘突旁、骶髂关节旁、腓肠肌处有压痛点。

（5）直腿抬高试验（Lasegue征）阳性，此征的存在常与疼痛的严重程度相平行。

【诊断与鉴别诊断】

（一）诊断

①根据患者的病史，结合临床症状和体征。②影像学检查，包括腰骶椎、骶髂关节X线片，脊柱CT、MRI、椎管造影及盆腔B超、肌电图、神经传导速度等。

（二）鉴别诊断

1. 急性腰肌扭伤　患者有外伤史，腰部局部疼痛明显，无下肢的放射痛及坐骨神经痛的体征。

2. 慢性腰肌劳损　为慢性间歇性或持续性腰肌周围酸痛，劳累时加重，休息后好转。

3. 臀部纤维组织炎、髋关节炎　表现为局部疼痛和压痛，疼痛不扩散，无感觉障碍、肌力减退、踝反射减退等神经系统体征。

【治疗】

1. 病因治疗　如腰椎间盘突出症患者在急性期应睡硬板床，休息1~2周；炎症者进行抗感染治疗；肿瘤压迫引起者可切除肿瘤等。

2. 药物治疗　①疼痛明显者可应用非甾体抗炎药如布洛芬、吲哚美辛、萘普生等或卡马西平；②神经营养剂如维生素B_1 100 mg，肌内注射，1次/天，维生素B_{12} 250 μg，肌内注射，1~2次/天。

3. 封闭疗法　可用1‰~2‰普鲁卡因或加泼尼松龙各1 mL椎旁封闭。

4. 物理疗法　急性期可选用超短波、红外线照射，疼痛缓解后可用感应电，直流电离子透入及热疗；也可用按摩、针灸疗法。

第四节　多发性神经病

多发性神经病（polyneuropathy）也称末梢性神经病，是肢体远端多发性神经损害。临床表现为四肢远端对称性末梢型感觉障碍、下运动神经元性瘫痪和自主神经功能障碍。

多发性神经病是急性感染性多发性神经病，是由多种原因引起的、损害多数周围神经末梢从而引起肢体远端对称性的神经功能障碍性疾病。好发于夏秋两季，发病人群以儿童和青壮年较多见。本病以四肢麻木、软瘫为主要特征。本病发生于任何年龄，表现可因病因而异，呈急性、亚急性和慢性经过，多数病程为数周甚至数月，由肢体远端向近端进展，由近端向远端缓解。可见复发病例。

【病因与发病机制】

多发性神经病的发生与很多因素有关，如药物、化学品、酒精中毒、代谢障碍、重金属中毒、感染等。这些因素导致周围神经轴索变性、节段性脱髓鞘及神经元变性，从而引起肢体远端神经出现功能障碍。

【临床表现】

周围神经的损伤通常是完全性的，一般均有肢体远端的感觉、运动和自主神经功能障碍，通常同时出现，呈对称性，由远端向近端扩展。

1. 感觉障碍　受累肢体远端早期可出现感觉异常，如针刺、蚁走、烧灼感、触痛和感觉过度等刺激症状。随着病程进展，逐渐出现肢体远端对称性深浅感觉减退或缺失，呈手套-袜套样分布。

2. 运动障碍　肢体远端呈下运动神经元性瘫痪，表现为对称性无力，轻重不等，肌张力低下，腱反射减弱或消失，可伴肌萎缩、肌束颤动。肌萎缩在上肢以骨间肌、蚓状肌、大小鱼际肌明显，下肢以胫前肌、腓骨肌明显。可出现垂腕、垂足。晚期肌肉挛缩明显而出现畸形。

3. 自主神经功能障碍 表现为肢体末端皮肤对称性菲薄、干燥、脱屑、苍白、发紫、变冷、汗多或无汗,指(趾)甲粗糙、松脆,竖毛障碍,高血压及直立性低血压。

【诊断】

1. 临床表现 肢体远端呈手套-袜套样分布的对称性感觉障碍、弛缓性瘫痪、自主神经功能障碍。

2. 辅助检查 肌电图为神经源性损害,神经传导速度有不同程度的减低,神经活检可见周围神经节段性髓鞘脱失或轴突变性。

【治疗】

1. 病因治疗 如糖尿病引起的周围神经病变主要是控制血糖,延缓病情进展;营养及代谢障碍引起者应积极治疗原发病;中毒引起者要立即脱离中毒现场,及时应用有效的解毒剂,促进毒物排泄;酒精中毒者需戒酒。

2. B族维生素及其他神经营养药 常用的有维生素B_1、维生素B_2、维生素B_6、维生素B_{12}、维生素C等,应早期足量地应用。其他神经营养药可选用三磷酸腺苷、辅酶A等药物。疼痛剧烈者可选用卡马西平、苯妥英钠。

3. 其他治疗 急性期应卧床休息,加强营养,重症及瘫痪患者要勤翻身,对瘫痪肢体进行按摩,保持肢体功能位。恢复期可进行针灸、理疗、按摩及康复训练等,以促进肢体功能恢复。

第五节 急性炎症性脱髓鞘性多发性神经病

急性炎症性脱髓鞘性多发性神经病又称吉兰-巴雷综合征(GBS),是一种急性起病,以周围神经(包括脑神经)和神经根损害为主、伴有脑脊液中蛋白-细胞分离为特征的神经系统自身免疫病。本病可发生于任何年龄,但以青壮年男性多见。

【病因与发病机制】

本病的病因与发病机制目前尚未完全阐明,多数认为与病毒感染和疫苗接种有关,是感染引起的一种由免疫介导的迟发型超敏反应。最常见的感染因素为空肠弯曲菌和各种病毒。

【病理】

病变主要累及运动和感觉神经根、周围神经和脑神经。病变的神经纤维出现水肿、变性和节段性脱髓鞘,伴有小血管和神经内膜周围淋巴细胞、单核细胞和巨噬细胞浸润,严重者出现轴索变性、碎裂。

【临床表现】

1. 前驱症状 约半数以上患者在发病前数日或数周内有呼吸道或消化道感染的症状,如咽痛、鼻塞、发热或呕吐、腹泻等,部分患者有带状疱疹、水痘、腮腺炎和病毒性肝炎等病史。

2. 起病形式 急性或亚急性起病,多数病例首先出现四肢或双下肢对称性无力,个别患者以感觉障碍为首发表现或伴有肌无力,症状进行性加重,1~2周内达高峰,少部分病例在发病3~4周后仍有进展。

3. 症状和体征

(1)运动障碍 四肢和躯干肌瘫痪是本病最主要的临床症状。瘫痪一般先从下肢开始,逐渐向上波及双上肢、颅神经和躯干肌,可从一侧到另一侧。通常在1~2周内病情发展至高峰,表现为四肢对称性瘫痪,一般上肢重于下肢,近端重于远端,肌张力降低,腱反射减弱或消失,病理征阴性。如累及呼吸肌可引起呼吸肌麻痹而危及生命。

(2)感觉障碍 一般较轻,多从四肢末端开始,出现麻木感、针刺感、蚁走感、烧灼感等,也可有袜套样或手套样感觉减退、消失或过敏以及自发性疼痛,可伴肌肉酸痛、腓肠肌压痛等。偶见节段性或传导束性感觉障碍以及振动觉和位置觉障碍。少数病例可无感觉障碍。

(3)脑神经障碍 50%以上的病例伴有脑神经障碍,多为双侧,以面神经受累最多见,表现为双侧周围性面瘫,其次为延髓麻痹,患者出现吞咽困难、饮水呛咳、声音嘶哑等。有些病例以脑神经障碍为首发症状,应引起注意。

(4) 自主神经功能障碍　常表现为皮肤潮红、多汗、手足肿胀、肢端皮肤干燥,少数病例在发病初期即有短期尿潴留和便秘,严重者出现血压不稳(可高可低)、心动过速和心电图异常等。

4. 病程及预后　本病预后良好,具有自限性。多数病例在发病后1~2周最严重,病程第4周时开始恢复,恢复过程中病情可有波动,但无复发-缓解的交替现象。大部分GBS患者可完全恢复正常,少数遗留不同程度的后遗症。并发呼吸肌麻痹时死亡率增加。

【并发症】

1. 呼吸肌麻痹　本病最危险的并发症,也是引起死亡的最主要原因。

2. 肺部感染　本病最常见的并发症,主要是由于呼吸肌麻痹造成咳嗽无力,呼吸道分泌物排泄不畅,致使细菌在呼吸道内繁殖而引起感染。机械通气可诱发或加重感染。

3. 心律失常　本病最致命的并发症,患者可因此而发生猝死。

【辅助检查】

1. 脑脊液检查　脑脊液中蛋白-细胞分离现象是本病最特征性的改变,即蛋白含量增高而细胞数正常或基本正常。一般在发病1周后蛋白质开始升高,至第3周增高最明显,其程度与病情无平行关系,可持续数日乃至1~2年。

2. 神经电生理检查　此为脱髓鞘病变的重要检查方法。80%的GBS病例有神经传导速度的减慢或阻滞,可在发病后数周出现异常,但并不是所有神经都受影响。

3. 血常规　急性期外周血中白细胞和中性粒细胞可增高。

4. 心电图　部分病例可出现心电图异常,如心律失常。

【诊断与鉴别诊断】

(一) 诊断

①在发病前多数病例有呼吸道或消化道感染史,急性或亚急性起病。②迅速出现的四肢对称性弛缓性瘫痪,进行性加重,重者出现呼吸肌麻痹。③末梢型感觉障碍,但不如运动障碍重。④脑神经损害:如面瘫、吞咽困难等。⑤自主神经改变。⑥辅助检查:脑脊液中蛋白-细胞分离、神经电生理改变。

(二) 鉴别诊断

1. 低钾性周期性麻痹　本病可有家族史,肌无力易反复发作,无感觉障碍,发作时血清降低,心电图出现U波、T波低平等,脑脊液正常,补钾治疗后迅速恢复。

2. 脊髓灰质炎　本病常出现一侧下肢瘫痪,无感觉障碍及脑神经受累,无锥体束征。在病后3周脑脊液可有蛋白-细胞分离现象,应注意鉴别。

3. 全身型重症肌无力　本病可出现四肢弛缓性瘫痪,但起病缓慢,病情波动,晨轻暮重,无感觉障碍,脑脊液正常,疲劳试验、新斯的明试验阳性。

【治疗】

主要治疗措施包括辅助呼吸、支持和对症治疗、预防并发症以及病因治疗。

(一) 急性期治疗

(1) 呼吸肌麻痹:呼吸肌麻痹是本病最致命的危险因素,所以保持呼吸道通畅,维持呼吸功能,防止呼吸道感染是治疗的关键,应及早给予人工辅助呼吸。当缺氧症状明显,肺活量降至20 mL/kg,血气分析PaO_2低于70 mmHg时,应及时给予气管插管,必要时行气管切开,清除呼吸道分泌物,防止肺部感染。同时要加强护理,给患者定时翻身拍背,促进呼吸道分泌物的排出,预防压疮的发生。

(2) 大剂量丙种球蛋白治疗:丙种球蛋白0.4 g/(kg·d)加入生理盐水500 mL中静脉滴注,连用5天。此种方法目前已被列为GBS的一线治疗方法,临床应用已证实丙种球蛋白能明显缩短病程、改善预后,要及早应用。对免疫球蛋白过敏者禁用。

(3) 血浆置换:可去除血浆中的致病因子,疗效较好,可作为GBS的一线治疗方法。但该方法操作复杂,费用昂贵,不易推广应用。主要禁忌证有严重感染、心律失常、心功能不全及凝血机制障碍等。

(4) 糖皮质激素:既往糖皮质激素曾广泛应用于 GBS 的治疗,但近几年临床应用已经证实,糖皮质激素对 GBS 患者的疗效并不理想,且副作用较大,多数学者不主张应用。但对于重症患者可酌情使用,一般用地塞米松 10~15 mg 或氢化可的松 200~300 mg 静脉滴注,1 次/天,7~10 天为 1 个疗程,或用甲基强的松龙 500 mg 静脉滴注,1 次/天,连用 5 天。

(5) 脱水及改善微循环:用 20% 甘露醇 250 mL 静脉滴注,2 次/天,7~10 天为 1 个疗程,以减轻受损神经组织的水肿、改善其血液循环和缺氧状态。同时可配合应用改善微循环的药物。

(6) 神经营养剂:应用大剂量 B 族维生素、维生素 C 以及三磷酸腺苷、胞二磷胆碱、辅酶 Q_{10} 等改善神经营养和代谢的药物,可与其他治疗方法联合应用。

(7) 对症治疗:①选用有效的抗生素控制感染;②出现吞咽困难,进食呛咳时,不可强行进食,应及早给予鼻饲,并在进食时和进食后 30 min 取坐位;③有心律失常者应用抗心律失常药物,如心动过速者给予 β 受体阻滞剂;④治疗尿潴留和便秘;⑤稳定患者情绪,及时对其进行鼓励和心理疏导,以配合治疗。

(8) 如果病情允许应早期进行主动或被动的康复治疗,以促进瘫痪肢体的早日恢复。

(二) 恢复期治疗

及早加强体育锻炼,针灸、按摩、理疗等。

【预防】

主要是避免感染,在急性期预防呼吸衰竭、心律失常、肺部感染等。

小　结

周围神经病的特点如下。①三叉神经痛:疼痛发作有扳机点,呈间歇性痛性抽搐,突发突止,常局限于三叉神经 1 或 2 支分布区,药物治疗首选卡马西平。②特发性面神经麻痹:病因尚不十分清楚,多因局部受风着凉或病毒感染导致,青年男性多见,临床表现为患侧额纹消失、鼻唇沟变浅、不能闭眼、不能鼓腮,主要治疗药物是糖皮质激素和抗病毒药物单独或联合使用。③坐骨神经痛:主要沿坐骨神经分布区由腰部、臀部向股后、小腿后外侧和足外侧出现放射痛,行走或牵拉坐骨神经时疼痛加剧,直腿抬高试验(Lasegue 征)阳性,非甾体抗炎药可缓解疼痛。④多发性神经病:表现为肢体远端呈手套-袜套样分布的对称性感觉障碍、弛缓性瘫痪、自主神经功能障碍,肌电图检查有助于诊断,主要是控制病因,并给予神经营养剂。⑤急性炎症性脱髓鞘性多发性神经病:发病前多数病例有呼吸道或消化道感染史,四肢下运动神经元性瘫痪,脑脊液蛋白-细胞分离,大小便正常。血浆置换和免疫球蛋白治疗有效。

(李秀霞)

第七十六章 脊髓疾病

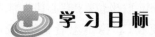

1. 掌握:急性脊髓炎、脊髓压迫症的临床表现、诊断、鉴别诊断和治疗。
2. 熟悉:急性脊髓炎、脊髓压迫症的病因。
3. 了解:急性脊髓炎、脊髓压迫症的发病机制。
4. 应用:能够对急性脊髓炎、脊髓压迫症患者进行诊断和治疗,并对患者进行健康指导。

导学案例

患者,男,18岁。于1周前受凉后出现发热及全身不适,自服感冒药物后症状稍好转,两天前出现双下肢麻木无力,今晨症状加重而就诊。查体:体温37.6℃,脉搏80次/分,呼吸20次/分,血压120/80 mmHg。由轮椅推入诊室,神志清楚,查体合作,语言流利,双侧瞳孔等大等圆,直径3.0 mm,对光反射灵敏,压眶反射存在,双下肢肌力2级,肌张力减弱,腱反射消失,病理征阴性,胸部乳头以下痛温觉减退,有尿潴留。

请问:1. 患者最可能的诊断是什么?
2. 诊断依据有哪些?
3. 为进一步明确诊断需完善哪些检查?
4. 治疗措施有哪些?

第一节 急性脊髓炎

急性脊髓炎(acute myelitis)是指各种感染后诱发自身免疫反应所致的急性横贯性脊髓炎性改变,又称急性横贯性脊髓炎,是临床上最常见的一种脊髓炎。病变可累及脊髓的任何节段,但以胸髓($T_{3\sim5}$)受累最常见。临床主要特征是病损平面以下肢体瘫痪、传导束性感觉障碍和尿便障碍。

【病因与发病机制】

病因不明,多数患者在出现症状前1~4周有发热、上呼吸道感染、腹泻等病毒感染症状,但其脑脊液未检出病毒抗体,脊髓和脑脊液中未分离出病毒,因此推测该病可能与病毒感染后诱发的自身免疫反应有关,并非直接感染所致,为非感染性炎症性脊髓炎。

【病理】

胸髓($T_{3\sim5}$)最常受累,此部位血液供应薄弱,其次是颈髓和腰髓,可累及灰质、白质和脊神经根。肉眼和镜下病变部位呈炎性改变,有炎症细胞浸润、胶质细胞增生、神经髓鞘脱失或变性,甚至坏死;晚期可出现脊髓萎缩。

【临床表现】

急性脊髓炎发病年龄以青壮年多见,男女发病率无明显差异。全年散在发病,但以冬春及秋冬相交时较多见。常见的前驱症状是患者发病前1~2周有上呼吸道或消化道感染症状,或有预防接种史。外伤、过劳及受凉可以诱发。本病呈急性起病,起病时常有低热、背痛、腹痛、肢痛等。首发症状为双下肢麻木无力和病变节段束带感;也可无其他任何症状而直接发生瘫痪。大多在数小时或数日内出现受累平面以下运动障碍、感觉缺失及膀胱、直肠括约肌功能障碍。

1. 运动障碍　急性起病,进展迅速,早期出现脊髓休克的表现,即肢体瘫痪、肌张力降低、腱反射消失、病理反射阴性、尿潴留。一般持续2~4周进入恢复期,肌张力、腱反射逐渐增高,出现病理反射,肢体肌力由下肢远端向近端逐渐恢复。脊髓休克期的长短取决于脊髓损害的严重程度及有无并发症,休克期越长,预后越差。少数严重病例,常导致屈肌张力增高,此时轻微刺激即可引起双下肢屈曲痉挛,伴有出汗、竖毛、血压升高、大小便自动排出等症状,称为总体反射。

2. 感觉障碍　病损节段以下所有感觉缺失,在感觉消失水平上缘可有感觉过敏区或束带感,轻症患者感觉平面可不明显。随着病情恢复,感觉平面逐渐下降,但较运动功能的恢复慢且差。

3. 自主神经功能障碍　早期表现为二便潴留,在脊髓休克期膀胱容量可达1000 mL,呈无张力性神经源性膀胱,出现充溢性尿失禁。之后随着脊髓功能的恢复,由于膀胱容量缩小,当尿液达到300~400 mL时,出现自行排尿,形成反射性神经源性膀胱。此外,损害平面以下出现少汗或无汗、皮肤脱屑、水肿、指甲松脆及角化过度。

【辅助检查】

1. 血液常规检查　急性期外周血白细胞计数轻度升高,多数正常。

2. 脑脊液检查　脑脊液压力正常,一般无椎管阻塞,少数病例由于水肿严重而出现不完全梗阻,淋巴细胞和蛋白正常或轻度增高,糖、氯化物正常。

3. 电生理检查　视觉诱发电位(VEP)正常;下肢体感诱发电位(SEP)异常,波幅可明显减低;运动诱发电位(MEP)异常;肌电图提示失神经电位或正常。

4. 脊髓MRI　病变部脊髓增粗,病变节段髓内多发片状或较弥散的T2高信号,强度不均,可有融合。部分病例可始终无异常。

【诊断与鉴别诊断】

(一)诊断

根据患者急性起病,发病前有感染史或预防接种史,以及迅速出现的运动、感觉和自主神经功能障碍等脊髓横贯性损害的表现,结合脑脊液和脊髓MRI表现即可诊断。

(二)鉴别诊断

1. 急性硬脊膜外脓肿　临床表现与急性脊髓炎相似,但有化脓性病灶及感染病史,病变部位有压痛。腰穿有梗阻现象,外周血和脑脊液白细胞增高明显,脑脊液蛋白含量明显增高,MRI可协助诊断。

2. 急性脊髓压迫症　脊柱结核或转移癌,造成椎体破坏,突然塌陷而压迫脊髓,出现横贯性脊髓损害。但脊柱结核有全身的结核中毒症状,转移癌有原发病灶。结合脊柱影像学检查较容易鉴别。

3. 脊髓前动脉综合征　容易和急性脊髓炎混淆,病变部位常出现根痛、短时间内出现截瘫、痛温觉缺失、尿便障碍,但深感觉保留。

4. 脊髓出血　较少见,多由外伤或脊髓血管畸形引起,起病急骤伴有剧烈背痛,肢体瘫痪和尿便潴留。可通过脊髓MRI及脑脊液检查进行鉴别。

5. 急性炎症性脱髓鞘性多发性神经病　本病肢体呈迟缓性瘫痪,末梢型感觉障碍,可伴有颅神经受损,尿便障碍一般少见。脊髓MRI正常,脑脊液出现蛋白-细胞分离,肌电图为神经传导速度减慢。

6. 视神经脊髓炎　属于脱髓鞘疾病,本病除有脊髓横贯性损害的表现之外,还伴有视力下降和视觉诱发电位异常。

【治疗】

急性脊髓炎要早诊断、早治疗、早期康复训练,同时加强护理,防治各种并发症。

(一) 一般治疗

(1) 高颈段脊髓炎常有呼吸困难,应及时吸氧,保持呼吸道通畅;按时翻身、拍背、吸痰,预防坠积性肺炎;必要时气管切开进行人工辅助呼吸。

(2) 脊髓休克期,由于患者排尿障碍,应尽早导尿,并保留无菌导尿管,加强护理。当膀胱功能恢复,残余尿量少于100 mL时不再导尿,以防止膀胱痉挛,体积缩小。

(3) 早期进行瘫痪肢体的被动运动,保持皮肤清洁和干燥,在易受压部位加用气垫或软垫以防止压疮。

(4) 对于长期卧床的瘫痪患者,在饮食上应多食蔬菜及酸性食物,预防长骨脱钙;不能进食者,应放置胃管鼻饲。

(二) 药物治疗

1. 糖皮质激素 急性期可采用大剂量甲泼尼龙短程冲击疗法,500~1000 mg静脉滴注,每天1次,连用3~5天,或地塞米松10~20 mg,静脉滴注,每天1次,连用7~15天,之后改泼尼松每天40~60 mg口服,维持4~6周逐渐减量至停药。

2. 大剂量免疫球蛋白 每天用量为0.4 g/kg,静脉滴注,每天1次,连用3~5天为1个疗程。

3. B族维生素 有助于神经功能的恢复。常用维生素B_1 100 mg,肌内注射,每天1次,维生素B_{12} 500 μg,肌内注射,每天1次。

4. 其他 及时治疗呼吸道和泌尿道感染,应用血管扩张剂和改善微循环的药物等。

(三) 康复治疗

应早期进行康复治疗,对于瘫痪肢体进行按摩及被动或主动的功能锻炼,改善患者肢体的血液循环,保持瘫痪肢体的功能位,防止肢体痉挛、强直和关节挛缩,促进其早日康复。

【预后】

本病预后取决于急性脊髓炎损害程度、病变范围及有无并发症。如无严重并发症,多于3~6个月内基本恢复。病变范围广泛,有并发症者预后不良。上升性脊髓炎和高颈段脊髓炎预后差,短期内可死于呼吸循环衰竭。

第二节 脊髓压迫症

脊髓压迫症是由于椎管内或椎骨占位性病变引起的脊髓、脊神经根及其供应血管受压的一组病症。病变呈进行性发展,出现脊髓半切综合征、脊髓横贯性损害和椎管梗阻。

【病因与发病机制】

(一) 病因

1. 肿瘤 最常见,占病因的1/3以上,其中绝大多数起源于脊髓组织本身及邻近结构者。如髓内肿瘤以神经胶质瘤最常见,髓外硬膜内的肿瘤以神经鞘膜瘤最常见,硬膜外以转移瘤常见,也可见脂肪瘤,侵犯或转移至椎管内的脊柱和其他器官的恶性肿瘤常见的有肺癌、乳腺癌、胃肠道肿瘤,偶见淋巴瘤、白血病。

2. 炎症 硬脊膜外脓肿、结核性脑脊髓膜炎以及损伤出血、药物鞘内注射引起的脊髓蛛网膜粘连等。

3. 脊柱外伤 椎体骨折、脱位、椎管内血肿形成等压迫脊髓。

4. 先天性疾病 脊髓血管畸形、颅底凹陷、颈椎融合畸形、脊柱裂。

5. 其他 椎间盘突出、后纵韧带钙化、黄韧带肥厚导致椎管狭窄,硬膜外血肿压迫脊髓。

(二) 发病机制

脊髓的组织结构和生物学特性与脑组织相似,对缺血、缺氧较为敏感。上述各种原因对脊髓的影响一方面是机械压迫,另一方面是血供障碍,从而引起脊髓功能出现不同程度损伤。急性压迫由于机体不能充分代偿,导致脊髓受损严重,预后也较差。慢性压迫能使机体代偿,脊髓损伤较轻,预后较好。

【临床表现】

1. 急性脊髓压迫症 急性起病,进展迅速,常于短时间内出现脊髓功能完全丧失,多表现为脊髓横贯性损害,出现脊髓休克。

2. 慢性脊髓压迫 病情进展缓慢,早期症状和体征不明显。根据临床症状演变分为三期。

(1) 神经根症状期:病变早期,因病变范围较小,脊髓尚未受压,故仅出现脊神经根受刺激的症状。表现为后根分布区自发性、放射性疼痛称为根痛。疼痛的部位固定,剧烈难忍,疼痛的性质呈电击样、烧灼样、刀割样或撕裂样,咳嗽、用力、排便等增加腹压的动作可使疼痛加剧,局部可出现过敏带,随病情进展,出现节段性感觉缺失。前根受损时出现相应节段的肌束震颤、肌无力、肌萎缩及腱反射减弱或消失。

(2) 脊髓部分受压期:病变在椎管内继续发展,脊髓受压,出现脊髓半切综合征,表现为受压平面以下同侧肢体上运动神经元性瘫痪、深感觉障碍及对侧痛温觉障碍,括约肌功能减弱或消失。

(3) 脊髓完全受压期:病变晚期,压迫遍及脊髓的整个横断面,导致其功能大部分或完全丧失,出现受压平面以下运动、感觉、膀胱、肛门括约肌功能障碍及皮肤、指(趾)甲营养障碍。

上述脊髓受压的临床过程,以慢性髓外压迫性病变最典型,病程越长,三期演变越明显。但分期并非是绝对的,常有交叉重叠。

【辅助检查】

1. 脑脊液检查 ①压颈试验:如果压颈时脑脊液压力上升较快,解压后压力下降较慢,或上升缓慢而下降更慢,提示椎管不完全梗阻。但压颈试验正常不能排除梗阻。②脑脊液蛋白-细胞分离:椎管严重梗阻时,脑脊液细胞数正常,但蛋白含量增高,甚至超过 10 g/L,脑脊液外观呈黄色,流出后自动凝结,称为 Froin 征。通常梗阻越完全、时间越长,梗阻平面越低,蛋白质含量越高。

2. 影像学检查

(1) 脊柱 X 线平片 可了解脊柱有无病变、椎管有无狭窄。

(2) CT 及 MRI 可显示脊髓受压有无受压及受压的程度。

(3) 椎管造影 可显示椎管梗阻的界面,椎管完全梗阻时上行造影可显示压迫性病变的下界,下行造影可显示病变的上界。

(4) 核素扫描 应用 ^{99m}Tc 或 ^{131}I(碘化钠)10 mCi,经腰池穿刺注入,半小时后做脊髓全长扫描,可较准确地判断阻塞部位。

【诊断与鉴别诊断】

(一) 诊断

脊髓压迫症的诊断应从以下几方面着手:①首先明确脊髓是否受压;②确定脊髓受压的部位和平面,分析是髓内还是髓外病变压迫及压迫的程度;③确定压迫性病变的病因和性质。髓内病变、髓外硬膜内病变、硬膜外病变引起脊髓压迫症的特点见表 76-1。

表 76-1 髓内病变、髓外硬膜内病变、硬膜外病变的鉴别

	髓内病变	髓外硬膜内病变	硬膜外病变
早期症状	多为双侧	自一侧快速累及双侧	多从一侧开始
神经根痛	少见	早期常有,剧烈	早期可有
感觉障碍	分离性	传导束性,开始为一侧	双侧传导束性
痛温觉障碍	自上向下,头侧重	自下向上,尾侧重	双侧自下向上发展
脊髓半切综合征	少见	多见	可有
节段性肌萎缩	早期出现,广泛明显	少见,局限	少见
锥体束征	不明显	出现早,自一侧开始	较早出现,双侧

续表

	髓内病变	髓外硬膜内病变	硬膜外病变
括约肌功能障碍	早期出现	晚期出现	较晚出现
棘突压痛、叩击痛	无	较常见	常见
椎管梗阻	晚期出现,不明显	早期出现,明显	较早出现,明显
脑脊液蛋白增高	不明显	明显	较明显
脊柱X线平片改变	无	可有	明显
脊髓造影充盈缺损	脊髓梭形膨大	杯口状	锯齿状
MRI	脊髓梭形膨大	髓外肿块及脊髓移位	硬膜外肿块脊髓移位
常见病变性质	脊髓肿瘤	神经鞘膜瘤、脊膜瘤	外伤、感染、转移瘤

(二)鉴别诊断

1. 急性脊髓炎 急性起病,发病前常有全身不适、发热、肌肉酸痛等感染的前驱症状或预防接种史。脊髓损害症状在数小时甚至数天内发展到高峰,出现脊髓横贯性损害。脑脊液检查压颈试验无阻塞,脑脊液白细胞数增多,以单核细胞及淋巴细胞为主,蛋白质含量正常或轻度增高,脊髓MRI有助于鉴别。

2. 脊髓空洞症 起病隐袭,病程长。主要特点是病变水平以下感觉分离即痛温觉缺失,触觉及位置觉、振动觉保留,根痛少见,皮肤营养改变常很显著,可有家族史。脑脊液检查一般正常,MRI可显示脊髓内长条形空洞。

3. 脊髓蛛网膜炎 本病起病缓慢,病程长,症状波动,可有根痛,感觉障碍呈斑块状分布。脊髓造影可见造影剂在蛛网膜下隙分散成不规则点滴状、串珠状分布。

【治疗】

脊髓压迫症的治疗原则是尽快去除病因,应早期诊断、及时手术。恶性肿瘤或转移癌除手术外,还可行放疗和化疗。对于脊髓出血以支持治疗为主。在治疗中,应尽早选用神经营养代谢药,如B族维生素、维生素E、胞二磷胆碱、ATP、辅酶A以及神经生长因子等药物。加强护理,防治并发症,早期康复治疗。

【预后】

脊髓压迫症的预后与病变部位、性质、受压程度及时间等因素有关。通常受压时间越短,脊髓功能损害越小,预后越好。髓外硬膜内良性肿瘤手术切除后预后良好,髓内肿瘤预后较差,急性脊髓压迫症因脊髓不能充分代偿,预后较差。

小 结

脊髓病变的诊断要点:①脊髓半切综合征:病变节段以下的同侧上运动神经元性瘫痪,触觉、深感觉减退,对侧病变平面2~3个节段以下痛温觉消失;②脊髓休克:瘫痪肢体肌张力减退,腱反射消失,病理反射阴性,尿潴留;③急性脊髓炎:青壮年发病,有前驱感染史或疫苗接种史,有脊髓横贯性损害的表现,脑脊液蛋白轻度升高。

(李秀霞)

第七十七章 脑血管疾病

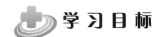

1. 掌握：常见脑血管病的临床表现、诊断、鉴别诊断和治疗。
2. 熟悉：常见脑血管病的病因。
3. 了解：常见脑血管病的发病机制及病理。
4. 应用：能够对常见脑血管病患者进行诊断和治疗，并对患者和高危人群进行健康指导。

导学案例

患者，男，55岁。有高血压、糖尿病史多年。一周前左手发麻无力发作两次，自愈。三天前左下肢感乏力，继之渐出现左侧上下肢偏瘫，今晨醒后逐渐加重，但神志尚清，送来急诊。测血压：160/100 mmHg。

请问：1. 请给该患者做出初步诊断，诊断依据有哪些？
2. 首选什么检查协助确诊？
3. 应与哪些疾病相鉴别？
4. 如何治疗？

急性脑血管疾病（acute cerebral vascular disease）是一组突然起病，以局灶性神经功能缺失为共同特征的急性脑血管疾病，又称脑血管意外、脑卒中（stroke）、脑中风。包括缺血性脑血管病和出血性脑血管病，是神经系统的常见病和多发病。

脑血管疾病的发生与环境、生活习惯、家族史等因素有关，其发生率随着年龄的增长而增加，男性略高于女性。在我国北方高于南方，东部沿海高于西部高原，是老年人重要的致残或致死原因。

【脑的血液供应】

脑部的血液供应，主要来自两个系统，即颈内动脉系统和椎-基底动脉系统。

1. 颈内动脉系统　颈内动脉由颈总动脉分出，入颅后依次分出眼动脉、后交通动脉、脉络膜前动脉、大脑前动脉和大脑中动脉。供应眼部及大脑半球前3/5部分（额叶、颞叶、顶叶及基底节等）的血液。

2. 椎-基底动脉系统　椎动脉由两侧的锁骨下动脉发出，在第6至第1颈椎横突孔内上升，经枕骨大孔入颅后，在脑桥下缘联合成为基底动脉。基底动脉前行至中脑处又分成两条大脑后动脉，椎-基底动脉在颅内先后分出小脑后下动脉、小脑前下动脉、脑桥支、内听动脉、小脑上动脉等，该系统主要供应大脑半球后2/5部分、丘脑、脑干和小脑的血液。

3. 脑底动脉环和脑内的侧支循环　两侧大脑前动脉之间由前交通动脉连接，两侧颈内动脉与大脑后动脉之间由后交通动脉连接起来，构成脑底动脉环（willis环）。当此环的某一处血供减少或闭塞时，可通过脑底动脉环使两侧半球及两个供血动脉系统间的血供互相代偿。此外，颈内动脉尚可通过眼动脉的末梢分支与颈外动脉的面动脉、上颌动脉、颞浅动脉及脑膜中动脉的末梢分支吻合，椎动脉与颈外动脉的末梢分支之间以及大脑表面的软脑膜动脉间亦有多处吻合，这些吻合支在某主要供血动脉闭塞时

563

时可提供一定程度的侧支循环。脑深部的深穿动脉(中央支)虽也有吻合支,但都很细(直径在100μm以下),因此在深部动脉闭塞时,尤其是急性发病时,此吻合支常不足以提供缺血脑组织的血供,从而引起缺血或梗死的发生。由于两组动脉供应大脑的结构和功能各异,因此,当出现出血或缺血性病变时,其临床表现也不同。图77-1为脑底动脉环组成示意图。

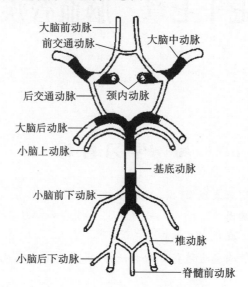

图77-1 脑底动脉环组成示意图

【脑血液循环的生理和病理生理】

正常成人脑的重量约1500 g,占体重的2%～3%,而每分钟的血流量为750～1000 mL,占心排血量的15%～20%,灰质耗氧量为白质的3～5倍。脑组织代谢每24 h约需葡萄糖150 g、氧72 L,其自身几乎无葡萄糖和氧的储备,全部来源于血液供应。所以,脑细胞对缺血缺氧性损害十分敏感。如果脑的血供减少至临界水平(约为正常值的50%)以下,脑细胞的功能就只能维持数分钟,脑缺氧5 min,大脑皮层细胞开始死亡,这时如血供未及时得到改善,将产生不可逆的损害。

脑缺血时,脑组织为低氧或无氧代谢,ATP的生成减少,同时产生大量乳酸,使缺血区脑组织内氧和能量物质迅速耗竭,由于酸性物质的增多和病变区二氧化碳聚集,使局部血管扩张,血脑屏障遭到破坏,产生渗透性脑水肿。如果这时应用血管扩张剂,则引起正常脑血管扩张,而病变区的血管可能收缩,从而加重病变区的缺血。因此,对脑缺血要早期诊断、早期治疗,积极改善缺血、缺氧及病灶周围的低灌注状态,阻断或减缓以上的病理过程具有重要的临床意义。

【脑血管疾病的病因】

1. 血管壁病变 高血压性动脉硬化、动脉粥样硬化最常见,其次为各种原因引起的动脉炎(风湿、结核、钩端螺旋体、梅毒等)、先天性血管发育异常(动脉瘤、血管畸形和狭窄等),外伤、中毒、肿瘤等因素也可造成血管损害。

2. 血液成分改变 ①血液黏稠度增高:如高脂血症、高糖血症、高蛋白血症、脱水、红细胞增多症、白血病、血小板增多症、骨髓瘤等。②凝血机制异常:如血小板减少性紫癜、血友病、应用抗凝剂、弥漫性血管内凝血等。此外,妊娠、产后、手术后及服用避孕药等均可造成血液的高凝状态。

3. 血流动力学改变 如高血压、低血压、血压剧烈波动,心脏病如心力衰竭、冠心病、心脏传导阻滞、心律失常特别是心房颤动等。

4. 其他 ①血管外因素的影响:主要是大血管邻近组织的病变(如颈椎病、肿瘤等)压迫影响供应脑部的血管;②颅外形成的各种栓子等。

【脑血管疾病的危险因素】

1. 高血压 脑血管病发生的最主要和独立的危险因素,与脑血管病的发生呈正相关,控制高血压可明显降低其发病率。但血压过低可促使缺血性脑血管病的发生。

2. 心脏病 缺血性脑卒中发生的肯定的危险因素,其中心房颤动与其关系最为密切。另外,还有缺血性心脏病、亚急性感染性心内膜炎、心脏瓣膜病等。

3. 糖尿病 脑血管病发生的独立危险因素。糖尿病患者伴有血管病变、血脂异常、高血糖等，这些因素会加重脑损害。

4. 动脉粥样硬化、血脂异常 高胆固醇尤其是低密度脂蛋白的增加，与缺血性脑卒中密切相关。血中胆固醇水平的降低，会增加脑出血的危险。

5. 吸烟 可增加血液黏稠度、损伤血管壁，收缩血管，使血压升高。研究发现长期吸烟者，脑部血流量明显降低。

6. 生活习惯 如酗酒、体力活动少、高盐饮食、高动物油摄入等。

7. 年龄 脑血管病的发病率、患病率和死亡率随着年龄的增加而增高。

8. 其他 肥胖、高同型半胱氨酸血症、代谢综合征、口服避孕药、环境、气候、种族等因素，也与脑血管病的发生密切相关。

【脑血管疾病的预防】

脑细胞死亡后不能再生，因此预防具有极其重要的临床意义。一级预防：对有脑卒中危险因素，而尚无脑血管疾病病史的个体发生脑卒中的预防，要及早检查，及早对危险因素进行干预性治疗。二级预防：对已有脑卒中或TIA病史的个体再发脑卒中的预防，要重点干预，定期随访治疗，严密监测各种危险因素，以降低再发脑卒中的危险。

第一节　短暂性脑缺血发作

知识链接

77-1

短暂性脑缺血发作(transient ischemic attack，简称 TIA)是由于局部脑或视网膜缺血导致的短暂的神经功能缺损。常突然发作，多数患者临床症状一般不超过1 h，最长不超过24 h，在影像学上一般无急性脑梗死的证据。

【病因与发病机制】

TIA 的发生主要与高血压、动脉硬化和心脏病等因素有关，其发病机制目前有多种学说。

1. 血流动力学改变 各种原因导致的脑动脉硬化，使血管腔狭窄，在此基础上血压波动导致的远端一过性脑供血不足，血压低于脑灌注失代偿的阈值时发生 TIA，血压升高、脑灌注恢复时症状缓解。

如血压过低、心搏出量减少、直立性低血压等均可引起脑血流量减少而导致本病发生；颈椎病时影响椎动脉，当头颈部位置发生改变时常引起椎-基底动脉系统供血不足；此外，脑内、脑外盗血也可引起椎-基底动脉缺血症状。

2. 微栓塞 微栓子主要来自颅外动脉，特别是颈内动脉起始部的动脉粥样硬化斑块，其表面常有血小板、纤维蛋白、胆固醇等沉积而形成血栓，破碎脱落而成栓子。部分栓子来源于心脏，如附壁血栓、心脏瓣膜病，尤其是心房纤颤患者。微栓子阻塞小动脉后出现缺血症状，当栓子破碎或溶解移至远端时，脑组织的血流又重新恢复，症状消失。

3. 脑血管痉挛 高血压、血管中的微栓子、血液中缩血管物质、手术、外伤等因素，均可刺激附近的血管壁使其发生痉挛而出现短暂性脑缺血发作。血管痉挛不仅可以发生在大血管，也可发生在脑内的小血管。

4. 血液成分异常 如血小板增多症或血小板功能亢进使血液处于高凝状态，血液中纤维蛋白原和血细胞比容增高可增加血液的黏稠度。上述因素均可促使 TIA 的发生。

【临床表现】

TIA 分为颈内动脉系统 TIA 和椎-基底动脉系统 TIA 两种。前者较后者多见。

1. 基本临床特点 TIA 的临床表现因缺血的部位与范围不同而多种多样，但都有共同的临床特征：①好发于50~70岁的中老年人，男性多于女性，常有高血压、心脏病、糖尿病、高血脂等病史；②发作突然，症状和体征在数分钟内迅速达到高峰，多数无意识障碍；③持续时间短暂，通常为数分钟甚至1 h，

24h内完全缓解;④症状恢复完全,不留后遗症;⑤常反复发作,每次发作的症状和体征基本恒定。

2. 颈内动脉系统TIA 易形成脑梗死。①常见症状:对侧单肢无力或不完全偏瘫,可有对侧中枢性面瘫,感觉障碍多为对侧感觉异常或减退,对侧同向偏盲较少见。②特征性症状:失语(优势半球受累时)和病侧单眼一过性黑矇(病侧眼动脉缺血)为颈内动脉系统TIA的特有症状。

3. 椎-基底动脉系统TIA 较颈内动脉系统TIA复发更频繁。①常见症状:眩晕、共济失调、平衡障碍、吞咽困难等。但很少伴有耳鸣。②特征性症状:双眼视力或视野障碍,常为两侧枕叶的病变引起。一侧颅神经麻痹伴对侧肢体瘫痪和(或)感觉障碍称为交叉性瘫痪,为一侧脑干缺血的典型表现。少数患者可有跌倒发作(drop attack),发作时患者意识清楚,双下肢突然失去张力而跌倒,但常可立即自行站起,此种发作是脑干网状结构缺血所致。

短暂性全面遗忘症(transient global amnesia,TGA)是椎-基底动脉系统TIA的特殊表现。因病变累及边缘系统与记忆有关的结构,导致暂时记忆丧失,而无神经系统的其他异常,发作持续数分钟甚至数小时即可恢复。

【辅助检查】

1. CT或MRI检查 大多正常,部分病例可见小梗死灶或缺血灶。

2. 血脂、血糖、血液流变学测定 以确定有无血液黏稠度及血小板聚集性增加。

3. 彩色经颅多普勒超声检查(TCD) 以了解血管有无狭窄、有无动脉粥样硬化斑块及血流情况。

4. 心电图及超声心动图检查 可发现有无心脏瓣膜病、心肌病以及附壁血栓等。

5. 颈椎X平片 可排除颈椎骨质增生对椎动脉的压迫。必要时可进行脑血管造影。

【诊断与鉴别诊断】

(一)诊断要点

TIA的诊断主要依靠详细病史:①典型的临床特点;②颈内动脉系统TIA和椎-基底动脉系统TIA的临床特征;③排除其他病变。但临床上多数患者就诊时,症状已消失,所以要认真仔细地询问病史,才能做出正确的诊断。

(二)鉴别诊断

1. 脑梗死 急性发作期的TIA与脑梗死难以鉴别,如果症状体征持续发作而不缓解,应该考虑脑梗死。

2. 部分性癫痫 每次发作时间短,以抽搐为主要表现,亦可为感觉性发作,常自一处开始然后渐向周围扩展,脑电图检查异常,多继发于脑部病变,抗癫痫治疗有效。

3. 梅尼埃病 与椎-基底动脉系统TIA的表现相似,但发作持续时间可长达数日,常伴耳鸣,多次发作后听力减退,无脑干病变的其他症状和体征。

4. 晕厥 发病前多有眼发黑、头晕和站立不稳,伴有面色苍白、出冷汗、脉细、血压下降和一过性意识丧失,但一般仅持续数秒,无神经系统定位体征。多于直立位时发生。

【治疗】

本病可自行缓解,治疗上应着重于预防复发,尤其是短时间内反复发作者,以免发生完全性卒中。

(一)病因治疗

如调整血压、治疗心律失常、心肌病变,稳定心脏功能,纠正血液的异常等,避免颈部活动过度等诱因。

(二)药物治疗

1. 抗血小板药物 减少微栓子的形成,对预防复发有一定疗效,如无溃疡病及出血性疾病可选用。常用药物如下。①阿司匹林:为环氧化酶抑制剂,小剂量可抑制血小板内花生四烯酸转化为血栓烷A_2(简称TXA_2,可促使血小板聚集和血管平滑肌收缩),从而抑制血小板的聚集。应用剂量存在着很大的个体差异,应因人而异,多主张用小剂量,50~100 mg/d,晚餐后服用。长期连续应用,疗效肯定。②氯吡格雷:为ADP受体抑制剂,75 mg/d,不良反应较阿司匹林少。适用于对阿司匹林不能耐受或疗效欠佳的患者。

2. 抗凝药物 对频繁发作的 TIA 疗效较好,尤其是颈内动脉系统的 TIA 发作。常用药物如下。①肝素 50~100 mg 加入 5% 葡萄糖液或生理盐水 500 mL 内,以 10~20 滴/分的速度静脉滴注,连用 7 天。②低分子量肝素,较肝素安全,用法 4000 U,2 次/天,腹壁皮下注射。③华法林 2~4 mg/d,口服。抗凝药物易引起出血,所以,在应用过程中要注意监测凝血酶原时间。

3. 其他药物 钙通道阻滞剂、脑保护剂、中医中药等。

【预后】

TIA 患者早期发生脑卒中的风险很高,研究表明发病 7 天内的脑卒中风险为 4%~10%,90 天脑卒中风险为 10%~20%。发作间隔时间缩短、持续时间延长、临床症状逐渐加重的进展性 TIA 是脑梗死的危险信号。TIA 患者不仅易发展为脑梗死,也易发生心肌梗死和猝死。

【预防】

(1) 控制危险因素:低脂、低糖、低盐饮食,注意锻炼身体,戒烟限酒,调整和稳定血压,治疗动脉硬化、心脏病、糖尿病、高脂血症、血液病等。

(2) 口服抗血小板药物阿司匹林。

(3) 对于有心房颤动者应用华法林。

第二节 脑 梗 死

脑梗死(cerebral infarction,CI)又称缺血性脑卒中(cerebral ischemic stroke,CIS),是由于脑组织血液供应障碍,导致缺血、缺氧而引起局灶性缺血性脑组织坏死或脑软化,是脑卒中最常见的类型,占 75%~80%。包括脑血栓形成、脑栓塞、腔隙性脑梗死。

脑血栓形成

脑血栓形成(cerebral thrombosis,CT)是指在颅内外供应脑部的动脉壁病变基础上形成血栓,血管腔狭窄或闭塞,导致其供血范围内的脑组织缺血性坏死,而产生相应的神经系统症状和体征,是急性缺血性脑血管病中最常见的类型,致残率为 50%~70%。

【病因与发病机制】

1. 动脉粥样硬化 本病最基本的病因,常伴有高血压,两者互为因果。糖尿病和高脂血症可加速动脉粥样硬化的发展。动脉粥样硬化主要发生在大动脉,以动脉分叉处多见。动脉粥样硬化斑块可导致血管腔狭窄、痉挛和血栓形成、脱落,使管腔闭塞。

2. 动脉炎 如结缔组织病、抗磷脂抗体综合征、感染均可导致动脉炎,而使血管腔狭窄或闭塞。

3. 其他 红细胞增多症、血小板增多症、脑淀粉样血管病、烟雾病、蛛网膜下腔出血和脑外伤后引起的血管痉挛、蛋白 C 和蛋白 S 异常、某些药物等。极少数原因不明。

【病理与病理生理】

1. 病理 颈内动脉系统脑梗死发生率约占 80%,椎-基底动脉系统约为 20%。闭塞好发血管依次为颈内动脉、大脑中动脉、大脑后动脉、大脑前动脉及椎-基底动脉。闭塞的血管内可见动脉粥样硬化或血管炎改变、血栓形成或栓子,脑组织由于缺血、缺氧而发生神经细胞坏死和凋亡。

2. 病理分期 ①超早期(1~6 h):肉眼观察脑组织改变不明显,部分细胞肿胀,线粒体肿胀空化。②急性期(6~24 h):脑组织苍白,轻度肿胀,细胞呈明显缺血性改变,触之较软、易碎。③坏死期(24~48 h):大量神经细胞消失,胶质细胞变性,炎细胞浸润,脑组织明显水肿,若梗死灶较大,脑水肿严重,脑组织出现肿胀移位,脑室受压,重者形成脑疝。④软化期(3~21 天):病变区液化变软。⑤恢复期(3~4 周后):坏死脑组织被吞噬、清除,胶质细胞和毛细血管增生,形成瘢痕,此期可持续数月甚至 2 年。少数病例梗死区并发出血称为出血性梗死。

3. 病理生理 急性脑梗死病灶由中心坏死区和周围脑缺血半暗带组成,坏死区脑细胞发生不可逆死亡,但缺血半暗带由于存在侧支循环,尚有大量脑细胞存活。如果能在短时间内迅速恢复缺血半暗带血流,则该区脑细胞即可存活并恢复功能。因此,缺血半暗带脑细胞损伤的可逆性是缺血性脑卒中患者急诊溶栓的病理学基础,这个可逆性是有时间限制的,即治疗时间窗。研究证实,脑缺血超早期治疗时间窗一般不超过 6 h。

【临床表现】

(一) 临床特点

①动脉粥样硬化性脑梗死多见于中老年人,多伴有高血压、冠心病或糖尿病,动脉炎性脑梗死以中青年多见。②部分患者发病前曾有短暂性脑缺血发作病史,或某些未加注意的前驱症状,如头昏、头痛等。③常于睡眠中或安静状态下发病,大多数病例无明显的头痛和呕吐。④发病可缓慢,但多数逐渐进展,或呈阶段性进行。典型病例在 1~3 天内达到高峰,患者一般意识清楚,少数可有不同程度的意识障碍,生命体征一般无明显改变。⑤有神经系统定位体征。

(二) 不同动脉闭塞后的临床综合征

1. 颈内动脉系统

(1) 颈内动脉:颈内动脉闭塞后,其临床表现复杂多样。常见症状为对侧肢体不同程度及不同范围的瘫痪和(或)感觉障碍,优势半球受累时可有失语,少数严重病例可伴有颅内压增高和昏迷。如眼动脉供血受阻,则有一过性患侧视力丧失,或患侧霍纳综合征,此为颈内动脉系统梗死的特征。检查可发现患侧颈动脉搏动减弱或消失、局部有收缩期杂音。

(2) 大脑中动脉:皮层支供应大脑半球外侧面,主要包括额叶、顶叶、颞叶,深穿支(豆纹动脉)供应尾状核、豆状核、内囊前3/5。①主干闭塞时引起三偏症,即病灶对侧中枢性面舌瘫和偏瘫、偏身感觉障碍以及偏盲,并有不同程度的意识障碍,优势半球受累时还可有失语,非优势半球受累时出现体象障碍;②皮层支闭塞出现相应部位功能缺损的症状以及偏瘫、偏身感觉障碍,以面部及上肢为重,优势半球受累可有失语,非优势半球受累可引起对侧感觉忽略等体象障碍;③深穿支闭塞时引起对侧上下肢同等程度的偏瘫、面瘫和舌瘫,对侧偏身感觉障碍及同向偏盲。

(3) 大脑前动脉:皮层支供应大脑半球内侧面前部的皮质,深穿支供应内囊前肢和尾状核。①皮层支闭塞时产生对侧下肢运动及感觉障碍,可伴有小便功能障碍(旁中央小叶受累),面部及上肢很少受累;②深穿支闭塞时常出现对侧中枢性面舌瘫及上肢瘫痪;③双侧大脑前动脉闭塞时可出现淡漠、欣快等精神症状、大小便失禁、强握等原始反射。

2. 椎-基底动脉系统

(1) 椎-基底动脉:①主干闭塞时出现脑干广泛性梗死,表现为眩晕、耳鸣、呕吐、构音障碍、吞咽困难、共济失调、瞳孔缩小、四肢瘫、肺水肿、消化道出血、中枢性高热以及昏迷等,常迅速死亡;②脑桥基底部梗死时可产生闭锁综合征,患者神志清楚,但由于四肢瘫痪、双侧面瘫及延髓麻痹,不能讲话,只能以眼球上下活动表达意思;③基底动脉个别分支闭塞,则在脑干梗死的部位出现相应的交叉性瘫痪;④内听动脉闭塞可引起同侧听力减退、耳鸣及眩晕等。

(2) 小脑后下动脉:引起延髓背外侧及小脑供血不足,表现为:①突然眩晕、恶心、呕吐、眼球震颤;②病变侧霍纳综合征、小脑性共济失调;③交叉性感觉障碍:同侧面部及对侧半身痛温觉障碍;④吞咽困难、声音嘶哑,称为延髓背外侧综合征(wallenberg综合征),是脑干梗死中最常见的类型。

(3) 大脑后动脉:供应大脑半球后部、丘脑及脑干上部。①主干闭塞表现为对侧偏盲、偏瘫和偏身感觉障碍,以及丘脑综合征,优势半球受累可有失读;②皮层支闭塞表现为对侧同向偏盲或象限盲,优势半球受累可有失读、失认;③深穿支受累则表现为丘脑综合征,病侧小脑性共济失调、意向性震颤、不自主运动、对侧偏身感觉障碍、丘脑性疼痛等。

(4) 小脑梗死:常表现为眩晕、恶心、呕吐、眼震、共济失调、平衡障碍、肌张力降低等,可伴有脑干受压和颅内高压的症状,严重者出现昏迷死亡。

【辅助检查】

(1) 头颅CT与MRI：一般脑梗死在发病24 h内CT无明显变化，24～48 h后可见低密度梗死区。如果梗死面积大，则占位效应明显。当梗死灶内并发出血时，CT可出现高低密度灶混杂的改变（图77-2）。如果病灶较小或者是脑干和小脑的病变，CT可不显示，这时需要做MRI检查进行确诊，MRI能早期发现大面积梗死灶和微小病灶。

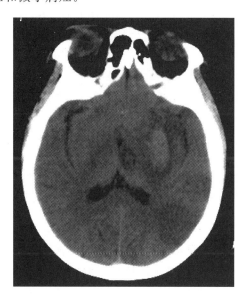

图77-2　CT示出血性梗死

(2) 腰穿检查：脑脊液多正常，可与脑出血进行鉴别。但出血性梗死的脑脊液中可见红细胞，一般出现在发病24 h后。大面积梗死时脑脊液压力可增高，细胞数和蛋白质含量在发病数天后稍高于正常。

(3) 血常规、尿常规、血液流变学检查以及血糖、血脂、肝肾功能、心电图等检查，必要时可做钩端螺旋体凝溶试验。

(4) 其他：如脑血管造影、脑电图、放射性同位素脑扫描、脑血流量测定、多普勒超声检查等。

【诊断与鉴别诊断】

(一) 诊断

根据本病的临床特点，结合辅助检查尤其是头颅CT检查，确诊一般不难。但对于年轻患者应注意查找引起脑梗死的其他少见病因如动脉炎。

(二) 鉴别诊断

1. 脑出血　起病急骤，意识障碍较重，常有头痛、呕吐及脑膜刺激征，血压常明显增高，脑脊液呈血性，压力增高。CT、MRI均有助于两者的鉴别。急性脑血管病鉴别如表77-1所示。

2. 脑栓塞　起病急骤，常伴有栓子来源的其他疾病如心脏病、心律失常，尤其是心房颤动。

3. 颅内占位性病变　起病缓慢，逐渐发展，眼底可见视乳头水肿，老年患者应注意颅内转移瘤或硬膜下血肿的可能，CT、MRI有助于鉴别。

表77-1　急性脑血管病鉴别

临床特征	脑血栓形成	脑栓塞	脑出血	蛛网膜下腔出血
发病年龄	60岁以上	青壮年	多在50～60岁	青中年
起病状态	多在安静、睡眠时发生	不定，常有心房颤动	多在活动或情绪激动时发生	同脑出血
起病速度	较缓慢(h、d)	最急(s、min)	急(min、h)	急骤(min)

续表

临床特征	脑血栓形成	脑栓塞	脑出血	蛛网膜下腔出血
常见病因	动脉粥样硬化	心房颤动	高血压	血管畸形、动脉瘤
TIA 病史	常有	可有	多无	无
昏迷	一般无	少见	常有、严重	可有
颅高压症状	轻或没有	轻或没有	常有、明显	头痛最剧烈
血压	正常或偏高	正常	显著增高	正常或增高
瞳孔	正常	正常	患侧大	患侧大或正常
偏瘫	有	有	有	无
颈强直	无	无	多有	显著
脑脊液	无色透明	无色透明	血性	血性
头颅 CT	低密度	低密度	高密度	蛛网膜下腔高密度

【治疗】

(一) 急性期治疗

脑梗死早期的治疗原则如下：①超早期溶栓治疗，及时改善缺血区的血液供应，尽早终止脑梗死的进展；②保护边缘地带即缺血性半暗带，以避免病情进一步加重；③预防和积极治疗缺血性脑水肿；④降低脑代谢、增加血氧的利用和供应，改善脑缺氧的状态；⑤综合治疗和个体化治疗相结合，防治各种合并症和并发症。总之，脑梗死的处理要争分夺秒，尤其是超早期，争取在治疗时间窗内进行溶栓治疗，早期进行康复治疗，以获最佳疗效。

1. 一般处理 卧床休息，吸氧，加强皮肤、口腔、呼吸道及大小便的护理；防治感染、压疮、深静脉血栓形成等各种并发症；注意水、电解质平衡；发病 24～48 h 后仍不能自行进食者，应及时给予鼻饲流质饮食，并进行心电监护等。

2. 调整血压 急性期患者血压升高通常不需特殊处理，除非收缩压＞200 mmHg 或舒张压＞110 mmHg，即使有降压治疗指征，也需慎重降压，以免血压过低而导致脑血流量锐减，脑缺血加重，梗死面积扩大，使病情恶化。应注意个体化治疗。如果出现持续性低血压，需首先补充血容量，增加心排血量，如无效可给予适量升压药，以维持正常脑灌注。

3. 血糖管理 急性期高血糖常见，应常规查血糖，当患者血糖超过 10 mmol/L 时应立即给予胰岛素治疗，将血糖控制在 7.8～10 mmol/L 之间。如发生低血糖，应及时纠正。

4. 治疗脑水肿 大面积脑梗死脑水肿的高峰期一般在发病后 3～5 天，临床常用 20% 甘露醇 125～250 mL 快速静脉滴注，6～8 h 一次。对于心肾功能不全者可改用呋塞米 20～40 mg 静脉注射，6～8 h 一次。亦可用甘油果糖 250～500 mL 静脉滴注，每天 1～2 次；或白蛋白、七叶皂苷钠辅助脱水。但在应用脱水药物时，须注意水、电解质平衡。

5. 溶栓治疗 目的是溶解血栓，使血管再通，改善脑缺血。适用于超早期患者和进展性脑卒中患者。

(1) 常用的溶栓药物及用法：①尿激酶：小剂量有效不用大剂量，注意个体化治疗。推荐使用：100万～150万 U，加入 5% 葡萄糖溶液或生理盐水 100～200 mL 中静脉滴注，30 min 内滴完。②rtPA：重组纤溶酶原激活剂，每次 0.9 mg/kg，总量不超过 90 mg，先予 10% 的剂量静脉推注，其余剂量在 60 min 内静脉滴注。

(2) 适应证：①年龄 18～80 岁；②临床诊断为急性缺血性脑卒中；③发病至静脉溶栓治疗开始的时间在 6 h 内；④脑 CT 排除颅内出血；⑤患者或家属签署知情同意书。

(3) 禁忌证：①有活动性内出血或外伤骨折的证据，不能排除颅内出血。②神经功能障碍非常轻微或迅速改善。③发病时间无法确定，发病至静脉溶栓治疗开始的最大可能时间超过 6 h。④神经功能缺损考虑癫痫发作所致。⑤既往有颅内出血、动静脉畸形或颅内动脉瘤病史。⑥近3个月内有颅内手术、头外伤或脑卒中史；近21天内有消化道、泌尿道等内脏活动性出血；近14天内有外科手术史；近7天内有腰穿或动脉穿刺史。⑦有明显的出血倾向。⑧血糖<2.7 mmol/L。⑨严重高血压未能得到很好控制，溶栓治疗前收缩压>180 mmHg或舒张压>100 mmHg。⑩CT显示早期脑梗死低密度区域超过1/3大脑中动脉供血区。

(4) 并发症：梗死灶内出血及全身出血；再灌注损伤和脑水肿；再闭塞。

6. 抗血小板聚集治疗 不能溶栓的患者应在48 h内服用阿司匹林150～325 mg/d，但不建议溶栓后24 h内应用阿司匹林。对于阿司匹林过敏或不能使用者，可用氯吡格雷替代，不推荐两药连用。

7. 抗凝治疗 用于进展性非出血性梗死及溶栓治疗后短期应用，防止血栓扩展、血管再闭塞，以限制梗死的进展，预防脑卒中复发。常用药有肝素、低分子量肝素和华法林。抗凝治疗期间必须监测凝血酶原时间和出凝血时间，并备有维生素K_1、硫酸鱼精蛋白等对抗剂，以便有出血并发症时能及时处理。有出血倾向、溃疡病史、严重高血压、肝肾功能障碍和年龄过大者禁用。

8. 脑保护治疗 通过降低脑代谢、干预缺血引发的细胞毒性机制减轻缺血性脑损伤。常用药有细胞色素C、三磷酸腺苷、γ-氨酪酸、维生素E、纳洛酮、盐酸氟桂利嗪、尼莫地平、胞二磷胆碱、镁离子等。特别适用于有意识障碍的患者。最近的研究资料表明，脑梗死急性期应用能量代谢药物，可增加脑细胞耗氧，加重脑缺氧和脑水肿。故主张在急性期过后使用这类药物。

9. 其他药物治疗

(1) 降纤药物 使纤维蛋白原降解、增强纤溶系统活性，抑制血栓形成。可选用巴曲酶、降纤酶、安克洛、蚓激酶等。

(2) 中药制剂 可用丹参、川芎嗪、舒血宁、三七、葛根素等活血化瘀、通经活络药物。

10. 外科治疗 适用于幕上大面积脑梗死伴有严重脑水肿、有脑疝形成征象、小脑梗死使脑干受压者。

11. 康复治疗 应早期进行，并遵循个体化原则，制订短期和长期的治疗计划，对患者进行针对性体能和技能训练，降低致残率，促进神经功能恢复，提高患者生活质量。

(二) 恢复期治疗

通常规定脑卒中发病2周后即进入恢复期。对于病情稳定的患者，尽可能安全启动脑卒中的二级预防。①控制危险因素；②抗血小板治疗；③抗凝治疗；④应用他汀类药物；⑤康复治疗。

【预后】

脑血栓形成急性期病死率约为10%，致残率达50%以上，存活者中约40%以上可复发。

脑 栓 塞

脑栓塞(cerebral embolism)是指因各种栓子随血液循环流入脑动脉系统使其突然阻塞，从而引起相应供血区的脑组织缺血坏死和脑功能障碍。约占脑梗死的15%～20%。

【病因与发病机制】

1. 心源性 最常见，尤其是风湿性心脏病二尖瓣狭窄合并心房颤动时，左心房附壁血栓脱落是最常见的原因，约占半数以上。细菌性心内膜炎时瓣膜上的炎性赘生物脱落、心肌梗死或心肌病的附壁血栓、二尖瓣脱垂、心脏黏液瘤和心脏外科手术的合并症等亦常引起栓塞。先天性心脏病、房间隔和室间隔缺损者，来自静脉系统的栓子亦可引起反常栓塞。

2. 非心源性 如主动脉弓及其发出的大血管动脉粥样硬化斑块和附着物脱落，引起的血栓栓塞，也是引起短暂性脑缺血发作和脑梗死的常见病因。其他较少见的病因有：败血症的炎症性栓子，长骨骨折的脂肪栓子，胸腔手术、人工气胸、气腹或减压病时的气体栓子，癌细胞栓子，寄生虫虫卵栓子，异物栓子等。

3. 来源不明 有些病例虽经仔细检查仍未能发现栓子来源。

脑栓塞多见于颈内动脉系，尤其是左侧大脑中动脉的供血范围，其临床症状的严重程度，主要取决于侧支循环建立的情况和是否合并脑动脉硬化等因素。由于栓子突然堵塞动脉,侧支循环常难以迅速建立,引起该动脉供血区产生急性缺血,常伴有脑血管痉挛,所以发病时脑缺血的范围较广,临床症状较严重。当血管痉挛减轻,栓子碎裂、溶解移向动脉远端,以及侧支循环建立后,脑缺血范围缩小,临床症状减轻,也可只表现为短暂性脑缺血发作。

【病理】

脑栓塞导致的梗死与脑血栓形成产生的病理改变基本相同,不同的是栓塞引起出血性梗死更常见,约占1/3。出血性梗死的发生是因为栓子移向远端,血流恢复时,原来梗死部位的血管壁已经因缺血受到损伤,通透性增加,在梗死区内发生渗漏性出血而引起的。梗死面积大时,常引起不同程度及不同范围的脑水肿,严重者可出现脑疝。由于栓子性质不同,在脑内可能出现炎性改变、脑脓肿、细菌性动脉瘤、虫卵、脂肪或空气等。栓塞常为多发性,所以在脑内常形成多发性梗死灶。除脑内病变外,可伴有身体其他部位如肺、脾、肾、肠系膜等处的栓塞。

【临床表现】

常因原发病和栓塞部位不同而表现不一,多具有以下特点。

(1) 本病可发生于任何年龄,但以青壮年最多见。风湿性心脏病引起者年龄较轻,动脉粥样硬化、心肌梗死引起者多见于老年人。

(2) 多在活动中发病,无前驱症状,突然起病是其主要特征,临床症状和体征在数秒或数分钟内发展到高峰,是所有脑血管疾病中发病最快者。多表现为完全性脑卒中,个别病例可逐渐进展,可能与血栓向近端延伸,梗死范围扩大或脑水肿加剧有关。

(3) 常有不同程度的意识障碍,但持续时间比脑出血短,可有头痛、抽搐等,神经系统局灶症状,常因栓塞的血管不同而表现不一。大脑中动脉的栓塞最多见,常表现为偏瘫、失语、偏身感觉障碍、偏盲等。椎基底动脉系统出现栓塞时,表现为眩晕、复视、吞咽困难、共济失调、交叉性瘫痪等。

(4) 原发病的表现,如心源性脑栓塞,可有心脏病的症状和体征;脂肪栓塞多发生于长骨骨折或手术后;部分病例除脑部症状外,可有脑外器官栓塞的表现,如肺栓塞出现胸痛、气短、咯血、呼吸困难等,肠系膜动脉栓塞可有腹痛、便血,肾动脉栓塞出现腰痛、血尿等,其他如皮肤黏膜出血点、瘀斑等。

【辅助检查】

1. 头颅CT和MRI检查　在发病24~48 h后即可见低密度梗死区,如果为出血性梗死,则在低密度区内出现高密度出血影,呈混杂密度改变。由于多数脑栓塞患者易发生出血性梗死,所以,应定期复查头颅CT,尤其是在发病3天内,以早期发现梗死灶内出血,及时调整治疗方案。

2. 脑脊液检查　可完全正常,亦可有压力增高。出血性梗死者脑脊液中红细胞增高,感染性梗死者脑脊液中白细胞增高。脂肪栓塞时脑脊液中可有脂肪球。

3. 其他检查　心电图检查可了解有无心律失常、心肌梗死、风心病等,可作为常规检查。胸部X线检查有助于了解肺部有无占位。超声心动图有助于显示二尖瓣的病变。颈动脉超声和脑血管造影检查可发现主动脉弓或颈部血管的斑块、狭窄及血流情况。

【诊断与鉴别诊断】

(一) 诊断要点

①有脑栓塞典型的临床特点,如突然起病、病情在数秒甚至数分钟内达高峰,迅速出现神经系统的局灶症状等;②有栓子来源的原发病如心脏病、心房颤动等;③CT或MRI有助于确诊。

(二) 鉴别诊断

见急性脑血管病鉴别表。有抽搐者需与癫痫进行鉴别。

【治疗】

脑栓塞的治疗包括两方面,即对脑部病变的治疗和对引起栓塞的原发病治疗,治疗原则与脑梗死相同。

1. 改善脑循环,缩小脑梗死面积　急性期可给予脱水治疗,防治脑水肿,适当选用脑保护剂。因脑栓塞容易并发出血,所以,在应用抗凝治疗时应特别慎重。如果头颅CT排除出血性梗死,可使用抗血小板药及抗凝药物,以预防新栓子形成或栓子扩延。对于感染引起的栓塞,要给予有效的抗生素治疗,控制感染,防止炎症扩散。

2. 病因治疗 治疗原发病,根除栓子来源,预防栓塞复发极其重要。对心房颤动患者,及时纠正心房颤动,心脏瓣膜病患者选用外科手术治疗,应用抗生素治疗感染性心内膜炎,对减压病进行高压氧治疗等。

恢复期的治疗与脑血栓形成相同。

【预防】

脑栓塞的预防主要在于治疗原发病,防止栓子形成。对于慢性心房颤动患者,可长期服用抗凝剂如阿司匹林、华法林等。

腔隙性梗死

腔隙性梗死(lacunar infarct)是指发生在大脑半球或脑干深部的小穿通动脉闭塞引起的缺血性小梗死灶。由于缺血的脑组织坏死、液化后被吞噬细胞清除而形成腔隙,约占脑梗死的20%,是引起血管性痴呆的常见原因,严重危害中老年人的身体健康。

【病因与发病机制】

(1) 高血压导致小动脉及微小动脉壁发生脂质透明变性,引起管腔闭塞。

(2) 动脉粥样硬化病变及小血栓形成,累及和阻塞深穿支动脉。

(3) 糖尿病引起的小动脉病变。

【病理】

梗死灶较小,呈不规则的圆形、卵圆形、狭长形,直径多为3~4 mm,小者可为0.2 mm,大者可达15~20 mm。病变血管多为深穿支动脉如豆纹动脉、丘脑深穿动脉及基底动脉的旁中线支的供血区。病灶主要分布于基底节区、放射冠、丘脑和脑干,尤其以基底节区发病率最高。

【临床表现】

本病多见于40岁以上的中老年人,男性多于女性,常有高血压病史。急性或亚急性起病,部分患者有短暂性脑缺血发作史,临床表现与梗死灶的大小和部位有关,多种多样,但症状一般较轻,无头痛、颅内压增高及意识障碍。常见的有下列几种类型。

1. 纯运动性轻偏瘫 常见,表现为一侧面、舌、肢体不同程度瘫痪,而无感觉障碍、视野缺损及失语等。病灶位于放射冠、内囊、基底节、脑桥等部位,多在2周内开始恢复。

2. 纯感觉性脑卒中 患者常出现对侧半身麻木、发冷、发热、针刺、疼痛、肿胀或沉重感等感觉障碍。病灶位于内囊后肢、放射冠后部、丘脑腹后核、脑干的感觉神经核及传导束等。

3. 共济失调性轻偏瘫 表现为病变对侧纯运动性轻偏瘫和小脑性共济失调,以下肢为重,也可有构音不全和眼震。系脑桥基底部上1/3与下2/3交界处、放射冠、内囊后肢等部位病变所致。

4. 感觉运动性卒中 多首先表现为偏身感觉障碍,继而出现轻偏瘫。为丘脑腹后核、内囊后肢的腔隙性病变所致。

5. 构音不全-手笨拙综合征 患者表现为严重的构音不全,吞咽困难,病变对侧中枢性面舌瘫,同侧手轻度无力伴有动作缓慢、笨拙(如书写更为困难),指鼻试验不准,步态不稳,腱反射亢进和病理反射阳性。病灶位于脑桥基底部上1/3和下2/3交界处。

6. 腔隙状态 多发性腔隙灶累及双侧锥体束,并伴有严重的痴呆、精神障碍、假性延髓性麻痹、双侧锥体束征、大小便失禁以及类帕金森综合征等一系列临床表现,称为腔隙状态。

【辅助检查】

1. 头颅CT 在病后8~11天检查较适宜,1个月内检出率最高。在大脑深部可见多个形态不一、大小不等的低密度腔隙性病灶,直径多为2~15 mm,呈圆形或卵圆形,也可为长方形,边界清晰,无占位效应,以基底节区、皮质下白质最多见,其次是丘脑和脑干。但CT对脑干的病灶不易检出。

2. MRI 脑干和小脑的腔隙性梗死清晰可见,尤其是对陈旧性出血和腔隙性梗死的鉴别,是CT所不能替代的。

3. 诱发电位 当病变累及听觉或体感通路时,脑干听觉和体感诱发电位可有异常。

4. 其他 脑脊液、脑电图和脑血管造影检查均正常。

【诊断与鉴别诊断】

1. 诊断要点 ①发病多由于高血压动脉硬化引起,呈急性或亚急性起病;②多无意识障碍;③临床表现多不严重,较常见的为纯感觉性脑卒中、纯运动性轻偏瘫、共济失调性轻瘫、构音不全-手笨拙综合征和感觉运动性脑卒中;④脑脊液检查无红细胞;⑤CT或MRI检查可明确诊断。

2. 鉴别诊断 本病应和小量脑出血、颅内感染、多发性硬化等疾病鉴别。

【治疗】

目前尚无有效的治疗方法,主要是预防疾病复发,积极控制高血压,治疗动脉硬化。急性期治疗可适当应用血管扩张剂,增加脑组织供血,一般不用抗凝药物。

【预防】

1. 预防性治疗 对有明确的缺血性脑卒中危险因素,如高血压、糖尿病、心房颤动、高血脂、颈动脉狭窄等,应及早进行预防性治疗。可应用阿司匹林50~100 mg/d,噻氯匹定250 mg/d,但要注意出血的并发症。

2. 针对可能的病因积极预防

(1) 对于高血压患者,应将血压控制在一个合理水平。

(2) 有效控制短暂性脑缺血发作。

(3) 平时要保持良好的心态和健康的生活方式,避免吸烟和酗酒,低盐、低脂饮食,适量运动等。并定期测量血脂、血糖、血液流变学等,及时进行合理治疗。

(4) 注意气温骤变,及时发现脑血管病的先兆。

第三节 脑 出 血

脑出血(intracerebral hemorrhage,ICH)也称脑溢血,是指原发性非外伤性脑实质内的出血,占全部脑卒中的20%~30%,80%发生在大脑半球,20%发生于脑干、小脑、脑叶和脑室,是致残率、致死率最高的脑血管疾病。我国以东北、华北、西北地区最多见。

【病因与发病机制】

高血压是引起原发性脑出血的最常见原因,尤其是高血压和动脉硬化同时并存。研究发现,长期高血压和动脉硬化可使脑内小动脉或深穿支动脉壁缺氧,发生纤维素样坏死或脂质透明变性,微动脉瘤形成,这种微动脉瘤易发生在基底节区、丘脑、脑桥及小脑等部位。此外,脑内动脉外膜不发达,且无外弹力层,中层肌细胞少,管壁较薄,也是造成出血的重要原因。当情绪激动、剧烈运动等因素存在时,血压突然升高,血液自血管壁渗出或动脉瘤直接破裂,血液进入脑组织而形成血肿。

其他病因如下。①血管或血管壁异常:如先天性动脉瘤、脑血管畸形、烟雾病、脑梗死继发出血、脑动脉炎、淀粉样血管病或肿瘤侵袭血管壁破裂出血等。②血液成分异常:如各种血液病、凝血因子异常、抗凝或溶栓治疗的并发症等。上述原因易引起继发性脑出血。

【病理】

原发性脑出血好发于脑内的深穿支动脉,70%~80%为基底节区的大脑中动脉深穿支(豆纹动脉),而发生内囊出血;其次是皮质下的白质、脑桥及小脑。基底节区的出血按其与内囊的关系可分为如下几种类型。①外侧型,出血位于壳核、带状核和外囊附近。②内侧型:出血位于内囊内侧和丘脑附近。③混合型:为外侧型或内侧型扩延的结果。脑桥出血多发生于被盖部与基底部交接处,小脑出血好发于小脑半球。基底节区的出血可破入侧脑室,丘脑出血可破入第三脑室,小脑或脑干出血可破入第四脑室或蛛网膜下腔。

脑出血后局部形成血肿。当出血量很小时,无占位效应,临床症状轻微或无症状,这时单凭临床症状容易误诊;出血量大时,占位效应明显,周围脑组织受到挤压,引起脑水肿、颅内压增高及脑组织移位,可导致天幕疝、枕骨大孔疝,或继发脑干出血,常是脑出血致死的原因。急性期过后,血块溶解,含铁血黄素被大量巨噬细胞清除,出血灶小者形成瘢痕,大者形成囊腔。从时间上讲,血肿周围脑组织的水肿吸收,约发生在发病后的第3周末,此时颅内压已恢复正常。

近年来,随着CT的普及应用,人们发现大部分脑出血患者在发病0.5～1 h出血已经停止,所以应在最短的时间内及时把患者护送到医院救治,以获最佳治疗效果。

【临床表现】

(一) 临床特点

①发病年龄常在50～70岁,多数有高血压史,寒冷季节发病较多;②常在体力活动或情绪激动时发病,多数无前驱症状,少数患者可有头昏、头痛、肢体麻木或活动不便、口齿不清等,可能与血压增高有关;③起病突然,病情迅速进展,在数小时内发展至高峰,主要表现为头痛、喷射性呕吐、意识障碍以及肢体偏瘫、失语、大小便失禁等;④发病时常有显著的血压升高,多数患者脑膜刺激征阳性,双侧瞳孔不等大,眼底可见动脉硬化、出血,常有心脏异常体征。

(二) 不同部位出血的临床表现

1. 基底节区(内囊)出血　高血压脑出血最易发生的部位,占70%～80%,其中壳核出血最常见。根据出血量分为轻型和重型。①轻型:多属外侧型出血,出血量小,患者多突然头痛、呕吐,意识障碍轻或无,对侧肢体出现不同程度的中枢性偏瘫、偏身感觉障碍及偏盲,即三偏症,还可有中枢性面瘫和舌肌瘫痪。如优势半球出血,则出现失语。②重型:多属内侧型或混合型,起病急、昏迷深、呼吸有鼾声、反复呕吐、双侧瞳孔不等大,一般为出血侧瞳孔扩大,部分病例两眼向出血侧凝视、对侧偏瘫、肌张力降低、巴宾斯基征阳性等。

2. 丘脑出血　发生率仅次于基底节区出血。该部位出血有两种不同表现形式。①丘脑前部出血:早期意识障碍明显,多有对侧凝视麻痹,偏瘫、偏身感觉障碍相对较轻,易破入Ⅲ脑室,并发体温和呼吸异常、内脏功能紊乱及消化道出血等,病情较严重。②丘脑后部出血:患者无明显的意识障碍,偏瘫轻,偏身感觉障碍明显,出血量多时可破入第三脑室。

3. 脑叶出血　约占脑出血的10%,出血部位在大脑皮质下白质内,顶叶最常见,其次是颞叶、枕叶、额叶。以头痛、呕吐等颅内压增高症状及脑膜刺激征为主要表现,同时出现受损脑叶的局灶性定位症状,如额叶出血可有偏瘫、运动性失语、部分性癫痫等;颞叶出血精神症状明显,并有感觉性失语;枕叶病变出现视野缺损。

4. 脑桥出血　约占脑出血的8%～10%。小量出血(出血量在5 mL以下),表现为患侧面神经和外展神经麻痹及对侧肢体偏瘫,即交叉性瘫痪,双眼凝视患侧,可无意识障碍,预后较好。大量出血多累及双侧,患者迅速进入昏迷、四肢瘫痪、双侧瞳孔极度缩小呈"针尖样"、中枢性高热、呼吸障碍明显、消化道出血、双侧病理征阳性、去大脑强直等,病情迅速恶化,多数在24～48 h内死亡。

5. 小脑出血　约占脑出血的10%。好发于一侧小脑半球的齿状核部位,多数表现为突然眩晕、频繁呕吐、后枕部疼痛、一侧肢体共济失调、眼震等,肢体无明显瘫痪是其临床特点,出血可进入蛛网膜下腔。少数呈亚急性起病,逐渐进展,类似小脑占位性病变。大量出血时可直接破入第四脑室,迅速出现进行性的颅内压增高,患者很快进入昏迷,多在48 h内因急性枕骨大孔疝而死亡。小脑出血也可波及脑干出现面神经麻痹。

6. 脑室出血　占脑出血的3%～5%。大多为脑实质出血破入脑室,原发性出血者少见。小量出血表现为头痛、呕吐、脑膜刺激征,一般无意识障碍和神经系统的局灶症状,类似蛛网膜下腔出血,预后较好。出血量大时患者常突然昏迷、频繁呕吐、出现针尖样瞳孔、四肢瘫痪等,可出现阵发性强直性痉挛或去大脑强直状态,生命征不稳定,预后极差,多数患者迅速死亡。

【并发症】

1. 应激性溃疡　可引起消化道出血,多发生在出血后的1周内,提示病情较为严重。

2. 感染 感染可使病情加重,常见的有肺部感染和泌尿系统感染。

3. 心脏损害 也叫脑心综合征,表现为心肌缺血、心肌梗死、心律失常等。

4. 痫性发作 主要表现为全面性发作。

5. 下肢深静脉血栓形成 因患者久病卧床而引起,主要表现为肢体肿硬。

【辅助检查】

(1) 头颅 CT:首选,发病后 CT 即可发现高密度出血影,并可显示血肿的部位、大小、形态,血肿周围组织水肿情况、脑组织移位及是否破入脑室等,并与脑梗死进行鉴别(图 77-3)。但在出血 1~2 周后,随着血肿的液化和吸收,病灶区密度开始降低,最后可与周围脑实质密度相等或为低密度改变,这时与脑梗死不易鉴别。

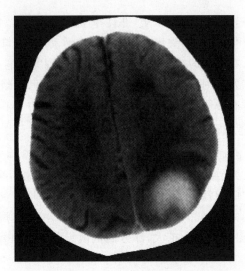

图 77-3 CT 示脑出血

(2) MRI:可鉴别陈旧性出血和脑梗死,对脑干病变的诊断准确率优于 CT。

(3) 脑脊液检查:多为血性脑脊液,压力增高,有诱发脑疝的危险。因 CT 在发病后可迅速确诊,故一般不做腰穿检查。只有在患者不能做 CT 检查、且无明显颅内压增高的征象时,方可进行。但疑诊小脑出血者,忌做腰穿。

(4) 数字减影脑血管造影:用于血管瘤和血管畸形的检查,以确诊病因。对于年轻的脑出血患者,查明病因后,可预防复发。

(5) 重症脑出血者急性期可出现一过性外周血白细胞和中性粒细胞增高,血糖、尿素氮增高,心电图异常等。

【诊断与鉴别诊断】

(一) 诊断

典型病例诊断一般不难。对于 50 岁以上的患者,既往有高血压病史,在体力活动或情绪激动时突然发病,进展迅速,早期有意识障碍及头痛、呕吐等颅内压增高症状,并有脑膜刺激征及偏瘫、失语等神经系统局灶的症状和体征,应首先考虑脑出血。结合头颅 CT 检查,即可确诊。

(二) 鉴别诊断

(1) 与其他脑血管疾病鉴别:见急性脑血管病鉴别表。

(2) 有明显意识障碍者,应与可引起昏迷的全身性疾病如肝性脑病、尿毒症、糖尿病昏迷、低血糖、药物中毒、一氧化碳中毒等进行鉴别。此类疾病多无神经系统局灶性定位体征。

(3) 有神经系统局灶定位体征者,应与其他颅内占位性病变、闭合性脑外伤,特别是硬膜下血肿、脑膜脑炎等进行鉴别。

【治疗】

一、急性期治疗

(一) 治疗原则

①保持安静,适当调整血压,防止继续出血;②控制脑水肿,降低颅内压,预防脑疝;③加强护理,防治并发症。

(二) 治疗措施

1. 一般治疗

(1) 就地治疗,不宜长途运送及过多搬动,尽量使患者保持安静卧床,以免加重出血。

(2) 吸氧,保持呼吸道通畅,维持水和电解质平衡,加强护理。

(3) 降低体温,降低脑代谢,保护脑细胞,减轻脑水肿,可采用物理降温。

(4) 严密监测体温、血压、脉搏、呼吸、神志、瞳孔等变化。对发病后24~48 h神志不清,不能进食者,如无呕吐及消化道出血,及时给予鼻饲,保证营养供给。

2. 降低颅内压、控制脑水肿、防止脑疝形成 是急性期处理的一个重要环节,应立即使用脱水剂。可用20%甘露醇125~250 mL,30 min内快速静脉滴注,6~8 h一次;速尿20~40 mg静脉推注,6~8 h一次,或与甘露醇交替使用;甘油果糖250~500 mL静脉滴注,1~2次/天;20%或25%白蛋白50~100 mL静脉滴注,1~2次/天,可提高胶体渗透压,脱水作用持续时间较长,同时可避免低血压。应用脱水剂时须注意水、电解质和酸碱平衡,尤其是应注意补钾和监测心肾功能变化。

3. 调整血压 脑出血后的高血压与颅内压增高有关,是脑血管自动调节的结果,随着颅内压的下降,血压也随之降低。所以,在急性期通常不使用降压药物。如果收缩压>200 mmHg,舒张压>120 mmHg,应进行适当调整,以防止进一步出血。但降压的速度不宜太快、下降的幅度不宜过大,应结合患者发病前的血压,个体化治疗。常用25%硫酸镁10 mL深部肌内注射或静脉滴注。如果血压持续过低,应选用升压药,以维持正常的脑灌注。

4. 止血药 对高血压引起的脑出血无效,但如合并消化道出血或有凝血障碍时,建议使用。常用的药物有6-氨基己酸(EACA)、止血环酸(AMCHA)等。

5. 防治并发症及对症处理 ①重症患者应注意加强基础护理,定时翻身拍背,预防压疮,保持皮肤干燥清洁及口腔卫生,预防感染。如果患者昏迷时间较长或已发生肺部或泌尿系统感染等,应给予有效的抗生素治疗,必要时做细菌学培养。②对放置导尿管的患者,每3~4 h开放一次,并定期用1∶5000高锰酸钾或1∶2000呋喃西林液冲洗膀胱。③对于中枢性高热,需进行物理降温或局部使用冰帽。④并发消化道出血时,可给予奥美拉唑静脉滴注,同时经胃管鼻饲云南白药、凝血酶、冰盐水等做局部治疗。⑤如果发生下肢静脉血栓形成,除抬高患肢、适当运动外,可酌情给予抗凝剂。

6. 康复治疗 脑出血后,只要患者生命体征稳定,病情不再进展,应及早进行康复锻炼,如保持肢体功能位、按摩及被动运动、语言训练等,以防关节挛缩和发生下肢静脉血栓形成等,使患者的神经功能得到最大程度的康复,提高其生存质量。同时要注意患者的情绪变化,及时给予心理支持。

7. 手术治疗 目的在于清除血肿,解除脑疝,挽救生命和争取神经功能的恢复。凡一般情况尚好,生命体征稳定、心肾功能无明显障碍者,可考虑手术治疗。适应证:①昏迷不深、瞳孔等大、偏瘫,经内科治疗后病情进一步恶化,颅内压继续增高或出现出血侧瞳孔扩大者,内囊外侧型出血向中线扩展,有脑疝形成趋势的病例;②大脑半球深部或脑叶出血量在30 mL以上,有中线移位或明显颅内压增高者;③小脑出血超过15 mL或直径超过3 cm,有脑干或第四脑室受压,第三脑室及侧脑室扩大,或出血破入第四脑室者,应尽早手术治疗;④内囊内侧型出血引起梗阻性脑积水,可进行侧脑室引流。

二、恢复期治疗

主要是加强瘫痪肢体的被动与主动运动,配合针灸和物理治疗,以促进神经功能的全面恢复,对失语者积极进行言语训练。调整和稳定血压,给予适当的改善脑循环及代谢的药物等。

知识链接
77-4

【预后】

脑出血急性期病死率较高,为40%左右,存活致残率达70%。主要取决于出血部位、脑损害程度、全身情况和有无并发症等,死亡原因主要为脑疝。

【预防】

早期发现高血压,长期预防,积极控制,平时要注意劳逸结合,避免重体力劳动和情绪波动,适当进行体育锻炼、戒烟、限酒、保持情绪稳定等是预防脑出血的重要措施。近年来随着医疗保健和预防工作的普及开展,我国对高血压的防治工作已取得显著效果,使脑出血的发病率明显下降。

第四节 蛛网膜下腔出血

蛛网膜下腔出血(subarachnoid hemorrhage,SAH)指由于脑表面和脑底的血管破裂出血或脑实质出血后,血液流入蛛网膜下腔的统称。占急性脑血管病的15%左右。

【病因与发病机制】

(1) 先天性颅内动脉瘤:引起蛛网膜下腔出血的最常见原因,占50%以上,好发年龄30~60岁,女多于男。

(2) 脑血管畸形和高血压动脉硬化性动脉瘤。

(3) 其他:脑动脉炎、血液病、烟雾病、溶栓抗凝治疗并发症等。另外,有少部分的SAH原因不明,约占10%。

颅内血管瘤好发于动脉分叉处,80%~90%见于脑底动脉环前部,特别是颈内动脉与后交通动脉、大脑前动脉与前交通动脉交叉处最为常见。此部位动脉弹力层和肌层先天缺失,在血流冲击下最易形成动脉瘤。当激动、过劳、用力等诱因存在时,血管极易破裂出血。一般认为30岁以前发病者,多为血管畸形,40岁以后发病者多为颅内动脉瘤破裂,50岁以上发病者,则考虑高血压脑动脉硬化及脑肿瘤。

SAH发生后引起一系列的病理变化,如脑血管痉挛、蛛网膜粘连、阻塞性脑积水、颅内压增高发生脑疝、发热、血糖增高、心肌缺血、心律失常等。最突出的变化是继发性脑血管痉挛,是由于蛛网膜下腔的血凝块及多种血管活性物质的刺激而引起。这种变化是导致病情加重的主要原因之一,也可在此基础上继发脑梗死,重者造成患者死亡。

【临床表现】

(1) 任何年龄均可发病,但以青壮年多见。发病前常无前驱症状,1/3病例有头痛、头晕、视力改变、颈部不适等。有明显的诱因,如活动、情绪激动、劳累、用力、排便、咳嗽、弯腰、酗酒等。少数可在安静条件下发病。

(2) 典型的临床特点:突然起病,多以难以忍受的剧烈头痛开始,多为撕裂样或剧烈胀痛,持续发作不缓解,是所有引起头痛的疾病中最严重的一种。头痛可放射至后枕部或颈部,也可为全头部剧痛,其程度与出血量有关。伴有恶心、呕吐。因血液刺激脑膜使颈部肌肉痉挛,颈部活动受限,而出现颈项强直,克氏征、布氏征阳性。头痛、呕吐和颈项强直是蛛网膜下腔出血最典型的临床特点。

(3) 其他:约半数患者出现烦躁不安、谵妄、幻觉、定向力障碍、怕光等精神症状及一过性意识障碍,严重者抽搐昏迷,甚至出现脑疝而死亡。由于蛛网膜下腔的血液刺激神经根,患者可出现腰背痛或脚跟痛,个别病例出现一侧动眼神经麻痹、大小便潴留等。

【并发症】

蛛网膜下腔出血的三大严重并发症是再出血、脑血管痉挛和继发性脑积水。

1. 再出血 SAH致命的并发症,一般发生在首次出血后4周内,特别是7~14天之间。在病情较为稳定情况下,有以下表现时考虑再出血:①剧烈头痛、呕吐、烦躁不安;②颈项强直和意识障碍加重;③检查脑脊液呈粉红色,为新鲜出血。精神紧张、过早活动、剧烈头痛、血压不稳、休息不好、便秘等,可诱发再出血。

2. 脑血管痉挛 SAH 最严重的并发症,也是致死和致残的重要原因,其发生率占 SAH 患者的 30%~70%。少数发生于出血后数十分钟、数小时或 2 天内,多数发生在出血后 4~16 天,7~10 天为高峰,持续约 2 周,称为迟发性脑血管痉挛。在患者病情好转后,出现下列情况时,应首先考虑迟发性脑血管痉挛:①头痛、呕吐、颈项强直等症状再次出现或加重,伴发热和外周血白细胞增高;②意识障碍加重,或清醒后再度昏迷;③神经系统局灶的症状体征加重或出现;④脑脊液无再出血的证据。

3. 继发性脑积水 急性脑积水发生于病后 3 天内,亚急性脑积水发生于病后 3 天到 4 周内,是由于血凝块阻塞脑脊液循环所致。慢性脑积水出现在病后数月甚至数年,是因大量血红蛋白在蛛网膜下腔沉积,引起蛛网膜粘连、脑脊液循环受阻所致,患者表现为嗜睡、精神症状、记忆力减退、颅神经麻痹、反应迟钝、痴呆等。

4. 其他 癫痫发作、心脏损害、肺部和泌尿系统感染、消化道出血等。

【辅助检查】

1. 头颅 CT 对诊断急性期 SAH 安全、敏感,可确定出血部位、血肿大小、脑积水和脑梗死,并预测动脉瘤的发生部位和血管畸形,应作为首选检查。CT 扫描可见蛛网膜下腔内较广泛的高密度影,多位于大脑外侧裂、基底池、鞍上池和脑沟等部位(图 77-4)。有时蛛网膜下腔出血沿大脑镰分布,表现为大脑镰增宽、密度增高。当发生脑积水时可见脑室系统扩大。

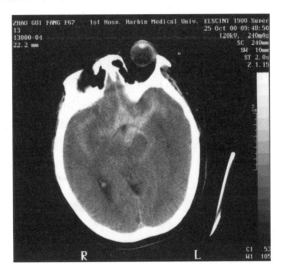

图 77-4 CT 示蛛网膜下腔出血

2. MRI 对诊断动脉瘤、动静脉畸形及亚急性或慢性蛛网膜下腔出血较为敏感,对急性期蛛网膜下腔出血不如 CT,所以 MRI 不用于急性期检查。

3. 脑脊液 呈均匀一致的血性脑脊液,压力增高,是确诊 SAH 的重要依据。在发病 12 h 后,脑脊液开始变黄,如无再出血,3 周后逐渐恢复正常。因腰穿检查有诱发脑疝的危险,目前,随着 CT 的普及,脑脊液检查已不再作为首选,只有在无条件做 CT 检查,患者病情又允许时才考虑进行,或进行脑脊液置换治疗。

4. 数字减影血管造影(DSA) 确诊颅内动脉瘤必需的检查方法,可确定动脉瘤的位置、数目、形态、大小等,为 SAH 的病因诊断提供重要的诊断依据,同时对确定手术方案十分重要。

5. 其他检查 如血常规、凝血功能、肝肾功能等用于寻找引起出血的其他病因。

【诊断与鉴别诊断】

(一)诊断

①SAH 典型的临床症状:突然发生的剧烈头痛、呕吐、脑膜刺激征;②伴或不伴意识障碍;③无明显的神经系统局灶症状和体征;④血性脑脊液和 CT 确诊。

(二)鉴别诊断

1. 脑出血 见急性脑血管病鉴别表。

2. 颅内感染 症状和 SAH 相似,可通过脑脊液和 CT 检查进行鉴别。

3. 颅内肿瘤出血 结合病史和 CT 检查可以鉴别。

【治疗】

治疗原则为控制出血,防治各种并发症。

1. 一般治疗 绝对卧床休息 4～6 周,抬高头部,保持安静,避免情绪激动,保持大便通畅,防止用力排便、咳嗽等,避免再次出血,必要时应用镇静剂和缓泻剂。并进行心电监护,加强支持疗法,保证营养,维持水电解质平衡,预防压疮等。

2. 降低颅内压,预防脑疝 参见脑出血的治疗。

3. 应用止血药物,防止再出血 抗纤维蛋白溶解类止血药物,能预防再出血的发生。常用的有如下几种。①6-氨基己酸(EACA):4～6 g,溶于生理盐水或 5% 葡萄糖液 100 mL 中静脉滴注,15～30 min 滴完,以后给以维持量 1 g/h,持续静滴 12～24 h,之后每天 24 g,维持 7～10 天。②止血芳酸:0.2～0.4 g 加入 5% 葡萄糖液 250 mL 内静脉滴注。其他止血药还有止血敏、立止血、止血环酸、安络血、维生素 K_3 等。止血药应用多长时间,应视病情而定,注意个体化治疗。

4. 抗脑血管痉挛 首选钙通道阻滞剂,可阻止钙离子内流,扩张血管,解除血管痉挛。可用尼莫通 10 mg/d,缓慢静脉滴注,7～14 天为 1 个疗程;或尼莫地平 20～40 mg,3 次/天,口服;也可用氟桂利嗪 5～10 mg,每晚一次口服,连用 3 周以上。

5. 脑脊液置换 适用于病情相对稳定的患者。行腰椎穿刺术,每次缓慢放脑脊液 10 mL,然后注入等量的生理盐水,每周 2 次,可降低颅内压,减轻血液对脑膜的刺激,缓解症状,预防蛛网膜粘连。

6. 对症处理 对于头痛剧烈、烦躁不安的患者,可肌内注射或口服安定、鲁米那、颅痛定等,必要时用亚冬眠疗法。便秘者可给予番泻叶泡水口服,或口服果导片等。有感染者,应用有效的抗生素,防治感染。对于发热患者,以物理降温为主。高血压患者应用降压药,以调整血压。

7. 手术治疗 目的是防止动脉瘤再次出血,清除血块,防止血管痉挛,去除病因等。目前认为由动脉瘤和血管畸形所致的 SAH,一旦确诊,应争取手术治疗,以免再出血。一般在发病后 24～72 h 内进行,出血 7～10 天手术效果明显差。

【预后】

与病因、病情、血压、意识等因素有关,有严重并发症者预后差,动脉瘤破裂引起的出血预后较差。急性期死亡率约 30%,存活患者中有 2/3 遗留不同程度的残疾。

【预防】

对可疑由脑动脉瘤和血管畸形引起的 SAH 患者,待病情稳定后,一旦确诊,应手术切除,以防复发。

小 结

脑血管疾病的临床特点:①短暂性脑缺血发作:中老年发病,有高血压、动脉硬化、糖尿病等病史,突然出现局灶性脑损害的症状,短时间内(<1 h)完全恢复,最长不超过 24 h,脑 CT 检查正常。主要治疗措施是应用抗血小板药物阿司匹林或氯吡格雷。②脑血栓形成:中老年发病,有高血压及动脉硬化病史,安静状态下发病,数日内出现局灶性脑损害的症状和体征,脑 CT 示脑实质内低密度病灶。超早期溶栓治疗可使血管再通。③脑栓塞:患者有栓子来源的基础病史,尤其是心房颤动,骤然起病,数秒甚至数分钟达到高峰,有局部脑损害的症状和体征,脑 CT 示脑实质内低密度病灶。④脑出血:老年患者,有高血压病史,活动中或情绪激动时急性发病,有头痛、呕吐、意识障碍及神经系统定位体征,脑 CT 示脑内高密度病灶。主要治疗是镇静、调整血压、控制出血、脱水治疗、降低颅内压、预防脑疝、加强护理、防治并发症。⑤蛛网膜下腔出血:中老年或青壮年发病,突发剧烈头痛、呕吐、脑膜刺激征阳性,无局灶性脑损害,脑 CT 示蛛网膜下腔高密度影。急性期并发症有再出血、脑血管痉挛、脑积水。治疗上主要是应用钙通道阻滞剂防治脑血管痉挛、止血、脱水降颅内压。

(李秀霞)

第七十八章 癫痫

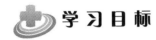

1. 掌握：癫痫的定义、临床表现、诊断和鉴别诊断、治疗。
2. 熟悉：癫痫的致病因素。
3. 了解：癫痫的发病机制。
4. 应用：能够对癫痫患者进行诊断、治疗及健康指导。

导学案例

患者，男，15岁，由他母亲陪来就诊。其母诉患者于半月前突然惊叫一声，及时去看，发现他倒在地上，双眼上翻，四肢抽搐，面色青紫，1 min后逐渐清醒，醒后未述不适。5年前有类似昏倒（一次）。一周前脑电图检查为正常。神经系统检查无异常。

请问：1. 该病例可能的诊断是什么？请说出诊断依据。
　　　2. 该病例应和哪些疾病鉴别？
　　　3. 根据病例介绍情况，制订治疗方案。

癫痫（epilepsy）是一种由于大脑细胞异常过度放电而引起的一过性、反复发作的临床综合征。2005年ILAE（国际抗癫痫联盟）最新定义癫痫是一种脑部疾病，特点是持续存在能产生癫痫发作的脑部持久性改变，并出现相应的神经生物学、认知、心理学以及社会等方面的后果。诊断癫痫至少需要一次以上的癫痫发作，癫痫发作是指大脑神经元异常和过度的超同步化放电所造成的临床现象。

【病因与发病机制】

一、病因

癫痫是一组疾病或综合征。其病因非常复杂，一般可分原发性（特发性）和继发性（症状性）两大类。原发性癫痫可能与遗传因素有关，其脑部并无结构变化或代谢异常；继发性癫痫病因复杂，与脑外伤和代谢障碍等因素有关，遗传也起一定的作用。

1. **遗传性或先天性疾病**　如染色体畸变、遗传性代谢障碍、脑畸形、先天性脑积水等。
2. **外伤**　产伤是婴儿期症状性癫痫的常见病因。挫伤、出血和缺血可导致局部脑组织硬化，数年后形成癫痫病灶。成人闭合性脑外伤后的癫痫发病率约为5%，严重者和开放性外伤者更高。
3. **感染**　如各种脑炎、脑膜炎和脑脓肿等；脑血吸虫和脑囊虫等寄生虫病以及幼儿期各种原因引起的高热惊厥。
4. **中毒**　如铅、汞、一氧化碳、酒精等中毒，以及妊娠期高血压、尿毒症等全身性疾病。
5. **颅内肿瘤**　如胶质瘤、脑膜瘤、星形细胞瘤等。
6. **脑血管病**　如脑梗死、脑出血、蛛网膜下腔出血、脑血管畸形和高血压脑病等。
7. **营养代谢疾病**　儿童期佝偻病、低血糖、非酮症性糖尿病昏迷、甲状腺功能亢进症、甲状旁腺功能减退症、维生素B_6缺乏症等均可产生痫性发作。

8. 变性疾病 结节性硬化、老年性痴呆也可有癫痫发作。

(二) 发病机制

引起癫痫发作除上述各种原因外，还受环境因素的影响，常见的诱因有缺乏睡眠、疲劳、饥饿、便秘、饮酒、激动以及各种一过性代谢紊乱和过敏反应等。有些患者仅在某种特定条件下发作，如闪光、音乐、惊吓、心算、阅读、书写、下棋、打牌、沐浴、刷牙、跑步、外耳道刺激等，称为反射性癫痫。

研究发现，癫痫患者脑内有以下改变。①结构改变：如神经元坏死、缺失、结构紊乱、胶质细胞增生和血供障碍等。②生化改变：如离子转运异常，抑制性神经递质γ-氨基丁酸(GABA)合成障碍，兴奋性神经递质释放增加。③神经元膜电位活动异常：导致神经元处于持续去极化状态，病灶中细胞群高频重复放电，频率可高达每秒数百次甚至上千次以上，而正常神经元的电活动只有1~10次/秒。由于患者脑内出现上述异常变化，导致神经元异常放电，从而引起癫痫发作。

痫性活动起始于一个区域的大脑皮质，并向周围扩散，引起单纯部分性发作；神经元的放电缓慢地向局部扩散，造成杰克逊(Jackson)癫痫；痫性活动由皮质通过下行投射纤维传到丘脑和中脑网状结构，则引起意识丧失，再由丘脑投射系统传至整个大脑皮质，产生全面性强直-阵挛发作；痫性活动在边缘系统播散时，表现为复杂部分发作(精神运动性发作)。

【临床表现和分类】

1. 部分性发作(partial seizures) 神经元的异常放电源于一侧大脑半球的某个部位，为成年期痫性发作的最常见类型。

(1) 单纯部分性发作：不伴意识障碍，发作持续时间短，一般不超过1 min。①运动性发作：表现为一系列的局部重复性抽搐动作，多见于一侧口角、眼睑、手指或足趾，也可涉及一侧面部或一个肢体的远端。如果上述发作自一处开始后，按大脑皮质运动区的分布顺序缓慢移动，称为杰克逊(Jackson)癫痫，如自一侧拇指沿手指、腕部、肘部、肩部逐渐扩展，病灶在对侧大脑皮质运动区。在较为严重的发作后，局部肢体如果遗留暂时性的瘫痪或无力，称为Todd瘫痪。发作如果持续数小时、数日，甚至数周，则称为持续性部分性癫痫(epilepsia partialis continua)。②感觉性发作：多发生在口角、舌、手指或足趾，表现为麻木感、针刺感、触电感、肢体动作感等。也可表现为特殊感觉如闪光、幻听、幻嗅或旋转感、漂浮感、下沉感等。③自主神经性发作：发作时表现为自主神经功能障碍，如皮肤苍白或潮红、多汗、胃气上升感、呕吐、腹痛等。④精神性发作：表现为各种各样的精神异常、错觉、遗忘症等。

(2) 复杂部分性发作：也称精神运动性发作，常有意识障碍，表现为先出现单纯部分性发作，随后出现意识障碍、自动症(在意识模糊状态下出现的不自主动作，如吸吮、咀嚼、搓手、舔唇、脱衣、解扣等)和遗忘症，或发作一开始即有意识障碍。发作持续数分钟甚至半小时，约占成人痫性发作的50%以上。

2. 全面性发作(generalized seizure) 神经元的异常放电起源于双侧大脑半球，伴有意识障碍或以意识障碍为首发症状。

(1) 失神发作：以意识障碍为主。典型失神发作(也称小发作)表现为突然发生的意识障碍，患者停止当时的活动，呼之不应，两眼瞪视，持续5~30 s后立即清醒，对发作无任何记忆。可伴有眼睑、口角、上肢的颤抖，或头部、躯干、上肢的下坠以及某些肌肉强直性痉挛，或自主神经症状等。

(2) 肌阵挛发作：多为遗传性疾病，表现为突然、短暂、快速的肌肉收缩。可局限于面部、躯干或肢体，也可遍及全身；可单独出现，也可有规律地反复发生。如果发作持续时间短，可无意识障碍。

(3) 阵挛性发作：表现为全身重复性阵挛性抽搐，多见于婴幼儿。

(4) 强直性发作：表现为全身肌肉强烈的强直性肌痉挛，头、眼、躯体固定在某一特殊位置，伴有颜面青紫、呼吸停止和瞳孔散大，躯干的强直性发作形成角弓反张，伴一过性意识丧失。持续时间一般在30 s以上，发作过后立即清醒。常伴有自主神经症状。

(5) 全面性强直-阵挛发作(GTCS)：也称癫痫大发作，是最常见的癫痫类型，以意识丧失和全身抽搐为特征。发作可分三期：①强直期：患者发作前可有感觉、运动、精神症状等，之后突然意识丧失，摔倒在地，全身骨骼肌呈持续性收缩，上眼睑抬起，眼球上窜，喉部痉挛，发出叫声。此期持续10~20 s。

②阵挛期：肌阵挛遍及全身，即进入阵挛期。每次痉挛都有短促的肌张力松弛，阵挛频率逐渐减慢，松弛期逐渐延长。本期持续30 s～1 min，最后一次强烈痉挛后，抽搐突然终止。上述两期均伴有自主神经症状、呼吸暂停、瞳孔散大、光反射消失等。③恢复期：阵挛期过后，即进入昏睡状态，可有大小便失禁、口吐白沫等。本期呼吸首先恢复，随后心率、血压、瞳孔等均恢复正常，意识逐渐清醒。清醒后患者自感头痛、全身酸痛、乏力等，但对发作全无记忆。整个发作过程历时5～10 min。

3. 癫痫持续状态 指一次癫痫发作持续30 min以上或连续多次发作，发作间期意识不恢复的一种固定状态。常伴有高热、脱水、酸中毒、脑水肿等，严重者出现呼吸循环衰竭，甚至死亡。其为神经科的常见急症之一。

【辅助检查】

1. 脑电图 首选，尤其是发作时的脑电图改变，诊断意义最大。80%以上的患者可发现异常。癫痫大发作期主要表现为交替出现的棘慢波，棘波波幅高；失神小发作有非常典型的脑电图特征，表现为突发、双侧同步出现的高波幅棘慢波；肌阵挛发作脑电图表现为较多的棘慢波或尖慢波；阵挛性发作脑电图可见快活动慢波，偶有棘慢波。

2. CT和MRI 可鉴别颅内有无占位或其他器质性病变，如有条件，应做常规检查。

3. 其他 脑脊液、血常规、尿常规、血糖、血钙等有助于其他病因的诊断。

知识链接
78-1

【诊断与鉴别诊断】

（一）诊断

根据癫痫发作典型的临床特点，诊断不难。但一旦确诊癫痫，就意味着患者需要长期甚至终身的治疗，给其生活和工作带来很多的不便和影响。所以，在诊断癫痫时一定要慎重。一般可从以下几方面进行考虑。

（1）首先确定是否癫痫：临床上很多患者就诊时已经停止发作，所以，要认真仔细询问病史，并详细地了解患者发作时的表现，是否符合癫痫的特征，并进行系统的体格检查，再结合脑电图，做出初步诊断。

（2）结合发作时的临床特点，确定癫痫的类型。

（3）通过CT、MRI等辅助检查手段，确定癫痫的病因。

（二）鉴别诊断

1. 癔症 癔症发作有时表现为全身肌肉的不规则收缩，而且反复发生，类似强直-阵挛发作。但癔症发作多在受到精神刺激或有人在场时发生，患者情绪激动而无意识丧失，发作时间一般较长，可持续数十分钟、数小时，甚至数日，暗示治疗有效。

2. 晕厥 有短暂的意识障碍，一般仅持续数秒，发作多与体位、排尿、咳嗽、低血压等因素有关。

3. 短暂性脑缺血发作 见于中老年人，多有高血压、动脉硬化、糖尿病等病史，发作时可有神经系统定位体征。

4. 其他 低血糖反应、低钙抽搐等均有血液检查异常。

【治疗】

一、抗癫痫药物治疗

对于癫痫患者的治疗，有70%～80%疗效满意，25%的患者为难治性癫痫。

（一）药物应用原则

1. 早期治疗 一旦确诊应及时给予抗癫痫药物治疗，用药越早越好，可防止脑组织损伤的进一步加重。但下列情况可暂缓给药：①首次发作，有明显的环境因素影响；②1年或数年发作一次。

2. 药物的选择 药物的选择主要取决于痫性发作的类型，应首选疗效高、毒性小、价格低廉的药物。如失神小发作首选乙琥胺，其次是丙戊酸钠；肌阵挛发作首选丙戊酸钠，必要时可加服乙琥胺或氯硝西泮；GTCS可选用卡马西平、苯妥英钠、丙戊酸钠、苯巴比妥；单纯或复杂部分性发作继发GTCS首选苯妥英钠、卡马西平、苯巴比妥；复杂部分性发作首选卡马西平。

3. 药物剂量 口服药应从小剂量开始,如服用1～2周后不能控制,再逐渐加量,直到完全控制发作或出现副作用。当出现毒副反应时,可将药物适当减至患者能耐受的剂量,如果疗效不满意,需加用第二种药物或更换药物。更换药物时应在1周内逐渐减量,同时逐渐增加第二种药物的剂量,但不能突然停药,否则会使病情反跳。有影响发作的因素存在时,可暂时酌情加量,如发热、疲劳、睡眠不足和妇女经期等。

4. 服用方法 大多数抗癫痫药有胃肠道的不良反应,所以每日的剂量一般分3次服用。苯妥英钠属于碱性药物,应在饭后服用。苯巴比妥半衰期长,可每日一次服用。对于夜间或清晨易发作的患者,可以在下午和入睡前集中用药。

5. 合并用药问题 一般情况下,多数患者应用一种药物治疗,就能取得满意的疗效。如果单药治疗效果不满意,或为难治性癫痫和混合性发作的患者,常联合使用第二种药物,一般不超过3种。联合应用时要注意避免使用药理作用相同的药物,如扑米酮和苯巴比妥,以及副作用相似的药物如氯硝西泮和苯巴比妥等。

6. 坚持长期服用 癫痫的治疗是一个长期过程,在治疗过程中,应遵医嘱用药,定时定量,定期随诊,不可自行调换或停药。

7. 停药注意事项 何时停药,应根据患者病情的控制情况而定。①GTCS和单纯部分性发作,在完全控制3～5年后,小发作在完全控制1年后,可以考虑终止治疗。但复杂部分性发作很少能完全控制,需长期治疗。②停药时必须缓慢减量,病程越长,剂量越大,用药越多,减药应越慎重。③在停药过程中要注意脑电图的变化,如果脑电图的异常无改善或异常波增加,一般不主张停药。④整个停药过程一般在1年左右,若有复发,则重新治疗。

（二）常用的抗癫痫药物及用法

1. 苯妥英钠（PHT） 属于脂溶性药物,口服吸收效果好,主要在肝脏内代谢,可选择性地抑制大脑皮层运动区的异常病灶,阻止神经元异常放电的扩散,控制抽搐发作,作用较强,主要用于癫痫大发作的治疗,也可用于精神运动性发作。用法:3～8 mg/(kg·d),分3次口服,1～2周后达稳定血药浓度,成人常给予0.1 g,3次/天,一般每天不超过600 mg。最常见的不良反应是胃肠道症状、精神症状、复视、齿龈增生、毛发增多、共济失调等。这些反应和用药剂量有关,减量或停药后逐渐消失。严重的不良反应有皮疹、白细胞减少、肝脏损害等,与药物剂量无关。苯妥英钠的治疗剂量与中毒剂量很接近,所以,在应用过程中应密切观察。

2. 卡马西平（CBZ） 口服吸收慢,1～4天达有效血药浓度,在肝脏内代谢。精神运动性发作首选,对大发作和局限性小发作也有效。用法:从小剂量开始,逐渐加量至600～1200 mg/d,分3次口服(10～20 mg/(kg·d))。最常见的不良反应是眩晕、嗜睡、胃肠道症状、共济失调、皮疹、白细胞减少、肝脏损害等。

3. 苯巴比妥（phenobarbital，PB） 又称鲁米那,口服吸收完全,作用为提高大脑皮层的电刺激阈,抑制异常冲动的传导,控制发作扩散。适用于各型癫痫发作,对大发作疗效最好。用法:成人90 mg,1次/天,如应用3周后无效,可逐渐加至180 mg/d,儿童2～3 mg/(kg·d)。苯巴比妥不良反应少而轻,常见的有嗜睡、烦躁、眩晕、共济失调等。

4. 丙戊酸钠（VAP） 为广谱抗癫痫药,口服吸收完全,在肝脏内代谢。对失神小发作疗效最好,故首选,对大发作和难治性癫痫也有效。用法:成人600～1800 mg/d,分3次口服,儿童20～40 mg/(kg·d)。与其他药合用时,其他药应减量。主要不良反应有肝功能损伤、胃肠道症状、嗜睡、震颤、脱发等。

5. 扑米酮（primidone，PMD） 主要用于癫痫大发作的治疗。用法:成人每次0.25 g,3次/天,口服。不良反应同苯巴比妥。

6. 乙琥胺（ESX） 吸收快,主要用于失神小发作和肌阵挛发作。用法:成人0.3～0.6 g,3次/天,口服,儿童10～75 mg/(kg·d)。主要不良反应有胃肠道症状、嗜睡、共济失调等。

7. 氯硝西泮 常用剂量为成人4～6 mg/d,儿童1～4 mg/d。主要不良反应有嗜睡和共济失调。

8. 新型抗癫痫药 如非氨酯、氨己烯酸、拉莫三嗪、加巴喷丁、氟桂利嗪等。

(三) 癫痫持续状态的治疗

1. 治疗原则 立即选用强有力的足量抗癫痫药及时控制发作;密切监护,防治并发症如高热、脑水肿、酸中毒、电解质紊乱、呼吸循环衰竭等;病因治疗;发作控制后,长期抗癫痫治疗。

2. 治疗方法

(1) 一般治疗:首先做好患者防护,防止跌伤,解开衣领和腰带,保持呼吸道通畅,同时吸氧,必要时做气管切开;将舌垫塞入齿间,以防舌咬伤;在患者抽搐时不可按压患者的肢体,以免发生骨折或关节脱位,可在背后垫一软物,防止脊椎损伤;密切监护生命体征的变化,同时抽血进行血糖、血钙、尿素氮及电解质、血气分析等检查。

(2) 控制发作的药物治疗:①地西泮:作用快,注射后 1~3 min 内即可生效,是治疗癫痫持续状态的首选药。用法:成人 10~20 mg 缓慢静脉注射,速度每分钟不超过 2 mg,以免出现呼吸抑制,半小时后可重复使用,24 h 用量不超过 100 mg。也可用安定 100~200 mg,溶于 5%葡萄糖液或生理盐水 500 mL 中,于 12 h 内缓慢静脉滴注。儿童一次剂量为 0.2~0.5 mg/kg,速度 1 mg/min。出现呼吸抑制时,应停止注射。②苯妥英钠:无呼吸抑制作用,可迅速通过血脑屏障,但疗效慢,一般在用药 20~30 min 时,才能控制发作。临床上为迅速控制发作,常和安定同时应用。用法:成人 15~18 mg/kg,儿童 18 mg/kg,溶于 5%葡萄糖液或生理盐水中缓慢静脉滴注,速度每分钟不超过 1 mL。苯妥英钠可引起心律失常和血压降低,冠心病、心功能不全、心律失常及高龄患者应慎用或不用。③异戊巴比妥钠:成人用 0.5 g 溶解于注射用水 10 mL 静脉注射,其速度不超过 0.1 g/min,儿童剂量:1~4 岁为 0.1 g/次,5 岁以上为 0.2 g/次,速度不超过每分钟 50 mg,应用时要密切监测呼吸和血压。④10%水合氯醛:成人 20~30 mL,儿童 0.5 mL/kg,加等量生理盐水保留灌肠。⑤副醛:成人 8~10 mL,儿童 0.3 mL/kg,用植物油稀释后保留灌肠。⑥利多卡因:用于安定治疗无效的患者。用法:利多卡因 2~4 mg/kg 加入 10%葡萄糖液内,以 50 mg/h 速度静脉滴注,有效或复发时均可重复使用。有心脏传导阻滞及心动过缓者慎用或不用。

(3) 其他治疗:防治脑水肿、控制感染、处理高热、纠正酸中毒及电解质紊乱、加强支持疗法等。

(4) 抽搐停止后,给予患者长期的抗癫痫治疗。

二、病因治疗

如改善脑缺血、治疗脑外伤和颅内感染、纠正中毒和代谢紊乱、手术切除脑肿瘤等。

三、手术治疗

经过长期正规的抗癫痫药治疗无效的患者,可考虑手术治疗。

【预防】

防治引起癫痫的各种因素是降低发病率的关键。①预防各种已知的致病因素,如产伤、颅脑外伤、脑部感染以及脑寄生虫病等;②对于婴幼儿期可能导致脑缺氧的情况,如抽搐、高热惊厥等,应及时控制;③患者要培养良好的生活习惯,避免过饱、过劳、便秘、睡眠不足和情绪激动,摄入清淡饮食,戒烟酒;④解除患者精神负担,树立战胜疾病的信心,减少复发。

小 结

癫痫是复杂的脑功能障碍,具有突然发生、反复发作的特点。因病变累及神经元的部位和放电扩散范围不同,其临床表现多种多样,可为运动、感觉、意识、行为、自主神经等不同功能障碍,脑电图有助于诊断。治疗需要根据癫痫类型长期规范的应用抗癫痫药物,对于难治性癫痫可考虑外科手术治疗。

(李秀霞)

第七十九章 帕金森病

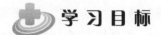

1. 掌握:帕金森病临床表现、诊断和鉴别诊断、治疗。
2. 熟悉:帕金森病的病因。
3. 了解:帕金森病的发病机制。
4. 应用:能够对帕金森病患者进行诊断、治疗,对患者和高危人群进行健康指导。

导学案例

患者,男,57岁,因"动作迟缓3年"入院。患者于2014年3月发现消瘦,讲话声音低,动作缓慢,易跌倒,面部表情少,智能减退,饮水呛咳,服用美多巴等药物后出现全身强直,症状反而加重,无明显震颤。查体:神清,声音低,言语缓慢,流涎明显,惊吓面容,眼球垂直活动不能,颈部肌强直,四肢张力增高,腱反射(+),病理征(-),行走转身慢。既往有锰中毒史,排毒治疗后尿锰恢复正常。头颅MRI:轻度脑萎缩。

请问:1. 该病例可能的诊断是什么?请说出诊断依据。
2. 该病例应和哪些疾病鉴别?
3. 根据病例介绍情况,制订治疗方案。

帕金森病(parkinson disease,PD)又称震颤麻痹(paralysis agitans)是发生于中老年人的一种以运动减少、肌张力增高和静止性震颤为主要临床特征的中枢神经系统变性病,属于锥体外系疾病,是英国医生James Parkinson在1817年首先发现的,为纪念Parkinson,故命名为帕金森病。

【病因与发病机制】

帕金森病是发生于中老年人的一种慢性退行性疾病,主要病变是纹状体黑质变性。目前引起黑质变性的原因尚不清楚,发病机制也十分复杂,可能与衰老、遗传、环境、颅脑外伤等因素有关。

1. 年龄因素 随着公众健康水平的提高和世界人口老龄化,帕金森病的患病人数也在逐渐增加。据统计,在65岁以上的中老年人群中,我国约有200万以上的人患此病,约占中老年人数的1%。

2. 环境因素 流行病学调查结果显示,帕金森病的患病率存在地区差异,提示环境中可能存在一些有毒有害物质,损伤了大脑的神经元,使其发生变性。

3. 家族遗传性 在长期的实践中,多数学者发现帕金森病的部分患者似乎有家族聚集的倾向,有帕金森病患者的家族,亲属的发病率高于正常人群,呈不完全外显的常染色体显性遗传。少数家族性患病与基因突变有关。

4. 遗传易感性 虽然帕金森病的发生与年龄老化、环境因素和家族遗传有一定的关系,但并非所有老年人或暴露于同一环境的人,都会出现帕金森病。而且到目前为止,还没有在散发病例中找到明确的致病基因,说明帕金森病的病因可能与患者的易感性有关。

事实上,对于绝大多数帕金森病患者的发病来说,任何一个单一因素均不能完整解释帕金森病的发生。目前多数研究者认为,帕金森病的发生是多种因素共同作用的结果。正常情况下,黑质纹状体中多巴胺能神经元和胆碱能神经元的功能维持动态平衡,使人体的肌张力和运动协调功能保持正常。但一个对环境因素易感的个体,在接触到毒素后,因其解毒功能出现障碍,从而使黑质多巴胺能神经元受到损害,甚至变性坏死,多巴胺产生减少,并随着年龄的增长逐渐加重,最终导致多巴胺和乙酰胆碱这对神经递质的动态平衡失调,从而出现一系列的临床症状。

此外,由于患者发生脑炎、颅脑外伤、一氧化碳中毒、基底节钙化、锰、汞、氰化物、利血平以及三环类抗抑郁药物等中毒后,也可产生与帕金森病类似的临床症状,这些情况称为帕金森综合征。

【病理】

本病主要病理改变在含色素的黑质致密部,该部位多巴胺能神经元变性,黑质色素细胞中的黑色素消失,神经胶质细胞增生,当多巴胺能神经元丢失50%以上时,才有临床症状。这些变化还可见于苍白球、纹状体及脑干的蓝斑等处。同时患者可有不同程度的弥漫性大脑皮层萎缩和脑室扩大。

【临床表现】

本病多发生于60岁以上的老年人,男性稍多于女性。起病隐袭,进展缓慢,逐渐加剧,最初的症状往往不被人所注意。发病率随年龄增加而增高,脑力劳动者高于非脑力劳动者。主要临床特点如下。

1. 静止性震颤 发病早期的临床表现,也是帕金森病的最主要特征。通常从某一侧上肢远端开始,以拇指、食指及中指为主,表现为手指"搓丸样"的运动,然后逐渐扩展到同侧下肢和对侧肢体,晚期可波及下颌、唇、舌和头部。在发病早期,往往是手指或肢体处于某一特殊体位时出现,变换体位后消失。所以患者往往不太在意。随着病情的进展,震颤仅于肢体静止时出现,故称为静止性震颤。静止性震颤有两个特点:①节律性,震动频率为4~7次/秒;②情绪激动或精神紧张时加剧,活动和睡眠后消失。

2. 肌肉强直 由于肌张力增高而引起。病变早期多自一侧肢体开始,自觉肢体运动不灵活,有僵硬感,并逐渐加重,在被动关节运动时,出现以下现象:①运动开始时阻力较明显,随后迅速减弱,称为"折刀现象";②被动关节运动时,始终保持较高的阻力,类似弯曲软铅管样的感觉,称为"铅管样强直";③由于患者合并震颤,所以在检查时可感到在均匀的阻力中出现断续停顿,称为"齿轮样强直"。同时患者伴有腱反射亢进和病理征阳性。

3. 运动迟缓 由于肌肉强直,因此引起一系列的运动障碍。早期由于上臂肌肉和手指肌肉的强直,患者往往不能顺利地完成一些精细动作,如书写困难,表现为"写字过小征",解系鞋带、扣纽扣等动作迟缓。由于面部肌肉运动减少,患者表现为面无表情,眨眼减少,双目凝视,表情呆板,形似"面具脸"。

4. 姿势和步态异常 由于静止时屈肌张力增高明显,故站立位时呈屈曲姿态。但步态障碍更明显,表现为行走时起步困难,但一旦迈步,身体前倾,重心前移,步伐小而越走越快,不能及时停步或转弯,故称为"慌张步态",同时上肢的摆动减少或消失。

5. 其他症状 因口、舌、腭及咽部肌肉运动障碍,导致大量流涎,言语减少,语音低沉而单调,严重时导致吞咽困难。另外还可有自主神经功能紊乱的症状,如唾液和皮脂腺分泌增多,汗腺分泌亢进,顽固性便秘和直立性低血压等。部分患者可出现痴呆或抑郁等精神症状。晚期患者日常生活常不能自理。

【辅助检查】

1. 脑脊液和尿中的HVA检查 HVA(高香草酸)是多巴胺的代谢产物,帕金森病患者脑脊液和尿中的HVA含量降低。

2. 功能显像检测 应用PET或SPECT与特定的放射性核素检测,可发现帕金森病患者脑内DAT(多巴胺转运载体)的功能明显降低,为帕金森病的早期诊断提供依据。

3. 基因检测 对于有家族倾向的患者,有可能发现突变基因。

4. CT或MRI 排除其他能引起帕金森病综合征的疾病。

知识链接
79-1

【诊断与鉴别诊断】

（一）诊断

根据患者典型的临床症状，可做出诊断。但对未出现震颤的早期患者，诊断却有一定困难。如果一个60岁以上的老年人，出现原因不明的表情淡漠、行动迟缓、协调运动减少等症状，应注意可能为帕金森病的早期表现。

（二）鉴别诊断

1. 帕金森综合征 患者往往有明确的病因，如一氧化碳中毒、脑炎、药物中毒、腔隙性脑梗死、颅脑外伤等。

2. 特发性震颤 部分患者有家族史，发病年龄早，饮酒或应用心得安治疗后症状显著减轻。

3. 抑郁症 无帕金森病典型的临床表现，抗抑郁治疗有效。

【治疗】

（一）治疗原则

本病的病程长，常需终身服药。一般从小剂量开始，缓慢加量，以最合适剂量，达到最佳疗效，并注意治疗方案的个体化。对于症状轻微的早期帕金森病患者，如果没有影响到功能，可以先不服用药物，以加强功能锻炼为主，必要时服用一些神经保护剂，如维生素E、辅酶Q_{10}、单胺氧化酶抑制剂等。

（二）常用药物及用法

1. 抗胆碱药物 通过抑制乙酰胆碱的作用，纠正多巴胺和乙酰胆碱的失调而缓解病情，对震颤的改善效果较好，用于早期和轻症患者。主要副作用为口干、头晕、便秘、排尿困难、视力减退等。前列腺肥大、青光眼患者禁用。此类药可影响记忆和认知功能，所以70岁以上帕金森病患者应慎用。常用药物有安坦片 2 mg，2～3 次/天；开马君 2.5 mg，3 次/天，可逐渐增加至 20 mg/d。

2. 金刚烷胺（病毒灵） 多巴胺能增强剂，在脑内促进突触前神经末梢内多巴胺释放或延缓多巴胺代谢，增强黑质纹状体多巴胺的活性，适用于早期和轻症患者，对晚期患者无效。与安坦和左旋多巴合用可提高疗效，能缓解肌肉僵直和运动迟缓。用法：0.1 g，3 次/天，口服。副作用有踝部水肿、幻视、幻听、失眠、心悸、口渴、食欲不振等。肾功能不良者慎用。

3. 美多巴 为左旋多巴与苄丝肼的复合制剂（每片含左旋多巴 20 mg 和苄丝肼 50 mg 或左旋多巴 100 mg 和苄丝肼 25 mg），是治疗帕金森病最基本、最有效的药物，对于震颤和肌肉僵直、运动迟缓等症状均有较好的疗效。用药原则：小剂量开始，逐渐增加，用最小剂量维持最好疗效。用法：开始剂量为每次 1/4 片，2～3 次/天，然后视病情，每隔 3～7 天增加 1/4 片，至每次半片，3～4 次/天，最多不超过 1 片，3～4 次/天，维持治疗。该药长期应用会产生许多不良反应，常见的有如下几种。

（1）副作用：用药早期可出现恶心、呕吐、腹痛、直立性低血压、心律失常、精神错乱等。远期并发症可有症状波动、运动障碍（舞蹈症、手足徐动症）等，发病率较高，而且较为严重，多在用药后4～5年出现。所以，一般主张对于年轻患者，在发病早期应首选其他药物，或与其他药物合用，减少美多巴用量，以减轻因运动障碍给生活带来的不便。对于年龄大的患者可以直接选用美多巴制剂治疗，以后根据情况，考虑合并使用其他药物。

（2）剂末现象：表现为药物的疗效持续时间缩短，药效减退，一日内运动症状波动明显。可增加每日服药次数，小剂量多次服用，或加用其他辅助药物，也可改用缓释剂。

（3）"开-关"现象：该类药物治疗晚期最棘手的并发症，表现为症状突然缓解与加重，波动明显，与给药时间无关系。可以减少药物剂量，加用多巴胺受体激动剂。

（4）冻结现象：表现为起始运动短暂困难，如不能运动、不能进食、不能张口说话等，这种现象药物治疗效果不好，可进行运动训练。

4. 多巴胺受体激动剂 溴隐亭可直接激活多巴胺受体，疗效迅速，作用持续时间较长，一般与左旋多巴类药物联合应用，以增加疗效。用法：开始剂量为 0.625 mg，1～2 次/天，以后每隔 3～7 天增加 0.625 mg，治疗剂量 7.5～15 mg/d，最大不超过 25 mg/d。副作用有头痛、失眠、鼻塞、复视、呕吐、腹泻等。

5. 单胺氧化酶 B 抑制剂（MAO-B） 丙炔苯丙胺能阻断多巴胺降解，增加脑内多巴胺的含量，与维生素 E 合用，治疗早期患者，保护神经元，延缓疾病进展。用法：2.5～5 mg，2 次/天，早上和中午服用。副作用有失眠、口干、直立性低血压等。

（三）手术治疗

对于药物治疗失败或不能耐受的患者，可采用立体定向手术治疗。但手术治疗只能缓解症状，且术后好复发，仍需药物治疗。

（四）康复治疗

如按摩、理疗、肢体功能锻炼等，可缓解肌肉强直。

【预防】

帕金森病发病率随着年龄的增长而增加，所以控制高血压、治疗糖尿病和高脂血症，防治脑动脉硬化是预防帕金森病的根本措施。对亲属中有帕金森病患者的人群，要尽量避免从事有毒有害工种的作业。平常尽量避免或减少应用奋乃静、利血平、氯丙嗪等诱发帕金森病的药物。避免对中枢神经系统有害的物质，如一氧化碳、二氧化碳、锰、汞等。并注意加强体育运动和脑力劳动，延缓脑细胞衰老。老年人有肢体震颤、动作迟缓等帕金森病先兆时，要及时到医院就诊，争取早发现、早诊断、早治疗。

小 结

帕金森病是一种中枢神经系统变性病，属于锥体外系疾病。中老年人缓慢发病，主要临床特点为运动迟缓（面具脸、写字过小征），静止性震颤（搓丸样动作），肌强直（铅管样、齿轮样），姿势和步态异常（冻结现象、前冲步态、慌张步态），左旋多巴治疗有效。

（李秀霞）

第八十章 偏头痛

1. 掌握：偏头痛临床表现、诊断和鉴别诊断、治疗。
2. 熟悉：偏头痛的病因。
3. 了解：偏头痛的发病机制。
4. 应用：能够对偏头痛患者进行诊断、治疗，对患者进行健康指导。

导学案例

患者，女，23岁，反复发作性头痛3年。每次发作前都有2 h左右的烦躁、饥饿感，随之一眼出现异彩，持续约30 min，缓解后出现剧烈头痛，呈搏动性，伴恶心、呕吐，持续4～5 h后进入睡眠可缓解。

请问：1. 患者最可能的诊断是什么？
2. 诊断依据有哪些？
3. 为进一步明确诊断需完善哪些检查？
4. 需要与哪些疾病鉴别？

偏头痛(migraine)是临床常见的原发性头痛，其特征是发作性、多为偏侧、中重度、搏动样头痛，一般持续4～72 h，常伴有恶心、呕吐，光、声刺激或日常活动均可加重，患者在安静环境下休息或睡眠后头痛可缓解。偏头痛是一种常见的慢性神经血管性疾病。

【病因与发病机制】

偏头痛的病因仍不明确。可能与下列因素有关。

1. 内因 ①偏头痛具有遗传易感性，约60%的患者有家族史，其亲属出现偏头痛的风险是一般人群的3～6倍。②本病多起病于儿童和青春期，中青年期达发病高峰，女性较男性多见，女性患者在月经期易发病，妊娠期或绝经后发作减少或停止，提示本病与内分泌因素有关。

2. 外因 ①偏头痛发作可由某些食物所诱发，如进食高酪胺食物如奶酪、含苯乙胺的巧克力、含亚硝酸盐的腌制品及酒精类饮料等。②口服避孕药和血管扩张剂。③精神紧张、过度劳累、强光刺激、睡眠障碍、应激、低血糖等均可诱发偏头痛发作。

偏头痛的发病机制尚不清楚，主要有血管学说、神经学说、三叉神经血管学说和视网膜-丘脑-皮质机制。

【临床表现】

1. 无先兆偏头痛 又称为普通型偏头痛，最为常见，约占偏头痛的80%。临床表现为反复发作的一侧或双侧额颞部疼痛，呈搏动性，常伴有恶心、呕吐、畏光、畏声、出汗、全身不适、头皮触痛等症状。可持续1～3天，发作频繁，严重影响患者的工作和生活。本型偏头痛常与月经有明显关系。体力活动可使头痛加剧，睡眠后可缓解。

2. 有先兆偏头痛（典型偏头痛）

（1）伴有典型先兆的偏头痛性头痛：为最常见的有先兆偏头痛，多有家族史。临床表现为每次头痛发作前出现短暂、可逆的视觉、感觉或言语症状，无肢体无力表现。最常见的是视觉先兆，如闪光、暗点。头痛常在先兆症状开始后的60 min内发生，先兆也可以在头痛的同时发生，极少数在头痛之后出现。

（2）偏瘫性偏头痛：临床少见。先兆表现为运动无力，伴有视觉、感觉或言语障碍，在先兆同时或先兆60 min内出现符合偏头痛特征的头痛。伴有家族史者称为家族性偏头痛，否则为散发性偏瘫性偏头痛。

（3）基底型偏头痛：先兆症状起源于脑干和（或）双侧大脑半球，如构音障碍、眩晕、耳鸣、听力减退、复视、共济失调、意识障碍、双眼鼻侧及颞侧视野同时出现视觉症状、双侧感觉异常等。在先兆同时或先兆60 min内出现符合偏头痛特征的头痛。伴有恶心、呕吐。间歇期一切正常。

（4）视网膜性偏头痛：表现为反复发生的完全可逆的单眼视觉障碍，包括闪烁、暗点或失明，并伴偏头痛发作，视觉症状仅局限于单眼，在发作间期眼科检查正常。

（5）常为偏头痛前驱的儿童周期性综合征：可视为偏头痛等位症，临床可见周期性呕吐、反复发作的腹部疼痛伴恶心呕吐即腹型偏头痛、良性儿童期发作性眩晕。发作时不伴有头痛，随着时间的推移可发生偏头痛。

【诊断与鉴别诊断】

（一）诊断

偏头痛的诊断应结合偏头痛的发作类型、家族史和神经系统检查进行综合判断。脑部CT、MRI、CTA、MRA、CSF可排除脑血管病、脑占位性病变。

（二）鉴别诊断

1. 丛集性头痛 又称组胺性头痛，表现为局限并固定于一侧眼眶周围的剧烈疼痛，持续15 min至3 h，发作从隔天1次到每天8次。具有反复密集发作的特点。常伴有面部潮红、结膜充血、流泪、流涕、鼻塞，多不伴恶心、呕吐，少数患者头痛中可出现霍纳综合征。

知识链接
80-1

2. 紧张型头痛 又称肌收缩型头痛，临床常见。表现为双侧枕部或全头部紧缩性或压迫性钝痛。头痛常呈持续性，部分病例也可表现为阵发性、搏动性头痛。很少伴有恶心、呕吐。按摩头颈部可使头痛缓解。多见于青中年女性，情绪障碍或心理因素可加重头痛症状。

3. 痛性眼肌麻痹 以头痛和眼肌麻痹为特征，表现为阵发性眼球后及眶周的顽固性胀痛、刺痛或撕裂样疼痛，伴随动眼、滑车和（或）展神经麻痹，眼肌麻痹可与疼痛同时出现或疼痛发作后两周内出现，MRI或活检可发现海绵窦、眶上裂或眼眶内有肉芽肿病变。本病持续数周后能自行缓解，但易于复发，适当的糖皮质激素治疗可使疼痛和眼肌麻痹在72 h内缓解。

4. 症状性偏头痛 常因脑血管疾病、颅内肿瘤、颅内感染等因素引起，表现为类似偏头痛性质的头痛，可伴有恶心、呕吐，但无典型偏头痛发作过程，且大部分病例有局灶性神经功能缺失或刺激症状，头颅影像学检查可显示病灶。

5. 药物过量使用性头痛 头痛发生与药物有关，可出现类似偏头痛样或同时具有偏头痛和紧张型头痛性质的混合性头痛，头痛在药物停止使用后2个月内缓解或回到原来的头痛模式。药物过量使用性头痛对预防性治疗措施无效。

6. 其他 脑血管病变引起的头痛、带状疱疹早期引起的神经痛。

【治疗】

治疗目的是减轻或终止头痛发作，缓解伴发症状，预防头痛复发。治疗措施包括药物治疗和非药物治疗两个方面。非药物治疗主要是心理疏导、缓解压力、保持健康的生活方式，避免各种偏头痛诱因。药物性治疗分为发作期治疗和预防性治疗。

（一）发作期的治疗

治疗药物包括：①非特异性止痛药如非甾体抗炎药（NSAIDs）和阿片类药物；②特异性药物如麦角

类药物和曲普坦类药物。通常应在症状起始时立即服药。药物选择应根据头痛程度、伴随症状、既往用药情况等综合考虑，进行个体化治疗。

1. 轻、中度头痛 单用 NSAIDs 如口服对乙酰氨基酚 0.25～0.5 g,每天 3 次；萘普生 0.1～0.2 g,每天 3 次；布洛芬 0.2～0.6 g,每天 3 次；罗通定（颅痛定）30 mg,每天 3 次。如无效再用偏头痛特异性治疗药物。

2. 中、重度头痛 对于发作持续时间长的患者,可直接选用偏头痛特异性治疗药物如麦角类药物和曲普坦类药物,以尽快改善症状。但部分患者虽有严重头痛但以往发作对 NSAIDs 反应良好者,仍可选用 NSAIDs。①麦角类药物：为 5-HT 受体非选择性激动剂,常用药有麦角胺咖啡因片,头痛发作时口服 2 片,如疗效不佳,半小时后可再服 1 片,一天总量不超过 4 片；二氢麦角胺 1～3 mg 口服,一天总量不超过 9 mg 或 1～2 mg 肌内注射,一天总量不超过 4 mg。②曲普坦类：为 5-HT1B/1D 受体选择性激动剂,常用药物有舒马曲普坦 25～100 mg 口服、那拉曲普坦 2.5 mg 口服,其他有利扎曲普坦、佐米曲普坦、阿莫曲普坦。麦角类和曲普坦类药物不良反应包括：①恶心、呕吐、心悸、烦躁、焦虑、周围血管收缩,大量长期应用可引起高血压和肢体缺血性坏死。②药物应用过频,则会引起药物过量使用性头痛,为避免这种情况发生,建议每周用药不超过 2～3 天。

3. 伴随症状 恶心、呕吐可用止吐剂甲氧氯普胺 10 mg 肌内注射,重者可给予小剂量奋乃静、氯丙嗪。烦躁者可给予苯二氮䓬类药物以促使患者镇静和入睡。

（二）预防性治疗

1. 预防性治疗指征 ①严重影响患者的日常生活、工作和学习；②每月发作频率在 2 次以上；③急性期药物治疗无效或患者无法耐受；④偏头痛性脑梗死、偏瘫性偏头痛、基底型偏头痛等；⑤连续 2 个月,每月使用急性期治疗 6～8 次以上；⑥偏头痛发作持续 72 h 以上。

2. 预防性治疗措施 ①消除或减少偏头疼的诱因,保持健康的生活方式。②药物治疗：a. β 受体阻滞剂,如普萘洛尔起始剂量 10～60 mg/次,口服,每日 2 次,缓慢加量,以心率不低于 60 次/分为限；b. 钙通道阻滞剂氟桂利嗪 5～10 mg 每天睡前口服；c. 抗癫痫药丙戊酸 400～600 mg/次,2 次/天；d. 抗抑郁药阿米替林 25～75 mg/d,睡前服用；e. 5-HT 受体拮抗剂苯噻啶 0.5～3 mg/d,口服。预防性服用药物 2 周后才能见效,需持续服用 6 个月,随后逐渐减量到停药。

小 结

偏头痛是临床常见的原发性头痛,其特征是发作性、多为偏侧、中重度、搏动样头痛,一般持续数小时以上,常伴有恶心、呕吐,光、声刺激或日常活动均可加重,患者在安静环境下休息或睡眠后头痛可缓解,目前病因不明,麦角类药物有效。

（李秀霞）

第八十一章　神经肌肉接头和肌肉疾病

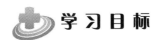
学习目标

1. 掌握：重症肌无力、周期性瘫痪的临床表现、诊断和鉴别诊断、治疗。
2. 熟悉：重症肌无力、周期性瘫痪的致病因素和急症处理。
3. 了解：重症肌无力、周期性瘫痪的发病机制。
4. 应用：能够对重症肌无力、周期性瘫痪患者进行诊断、治疗，对患者进行健康指导。

导学案例

患者，男，21岁，冬季户外劳动后汗多、口干、四肢肌肉发胀，晚上饱餐入睡。晨醒时感觉腰背部不适，双下肢无力。查体：双下肢松弛性瘫痪，肌力2级，膝腱及跟腱反射消失，病理反射未引出，未见感觉障碍。

请问：1. 患者较可能的诊断是什么？
2. 主要依据有哪些？
3. 为进一步明确诊断需完善哪些检查？
4. 如何治疗？

第一节　重症肌无力

重症肌无力(myasthenia gravis,MG)是指由于神经-肌肉接头处传递障碍而引起的一种神经系统自身免疫病。主要临床表现为骨骼肌极易疲劳，活动后加重，休息后缓解，晨轻暮重。少数患者心肌亦受累，晚期可导致瘫痪。

【病因与发病机制】

研究发现，70%～90%的MG患者血清中能检测到抗乙酰胆碱受体抗体；多数患者的血清中抗体水平与病情严重程度呈正相关；血浆置换治疗后，临床症状缓解，这些都说明重症肌无力是一种自身免疫病。由于MG患者体内存在乙酰胆碱受体抗体，该抗体作用于突触后膜的乙酰胆碱受体，使其大量破坏，引起神经-肌肉接头处传递障碍，导致肌无力发生。感染、情绪刺激、过度疲劳、创伤、分娩、遗传以及某些药物等，有可能诱发本病或促使其加剧。

【病理】

80%以上的患者有胸腺增生，部分患者伴发胸腺瘤，胸腺瘤好发于年龄较大的患者。神经-肌肉接头处改变最明显，可见突触间隙增宽，皱褶减少或丧失，乙酰胆碱受体变性减少，肌纤维凝固坏死、肿胀、肌纤维间淋巴细胞浸润。

【临床表现】

（一）临床特点

（1）本病可见于任何年龄，20~40岁发病者，女性多见，中年以上发病者，男性略多，且常有胸腺瘤。常见的诱因为感染、情绪刺激、过度疲劳、创伤、分娩等。

（2）多数起病隐袭，少数起病急骤并迅速恶化。最主要的临床表现如下。①骨骼肌活动后极易疲劳，休息或服用抗胆碱酯酶药物后缓解。②症状波动明显，常有晨轻暮重，亦可多变，病程迁延。感冒、情绪激动、过劳、使用麻醉镇静药、分娩、手术等常使病情复发或加重。至后期，肌无力症状恒定不变。③受累骨骼肌的范围不能用神经分布解释，无感觉障碍。

（3）多组肌群受累 ①以颅神经支配的眼外肌最多见，可为一侧或双侧，常为早期或唯一的症状，表现为不对称性眼睑下垂、睁眼无力、斜视、复视、眼球运动障碍等，有时双眼睑下垂交替出现。瞳孔一般正常，少数眼内肌受累，至瞳孔散大，对光反射迟钝或消失。②面肌、咽喉部肌肉受累，表现为面部表情减少、咀嚼无力、吞咽困难、饮水呛咳、声音嘶哑等。③颈肌和肩胛带肌受累，出现抬头困难。④肢体无力表现为上肢重于下肢，近端重于远端。⑤累及呼吸肌和膈肌时，出现咳嗽无力、呼吸困难、肺部感染，甚至呼吸衰竭而死亡，是本病最主要的死亡原因。心肌病变可出现猝死。

（二）临床分型

Ⅰ型　眼肌型，只有眼肌受累。

Ⅱ$_A$型　轻度全身型，四肢肌肉轻度受累，可伴眼肌受累，生活能自理，对药物敏感。

Ⅱ$_B$型　中度全身型，四肢肌肉、眼肌受累，伴延髓肌麻痹，生活自理有一定困难。

Ⅲ型　重度急进型，急性发病，进展快，病情在数周甚至数月内达到高峰，累及全身肌肉和呼吸肌，有呼吸困难，呼吸肌麻痹，生活不能自理。

Ⅳ型　迟发重症型，病情多在数年内逐渐进展，由Ⅰ、Ⅱ$_A$、Ⅱ$_B$型发展而来，表现同Ⅲ型。

（三）重症肌无力危象

当病情突然加重，引起呼吸肌无力或麻痹而致严重呼吸困难时，称为重症肌无力危象。感染、妊娠、药物使用不当或使用氨基糖苷类抗生素等均可诱发。有三种类型。

1. 肌无力危象　最常见，是由于病情发展或新斯的明剂量不足引起。表现为发绀、烦躁、吞咽困难、呼吸微弱、咳嗽和咳痰困难，甚至呼吸停止。体检可发现瞳孔散大、全身出汗、心率增快等，可反复发作。肌内注射新斯的明后症状缓解。

2. 胆碱能危象　由于抗胆碱酯酶药过量所致，除上述呼吸困难等症状外，尚有乙酰胆碱蓄积过多的表现，如毒蕈碱样中毒症状（呕吐、腹痛腹泻、瞳孔缩小、多汗、流涎、气管分泌物增多、心率变慢等）、烟碱样中毒症状（肌肉震颤、痉挛和紧缩感等）以及中枢神经症状（焦虑、失眠、精神错乱、意识不清、抽搐、昏迷等）。肌内注射新斯的明后病情加重。

3. 反拗危象　由于抗胆碱酯酶药不敏感所致，多在长期较大剂量用药后发生。腾喜龙试验无反应。

【辅助检查】

1. 胸部CT　可发现胸腺肿大或胸腺瘤，常见于40岁以上的患者。

2. 血清　ACh受体抗体检查85%~90%阳性。

3. 肌电图　肌纤维之间兴奋传递不一致或传递受阻，肌肉收缩减弱，振幅降低，重复电刺激可见电位逐渐衰减等。

4. 血常规、尿常规和脑脊液常规检查　正常。

【诊断与鉴别诊断】

（一）诊断

根据受累肌群极易疲劳，晨轻暮重，活动后加重，休息后缓解，神经系统检查无异常，即可诊断。下列检查可协助确诊。

1. 疲劳试验 受累骨骼肌持续活动后,肌无力现象加重,休息后缓解或恢复为阳性表现。

2. 新斯的明试验 新斯的明1~2 mg肌内注射,30 min后症状好转为阳性。

3. 腾喜龙试验 10 mg溶于1 mL生理盐水中,先静脉注射2 mg,如无不适再注射8 mg,半分钟注射完,数分钟内肌无力症状迅速改善为阳性。

4. 重复电刺激和肌电图检查 参考实验室检查。

(二)鉴别诊断

(1)注意重症肌无力危象的鉴别。

(2)吉兰-巴雷综合征:二者均可表现为四肢肌无力和呼吸肌麻痹,但吉兰-巴雷综合征在发病前多有感染史,可有感觉障碍,脑脊液中出现蛋白-细胞分离为其特征。

(3)类重症肌无力综合征:本病多发生于男性,2/3的患者伴有肺癌,活动后肌无力症状减轻,抗胆碱酯酶类药物治疗无效等。

(4)其他:如肌营养不良、甲状腺功能亢进症引起的肌无力等,应用抗胆碱酯酶类药物治疗无效。

【治疗】

(一)药物治疗

1. 抗胆碱酯酶类药物 治疗本病最主要和最有效的药物,常用的有如下几种。①溴吡斯的明,作用时间长,副作用小,最常用。用法:每次60 mg,4 h一次,可根据病情适当加量。②溴化新斯的明:15 mg,3~4次/天。③美斯的明:5 mg,3~4次/天。本类药物常见的副作用有恶心、呕吐、腹痛、腹泻、流涎、肌肉抽搐、瞳孔缩小等,严重时引起胆碱能危象。临床上应根据患者病情和耐受情况选用其中一种药物,同时加服10%氯化钾或钙制剂以增强疗效。

2. 糖皮质激素 适用于各种类型重症肌无力的患者,尤其是胸腺切除术前后,40岁以上的患者疗效最好,可与抗胆碱酯酶类药物合用。目前常采用泼尼松60~80 mg/d,口服。用法:小剂量开始→渐增→大剂量→症状改善后→渐减→小剂量维持1~2年,在用药6个月后症状改善明显。这种用药原则可减轻不良反应的发生。

3. 免疫抑制剂 在激素治疗效果不理想时,可考虑使用,也可与泼尼松联用。常用药有如下几种。①环磷酰胺:200 mg与维生素B_6 100~200 mg一并加入10%葡萄糖溶液250 mL中,隔日一次,10次为1个疗程,或50 mg口服,2~3次/天。②硫唑嘌呤:1~3 mg/(kg·d)口服,2~3次/天。副作用:骨髓抑制、肝肾功能损害、消化道反应、脱发等。

4. 血浆置换疗法 可清除体内ACh受体抗体和免疫复合物,改善症状。但易复发,费用较昂贵,一般在病情加重时使用。

5. 丙种球蛋白 0.4 g/(kg·d),用生理盐水500 mL稀释后静脉滴注,连用5天,疗效较好,用于治疗各种危象。

6. 极化液 可促进运动终板和胆碱酯酶活性的恢复,改善临床症状。用法:10%葡萄糖液500 mL、10%氯化钾10~15 mL、胰岛素8~12 U、新斯的明0.5~2.0 mg、地塞米松5~15 mg混合后静脉滴注,1次/天,10~12 d为1个疗程,间隔5~7天重复1个疗程,一般在2~3个疗程后显效。

7. 口服或静脉注射钙剂 钙离子在神经肌肉的传递过程中起着重要作用,同时能加强乙酰胆碱的分泌。

(二)胸腺切除

适用于伴有胸腺瘤的各型重症肌无力和全身型重症肌无力。

(三)放射疗法

对不宜手术的年老体弱或恶性胸腺瘤患者,可以进行胸腺、全身或脾脏的放射治疗,有效率为70%左右。病程越短(3年以内),年龄越小(40岁以下),疗效越好。

(四)各种危象的治疗

①肌无力危象:最常见,是由于抗胆碱酯酶药剂量不足所致,应立即注射新斯的明1 mg,好转后改

为口服。②胆碱能危象:由于抗胆碱酯酶药过量所致,应立即停用抗胆碱酯酶药或待病情稳定后重新调整剂量,也可改用其他疗法。③反拗危象:由于抗胆碱酯酶药不敏感所致,应调整用药。④如果危象发生后出现呼吸肌麻痹,应立即进行气管切开,人工呼吸器辅助呼吸。

【预防】

对于重症肌无力的患者,要注意预防呼吸肌麻痹和各种危象的发生。禁用影响神经-肌肉接头的药物,如青霉胺、氨基糖苷类抗生素、奎尼丁、氯丙嗪、麻醉药等,避免感染、过度疲劳、精神刺激等因素。

第二节　周期性瘫痪

周期性瘫痪(periodic paralysis)是指以反复发作的突然出现的骨骼肌弛缓性瘫痪为特征的一组疾病,本病的发生与钾离子代谢障碍密切相关。根据发作时血清钾离子浓度的不同,可分为低血钾型、高血钾型和正常血钾型周期性瘫痪,临床上以低血钾型最常见,本节重点描述。

【病因与发病机制】

国外报道本病常有家族史,多为常染色体显性遗传,所以也称家族性周期性瘫痪。在我国以散发病例多见,发病机制尚不清楚,一般认为,本病的发生与细胞内、外钾离子的突然转运失常有关。发作时,血钾突然进入细胞内,致使细胞内钾离子浓度升高,而血清钾水平明显下降。这种钾离子浓度的变化,导致肌纤维的膜电位出现异常而出现瘫痪。饱餐、酗酒、剧烈运动、高糖饮食和寒冷等因素均可诱发本病。

【临床表现】

(1) 本病可发生于任何年龄,但以青壮年居多,男性多于女性。发作频率表现不一,有的病例1天发作数次,有的则一生只发作1～2次,随着年龄增长发作次数逐渐减少,甚至中止发作。

(2) 部分病例发作前可有肢体酸胀、疼痛或肢体麻木感,也可有激动、恐惧、出汗、口渴、嗜睡等前驱症状。常见诱因为饱餐、酗酒、寒冷、剧烈运动、高糖饮食、精神刺激、月经等,某些药物如肾上腺素、甲状腺素、胰岛素、注射葡萄糖等也可诱发本病。

(3) 急性起病,常在夜间熟睡时或清晨发生。发作时表现为四肢对称性无力,近端重,远端轻,下肢重,上肢轻,四肢肌张力减低,腱反射减弱或消失。一般先从下肢开始,数小时后累及上肢,极少数可扩展到头面部,躯干部肌肉,重者导致呼吸肌麻痹,呼吸困难而死亡,但罕见。心脏受累时可出现心动过缓、期前收缩、血压增高等表现。无意识及感觉障碍。每次发作经历数小时或数天可自行缓解,瘫痪往往先从最晚受累的肌肉开始逐渐恢复,不留任何后遗症。间歇期完全正常。

【辅助检查】

1. **血清电解质检查**　血清钾含量降低,小于 3.5 mmol/L。
2. **心电图**　表现为典型的低钾改变,如出现 U 波、T 波低平、S-T 段压低、P-R 间期和 Q-T 间期延长、QRS 波群增宽等。
3. **肌电图**　电位幅度降低,数量减少,严重者电位消失,电刺激无反应。
4. **甲状腺功能检测**　以排除甲状腺功能亢进症引起的周期性瘫痪。

【诊断与鉴别诊断】

(一) 诊断依据

①以往有类似发作史。②可有饱食、寒冷、过度疲劳、酗酒、高糖饮食、精神刺激等诱发因素。③急性起病,四肢对称性弛缓性瘫痪,其特点为下肢重、上肢轻、近端重、远端轻。④血清钾含量降低。⑤心电图有典型的低钾改变。

(二) 鉴别诊断

1. **高血钾和正常血钾型周期性瘫痪**　血清钾含量增高或正常。
2. **甲状腺功能亢进症引起的周期性瘫痪**　见于甲状腺功能亢进症患者,甲状腺功能检查异常,甲状腺功能亢进症控制后,发作次数减少。

3. 吉兰-巴雷综合征 本病可表现为四肢弛缓性瘫痪,但吉兰-巴雷综合征在发病前多有感染史,有感觉障碍及颅神经受损,脑脊液表现为蛋白-细胞分离现象,而且病程长,血清钾含量正常。

4. 其他 应与原发性醛固酮增多症、肾小管酸中毒、应用噻嗪类利尿药、电解质紊乱等引起的低血钾及癔症性瘫痪进行鉴别。

【治疗】

发作期可一次口服氯化钾 5～15 g(儿童 0.2 g/kg),或每小时口服 10%氯化钾 30 mL,每天总量不超过 10 g,病情好转后减量,之后再继续服用 10%氯化钾 10 mL,3 次/天,至完全恢复后停药。因口服效果好,所以一般不采用静脉补钾。但对于病情较重者,可用 10%氯化钾 10～15 mL 加入生理盐水 500 mL 中缓慢滴注,每小时不超过 1 g,同时口服,至症状好转后尽快停止静脉用药。有呼吸困难者给予吸氧、吸痰,保持呼吸道通畅,密切监护病情变化。禁用高渗葡萄糖。

【预防】

对于低血钾型周期性瘫痪间歇期的预防,应注意以下几点。

(1) 对于开始恢复的患者,应注意加强锻炼,促进肌力尽快改善。平时要少量多餐、低盐饮食,多吃含钾丰富的蔬菜和水果等,避免饱餐、高糖饮食、过度疲劳、酗酒、受寒、精神刺激等各种诱因。

(2) 对于发作频繁者,可用氯化钾 1～2 g/d,长期服用。也可在间歇期服用安体舒通 20 mg,3 次/天,或乙酰唑胺 250 mg,3 次/天。长期应用乙酰唑胺对肝肾功能及骨髓均有损害,应注意监测。

(3) 长期服用维生素 B_1,可改善葡萄糖代谢,也可预防发作。

小　　结

重症肌无力:神经-肌肉接头处传递障碍而引起的一种神经系统自身免疫病。主要临床表现为骨骼肌极易疲劳,活动后加重,休息后缓解,晨轻暮重。新斯的明试验阳性,胆碱酯酶抑制剂治疗后缓解。

周期性瘫痪:一种以反复发作、突然出现的骨骼肌弛缓性瘫痪为特征的一组疾病,青壮年男性居多,发作时血清钾含量降低,心电图 U 波出现,补钾治疗有效。

(李秀霞)

知识检测 68

第十篇

精神疾病
JINGSHENJIBING

第八十二章 精神疾病总论

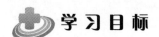

1. 掌握精神障碍的概念及其临床表现。
2. 熟悉精神疾病的诊断及其治疗。
3. 了解精神疾病的病因。
4. 应用：能够对精神障碍患者进行健康指导。

第一节 精神障碍及其表现

【概念】

精神障碍指大脑机能活动发生紊乱，导致认知、情感、行为和意志等精神活动发生不同程度障碍的总称。常见的有情感性精神障碍、脑器质性精神障碍等。致病因素有多方面：先天遗传、个性特征及体质因素、器质因素、社会性环境因素等。许多精神障碍患者有妄想、幻觉、错觉、情感障碍、哭笑无常、自言自语、行为怪异、意志减退，绝大多数患者缺乏自知力，不承认自己有病，不主动寻求医生的帮助。常见的精神病有：精神分裂症、躁狂抑郁性精神障碍、更年期精神障碍、偏执性精神障碍及各种器质性病变伴发的精神障碍等。

目前，精神病学的服务对象与研究对象已有明显的变化，重点从传统的重精神障碍如精神分裂症，逐渐向轻精神障碍如神经症、适应不良行为转变；同时，服务模式也从封闭式管理转向开放式或半开放式管理。由于新的精神药物的出现、对康复及预防复发的重视，精神障碍患者的预后已大为改观。因此当代精神病学的概念已远远超过传统的精神病学概念所覆盖的范围，多数学者认为应将"精神病学"改称为"精神医学"更为贴切。

【临床表现】

精神障碍是可影响患者正常生活和工作，常给个人或他人带来苦恼甚至伤害的心理和行为异常的精神疾病。大部分患者因症状持续、发作频繁，或程度严重、自感苦恼而就诊。小部分病情较重，但却不感苦恼，亦不自视有病，多是亲友出于关怀或感到威胁而将其送诊。许多精神障碍患者有妄想、幻觉、错觉、情感障碍、哭笑无常、自言自语、行为怪异、意志减退，绝大多数患者缺乏自知力，不承认自己有病，不主动寻求医生的帮助。

异常的精神活动通过人的外显行为，如言谈、书写、表情、动作行为等表现出来，称之为精神症状。研究精神症状及其产生机制的学科称为精神障碍的症状学。为了判定某一种精神活动是否属于病态，一般应从三个方面进行对比分析。①纵向比较，即与其过去一贯表现相比较，精神状态的改变是否明显。②横向比较，即与大多数正常人的精神状态相比较，差别是否明显，持续时间是否超出了一般限度。③应注意结合当事人的心理背景和当时的处境进行具体分析和判断。

人的正常精神活动分为感知、思维、情感和意志行为等心理过程。为了便于对精神症状进行描述，以下按精神活动的各个心理过程分别叙述。

一、感知觉障碍

感觉是客观事物个别属性在人脑中的反映；知觉是客观事物的综合属性在人脑中的反映。

（一）感觉障碍

1. 感觉过敏 对外界一般强度的刺激感受性增高，感觉阈值降低，如感到阳光特别刺眼，声音特别刺耳，轻微的触摸皮肤感到疼痛难忍等。多见于神经症、更年期综合征等。

2. 感觉减退 对外界一般刺激的感受性减低，感觉阈值增高，患者对强烈的刺激感觉轻微或完全不能感知（后者称为感觉缺失）。见于抑郁状态、木僵状态、意识障碍、癔症等。

3. 内感性不适（体感异常） 躯体内部产生的各种不舒适和（或）难以忍受的异样感觉，如牵拉、挤压、游走、蚁爬感等。性质难以描述，定位多不明确。多见于神经症、精神分裂症、抑郁状态和躯体化障碍等。

4. 感觉倒错 指对外界刺激产生与正常人不同性质或相反性质的异常感觉，如将痛觉误认为触觉，温觉误认为冷觉，非痛性刺激而诱发出疼痛感觉等。

（二）知觉障碍

1. 错觉 对客观事物歪曲的知觉。临床上多见错听和错视，如谵妄的患者把输液瓶标签上的一条黑线看成是蜈蚣在爬动。病理性错觉常在意识障碍时出现，带有恐怖色彩，多见于器质性精神障碍的谵妄状态。

2. 幻觉 指没有现实刺激作用于感觉器官时出现的知觉体验，是一种虚幻的知觉。幻觉是临床上常见并且重要的精神病性症状，常与妄想合并存在。

1）感官分类 根据幻觉所涉及的感官可分为幻听、幻视、幻嗅、幻味、幻触、内脏性幻觉。

（1）幻听：最常见，患者可听到单调的或复杂的声音。最多见的是言语性幻听，常具有重要的诊断意义。幻听可见于多种精神障碍，其中评论性幻听、议论性幻听和命令性幻听为诊断精神分裂症的重要症状。

（2）幻视：常见，但较幻听少见。内容十分多样，从单调的光、色、各种形象到人物、景象、场面等。在意识清晰时出现的幻视多见于精神分裂症。在意识障碍时，幻视的形象多生动鲜明，常具有恐怖性质，多见于谵妄状态。

（3）幻嗅：患者闻到一些难闻的气味。如腐败的尸体气味、化学物品烧焦味、浓烈刺鼻的药物气味以及体内发生的气味等，常引起患者不愉快的情绪体验，与其他幻觉和妄想结合在一起。

（4）幻味：患者尝到食物内有某种特殊的怪味，因而拒食。常继发被害妄想，主要见于精神分裂症。

（5）幻触：也称皮肤与黏膜幻觉。患者感到皮肤或黏膜上有某种异常的感觉，如虫爬感、针刺感、性接触感等。可见于精神分裂症或器质性精神病。

（6）内脏幻觉：患者对躯体内部某一部位或某一脏器的一种异常知觉体验。如感到肠扭转、肺扇动、肝破裂、心脏穿孔、腹腔内有虫爬行等，常与疑病妄想、被害妄想伴随出现，多见于精神分裂症及抑郁症。

2）体验分类 幻觉按体验的来源分为真性幻觉和假性幻觉。

（1）真性幻觉：患者体验到的幻觉形象鲜明，存在于外部客观空间，是通过感觉器官而获得的。因而患者常常坚信不疑，并对幻觉做出相应的情感与行为反应。

（2）假性幻觉：幻觉形象不够鲜明生动，产生于患者的主观空间如脑内、体内，不是通过感觉器官而获得的，如不用耳朵听到肚子里有说话的声音。

3. 感知综合障碍 患者对客观事物整体的感知是正确的，但对这一事物的某些个别属性，如形状、大小、位置、距离及颜色等的感知与实际情况不符。常见形式有视物变形症、空间知觉障碍、时间感知综合障碍、非真实感。

二、思维障碍

思维是人脑对客观事物间接概括的反映,是人类认识活动的最高形式。正常人的思维有目的性、连贯性、逻辑性、实践性几个特征。思维障碍临床表现多种多样,主要包括思维形式障碍和思维内容障碍等。

(一) 思维形式障碍

1. 思维奔逸 指联想速度加快、数量增多、内容丰富生动。患者表现为健谈,滔滔不绝,自述脑子反应快,特别灵活,好像机器加了"润滑油",思维敏捷,概念一个接一个地不断涌现出来,说话的主题极易随环境而改变(随境转移),也可有音联或意联。多见于躁狂症。

2. 思维迟缓 即联想抑制,联想速度减慢、数量减少和困难。患者表现言语缓慢、语量减少,语声甚低,反应迟缓,但思维内容常常并不荒谬。患者自觉脑子变笨,反应慢,思考问题困难。多见于抑郁症。

3. 思维贫乏 指联想数量减少,概念与词汇贫乏,脑子空洞无物。患者谈话言语空洞单调或词穷句短,回答简单。见于慢性精神分裂症、脑器质性精神障碍及精神发育迟滞。

4. 思维散漫 指思维的目的性、连贯性和逻辑性障碍,又称思维松弛。患者的思维活动缺乏主题,内容和结构散漫无序,表现为说话东拉西扯,对问话的回答不切题。

5. 思维破裂 指概念之间联想的断裂,建立联想的各种概念内容之间缺乏内在联系。表现为患者的言语或书写内容的句子之间含意互不相关,变成语句堆积,令人不能理解。严重时出现言语支离破碎,成了语词杂拌。多见于精神分裂症。如在意识障碍的背景下出现语词杂拌,称之为思维不连贯。

6. 思维中断 患者无意识障碍,又无外界干扰等原因,思维过程突然出现中断。患者表现为说话时突然停顿,片刻之后又重新说话,但所说内容不是原来的话题。若患者有当时的思维被某种外力抽走的感觉,则称作思维被夺。为诊断精神分裂症的重要症状。

7. 思维插入和强制性思维 思维插入是指患者感到有某种不属于自己的思想,不受他的意志所支配,是别人强行塞入其脑中的。若患者体验到强制性地涌现大量无现实意义的思维内容,称为强制性思维。这是诊断精神分裂症的重要症状。

8. 思维化声 患者思考时体验到自己的思想同时变成了言语声,自己和他人均能听到。多见于精神分裂症。

9. 思维扩散和思维被广播 患者体验到自己的思想一出现,即为尽人皆知,感到自己的思想毫无隐私而言,为思维扩散。如果患者认为自己的思想是通过广播而扩散出去的,为思维被广播。以上两种症状为诊断精神分裂症的重要症状。

10. 病理性象征性思维 属于概念转换,以无关的具体概念或行动代表某一抽象概念,不经患者解释,旁人无法理解。如某患者经常反穿衣服,以表示自己为"表里合一、心地坦白"。常见于精神分裂症。

11. 语词新作 指概念的融合、浓缩以及无关概念的拼凑。患者常自创一些新的符号、图形、文字或语言并赋予特殊的概念,不经其本人解释,别人难以弄清其含义。如患者认为住 36 床代表其夫妻要背道而驰。多见于精神分裂症青春型。

12. 逻辑倒错性思维 主要特点为推理缺乏逻辑性,既无前提也无根据,或因果倒置,推理离奇古怪,不可理解。如一患者说:"因为电脑感染了病毒,所以我要死了"。可见于精神分裂症和偏执狂等。

13. 强迫观念或强迫性思维 指在患者脑中反复出现的某一概念或相同内容的思维,虽然这种思维属于自己的,但却违背个人意愿,明知没有必要,但又无法摆脱。强迫性思维可表现为强迫性回忆、强迫性穷思竭虑、强迫性对立思维、强迫性怀疑等。强迫性思维常伴有强迫动作,见于强迫症。

14. 病理性诡辩症 逻辑推理荒谬离奇(逻辑倒错性思维)或表现为中心思想无法捉摸,缺乏实效的空洞议论。

(二) 思维内容障碍

1. 妄想 其为一种病理性的歪曲信念,病态的推理和判断。妄想有以下特征:①信念的内容与事实不符,没有客观现实基础,但患者坚信不疑;②妄想内容均涉及患者本人,总是与个人利害有关;③妄想具有个人独特性;④妄想内容因文化背景和个人经历而有所差异,但常有浓厚的时代色彩。临床上通常按妄想的主要内容归类,常见的妄想有以下几种。

(1) 被害妄想:最常见的一种妄想。患者无中生有地坚信周围某些人或某些集团对其进行打击、陷害、谋害、跟踪。受妄想的支配和影响,患者可出现拒食、控告、逃跑或采取自卫、自伤、伤人等行为。主要见于精神分裂症和偏执性精神病。

(2) 关系妄想:患者将周围环境中与他无关的事物都认为与他有关,如认为周围人的谈话是在议论他,人们的一举一动都与其有关系。常与被害妄想伴随出现,主要见于精神分裂症。

(3) 物理影响妄想:又称被控制感,患者觉得他自己的思想、情感和意志行为都受到外界某种力量的控制,而不能自主。如患者觉得自己的大脑已被电脑控制,自己是机器人。此症状是精神分裂症的特征性症状。

(4) 夸大妄想:患者认为自己有非凡的才智、至高无上的权力和地位,大量的财富和发明创造,或是名人的后裔等。可见于躁狂症和精神分裂症及某些器质性精神病。

(5) 罪恶妄想:又称自罪妄想,患者毫无根据地坚信自己犯了严重错误、不可宽恕的罪恶,应受严厉的惩罚,故可坐以待毙或拒食自杀。主要见于抑郁症,也可见于精神分裂症。

(6) 疑病妄想:患者毫无根据地坚信自己患了某种严重躯体疾病或不治之症,因而到处求医,即使通过一系列详细检查和多次反复的医学验证都不能纠正。多见于精神分裂症,更年期及老年期精神障碍。

(7) 钟情妄想:患者坚信自己被异性钟情。因此,患者采取相应的行为去追求对方,即使遭到对方严词拒绝,仍毫不置疑,而认为对方在考验自己对爱情的忠诚,仍反复纠缠不休。主要见于精神分裂症。

(8) 嫉妒妄想:患者无中生有地坚信自己的配偶或性伴侣对自己不忠诚,另有新欢,为此患者采取多种方法寻觅配偶或性伴侣私通情人的"证据"。可见于精神分裂症、更年期精神障碍。

(9) 被洞悉感:又称内心被揭露,指患者认为其内心所想的事,未经语言文字表达就被别人知道了,但是通过什么方式被人知道的则不一定能描述清楚。该症状对诊断精神分裂症具有重要意义。

妄想按其起源与其他心理活动的关系可分为原发性妄想和继发性妄想。原发性妄想是突然发生,内容不可理解,与既往经历、当前处境无关,也不是继发于其他精神症状的病态信念,包括突发妄想、妄想知觉(患者突然对正常知觉体验赋以妄想性意义)、妄想心境或妄想气氛(患者感到他所熟悉的环境突然变得使他迷惑不解,而且对他具有特殊意义或不祥预兆,但很快即发展为妄想)。原发性妄想对诊断精神分裂症具有重要价值,是精神分裂症特征性症状。继发性妄想是发生在其他病理心理基础上的妄想,或在某些妄想基础上产生另一种妄想等。见于多种精神疾病。

(三) 超价观念

超价观念是在意识中占主导地位的错误观念,其发生一般均有事实的根据。此种观念片面而偏激,带有强烈的情感色彩,明显地影响患者的行为及其他心理活动,它的形成有一定的性格基础和现实基础,没有明显的逻辑推理错误。多见于人格障碍和心因性障碍。

三、注意障碍

注意是指个体的精神活动集中地指向于一定对象的过程。注意的指向性表现出人的心理活动具有选择性和保持性;注意的集中性使注意的对象鲜明和清晰。注意过程与感知觉、记忆、思维和意识等活动密切相关。注意障碍通常有以下表现。

1. 注意增强 为主动注意的增强。如有妄想的患者,对环境保持高度的警惕,过分地注意别人的一举一动,认为是针对他的;有疑病观念的患者注意增强,过分地注意自己的健康状态,对身体的各种细微变化异常关注。见于神经症、偏执型精神分裂症、更年期抑郁症等。

2. 注意涣散 为主动注意的不易集中,注意稳定性降低所致。多见于神经衰弱、精神分裂症和儿童多动综合征。

3. 注意减退 指主动及被动注意兴奋性减弱,注意的广度缩小,注意的稳定性也显著下降。多见于神经衰弱、脑器质性精神障碍及伴有意识障碍时。

4. 注意转移 主要表现为主动注意不能持久,注意稳定性降低,很容易受外界环境的影响而使注意的对象不断转换。可见于躁狂症。

5. 注意狭窄 指注意范围的显著缩小,当注意集中于某一事物时,不能再注意与之有关的其他事物。见于意识障碍或智能障碍患者,也可见于专注状态。

四、记忆障碍

记忆为既往事物经验的重现,是在感知觉和思维基础上建立起来的精神活动。记忆包括识记、保持、再认或回忆三个基本过程,识记是事物或经验在脑子里留下痕迹的过程(反复感知的过程);保持是使这些痕迹免于消失的过程;再认是现实刺激与以往痕迹的联系过程;回忆是痕迹的重新活跃或复现。识记是记忆保存的前提,再认或回忆是某种客体在记忆中保存下来的结果和显现。临床上常见的记忆障碍有以下几种。

1. 记忆增强 病态的记忆增强是指患者对病前不能够且不重要的事都能回忆起来。主要见于躁狂症和偏执状态患者。

2. 记忆减退 指记忆的四个基本过程普遍减退,临床上较多见。可见于较严重的痴呆患者,也可见于正常老年人。

3. 遗忘 指部分或全部地不能回忆以往的经验。一段时间的全部经历的丧失称作完全性遗忘,仅仅是对部分经历或事件不能回忆称作部分性遗忘。顺行性遗忘即紧接着疾病发生以后一段时间的经历不能回忆;逆行性遗忘指回忆不起疾病发生之前某一阶段的事件。界限性遗忘指对生活中某一特定阶段的经历完全遗忘,通常与这一阶段发生的不愉快事件有关,见于癔症。

4. 错构 指记忆的错误,患者对过去曾经历过的事件,在发生的地点、情节,特别是在时间上出现错误回忆,并坚信不疑。多见于痴呆和酒精中毒性精神障碍。

5. 虚构 指由于遗忘,患者以想象的、未曾亲身经历过的事件来填补自身经历的记忆缺损,多见于各种原因引起的痴呆。当虚构与近事遗忘、定向障碍同时出现时称作柯萨可夫综合征,又称遗忘综合征。多见于慢性酒精中毒性精神障碍、颅脑外伤后所致精神障碍及其他脑器质性精神障碍。

6. 似曾相识症 指患者接触完全陌生的事物时,有一种早先经历过的熟悉感。

7. 旧事如新症 在感受早已熟知的事物时,有一种初次见面的陌生感。

五、智能障碍

智能是一个复杂的综合精神活动的功能,反映的是个体在认识活动方面的差异,是对既往获得的知识、经验的运用,用以解决新问题、形成新概念的能力。一个人智力的高低可以从解决实际问题中反映出来,临床上常常通过一些简单的提问与操作,了解患者的理解能力、分析概括能力、判断力、一般常识的保持、计算能力、记忆力等,可对智能是否有损害进行定性判断,对损害程度做出粗略判断。另外,可通过智力测验方法测出智商,对智能进行定量评价。智能障碍可分为精神发育迟滞及痴呆两大类型。

(一)精神发育迟滞

精神发育迟滞是指先天或围生期或在生长发育成熟以前(18岁以前),大脑的发育由于各种致病因素使大脑发育不良或受阻,智能发育停留在一定的阶段。随着年龄增长其智能明显低于正常的同龄人。

(二)痴呆

痴呆是一种综合征,是后天获得的智能、记忆和人格的全面受损,并常伴有精神行为症状,但没有意识障碍,其发生具有脑器质性病变基础。根据大脑病理变化的性质和所涉及的范围大小的不同,可分为全面性痴呆及部分性痴呆。

1. 全面性痴呆 大脑的病变主要表现为弥散性器质性损害,智能活动的各个方面均受到损害,从而影响患者全部精神活动,常出现人格的改变、定向力障碍及自知力缺乏。可见于阿尔茨海默病、麻痹性痴呆等。

2. 部分性痴呆 大脑的病变只侵犯脑的局部,患者只产生记忆力减退,理解力削弱,分析综合困难等,但其人格仍保持良好,定向力完整,有一定的自知力,可见于脑外伤后以及血管性痴呆的早期。

在强烈的精神创伤后,患者可产生一种类似痴呆的表现,而其大脑组织结构无任何器质性损害,临床上称之为假性痴呆。预后较好,可见于癔症及反应性精神障碍。

(1) 刚塞综合征:又称心因性假性痴呆,即患者对简单问题给予近似而错误的回答,给人以故意做作或开玩笑的感觉。如一位32岁的患者,对简单的计算如2+2=5以近似回答,患者能理解问题的意义,但回答结果不正确,但患者对某些复杂问题反而能正确解决,如能下象棋、打牌,一般生活问题都能解决。

(2) 童样痴呆:以行为幼稚、模拟幼儿的言行为特征。即成人患者表现为类似一般儿童稚气的样子,学着幼童讲话的声调,自称自己才3岁,逢人就叫阿姨、叔叔。

(3) 抑郁性假性痴呆:抑郁症患者出现认知能力的降低,表现为痴呆早期的症状,如计算能力、记忆力、理解判断能力下降、缺乏主动性等。但患者有抑郁的体验可以鉴别,抑郁情绪缓解后智能可完全恢复。

六、定向力

定向力是指一个人对时间、地点、人物以及自身状态的认识能力。前者称为对周围环境的定向力,后者称为自我定向力。时间定向包括对当时所处时间如白天或晚上、上午或下午以及年、季、月、日的认识;地点定向或空间定向是指对所处地点的认识;人物定向是指辨认周围环境中人物的身份及其与患者的关系;自我定向包括对自己姓名、性别、年龄及职业等状况的认识。对环境或自身状况的认识能力丧失或认识错误即称为定向力障碍。定向力障碍多见于器质性精神病,是意识障碍的一个重要标志。

七、情感障碍

情感和情绪在精神医学中常作为同义词,是指个体对客观事物的态度和因此而产生相应的内心体验。心境是指一种较微弱而持续的情绪状态,情感障碍必定涉及情绪和心境。在精神疾病中,情感障碍通常表现以下三种形式。

(一) 情感性质的改变

1. 情感高涨 情感活动明显增强,患者表现为不同程度的病态喜悦,自我感觉良好,有与环境不相符的过分的愉快、欢乐,表现为可理解的、带有感染性的情绪高涨,且易引起周围人的共鸣,常见于躁狂症。表现不易理解的自得其乐的情感高涨状态称为欣快,多见于脑器质性疾病或醉酒状态。

2. 情感低落 患者表情忧愁、唉声叹气、心境苦闷,觉得自己前途灰暗,严重时悲观绝望而出现自杀观念及行为。常伴有思维迟缓、动作行为减少及某些生理功能的抑制,如食欲不振、闭经等。情感低落是抑郁症的核心症状。

3. 焦虑 指患者在缺乏相应的客观因素情况下,表现为顾虑重重、紧张恐惧,甚至搓手顿足似有大祸临头,惶惶不可终日,伴有心悸、出汗、手抖、尿频等自主神经功能紊乱症状。多见于焦虑症、恐怖症及更年期精神障碍。

4. 恐惧 指面临不利的或危险处境时出现的情绪反应。表现为紧张、害怕、提心吊胆,伴有明显的自主神经功能紊乱症状,如心悸、气急、出汗、四肢发抖,甚至大小便失禁等。恐惧常导致逃避。对特定事物的恐惧是恐怖症的主要症状。

(二) 情感波动性的改变

1. 情感不稳 表现为情感反应(喜、怒、哀、愁等)极易变化,从一个极端波动至另一极端,显得喜怒无常,变幻莫测。与外界环境无相应关系的情感不稳则是精神疾病的表现,常见于脑器质性精神障碍。

2. 情感淡漠 指患者对外界刺激如与自身有密切利害关系的事情缺乏相应的情感反应,表现为对周围的事物漠不关心,面部表情呆板,内心体验贫乏。可见于精神分裂症。

3. 易激惹性 表现为极易因小事而引起较强烈的情感反应,持续时间一般较短暂。常见于疲劳状态、人格障碍、神经症或偏执型精神病患者。

（三）情感协调性的改变

1. 情感倒错 指患者情感表现与其内心体验或处境不相协调。如患者在描述他自己遭受迫害时,却表现为愉快的表情。多见于精神分裂症。

2. 情感幼稚 指成人的情感反应如同小孩,变得幼稚,缺乏理性控制,反应迅速而强烈,没有节制和遮掩。见于癔症或痴呆患者。

八、意志障碍

意志是指人们自觉地确定目标,并克服困难,用自己的行动去实现目标的心理过程。意志与认识活动、情感活动及行为紧密相连而又相互影响。在意志过程中,受意志支配和控制的行为称作意志行为。常见的意志障碍有以下几种。

1. 意志增强 意志活动增多。在病态情感或妄想的支配下,患者可以持续坚持某些行为,表现出极大的顽固性。例如有嫉妒妄想的患者坚信配偶有外遇,而长期对配偶进行跟踪、监视、检查等。

2. 意志减弱 意志活动的减少。患者表现出动机不足,常与情感淡漠或情感低落有关,缺乏积极主动性及进取心,对周围一切事物无兴趣,意志消沉,严重时日常生活都懒于料理。常见于抑郁症及慢性精神分裂症。

3. 意志缺乏 意志活动缺乏。表现为对任何活动都缺乏动机、要求,生活处于被动状态,严重时本能要求也没有,行为孤僻、退缩,且常伴有情感淡漠和思维贫乏。多见于精神分裂症晚期精神衰退时及痴呆。

4. 矛盾意向 表现为对同一事物,同时出现两种完全相反的意向和情感。例如,碰到朋友时,一面想去握手,一面却把手马上缩回来。多见于精神分裂症。

九、动作行为障碍

简单的随意和不随意行动称为动作。有动机、有目的而进行的复杂随意运动称为行为。动作行为障碍又称为精神运动性障碍。精神疾病患者由于病态思维及情感的障碍,常可导致动作及行为的异常。常见的动作行为障碍如下。

（一）精神运动性兴奋

指动作和行为增加。可分为协调性和不协调性精神运动性兴奋两类。

1. 协调性精神运动性兴奋 动作和行为的增加与思维、情感活动协调一致时称作协调性精神运动性兴奋状态,并和环境密切配合。多见于躁狂症。

2. 不协调性精神运动兴奋 指患者的言语动作增多与思维及情感不相协调,与外界环境也不配合。患者动作无动机及目的性,单调杂乱,使人难以理解。多见于精神分裂症及谵妄状态。

（二）精神运动性抑制

精神运动性抑制是指行为动作和言语活动的减少。临床上包括木僵、蜡样屈曲、缄默症和违拗症。

1. 木僵 动作行为和言语活动的完全抑制或减少,并经常保持一种固定姿势。患者不语、不动、不食、面部表情固定,大小便潴留,对刺激缺乏反应,如不予治疗,可维持很长时间。严重的木僵见于精神分裂症,称为紧张性木僵。较轻的木僵可见于严重抑郁症、反应性精神障碍及脑器质性精神障碍。

2. 蜡样屈曲 在木僵的基础上出现的,患者的肢体任人摆布,即使是不舒服的姿势,也较长时间似蜡塑一样维持不动,患者意识清楚,病好后能回忆。见于精神分裂症紧张型。

3. 缄默症 患者缄默不语,不回答问题,有时可用手示意。见于癔症及精神分裂症紧张型。

4. 违拗症 患者对于要求他做的动作,不但不执行,而且表现抗拒及相反的行为。若患者的行为反应与医生的要求完全相反则称作主动违拗;若患者对医生的要求都加以拒绝而不做出行为反应,则称作被动违拗。多见于精神分裂症紧张型。

(三) 刻板动作

刻板动作是指患者机械刻板地反复重复某一单调的动作,常与刻板言语同时出现。多见于精神分裂症紧张型。

(四) 模仿动作

模仿动作是指患者无目的地模仿别人的动作,常与模仿言语同时存在,见于精神分裂症紧张型。

(五) 作态

作态是指患者做出古怪、愚蠢、幼稚做作的动作、姿势、步态与表情,如做怪相、扮鬼脸等。多见于精神分裂症青春型。

十、意识障碍

意识是指患者对周围环境及自身的认识和反应能力。大脑皮质及网状上行激活系统的兴奋性对维持意识起着重要作用。当意识障碍时精神活动普遍抑制,表现为如下几种。①感知觉清晰度降低、迟钝、感觉阈值升高;②注意力难以集中,记忆力减退,出现遗忘或部分性遗忘;③思维变得迟钝、不连贯;④理解困难,判断能力降低;⑤情感反应迟钝、茫然;⑥动作行为迟钝,缺乏目的性和指向性;⑦出现定向障碍,对时间、地点、人物定向不能辨别,严重时自我定向力亦障碍。定向障碍为意识障碍的重要标志,但仍应根据以上几点综合判断有无意识障碍。

意识障碍可表现为意识清晰度的降低,意识范围缩小及意识内容的变化。临床上常见的意识障碍,以意识清晰度降低为主的有嗜睡、意识模糊、昏睡、昏迷,漫游性自动症和自我意识障碍(如双重人格、人格分离、人格解体、被泄露感)。

十一、自知力

自知力又称领悟力或内省力,是指患者对自己精神疾病认识和判断能力。在临床上一般以精神症状消失,并认识自己的精神症状是病态的,为自知力恢复。神经症患者常有自知力,主动就医诉说病情。但精神病患者一般均有不同程度的自知力缺失,他们不承认有精神病,因而拒绝治疗。临床上将有无自知力及自知力恢复的程度作为判定病情轻重和疾病好转程度的重要指标。自知力完整是精神病病情痊愈的重要指标之一。

第二节 精神疾病的诊断

主要靠与患者接近的人的病历报告和临床观察、检查和分析。对精神障碍本身还没有客观的诊断手段。现有的实验室方法只是为了排除器质性疾病或查明可能引起某些精神障碍症状的躯体病,最终确定精神障碍性质还需靠临床精神状况检查和分析。1960 年以来出现了许多心理测量方法和量表,但实践证明,这些仅可作为临床观察、诊断的辅助手段,不能仅靠量表来确定诊断。

在详尽的病史采集、仔细的精神检查、全面的躯体及神经系统检查、必要的实验室及辅助检查、脑影像学检查、心理测查后,精神科医师应综合分析所有的临床资料,判断就诊者有无精神障碍,属于何种精神疾病。在精神科医师诊断思维过程中,要考虑以下几个问题。

1. 横向诊断与纵向诊断结合 横向诊断是通过精神现状检查与精神活动的动态观察来确定患者目前的临床相,如我们发现某患者以"情绪低落、兴趣减退、精力下降、快乐体验丧失"为主要临床相,那么,抑郁状态的诊断就不难做出。再结合纵向诊断,即患者的年龄、性别、职业、生活环境、既往人格特点、疾病史、家族史以及起病形式、病程特点等来综合考虑诊断。如上述抑郁状态患者过去曾有躁狂发作史,在排除其他疾病的基础上就可以做出双相障碍、目前是抑郁发作的诊断。

2. 遵循一定的诊断流程　在精神障碍诊断过程中,要根据等级诊断,首先确定患者是否有器质性因素,只有排除了器质性精神障碍,才考虑功能性精神障碍。在诊断功能性精神障碍的过程中,要考虑是精神病性(有幻觉、妄想、现实检验能力丧失等)的,还是非精神病性的(神经症性,没有上述重性精神病的特征);同时还要考虑人格因素和心理应激因素与疾病的关系。

第三节　精神疾病的治疗

对躯体病引起的精神障碍,主要治疗躯体疾病。对其他精神疾病,可根据不同情况采用药物疗法、休克疗法等。

1. 药物治疗　20世纪50年代以来,精神疾病的治疗已经进入化学治疗的年代。所用药物包括抗焦虑药、抗精神病药、抗抑郁药、抗躁狂药等。

2. 休克疗法　如电休克。

3. 心理治疗　在若干精神障碍的治疗中从来都占有重要地位和作用,目前主要用于治疗神经症、心身疾病和人格障碍等。

4. 工疗　又称职业疗法,即每日给患者安排力所能及的劳动或工艺性操作作业,以辅助或促进病情缓解。急性精神障碍患者,病情好转时期应参加工艺品制作、缝纫、书法或绘画等活动,以提高生活兴趣和信心。对慢性患者则宜安排工业工疗,即参加一些带有流水作业性质的集体劳动作业。这样的工疗才接近现实生活,有助于他们的精神康复。工疗的另一个重要目的是有助于患者劳动就业或职业康复。其中包括管理家务和教育子女。对神经症,也可合理选用镇静药物,但最主要的是心理疗法。心理咨询和心理治疗在神经症的治疗、精神病恢复期患者的保健和其他心理疾病的预防中越来越显出其重要作用。

5. 前额叶切断术　用于治疗顽固的焦虑紧张、强迫观念、妄想状态等。现有前额叶超声治疗、立体定向手术等,人们正在探索其确切的疗效。

6. 脑神经免疫修复疗法　该疗法治疗精神疾病疗效显著,它彻底打破了精神疾病治愈难的历史,开启了人类治疗精神疾病的新纪元。

(李　娜)

第八十三章　器质性精神障碍

学习目标

1. 掌握：阿尔茨海默病的临床特点及其诊断；血管性痴呆的临床特点。
2. 熟悉：阿尔茨海默病的病因；血管性痴呆的诊断及其治疗。
3. 了解：阿尔茨海默病的鉴别诊断；血管性痴呆的病因。
4. 应用：能够对阿尔茨海默病患者进行诊断、治疗，对患者和高危人群进行健康指导；能够对血管性痴呆的患者进行诊断、治疗。

第一节　阿尔茨海默病

导学案例

患者，男，64岁，数学老师，2年间认知水平进行性下降。患者回答学生的提问逐渐出现困难，常常难以记住学生的问题是什么，注意力容易分散。有时患者会把物品的位置放错，并且患者的同事觉得他越发易怒、健忘。

患者正在使用抗高血压药物，并且有2型糖尿病和前列腺肥大病史，否认抑郁症。MMSE评分27/30（回想3个词汇出现问题）。基于患者的病史。

请问：1. 患者较可能的诊断是什么？
　　　2. 主要依据有哪些？
　　　3. 为进一步明确诊断需完善哪些检查？

阿尔茨海默病（AD）是一种起病隐匿的进行性发展的神经系统退行性疾病。临床上以记忆障碍、失语、失用、失认、视空间技能损害、执行功能障碍以及人格和行为改变等全面性痴呆表现为特征，病因迄今未明。65岁以前发病者，称早老性痴呆；65岁以后发病者称老年性痴呆。

【病因】

1. 家族史　绝大部分的流行病学研究提示，家族史是该病的危险因素。某些患者的家属成员中患同样疾病者多于一般人群，此外还发现先天愚型患者患病危险性增加。进一步的遗传学研究证实，该病可能是常染色体显性基因所致。

先天愚型（DS）有该病类似病理改变，DS患者如活到成年，发生该病的概率约为100%，已知DS致病基因位于21号染色体，引起人们对该病遗传学研究的极大兴趣。但该病遗传学研究难度大，多数研究者发现患者家庭成员患该病危险率比一般人群高3~4倍。

与AD有关的遗传学位点有：早发型AD基因座分别位于21、14、1号染色体。相应的可能致病基因为APP、S182和STM-2基因。迟发型AD基因座位于19号染色体，可能致病基因为载脂蛋白E

(APOE)基因。

2. 躯体疾病 如甲状腺疾病、免疫系统疾病、癫痫等,曾被作为该病的危险因素。有甲状腺功能减退症病史者,患该病的相对危险性较高。较多患者发病前有癫痫发作史。偏头痛或严重头痛史与该病无关。不少研究发现抑郁症史,特别是老年期抑郁症史是该病的危险因素。最近的一项病例对照研究认为,除抑郁症外,其他功能性精神障碍如精神分裂症和偏执性精神病也与该病有关。

曾经作为该病危险因素研究的化学物质有重金属盐、有机溶剂、杀虫剂、药品等。铝的作用一直令人关注,因为动物实验显示铝盐对学习和记忆有影响;流行病学研究提示痴呆的患病率与饮水中铝的含量有关。

3. 头部外伤 头部外伤是指伴有意识障碍的头部外伤,脑外伤作为该病危险因素已有较多报道。临床和流行病学研究提示严重脑外伤可能是病因之一。

4. 其他 免疫系统的进行性衰竭、机体解毒功能削弱及慢病毒感染等,以及丧偶、独居、经济困难、生活颠簸等社会心理因素可成为发病诱因。

【临床表现】

第一阶段历时1~3年,为轻度痴呆期,主要表现如下:记忆减退,对近事遗忘突出;判断能力下降,患者不能对事件进行分析、思考、判断,难以处理复杂的问题;工作或家务劳动漫不经心,不能独立进行购物、经济事务等,社交困难;尽管仍能做些已熟悉的日常工作,但对新的事物却表现出茫然难解,情感淡漠,偶尔激惹,常多疑;出现时间定向障碍,对所处的场所和人物能做出定向,对所处地理位置定向困难,复杂结构的视空间能力差;言语词汇少,命名困难。第二阶段历时2~10年,为中度痴呆期。表现为远近记忆严重受损,简单结构的视空间能力下降,时间、地点定向障碍;在处理问题、辨别事物的相似点和差异点方面有严重损害,不能独立进行室外活动,在穿衣、个人卫生以及保持个人仪表方面需要帮助;计算不能,出现各种神经症状,可见失语、失用和失认;情感由淡漠变为急躁不安,常走动不停,可见尿失禁。第三阶段历时8~12年,为重度痴呆期。患者已经完全依赖照护者,严重记忆力丧失,仅存片段的记忆;日常生活不能自理,大小便失禁,呈现缄默、肢体强直,查体可见锥体束征阳性,有强握、摸索和吸吮等原始反射。最终昏迷,一般死于感染等并发症。

【辅助检查】

1. 神经心理学测验

(1) 简易精神状态量表(MMSE):内容简练,测定时间短,易被老人接受,是目前临床上测查本病智能损害程度最常见的量表。

(2) 日常生活能力评估:如日常生活能力评估(ADL)量表可用于评定患者日常生活功能损害程度。

(3) 行为和精神症状(BPSD)的评估:包括阿尔茨海默病行为病理评定量表(BEHAVE-AD)、神经精神症状问卷(NPI)和Cohen-Mansfield激越问卷(CMAI)等,常需要根据知情者提供的信息基线评测,不仅能发现症状的有无,还能够评价症状频率、严重程度、对照料者造成的负担,重复评估还能监测治疗效果。

2. 血液学检查 主要用于发现存在的伴随疾病或并发症、发现潜在的危险因素、排除其他病因所致的痴呆。包括血常规、血糖、血电解质、肾功能和肝功能、维生素B_{12}、叶酸水平、甲状腺素等指标。对于高危人群应进行梅毒、人体免疫缺陷病毒、伯氏疏螺旋体血清学检查。

3. 神经影像学检查

(1) 结构影像学:用于排除其他潜在疾病和发现AD的特异性影像学表现。

(2) 头CT(薄层扫描)和MRI(冠状位)检查,可显示脑皮质萎缩明显,特别是海马及内侧颞叶,支持AD的临床诊断。与CT相比,MRI对检测皮质下血管改变(例如关键部位梗死)和提示有特殊疾病(如多发性硬化、进行性核上性麻痹、多系统萎缩、皮质基底节变性、朊蛋白病、额颞叶痴呆等)的改变更敏感。

(3) 功能性神经影像:如正电子扫描(PET)和单光子发射计算机断层扫描(SPECT)可提高AD诊断可信度。

(4) 18F-脱氧核糖葡萄糖正电子扫描(18FDG-PET)可显示颞顶和上颞/后颞区、后扣带回皮质和楔前叶葡萄糖代谢降低,揭示 AD 的特异性异常改变。AD 晚期可见额叶代谢减低。18FDG-PET 对 AD 病理学诊断的灵敏性为 93%,特异性为 63%,已成为一种实用性较强的工具,尤其适用于 AD 与其他痴呆的鉴别诊断。

(5) 淀粉样蛋白 PET 成像是一项非常有前景的技术,但目前尚未得到常规应用。

4. 脑电图(EEG) AD 的 EEG 表现为 α 波减少、θ 波增高、平均频率降低的特征。但 14% 的患者在疾病早期 EEG 正常。EEG 可用于 AD 的鉴别诊断,可提供朊蛋白病的早期证据,或提示可能存在中毒-代谢异常、暂时性癫痫性失忆或其他癫痫疾病。

5. 脑脊液检测 脑脊液细胞计数、蛋白质、葡萄糖和蛋白电泳分析:血管炎、感染或脱髓鞘疾病疑似者应进行检测。快速进展的痴呆患者应进行 14-3-3 蛋白检查,有助于朊蛋白病的诊断。

脑脊液 β 淀粉样蛋白、Tau 蛋白检测:AD 患者的脑脊液中 β 淀粉样蛋白(Aβ42)水平下降(Aβ42 在脑内沉积,使得脑脊液中 Aβ42 含量减少),总 Tau 蛋白或磷酸化 Tau 蛋白升高。研究显示,Aβ42 诊断的灵敏性 86%,特异性 90%;总 Tau 蛋白诊断的灵敏性 81%,特异性 90%;磷酸化 Tau 蛋白诊断的灵敏性 80% 和特异性 92%;Aβ42 和总 Tau 蛋白联合诊断 AD 与对照比较的灵敏性可达 85%~94%,特异性为 83%~100%。这些标记物可用于支持 AD 诊断,但鉴别 AD 与其他痴呆诊断时特异性低(39%~90%)。目前尚缺乏统一的检测和样本处理方法。

6. 基因检测 可为诊断提供参考。淀粉样蛋白前体蛋白基因(APP),早老素 1、2 基因(PS1、PS2)突变在家族性早发型 AD 中占 50%。载脂蛋白 APOE4 基因检测可作为散发性 AD 的参考依据。

【诊断和鉴别诊断】

美国国立神经病语言障碍卒中研究所 AD 及相关疾病协会(NINCDS-ADRDA)规定的诊断标准:A 加上一个或多个支持性特征 B、C、D 或 E。

1. 核心诊断标准

A.出现早期和显著的情景记忆障碍,包括以下特征。

(1) 患者或知情者诉有超过 6 个月的缓慢进行性记忆减退。

(2) 测试发现严重的情景记忆损害的客观证据:主要为回忆受损,通过暗示或再认测试不能显著改善症状或使患者恢复正常。

(3) 在 AD 发病或 AD 进展时,情景记忆损害可与其他认知功能改变独立或相关。

2. 支持性特征

B.颞中回萎缩:使用视觉评分进行定性评定(参照特定人群的年龄常模),或对感兴趣区进行定量体积测定(参照特定人群的年龄常模),磁共振显示海马、内嗅皮质、杏仁核体积缩小。

C.异常的脑脊液生物标记:β 淀粉样蛋白(Aβ42)浓度降低,总 Tau 蛋白浓度升高,或磷酸化 Tau 蛋白浓度升高,或此三者的组合。

将来发现并经验证的生物标记。

D.PET 功能神经影像的特异性成像:双侧颞叶、顶叶葡萄糖代谢率降低。

E.直系亲属中有明确的 AD 相关的常染色体显性突变。

3. 排除标准

(1) 病史:突然发病。早期出现下列症状:步态障碍,癫痫发作,行为改变。

(2) 临床表现:局灶性神经表现,包括轻偏瘫,感觉缺失,视野缺损。早期锥体外系症状。

(3) 其他内科疾病,严重到足以引起记忆障碍和相关症状:非 AD 痴呆、严重抑郁、脑血管病、中毒和代谢异常,这些还需要特殊检查。与感染性或血管性损伤相一致的颞中回 MRI 的 FLAIR 或 T2 信号异常。

4. 确诊 AD 的标准

(1) 如果有以下表现,即可确诊 AD:既有临床又有组织病理(脑活检或尸检)的证据,与 NIA-Reagan 要求的 AD 尸检确诊标准一致。两方面的标准必须同时满足。

(2) 既有临床又有遗传学(1号、14号或21号染色体的突变)的AD诊断证据；两方面的标准必须同时满足。

【治疗】

一、一般治疗

AD患者常伴有躯体疾病，而且病程中又可出现新的认知功能损害和精神症状，涉及精神科、神经科、内科各学科等多学科治疗。应细致、定期地观察患者，对有明显幻觉、妄想等而出现危险行为的患者，应及时住院治疗，对生活不能自理的晚期患者应建议住相关医院，同时应向其家属普及安全和护理知识。应限制外出或陪伴外出。饮食中补充富含卵磷脂、维生素A、维生素E、锌、硒等微量元素的食物，限制铝的摄入等。

二、药物治疗

(一) 神经递质有关的药物

(1) 胆碱能药物：现代研究认为中枢胆碱能系统与学习记忆关系密切，乙酰胆碱为促进学习记忆的神经递质。M-胆碱能突触为记忆基础。胆碱能神经元的退化被认为是造成AD的重要病理因素。胆碱酯酶抑制剂是AD治疗过程中使用最多、历史最久的一类药物。通常只适用轻、中度AD患者，因此其疗效依赖于胆碱能神经元的完整程度。

(2) 非胆碱能药物：老年脑功能衰退的原因还与其他神经递质如去甲肾上腺素、多巴胺、5-羟色胺、γ-氨基丁酸、神经肽等的失衡有关。此类药物有司来吉兰、利诺吡啶等。

(二) 脑细胞代谢激活剂

此类药物的作用机制包括如下几点：①增强神经传递；②调节离子流，增加钙离子、钠离子向神经元的内流，减少钾外流；③影响载体介导的离子转运。

(三) 脑血液循环促进剂

脑组织对氧气及能量的需求量很大，且无储备功能。有学者的研究表明，AD与动脉血栓密切相关，动脉粥样硬化越严重的患者，患AD的可能性越大。同时，AD患者出现动脉粥样硬化的比例也大大高于正常人。

(1) 麦角类：①氢麦角碱：直接作用于多巴胺和5-HT受体，降低脑血管阻力，增强突触前神经末梢释放递质与对突触后受体的刺激作用，改善突触神经传递功能。②脑通：增强脑细胞能量的新陈代谢，增加对氧气和葡萄糖的利用，改善智能障碍，促进多巴胺的转换，刺激神经传导，增强蛋白质的合成，改善学习和记忆能力等。

(2) 其他：提高脑动脉血氧含量，增加脑动脉血氧分压和血氧饱和度，改善大脑微循环状态。素高捷疗：能促进缺血状态下脑细胞线粒体的呼吸，提高ATP的产生，激活脑组织功能及网状内皮系统的功能。银杏叶提取物：能提高脑组织对缺氧的耐受性，提高大脑能量的代谢，清除自由基等。

(四) 钙通道阻滞剂

脑细胞钙代谢失衡与老化的关系已引起广泛注意和重视。在含有神经元纤维缠结的脑细胞、来源于AD患者的成纤维细胞，均可见到钙的堆积。常用药物如下。

(1) 尼莫地平：能增加脑血流量。在神经元中具有较强的钙拮抗作用，能促进损伤神经元的再生，改善学习和记忆能力。剂量为120~180 mg/d。

(2) 盐酸氟桂利嗪(西比灵)：能增加脑血流量，预防缺血、缺氧引起神经细胞内钙离子增多所致的细胞损害。

(五) 神经营养因子

神经营养因子是靶组织分泌的特异性蛋白分子，有促进和维持神经细胞生长、存活、分化和执行功能的作用，但不刺激细胞分裂。目前应用的药物有神经生长因子、脑源性神经营养因子等。

(六) 抗氧化剂

衰老过程中,脑组织物质和能量代谢异常可导致大量自由基产生。AD患者尸检发现,脑组织中自由基生成增加,脂质严重过氧化,线粒体的DNA明显受损。另外,沉积在AD患者脑中的β-淀粉样蛋白通过对血管的氧化性损伤可导致神经变性。常用的抗氧化剂有虾青素、辅酶Q_{10}、维生素E、花青素、叶黄素、司来吉兰等,其中以虾青素抗氧化能力最强,植物提取的纯天然抗氧化剂可长期服用,能延缓AD的发展过程。

(七) 雌激素

美国的一项研究发现,雌激素替代疗法可以明显延缓AD的发展,但其作用机理尚不清楚。能否推荐雌激素疗法用以延缓或防止AD,尚须进行前瞻性临床试验,以了解雌激素的剂量和用药时间,以及对老年绝经后妇女的安全性。

(八) 中医

一般多从脑、心、肾等不同脏腑及气、血、痰、瘀、火、郁等病机论治。近年日本对AD患者应用当归芍药散、钩藤散及黄连解毒汤等从郁、风、热、毒等角度进行研究,认为这些药物对学习记忆功能障碍有一定的改善作用。

三、针对疗法

1. 智力激发法

(1) 往事回忆:用过去事件和相关物体通过回忆激发记忆。

(2) 实物定位:激发老年痴呆者对与其有关的时间、地点、人物、环境的记忆。

(3) 再激发:通过讨论思考和推论激发患者智力和认知能力。

2. 球体涂色法　直径20 cm的圆球被曲波线划成6个区,涂红、黄、蓝三种颜色,不能相邻的两个或几个区均涂一种颜色,不限时间。

3. 血管内激光照射疗法　可改善由衰老所致的多系统失调,使神经递质、生物胺类受体功能得以恢复。

4. 亮光疗法　用于治疗AD患者的睡眠与行为障碍。AD患者的睡眠觉醒节律破碎而零乱,白天睡眠时间增多,夜间睡眠时间减少。方法:每天上午9—11时,采用3000~5000 LX的全光谱荧光灯照射,灯距1 m,持续4周,可提高警觉水平,减少白天睡眠时间,使夜间睡眠得以整合,减少AD引起的异常行动。

【预防】

AD的预防正在受到重视,流行病学研究显示女性、曾患甲状腺疾病、头部外伤、文化程度低和从事简单劳动都是危险因素。绝经后的女性老年人在医生指导下应用雌激素,可减少AD发病率,但是预防智力下降最可靠最主要的办法是多用脑,多用脑可激活神经元的功能。

老年人除做适当体力锻炼外,有兴趣、有条件的还可以参加各种学习活动,如学习电脑、外语、琴棋书画,并参加适当的社交活动,以保持活力或健康。

小　结

AD往往伴有虚弱和多种躯体疾病,我们必须做更多的工作以帮助AD患者保持最佳的身体健康状态,保持其营养和水分平衡,减少他们跌倒、感染和谵妄的风险。阿尔茨海默病的发现迄今已有100多年,近年来研究阿尔茨海默病的视角越来越多样化,应该坚决追求组合和多模态的方法,对阿尔茨海默病进行治疗和预防。

第二节 血管性痴呆

导学案例

患者,男,70岁,主因"记忆力下降、大小便失禁3年,加重半年"于2006年8月3日以"认知功能障碍"收入我院。

患者3年前逐渐出现说话减少,反应迟钝,认识家人但健忘,以近记忆障碍为主,出现1次大小便失禁。在当地医院就诊,认为与长期服用降压药(服用5年左右)有关,停服该药后症状有所好转,但未恢复正常,未服用其他药物。此后病情缓慢进展,2006年初记忆力下降明显,少语,并出现行动迟缓,行走需人搀扶,大小便失禁次数增多。患者病程中无头痛、头晕,无精神异常,无幻觉,无肢体抽搐,无发热。体重无明显下降,大小便失禁。

既往有高血压、2型糖尿病、冠心病病史16年,规律服药,血压最高为190/120 mm Hg。28年前曾发生一氧化碳中毒昏迷,无后遗症。30年前患低钾型周期性麻痹。曾患急性胰腺炎、甲肝,已愈。

入院查体:血压165/80 mmHg,意识清,少语,动作迟缓,计算力、近记忆力、定向力下降。双瞳孔等大、等圆,光反应灵敏,未见眼震。双侧面纹对称,伸舌居中,转颈、耸肩有力。四肢肌力5级,肌张力不高,腱反射减弱,双侧巴氏征(一),掌颏反射(十),吸吮反射(十)。感觉检查未见明显异常,共济运动检查欠合作。双下肢轻度水肿。

辅助检查:外院脑CT提示脑室扩大、广泛脑白质病变、脑萎缩。脑MRI提示脑内多发缺血梗死灶,脑内多发缺血脱髓鞘改变,双侧海马胼胝体萎缩,脑萎缩,双侧上颌窦轻度炎症,左侧颈内动脉末端"浆果样"突起,动脉瘤未排除,左侧大脑中动脉纤细合并局限性狭窄。简易精神状态量表(MMSE)评分为8分,有认知障碍;韦氏成人记忆及韦氏成人智力评定,患者无法配合。Hachinski评分为7分。

请问:1. 患者最可能的诊断是什么?
2. 主要依据有哪些?
3. 为进一步明确诊断需完善哪些检查?

血管性痴呆(VD)是指由缺血性卒中、出血性卒中和造成记忆、认知和行为等相应脑区低灌注的脑血管疾病所致的严重认知功能障碍综合征。我国VD的患病率为1.1%~3.0%,年发病率为5‰~9‰。

【病因】

缺血性卒中、出血性卒中和脑缺血缺氧等原因均可导致脑血管性痴呆。而高龄、吸烟、痴呆家族史、复发性卒中史和低血压者等易患血管性痴呆。

【临床表现】

根据病因、累及的血管、病变脑组织的部位、神经影像学和病理学特征可将VD分为多种类型,以下根据起病的形式简述几种主要的类型。

1. 急性血管性痴呆

(1) 多发性脑梗死性痴呆(MID):由多发性脑梗死累及大脑皮层或皮层下区域所引起的痴呆综合征,是VD的最常见类型。表现为反复多次突然发病的脑卒中,阶梯式加重、波动病程的认知功能障碍,以及病变血管累及皮层和皮层下区域的相应症状和体征。

(2) 关键部位梗死性痴呆(SID):由单个脑梗死灶累及与认知功能密切相关的皮层、皮层下功能部位所导致的痴呆综合征。大脑后动脉梗死累及颞叶的下内侧、枕叶、丘脑,表现为遗忘、视觉障碍,左侧病变有经皮质感觉性失语,右侧病变空间失定向;大脑前动脉影响了额叶内侧部,表现为淡漠和执行功能障碍；大脑前、中、后动脉深穿支病变可累及丘脑和基底节而出现痴呆。表现为注意力、始动性、执行功能和记忆受损，垂直凝视麻痹、内直肌麻痹，会聚不能，构音障碍和轻偏瘫。内囊膝部受累，表现为认知功能突然改变、注意力波动、精神错乱、意志力丧失、执行功能障碍等。

(3) 分水岭梗死性痴呆：属于低灌注性血管性痴呆。影像学检查在本病的诊断中有重要作用，表现为经皮质性失语、记忆减退、失用症和视空间功能障碍等。

(4) 出血性痴呆：脑实质内出血、蛛网膜下腔出血后引起的痴呆。丘脑出血导致认知功能障碍和痴呆常见。硬膜下血肿也可以导致痴呆，常见于老年人，部分患者认知障碍可以缓慢出现。

2. 亚急性或慢性血管性痴呆

(1) 皮质下动脉硬化性脑病：病程呈进行性、隐匿性，常有明显的假性球麻痹、步态不稳、尿失禁和锥体束受损体征等。部分患者可无明确的脑卒中病史。

(2) 伴有皮质下梗死和白质脑病的常染色体显性遗传性脑动脉病：一种遗传性血管病，晚期发展为血管性痴呆。

【辅助检查】

1. 神经心理检查 常用简易精神状态量表、长谷川痴呆量表、blessed 痴呆量表、日常生活功能量表、临床痴呆评定量表等确立痴呆及其程度；Hachinski 缺血量表评分达到 7 分支持 VD 诊断。

2. 神经影像学检查 脑 CT 显示脑皮质和脑白质内多发的大小不等的低密度梗死灶，可见皮质下白质或侧脑室旁白质的广泛低密度区。脑 MRI 可见双侧基底节、脑皮质及白质内多发性长 T_1、长 T_2。

【诊断】

VD 的诊断标准很多，诊断要点如下。

(1) 神经心理学检查证实的认知功能明显减退，并有显著的社会功能下降。

(2) 通过病史、临床表现以及各项辅助检查，证实有与痴呆发病有关的脑血管病依据。

(3) 痴呆发生在脑血管病后 3~6 个月以内，痴呆症状可突然发生或缓慢进展，病程呈波动性或阶梯样加重。

(4) 排除其他引起痴呆的病因。

【鉴别诊断】

1. 阿尔茨海默病(AD) AD 起病隐匿，进展缓慢，记忆等认知功能障碍突出，可有人格改变，神经影像学表现为显著的脑皮层萎缩，Hachinski 缺血量表评分≤4 分(改良 Hachacinski 缺血量表评分≤2 分)支持 AD 诊断。

2. Pick 病 进行性痴呆，早期即有明显的人格改变和社会行为障碍、语言功能受损，记忆等认知功能的障碍相对较晚出现。CT 或 MRI 主要提示显著的额叶和(或)颞叶萎缩。

3. 路易体痴呆(DLB) 波动性的认知障碍，反复生动的视幻觉，锥体外系症状。但影像学上无梗死灶，神经系统检查无定位体征。

4. 帕金森病痴呆 帕金森病痴呆早期出现锥体外系受累症状，如静止性震颤、肌强直等表现。以注意力、计算力、视空间、记忆力等受损为主。一般无脑卒中病史。

【治疗】

1. 治疗原发性脑血管疾病 在高血压治疗方面，一般认为收缩压控制在 135~150 mmHg 可改善认知功能；在抗血小板聚集治疗方面，阿司匹林等可改善脑循环；2 型糖尿病是 VD 的一个重要危险因素，糖尿病患者的降糖治疗对 VD 有一定的预防意义；他汀类药物可以降低胆固醇，对预防脑血管病有积极意义。

2. 认知症状的治疗 维生素 E、维生素 C 和银杏叶制剂等可能有一定的辅助治疗作用；胆碱酯酶抑制剂多奈哌齐对 VD 可能有效；脑赋活剂如吡拉西坦、尼麦角林等有助症状改善。

对患者出现的精神症状、各种不良的行为、睡眠障碍等，应进行相应的药物治疗。患者的康复治疗亦很重要，关系到其生活质量。

知识链接 83-2

【预后】

VD 的预后与引起血管损害的基础疾病和颅内血管病灶的部位有关。通过改善脑循环、预防脑血管病复发可减轻症状、防止病情进一步恶化。

小　结

痴呆实际上是泛指大脑功能衰退,特别是与智能有关的功能全面衰退,而且要衰退到一定程度的综合征。通常包括记忆力、认知力、情绪与行为等一系列的症状与体征,并且持续数月或半年以上。血管因素主要指脑内血管,即颈动脉与椎基底动脉两大系统。可以是这些血管本身的病变,也可以是颅外大血管及心脏的病变,间接影响脑内血管,供血不足而致脑组织缺血缺氧性改变,最终使大脑功能全面衰退。

(李　娜)

知识检测 69

第八十四章 精神活性物质所致精神障碍

学习目标

1. 掌握：阿片类药物依赖的临床特点及其诊断；乙醇所致精神障碍的临床特点。
2. 熟悉：阿片类药物依赖的治疗；乙醇所致精神障碍的诊断。
3. 了解：阿片类药物依赖的病因；乙醇所致精神障碍的病因和发病机制。
4. 应用：能够对阿片类药物依赖的患者进行诊断、治疗，对患者和高危人群进行心理指导；能够对乙醇所致精神障碍患者进行诊断治疗，对患者和高危人群进行健康指导。

第一节 概 述

精神活性物质所致精神障碍是指与精神活性物质（简称物质）相关的精神障碍，可以分为两类：一类是精神活性物质使用障碍（物质依赖障碍和物质滥用）；另一类为精神活性物质所致的障碍，包括精神活性物质中毒，精神活性物质戒断反应，精神活性物质所致谵妄，精神活性物质所致的持久性痴呆，精神活性物质所致的持久性遗忘障碍，精神活性物质所致的精神病性障碍，精神活性物质所致的心境障碍，精神活性物质所致的焦虑障碍，精神活性物质所致的性功能障碍和精神活性物质所致的睡眠障碍。

（一）基本概念

1. 精神活性物质 精神活性物质(psychoactive substance)又称成瘾物质或药物，是指能够影响人类情绪、行为、改变意识状态，并有致依赖作用的一类化学物质，人们使用这些物质的目的在于取得或保持某些特殊的心理、生理状态。毒品是社会学概念，是指具有很强成瘾性并在社会上禁止使用的化学物质。毒品主要包括阿片类、可卡因、大麻等。

2. 依赖 传统上将依赖分为躯体依赖和心理依赖，躯体依赖也称生理依赖，它是由于反复用药所造成的一种病理性适应状态，主要表现为耐受性增加和戒断症状。心理依赖又称精神依赖，它使吸食者产生一种愉快满足或欣快的感觉，驱使使用者为寻求这种感觉而反复使用药物，表现所谓的渴求状态。

3. 滥用 反复使用药物可导致明显的不良后果，如不能完成重要的工作、学业，损害了躯体、心理健康，导致法律上的问题等。滥用强调的是不良后果，滥用者没有明显的耐受性增加或戒断症状，处于非依赖状态。

4. 耐受性 药物使用者必须增加剂量才能获得所需的效果，或使用原来的剂量达不到使用者所追求的效果。

5. 戒断状态 停止使用药物或减少使用剂量或使用拮抗剂后所出现的特殊的心理生理症状群，其机制是由于长期用药后，突然停药引起的适应性的反跳。不同药物所致的戒断症状因其药理特性不同而不同，一般表现为与所使用药物的药理作用相反的症状。

（二）精神活性物质所致精神障碍的诊断

CCMD-3 规定精神活性物质所致精神障碍的诊断标准如下。

1. 症状标准

（1）有精神活性物质进入体内的证据，并有理由推断精神障碍系该物质所致。

（2）出现躯体或心理症状，如中毒、依赖综合征、戒断综合征、精神病性症状，以及情感障碍、残留性或迟发性精神障碍等。

2. 严重标准 社会功能受损。

3. 病程标准 除残留性或迟发性精神障碍之外，精神障碍发生在精神活性物质直接效应所能达到的合理期限之内。

4. 排除标准 排除精神活性物质诱发的其他精神障碍。

5. 说明 如使用多种精神活性物质，鼓励做出一种以上精神活性物质所致精神障碍的诊断，并分别编码。

第二节　阿片类药物依赖

导学案例

患者，男，27岁，反复吸食阿片类药物不能戒除5年，并且停药后出现双下肢酸软等戒断症状，寻求治疗。

患者入院后，积极完善血常规、尿常规、大便常规、肝肾功能、血糖、电解质、凝血功能等检验，心电图、胸片、头颅CT等检查。

请问：患者可能的诊断是什么？主要依据有哪些？

阿片类药物（opiates）是指对人体产生类似吗啡效应的一类药物，有天然的，也有人工合成的。粗制的阿片类药物含有包括吗啡和可待因在内的多种成分，吗啡是阿片类药物中镇痛的主要成分。

【病因】

这类物质易被滥用成瘾，成瘾者会对阿片类药物产生强烈的心理（精神）依赖性与生理（躯体）依赖性。一旦停用该物质，患者不但会因心理依赖性的驱使而渴求用药与千方百计地觅药，而且还会因生理依赖性而引起一系列严重的戒断症状。戒断症状由于所使用阿片类药物的剂量、对中枢神经系统作用的程度、使用时间的长短、使用途径、停药的速度等不同，戒断症状强烈程度也不一致。短效药物，如吗啡、二醋吗啡一般在停药后 8~12 h 出现，极期在 48~72 h，持续 7~10 天；长效药物，如美沙酮戒断症状出现在 1~3 天，性质与短效药物相似，极期在 3~8 天，症状持续数周。

【临床表现】

1. 典型的戒断症状 可分为两大类。

（1）客观体征：如血压升高、脉搏加快、体温升高、瞳孔扩大、流涕、震颤、呕吐、失眠等。

（2）主观症状：如恶心、肌肉疼痛、骨头疼痛、腹痛、不安、食欲差、无力、疲乏、喷嚏、发冷、发热、渴求药物等。由于使用的阿片类药物的剂量、时间长短、途径、停药速度的不同，戒断症状的强烈程度也不同。短效药物，如海洛因、吗啡通常在停药后 8~12 h 出现戒断症状，停药 48~72 h 后戒断症状最重，戒断症状一般持续 7~10 天。长效药物，如美沙酮（methadone）在停药后 1~3 天出现戒断症状，停药 3~8 天戒断症状最重，戒断症状一般持续数周。

2. 急性中毒症状 在大剂量滥用阿片类药物后，出现精神运动性抑制，言语不清，昏睡甚至昏迷；体征有针尖样瞳孔（深昏迷时也可能由于缺氧瞳孔扩大）、呼吸抑制、肺水肿、心率减慢、心律失常等。

3. 其他症状 可出现精神障碍如人格障碍、情绪障碍和精神病性症状等。存在不同程度的社会功能损害,表现为工作学习困难、逃学、不负责任和不履行家庭责任等。

4. 急性中毒症状　在大剂量滥用阿片类药物后,出现精神运动性抑制,言语不清,昏睡甚至昏迷;体征有针尖样瞳孔(深昏迷时也可能由于缺氧而瞳孔扩大)、呼吸抑制、肺水肿、心率减慢、心律失常等。

5. 其他症状　可出现精神障碍如人格障碍、情绪障碍和精神病性症状等。存在不同程度的社会功能损害,表现为工作学习困难、逃学、不负责任和不履行家庭责任等。

【诊断和鉴别诊断】

(1) 已经符合阿片类药物滥用标准,即具有病理性用药模式;工作、学习、社会交往、家庭生活受到不良影响,时间至少为1个月。

(2) 产生了耐受性,原剂量药效减弱,故明显加大了用药剂量。

(3) 出现撤药症状(即戒断症状),每日用药2~3次,停药或减药时即出现撤药症状。

符合上述三个条件者,可诊断为阿片类药物依赖。

【治疗】

主要包括急性期的脱毒治疗及之后防止复发和社会心理康复的治疗。

(一) 脱毒治疗

脱毒是指通过躯体治疗减轻戒断症状,预防由于突然停药可能引起的躯体健康问题的过程。

1. 替代治疗　利用与毒品有相似作用的药物来替代毒品,以减轻戒断症状的严重程度,使患者能较好地耐受。然后在一定的时间(如14~21天)内将替代药物逐渐减少,最后停用。目前常用的替代药物有美沙酮和丁丙诺啡(buprenorphine)等。

2. 非替代治疗　主要用于脱毒治疗的辅助治疗,以减轻戒断症状。①应用 α_2 受体激动剂,如可乐宁。②可酌情使用镇静催眠药、莨菪碱类药物。③中草药、针灸等。

(二) 防止复吸、社会心理干预

1. 阿片受体阻滞剂　通过阻滞阿片类药物的欣快作用,从而消除条件反射,此类药物主要为纳洛酮和纳屈酮。

2. 社会心理干预　对复吸有良好的治疗效果。常用的方法有认知行为治疗、复吸预防、群体治疗、家庭治疗等。认知行为治疗的主要目的在于:①改变患者导致适应不良行为的认知方式;②改变患者导致吸毒的行为方式;③帮助患者应付急性或慢性渴求;④提高患者社会技能、强化其不吸毒行为。

小　结

这类药物易被滥用成瘾,成瘾者会对阿片类药物产生强烈的心理(精神)依赖性与生理(躯体)依赖性。一旦停用该药物,患者不但会因心理依赖性的驱使而渴求用药与千方百计地觅药,而且还会因生理依赖性而引起一系列严重的戒断症状。戒断症状由于所使用阿片类药物的剂量、对中枢神经系统作用的程度、使用时间的长短、使用途径、停药的速度等不同,戒断症状强烈程度也不一致。生理依赖期一般持续1~3周,心理依赖期可长达2年之久。正是由于这漫长的心理依赖期的存在,才使得许多吸毒者在戒毒(即度过生理依赖期)后不久又复吸。

第三节　乙醇所致精神障碍

导学案例

患者,男,43岁,不间断饮酒20年,有时清晨即饮酒,近一个月来出现失眠,无端怀疑妻子不忠,若其妻与异性交谈即发怒。

请问:1. 患者可能的诊断有哪些?
2. 主要依据有哪些?
3. 为进一步明确诊断需要完善哪些检查?

酒精是一种亲神经性物质,一次相对大量饮酒即可导致精神异常,如果长期饮用可以引起各种精神障碍,包括依赖、戒断综合征以及精神病性症状。除精神障碍之外,常出现躯体损害的症状和体征。近10年来随着中国酒生产和酒消费的迅速增加,酒精所致精神障碍患者的绝对人数和比例有上升趋势。

【病因和发病机制】

酒精所致精神障碍,尤其是慢性酒精中毒的病因和发病机制非常复杂,一般认为是个体生物因素与社会环境因素相互影响、共同作用的结果,不能仅用某种单一因素进行解释。

1. 遗传因素 调查资料证实,酒精中毒的家族聚集性非常明显。嗜酒者子女患酒精中毒的风险率为正常对照组子女的3～4倍。双亲酒精中毒越严重,其子女患同病的风险性也越大。北欧国家双生子研究表明,单卵双生子慢性酒精中毒的同病率为58%,而双卵双生子仅为28%左右。寄养子调查发现,酒精中毒患者之子长大后患有同病者占22%～28%,是同为寄养他处的非酒精中毒子女的3～4倍。

2. 生化异常 酒精能引起大脑某些区域多巴胺(DA)系统功能的异常。研究结果表明,给予实验动物DA拮抗剂可引起其嗜酒增加,化学损毁DA神经元亦能强化动物的觅酒行为。上述研究提示实验物需摄取酒精以代偿DA的功能不足。另有研究报道,嗜酒与5-羟色胺(5-HT)系统异常有关。嗜酒鼠额叶皮质、纹状体和海马等脑区5-羟色胺(5-HT)及其代谢产物5-羟吲乙酸(5-HIAA)含量比对照组显著下降;免疫染色检查发现嗜酒鼠5-HT神经元数目减少,并引起5-HT1A和HTa受体数目代偿性增多。

3. 社会环境因素 既往研究提示社会、家庭以及经济方面的种种问题与酒精引起的精神障碍关系密切。不少患者病前都曾企图通过饮酒来缓解应激造成的紧张和焦虑,从而促进饮酒行为不断强化。

4. 社会文化因素 北美和大部分欧洲国家慢性酒精中毒的患病率远高于中国、日本和以色列等国家。在我国,慢性酒精中毒高发的许多少数民族地区,也有其特有的饮酒文化与习俗。据调查,长期生活于寒冷和潮湿地区的人群以及从事重体力劳动者中慢性酒精中毒的患病率也较高。

5. 精神障碍 对酒精中毒先证者的研究发现,其他精神障碍常与酒精中毒共存。一些调查显示,近80%的酒精中毒患者至少同时合并一种其他精神障碍,以抑郁、焦虑和反社会型人格障碍最为常见。酒精中毒患者常有情绪低落和焦虑,或出现反社会性行为;相反,有抑郁焦虑或反社会型人格障碍的患者也常常大量饮酒。上述结果提示酒精所致精神障碍与其他精神障碍的关系难以确定,可能互为因果。

酒精由胃和十二指肠吸收,主要经肝代谢酶系统氧化生成乙醛,最后代谢为二氧化碳和水。饮酒后酒精能迅速进入血液循环而分布全身,但酒精在各组织器官分布不均,以脑组织、脊髓和肝含量最高,均超过血浆酒精浓度的1/3以上;因此,酒精对神经系统和肝的损害也最为严重。急性酒精中毒时,大脑皮质首先受到抑制,继而扩展至皮质下部,严重时累及延髓,引起昏迷甚至死亡。在慢性酒精中毒的情况下,可出现一系列大脑病理改变,如脑组织炎症、脑血管硬化、基底神经节及中央灰质等部位出血,还可见神经元脂肪浸润、脱髓鞘变性以及不同程度的脑萎缩等。酒精对肝的损害也十分突出,长期大量饮酒常引起酒精中毒性肝炎、脂肪肝和肝硬化。此外,多发性神经炎、心肌炎、胃炎和胃溃疡以及急慢性胰腺炎等也与过度饮酒有关。

酒精所致精神障碍,尤其是慢性酒精中毒的病因和发病机制非常复杂,一般认为是个体生物学因素(如遗传因素、生化异常等)与社会环境因素相互影响、共同作用的结果。

【临床表现】

(一) 急性醉酒

1. 单纯醉酒(simple drunkenness) 单纯醉酒又称普通醉酒状态,是由一次大量饮酒引起的急性中毒,临床症状的严重程度与患者血液酒精含量及酒精代谢速度有关。在酒醉初期,醉酒者的自我控制能力减退,言语增多,内容流于夸大;情绪兴奋,出现与环境不甚协调的欢乐,但情绪很不稳定,具有易激惹和发泄特点;动作也在酒醉时增多,行为变得轻浮,常显挑衅性,有时不顾后果。临床上也见部分醉酒者情绪消沉、少语、疏泄性悲泣,或者出现困倦。与此同时,绝大多数醉酒者发生构音不清、共济失调、步态不稳,并伴有心率加快、血压下降、全身皮肤潮红,有时有恶心或呕吐。或醉酒进一步进展,出现意识障碍,如意识清晰度下降和(或)意识范围狭窄,可出现嗜睡、错睡甚至昏迷。除重症者外,一般能自然恢复,且无后遗症状。

2. 病理性醉酒(pathological drunkenness) 这是一种小量饮酒引起的精神病性发作。患者饮酒后急剧出现环境意识和自我意识障碍,多伴有片段恐怖性幻觉和被害妄想,临床上表现为高度兴奋、极度紧张惊恐。在幻觉妄想的支配下,患者常突然产生攻击性。往往是暴力行为,如毁物、自伤或攻击他人等。该醉酒状态一般持续数分钟、数小时甚至一整天,随患者进入酣睡状态而发作结束。在清醒后,患者对发作过程不能回忆。与单纯醉酒不同,病理性醉酒患者没有言语增多、欣快和明显的中毒性神经系统症状。这类患者对酒精的耐受性极低,所饮用酒量对于大多数人不会产生中毒。另外,过度疲劳或长期严重失眠有时可能促使病理性醉酒的产生。

3. 复杂性醉酒(complex drunkenness) 患者一般曾经有脑器质性病史,或者患有影响酒精代谢的躯体病,如癫痫、脑血管病、颅脑外伤、脑炎以及肝病等。在此基础上,患者对酒精的敏感性增高,小量饮酒后便发生急性中毒反应,出现明显的意识障碍,常伴有错觉、幻觉片段被害妄想,有显著的情绪兴奋、易激惹,攻击和破坏行为多见,偶见无目的重复动作。此类发作通常持续数小时,缓解后患者对经过部分或全部遗忘。

(二)慢性酒中毒

1. 依赖综合征(dependence syndrome) 这是由反复饮酒所引起的一种特殊心理状态,患者有对酒的渴求和不断需要饮酒的强迫感,可持续或间断出现,若停止饮酒则出现心理和生理戒断症状。

该综合征有以下几个临床特点:①对饮酒的渴求,无法控制;②固定的饮酒模式,患者必须在固定的时间饮酒而不顾场合,以避免或缓解戒断症状;③饮酒已成为一切活动的中心,以致明显影响工作、家庭生活以及社会活动;④耐受性逐渐增加,患者为取得饮酒初期达到的效果,或者防止生理性戒断症状的发生而需要不断增加饮酒量;⑤戒断综合征反复出现,如果患者减少酒量或延长饮酒间隔,即引起体内酒精浓度下降而出现戒断综合征。最常见的症状是手、足、四肢和躯干震颤,共济失调,情绪急躁,易有惊跳反应;还可见多汗、恶心和呕吐。若及时饮酒,上述戒断症状能迅速消失。因夜睡时间较长,血浆酒精浓度明显下降,故戒断症状多发生于清晨。所以,绝大部分患者均在清晨饮酒,借以缓解戒断症状引起的不适。这种现象称作"晨饮",对依赖综合征的诊断有重要的意义。病情较重的患者如若相对或绝对戒断,可出现严重惊厥、意识混浊或震颤谵妄;⑥酒依赖患者经过一段时间的戒断后如重新饮酒则更为迅速地再现依赖综合征的全部症状。

2. 震颤谵妄(delirium tremens) 患者在长期饮酒后骤然减少酒量或停饮可很快产生短暂的意识障碍。震颤谵妄也可由躯体疾病和精神刺激诱发,但较少见;某些患者在发作数日前即有情绪低落、焦虑紧张和失眠等前驱症状。发作时患者意识不清,有时间和地点障碍,出现生动而鲜明的幻视与被害妄想,因而表现为极端恐惧不安或冲动行为。同时可见患者四肢粗大震颤和共济失调,并常伴有发热、大汗、心率过速、血压升高以及瞳孔散大等。严重时可危及生命。震颤谵妄持续时间不等,一般3~5天。恢复后患者对病情经过部分或全部遗忘。

3. 酒精中毒性幻觉症(alcoholic hallucinosis) 这是一种因长期饮酒引起的幻觉状态。患者在突然减少或停止饮酒后1~2天内出现大量丰富鲜明的幻觉,以幻视觉为主。常见原始性幻视及评论性和命令性幻听。在幻觉基础上,亦可出现片段妄想以及相应的紧张恐惧或情绪低落。发病期间,患者的意识状态清晰,亦无明显精神运动性兴奋和自主神经功能亢进症状。酒精中毒性幻觉症持续时间不定,少则几小时,最长一般不超过6个月。

4. 酒精中毒性妄想症 患者在意识清晰的情况下出现嫉妒妄想与被害妄想,临床上以前者多见。患者无端怀疑配偶不忠,为此常有暴怒反应,也可导致对猜疑对象或配偶进行攻击,有时酿成凶杀恶果。以往也将其称作酒精中毒性嫉妒(alcoholic jealousy)。嫉妒妄想的发生通常与患者长期饮酒致使性功能下降有关。酒精中毒性妄想症起病缓慢,病程迁延,如长期坚持戒酒可以逐渐恢复。

5. 酒精中毒性脑病 这是慢性酒精中毒最为严重的精神病状态,是长期大量饮酒引起脑器质性损害的结果。临床上以谵妄、记忆力缺损、痴呆和人格改变为主要特征,绝大部分患者不能完全恢复正常。

(1)柯萨可夫精神病(Korsakov psychosis):又称柯萨可夫综合征,多数患者在一次或多次震颤谵妄后发生,也可在饮酒数十年以及营养缺乏的基础上缓慢起病。临床特点为近记忆缺损突出,学习新知识困难,常有虚构和错构,患者无意地编造经历与情节或远事近移以填补记忆的空白。除近记忆损害之外,许多患者有欣快表情、定向力障碍和感觉运动性失调。尽管病情较重,但多数患者无明显即刻记忆障碍、意识障碍和广泛的认知功能损害。

(2)酒精中毒性痴呆(alcoholic dementia):由于长时间饮酒以及多次出现震颤谵妄发作后可逐渐发展至痴呆状态,呈现出多种高级皮质功能,诸如记忆、思维、理解、计算、定向能力和语言功能的损害。严重者常常影响日常生活,不能自理。人格的改变也非常显著,患者变得自私、控制能力丧失、行为粗暴和残忍等。

【辅助检查】

可进行神经系统检查和实验室检查。

【诊断与鉴别诊断】

诊断酒精所致精神障碍的主要依据为具有确定的饮酒史,以及有充分的理由断定患者的精神症状直接由饮酒或戒断引起。急性酒精中毒与饮酒量密切相关,常在一次大量饮酒后急剧发生;但在某些脑器质因素基础上,少量饮酒可产生与饮用酒量不相符的严重急性中毒反应。慢性酒精中毒则以长期饮酒为基础,各种临床综合征常在形成依赖之后逐渐出现,突然减少酒量或停饮可产生症状。除精神症状之外,无论急性或慢性酒中毒,患者均有短暂或持续存在的躯体症状和体征以及中毒性神经系统损害表现。

在掌握酒精所致精神障碍诊断要点的基础上,一般不难与其他精神障碍进行鉴别。急性酒精中毒的鉴别诊断应排除:脑器质性疾病急性发作、躯体疾病引起的谵妄状态、其他精神活性物质所致精神障碍、躁狂发作等。慢性酒精中毒引起的幻觉症与妄想症应注意与精神分裂症和偏执性精神障碍相区别。柯萨可夫综合征、酒精中毒性痴呆应与其他原因引起的认知功能减退、痴呆状态以及人格改变等鉴别。

【治疗】

1. 戒酒 戒酒是治疗能否成功的关键步骤。一般应让戒酒者在住院条件下接受治疗,以断绝酒的来源。临床上应根据患者酒精依赖和中毒的严重程度灵活掌握戒酒的进度,轻者可尝试一次性戒断,而对酒精依赖严重的患者应采用递减法逐渐戒酒,避免出现严重的戒断症状。无论一次或分次戒酒,临床上均要予以密切观察与监护。尤其在戒酒开始后第一周,特别是注意患者的体温、脉搏、血压、意识状态和定向能力,及时处理可能发生的戒断反应。目前尚无成熟的戒酒药物,纳洛酮和纳屈酮虽在临床试用,但作为常规临床使用仍需进一步积累资料。

2. 对症治疗 针对患者出现的焦虑紧张和失眠症状,可用抗焦虑药,如安定、甲基三唑氯安定、安泰乐等对症处理,宜给予能控制戒断症状的最低剂量。若患者出现抽搐,可肌内注射安定,必要时每4 h重复注射一次,亦可口服给药。因为上述药物均能引起依赖,故只宜短期使用。对于兴奋躁动明显的患者,可小剂量给予氯丙嗪或氟哌啶醇肌内注射或口服治疗。应用促大脑营养代谢疗法对减轻戒断症状有较好的效果。

3. 支持治疗 因多数患者有神经系统损害以及躯体营养状态较差,应给予促进神经营养的药物治疗,同时补充大量维生素,尤其是B族维生素。对合并有胃炎和肝功能异常的患者,一般常规使用治疗胃炎药和保肝药物。

4. 心理治疗 心理治疗的第一步是建立良好的治疗关系,酒精依赖者常会否认自己的问题,治疗师需要以真诚耐心的态度倾听和帮助患者。可让患者记录每日的饮酒情况,包括饮酒量、次数、环境、饮酒时酒友、饮酒时的内心活动,以便治疗师全面了解患者与饮酒有关的问题,进行有目的的干预。临床实践证明,行为疗法对帮助患者戒酒有一定的作用。

5. 行为疗法 戒酒硫是一种阻断酒精氧化代谢的药物,能造成乙醛在体内聚积。患者如在服药期间饮酒,可产生乙醛引起的恶心、头痛、焦虑、胸闷和心率加快等。使用戒酒硫是行为疗法中常采用的一种手段,能促使患者建立对饮酒的厌恶反射。该药有一定的毒性,不可长期使用。

6. 急性酒精中毒的处理　救治原则与其他中枢神经抑制剂中毒的救治原则一致,包括催吐、洗胃、生命体征的维持、加强代谢等一般性措施。纳洛酮等药物可用于急性酒精中毒的救治,用法为肌内注射,也可将纳洛酮溶解在5%的葡萄糖溶液中静脉滴注,可重复使用,直至患者清醒为止。

【预防】

积极宣传酒精对人体造成的危害,提高人群的整体认识水平。严禁未成年人饮酒,加强法律监督和检查工作。提倡生产低度酒,控制或禁止烈性酒的生产。

小　结

酒精对人体危害的原因:一是神经毒性作用,可以直接损害大脑皮层及皮层下区,导致神经细胞的死亡;二是酒精长期作用致硫胺缺乏造成基底脑神经核的损伤,因而患者不仅出现精神症状,还可以出现神经系统的症状。酒精不仅对中枢神经有损害,对外周神经系统以及心脏、肝、脾等脏器亦有明显的损害,并且有人提出酒精对人体可造成不可逆的内脏功能障碍和智力障碍,而阿片类药物依赖者是免疫和内分泌功能的改变,长期戒断者可望恢复。由于酒精对人体损害是不可逆的,对人体的危害极大。入院后应常规应用大剂量B族维生素及维生素C,体质差者给予增加营养、输液等支持疗法。所有患者入院后给予抗焦虑药物,以改善焦虑失眠症状,更主要的是减轻戒断症状,精神症状明显者给予中等以下剂量抗精神病药物如奋乃静、氯丙嗪等。

(李　娜)

知识检测70

第八十五章 心境障碍

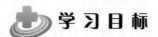

1. 熟悉：心境障碍的临床特点及其诊断、治疗。
2. 了解：心境障碍的病因。
3. 应用：能够对心境障碍的患者进行诊断、治疗，对患者和高危人群进行心理指导。

导学案例

　　患者，女，19岁，因两周来异常兴奋，乱花钱而就诊住院。
　　患者近两周来，情绪异常愉悦，整天兴高采烈，自我感觉良好，喜欢逛街购物，乱花钱，买些不实用的东西，打扮花哨一改以往。话多，滔滔不绝。精力旺盛，晚上忙忙碌碌到后半夜。进入病房后丝毫不当成是住院，说是来疗养的。蹦蹦跳跳地跑来跑去，很热情地与医生、护士打招呼。说话幽默，不时引起其他围观病友哈哈大笑。
　　请问：患者可能的诊断是什么？主要依据有哪些？

　　心境障碍，又称情感性精神障碍，是指以心境显著而持久的改变——高涨或低落为基本临床表现的一组疾病，伴有相应的思维和行为改变，有反复发作的倾向，间歇期基本缓解。发作较轻者未必达到精神病的程度。
　　心境障碍是一组以情感改变为基本特征的障碍，广义的心境障碍包括精神科所有常见的异常情感，如焦虑、恐惧等。这里指的情感性精神障碍仅限于以情感高涨或低落为主要特征，伴有相应认知、行为改变，间歇期精神状态基本正常，预后一般较好，但有复发倾向的躁狂-抑郁性精神障碍（躁郁症、双相情感性障碍）和抑郁症（单相情感障碍），是精神科常见疾病之一。情感一般指较短暂的一种心理状态，心境则指持续时间较长、占优势的心理状态，因此用心境障碍可能更为确切。由于情感障碍已通用，为了维持历史的连续性，故仍保留情感性精神障碍这一术语。
　　本病发作可表现为躁狂相或抑郁相。躁狂相主要以情绪高涨、容易激惹、夸大等为主。与所处的境遇不相称，可兴高采烈，兴奋不安，自我评价过高，激越，甚至发生意识障碍，严重者可出现与心境协调或不协调的幻觉、妄想等精神病性症状。后者以情绪低落为主要特征，对日常生活丧失兴趣，精力减退，精神运动性迟滞、自卑、自责，甚至自罪、思维迟缓、言语少、食欲下降、性欲减退、失眠等，可以闷闷不乐到悲痛欲绝，甚至发生木僵状态，严重者可出现幻觉、妄想等精神病性症状，个别病例中焦虑和运动性激越比抑郁更显著。一般预后较好，少数病程迁延，经久不愈。
　　西方国家心境障碍的终身患病率一般为3%～25%，远远高于中国报道的数字。

【病因】

（一）行物学因素

1. 遗传因素　流行病学调查结果表明，遗传因素是本症发病的重要因素之一。先症者家族中同病率为一般人口的 30 倍,一级亲属的预期发病率为 7.2%～16%,血缘关系越近,发病率越高,单卵双生子同病率(69%～95%)显著高于双卵双生子的同病率(12%～38%)。患者的子女即使在出生后不久即寄养于正常人家中,日后患病率仍很高。

2. 病前性格特征　环性人格特征是发病的基础。分三类素质:①忧郁素质表现为沉静、严肃、遇事认真、多愁善感,遇挫折易陷入消极。②轻躁狂素质表现为开朗乐观、热情好动、进取心强、精力充沛,常带有情感高涨色彩。③环性人格为上述两种素质特征的交替出现,每种可历时数月。

3. 生物因素　大量科研资料提示,中枢单胺类神经递质的变化和相应受体功能的改变以及神经内分泌功能失调,可能与情感性精神障碍的发生有关。

(1) 神经递质代谢异常:利血平能耗竭中枢去甲肾上腺素(AE)和 5-羟色胺(5-HT)而诱发抑郁;单胺氧化酶抑制剂(MAOT)可通过阻断单胺代谢通路而提高突触部分单胺递质的水平,从而具有抗抑制作用;丙米嗪作为一种有效的抗抑郁剂,能抑制突触前膜给单胺再摄取,使突触前隙单胺含量增高。

(2) 受体功能改变:有研究报道,抑郁发作时患者的肾上腺素能受体敏感性升高,而抗抑郁药可降低受体敏感性,抑制其对 NE 的再摄取。

(3) 第二信使系统功能失调:环磷酸腺苷(cAMP)和磷脂肌醇(CPI)作为第二信使,参与神经递质的信号传导。研究提示双相心境障碍患者(AMP)和 PT 代谢异常。

(4) 神经内分泌紊乱:资料可证明神经内分泌功能与心境障碍的发病关系密切,最重要的有下丘脑-垂体-肾上腺轴(HPA)和下丘脑-垂体-甲状腺轴(HPT)的改变。抑郁患者的血浆皮质醇增加、尿游离皮质醇排出量升高。地塞米松抑制试验(DST)可反映 HPA 轴功能是否正常,抑郁患者口服地塞米松后可见皮质醇抑制现象。促甲状腺素释放激素兴奋试验(TPH-ST)是检验 HPT 轴功能的方法,抑郁患者多呈迟钝反应。

(二) 心理社会因素

心理社会因素常作为一种促发因素而起作用。

心理社会因素在心境障碍发病中的作用越来越受到重视。严重负性生活往往是构成抑郁障碍的致病因素,其他一般负性生活若持续存在也能诱发抑郁障碍。

【临床表现】

(一) 抑郁状态

抑郁状态的主要特点是抑郁心境,思维迟缓、言语动作减少。

(1) 抑郁心境程度不同,可从轻度心境不佳到忧伤、悲观、绝望。患者感到心情沉重,生活没意思,高兴不起来,郁郁寡欢,度日如年,痛苦难熬,不能自拔。有些患者也可出现焦虑、易激惹、紧张不安。

(2) 丧失兴趣或不能体验乐趣是抑郁患者常见症状之一。患者丧失既往对生活、工作的热忱和乐趣,对任何事都兴趣索然。体验不出天伦之乐,既往爱好不屑一顾,常闭门独居,疏远亲友,回避社交。患者常主诉"没有感情了""情感麻木了""高兴不起来了"。

(3) 精力丧失。无任何原因主观感到精力不足。疲乏无力,洗盥、衣着等生活小事困难费劲,力不从心。患者常用"精神崩溃""泄气的皮球"来描述自己的状况。

(4) 自我评价过低。患者往往过分贬低自己的能力、才智,以批判、消极和否定的态度看待自己的现在、过去和将来,这也不行,那也不对,把自己说得一无是处,前途一片黑暗。强烈的自责、内疚、无用感、无价值感、无助感,严重时可出现自罪、疑病观念。

(5) 精神运动迟滞。患者呈显著、持续、普遍抑郁状态,注意力困难、记忆力减退、反应迟钝、思路闭塞、联想困难、行动迟缓,但有些患者则表现为不安、焦虑、紧张和激越。

(6) 消极悲观。内心十分痛苦、悲观、绝望,感到生活是负担,不值得留恋,以死求解脱,可产生强烈的自杀观念和行为。据估计因抑郁自杀构成所有自杀者的 1/2～2/3,长期追踪抑郁患者自杀身亡者为 15%～25%。

(7) 躯体或生物学症状。抑郁患者常有食欲减退、体重减轻、睡眠障碍、性功能低下和心境昼夜波动等生物学症状,很常见,但并非每例都出现。

①食欲减退、体重减轻：多数患者都有食欲不振症状，美味佳肴不再具有诱惑力，患者不思茶饭或食之无味，味同嚼蜡，常伴有体重减轻。少数患者可能食欲增加。

②性功能减退：疾病早期即可出现性欲减低，男性可能出现阳痿，女性有性感缺失。

③睡眠障碍：典型的睡眠障碍是早醒，比平时早 2~3 h，醒后不复入睡，陷入沉思悲哀气氛中。

④昼夜变化：患者心境有昼重夜轻的变化。清晨或上午陷入心境低潮，下午或傍晚渐见好转，此时能进行简短交谈和进餐。昼夜变化发生率约 50%，虽非必备的症状，但如发生则有助抑郁之诊断。

抑郁患者大多有自知力，知道自己和过去不一样，但往往归咎自己是"命中注定""自作自受"。

（二）躁狂状态

躁狂状态的主要临床症状是心境高涨，思维奔逸和精神运动性兴奋。

1. 心境高涨　患者表现轻松、愉快、兴高采烈，洋洋自得，喜形于色的神态，好像人间从无烦恼事。心境高涨往往生动、鲜明，与内心体验和周围环境相协调，具有感染力。患者常自称是"乐天派""高兴极了""生活充满阳光，绚丽多彩"。情绪反应可能不稳定、易激惹，可因细小琐事或意见遭驳斥，要求未满足而暴跳如雷，可出现破坏或攻击行为，有些患者躁狂期也可出现短暂心情不佳。

2. 思维奔逸　联想过程明显加快，概念接踵而至，说话声大量多，滔滔不绝。因注意力分散，话题常随境转移，可出现观念飘忽，音联意联现象。患者常有"脑子开窍""变聪明了""舌头跟思想赛跑"的体验。

3. 自我评价过高　在心境高涨背景上，自我感觉良好。感到身体从未如此健康，精力从未如此充沛。才思敏捷，一目十行。往往过高评价自己的才智、地位，自命不凡，可出现夸大观念。

4. 精神运动性兴奋　躁狂患者兴趣广，喜热闹，交往多，主动与人亲近，与不相识的人也一见如故。与人逗乐，爱管闲事，打抱不平。凡事缺乏深思熟虑，狂购乱买，每月工资几天一扫而光，患者虽终日多说，多动，甚至声嘶力竭，却毫无倦意，精力显得异常旺盛。

5. 食欲、性欲　一般是增强的，睡眠需求减少。

【诊断与鉴别诊断】

诊断以临床为根据，包括症状表现、病程以及家族史，有时还可参考躯体治疗的效应。最常见的诊断错误是把情感性精神障碍诊断成精神分裂症或分裂情感性精神病。鉴别精神分裂症与情感性障碍非常重要，不仅因为锂剂对于后者有效（而对分裂症却有潜在的神经毒性），且情感性运动障碍患者应避免发生迟发性运动障碍。事实上并没有什么可鉴别的特殊征象，必须综合临床表现、家族史、病程以及其他方面才可以做出诊断。

1. 继发性心境障碍　脑器质性疾病、躯体疾病、某些药物和精神活性物质等均可引起继发性心境障碍，与原发性心境障碍的鉴别要点：①前者有明确的器质性疾病，或有服用某种药物或使用精神活性物质史，体格检查有阳性体征，实验室及其他辅助检查有相应指标的改变。②前者可出现意识障碍、遗忘综合征及智能障碍，后者除谵妄性躁狂发作外，无意识障碍、记忆障碍及智能障碍。③器质性和药源性心境障碍的症状随原发疾病的病情消长而波动，原发疾病好转，或在有关药物停用后，情感症状相应好转或消失。④某些器质性疾病所致躁狂发作，其心境高涨的症状不明显，而表现为易激惹、焦虑和紧张，如甲状腺功能亢进症，或表现为欣快、易激惹、情绪不稳，如脑动脉硬化时，均与躁狂症有别。⑤前者既往无心境障碍的发作史，而后者可有类似的发作史。

2. 精神分裂症　精神分裂症的早期常出现精神运动性兴奋，或出现抑郁症状，或在精神分裂症恢复期出现抑郁，类似于躁狂或抑郁发作，其鉴别要点如下。①精神分裂症出现的精神运动性兴奋或抑郁症状，其情感症状并非是原发症状，而是以思维障碍和情感淡漠为原发症状；心境障碍以心境高涨或低落为原发症状。②精神分裂症患者的思维、情感和意志行为等精神活动是不协调的，常表现为言语零乱、思维不连贯、情感不协调，行为怪异；急性躁狂发作可表现为易激惹，精神病型症状，亦可出现不协调的精神运动性兴奋，但是在情感症状的背景中出现，若患者过去有类似的发作而缓解良好，或用情绪稳定剂治疗有效，应考虑诊断为躁狂发作。③精神分裂症的病程多数为发作进展或持续进展，缓解期常有残留精神症状或人格的缺损；而心境障碍是间歇发作性病程，间歇期基本正常。④病前性格、家族遗传史、预后和药物治疗的反应等均可有助于鉴别。

3. 心因性精神障碍 心因性精神障碍中创伤后应激障碍常伴有抑郁,应与抑郁症相鉴别,鉴别要点如下。①前者常在严重的、灾难性的、对生命有威胁的创伤性事件如被强奸、地震、被虐待后出现,以焦虑、痛苦、易激惹为主,情绪波动大,无晨重夕轻的节律改变;后者可有促发的生活事件,临床上以心境抑郁为主要表现,且有晨重夕轻的节律改变。②前者精神运动性迟缓不明显,睡眠障碍多为入睡困难,有与创伤有关的噩梦、梦魇,特别是从睡梦中醒来尖叫;而抑郁症有明显的精神运动性迟缓,睡眠障碍多为早醒。③前者常重新体验到创伤事件,有反复的闯入性回忆、易惊。

4. 抑郁症与恶劣心境障碍 国内外随访研究表明两者之间无本质的区别,同一患者在不同的发作中可一次表现为典型的抑郁发作,而另一次可为恶劣心境障碍,只是症状的严重程度不同,或病期的差异。但有人认为两者之间仍有区别,主要鉴别要点如下。①前者以内因为主,家族遗传史较明显;后者发病以心因为主,家族遗传史不明显。②前者临床上精神运动性迟缓症状明显,有明显的生物学特征性症状,如食欲减退、体重下降、性欲降低、早醒及晨重夜轻的节律改变;后者均不明显。③前者可伴有精神病性症状,后者无。④前者多为自限性病程,后者病期冗长,至少持续2年,且间歇期短。⑤前者病前可为环性人格或不一定,后者为多愁善感,郁郁寡欢,较内向。

5. 躁狂症和抑郁症与环性心境障碍 主要区别在于后者心境障碍的严重程度较轻,均不符合躁狂或抑郁发作的诊断标准,且不会出现精神病性症状。

【治疗】

(一) 药物治疗

心境障碍往往有复发倾向,因此,治疗目的有二:控制急性发作和预防复发。现有的各种有效抗躁狂和抗抑郁药基本上可以达到以上目的。临床应根据患者的具体情况选择适当的药物,足够的剂量和疗程。

1. 药物选择 躁狂患者应积极控制兴奋。急性躁狂可合用抗精神病药如氯丙嗪、氟哌啶醇、氯氮平,必要时可肌内注射。抗惊厥药卡巴西平对急性躁狂和快速循环型可能比锂盐好,两药也可联用。抑郁患者应严防自伤和自杀,如自杀观念强烈应果断实施电痉挛治疗,待病情稳定后再用药物维持和巩固。

目前仍把 TCAS 作为治疗抑郁的一线药,第二代非典型抗抑郁药为第二线药,其次可考虑MAOIS。由于抑郁症比躁狂症多见,故重点介绍抗抑郁药治疗。各种 TCAS 总的疗效不相上下。有人认为叔胺类比仲胺类更有效,因在体内既有叔胺类母药,又有药理活性的仲胺代谢物,但未能得到证实。临床上可根据镇静作用强弱,副作用和患者的耐受情况进行选择。咪嗪类的丙咪嗪和去甲丙咪嗪,替林类中的普罗替林镇静作用弱,适用于精神运动性迟滞的抑郁患者。替林类的阿米替林、苯二氮䓬类的多虑平镇静作用较强,可能更适用于焦虑、激越和失眠患者。TCAS 的抗胆碱能作用和心血管副作用较大,多虑平、去甲替林和四环类麦普替林相对较轻。MAOIS 对非典型抑郁效果较好,对伴有明显焦虑、惊恐症状者可能优于 TCAS。新一代可逆性 MAO-A 抑制剂(RIMAS)如吗氯贝胺既保留了老 MAOIS 的抗抑郁效果,又避免了老 MAOIS 的常见毒副反应。第二代非典型抗抑郁药种类很多,以选择性5-HT摄取抑制剂氟西汀、帕罗西汀、舍曲林应用较广。目前其疗效虽未超越老的 TCA,但抗胆碱能和心血管副作用一般都较轻,患者耐受性较好,适用于合并躯体病、心血管病患者和老年患者。因副作用较轻,安全性能较好而有利于长期维持治疗,目前国内临床上已逐渐成为一线用药,有较好的发展前景。

2. 疾病类型 目前认为锂盐仍是躁狂症,特别是轻躁狂的首选药。抑郁症仍以抗抑郁药治疗为主。双相抑郁的治疗基本和单相抑郁一样,但双相患者用抗抑郁药可能转为轻躁狂,故常将抗抑郁药和锂盐合并应用。

精神病性抑郁单用抗抑郁药效果可能不理想,往往需合并抗精神病药,如奋乃静、舒必利等。

3. 疗程和剂量 治疗的成功除正确诊断,合理选择药物外,疗程和剂量至关紧要。常见的错误在于对抑郁症的复发和自杀危险性认识不够,因此常常剂量低、疗程短。抑郁症治疗可分为三个阶段(三期治疗)。

（1）以控制症状为目标的急性治疗期：用足够剂量至症状消失。

（2）以巩固疗效，避免病情反复为目标的继续治疗期：症状消失后至完全康复，需 4~9 个月，如未完全恢复，病情易反复。

（3）防止复发为目标的预防性治疗期，后两期不易截然分开，常统称为维持治疗。一般认为下列情况需维持治疗：①3 次或 3 次以上抑郁发作者；②既往 2 次发作，如首次发作年龄小于 20 岁；3 年内出现两次严重发作或 1 年内频繁发作两次和有阳性家族史者，维持时间长短、剂量需视发作次数、严重程度而定。

（二）认知治疗

60 年代发展起来的治疗抑郁的方法，其基本原理是抑郁患者对自我、周围世界和未来的负性认知，由于认知上存在偏差，无论对正、负事件都以消极的态度看待。治疗目的在于让患者认识到自己错误的推理模式，从而主动自觉地进行纠正。疗程 12~15 周，疗效与药物比较无明显差异，如结合使用，疗效可能更好。近年来采用了计算机辅助的认知治疗。

小 结

心境障碍是意外情感异常为突出表现的一组疾病，主要包含抑郁障碍和双相情感障碍，典型的临床表现为"三高"和"三低"。多需要长程干预和综合治疗。

（李 娜）

知识检测 71

第八十六章 神经症性障碍

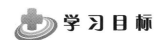

1. 掌握：神经症的定义、临床表现、诊断和鉴别诊断、治疗。
2. 熟悉：神经症的心理和社会因素。
3. 了解：神经症的病因和发病机制。
4. 应用：能够对神经症患者进行诊断、治疗及心理指导。

导学案例

患者，女，18岁。从小性格内向，不善与人交往。半年前，在参加演讲比赛的时候出错，被别人嘲笑后，渐渐出现因怕在别人面前说错话而不愿在公众场合发言，不愿与人交往，怕别人注视自己。在与异性交往时出现心慌、脸红、出汗等症状。后来发展到怕见人，怕去上课，也不敢到一些公共的场合，严重影响了学习和同学之间的关系。她自己也明白这样的状态是不好的，但无法控制，每次出门前都焦虑不安。

请问：患者较可能的诊断是什么？主要依据有哪些？

神经症性障碍（neurosis）即神经症，是一组主要表现为焦虑、抑郁、恐惧、强迫、疑病症状或神经衰弱症状的精神障碍。神经症的各亚型有着不同的病因、发病机制、临床表现、治疗反应及病程与预后，但有共同的特征：①起病常与心理社会因素有关；②患者病前常有某种人格特征或素质；③没有相应的器质性病变为基础；④社会功能相对完好；⑤一般没有明显或持续的精神病性症状；⑥一般自知力完整，有主动求治要求。

神经症的诊断标准包括总的标准与各亚型的标准，在做出任一亚型的诊断之前，首先必须符合神经症总的标准。CCMD-3关于神经症总的诊断标准如下。

1. 症状标准 至少有下列1项：①恐惧；②强迫症状；③惊恐发作；④焦虑；⑤躯体形式症状；⑥躯体化症状；⑦疑病症状；⑧神经衰弱症状。

2. 严重标准 社会功能受损或无法摆脱的精神痛苦，促使其主动求医。

3. 病程标准 符合症状标准至少3个月，惊恐障碍另有规定。

4. 排除标准 排除器质性精神障碍、精神活性物质与非成瘾物质所致精神障碍、各种精神病性障碍如精神分裂症与偏执性精神障碍、心境障碍等。

第一节 恐 惧 症

恐惧症（phobia）是一种以过分和不合理地惧怕外界某种客体或情境为主要表现的焦虑障碍。患者明知这种恐惧没有必要，但难以控制，仍反复发作。恐惧发作时常伴有明显的焦虑和自主神经症状。患者极力回避恐惧的客体或情境,或带着畏惧去忍受,因而影响其正常生活、工作和学习。

【病因和发病机制】

有人发现,恐惧症具有较明显的家族聚集性,提示遗传因素有一定的作用。另外,恐惧症患者往往具有一定的人格特征,病前性格多为胆小、羞怯、被动、依赖、高度内向,容易焦虑、恐惧,有强迫倾向。或自小受到母亲过多的保护,成人之后,容易发生恐惧症。

【临床表现】

恐惧症患者所恐惧的对象多种多样,但通常将其分为三大类。

1. 场所恐惧症 又称广场恐惧症、聚会恐惧症,是恐惧症中最常见的一种类型,女性多见。主要表现为对某些特定环境的恐惧,如高处、广场、密闭的环境和人群聚集的地方等。患者过分担心在这些场所发生危险,因而回避这些环境,喜欢待在家中,甚至不敢出门。

2. 社交恐惧症 常见于青少年或成年早期,男、女发病概率相等。主要特点是害怕被人注视,一旦发现别人注意自己就紧张、不敢抬头、不敢与人对视,甚至觉得无地自容,因而回避社交,不敢在公共场合演讲,集会时不敢坐在前面。常见的恐惧对象是严厉的上司、年龄相仿的异性等,也可以是熟人,甚至是自己的亲属。当患者被迫进入社交场合时,会出现严重的焦虑反应,伴有心慌、脸红、出汗等自主神经功能紊乱的症状。

3. 特定恐惧症 也称单纯恐惧症,大多发生于儿童早期,女孩多见,部分严重者可持续到成年。指患者对某一具体的物件、动物有一种不合理的恐惧。常见的为对某种动物或昆虫的恐惧,如蛇、狗、猫、鼠、蜘蛛、虫等;有些患者害怕鲜血或尖锐锋利的物品;还有些患者对自然现象产生恐惧,如黑暗、风、雷电等。

【诊断与鉴别诊断】

(一) 诊断

恐惧症的诊断依据:患者对某些物体或处境有强烈恐惧,且恐惧的程度与实际危险不相称;发作时伴有焦虑和自主神经功能紊乱的症状;自知力存在。知道恐惧过分或不必要,但无法控制;有反复或持续的回避行为;症状持续存在至少 3 个月。据此一般不难诊断。

(二) 鉴别诊断

1. 普通人的恐惧情绪 对毒蛇猛兽,大多数人均有恐惧情绪。对某些小动物或黑暗、旷野等环境恐惧者也为数不少,须与恐惧症相区别。鉴别的要点是症状的严重性及有无回避行为,是否影响了正常的生活。

2. 焦虑症 恐惧症是对特定的事物和处境恐惧,可伴有严重的焦虑,是发作性的;而焦虑症主要表现为没有客观对象的紧张、害怕,担心的事情变化不定,且回避行为不明显。

3. 强迫症 恐惧症是对外界特定事物产生恐惧,使患者苦恼,并主动回避以解除焦虑不安;而强迫症患者担心、害怕的对象是自己的强迫观念或行为,非客观现实中的客体或处境,同时具有强烈的控制意愿,明显的强迫观念或行为,但回避行为不明显。

【治疗】

恐惧症的治疗主要是心理治疗和药物治疗,二者可以分别单独使用或联合使用。在特定恐惧症的治疗中以心理治疗为主,场所恐惧症和社交恐惧症则多采用心理治疗和药物治疗相结合。

(一) 心理治疗

认知行为治疗是目前治疗恐惧症的首选方法。疾病健康教育、认知重建、系统脱敏疗法、暴露冲击疗法、社交技能训练对恐惧症效果良好。可根据患者的个性特点、精神刺激因素,尤其是首次发病时的情况,采用适当的行为疗法。

(二) 药物治疗

常用于治疗恐惧症的药物有抗焦虑药物、抗抑郁药物和 β 受体阻滞剂。

1. 抗焦虑药物 常用的药物有氯硝西泮、阿普唑仑、劳拉西泮等。缓解恐惧症的焦虑症状疗效肯定,起效迅速。但作用持续时间短,且有依赖性。在临床上常短期使用。

2. 抗抑郁药物 三环类抗抑郁剂丙米嗪、氯米帕明对恐惧症有一定的疗效。选择性 5-HT 再摄取抑制剂氟西汀、帕罗西汀、舍曲林对恐惧症效果较好。

3. β受体阻滞剂 如普萘洛尔或阿替洛尔,具有缓解自主神经兴奋有关的躯体症状的作用,对特定性社交恐惧症有效,但对于广泛性社交恐惧、场所恐惧和特定恐惧无效。

第二节 焦 虑 症

焦虑症(anxiety neurosis)是一种以焦虑情绪为主的神经症,以广泛和持续性焦虑或反复发作的惊恐不安为主要特征,常伴有自主神经紊乱、肌肉紧张与运动性不安。临床分为广泛性焦虑障碍与惊恐发作两种主要形式。

【流行特点】

在西方发达国家焦虑症终身患病率为 3.9%～6.6%,年患病率为 1.1%,我国患病率为 1.48‰(中国,1982 年)。女性多于男性,约为 2∶1。广泛性焦虑症大多发病在 20～40 岁,而惊恐发作多发生于青春后期或成年早期。

【病因和发病机制】

1. 生物学因素 ①遗传因素;②生化因素,如乳酸盐增高,中枢 NE 能活动增强、5-HT 功能异常等。

2. 社会心理因素 ①病前性格自卑,遇事易焦虑,谨小慎微,胆小怕事是易患因素;②长期面临威胁或处于不利环境可为诱发因素。

【临床表现】

(一) 广泛性焦虑障碍

广泛性焦虑障碍又称慢性焦虑症,是焦虑症最常见的表现形式。常缓慢起病,主要表现为精神焦虑、躯体焦虑和警觉性增高。

1. 精神焦虑(核心症状) 表现为对未来可能发生的难以预料的某种危险或不幸事件的经常担心,有的患者不能明确意识到担心的对象或内容,而只是一种提心吊胆、惶恐不安的强烈的内心体验。患者常终日心烦意乱、忧心忡忡、坐卧不宁,似有大祸临头之感。

2. 躯体焦虑 表现为运动不安与多种躯体症状及自主神经功能紊乱。运动不安表现搓手顿足,不能静坐,不停地来回走动,无目的的小动作增多,有的患者表现为舌、唇、指肌的震颤或肢体震颤。躯体症状表现为胸骨后的压缩感,常伴有气短;肌肉紧张表现为主观上的一组或多组肌肉不舒服的紧张感,严重时有肌肉酸痛,多见于胸部、颈部及肩背部肌肉,紧张性头痛也很常见。自主神经功能紊乱表现为心动过速、皮肤潮红或苍白、口干、便秘或腹泻、出汗、尿意频繁等症状。

3. 觉醒度提高 表现为过分的警觉,对外界刺激敏感,易于出现惊跳反应;注意力难于集中,易受干扰;难以入睡、睡中易惊醒;情绪易激惹;感觉过敏,有的患者能体会到自身肌肉的跳动、血管的搏动、胃肠道的蠕动等。

4. 其他症状 如抑郁、疲劳、强迫症状、恐惧症状、人格解体等。

(二) 惊恐发作

惊恐发作又称急性焦虑障碍。其特点是发作的不可预测性和突然性,反应程度强烈,患者常体会到濒临灾难性结局的害怕和恐惧,而终止亦迅速。有以下特点:①突发性,发作不可预测,患者常在普通的环境中突然感到一种突如其来的惊恐体验;②明显惊恐,伴有濒死感或失控感,患者可奔走、惊叫;③伴有严重自主神经功能紊乱症状,如胸闷、心慌、呼吸困难、头晕、四肢发麻、全身抖动等;④发作时意识清晰,高度警觉;⑤呈发作性,一般历时 5～20 min,很少超过 1 h,可反复发作;⑥发作间歇因担心再发而出现回避行为及预期性焦虑,不过此时的焦虑不再那么突出。

【诊断与鉴别诊断】

一、诊断

（一）CCMD-3 关于广泛性焦虑的诊断标准

（1）符合神经症的诊断标准。

（2）以持续性的原发性焦虑症状为主，并符合以下两项：①经常或持续的无明确对象和固定内容的恐惧或提心吊胆；②伴有自主神经症状和运动性不安。

（3）社会功能受损，患者因难以忍受却又无法解脱而感到痛苦。

（4）符合症状标准至少6个月。

（5）排除：甲状腺功能亢进症、高血压、冠心病等躯体疾病继发的焦虑；兴奋药物过量和药物依赖戒断后伴发的焦虑；其他类型精神疾病或神经症伴发的焦虑。

（二）CCMD-3 关于惊恐发作的诊断标准

（1）符合神经症的诊断标准。

（2）惊恐发作需符合以下四项：①发作无明显诱因、无相关的特定情境，发作不可预测；②在发作间歇期，除害怕再发作外，无明显症状；③发作时表现强烈的恐惧、焦虑及明显的自主神经症状，并常有人格解体、现实解体、濒死恐惧或失控感等痛苦体验；④发作突然，迅速达到高峰，发作时意识清晰，事后能回忆。

（3）患者因难以忍受却又无法解脱，因而感到痛苦。

（4）一个月内至少有3次惊恐发作，或首次发作后继发害怕再发的焦虑持续1个月。

（5）排除：其他精神障碍继发的惊恐发作；躯体疾病如癫痫、心脏病发作、嗜铬细胞瘤、甲状腺功能亢进症或自发性低血糖等继发的惊恐发作。

二、鉴别诊断

1. 躯体疾病所致焦虑 甲状腺疾病、心脏病、嗜铬细胞瘤、脑血管病等疾病易出现焦虑症状。临床上对初诊、年龄大、无心理应激因素、病前个性素质良好的患者，应详细询问病史，仔细进行体格检查，结合实验室及辅助检查的结果，在排除上述鉴别时方可考虑焦虑症。

2. 药源性焦虑 许多药物在中毒、戒断或长期应用后可致典型的焦虑障碍。如某些拟交感药物、苯丙胺、可卡因、咖啡因，某些致幻剂及阿片类物质，长期应用激素、镇静催眠药、抗精神病药物等。根据服药史可资鉴别。

3. 精神疾病所致焦虑 精神分裂症患者可伴有焦虑，主要是幻觉、妄想等精神病症状，患者社会功能明显受损，自知力不佳；抑郁症是伴有焦虑最多的疾病，但其核心症状是情感低落，当抑郁与焦虑不已鉴别时，应先考虑抑郁症的诊断，以防耽误抑郁症的治疗而发生自杀等不良后果。其他神经症伴有焦虑时，焦虑症状在这些疾病中常不是主要的临床相或属于继发症状。

【治疗】

（一）心理治疗

1. 心理支持及健康教育 给予一定的心理支持并向患者讲明焦虑的本质，让患者明白疾病的性质，消除某些顾虑。

2. 认知治疗 焦虑症患者对事物的一些歪曲的认知，是造成疾病迁延不愈的原因之一。对其进行全面的评估后，治疗者就要帮助患者改变不良认知或进行认知重建。

3. 行为治疗 运用呼吸训练、放松训练、分散注意技术等行为治疗方法常常有效。对于因焦虑或惊恐发作而回避社交的患者，可以使用系统脱敏（暴露）治疗。

（二）药物治疗

1. 苯二氮䓬类药物 最常用的抗焦虑药，起效快。多选用半衰期较短的药物，如阿普唑仑、氯硝西泮、氯羟西泮等,一般从小剂量开始,逐渐加大到最佳治疗量,维持2～6周后逐渐停药,以防成瘾。停药过程不应短于2周,以防症状反跳。

2. 抗抑郁药 三环类、SSRIs、SNRIs等抗抑郁药均有抗焦虑作用,无成瘾性,但起效慢。临床上采用在早期将苯二氮䓬类与抗抑郁药物合用,然后逐渐停用苯二氮䓬类药物的方法治疗焦虑。

3. β受体阻滞剂 普萘洛尔常用,对于减轻焦虑症患者自主神经功能亢进所致的躯体症状如心悸、心动过速、震颤、多汗、气促等有较好疗效。

4. 其他药物 如丁螺环酮,因无依赖性,也常用于焦虑症的治疗,缺点是起效慢。

【预后】

预后较好,经过系统治疗后,绝大多数患者会得到比较满意的效果。部分患者可长时间存在焦虑,病情波动,但一般不会明显影响患者社会功能。

第三节 强 迫 症

强迫症(OCD)是以强迫症状为主要临床表现的一类神经症。其特点是有意识的自我强迫和反强迫并存,两者强烈冲突使患者感到焦虑和痛苦;患者体验到观念和冲动系来源于自我,但违反自己的意愿,需极力抵抗,但无法控制;患者也意识到强迫症状的异常性,但无法摆脱。病程迁延者可表现以仪式动作为主,而精神痛苦减轻,但社会功能严重受损。患病率为0.3‰(中国,1982),发病年龄多在18～30岁。男女患病率相近。

【病因和发病机制】

病因未明,与下列因素有关。①神经生化因素:研究发现强迫症患者5-HT系统、DA系统功能异常。②人格特征:部分病前具有过分追求完美、谨小慎微固执、犹豫不决、按部就班等特点,即强迫性人格。③社会心理因素:长期精神紧张,不良事件,社会压力等可能是强迫症的诱发因素。④遗传因素。

【临床表现】

多在无明显诱因下缓慢起病。症状多种多样,既可某一症状单独存在,也可多种症状同时存在但在一段时间内症状内容可相对固定。常见的表现形式如下。

(一)强迫观念

指在患者脑中反复出现的某一概念或思维,明知没有必要,但又无法摆脱。常见的有以下几种。

1. 强迫思想 患者脑中常反复地想一些词或短句,而这些词或句子常是患者所厌恶的。如一个笃信宗教的人,脑中反复想着一些淫秽或渎神的词句。

2. 强迫性穷思竭虑 患者对一些常见的事情、概念或现象反复思考,刨根究底,自知毫无现实意义,但不能自控。如反复思考"究竟是先有鸡还是先有蛋"。

3. 强迫怀疑 患者对自己所做过的事的可靠性表示怀疑,需要反复检查、核对,而患者自己能意识到事情已做好,只是不放心而已。如反复怀疑门窗是否关好。

4. 强迫联想 患者脑子里出现一个观念或看到一句话,便不由自主地联想起另一个观念或词句,而大多是对立性质的,此时叫强迫性对立思维。如想起"和平",马上就联想到战争等。

5. 强迫回忆 患者意识中不由自主地反复呈现出经历过的事情,无法摆脱,感到苦恼。

6. 强迫意向 患者体会到一种强烈的内在冲动要去做某种违背自己意愿的事情,但一般不会转变为行动。如看到电插头就想去摸,看到异性就想拥抱等。

(二)强迫动作和行为

强迫动作和行为多为减轻强迫观念引起的焦虑而产生的。常见以下几种。

1. 强迫检查 患者为减轻强迫性怀疑引起的焦虑所采取的措施,如反复检查门窗是否关好。

2. 强迫清洗 为了消除对受到脏物、毒物或细菌污染的担心而反复洗手、洗澡或洗衣服等。

3. 强迫性仪式动作 患者重复出现一些仪式动作,他人看来是不合理的或荒谬可笑的,但却可减轻或防止患者强迫观念引起的紧张不安。

4. 强迫询问 患者常常不相信自己,为了消除疑虑或穷思竭虑给患者带来的焦虑,常反复、不厌其烦地要求他人给予解释或保证。

【诊断与鉴别诊断】

(一)诊断

CCMD-3 关于强迫症的诊断标准

1. 症状标准

(1)符合神经症的诊断标准,并以强迫症状为主,至少有下列一项:①以强迫思想为主,包括强迫观念、回忆或表象,强迫性对立观念、穷思竭虑、害怕失去自控能力等;②以强迫行为(动作)为主,包括反复洗涤、核对、检查,或询问等;③上述的混合形式。

(2)患者称强迫症状起源于自己内心,不是被别人或外界影响强加的。

(3)强迫症状反复出现,患者认为没有意义,并感到不快,甚至痛苦,因此试图抵抗,但不能奏效。

2. 严重标准 社会功能受损。

3. 病程标准 符合症状标准至少已3个月。

4. 排除标准

(1)排除其他精神障碍的继发性强迫症状,如精神分裂症、抑郁症或恐惧症等。

(2)排除脑器质性疾病,特别是基底节病变的继发性强迫症状。

(二)鉴别诊断

1. 精神分裂症 精神分裂症可出现强迫症状,但患者不感到苦恼,无主动克制或摆脱的愿望,无治疗要求,且症状内容多荒谬离奇,对症状无自知力。当然,最主要的特点是其具有精神分裂症的特征性症状。

2. 焦虑症和恐惧症 焦虑症、恐惧症和强迫症均有焦虑表现,确定原发症状是鉴别的关键。恐惧症的对象来自客观现实,但强迫观念和行为常起源于患者的主观体验。

3. 脑器质性精神障碍 中枢神经系统的器质性病变,尤其是基底节病变,可出现强迫症状。神经系统病史和体征及相关辅助检查证据有助于鉴别。

【治疗】

(一)心理治疗

可采取行为治疗、认知治疗、精神分析治疗等方法。系统脱敏疗法可逐渐减少患者重复行为的次数和时间。对药物治疗无效者也可试用厌恶疗法。通过治疗使患者对自己的个性特点和所患疾病有正确客观的认识,对现实状况有正确客观的判断;学习合理的应激处理方法,增强自信,以减轻其不确定感;不过分精益求精,以减轻其不完美感。

(二)药物治疗

①抗抑郁药:氯米帕明最为常用,从小剂量开始逐渐加到治疗量(150~300 mg/d),一般2~3周开始显效,治疗时间不少于6个月,4~6周左右无效者可考虑改用或合用其他药物。SSRIs类的氟西汀等也可用于治疗强迫症。②对伴有严重焦虑情绪者可合并苯二氮䓬类药物。③对难治性强迫症可考虑合用小剂量抗精神病药物,可能会取得一定疗效。

【预后】

预后不够理想,少数患者经系统治疗可缓解,多为慢性病程,预后较差。

第四节 神 经 衰 弱

神经衰弱(neurasthenia)是一种以脑和躯体功能衰弱为主的神经症。以精神易兴奋却又易疲劳为特征,常伴有紧张、烦恼、易激惹等情绪症状及肌肉紧张性疼痛、睡眠障碍等生理功能紊乱症状。这些症状不能归因于躯体或脑的疾病及其他精神疾病。常缓慢起病,病程迁延波动。病前多有持久的情绪紧张和精神压力。

【病因和发病机制】

大多数学者认为心理社会因素是神经衰弱的重要原因。如个人不幸、家庭纠纷、学习和工作过度紧张、压力过大等引起患者的负性情感体验,易导致神经衰弱。另外一些个性因素,如情绪不稳定和内向的个性特征,多在环境因素的促发下容易发病。此外,感染、中毒及慢性躯体疾病的影响,也可成为神经衰弱的诱因。

【临床表现】

1. 精神易兴奋　一方面表现为患者的精神活动的阈值降低,易于发动,常使患者的注意力涣散,不由自主的联想与回忆增多,思维内容杂乱无意义,使人感到苦恼。另一方面,有些患者可表现感觉过敏,即对机体内外的刺激信号均为敏感。

2. 脑力易疲劳　患者感到精力不足,脑力迟钝,思考问题困难,工作和学习效率显著减退。多数人伴头昏脑涨、记忆力减退、疲乏无力,即使充分休息亦不能消除疲劳。

3. 睡眠障碍　最常见的是入睡困难,其次是多梦、易惊醒,或醒后不易再入睡。睡醒后仍感疲乏、困倦,睡眠节律紊乱。

4. 紧张性疼痛　多半由紧张情绪引起。以紧张性头痛多见,头痛多无固定部位,由头顶重压感、紧箍感或颈部僵硬等,也可腰酸背痛或四肢肌肉疼痛。

5. 其他生理心理障碍　可出现耳鸣、心悸、胸闷、气短、多汗、消化不良、尿频、月经紊乱、阳痿、早泄等表现。

【诊断和鉴别诊断】

(一)诊断

诊断依据为:具有性格特点和易感素质;起病常与心理社会因素密切相关;临床表现以脑功能衰弱症状为主,至少具有精神易兴奋,脑力易疲劳,易烦恼、易激惹,紧张性疼痛和睡眠障碍等症状中的3项表现;对学习、工作和社会交往造成了不良影响;病程至少持续3个月;不符合其他任何一种神经症的诊断标准;且能排除其他躯体疾病和早期精神病。

(二)鉴别诊断

主要是与神经衰弱综合征进行鉴别。

神经衰弱综合征(neurasthenic syndrome):是指在躯体疾病或脑器质性疾病基础上出现的一组神经衰弱症状。常见于慢性感染如肺结核、慢性肝炎,慢性铅、汞中毒,各种慢性躯体疾病如高血压、消化性溃疡、慢性肾炎、甲状腺功能亢进症及脑动脉硬化、脑外伤、脑肿瘤等脑部疾病等,根据病史、体格检查、实验室检查及某些特殊检查,不难区别。

【治疗】

1. 心理治疗　治疗神经衰弱的基本方法。可采用认知疗法、放松疗法、森田疗法等,让患者对本病有充分的了解,矫正其错误的认知,把注意力从自身引向外界,以消除症状。

2. 药物治疗　根据患者症状的特点可选择抗焦虑药、抑郁药、精神激活药等。

3. 其他疗法　进行体育锻炼、气功、太极拳、瑜伽等健身术,针灸、理疗、中医中药等治疗,对消除紧张焦虑、改善症状均有一定的效果。

以心理治疗为主,结合药物和物理治疗的综合疗法,是治疗神经衰弱的好方法。

第五节　分离(转换)性障碍

分离(转换)性障碍旧称癔症(hysteria),也称为歇斯底里,是由于明显的心理因素,如重大生活事件、内心冲突、强烈的情绪体验、暗示或自我暗示等作用于易感个体而引起的一组病症。临床上主要表现分离性障碍和转换性障碍两大类症状,而这些症状没有器质性病变为基础。症状具有做作、夸大或富有情感色彩等特点,有时可由暗示诱发,也可由暗示而消失,有反复发作的特点。

【病因和发病机制】

1. 精神因素 各种使患者感到不愉快的心境、愤怒、委屈、悲伤、惊恐等精神刺激,常是初次发病的诱因,以后可能通过触景生情、联想或自我暗示而发病。

2. 个性因素 通常认为,癔症个性的人具有情感丰富、暗示性高、自我中心、富于幻想的特点。具有癔症性格的人,在精神因素的影响下较易发病。

3. 器质性因素 某些躯体疾病或神经系统器质性病变可能为癔症发作提供了发病的条件,如脑外伤、多发性硬化、散发性脑炎等可导致癔症发作。

【临床表现】

（一）分离性障碍

CCMD-3 将分离性障碍称为癔症性精神障碍,是指对过去经历与当今环境和自我身份的认知部分完全不相符合。常见的表现有以下几种。

1. 分离性遗忘 又称阶段性遗忘或选择性遗忘,表现为遗忘了某阶段的经历或某一性质的事件,而那一段事情往往与精神创伤有关,从而达到回避的目的。

2. 分离性漫游 又称神游症,患者常在急剧的精神刺激作用下突然出走,往往是从不顺心的住所走到可能是以往熟悉的和有情感意义的地方。此时患者虽然处于觉醒状态但意识范围缩小,漫游缺乏计划性和目的性,但日常的基本生活(如饮食起居)能力和简单的社交接触(如购票、乘车、问路等)依然保持,他人短时间内看不出其言行和外表有明显异常。历时几十分钟、几天或更长时间。清醒后对发病不能完全回忆。

3. 分离性身份障碍 又称双重人格或多重人格,患者突然失去对自己往事的全部记忆,对自己原来的身份不能识别,以另一种身份进行日常社会活动。表现为两种或两种以上明显不同的人格,各有其记忆、爱好和行为方式,完全独立、交替出现、毫无联系。

4. 情感爆发 常在与人争吵、情绪激动时突然发作,意识障碍较轻,哭啼、叫喊,在地上打滚,捶胸顿足,撕衣毁物,扯头发或以头撞墙,其言语行为有尽情发泄内心愤懑情绪的特点。

5. 其他分离性障碍 包括假性痴呆、朦胧状态、木僵状态等。

（二）转换性障碍

CCMD-3 将转换性障碍称为癔症性躯体障碍,是指精神刺激引起的情绪反应以躯体症状的形式表现出来,其特点是多种检查均不能发现神经系统和内脏器官有相应的器质性损害。常见的表现有以下几种。

1. 运动障碍 较常见为痉挛发作、局部肌肉抽动和阵挛、肢体瘫痪、行走不能等,部分患者可出现言语运动障碍,表现为缄默、失声等。

2. 感觉障碍 包括感觉过敏、感觉缺失、感觉异常、癔症性失明、癔症性失聪、癔症球(咽部梗阻感、异物感)等。

（三）癔症的特殊表现形式

流行性癔症或称癔症的集体发作。多发生在共同生活、经历和观念基本相似的人群中。起初为一人发病,周围目睹者受到刺激感应,在相互暗示和自我暗示下相继出现类似症状,短时间内暴发流行。一般历时短暂,女性多见。

【诊断与鉴别诊断】

（一）诊断

CCMD-3 关于癔症的诊断标准如下。

1. 症状标准

(1) 有心理社会因素作为诱因,至少有下列一项综合征:分离性遗忘;分离性漫游;分离性双重或多重人格;分离性运动和感觉障碍;其他癔症形式。

(2) 没有可以解释上述症状的躯体疾病。

2. 严重标准　社会功能受损。

3. 病程标准　起病与应激事件之间有明确关系,病程多反复迁延。

4. 排除标准　有充分根据排除器质性病变和其他精神病、诈病。

(二) 鉴别诊断

注意与癫痫大发作、心因性精神障碍、诈病及能引起失声、失聪、失语以及肢体运动障碍的器质性疾病相鉴别。

【治疗】

1. 心理治疗　常用的方法如下。①暗示治疗:治疗癔症的经典方法。②催眠疗法:在催眠状态下,可使被遗忘的创伤性体验重现,受压抑的情绪获得释放,从而达到消除症状的目的。③行为治疗:多采用脱敏疗法对患者进行训练,适用于有肢体或言语功能障碍的慢性病例。④其他心理治疗:可采用解释疗法,主要目的在于引导患者或家属正确评价精神刺激因素,充分了解疾病的性质,帮助其克服个性缺陷,加强自我锻炼,促进身心健康。

2. 药物治疗　目前尚无治疗分离(转换)性障碍的特效药,对伴有焦虑、抑郁、失眠等症状的患者可选用相应的药物对症治疗。

小　结

神经症性障碍,是一组主要表现为焦虑、抑郁、恐惧、强迫、疑病症状或神经衰弱症状的精神障碍。神经症的各亚型有着不同的病因、发病机制、临床表现、治疗反应及病程与预后,但有共同的特征:①起病常与心理社会因素有关;②患者病前常有某种人格特征或素质;③没有相应的器质性病变为基础;④社会功能相对完好;⑤一般没有明显或持续的精神病性症状;⑥一般自知力完整,有主动求治要求。常见亚型包括恐惧症、焦虑症、强迫症、神经衰弱、分离(转换)性障碍。治疗常以心理治疗为主,结合药物和物理治疗的综合疗法。

(于　波)

知识检测 72

第八十七章 心理因素相关生理障碍

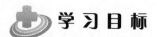

学习目标

1. 掌握：心理因素相关生理障碍的定义、睡眠障碍的分类、临床表现、诊断。
2. 熟悉：睡眠障碍的治疗原则。
3. 了解：睡眠障碍的可能机制。
4. 应用：能够对睡眠障碍进行诊断、治疗。

导学案例

患者，女，35岁，公司白领，平时工作压力较大。最近1年出现晚上入睡困难、易醒、噩梦较多，后来逐渐发展到整夜睡不着。白天精神不佳、头昏脑涨，工作没精神。时间久了之后，发现因长期睡眠不好而导致身体抵抗力下降，很容易感冒，所以感到更加焦虑，夜晚尝试各种方法入睡，但并没有明显效果。

请问：患者较可能的诊断是什么？主要依据有哪些？

心理因素相关生理障碍（physiological disorders related to psychological factors）是指一组在病因方面以心理社会因素为主要原因，临床方面以生理障碍为主要表现形式的一组疾病。随着社会的发展，生活、工作节律的加快，人们的生活方式、行为方式发生着变化，心理因素相关生理障碍呈逐渐增多的趋势，越发引起关注。

心理因素相关生理障碍主要包括进食障碍、睡眠障碍以及性功能障碍。进食障碍是一组以进食行为异常为主的精神障碍，常见的类型有神经性厌食、神经性贪食及神经性呕吐；性功能障碍是一组与心理社会因素密切相关的性活动过程中的某些阶段发生的性生理功能障碍，常见的非器质性性功能障碍的类型有性欲减退、阳痿、阴冷、性高潮障碍、早泄、阴道痉挛、性交疼痛等。本章主要介绍睡眠障碍。

睡眠障碍是指各种心理社会因素引起的非器质性睡眠与觉醒障碍。通常可分为四大类：失眠症、嗜睡症、睡眠-觉醒节律障碍、睡眠中异常活动和行为（睡行症、夜惊、梦魇）。

（一）失眠症

失眠症（insomnia）是指睡眠的启动和维持发生障碍，致使睡眠的质和量不能满足个体正常需要的一种状况。患病率为10%～20%。

失眠症的主要临床特点是有充分睡眠机会和良好睡眠环境的情况下，患者出现难以入睡、睡眠不深、易醒、多梦或早醒表现。患者醒后感到不适、疲乏或白天困倦，妨碍社会功能，从而明显苦恼。由于对失眠及其后果过分担心，常引起患者焦虑不安、抑郁或恐怖心理，形成失眠—担心—焦虑—失眠的恶性循环，使病情迁延难愈。

诊断依据：①几乎以失眠为唯一症状，并往往伴有极度关注失眠结果的优势观念；②对睡眠数量、质量的不满引起明显的苦恼或社会功能受损；③至少每周发生3次，持续1个月；④排除躯体疾病或精神障碍症状导致的继发性失眠。

治疗需要医患共同努力,密切配合,采用心理治疗与药物治疗结合的方法。心理治疗:①认知疗法:使患者正确评价自己的睡眠情况,不要对睡眠有太高期望,不要过分关注自己的睡眠及过分夸大失眠的后果,减轻对失眠的记录,树立信心。②行为治疗:在患者对失眠有正确认识的基础上建立一套能促进良好睡眠的行为方式,包括正常的觉醒-睡眠节律,睡前不从事兴奋的活动、温水泡脚、自我放松等。药物治疗可根据失眠的不同情况选用不同的药物,入睡困难者可服用短效药物,睡眠不深又早醒者可服用长效药物,入睡困难、睡眠不深和早醒兼而有之者可使用中效药物。对伴有明显焦虑或抑郁者可使用抗焦虑或抗抑郁的药物。

(二) 嗜睡症

嗜睡症(hypersomnia)是指白天睡眠过多,目前病因不明。表现为白天睡眠过多,可不分场合甚至在需要十分清醒的情况下,也出现不同程度、不可抗拒的入睡。过多的睡眠不是由于睡眠不足、药物、酒精、躯体疾病所致,也不是某种精神障碍症状的一部分。过多的睡眠可引起患者痛苦及社会功能受损。可出现记忆减退,思维能力下降,学习新鲜事物出现困难等表现。

①药物治疗:可采用小剂量中枢兴奋剂,如利他林、苯丙胺等,可适当加服短效安眠药以减轻使用兴奋剂而引起的夜间睡眠障碍加重的现象。②行为治疗:应严格遵守作息时间,每天准时入睡和起床,白天可定时小睡。白天增加活动以改善白天的过度嗜睡从而改善夜间睡眠。

(三) 睡眠-觉醒节律障碍

睡眠-觉醒节律障碍(sleep-wake rhythm disorders)是指睡眠-觉醒节律与常规不符而引起的睡眠紊乱。常由生活节律失常、心理社会的压力引起。

患者表现为在常人应入睡的时候不能入睡,在应觉醒的时候而需要入睡;患者多伴有忧虑或恐惧心理,并引起精神活动效率下降,妨碍社会功能。诊断要点:①患者的睡眠-觉醒节律与所要求的不符,在主要的睡眠时段失眠,而在应该清醒时段出现嗜睡。②明显感到苦恼或社会功能受损。③几乎每天发生,并至少已持续1个月。④排除躯体疾病或精神障碍导致的继发性睡眠-觉醒节律障碍。

治疗方法主要是调整患者入睡和觉醒的时间以恢复到正常人的节律。可逐步调整或一次性调整立刻达到正常作息时间,并需不断巩固、坚持下去。为防止反复,常需结合药物巩固效果。

(四) 睡行症

睡行症(sleep walking disorder)过去习惯称为梦游症,是一种在睡眠过程尚未清醒时起床在室内或户外行走,或做一些简单活动的睡眠和清醒的混合状态。发生于非快眼动睡眠(NREM)阶段。目前病因仍不明确。

临床表现为患者在入睡后不久,突然从床上起来四处走动,呈朦胧状态,双目向前凝视,一般不说话,问话不答,可有一些复杂的行为,如能避开前方的障碍物、能劈柴、倒水、离开家门等。患者难于被唤醒,常持续数分钟到数十分钟,多能自动回到床上继续睡觉。待次日醒来,对睡行经过完全不知。睡行通常出现在睡眠的前三分之一段的深睡期。发作时脑电图可出现高波幅慢波,不发作时脑电图正常。在诊断时应先排除器质性疾病(如痴呆、癫痫)及癔症等。

治疗时应注意由于发作时患者意识不清,不能防范危险,所以首先要清除危险品,保证患者安全。儿童患者随着年龄的增长此病可不治自愈。成年、症状较严重的患者可考虑使用镇静催眠类药物或抗抑郁剂治疗。

(五) 夜惊

夜惊(sleep terror)是一种常见于儿童的睡眠障碍。临床表现为患儿在睡眠中突然惊叫、哭喊并伴有惊恐表情和动作,两眼直视,手足乱动,心率增快、呼吸急促、出汗、瞳孔扩大等自主神经兴奋症状,当时患儿意识呈朦胧状态,难以唤醒。通常发生在睡眠前三分之一阶段,非快动眼(NREM)睡眠阶段。每次发作持续1~10 min。醒后可有几分钟的意识和定向障碍,对发作不能回忆。在诊断时应先排除器质性疾病(如痴呆、癫痫、脑肿瘤)导致的继发性夜惊发作及发热性惊厥。

治疗：安排患儿的生活要有规律，避免白天过度劳累及睡前兴奋；不用威胁的方式哄患儿入睡，使其在轻松愉快的心情下安然入睡。必要时也可小剂量使用些安定类药物。

（六）梦魇

梦魇（nightmare disorder）是指在睡眠中被噩梦突然惊醒，引起恐惧不安、心有余悸的睡眠行为障碍。发病率儿童为20%，成人为5%～10%。临床表现为通常在夜间睡眠的后期，即快眼动睡眠（REM）阶段，患者出现梦魇的梦境，多是处于危险境地，使患者恐惧、紧张、害怕、呻吟、惊叫或动弹不得直至惊醒。一旦醒来就变得清醒，对梦境中的恐怖内容能清晰回忆，并仍处于惊恐之中。

治疗：偶尔发生梦魇属于自然现象，不需特殊处理。儿童患者的症状往往随年龄增大而减轻。对发作频率较高者应找出病因对因处理，如睡前不看恐怖性书籍和电影；缓慢停用镇静安眠药；睡前放松，调整睡姿以保证良好睡眠等。由生活应激事件引起的梦魇要采用心理治疗的方法，使其了解梦魇产生的原因，正确认识梦魇以消除恐惧心理。

小 结

心理因素相关生理障碍是指一组在病因方面以心理社会因素为主要原因，临床方面以生理障碍为主要表现形式的一组疾病。主要包括进食障碍、睡眠障碍以及性功能障碍。在睡眠障碍中，通常可分为四大类：失眠症、嗜睡症、睡眠与觉醒节律障碍、睡眠中异常活动和行为（睡行症、夜惊、梦魇）。治疗时根据表现不同，可采用心理治疗、行为治疗及药物治疗等方法。

（于 波）

知识检测73

第八十八章 精神分裂症

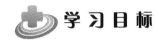

学习目标

1. 掌握:精神分裂症的临床表现、诊断及治疗。
2. 熟悉:精神分裂症和持久妄想性障碍的鉴别。
3. 了解:精神分裂症的病因和发病机制。
4. 应用:能够对精神分裂症进行诊断、治疗。

导学案例

患者,男,28岁,一年前因夫妻关系不合离婚后独自居住。半年前的一个深夜,患者听到屋外有人走动,此后渐渐发现同事及邻居常常"话里有话",内容大多涉及自己隐私,开始怀疑自己的房间被人录音、摄像。后逐渐表现为行为怪异,自笑、发愣。有时出现无原因的冲动行为,打来访的亲友,认为他们前来偷窥监视自己。

请问:患者最可能的诊断是什么?主要依据有哪些?

精神分裂症(schizophrenia)是一组病因未明的精神疾病,多起病于青壮年。常缓慢起病,具有感知、思维、情感、行为等多方面的障碍和精神活动的不协调。一般无意识障碍,智能尚好,有的患者在疾病过程中可出现认知功能损害。自然病程多迁延,呈反复加重或恶化,但部分患者可保持痊愈或基本痊愈状态。

【流行特征】

据世界卫生组织(WTO)估计,全球精神分裂症的终身患病率为3.8‰~8.4‰。1982年我国开展了12个地区精神疾病流行病学调查,其中分裂症的终身患病率为5.69‰,1994年进行随访时上升为6.55‰。其中15岁以上人口中,城市患病率为7.11‰,农村为4.26‰,两性患病率大致相等。多在青壮年发病,最常见于15~35岁,有50%的患者在20~30岁发病,少见于10岁前与40~50岁以后发病者。

【病因和发病机制】

病因和发病机制比较复杂,由生物、心理社会因素交织在一起而共同致病。

(一) 生物学因素

1. 遗传因素　国内外有关精神分裂症的家系研究显示遗传因素在本病的发生中起重要作用。

2. 神经发育障碍　神经发育障碍观点认为,在脑内神经元及神经通路发育和成熟过程中出现的紊乱导致发病,有可能存在大脑神经环路的病理改变。

3. 神经生化因素　涉及多个方面,主要有以下两种假说。

(1) 多巴胺(DA)假说　认为精神分裂症与中枢DA功能亢进有关。

(2) 5-羟色胺(5-HT)假说　精神分裂症可能与中枢5-HT功能异常有关,然而既往有关研究结果一致性不高。5-HT_{2A}受体与情感、行为控制及调节DA的释放有关。5-HT_{2A}受体的拮抗作用可能与阴性症状的改善有关。

（二）心理社会因素

与精神分裂症发病有关的心理社会因素主要包括病前个性特点、环境因素、社会文化因素、心理应激等。部分精神分裂症患者病前性格常具有以下特征：主动性差、依赖性强、胆小、犹豫、孤僻、敏感、内倾、害羞、思维缺乏逻辑性、好幻想等，即分裂性人格。很多患者病前6个月可以追溯到相应的生活事件。精神因素对精神分裂症的发生可能起诱发作用。

【临床表现】

（一）感知觉障碍

1. 幻觉 精神分裂症最突出的感知觉障碍。最常见的是幻听，主要是言语性幻听，尤其是争论性幻听、评论性幻听、命令性幻听、思维鸣响意义比较大。幻视、幻嗅、幻味、幻触均可出现。

2. 错觉 也有可能出现。

（二）思维障碍

1. 思维形式障碍 可出现思维散漫或破裂、思维中断、思维被夺、思维插入、强制性思维、思维云集、病理性象征性思维、语词新作、思维贫乏、内向性思维等症状。

2. 思维内容障碍 主要的表现是妄想。以被害妄想、关系妄想、嫉妒妄想、被洞悉感、物理影响妄想、钟情妄想等常见。精神分裂症的妄想常具有发生突然、内容离奇、逻辑荒谬的特点。

（三）情感障碍

主要表现为情感迟钝淡漠、情感反应不协调（情感倒错、矛盾情感等）。抑郁与焦虑情绪在精神分裂症患者中也并不少见。

（四）意志行为障碍

1. 意志减退或缺乏 精神分裂症的主要症状之一。患者生活懒散，不修边幅，不注意个人卫生，对自己的前途毫不关心、没有任何打算。

2. 紧张综合征 以患者全身肌张力增高而得名，包括紧张性木僵和紧张性兴奋两种状态，两者可交替出现，是紧张型精神分裂症的主要表现。

3. 怪异行为 如扮鬼脸、幼稚愚蠢的行为、傻笑、当众脱衣等。

（五）认知功能障碍

精神分裂症患者认知功能障碍主要表现在智能损害、注意损害、记忆及学习功能损害、言语功能损害、运动协调能力损害等。

（六）自知力

患者自知力往往缺乏，不承认有精神障碍，因而拒绝就医、服药、住院，给治疗造成了很大的困难。

（七）临床分型

根据临床症状群的不同，本病可划分不同的类型。

1. 单纯型 少见，多为青少年起病，病程持续迁延，病情进展缓慢。临床表现以阴性症状为主，少有幻觉妄想。治疗和预后差。

2. 青春型 常在青年期起病，起病较急。临床表现以思维破裂、零乱，情感幼稚愚蠢和行为不协调或解体为主，常有本能活动亢进，意向倒错等。可出现生动幻觉，而妄想却片段且内容荒谬多变。

3. 紧张型 目前少见，大多起病于青、中年，起病较急，以紧张综合征为主要临床表现。紧张性兴奋和紧张性木僵常交替出现，亦可单独发生，以木僵为多见。此型预后较好。

4. 偏执型 较常见，多中年起病，缓慢发展。临床表现以大量妄想为主，初起敏感多疑，逐渐发展成妄想，并且妄想的范围常逐步扩大、泛化。常伴有幻觉，以幻听最常见。如能尽早系统治疗，预后较好。

5. 未定型 是指符合精神分裂症诊断标准，但又不符合上述四种类型中任何一种类型的一组患者。

6. 其他类型 包括精神分裂症残留型及精神分裂症后抑郁。

【诊断与鉴别诊断】

(一) 诊断

CCMD-3 规定的精神分裂症的诊断标准如下。

1. 症状标准 至少有以下中的 2 项,并非继发于意识障碍、智能障碍、情感高涨或低落。①反复出现的言语性幻听;②明显的思维散漫、思维破裂、言语不连贯、思维贫乏或思维内容贫乏;③思想被插入、被撤走、被广播、思维中断或强制性思维;④被动、被控制或被洞悉体验;⑤原发性妄想(包括妄想知觉、妄想心境)或其他荒谬的妄想;⑥思维逻辑倒错、病理性象征思维或语词新作;⑦情感倒错或明显的情感淡漠;⑧紧张综合征、怪异行为或愚蠢行为;⑨明显的意志减退或缺乏。

2. 严重程度标准 自知力障碍,并有社会功能严重受损或无法进行有效交谈。

3. 病程标准

(1) 符合症状标准和严重程度标准至少持续 1 个月,单纯型另有规定。

(2) 若同时符合分裂症和心境障碍的症状标准,当情感症状减轻到不能满足心境障碍的症状标准时,分裂症状需满足分裂症的症状标准至少 2 周以上,方可诊断为分裂症。

4. 排除标准 排除器质性精神障碍及精神活性物质和非成瘾物质所致精神障碍。尚未缓解的分裂症患者,若又罹患本项目中前述两类疾病,应并列诊断。

(二) 鉴别诊断

1. 器质性精神障碍 患者多有意识障碍、智能障碍或记忆障碍,同时可伴有躯体症状或神经系统阳性体征,结合实验及辅助检查的阳性发现,鉴别诊断一般不难。

2. 情感性障碍 起病较急且表现为兴奋话多的精神分裂症患者需与躁狂鉴别。躁狂症患者的情感高涨生动、有感染力,情感反应与思维内容及周围环境一致,病程具有间歇发作的特点,而精神分裂症患者虽然可出现言语动作增多,但情感不高涨,而是与环境不协调,无感染力。表现为木僵的精神分裂症患者需与抑郁症鉴别,抑郁症患者的精神运动抑制可达亚木僵甚至木僵的程度,但情感是低落而不是淡漠,话虽少但切题,且会流露忧伤的情绪。

3. 偏执性精神病 偏执性精神病患者是以系统的妄想为主要的临床症状,妄想内容固定,常与现实生活有联系,情感反应及行为与妄想内容一致,无精神衰退现象,据此可与精神分裂症鉴别。

4. 神经症 部分精神分裂症患者在早期可以出现疑病、强迫等症状,需与神经症鉴别。精神分裂症患者的病情进一步发展后常出现幻觉、妄想等精神病性症状,甚至精神分裂症的特征性症状,且缺乏自知力。而神经症一般无精神病性症状,患者感到痛苦,主动就医。

【治疗】

应强调早期治疗及全病程干预,多方面参与,采取以药物治疗为主,结合心理治疗、康复和技能训练等综合治疗的方法。其目的是控制精神症状,减少复发,恢复患者社会功能。

一、药物治疗

(一) 常用抗精神病药

按作用机制可分为经典抗精神病药和非经典抗精神病药。

1. 经典抗精神病药 如氯丙嗪、氟哌啶醇、舒必利等,主要通过阻断 D_2 受体,对精神分裂症阳性症状控制较好,副作用多。

2. 非经典抗精神病药 也称新型抗精神病药,通过平衡阻断 $5-HT_2$ 与 D_2 受体起作用,对精神分裂症阳性及阴性症状都有疗效,并能改善患者的认知功能。除氯氮平外,副作用少。常用的药物有利培酮、奥氮平、氯氮平、喹硫平、阿立哌唑、齐拉西酮等。

(二) 药物的选择及应用原则

选择药物时应考虑安全、有效、方便、经济等因素。药物应用应遵循早期、足量、足疗程的原则。仔细观察评定药物的不良反应,并积极处理。

（三）方法与疗程

应从低剂量开始,根据患者病情的改变及不良反应,逐渐加大剂量至治疗量。总疗程分为三个时期。①急性治疗期:药物应达到治疗量,一般为2个月。②巩固期:药物应保持治疗量,至少6个月。③维持期:减少药物至维持量(一般为治疗量的1/2～2/3),若为第一次发作应维持治疗1～5年,若为第二次或多次发作应终身维持治疗。

二、电抽搐治疗

对于有严重自杀自伤、明显冲动伤人、拒食拒药、违拗及紧张性木僵、药物治疗无效者,且无禁忌证的患者可考虑使用。一般每日一次过渡到隔日一次,8～12次为1个疗程。电抽搐治疗后仍需用药物维持治疗。

三、心理治疗

心理治疗是精神分裂症治疗不可忽视的重要部分,可以改善精神症状、提高依从性、增强自知力、改善家庭成员关系等。心理治疗可以纠正患者的某些功能缺陷、改变不良行为、改善人际交流技巧、养成较好的生活习惯。

四、其他治疗

包括精神康复治疗、社会及职业技能的训练及恢复等。

【预防和预后】

由于病因不明,二级预防是预防精神分裂症主要措施,依靠早期发现、早期诊断和早期治疗。三级预防主要对精神分裂症患者进行规范的全病程干预,防止疾病复发,并注重患者生活能力、社会活动能力及职业技能的康复训练,以减缓疾病的进展,减少残疾的发生。

首次发病者临床治愈可达75%,但复发的可能性较大。由于治疗手段不断改进,约60%的患者可达到社会缓解,具备一定的社会功能。以下情况提示预后较好:①发病年龄较大、有明显诱因、起病急、病程短者;②病前性格及社会适应能力良好、无家族史者;③偏执型与紧张分型、以阳性症状为主者;④积极治疗及家庭、社会支持系统较好者。

小 结

精神分裂症是一组病因未明的精神疾病,多起病于青壮年,具有感知、思维、情感、行为等多方面的障碍和精神活动的不协调。一般无意识障碍,智能尚好,有的患者在疾病过程中可出现认知功能损害。病因和发病机制比较复杂,是由生物、心理社会因素交织在一起而共同致病的。临床表现可有感知觉障碍、思维障碍、情感障碍、意志行为障碍等表现形式,分型包括单纯型、青春型、紧张型、偏执型等。治疗采取以药物治疗为主,结合心理治疗、康复和技能训练等综合治疗的方法。

(于 波)

知识检测74

第八十九章 精神障碍的治疗

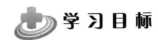 学习目标

1. 掌握:精神障碍治疗的分类、治疗原则。
2. 熟悉:精神障碍治疗的药物分类、适应证及禁忌证。
3. 了解:精神障碍治疗的非药物治疗方法。
4. 应用:能够对精神分裂症进行诊断。

第一节 概 述

(一)治疗方法的分类

精神障碍的治疗可分为药物治疗及非药物治疗。前者是治疗精神障碍,特别是严重精神障碍的主要措施;后者包括电抽搐治疗、心理治疗、神经外科治疗等多种方法,在精神障碍的治疗中也起着重要的作用。

(二)治疗原则

1. 综合治疗原则 患者自身具有生物学、心理学和社会学的特征,精神疾病的发生和发展又与具体的生物、心理、社会因素相关联,因此,在治疗上应采取躯体治疗(包括药物治疗、电抽搐治疗等)、心理治疗、家庭或环境治疗的综合措施,只有这样才符合生物-心理-社会的治疗模式。

2. 持续治疗原则 精神障碍多系慢性疾病,其治疗和康复需要相当长的时间,因此应有长期治疗计划。即使是急性或者亚急性精神障碍,在症状缓解后仍需要较长时间的干预,防止复发。

3. 治疗个体化原则 每个患者的生理情况、心理素质及其所处的社会环境各不相同,即使诊断相同,也要因人而异,为每一个患者制订出具体的治疗方案,并根据治疗中病情的变化及时调整治疗方案。

第二节 药 物 治 疗

精神药物是指主要作用于中枢神经系统而影响精神活动的药物。精神障碍的药物治疗是指通过应用精神药物来改善患者病态的认知、情感、行为的一种治疗方法。常用的精神药物按其临床作用分为以下四种类型。

一、抗精神病药

抗精神病药主要用于治疗精神分裂症和其他具有精神病性症状的精神障碍。

(一) 分类

根据作用机制,抗精神病药可分为两大类。

1. 第一代精神病药物 又称传统抗精神病药物或典型抗精神病药物。其主要的药理作用是阻断中枢多巴胺 D_2 受体,对精神分裂症阳性症状效果较好,可产生较明显的锥体外系副反应,可使催乳素水平升高。

第一代抗精神病药物可按作用强弱分为低效价和高效价两类。低效价者以氯丙嗪为代表,镇静作用强、抗胆碱作用明显、对心血管和肝脏毒性较大、锥体外系不良反应较小、治疗剂量较大;高效价者以氟哌啶醇为代表,抗幻觉妄想作用突出、镇静作用较弱、对心血管和肝脏毒性小、锥体外系较大、治疗剂量较小。

常用的药物及治疗剂量如下:氯丙嗪(200~800 mg/d)、奋乃静(8~60 mg/d)、硫利达嗪(200~600 mg/d)、氟哌啶醇(6~20 mg/d)、舒必利(200~1500 mg/d)。

2. 第二代精神病药物 又称非传统抗精神病药物或非典型抗精神病药物。其药理作用是平衡阻断 $5-HT_2$ 受体及 DA 受体,对精神分裂症的阳性、阴性症状均有效,副作用较小,通常较小或不产生锥体外系副反应及催乳素水平升高。

常用的药物如下。①利培酮:属于 5-羟色氨和多巴胺受体拮抗剂,治疗剂量为 2~6 mg/d。②奥氮平:属于多受体作用药,治疗剂量为 5~20 mg/d。③喹硫平:属于多受体作用药,治疗剂量为 300~800 mg/d。④氯氮平:属于多受体作用药,治疗剂量为 200~600 mg/d。⑤齐拉西酮:为 5-羟色氨和多巴胺受体拮抗剂,治疗剂量为 80~160 mg/d。⑥阿立哌唑:属于多巴胺系统稳定剂,治疗剂量为 10~30 mg/d。

(二) 不良反应及处理

1. 锥体外系反应 最常见的不良反应,与抗精神病药物阻断黑质-纹状体通路的 DA 受体有关,主要有四种表现形式。

(1) 帕金森综合征 表现为肌张力增高、面容呆板(面具脸)、动作迟缓、肌肉震颤、流涎等。可加服中枢性抗胆碱药如苯海索 2~12 mg/d,使用数月后应逐渐停用。

(2) 急性肌张力障碍 表现为局部肌群的持续强直性收缩,继而出现各种奇怪动作和姿势,如张口、伸舌、斜颈、眼上翻、头后仰、面部怪相和扭曲、脊柱侧弯等。可肌内注射东莨菪碱 0.3 mg,缓解后加服苯海索。对反复发作者,可减量或换药。

(3) 静坐不能 患者自觉心神不宁,主观感觉必须来回运动,表现为坐立不安、反复徘徊或原地踏步。可加服 β 受体阻滞剂如普萘洛尔或苯二氮䓬类药。必要时可减量或换药。

(4) 迟发性运动障碍 多见于持续用药几年后。表现为不自主、有节律的刻板式运动,出现吸吮、舔舌、咀嚼等口-舌-颊三联征。目前尚无有效治疗药物,关键在于预防。

2. 过度镇静和嗜睡 许多抗精神病药物可产生过度镇静,通常会因耐受而消失。一般不必特殊处理,可通过安排有规律的生活、增加户外活动或体育锻炼来减轻。

3. 恶性综合征 一种少见、严重的不良反应。临床特点是严重的肌强直、意识障碍和自主神经功能紊乱,包括高热、心动过速、血压升高、出汗。常有血清肌酸激酶升高。处理:一旦发现,应立即停药,并给予对症治疗和支持治疗。可使用肌肉松弛药丹曲林和多巴胺受体激动剂溴隐亭治疗。

4. 内分泌与代谢不良反应 ①催乳素分泌增加:女性患者常表现为乳房肿大、泌乳、月经紊乱等,男性常见性欲减退或性功能障碍。出现者可减少药量或换药。②糖代谢障碍:抗精神病药物可引起糖耐量异常、血糖升高。治疗过程中应检测血糖,若发生可考虑换药。③脂代谢障碍与体重增加:无相应治疗措施,可鼓励患者适当节食、多活动以预防,若发生脂代谢障碍与体重增加可考虑换药。

5. 自主神经系统反应 ①抗胆碱能不良反应:表现为口干、便秘、视力模糊、排尿困难,严重者可引起尿潴留、麻痹性肠梗阻等。一般无须特殊处理或对症处理,严重者考虑换药。②抗肾上腺素能不良反应表现为直立性低血压、反射性窦性心动过速。直立性低血压者立即平卧,即可好转,嘱咐患者起床或起立时动作要缓慢。严重者应使用去甲肾上腺素、间羟胺等升压,但禁用肾上腺素。窦性心动过速者必要时可口服普萘洛尔。

6. 其他 ①粒细胞减少与缺乏：氯氮平发生率较高，故用药前和用药期间应定期做白细胞计数检查，出现者考虑换药；②肝损害；③癫痫发作。

二、抗抑郁药

抗抑郁药是一类治疗各种抑郁状态的药物，但不会提高正常人的情绪。部分药物对强迫、惊恐、焦虑也有治疗作用。目前临床上使用的抗抑郁药如下。

1. 三环类抗抑郁药 主要的作用机制是抑制突触前单胺类神经递质再摄取，突触间隙 NE 和 5-HT 含量升高，达到治疗抑郁的作用。其选择性不高，对突触后 α_1、H_1、M_1 等受体均有阻断作用，临床不良反应多，耐受性差。常用的三环类抗抑郁药有丙米嗪（米帕明）、氯丙米嗪（氯米帕明）、阿米替林、多虑平（多塞平）。临床应从小剂量开始，逐渐增加剂量至治疗量（150～300 mg/d）。马普替林为四环抗抑郁药，其抗抑郁作用与三环类药物相似，有效治疗剂量为 150～250 mg/d。

抗抑郁药中，三环类抗抑郁药不良反应较突出，常见的有如下几种。①抗胆碱能副作用：最常见，表现为口干、便秘、排尿困难、视物模糊等。②中枢神经系统副作用：包括过度镇静、促发癫痫发作、诱发精神病性症状及躁狂等。③心血管副作用：主要的不良反应，可出现直立性低血压、心动过速、心律失常、P-R 间期和 QRS 时间改变等。④性方面的副作用：包括阳痿、射精障碍、性兴趣和性快感降低等。⑤其他：如体重增加、过敏反应等。上述不良反应可通过对症处理，减少药量，必要时换药等方法处理。

2. 选择性 5-HT 再摄取抑制剂（SSRIs） 目前治疗抑郁障碍的一线药物，已广泛应用于临床的有氟西汀、帕罗西汀、舍曲林、氟伏草胺、西酞普兰。有效治疗剂量氟西汀为 20 mg/d、帕罗西汀 20 mg/d、舍曲林 50 mg/d、氟伏草胺 100 mg/d、西酞普兰 20 mg/d。

SSRIs 类药物不良反应较轻，尤其是抗胆碱能不良反应小。可出现过敏、恶心、呕吐、消化不良、厌食、头晕、睡眠异常、疲乏、性功能障碍等不良反应。多数不良反应持续时间短、一过性。

3. NE 和 5-HT 双重摄取抑制剂（SNRIs） 疗效肯定，起效较快，有明显的抗抑郁及抗焦虑作用。主要有文拉法辛，有效治疗剂量为 75～300 mg/d，一般为 150～200 mg/d。不良反应有恶心、激越、性功能障碍、失眠、恶心、头痛和高血压等。

4. 可逆性单胺氧化酶抑制剂 常用的有吗氯贝胺，抗抑郁作用与三环类抗抑郁药相当，有效治疗剂量为 300～600 mg/d。

5. 其他新型抗抑郁药 如米氮平、曲唑酮、噻奈普汀等均有较好的抗抑郁作用。

三、抗躁狂药

抗躁狂药又称为心境稳定剂，是治疗躁狂以及预防双向情感障碍的躁狂或抑郁发作，且不会诱发躁狂或抑郁发作的一类药物。主要包括锂盐（碳酸锂）和某些抗癫痫药如卡马西平、丙戊酸盐等。传统抗精神病药物如氯丙嗪、氟哌啶醇等可用于躁狂发作急性期治疗，但因可能诱发抑郁发作，不能称之为心境稳定剂。

1. 碳酸锂 最常用的心境稳定剂。一般开始剂量为每次 250 mg，每日 2～3 次，逐渐增加剂量，有效剂量范围为 750～1500 mg/d，偶尔可达 2000 mg/d。一般至少 1 周才能起效，6～8 周可以完全缓解，此后应以有效治疗剂量继续巩固治疗 2～3 个月。可以停药的患者应逐步缓慢进行。锂盐的中毒剂量与治疗剂量接近，有必要监测血锂浓度，可以据此调整剂量、确定有无中毒及中毒程度，在治疗急性病例时，血锂浓度宜为 0.8～1.2 mmol/L，超过 1.4 mmol/L 易产生中毒反应。

锂盐的维持可有效预防双相障碍及躁狂症的复发。维持治疗在第二次发作缓解后给予，维持量一般为治疗量的一半，保持血锂浓度为 0.4～0.8 mmol/L，维持时间可持续 2～3 年。躁狂首次发作治愈后，一般可以不用维持治疗。

锂盐常见的不良反应有恶心、呕吐、腹痛、腹泻、厌食、头昏、困倦、乏力、双手轻颤、烦渴、多尿等。锂盐中毒先兆表现为呕吐、腹泻、粗大震颤、抽动、呆滞、困倦、眩晕、构音不清和意识障碍等。中毒表现有共济失调、肢体运动协调障碍、肌肉抽动、言语不清和意识模糊,重者昏迷、死亡。一旦出现毒性反应需立即停用锂盐,大量给予生理盐水或高渗钠盐加速锂的排泄,或进行人工血液透析。

2. 具有抗躁狂作用的其他药物

(1) 抗癫痫药 常用于治疗躁狂发作的有卡马西平和丙戊酸盐(丙戊酸钠或丙戊酸镁)。一般也从小剂量开始,逐渐加大剂量至治疗量。常见不良反应有胃肠刺激症状、镇静、眩晕或共济失调、震颤、皮疹、肝损害等。

(2) 抗精神病药 氯丙嗪、氟哌啶醇、氯氮平、利培酮等抗精神病药具有抗躁狂的作用,在躁狂发作的急性期治疗时可与碳酸锂合并尽快控制症状。氯氮平和碳酸锂合并能治疗难治性躁狂症。

四、抗焦虑药

抗焦虑药物是一组主要用于缓解紧张和焦虑症状的药物。临床上常用的抗焦虑药有以下两种。

1. 苯二氮䓬类 临床上最常用的抗焦虑药,其药理作用如下:①抗焦虑作用;②镇静催眠作用;③抗惊厥作用;④骨骼肌松弛作用。临床上常用的药物如下。①地西泮:常用剂量5~15 mg/d。②阿普唑仑:常用剂量0.8~2.4 mg/d。③氯硝西泮:常用剂量2~8 mg/d。④艾司唑仑:常用剂量2~6 mg/d。⑤劳拉西泮:常用剂量1~6 mg/d。常见的不良反应有嗜睡、过度镇静、乏力、记忆力受损、运动的协调性降低等。特别要注意的是这些药物具有依赖性,因此不能长期使用。

2. 丁螺环酮 5-HT_{1A}受体的部分激动剂。通常剂量下没有明显的镇静、催眠、肌肉松弛作用,也无依赖性报道。主要适用于广泛性焦虑症,还可用于伴有焦虑症状的强迫症、抑郁症等。常用为剂量15~45 mg/d。不良反应较少,常见的有口干、头晕、头痛、失眠、胃肠功能紊乱等。

第三节 非药物治疗

(一) 电抽搐治疗

电抽搐治疗又称电休克治疗,是以一定量的电流通过大脑,引起意识丧失和痉挛发作,从而达到治疗精神障碍目的的一种方法。目前,有条件的地方已推广采用无抽搐电休克治疗。该方法是通电前给予麻醉剂和肌肉松弛剂,使得通电后不发生抽搐,更为安全,也易被患者和家属接受。

1. 适应证 ①严重抑郁,有强烈自伤、自杀企图及行为者,以及明显自责自罪者;②极度兴奋躁动冲动伤人者;③拒食、违拗和紧张性木僵者;④精神药物治疗无效或对药物治疗不能耐受者。

2. 禁忌证 ①脑器质性疾病:颅内占位性病变、脑血管疾病、中枢神经系统炎症和外伤。②心血管疾病:冠心病、心肌梗死、高血压、心律失常、主动脉瘤及心功能不全者。③骨关节疾病,尤其是新近发生者。④出血或不稳定的动脉瘤畸形。⑤有视网膜脱落潜在危险的疾病,如青光眼。⑥急性的全身感染、发热。⑦严重的呼吸系统疾病,严重的肝、肾疾病。⑧利血平治疗者。⑨老年人、儿童及孕妇。

3. 并发症及处理 常见的并发症有头痛、恶心、呕吐、焦虑、可逆性的记忆减退、全身肌肉酸痛等,这些症状无须特殊处理。关节脱位和骨折也是较常见的并发症,治疗时应注意正确保护,一旦发生应立即处理。年龄大、治疗期间应用具有抗胆碱能作用药物的患者,较易出现意识障碍和认知功能受损,此时应停用电抽搐治疗。死亡极为罕见,多与潜在躯体疾病有关。

(二) 心理治疗

心理治疗又称精神治疗,是指以心理学的理论系统为指导,以良好的医患关系为桥梁,运用临床心理学的技术与方法治疗患者心理疾病的过程。它是一种以助人为目的的专业性人际互动的过程,通过治疗师的言语和非言语的沟通方式对患者进行影响,从而达到改善患者的心理状态和行为方式、减轻和消除其不良情绪,甚至促进其人格发展的目的。目前,应用较广泛心理治疗方法有以下几种:①精神分析治疗及心理动力性治疗;②认知-行为治疗;③人本主义治疗;④森田疗法。

心理治疗的基本原则如下。①接受性原则:对所有来就诊的患者,都要一视同仁,热情接待,要用同情、理解的态度和鼓励、启发式的提问引导患者,耐心地倾听其诉说。②支持性原则:治疗师要不断地向患者传递支持的信息,说明疾病的可治性,并可列举成功的例子,以增强患者同疾病斗争的信心。③真诚性原则。④科学性原则:进行心理治疗一定要遵循心理学规律,要以科学的心理学理论为指导。⑤保密性原则:治疗师应遵循的基本职业道德。

治疗时一定要注意建立良好的医患关系,对患者疾病的原因及性质提供能为其所接受的解释,充分发挥患者的主观能动性,给予患者帮助而不是取代患者做出决定,必要时适当使用药物协助治疗。

小　结

精神障碍的治疗可分为药物治疗及非药物治疗。前者是治疗精神障碍,特别是严重精神障碍的主要措施;后者包括电抽搐治疗、心理治疗、神经外科治疗等多种方法,在精神障碍的治疗中也起着重要的作用。治疗原则包括综合治疗、持续治疗、个体化治疗,根据患者精神障碍不同的分类,选择合适的治疗手段。

（于　波）

知识检测 75

主要参考文献

[1] 葛均波,徐永健,王辰.内科学[M].9版.北京:人民卫生出版社,2018.

[2] 王庸晋,宋国华.内科学[M].7版.北京:人民卫生出版社,2014.

[3] 林果为,王吉耀,葛均波.实用内科学[M].15版.北京:人民卫生出版社,2017.

[4] 葛均波,徐永健.内科学[M].8版.北京:人民卫生出版社,2013.

[5] 胡大一,马长生.心脏病学实践[M].北京:人民卫生出版社,2011.

[6] 陆再英,钟南山.内科学[M].7版.北京:人民卫生出版社,2008.

[7] 包再梅,何有力,张学思.内科学[M].2版.武汉:华中科技大学出版社,2014.

[8] 岳新荣,陈方军.内科学[M].武汉:华中科技大学出版社,2013.

[9] 陈文斌,潘祥林.诊断学[M].6版.北京:人民卫生出版,2006.

[10] 中华医学会糖尿病学分会代谢综合征研究协作组.中华医学会糖尿病学分会关于代谢综合征的建议[J].中华糖尿病杂志,2004,12(3):156-161.

[11] 贾建平,陈生弟.神经病学[M].7版.北京:人民卫生出版社.2013.

[12] 郝伟,于欣.精神病学[M].7版.北京:人民卫生出版社,2013.

[13] 唐宏宇,方贻儒.精神病学[M].北京:人民卫生出版社,2014.

[14] 贾建平.中国痴呆与认知障碍诊治指南[M].北京:人民卫生出版社,2010.

[15] 赵靖平,张聪沛.临床精神病学[M].2版.北京:人民卫生出版社,2016.

[16] 张聪沛,翟金国.精神病学[M].北京:高等教育出版社,2016.

[17] 沈渔邨.精神病学[M].4版.北京:人民卫生出版社,2003.

[18] 郑丽霞.神经精神病学[M].北京:人民卫生出版社,2015.